新ME機器ハンドブック

社団法人 電子情報技術産業協会 編

コロナ社

序　文

　2007年2月26日に内閣府が発表した「イノベーション25」中間とりまとめの中の「20のイノベーション代表例と技術評価」のトップに医療・健康がとりあげられ，その具体例として就寝前に飲み込むと寝ている間に健康診断を行ってくれるマイクロカプセルが出されている．それが多少夢物語であるにしても，いまから50年60年前には想像もしなかった診断・治療技術の出現によって医療機器は医療の発展に大きく貢献し，多くの疾患を克服してきた．今後も医療機器の重要性はますます増していくといえる．

　1950年代に医用生体工学が学問として確立され，日本では1962年に日本ME学会（現在の日本生体医工学会）が設立された．ほぼ期を同じくして，現在の電子情報技術産業協会の前身である日本電子機械工業会の中に医用電子機器業務委員会と技術委員会が発足し，本書の前身である『ME機器技術総覧'62年版』が1962年に発行された．この「技術総覧」は隔年で改訂が行われ，13版まで発行された．その後，内容が刷新され新たな編集方針のもとに『ME機器ハンドブック1』が1988年に発行された．このハンドブックは1996年に改訂が行われ『改訂ME機器ハンドブック』として発行され，ME機器の技術解説書としての役割のほか，医用生体工学を学ぶ学生や臨床工学技士を目指す人々の教科書や修理業責任技術者養成の教材ともなってきた．医療機器の開発に携わる方，病院で医療に従事する方などを含む多くの医療関係者，医療を目指す学生のバイブルともいえるものである．

　この『改訂ME機器ハンドブック』も発行から12年が経過し，この間にME機器も進歩し，技術的な淘汰も行われてきた．また，医療機器産業をとりまく環境も大きく変化してきた．特に2005年の薬事法改正に伴う規制の変化，グローバル化による規制の国際ハーモナイズ，医療安全・患者安全のための措置，環境への配慮などがあげられる．

　このような中で，新たに本書『新ME機器ハンドブック』を編集するにあたり，以下の基本方針を考えた．

　1．各ME機器の臨床における目的・意義，動作原理，技術解説などを盛り込む．
　2．最新の医療技術，ME機器を盛り込む．
　3．治療機器を充実させる．
　4．医用電子機器関連の標準，規制に関する最新の解説を充実させる．

5. 幅広く教科書，参考書としても活用される内容とする。

　高齢化が進み医療費の増大が見込まれる中で，早期診断，早期治療，低侵襲治療は今後の求められる方向である。またME機器と薬剤，あるいは細胞工学，遺伝子工学などのバイオ技術との融合がますます進むものと考えられる。将来の新しい医療技術を切り拓いていく原点に，本書がなることができれば幸いである。

2008年10月

新ME機器ハンドブック編集委員会 委員長　　片　山　國　正

新MEハンドブック編集委員会

委員長	片山國正(テルモ)	委員	制野勝利(GE横河メディカルシステム)
委員	伊藤 満(日立メディコ)	〃	西海 均(シスメックス)
〃	上田雅久(フクダ電子)	〃	原田秀夫(テルモ)
〃	倉部勇一(日本光電工業)	〃	本田丈二(パナソニック四国エレクトロニクス)
〃	近藤幸弘(リオン)	〃	湯田 忍(アロカ)
〃	酒井則久(キヤノン)	事務局	阿部行男(電子情報技術産業協会)
〃	坂本 環(オムロンヘルスケア)	〃	高梨健一(電子情報技術産業協会)

(五十音順)

新ME機器ハンドブック執筆者

総説	内藤正章(日本光電工業)		池田 誠(テルモ)	1.10
	片山國正(テルモ)		杉本正巳(リオン)	1.11.1～1.11.3, 1.11.6
部門1	上田雅久(フクダ電子)	1.1, 1.2.1, 1.4.3	根本喜久郎(リオン)	1.11.4～1.11.5
	小室久明(フクダ電子)	1.2.2	遠山靖常(永島医科器械)	1.12.1
	小林 聡(フクダ電子)	1.2.3	黒田 智(リオン)	1.12.2
	本多紀夫(フクダ電子)	1.2.4	今岡 薫(アニマ)	1.12.3
	木場雅紀(フクダ電子)	1.2.5	北村健史(キヤノン)	1.13.1～1.13.4
	桑山貴志(フクダ電子)	1.2.6	會田兼史(トーメーコーポレーション)	1.13.5～1.13.8
	乾 清(フクダ電子)	1.3		
	丸山満也(フクダ電子)	1.4.1	内藤茂昭(日立ハイテクノロジーズ)	1.14.1～1.14.3
	森 尚樹(オムロンヘルスケア)	1.4.2	春田康博(横河電機)	1.14.4
	山﨑 豊(フクダ電子)	1.4.4	松永豪直(フクダ電子)	1.15
	津田慎一(フクダ電子)	1.4.5	薬師川聡子(フクダ電子)	1.17.1
	武田 朴(日本光電工業)	1.4.6～1.4.8	福武裕規(フクダ電子)	1.17.2
	福島正美(エドワーズライフサイエンス)	1.5.1～1.5.4	山崎正喜(アムコ)	1.18.1
			野島康生(リオン)	1.18.2
	鎌田和也(東機貿)	1.5.5	大友直樹(アロカ)	1.18.3
	玉井淳智(日本光電工業)	1.6.1, 1.6.5, 1.16	市川祝善(日立メディコ)	1.18.4
			部門2	中川辰哉(日本光電工業)	2.1
	伊藤孝夫(日本光電工業)	1.6.2～1.6.4	佐藤 均(日本光電工業)	2.2.1
	佐々木匠(フクダ電子)	1.6.6	五十嵐淳一(日本光電工業)	2.2.2
	土屋和彦(GE横河メディカルシステム)	1.6.7	千代川尚浩(日本光電工業)	2.2.3
			仙波正人(日本光電工業)	2.2.4
	松本 進(日本光電工業)	1.6.8	田中勇樹(GE横河メディカルシステム)	2.3
	馬瀬隆造(日本光電工業)	1.7		
	佐竹弘行(日本光電工業)	1.8	下斗米敬(トーイツ)	2.4.1
	三浦正俊(フクダ電子)	1.9.1, 1.9.4	森永修平(日本光電工業)	2.4.2
	飯酒盃仁美(フクダ電子)	1.9.2	五十嵐肖夫(ラディメディカルシステムズ)	2.5.1
	仁田原武(フクダ電子)	1.9.3		
	本間智子(フクダ電子)	1.9.5	森 尚樹(オムロンヘルスケア)	2.5.2
	日高昭仁(フクダ電子)	1.9.6		

執筆者一覧

	中山　豪（GE横河メディカルシステム）	2.5.3	
	鵜川貞二（日本光電工業）	2.5.4	
	宇都宮　孝（日本光電工業）	2.5.5	
	真柄　睦（フクダ電子）	2.6	
	荻野芳弘（日本光電工業）	2.7	
部門3	船越國宏（シスメックス）	3.1, 3.2.5	
	髙畑藤也（日立ハイテクノロジーズ）	3.2.1〜3.2.3	
	柴田康久（日立ハイテクノロジーズ）	3.2.4	
	横川尚充（オリンパス）	3.2.6	
	早川禎宏（島津製作所）	3.2.7	
	杉原　充（富士フイルム）	3.2.8	
	山本博司（アークレイ）	3.2.9, 3.5.1〜3.5.2	
	矢口喜明（テルモ）	3.2.10	
	田中千晶（シスメックス）	3.3.1〜3.3.2	
	新井信夫（シスメックス）	3.3.3	
	及川哲夫（日本電子）	3.4	
	東野良昭（シスメックス）	3.5.3, 3.6	
	佐々木政人（ロシュ・ダイアグノスティックス）	3.7	
	鈴木信雄（日立ハイテクノロジーズ）	3.8.1〜3.8.2	
	中里　適（オリンパス）	3.8.3	
部門4	三木基弘（アロカ）	4.1	
	西木雅行（東芝メディカルシステムズ）	4.2.1〜4.2.2	
	船木新壽（GE横河メディカルシステム）	4.2.3	
	田村和行（アロカ）	4.2.4	
	齊藤泰男（東芝メディカルシステムズ）	4.3	
	鈴木賢二（GE横河メディカルシステム）	4.4	
	貴志治夫（島津製作所）	4.5.1〜4.5.2	
	佐藤友彦（島津製作所）	4.5.3〜4.5.4	
	馬木清隆（アロカ）	4.6	
	木村明浩（NEC Avio赤外線テクノロジー）	4.7	
	中村一成（オリンパスメディカルシステムズ）	4.8.1〜4.8.3	
	本多武道（オリンパスメディカルシステムズ）	4.8.4	
	宮木浩仲（オリンパスメディカルシステムズ）	4.8.5	
	竹田　稔（ファイバーテック）	4.8.6	
	水野杏一（日本医科大学）	4.9.1	
	髙野雅充（日本医科大学）	4.9.2〜4.9.4	
	長田雅和（東芝メディカルシステムズ）	4.10	
	狩野真之（ソニー）	4.11.1〜4.11.2	
	四方和雄（池上通信機）	4.11.3〜4.11.4	
部門5	三澤　裕（テルモ）	5.1	
	田中常稔（バリアンメディカルシステムズ）	5.2	
	佐藤俊之（シーメンス旭メディテック）	5.3	
	河合雅彦（エレクタ）	5.4	
	猪俣雅彦（日本光電工業）	5.5	
	豊島　健（日本メドトロニック）	5.6	
	渡部修司（ボストン・サイエンティフィック ジャパン）	5.7	
	吉田　聡（ボストン・サイエンティフィック ジャパン）	5.8	
	岡本真知（日本メドトロニック）	5.9	
	土肥周一（ドルニエメドテックジャパン）	5.10	
	辻本行宏（カネカ）	5.11	
	沓澤章雄（テルモ）	5.12	
	成澤正宏（ミナト医科学）	5.13	
	本田丈二（パナソニック四国エレクトロニクス）	5.14	
	金田　明（パナソニック四国エレクトロニクス）	5.14	
	藤田安生（オムロンヘルスケア）	5.15	
	渡辺祐介（ミナト医科学）	5.16	
	山本五郎（山本ビニター）	5.17	
	朝井　慶（オムロンヘルスケア）	5.18	
	大友直樹（アロカ）	5.19	
	若松　剛（長田電機工業）	5.20	
	秋保昌宏（アロカ）	5.21	
	山田昌樹（アルフレッサファーマ）	5.22	
	金三津雅則（スギノマシン）	5.23	
	安永武史（日立メディコ）	5.24	
	西殿　悠（ヘモネティクスジャパン）	5.25	
	星野芳輝（テルモ）	5.25	
	長島繁数（フクダ電子）	5.26	
部門6	三澤　裕（テルモ）	6.1	
	木島利彦（テルモ）	6.2	
	上田　勝（日機装）	6.3.1	
	鈴木廣信（テルモ）	6.3.2	
	長井　靖（日本光電工業）	6.4	
	中瀬将智（日本光電工業）	6.4	

執筆者一覧

	寺井大輔(テルモ)	6.5
	鷹野讓二(日本光電工業)	6.6
	内山　潤(フクダ電子)	6.7
	下斗米　敬(トーイツ)	6.8
	渡辺真一(日本コクレア)	6.9
	中川　武(リオン)	6.10
部門7	谷沢洋一(東芝住電医療情報システムズ)	7.1, 7.3
	西原栄太郎(東芝メディカルシステムズ)	7.2
	田中義房(メディカルサプライジャパン)	7.2
	田原　保(富士通)	7.4
	森田嘉昭(富士通)	7.4
	田中良樹(富士通)	7.4
	平塚　晃(富士通)	7.4
付録1	三浦重孝(サクラ精機)	1.1, 1.2
	内藤正章(日本光電工業)	1.3.1～1.3.2, 1.4.1～1.4.2, 1.4.6
	小澤秀夫(日本光電工業)	1.3.3
	片山國正(テルモ)	1.3.4
	小笠原忠彦(オリンパスメディカルシステムズ)	1.3.5
	平井正明(日本光電工業)	1.3.6
	市川義人(オリンパスメディカルシステムズ)	1.4.3, 3.2, 3.5
	幾瀬純一(鈴鹿医療科学大学)	1.4.4, 1.4.5
	浅井英規(日立ハイテクノロジーズ)	1.5
	湯田　忍(アロカ)	1.6
	山本晃史(オムロンヘルスケア)	1.7
	田中悠美子(オムロンヘルスケア)	1.8
	丸岡英二(日本光電工業)	2.1
	神野武夫(フクダ電子)	2.2, 2.3
	野沢　悟(アロカ)	2.4
	大沢規人(フクダ電子)	2.5, 2.6
	萩原敏彦(医療機器安全技術研究所)	3.1
	柴田　優(アロカ)	3.3
	中里俊章(東芝メディカルシステムズ)	3.4
	中谷　敬(日本光電工業)	3.6
	中村　仁(東芝メディカルシステムズ)	3.7
	井上勇二(GE横河メディカルシステム)	3.8
付録2	片山國正(テルモ)	
	齋藤清人(東芝メディカルシステムズ)	
付録3	酒井則久(キヤノン)	

(執筆順)
(2008年5月現在)

目　　次

総　　説

1. 電子情報技術産業協会と医用電子システム事業委員会のあゆみ ……………… 1
2. ME 技術の現況とその動向 ……………… 4

機器の解説

部門 1　生体現象測定記録装置

1.1　概　　説 ……………… 6
1.2　心　電　計 ……………… 7
 1.2.1　心臓電気生理・心電図 ……………… 7
 1.2.2　心　電　計 ……………… 10
 1.2.3　解析機能付き心電計 ……………… 12
 1.2.4　負荷心電図装置 ……………… 16
 1.2.5　ホルタ心電計 ……………… 21
 1.2.6　携帯型発作時心電図収録装置 ……………… 24
1.3　心　音　計 ……………… 26
 1.3.1　聴診と心音計 ……………… 26
 1.3.2　心　音　計 ……………… 27
1.4　血圧計・脈波計・血流計 ……………… 29
 1.4.1　血圧・脈波・血流の機序と臨床 ……………… 29
 1.4.2　非観血式血圧計 ……………… 31
 1.4.3　ホルタ血圧計 ……………… 33
 1.4.4　脈　波　計 ……………… 34
 1.4.5　血圧脈波検査装置 ……………… 36
 1.4.6　電磁血流計 ……………… 39
 1.4.7　超音波ドプラ血流計 ……………… 40
 1.4.8　超音波トランジットタイム血流計 ……… 40
1.5　心拍出量計 ……………… 41
 1.5.1　概　　説 ……………… 41
 1.5.2　熱希釈法の測定原理 ……………… 41
 1.5.3　連続的心拍出量測定 ……………… 42
 1.5.4　低侵襲心拍出量測定 ……………… 43
 1.5.5　肺血管外水分量測定 ……………… 43
1.6　多用途測定記録装置 ……………… 44
 1.6.1　概説（目的と種類） ……………… 44
 1.6.2　医療用センサ ……………… 46
 1.6.3　増　幅　器 ……………… 51
 1.6.4　表示器・記録器 ……………… 54
 1.6.5　実験研究用ポリグラフシステム ……… 55
 1.6.6　心臓カテーテル検査システム ……… 57
 1.6.7　心臓電気生理検査システム・刺激装置 ……………… 60
 1.6.8　心内心電図マッピングシステム ……… 64
1.7　脳　波　計 ……………… 65
 1.7.1　脳波の機序と臨床 ……………… 65
 1.7.2　脳　波　計 ……………… 66
 1.7.3　脳波マッピングシステム ……………… 68
 1.7.4　光刺激装置 ……………… 69
1.8　筋電計・誘発反応測定装置 ……………… 70
 1.8.1　筋電図の機序と臨床 ……………… 70
 1.8.2　誘発反応の機序と臨床 ……………… 70
 1.8.3　筋電計・誘発反応測定装置 ……………… 71
 1.8.4　刺　激　装　置 ……………… 74
1.9　呼吸機能検査装置 ……………… 74
 1.9.1　呼吸生理と臨床 ……………… 74
 1.9.2　電子スパイロメータ ……………… 76
 1.9.3　電子ピークフローメータ ……………… 78
 1.9.4　呼吸抵抗計 ……………… 79
 1.9.5　ボディプレチスモグラフ ……………… 80
 1.9.6　呼吸代謝測定装置 ……………… 81
1.10　体温測定装置 ……………… 82
 1.10.1　体温と臨床 ……………… 82
 1.10.2　電子体温計 ……………… 83
 1.10.3　連続測定電子体温計 ……………… 84
 1.10.4　熱流補償式体温計 ……………… 84
 1.10.5　耳赤外線体温計 ……………… 86
1.11　聴力検査装置 ……………… 87

1.11.1 聴　　　力 ……………………87	1.14.2 磁気センサ ……………………107
1.11.2 オージオメータ …………………87	1.14.3 心　磁　計 ……………………108
1.11.3 幼児聴力検査装置 ………………89	1.14.4 脳　磁　計 ……………………111
1.11.4 他覚的聴力検査装置 ……………90	**1.15 生理検査部門システム** ……………113
1.11.5 耳音響放射検査装置 ……………91	1.15.1 役割と推移 ……………………113
1.11.6 インピーダンスオージオメータ …92	1.15.2 システム構成 …………………113
1.12 平衡機能検査装置 …………………93	1.15.3 基 本 機 能 ……………………113
1.12.1 平衡感覚と臨床 …………………93	1.15.4 標準化動向 ……………………118
1.12.2 眼　振　計 ……………………96	**1.16 医用データ処理装置** ………………118
1.12.3 重心動揺計 ……………………97	1.16.1 概　　　説 ……………………118
1.13 眼科検査装置 ………………………99	1.16.2 データ処理装置 …………………118
1.13.1 眼科検査と臨床 …………………99	1.16.3 データ処理プログラム …………119
1.13.2 眼　圧　計 ……………………99	**1.17 睡眠評価装置** ………………………121
1.13.3 オートレフラクトメータ ………100	1.17.1 終夜睡眠ポリグラフィ …………121
1.13.4 眼底カメラ ……………………101	1.17.2 携帯用睡眠評価装置 ……………123
1.13.5 超音波角膜厚計 …………………103	**1.18 そ の 他** ……………………………125
1.13.6 超音波眼軸長測定装置 …………104	1.18.1 ウロダイナミクス検査装置 ……125
1.13.7 角膜トポグラフィシステム ……104	1.18.2 耳管機能検査装置 ………………127
1.13.8 特殊視力検査装置 ………………106	1.18.3 超音波骨密度検査装置 …………129
1.14 生体磁気計測装置 …………………107	1.18.4 光トポグラフィ …………………130
1.14.1 生体と磁気 ……………………107	

部門2　生体情報モニタ

2.1 概　　　説 …………………………133	**2.5 その他の生体情報モニタ** ……………155
2.2 ベッドサイドモニタ ………………133	2.5.1 カテーテル血圧計 ………………155
2.2.1 心電図モニタ ……………………133	2.5.2 非観血連続血圧計 ………………157
2.2.2 手術用モニタ ……………………135	2.5.3 経皮ガスモニタ …………………158
2.2.3 BIS モニタ ………………………138	2.5.4 パルスオキシメータ ……………160
2.2.4 ICU・CCU 用モニタ ……………140	2.5.5 呼吸モニタ ………………………162
2.3 セントラルモニタ …………………142	**2.6 医用テレメータ** ……………………163
2.3.1 ICU 用セントラルモニタ ………142	2.6.1 概　　　説 ………………………163
2.3.2 CCU 用セントラルモニタ ………144	2.6.2 特定小電力無線を用いた
2.3.3 患者情報処理システム …………146	医用テレメータ …………………164
2.3.4 院内情報伝送システム …………148	2.6.3 その他の医用テレメータ ………167
2.4 周産期モニタ ………………………152	**2.7 生体情報マネジメントシステム** ……168
2.4.1 分娩モニタ，産科用刺激装置 …152	2.7.1 目　　　的 ………………………168
2.4.2 新生児モニタ ……………………154	2.7.2 システム …………………………169

部門3　検体検査装置

3.1 概説（検体検査装置の分類と概要） ……179	3.2.1 測定項目と臨床 …………………179
3.2 臨床化学検査装置 …………………179	3.2.2 臨床化学自動分析装置 …………181

3.2.3　汎用分光光度計 …………………… *186*	3.5　尿 検 査 装 置 ……………………………… *210*
3.2.4　イオン選択分析装置 ………………… *189*	3.5.1　測定項目と臨床 ………………… *210*
3.2.5　免疫反応測定装置 …………………… *191*	3.5.2　尿化学分析装置 ………………… *211*
3.2.6　タンパク分画電気泳動分析装置 …… *193*	3.5.3　尿沈渣分析装置 ………………… *213*
3.2.7　高速液体クロマトグラフィ分析装置 …… *194*	3.6　血液ガス分析装置 ……………………… *215*
	3.6.1　測定項目と臨床 ………………… *215*
3.2.8　乾式臨床化学分析装置 ……………… *196*	3.6.2　血液ガス分析装置 ……………… *216*
3.2.9　グルコース分析装置 ………………… *199*	3.7　遺伝子診断装置 ………………………… *217*
3.2.10　自己検査用グルコース測定器（血糖計） …… *200*	3.7.1　測定項目と臨床 ………………… *217*
	3.7.2　遺伝子診断装置 ………………… *218*
3.3　血 液 検 査 装 置 ………………………… *201*	3.8　検体搬送システム ……………………… *220*
3.3.1　測定項目と臨床 ………………… *201*	3.8.1　目　　　的 ……………………… *220*
3.3.2　血球計数装置 …………………… *202*	3.8.2　検体検査システム ……………… *221*
3.3.3　血液凝固分析装置 ……………… *206*	3.8.3　テレパソロジーシステム ……… *222*
3.4　病理検査装置——電子顕微鏡 ………… *208*	

部門4　画像診断システムおよび医用テレビジョン

4.1　概　　　説 ……………………………… *225*	4.7　赤外線画像診断装置 …………………… *267*
4.2　診断用 X 線装置 ………………………… *226*	4.7.1　サーモグラフィ装置 …………… *268*
4.2.1　汎用 X 線診断装置 …………… *226*	4.7.2　適　応　領　域 ………………… *269*
4.2.2　DR 装 置 ……………………… *227*	4.7.3　計測上の留意点 ………………… *269*
4.2.3　乳房用 X 線診断装置 ………… *230*	4.7.4　お わ り に ……………………… *270*
4.2.4　骨塩量測定装置 ………………… *232*	4.8　内視鏡診断装置 ………………………… *270*
4.3　医用 X 線 CT 装置 ……………………… *233*	4.8.1　臨床での利用分野と目的 ……… *270*
4.3.1　臨床での利用分野と目的 ……… *233*	4.8.2　動　作　原　理 ………………… *272*
4.3.2　動　作　原　理 ………………… *233*	4.8.3　内 視 鏡 装 置 …………………… *274*
4.3.3　X 線 CT 装置 …………………… *234*	4.8.4　カプセル内視鏡 ………………… *281*
4.3.4　CT アンジオグラフィ ………… *235*	4.8.5　超音波内視鏡 …………………… *282*
4.4　磁気共鳴画像診断装置 ………………… *235*	4.8.6　血管内内視鏡 …………………… *284*
4.4.1　臨床での利用分野と目的 ……… *235*	4.9　光コヒーレントモグラフィ …………… *285*
4.4.2　動　作　原　理 ………………… *236*	4.9.1　は じ め に ……………………… *285*
4.4.3　MRA ……………………………… *242*	4.9.2　原理ならびにシステム ………… *286*
4.4.4　MRI ……………………………… *244*	4.9.3　手　　　技 ……………………… *286*
4.5　診断用核医学装置 ……………………… *247*	4.9.4　お わ り に ……………………… *288*
4.5.1　ガンマカメラ …………………… *247*	4.10　医用画像管理システム ………………… *288*
4.5.2　ECT（SPECT）………………… *251*	4.10.1　医用画像処理装置 ……………… *288*
4.5.3　PET …………………………… *252*	4.10.2　医用画像管理システム ………… *289*
4.5.4　PET/CT ………………………… *253*	4.11　医用ビデオシステム …………………… *290*
4.6　超音波画像診断装置 …………………… *254*	4.11.1　臨床での利用分野と目的 ……… *290*
4.6.1　臨床での利用分野と目的 ……… *255*	4.11.2　構　成　機　器 ………………… *291*
4.6.2　動　作　原　理 ………………… *258*	4.11.3　顕微鏡用カメラシステム ……… *294*
4.6.3　基　本　構　成 ………………… *261*	4.11.4　手術室用システム ……………… *297*
4.6.4　超音波画像診断装置の動向 …… *265*	

部門 5　治療装置および手術装置

- 5.1 概　説 … 300
- 5.2 放射線治療装置（リニアック） … 301
  - 5.2.1 目　的 … 301
  - 5.2.2 リニアック（リニアアクセラレータ） … 301
  - 5.2.3 動作原理 … 301
  - 5.2.4 構成と性能 … 302
  - 5.2.5 今後の課題 … 302
- 5.3 体外衝撃波結石破砕装置 … 303
  - 5.3.1 目　的 … 303
  - 5.3.2 動作原理 … 303
  - 5.3.3 装　置 … 304
- 5.4 ガンマナイフ装置 … 305
  - 5.4.1 目　的 … 305
  - 5.4.2 動作原理 … 305
  - 5.4.3 装　置 … 305
- 5.5 体外式除細動装置 … 306
  - 5.5.1 目　的 … 306
  - 5.5.2 動作原理 … 306
  - 5.5.3 体外式除細動器 … 307
  - 5.5.4 AED … 307
- 5.6 植込み型除細動装置 … 308
  - 5.6.1 目　的 … 308
  - 5.6.2 植込み型除細動装置 … 308
  - 5.6.3 心臓再同期心不全治療器 … 309
- 5.7 心臓カテーテルアブレーション装置 … 310
  - 5.7.1 目　的 … 310
  - 5.7.2 動作原理 … 311
  - 5.7.3 装　置 … 311
- 5.8 経皮的冠動脈血管形成術装置 … 311
  - 5.8.1 目　的 … 311
  - 5.8.2 高速回転式経皮経管アテレクトミーカテーテル（ロータブレータ） … 312
- 5.9 脳・脊髄電気刺激装置 … 313
  - 5.9.1 目　的 … 313
  - 5.9.2 動作原理 … 313
  - 5.9.3 装　置 … 313
- 5.10 前立腺治療装置 … 314
  - 5.10.1 目　的 … 314
  - 5.10.2 前立腺肥大症の低侵襲治療法と装置 … 314
- 5.11 血漿浄化装置 … 317
  - 5.11.1 目　的 … 317
  - 5.11.2 動作原理 … 317
  - 5.11.3 装　置 … 318
- 5.12 輸液ポンプ，シリンジポンプ … 318
  - 5.12.1 目　的 … 318
  - 5.12.2 輸液ポンプ … 318
  - 5.12.3 シリンジポンプ … 319
- 5.13 光線治療器 … 320
  - 5.13.1 目　的 … 320
  - 5.13.2 動作原理 … 321
  - 5.13.3 装　置 … 321
- 5.14 光線力学的治療器 … 322
  - 5.14.1 目　的 … 322
  - 5.14.2 動作原理 … 322
  - 5.14.3 装　置 … 322
- 5.15 低周波治療器 … 323
  - 5.15.1 目　的 … 323
  - 5.15.2 動作原理 … 323
  - 5.15.3 装　置 … 324
- 5.16 マイクロ波治療器 … 325
  - 5.16.1 目　的 … 325
  - 5.16.2 動作原理 … 325
  - 5.16.3 装　置 … 325
- 5.17 ハイパサーミア装置 … 326
  - 5.17.1 目　的 … 326
  - 5.17.2 動作原理 … 326
  - 5.17.3 装　置 … 327
  - 5.17.4 今後の課題と方向 … 328
- 5.18 ネブライザ … 328
  - 5.18.1 目　的 … 328
  - 5.18.2 非加熱式ネブライザ … 329
  - 5.18.3 超音波式ネブライザ … 329
- 5.19 電気メス … 330
  - 5.19.1 目　的 … 330
  - 5.19.2 動作原理 … 330
  - 5.19.3 装　置 … 331
- 5.20 レーザ手術装置 … 332
  - 5.20.1 目　的 … 332
  - 5.20.2 動作原理 … 332
  - 5.20.3 装　置 … 332
- 5.21 超音波手術装置 … 334
  - 5.21.1 目　的 … 334

目次

- 5.21.2 動作原理 …… 334
- 5.21.3 装置 …… 335
- 5.22 マイクロ波手術装置 …… 335
  - 5.22.1 目的 …… 335
  - 5.22.2 動作原理 …… 335
  - 5.22.3 装置 …… 336
- 5.23 ウォータージェットメス …… 336
  - 5.23.1 目的 …… 336
  - 5.23.2 動作原理 …… 336
  - 5.23.3 装置 …… 337
- 5.24 内視鏡外科手術支援ロボット …… 337
  - 5.24.1 目的 …… 337
  - 5.24.2 動作原理 …… 338
  - 5.24.3 装置 …… 339
- 5.25 輸血システム …… 339
  - 5.25.1 回収式自己血輸血システム（洗浄式）…… 339
  - 5.25.2 採血装置 …… 340
- 5.26 酸素濃縮装置（酸素濃縮器）…… 341
  - 5.26.1 目的 …… 341
  - 5.26.2 動作原理 …… 341
  - 5.26.3 装置 …… 342

部門6 人体機能補助装置

- 6.1 概説 …… 343
- 6.2 人工心臓 …… 344
  - 6.2.1 目的 …… 344
  - 6.2.2 動作原理 …… 344
  - 6.2.3 装置 …… 345
- 6.3 人工腎臓 …… 347
  - 6.3.1 血液透析装置 …… 347
  - 6.3.2 腹膜透析装置 …… 349
- 6.4 人工呼吸器 …… 351
  - 6.4.1 目的 …… 351
  - 6.4.2 動作原理 …… 351
  - 6.4.3 装置 …… 351
- 6.5 人工心肺 …… 353
- 6.6 心臓ペースメーカ …… 355
- 6.7 大動脈内バルーンパンピング装置 …… 358
  - 6.7.1 目的 …… 358
  - 6.7.2 動作原理 …… 358
  - 6.7.3 装置 …… 359
- 6.8 機能的電気刺激装置 …… 359
- 6.9 人工内耳 …… 361
  - 6.9.1 目的 …… 361
  - 6.9.2 動作原理 …… 361
  - 6.9.3 装置 …… 362
- 6.10 補聴器 …… 362
  - 6.10.1 目的 …… 362
  - 6.10.2 補聴器の構造 …… 363
  - 6.10.3 補聴器のタイプと特徴 …… 363
  - 6.10.4 補聴器の入出力部（トランスデューサ）…… 364
  - 6.10.5 出力制限装置 …… 365
  - 6.10.6 ディジタル補聴器 …… 365
  - 6.10.7 補聴器のJIS規格 …… 368
  - 6.10.8 補聴器の電池 …… 368
  - 6.10.9 イヤモールド，シェル …… 369

部門7 医用システム

- 7.1 概説 …… 370
- 7.2 総合健診システム …… 371
- 7.3 病院情報システム …… 375
  - 7.3.1 オーダシステム …… 375
  - 7.3.2 電子カルテシステム …… 377
  - 7.3.3 放射線部門システム …… 377
  - 7.3.4 臨床検査部門システム …… 378
  - 7.3.5 患者監視システム …… 378
  - 7.3.6 薬剤部門システム …… 378
  - 7.3.7 病棟システム …… 378
  - 7.3.8 医事会計システム …… 378
  - 7.3.9 診療/検査予約システム …… 378
  - 7.3.10 病歴管理システム …… 380
  - 7.3.11 給食管理システム …… 380
  - 7.3.12 物品管理システム …… 380
  - 7.3.13 財務管理システム …… 380
  - 7.3.14 経営管理システム …… 380
- 7.4 地域医療情報システム …… 381

- 7.4.1 病診連携システム/病病連携システム ……… 382
- 7.4.2 救急医療システム ……… 382
- 7.4.3 遠隔医療システム ……… 383
- 7.4.4 在宅医療システム ……… 383
- 7.4.5 具体的システム事例 ……… 383

付　録

付録1　医用電子機器関連の標準化と規制

1. 国際的な動向 ……… 387
    - 1.1 概説 ……… 387
    - 1.2 GHTF ……… 387
    - 1.3 ISO ……… 391
    - 1.4 IEC ……… 397
    - 1.5 QMS ……… 400
    - 1.6 環境問題 ……… 403
    - 1.7 米国における規制 ……… 405
    - 1.8 欧州における規制 ……… 407
2. 国内の動向 ……… 410
    - 2.1 概説 ……… 410
    - 2.2 薬事法 ……… 411
    - 2.3 市販前規制 ……… 415
    - 2.4 市販後規制 ……… 416
    - 2.5 販売・保守 ……… 418
    - 2.6 公正競争規約 ……… 422
3. 医用電子機器の安全性 ……… 423
    - 3.1 概説 ……… 423
    - 3.2 一般要求事項 ……… 424
    - 3.3 電磁両立性（EMC）……… 426
    - 3.4 ソフトウェア ……… 428
    - 3.5 ユーザビリティ ……… 431
    - 3.6 警報システム ……… 434
    - 3.7 図記号，ラベリング ……… 437
    - 3.8 リスクマネジメント ……… 442

付録2　日本の医療機器産業の現状と将来

1. 日本の医療機器産業の現状 ……… 444
    - 1.1 概説 ……… 444
    - 1.2 薬事工業生産動態統計 ……… 444
2. 国際競争力強化へ向けての取組み ……… 446
    - 2.1 医療機器産業ビジョン ……… 446
    - 2.2 METIS（医療技術産業戦略コンソーシアム）……… 447

付録3　医用電子機器関連資料

1. 関連規格一覧 ……… 449
    - 1.1 国内規格 ……… 449
    - 1.2 国際規格 ……… 452
2. 関連法規一覧 ……… 466
    - 2.1 国内法規（代表例）……… 466
    - 2.2 海外法規 ……… 466
3. 関連団体一覧 ……… 468
4. 関連学会一覧 ……… 470
5. 関係資格 ……… 472
6. 耐用年数表 ……… 474
7. 機器の分類，区分（保守点検，修理）……… 477

付録4　執筆関係企業情報

索引 ……… 484

総　　　説

1. 電子情報技術産業協会と医用電子システム事業委員会のあゆみ

1.1　EIAJ から JEITA

日本電子機械工業会（EIAJ）は無線通信機械工業会の改変により，1958（昭和33）年に発足した。この年に現在の活動のもととなった医用電子機器研究会が設立された。

また，2000（平成12）年に，日本電子工業振興協会（JEIDA）と統合し，電子情報技術産業協会（JEITA）として，新たなあゆみをスタートした。

この間，現在まで50年近くにわたって医用電子機器にかかわる活動が続けられてきた。

1.2　活動のあゆみ

1958年に発足した医用電子機器研究会が，その形態を変えながら，現在，情報・産業社会システム部会のもとで，医用電子システム事業委員会として活動が続いている。

これまでのあゆみの概要を表にまとめるとつぎのようになる。

医用電子技術および業務関係

年　代	委員長（当時）	トピックスなど
1958～1963	岩井喜典（東芝，故人）	医用電子機器研究会として発足，1960年に医用電子機器技術委員会となる。同時に医用電子機器業務委員会も発足した。
1963～1966	荻野義夫（日本光電，故人）	医学的ニーズ，技術的シーズの把握のため積極的な取組みをはかった。
1966～1978	岩井喜典（東芝，故人）	1968年 IEC/TC 62, SC 62 A, SC 62 D の国内委員会が設けられ，安全規格の検討を開始した。1969年委員会の中に医用超音波機器小委員会が設けられた。
		1973年医用機器安全技術研究組合ができ，7年間にわたって安全性の研究が行われた。JIS 化の検討が始まった。
1978～1982	高島史路（日本光電）	1979年には薬事法の改正がされた。また医用超音波機器小委員会が医用超音波機器委員会に改組された。
1982～1991	太田善久（日電三栄）	1983年「医療機器の品質管理に関する基準（GMP）」が検討され，翌年 JEITA 技術基準として制定された。1985年に『医用超音波機器ハンドブック』が，医用電子機器技術・業務両委員会協力のもとに出版された。1988年，いままでの『ME 機器技術総覧』に変わって，『ME 機器ハンドブック 1』が刊行された。
1991～1995	古川　孝（日電三栄）	1994年 JIRA と共同で，『医用電子機器技術の中長期展望調査』を刊行した。
1995～1997	高島史路（日本光電）	1995年に EIAJ の改組があり，これまでの医用電子機器技術委員会および医用電子機器業務委員会は，医用電子機器委員会としてスタートした。このとき標準化活動に関しては，医用電子機器標準化委員会（委員長　竹内清（フクダ電子））が発足した。1991年 JIRA との共同で，医療機器連絡会を編成した。1996年『改訂 ME 機器ハンドブック』が発行された。
1997～2000	古川　孝（NEC メディカル）	1999年 JIS T 0601-1 が発行された。コンピュータ2000年問題に対応した。つぎのような課題に積極的に取り組んできた。 ・グローバル化への対応 ・薬事法の改正 ・国際規格の推進 品質マネジメント，ユーザビリティ，安全規格，EMC などの普及・啓蒙に努めた。
2000～2007	内藤正章（日本光電）2003年より代表荻野和郎（日本光電）	

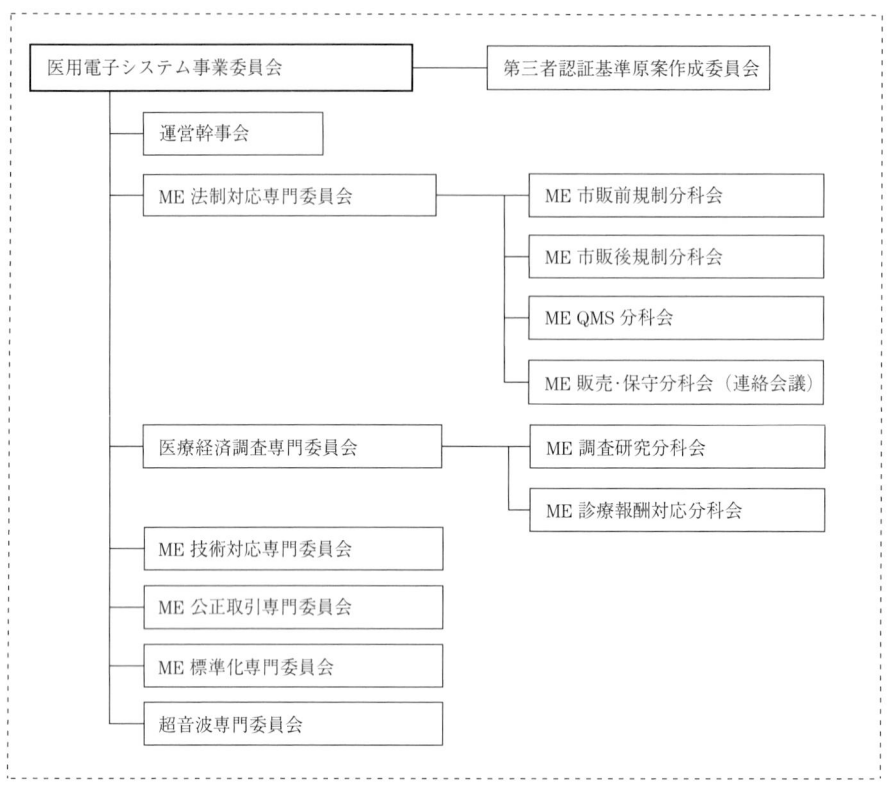

医用電子システム事業委員会 委員会組織 (2007年5月)

1.3 平成での活動

1995（平成7）年にEIAJの大幅な組織再編成があり，これまでの医用電子機器技術委員会および医用電子機器業務委員会は，医用電子機器委員会および医用電子機器標準化委員会に再編成された。初代の医用電子機器委員会の委員長は高島史路（日本光電）が就任した。

1997年には，二代目の医用電子機器事業委員長として，古川孝（NECメディカル）が就任した。2000年には，前述のようにJEITAが誕生し，内藤正章（日本光電）が三代目の委員長となった。

また，2003年には，医用電子機器事業委員会に代表制度が設けられ，初代代表に荻野和郎（日本光電）が就任した。さらに，2007年にはJEITAの組織改革により，医用電子システム事業委員会となり，医用電子機器標準化委員会および超音波技術委員会を専門委員会として，その傘下におき，統合することとなった。2007年5月，医用電子システム事業委員会の代表に福田孝太郎（フクダ電子），委員長に細木勝人（フクダ電子）が就任した。

1.3.1 グローバル化の動き

1980年代後半から欧州の市場統合の動きが活発になってきて，欧州市場での医療機器の規制の検討が積極的に行われた。これらの動きにより，1990年からGHTFカンファレンスが行われ，EC委員会を中心に，1993年GHTF (Global Harmonization Task Force) が発足した。以来14年にわたって，医療機器の規制の整合化（市販前の規制，品質マネジメントとその監査，市販の規制，治験）について，日米欧加豪で議論してきた。当初，品質マネジメントの利用について焦点があてられ，1994年にISO/TC 210の活動がスタートした。このアウトプットとして，ISO 13485（品質マネジメントシステム），ISO 14971（リスクマネジメントシステム）など規制に使われる多くに規格が生み出された。これらの活動にJEITAとして，積極的に対応した。"よりよい医療機器の品質システムをめざして"というテーマで普及啓蒙活動を行った。

また，国際的なプロジェクトの動きもあった。1993年欧州で医療機器の一般名称の検討が開始された。このようなことからGMDN (Global Medical Device Nomenclature) が日米欧のプロジェクトで動いた。

1995年18か国70名のエキスパートで検討が開始され，2001年に完成を見た。これらは薬事法にフィードバックされ，機器名称に採用された。これらの活動にも，専門家の派遣など，多くの支援を行った。

1.3.2 薬事法の改正

1990年代になり，医療機器の規制においても，欧州における医療機器における指令，米国における近代化法など大きな改革がなされてきた。

日本においても2002年，いままでにはない薬事法の大きな改正が行われた。この改正はこの10年来検討されてきたGHTFの考えをフィードバックするものであり，かなり厳しい規制となった。この改正は2005年にほとんど施行された。この改正に対して，業界として，意見，提案などたいへんな努力をしてきた。改正薬事法の実施に関する啓蒙などの支援も行った。

この改正では，基本要件の採用，医療機器のリスクベースの分類と，それによる規制，STEDの採用，第三者認証の制定，ISO 13485に基づく品質管理監督システム，GMDNの一部採用などグローバルな考え方を採用した。市販前の規制においては，最も低いリスクの機器（クラスI）は承認不要，リスクの低い医療機器（クラスII）は基準に適合していることを第三者機関が認証，リスクの高い機器（クラスIII，IV）は医薬品医療機器総合機構での承認という方法に変更になった。第三者認証で使われる認証基準作りに業界として協力した。

1.3.3 国際規格の採用

IECまたはISOの国際規格がグローバルなビジネスで，その重要性が高まってきた。特にJEITAでは，IEC/TC 62（医療における医用電気機器）およびISO/TC 210（医療機器の品質）の活動に関してサポートしてきた。

IEC/TC 62には四つのSubcommitteeがあり，JEITAはIEC/TC 62, SC 62 A, SC 62 Dの国内審議団体となっている。ここで医用電気機器の安全性にかかわる規格の作成に長い間携わってきている。

SC 62 A	医用電気機器の共通事項	JEITA
SC 62 B	医用画像装置	JIRA
SC 62 C	放射線治療装置，核医学および放射線量計	JIRA
SC 62 D	医用電子機器	JEITA

例えば，IEC 60601-1はすでに第3版となっているが，第1版は30年前に発行されている。TC 62では医用電気機器の共通および個別機器の安全規格の作成を行っている。SC 62 A, SC 62 Dには40を超えるワーキンググループがあり，26のグループにエキスパートの派遣をし，国際規格の作成に直接参加している。すでに50を超える安全規格を発行している。

1987年には，すでにISO 9000の活動が開始されており，1990年には世界医療機器会議（Global Medical Device Conference）が欧州で開催されたのを契機に，特に品質システムを中心に国際整合化の動きが始まった。1993年にはGHTF（国際整合化会議）が設立され，規制の整合化の議論が開始された。1994年には医療機器の品質管理関係の標準化を行うISO/TC 210が作られ，医療機器の品質マネジメント，リスクマネジメント，ユーザビリティ，ソフトウェアライフサイクル，図記号などの規格を発行してきた。JEITAではこれらの規格作成への参画およびJIS化への推進を行ってきた。

1980年代後半には，欧州の医療機器に関する規制の議論が活発になった。欧州の市場統合のためには，加盟国の規格の統一（EN規格）と，その規格の規制での利用が大切であることが認識された。この考えをベースにGHTFで規制における規格の役割が検討され，最も高いレベルで国際規格を利用することを推奨している。

日本においてもWTOなどの影響により，JISが国際規格を全面的に採用する体制に変わってきた。いまでは，国際規格の検討が，JIS規格の検討となっている。

1.4 最 後 に

すでにME機器は，医療の場でその有用性が認められ，なくてはならないものとなっている。しかし，診断と治療の融合，バイオ，ナノテクノロジーの導入，コンビネーションプロダクト（医薬品との組合せ機器），IT技術などの発展により，ますます技術革新が進んでいる。しかし，日本における薬事法では，このような技術開発への対応が難しい状況にある。新しい医療機器に対する治験制度のハードルが欧米より高く，今後より現実的な改善が求められている。また機器の市販前の規制においても医薬品の考えなどが用いられており，承認の遅れ（ディバイスラグ）がいまだに解消されていない。将来もっと合理的な医療機器に対する規制法を作っていく必要がある。業界としてこれらの課題につねにチャレンジしていくことが求められている。

また，ISO, IECによる国際規格，GHTFの活動をよりいっそう推進し，各国による個別規制ではなく，国際的な一つの規制システムに統合していく努力がさらに求められる。

2. ME技術の現況とその動向

　厚生労働省から2000年に「健康日本21」(2000～2010年度)，2001年には「メディカル・フロンティア戦略」(2001～2005年度)が打ち出され，21世紀の医療に関する国のビジョンと政策が示された。一方，産業界としては，21世紀の医療と国民の健康を支える重要な医療機器産業の国際競争力強化を目的に，産・官・学で一致協力して戦略の検討を行う，「医療技術産業戦略コンソーシアム」(METIS：Medical Engineering Technology Industrial Strategy Consortium)を2000年に設立した。第1期(2001～2003年度)には，医工連携ラボ群設置の提案，高度先端医療開発センターへの提案，厚生労働省の医療機器産業ビジョン策定への協力，経済産業省の医療機器産業懇談会の開催，文部科学省の産学連携フォーラムへの開催協力などの活動を行ってきた。第2期(2004～2006年度)では，「医療テクノロジー推進会議」を設置し，革新的な医療機器の開発促進が検討され，つぎの七つの重点テーマが採択された。

　　テーマⅠ：ゲノム科学・タンパク質科学やIT分野技術等を活用した遺伝子チップ等の簡易診断機器
　　テーマⅡ：画像診断機器の高度化やDDS分野の技術を活用した分子イメージングによる診断・治療
　　テーマⅢ：超音波関連装置やカテーテル等の医療機器を用いるDDS・標的治療
　　テーマⅣ：内視鏡手術ロボット等の高機能手術ロボットや画像技術を活用した低侵襲治療機器
　　テーマⅤ：次世代除細動器等のバイオニック医療機器
　　テーマⅥ：完全埋込み型人工心臓等の臓器機能補助機器
　　テーマⅦ：骨・軟骨，血管，心筋等の再生医療

　このような中で，厚生労働省では身体機能解析・補助・代替機器開発プロジェクト(植込み型突然死防止装置の開発，手術用ロボット装置の開発，誘発脳波計測システム等の開発)，ナノメディシンプロジェクト(超微細画像技術の医療への応用，微小医療機器操作技術の開発，薬物伝達システムへの応用，がんの超早期診断・治療システムの開発)のテーマが，経済産業省では次世代DDS型悪性腫瘍治療システムの開発，分子イメージング機器の開発，ナノ医療デバイスの開発，再生医療のテーマが，文部科学省では分子イメージング技術を活用した創薬技術および疾患の早期診断技術の開発，重粒子線がん治療の普及・高度化のテーマがとりあげられ，重点的な研究開発が進められた。

　それらの研究開発の中核をなすのがME技術であるが，一言でME技術といっても「ME技術」という技術があるわけではなく，「ME技術」とは医療における診断，治療のためのME機器を構成するさまざまな科学技術とそれを応用するための医学的知識を含む全体であると考える。それらは切り口によってまとめ方や内容が異なるであろうが，医療機器に必要な基盤技術という観点から強いてあげると，つぎのような技術が考えられる。

① 高機能情報化技術：コンピュータ，LSI，ネットワーク，通信
② システム化技術：インテリジェントシステム，マンマシンインタフェース
③ バイオテクノロジー：再生医療，遺伝子診断，遺伝子治療
④ ナノテクノロジー：リポソーム，カーボンナノチューブ，ナノパーティクル，DDS
⑤ マイクロマシン技術：センサ，アクチュエータ，DNAチップ，バイオチップ，MEMS
⑥ 安全/環境対策技術：ヒューマンファクターエンジニアリング，低消費電力化，非有害物質
⑦ 超小型，ユニット化技術：ユーザビリティ
⑧ 高機能画像処理技術：3次元リアルタイム表示，リアルタイム画像認識
⑨ 材料技術：機能性材料，生体適合性材料，生物由来材料，抗血栓性材料，表面修飾技術
⑩ エネルギー技術：高エネルギー密度2次電池，燃料電池，生体エネルギー利用電池

　本書で扱っている生体現象測定記録装置，生体情報モニタ，検体検査装置，画像診断システム，治療装置，手術装置，人体機能補助装置，医用システムなどにおける最新の医療機器にはいずれもこれらの先端的技術が用いられている。

これらの技術はいずれも日本が得意とする技術であり，研究開発も活発である。世界に先駆けて新しい先端的医療機器を商品化していく技術的素地が日本には十分にあるといえる。また，日本には信頼性の高い高品質なものづくりをする世界的に優れた技術力がある。しかし，これまで日本の医療機器産業は診断機器については強いが治療機器については弱いといわれてきた。その傾向は現在も変わってはいない。なかなか日本発の先端的医療機器が生まれない背景には，日本の医療体制，産業風土，法的規制などの構造問題があるように思われる。

特許庁は，2000年度から医療機器に関する特許出願技術動向調査を開始し，年ごとにテーマを変えて報告を行ってきている。その報告を見ると，日本の医療機器産業における技術の弱い点，強い点が浮き彫りにされている。画像診断装置に関する1992年から2000年までの米欧日における特許の出願を見ると，X線診断装置，X線CT装置，超音波診断装置はどれも日本の出願が66％前後を占めており，MRI装置については55％とやや少ないが，いずれのモダリティも欧米の出願率を上回っており日本の技術の優位性を表している。また，内視鏡に関しては米欧日の1971年から2003年までの国籍別特許出願件数全体の93％が日本からの出願である。また，出願企業上位5社はすべて日本企業で，上位3社の出願で全体の66％を占めており圧倒的に日本が技術的に強い。一方，人工器官に関しては，国籍別出願件数において，日本は欧州の半分，米国の1/3強と少ない。器官別の出願件数であるが，各器官における日本の出願が占める割合は骨・非関節に関して約45％と最も多く，ついで血液ポンプ・人工心臓で約32％，結合組織，耳鼻とも約22％，眼が約17％，関節，血管，心臓ペースメーカとも約10％，脊椎4％，植込み型除細動器約2％，心臓弁約1％となっている。

2006年末には厚生労働省から「新健康フロンティア戦略」（2007～2016年度）が示され，2007年2月に内閣府が発表した「イノベーション25」中間とりまとめの中の「20のイノベーション代表例と技術評価」のトップには医療・健康がとりあげられ，その具体例として就寝前に飲み込むと寝ている間に健康診断を行ってくれるマイクロカプセルが出されている。また先の重点7テーマには採択されなかったが，今後重要であると考えられるものに，人工肝臓，人工網膜，人工膵臓，人工肺，ポータブル透析機，自動調節人工水晶体などがある。

医療技術産業戦略コンソーシアムでの取組みや，産・官・学をあげての協力が結実し，治験促進などにより先端的医療機器が生まれない構造的問題が解決して，日本発の先端的医療機器が誕生し，日本の医療機器産業が隆盛を見ることを期待したい。

機器の解説

部門1　生体現象測定記録装置

1.1　概　　　説

部門1では，生体の生理機能検査を行うために，生体現象を直接的に測定および記録する装置について解説する。これらの装置は，診断のための病態データ提供がおもな目的となっている。

〔1〕　**循環器機能測定装置**

心電図を筆頭に，心音，血圧，脈波，血流，血行動態計測などの循環器機能に関する測定を行う代表的な装置を冒頭にまとめた。

心電計（1.2節）　近年の心電計は，ディジタル技術の進歩によって，ただ単に心電図をとるだけでなく，インテリジェント化が進み，多彩な付加機能が搭載されている。また，解析機能付き心電計が主流になり，ネットワークを介して，データマネジメントシステムや電子カルテとの連携も進んでいる。

負荷心電図装置は，臨床施設で使用される装置と健康増進施設で利用される装置があり，それぞれ目的に合わせた機能が搭載されている。また，高性能なディジタルフィルタの搭載により負荷中の基線動揺やノイズの低減がはかられている。

ホルタ心電計（長時間心電用データレコーダ）については，従来はカセットテープ式記録器が主流であったが，近年の半導体メモリの大容量化によりディジタル記録方式に移行した。そのため，テープ式での磁気記録に起因する波形ひずみがなくなり，波形品質が向上した。また，構造的には防水タイプもあり，入浴中の心電図も記録できるようになっている。

心音計（1.3節）　超音波診断装置の普及により弁などの異常が可視的に診断できるようになったため，現在では心音計の需要が減ってきている。しかし，健診などの現場では心音の聴診が重要な役割を果たしており，心音を図式化して表現する心音図は教育の現場では有用なものとなっている。

血圧計・脈波計・血流計（1.4節）　この節での血圧計は，すべて非観血的に測定する装置についての解説とした。なお，観血血圧計測については，多用途測定記録装置（1.6節）の増幅器（1.6.3項）の項で解説する。

後半では，歴史のある脈波計，近年登場した動脈硬化の程度を評価する血圧脈波検査装置，続いて各種血流計についての解説をした。

心拍出量計（1.5節）　心拍出量測定は，生体情報モニタの一つのパラメータとしてモジュール搭載されている場合が多く，最近は単体の製品が少なくなってきている。この節では，単体製品を例にして，熱希釈法と連続心拍出量の測定原理の解説を行う。また，心拍出量だけでなく，熱希釈法に関連して肺血管外水分量測定の原理についても解説を加えた。

多用途測定記録装置（1.6節）　一般にポリグラフと呼ばれており，さまざまな生体情報を測定することができる装置である。以前は，入力モジュールや周辺機器の組合せを変えて，各種用途に対応していたが，近年は用途に合わせた専用機化が進んだ。そこで，機器の解説も専用機ごとに項目を分けた。

〔2〕　**神経・筋生理機能検査装置**

脳波計，筋電計および生体へ刺激を与えることにより誘発される電位を計測する誘発反応測定装置などがある。また，各刺激装置の解説もこの節でとりあげた。

脳波計（1.7節）　ディジタル技術の進歩により，従来のアナログ脳波計が姿を消し，現在はディジタル脳波計が主流になっている。そのため，測定したデータの条件変更処理や各種データ処理が可能になった。

筋電計・誘発反応測定装置（1.8節）　誘発電位は通常，脳波の電位に比べ微小な電位であるので，ディジタル信号に変換してから同期加算処理を行う必要がある。この同期加算処理は，コンピュータの高性能化により，従来のハードウェア回路からソフトウェア処理により実現できるようになった。

〔3〕　**呼吸機能検査装置**（1.9節）

換気機能の検査で使用される電子スパイロメータをはじめとして，電子ピークフローメータ，換気力学的検査を行う呼吸抵抗計およびボディプレチスモグラ

フ，ならびに呼吸代謝量を測定する呼吸代謝測定装置をとりあげた。

〔4〕 **体温測定装置**（1.10節）

最も基本的な電子体温計から，連続測定電子体温計，熱伝導の原理を応用して深部体温が測定できる熱流補償式体温計，最後に耳赤外線体温計について解説した。

〔5〕 **末梢感覚受容器の検査装置**

感覚受容器の検査装置として，下記の装置がある。

聴力検査装置（1.11節）　オージオメータで代表される自覚的応答を求める検査装置から，幼児聴力検査装置などの他覚的検査装置まで（幅広く）とりあげた。

平衡機能検査装置（1.12節）　「平衡感覚と臨床」の項で，基本的な眼振検査と各種刺激装置の概要に触れた。また，「眼振計および重心動揺計」の項では，インテリジェント化された装置の概要について解説した。

眼科検査装置（1.13節）　眼圧計の解説をはじめとして，近視，遠視，乱視の程度を表す屈折値を計測するオートレフラクトメータ，および生活習慣病の健診にも広く使用されている眼底カメラについて解説した。後半は，超音波を用いて眼球の各部の厚みを測る装置，角膜曲率半径分布を測定する角膜トポグラフィシステムなどについて解説した。

〔6〕 **生体磁気計測装置**（1.14節）

心臓の活動電位をとらえる心電計の歴史に比べ，心磁図に代表される生体磁気計測の歴史は30数年と比較的短い。いくつかの医療施設により臨床研究が進められ，現在では，心磁図と脳磁図はルーティン検査としても採用され始めている。

〔7〕 **生理検査部門システム**（1.15節）

生理検査部門でのシステム化は，1970年代のミニコンを使用した心電図の解析センタシステムから始まり，その後，心電図以外の各種生理検査装置もほとんどオンライン接続されるようになってきた。現在では，病院情報システムとも連携され，電子カルテシステムから生理検査の結果が即座に閲覧できるようになっている。

〔8〕 **医用データ処理装置**（1.16節）

旧版では，「医用データ処理装置および周辺機器」として部門を独立して設けていたが，新版では部門1の中に含めるようにした。これは，近年のマイクロコンピュータの高性能化に伴い，各検査装置の中で高度な医用データ処理を行うようになり，単体の医用データ処理装置は影を潜めてきたためである。そこで，本節では，研究用の汎用データ処理装置の解説を主とした。

〔9〕 **睡眠評価装置**（1.17節）

近年，睡眠時無呼吸症候群（sleep apnea syndrome：SAS）による事故発生の問題が注目され，睡眠の評価を行う医療機関が増加している。また，従来は汎用の脳波計にパラメータを追加して計測されていたが，近年，睡眠評価に特化した睡眠評価装置が使われるようになってきた。そこで，この装置の節を新設し，終夜睡眠ポリグラフィ（polysomnography：PSG）および携帯用睡眠評価装置についての解説を加えた。

〔10〕 **そ の 他**（1.18節）

その他として，下記の装置をとりあげた。

ウロダイナミクス検査装置　蓄尿および排尿時の動態を詳細に検査する装置である。従来のたいへん手間のかかる検査が，自動化されたウロダイナミクス検査装置の登場により，簡単な検査となっている。

耳管機能検査装置　本装置は，耳管の機能を物理的に計測する装置であるので，聴力検査装置とは別項目とした。

超音波骨密度検査装置　おもに骨粗鬆症の診断に用いられる装置である。微弱な超音波パルスを使用しているので，X線による被曝などのリスクがないため，スクリーニング検査に適している。

光トポグラフィ　近赤外分光法により完全無侵襲で高次脳機能を画像化する装置である。健常な乳幼児や学童の脳機能計測が可能となるなど，今後の応用が期待されている。

1.2 心 電 計

1.2.1 心臓電気生理・心電図

人体が生命活動をしていくために，すべての細胞はたえず血液によって生命の糧である栄養分や酸素を受け，新陳代謝の結果生じた不要な物質は再び血液によって運び去られる。この血液がうまく循環するようにポンプの役目をしているのが心臓である。本項では，この心臓の電気生理と，その活動によって発生する心電図について記述する。

〔1〕 **心臓電気生理**

心臓が規則正しく収縮するためには規則正しい指令が必要である。この指令，すなわち興奮を起こしているのが，右心房の上部にある洞結節である。**図1.1**に心臓の模型図を示す。

洞結節から起こった興奮は，心房の壁を収縮させながら伝わって，房室結節に集まりヒス束に伝えられる。興奮が，ヒス束を通って右脚と左脚に分かれて心

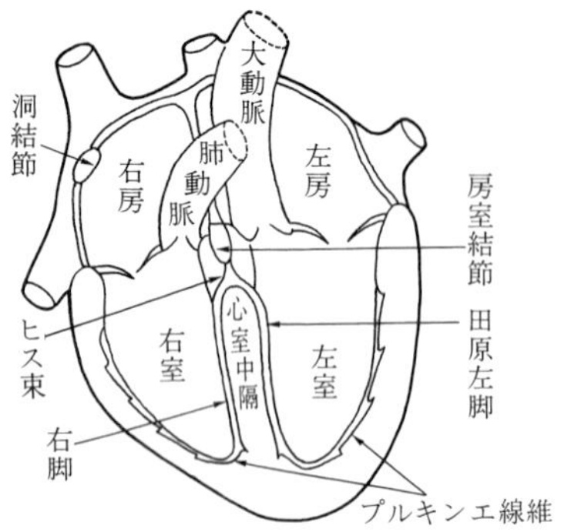

図1.1 心臓の模型図

室中隔を下がり，細かく分かれて左右の心室壁の内面に網目状に分布しているプルキンエ線維に入り，心室全体へ広がり心室が収縮する。

興奮とは，細胞膜の性質が変化して，その膜を通過するイオンの量が変化することであるが，このイオンの通過量の変化によって，その部分に電流が生ずる。この電流がまたすぐ隣の細胞膜の性質を変えて，そこにイオンの動きの変化が生じ，電流が発生する。こうして心臓内をつぎつぎと細胞が興奮していくのを興奮の伝導と呼んでいる。

〔2〕 心電図の基本

心臓の興奮に伴う微弱な電気の時間的変化を，身体の表面あるいは身体の内部に置いた電極から取り出し，増幅器を通して波形として記録したものが心電図である。図1.2に心電図の基本波形を示す。

正常範囲
P 接続 ：0.06～0.10 秒
PQ　　：0.11～0.19 秒
QRS　 ：0.06～0.10 秒
QT　　：$0.39\sqrt{RR}+0.04$ 秒

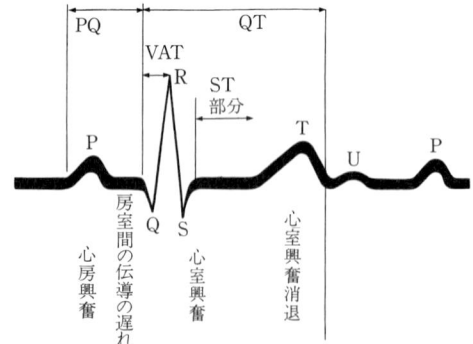

図1.2　心電図の基本波形

洞結節で発生した興奮が心房内に広がり，心房が興奮するときに心電図上にP波が確認される。房室結節を通って心室に伝わった興奮波が心室全体に広がる間にQRS群が現れる。P波とQRS群の平坦(たん)な部分は房室結節で興奮の伝導速度が遅くなり停滞している時間で，心房の血液が心室へ十分入り込むまで心室の収縮を待たせるためと説明されている。

つぎに，一度興奮した心室が，つぎの興奮を受ける準備態勢である再分極（興奮の消退）という過程をとる間にT波が描かれる。QRS群との間の部分をST分節といい，全心室が興奮し終わった状態（脱分極された状態）を表す。この部分は，通常では基線と一致しているが，心筋の種々の障害によって上昇または下降し，心電図判読の面で特に重要な部分である。ときにはT波の終わりにU波という緩やかな小さな波が見られることもある。このように，心電図は心拍動1サイクルの間に，P，QRS群，T，Uという一連の波形が描かれる。

心電図は，心筋の興奮の過程を描いているので，この過程に影響する疾患の診断には，特に威力を発揮する。代表的なものとして，不整脈や虚血性心疾患（心筋梗塞，狭心症など）の診断があげられる。

〔3〕 標準12誘導心電図

12誘導心電図は，Einthovenが考案した伝統的な双極誘導である標準肢誘導（Ⅰ，Ⅱ，Ⅲ），Goldbergerが考案した単極肢誘導（aV_R，aV_L，aV_F）およびWilsonが考案した単極胸部誘導（V_1～V_6）の計12種の誘導より構成され，最も標準的な誘導法となっており，標準12誘導心電図と呼ばれている。この誘導法の構成を表1.1に，誘導結線の例を図1.3に示す。また，単極胸部誘導の誘導部位を図1.4に示す。

肢誘導は，身体の前面（上下，左右）の電位変化を表しているのに対して，単極胸部誘導は水平面（前後，左右）の電位変化をとらえているので，立体的な心臓の起電力の様相が，ある程度わかる。

〔4〕 ベクトル心電図

ベクトル心電図は，心臓の興奮によって生ずる心起

表1.1　標準12誘導心電図の構成

	誘導記号	誘導名	誘導部位および極性	
			（＋）	（－）
標準肢誘導	Ⅰ	第Ⅰ誘導	左手（L）	右手（R）
	Ⅱ	第Ⅱ誘導	左足（F）	右手（R）
	Ⅲ	第Ⅲ誘導	左足（F）	左手（L）
単極肢誘導	aV_R	ゴールドバーガ誘導（右手）	右手	左手と左足の中間端子
	aV_L	ゴールドバーガ誘導（左手）	左手	右手と左足の中間端子
	aV_F	ゴールドバーガ誘導（左足）	左足	右手と左手の中間端子
単極胸部誘導	V	ウィルソン単極誘導	胸部（C）	ウィルソンの結合端子

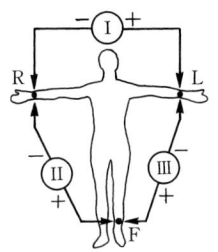
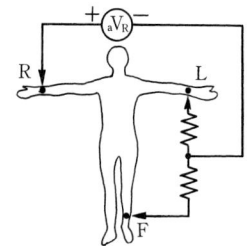

（a）標準肢誘導　　（b）単極肢誘導（aV_R 誘導）

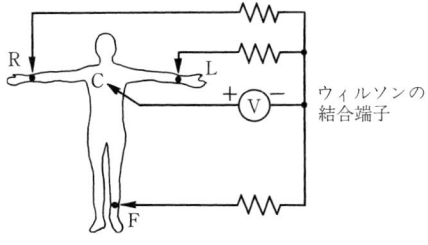

（c）単極胸部誘導（V誘導）

図1.3　誘導結線の例

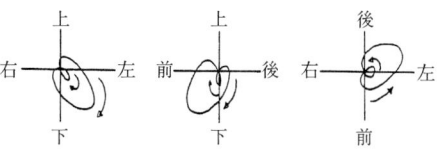

（a）前面図　　（b）左側面図　　（c）水平面図
　　（frontal）　　（sagital）　　（horizontal）

図1.5　各平面に投影されたベクトル環

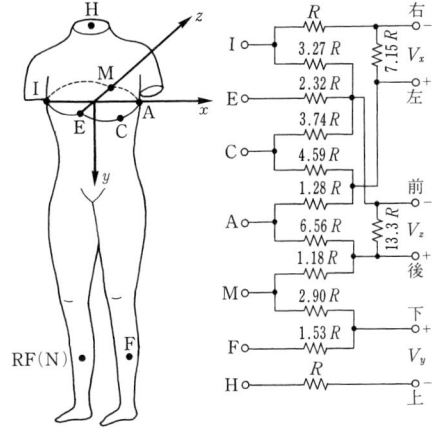

誘導部位
 I：第5肋間の高さで右側中腋窩線上
 E：第5肋間の高さで前面中央線上
 C：第5肋間の高さでAより45°前
 A：第5肋間の高さで左側中腋窩線上
 M：第5肋間の高さで後面中央線上
 F：左足の膝と踝の間
 H：後頭部中央線より1 cm右側

図1.6　フランク誘導の誘導部位と回路網

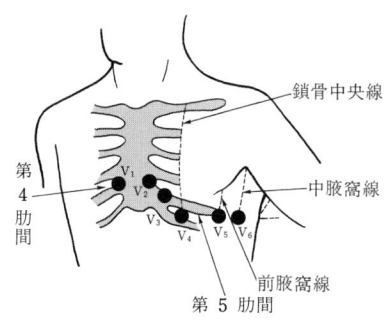

V_1：第4肋間胸骨右縁
V_2：第4肋間胸骨左縁
V_3：V_2とV_4とを結んだ線の中点
V_4：第5肋骨と鎖骨中央線との交点
V_5：左前腋窩線上でV_4の高さ
V_6：左中腋窩線上でV_4の高さ

図1.4　単極胸部誘導の誘導部位

電力の各瞬時における電位の方向や大きさを示すものである。心起電力は空間的に生ずるので空間ベクトル心電図ともいわれている。

空間的なものを平面で表現するために，X（左右），Y（上下）およびZ（前後）の3軸を用いて，ベクトル環を各平面へ投影して，前面図，左側面図および水平面図で表している（**図1.5**）。このベクトル心電図のベクトル環の回転方向や形態などで心臓の異常が発見できる。

誘導法は，フランク（Frank）誘導が一般的に使用されている。ベクトル心電図は，x，yおよびz軸方向の心起電力を取り出しているが，フランク誘導は解剖学的な3方向ではなく，電気的に補正した補正直交誘導である。フランク誘導の誘導部位と回路網を**図1.6**に示す。

〔5〕**運動負荷心電図**

運動負荷心電図は，労作性狭心症の診断や治療効果の判定，心疾患における運動療法の評価，さらに運動誘発性不整脈の診断や治療効果判定などに利用される。運動負荷により心筋虚血誘発を試み，12誘導心電図でST変化，T波変化，U波異常などを観察する[1]†。

運動負荷心電図をとる場合は，筋電などのノイズ混入を軽減するために，肢誘導を手足ではなく体幹に装着する修正12誘導法（Mason-Likar誘導）を用いることが多い（**図1.7**）。しかし，電極装着位置の違いにより，標準12誘導心電図（おもに肢誘導）との波形に差異を生ずることがあるので注意を要する。この波形の差異を最小に抑えるために，肢誘導をできるだ

---

† 肩付き数字は節末の引用・参考文献を示す。

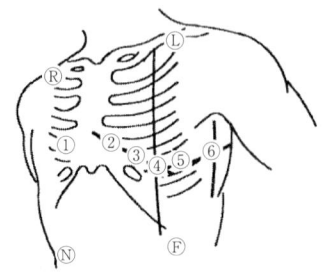

・肢誘導の誘導部位
　Ⓡ：右鎖骨下窩
　Ⓛ：左鎖骨下窩
　Ⓕ：左前腸骨棘（きょく），または左肋骨弓の下端
　Ⓝ：右前腸骨棘（きょく），または右肋骨弓の下端
・単極胸部誘導の誘導部位（①〜⑥）
　標準12誘導の誘導部位（V_1〜V_6）と同様（図1.4）

図1.7　Mason-Likar誘導の誘導部位

け手足の付け根に近い部位に装着することが望ましい[2]。

装置の詳細は，1.2.4項を参照されたい。

〔6〕長時間心電図

12誘導心電図は，通常数十秒間の記録であるため，突発的で一過性に出現することが多い不整脈や心筋虚血をとらえることが難しい。そこで，長時間にわたる心電図記録の必要性が出てくる。日常生活での長時間の心電図記録ができる装置としてつぎのものがある。

1）**ホルタ心電計**　日常生活における長時間（通常24時間）の連続心電図記録ができる。装置の詳細については，1.2.5項を参照されたい。

2）**携帯型発作時心電図収録装置**　日常生活で携帯し，自覚症状があったときにのみ記録を残すようにしているので，長期間の記録が可能である。電極装着の有無によっても異なるが，通常，数日から数週間にわたっての記録が可能となっている。装置の詳細については，1.2.6項を参照されたい。

〔7〕近年の臨床応用

心電図には臨床的に有用な情報が多く含まれており，現在でも心電図の収集と信号処理の方法に数々の試みと研究が行われている。近年の代表的な試みとしては下記のものがある。これらは，いずれも突然死につながる可能性のある危険な不整脈の出現予測指標として検討されている。

1）**心拍変動解析**（heart rate variability：HRV）
長時間の心拍変動をスペクトル解析するもので，自律神経の評価法の一つとなっている。

2）**加算平均心電図**　微小な電位を加算平均処理して得られた心電図である。代表的なものに，QRS終末からSTにかけて出現する心室遅延電位（ventricu-

lar late potential）がある。

3）**T-wave alternans**（TWA）　心電図のT波の形態が1拍おきにμV単位で交互変動する現象をいう。T波は再分極過程に描かれるので，TWAの出現は再分極過程になんらかの異常が生じていることになる。

1.2.2　心　電　計

心臓の中で起こっている種々の電気的興奮あるいは電気的現象を記録する装置を一般に心電計という。

以前は，心電計とは心電図をとるためだけの単なる波形記録装置であったが，近年の電子技術の進歩，特にマイクロコンピュータを中心としたディジタル技術の進歩により，性能の向上や付加機能の搭載が可能となり，これにより心電図検査の省力化や診断支援といったことが実現している。

〔1〕心電計の構成

臨床に用いられる心電計としては各メーカにより種々のタイプがある。その基本構成は誘導電極，誘導コード，心電図信号増幅部，記録部および電源部から構成される。

1）**誘導電極**　心電図信号を検出する電極は，誘導コードの先に取り付けて被検者の皮膚に直接装着する。確実に心電図をとるためには皮膚にペーストを塗って，皮膚と電極との間の接触抵抗をなるべく少なくする必要がある。

2）**誘導コード**　誘導電極と心電計の入力部を接続するコードで，交流障害など雑音の影響を防ぐため，シールド電線が用いられている。誘導コードのチップ先は識別のため，記号と色が心電計の規格で**表1.2**のように規定されている。

表1.2　誘導コードの識別記号と色

誘導	識別		体表面の電極位置
	記号	色	
四肢誘導	R	赤	右手
	L	黄	左手
	F	緑	左足
ウィルソンの胸部誘導	C	白	単一胸部移動電極
	C1	白/赤	第4肋間胸骨右縁
	C2	白/黄	第4肋間胸骨左縁
	C3	白/緑	C2とC4を結ぶ線上の中点
	C4	白/茶	第5肋間と左鎖骨中央線の交点
	C5	白/黒	前腋窩線上のC4と同じ高さ
	C6	白/紫	左側中腋窩線上のC4と同じ高さ
中性電極	NまたはRF	黒	右足（中性）

3) **心電図信号増幅部**　体表面でとらえた微弱な心臓活動電位を増幅するところである。増幅部では交流障害や電極の分極電圧なども入るので，これらの影響を防ぐために差動増幅器が用いられる。また，最近の心電計はディジタル化が進んでおり，増幅された心電信号はA-D変換器によりディジタルデータに変えられ，マイクロコンピュータによって処理・制御される。

4) **記録部**　心電波形，心拍数，被検者情報，自動計測値，自動的な心電図の解釈情報などを記録紙に記録するもので，記録方式にはいくつかの種類があるが，現在はサーマルアレイ記録方式が主流となっている。

5) **電源部**　交流式と直流式（バッテリー式）がある。交流式の場合は特に安全性と信頼性に配慮した設計となっている。ポータブル型の心電計では直流式（バッテリー式）が一般化している。

〔2〕 **心電計の性能**

心電計の性能はJIS規格（日本工業規格），IEC規格（国際電気標準会議）などで規定されている。心電計の安全，構成，性能などについて規定するJIS規格（JIS T 0601-2-25）は先ごろ国際規格（IEC規格）の翻訳JISとして制定された。また，必須性能に関してはJIS規格（JIS T 0601-2-51）が現在審議中であり，こちらも国際規格（IEC規格）の翻訳JISとしてまもなく制定される予定である。

この規格の内容としては心電図における自動計測（解析付き心電計用），自動的な心電図の解釈（解析付き心電計用），誘導の極性，誘導選択器/誘導選択，復帰時間，入力インピーダンスおよび誘導回路網インピーダンス，校正電圧，感度，同相信号の抑制，過負荷許容電圧，フィルタ，基線位置調整，温度ドリフト，安定性，雑音レベル，記録線速度および記録線の太さ，チャネル間干渉，周波数応答，直線性とダイナミックレンジ，最小検知電圧，データ収集中のサンプリングおよび振幅の量子化，印刷・電子保存および送信，直交座標と記録位置，タイムおよびイベントマーカ，有効記録幅，記録速度，ペースメーカの使用，内部電源など心電計の必須性能について細かく規定している。

〔3〕 **心電計の種類**

1) **電源による分類**　一般に心電計の電源は交流式であるが，乾電池や充電式電池を用いたバッテリー式や，交流と直流の両方の電源をもつ交直両用式がある。最近の心電計は小型のポータブル型が多くなり，直流式あるいは交直両用式も一般化してきている。使用状況により，可搬型とするか据置型とするかを考慮し電源を選択するとよい。交直両用式のポータブル心電計を図1.8に示す。

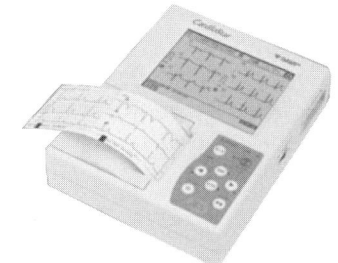

図1.8　交直両用式ポータブル心電計

2) **記録方式による分類**　現在最も多く用いられている記録方式はサーマルアレイ記録方式である。そのほかに熱ペン直記式，インク噴射式などがある。サーマルアレイ記録方式はガルバノメータなどの機械的機構を使用せず，固定されたサーマルヘッドにより，電子的な処理で感熱紙に波形を描くため，周波数特性がよく，多チャネル化が容易であり，波形を交差して記録することが可能である。またディジタル記録であるため文字，グラフ，画像などの記録もできる。

従来の熱ペン式では記録前の波形の状態をペンの振れで確認していたが，サーマルアレイ記録方式では心電計の表示画面に波形表示するようにしており，容易に波形の確認ができる。多チャネル心電計では多誘導の同時記録のほか，心音，脈波などの生体現象も同時に記録できるものがある。代表的な多チャネル心電計を図1.9および図1.10に示す。

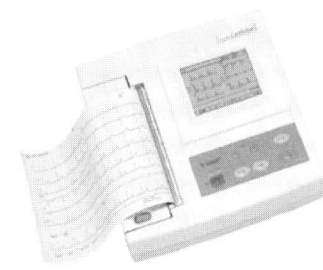

図1.9　可搬型多チャネル心電計

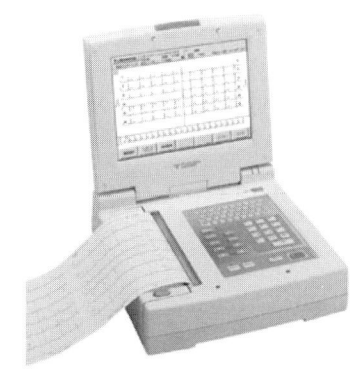

図1.10　据置型多チャネル心電計

また，最近では記録装置をもたないペーパレス心電計も市場に出てきている。ペーパレス心電計では往診時や病棟での回診時に収録した心電図データを電子媒体（ICカードなど）に保存し，後に解析や診断を行うことができる。ペーパレス心電計を図1.11に示す。

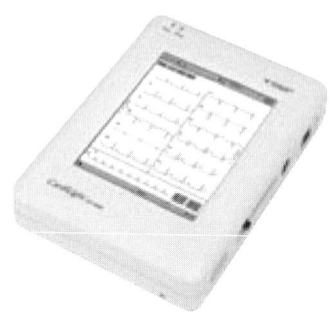

図1.11　ペーパレス心電計

3）安全性による分類　心電計の電撃に対する保護の形式でクラスI，クラスIIおよび内部電源機器に分類できる。さらに被検者に接続される入力回路がフローティング（絶縁）されているか，いないかでB形，BF形およびCF形に分けられる。被検者に対して皮膚の外側から使用する機器は，B形およびBF形の使用でよいが，心臓カテーテル法など組織の内部から使用する機器はCF形機器でなければならない。

4）機能による分類　現在の心電計は，従来心電図記録時に人が行ってきた誘導の切換えや感度の調整，心電図波形の計測や判読など，一連の作業を自動的に行ういわゆるインテリジェント心電計と呼ばれるものが主流となっている。これにより熟練者でなくとも質のよい心電図を簡単に記録，計測できるようになった。

また，多様なユーザ要望に応えて各種の付加機能を備えた心電計が出てきており，目的と用途に応じて心電計が選択できる。表1.3に心電計のおもな付加機能をあげる。

以上のように最近の心電計は性能，安全面の充実と

表1.3　心電計のおもな付加機能

機　能	説　明
表示機能	心電波形，心拍数，被検者情報，電極のチェックなどを表示する機能
解析機能	心電波形，心拍数などを解析する機能
負荷装置制御機能	マスタステップ，エルゴメータ，トレッドミルなどの運動負荷装置を制御する機能
長時間心電図再生解析機能	長時間心電図データを再生解析する機能
記憶ファイル機能	心電図波形の計測データなどを記憶媒体に記憶ファイルする機能
その他	通信機能，心電波形計測機能など

機能のインテリジェント化が進んでおり，単に心電図を記録するだけではなく，医師の診断支援システムとして活用されている。

1.2.3　解析機能付き心電計

〔1〕概　　要

心電図の自動解析は，1950年ごろから研究が始められ1960年代後半に実用化された。当初は磁気テープなどに記録された心電図波形をA-D変換器で読み取り，解析センタに設置されたコンピュータで計測・分類した結果をプリントアウトするシステムであった。1970年代になると，心電計端末で心電図波形がディジタル化され，電話回線を利用して心電図波形を解析センタに伝送し，自動解析結果を心電計端末に送り返すシステムが利用されるようになった。1980年代になると，心電計に内蔵されたマイクロコンピュータに心電図自動解析プログラムが組み込まれ，心電計で心電図を記録するだけでなく，取り込んだ心電図波形の計測・分類を行い，解析結果を出力する解析機能付き心電計が開発された[3]。解析機能付き心電計は解析センタを設ける必要がなく，どこで使用してもその場ですぐに心電図波形の解析結果が得られるため，現在の心電図自動解析システムの主流となっている。なお，この種の心電計の一般的名称は，平成17年の薬事法改正で，「多機能心電計」とされている。

解析機能付き心電計は，すべての動作がマイクロコンピュータにより自動制御され，動作設定をカスタマイズでき，標準12誘導心電図以外の心電図の記録・計測・解析などを行うことができるなど，多彩な機能を有する製品もある。また，最近ではネットワークに対応し，データマネジメントシステムや電子カルテとの連携が強化され，中には記録装置をもたないペーパレス心電計も登場している。

解析機能付き心電計には図1.12，図1.13のような小型・軽量のものや図1.14のような大型液晶表示器で心電図や解析結果の確認が容易にできるものなど，さまざまなタイプが製品化されている。解析機能付き

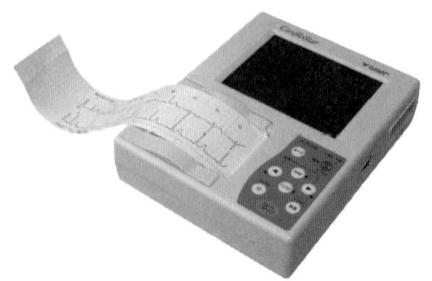

図1.12　小型・軽量解析機能付き心電計

1.2 心電計

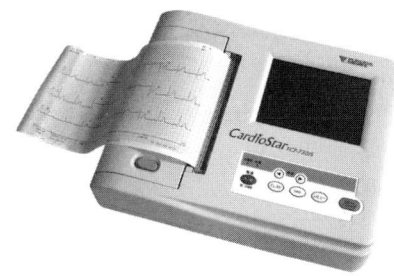

図 1.13　小型・軽量解析機能付き心電計

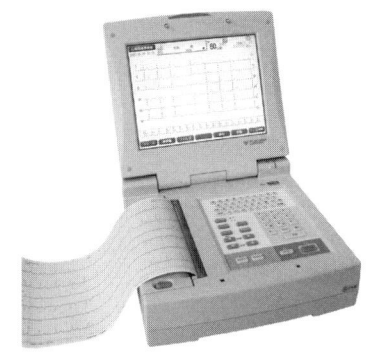

図 1.14　大型液晶表示型解析機能付き心電計

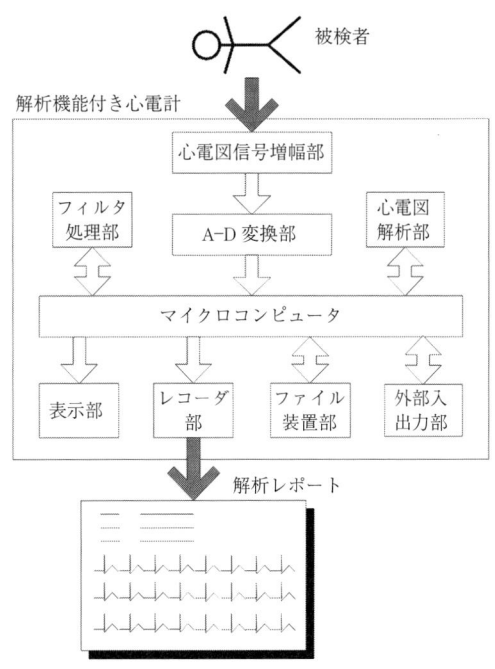

図 1.15　解析機能付き心電計の構成

心電計の需要は年々増え，最近では販売される心電計の 80% 以上が解析機能付き心電計である。

〔2〕 構　　成

解析機能付き心電計は，図 1.15 で示すように心電図信号増幅部，A-D 変換部，フィルタ処理部，心電図解析部，表示部，レコーダ部，ファイル装置部，外部入出力部で構成され，内蔵しているマイクロコンピュータがこれらを制御している。また，外部機器との接続用にインタフェースを備えているものや院内回診での使用を考慮し，バッテリー動作が行えるものもある。

1）　心電図信号増幅部　　心電図信号増幅部は通常の心電計と同様に，被検者に取り付けた 10 個の電極より，12 誘導心電図の誘導合成と増幅を行う。最近では，解析精度向上のため，記録チャネルと関係なく 12 誘導波形を同位相で取り込めるタイプが主流となっている。これは，12 誘導すべてを同位相で計測することにより，不整脈の判定や後に説明する区分点認識の精度が向上するからである。

2）　A-D 変換部　　A-D 変換とは心電図信号（アナログデータ）をコンピュータが処理できるようにディジタル信号に置き換える処理である。ここでは，入力された心電図信号を毎秒 250〜8 000 回の速さでディジタル信号に変換する。心電図自動解析では毎秒 500 回程度のサンプリングで十分であるが，それ以上速いサンプリングを行う理由は，ペースメーカパルスを再現するためである。

3）　フィルタ処理部　　心電図信号にはハム（50/60 Hz），筋電図（30 Hz〜），ドリフト（〜0.5 Hz）などのノイズが混入する場合があり，これらを除去するためにフィルタ処理部が設けられている。最近では，マイクロコンピュータによるディジタル処理が一般的である。これによってノイズの少ない心電図波形を記録・解析することができる。

4）　レコーダ部　　入力された心電図波形や被検者情報，解析結果などを記録するもので，記録方式にはいくつかの種類があるが，現在市販されているほぼすべての解析機能付き心電計ではサーマルアレイ記録方式が採用されている。本方式の特徴は，記録する心電図波形のチャネル数が自由に選択できることや，解析レポートのフォーマットが多彩（心電図波形のみならず，心拍数のトレンドグラフなども記録できる）に構成できることである。

5）　心電図解析部　　ここでは，あらかじめ組み込まれている解析プログラムに従い，入力された心電図波形の計測，分類などを行う。波形の計測値のほかに，該当する所見名をコンピュータの自動解析所見として出力する。

6）　表示部　　心電計の動作状態や電極外れなどのメッセージを表示する。最近の傾向として，表示部にグラフィックタイプの液晶ディスプレイを備え，心電

図波形の表示や解析所見の確認が行えるものが主流となっている。

7) **ファイル装置部**　ファイル装置を有している製品があり，入力された心電図波形と解析した結果を保存することができる。

8) **外部入出力部**　外部機器とのインタフェースとして，LAN インタフェースやシリアルインタフェース，USB などの外部インタフェースを有している製品があり，これらを利用して，被検者や検査の情報をホストコンピュータなどの外部機器から入力し，心電図波形と解析した結果を外部機器へ出力することができる。また，血圧モニタや磁気カードリーダなどの外部機器から必要なデータを読み取ることができる。

〔3〕　心電図の自動解析の意義

心電図の自動解析は，マイクロコンピュータの機能向上や解析プログラムの精度向上により，現在では十分実用に耐えられるレベルまで進歩している[4]。自動解析の意義として，つぎのようなことがあげられる。

1) **診断の客観性**　コンピュータによる自動解析は，あらかじめ組み込まれている解析プログラムに基づいて処理を行うため，客観的でつねに同一条件の解析結果が出力される。したがって，医師による診断と合わせてダブルチェックを行うことができる。

2) **診断の基準化**　診断する医師の間でも個人差があり，コンピュータによる自動解析の結果が診断する際の一つの基準として活用できる。

3) **診断情報の抽出**　医師が診断を行う際，コンピュータにより計測された基本計測値（心拍数，R-R 時間，PR 時間，QRS 時間，QT 時間，R 波の振幅など）を利用することができる。

4) **心電図検査の効率化**　コンピュータによる自動制御のため，ワンタッチで心電図波形の入力・記録，そして自動解析した結果の記録が行える。このため，集団検診などでも敏速に検査を行うことができる。また，解析結果をカルテサイズで記録する製品では，検査データの整理・保管を容易に行うことができる。

〔4〕　心電図の自動解析処理の流れ[5]

コンピュータによる心電図の自動解析は，**図 1.16** に示すような流れで心電図を計測・分類し結果を出力する。

1) **前処理**　入力された心電図信号の品質のチェックを行う。ノイズが多い場合や電極外れなどがある場合には，解析結果とともにコメントを出力し，心電図信号の確認を促す。

2) **QRS 波の抽出**　波形計測の基準となる QRS 波の抽出を行う。コンピュータによる抽出は人間が心電図信号を形として認識するのとは異なり，心電図信

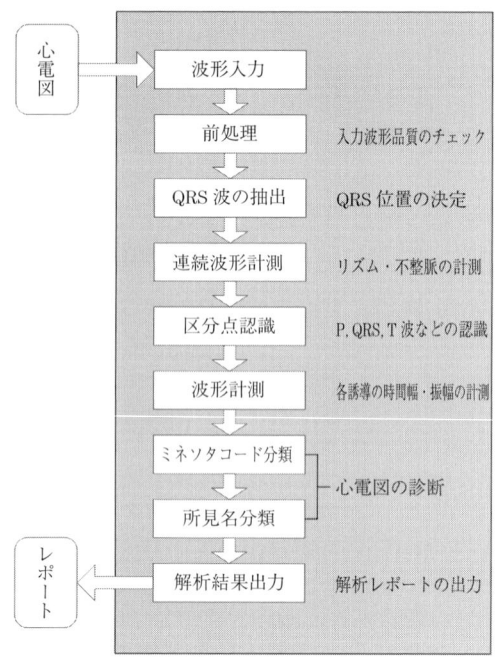

図 1.16　心電図自動解析処理の流れ

号を数列として扱うため，さまざまなパラメータに分解して QRS 波の抽出を行う。例えば，入力された心電図信号を微分することにより波形の変化を傾きとして表し，この傾きが急になるデータ群を QRS 波の候補として認識する方法などがある。

3) **連続波形計測**　**図 1.17** に示すように，不整脈の解析に連続して入力された心電図信号の計測を行う。計測は心拍ごとに PR 時間，QRS 時間，QT 時間，QRS 振幅，QRS 面積，QRS 波の電気軸を求める。さらに前後の心拍との R-R 時間，P-P 時間を求め，不整脈の検出パラメータとする。

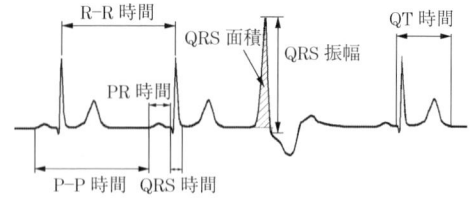

図 1.17　連続波形計測

4) **区分点認識**　**図 1.18** に示すように，2) で抽出した QRS 波の位置に基づいて，P 波，QRS 波，T 波の始まりと終わりの点を求める。また，求めた点から PR 時間，QRS 時間，QT 時間などを計算する。

5) **波形計測**　**図 1.19**，**図 1.20** に示すように，4) で求めた P 波，QRS 波，T 波の始点と終点に基づいて，誘導ごとに細分化し，振幅値や時間幅を計測

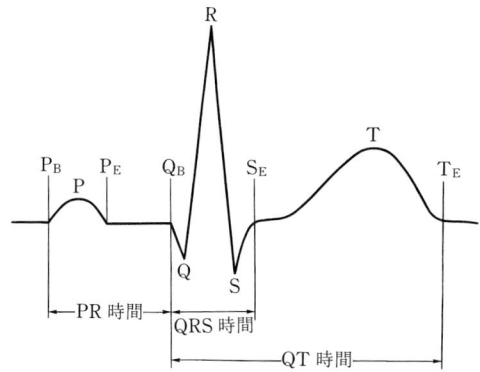

図1.18 区分点認識（B：Begin，E：End）

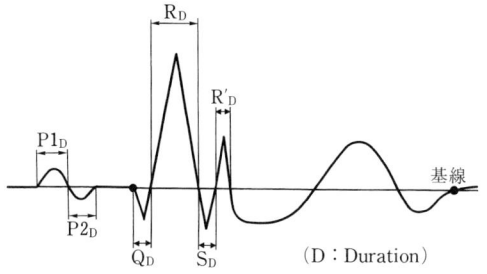

図1.19 波形計測・時間幅（D：Duration）

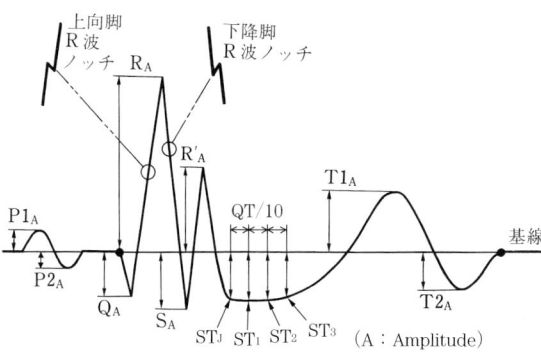

図1.20 波形計測・振幅（A：Amplitude）

する。また，R波のノッチについても上向脚・下降脚について計測を行う。さらに，ここで計測された振幅値をもとに，P波，QRS波，T波の電気軸を算出する。

6) ミネソタコード分類　ミネソタコードは，米国のミネソタ大学で標準12誘導心電図を統計などに使用する目的で考案されたコードで，12誘導心電図を客観的に，また共通の尺度で分類できるよう考慮されたものである。このミネソタコードを利用し，計測処理で求めた各波形の計測値により，心電図を分類する。

7) 所見名分類　ミネソタコードから直接所見を分類すると，読み過ぎや読み落としなどが生じるため，医師が所見を付けるように，ミネソタコードや計測値および年齢，性別の組合せによる診断論理で所見を分類する。

8) 解析結果の出力　あらかじめ入力されている被検者情報（個人番号，年齢，性別など）や，解析プログラムで求めた基本計測値（心拍数，R-R時間，PR時間，QRS時間，QT時間，R波の振幅など），ミネソタコード，所見名などを解析レポートとして記録する。また，詳細計測値リストにより，各波形の計測値を確認することもできる。最近では，心電図の解析結果に対し，解析に使用した判断条件や，出力所見の解説，医師への助言などを出力する装置も製品化されている。

〔5〕 **心電図の自動解析の問題点**

心電図自動解析プログラムによる解析所見は，専門医の診断と比較して必ずしも一致するわけではない。これは心電図の解析に，コンピュータにとって不得意な分野であるパターン認識が要求され，コンピュータは，あらかじめ決められた動作（計測・分類）のみを行うためである。コンピュータによる自動解析には，つぎのような問題点があり，使用にあたっては，医師による確認が必要である。

1) 心電図の波形認識　コンピュータにとって，高度な計算や決められた動作を繰り返し行うのは得意であるが，人間が目で心電図を見るように形を認識するのは不得意である。心電図は，被検者によりさまざまなパターンがあり，外部ノイズが混入した場合は，波形の計測ミスにより所見分類を間違う場合がある。この波形計測のミスが自動解析が抱える問題点の半数以上を占めている。

2) 診断論理の柔軟性　一般に，コンピュータは人間と異なり柔軟性が少なく，ある所見とする条件に1ポイントでも足りなければ，その所見は出力されない。したがって，同一被検者を解析しても，入力波形の品質や，所見とする境界域にある心電図では，一度目の解析で異常と分類した場合でも，二度目には正常とする場合がある。

3) 所見分類の条件　コンピュータと，判読する医師との間で所見分類の条件が異なる場合がある。このような場合，コンピュータによる解析所見は医師にとって誤ったものと判断される。

4) 所見分類の単独性　心電図の自動解析では，入力された心電図信号と，被検者情報（性別，年齢，自覚症状など）から所見を分類しているため，心電図上は正常範囲であっても，他の検査により異常が認められる場合がある。

5) **フィルタ対策** 心電図を入力する際に，筋電図フィルタなどを使用すると波形の周波数成分が変化し，本来の心電図信号と異なってしまうことがある。波形計測や所見分類を行う際に，フィルタによる心電図信号の変化を考慮する必要がある。

〔6〕**将　　　来**

自動解析の今後としては，コンピュータの進歩に伴い，柔軟性のあるプログラムの開発・導入が必要と考えられる。解析プログラムが扱う心電図には，さまざまなパターンがあり，これらを解析するためには人間の目のように的確に波形の形を認識する必要がある。

また，コンピュータが解析を行う際に，心電図波形からだけではなく，他の検査結果（例えば，血液，尿の検査結果や血圧の測定値など）と合わせた総合診断が必要になると考えられる。さらに，同一被検者の履歴をホストコンピュータから読み込み，心疾患の進行具合や手術の予後などを簡潔に表現する手段の開発なども今後の課題である。

そして，解析精度の向上や個々の臨床現場に合わせた解析レポートの表現方法を工夫することで，今後も解析機能付き心電計の普及率は増加していくものと考えられる。

また，検査データの保存は，従来の記録紙での保存から電子化データの保存に変わりつつある。そのために心電図および解析結果のデータを，将来にわたって参照できるような形式で保存することが必要となってくる。一つの方法としては画像データとして保存することも考えられるが，画像にすると，例えば記録感度を変えた波形を見たいとか，いくつかの波形を並べて変化を見たいといった心電図検査特有の要望にこたえることが難しい。そこで，心電図波形をMFER（医用波形記述規約）などの標準で電子保存するなどの試みがされている。標準化が進められることにより，解析付き心電計と病院システムとの連携がさらに進むとか，解析機能付き心電計で検査に必要な他の施設で記録された過去の心電図データを参照するとかの，検査に役立つ機能向上が期待できる。

1.2.4 負荷心電図装置

〔1〕**は　じ　め　に**

運動負荷試験は，虚血性心疾患の早期発見や診断を目的として利用されてきたが，最近では心疾患患者のリハビリテーションや運動療法，また健康増進施設などにおける心肺持久力の測定などにも利用されるようになってきた。そのため検査装置もおのおのの目的に合わせた機種が開発されている。ここではおもに病院などの臨床施設と，健康増進施設などで利用されるものを紹介する。

なお，本装置の一般的名称は，平成17年の薬事法改正で，「負荷心電図装置」から「心臓運動負荷モニタリングシステム」に変更されている。

〔2〕**運動負荷検査法の種類**

運動負荷試験には，さまざまな負荷装置が用いられている。また，同じ装置でも多くの負荷プロトコルが考案されているため，検査目的に合った装置，方法が選択されている。中でも臨床的意義の高いマスタ2段

表1.4 運動負荷検査法の特徴と比較

名　　称	方　　法	長　　所	短　　所
マスタ2段階法（シングル・ダブル・トリプル）（master）	性別・年齢・体重により決められた回数を9インチの2段階（1.5フィート）1.5分，3分あるいは4.5分間昇降する	装置は簡単，携帯移動容易，負荷量は強くなく安全，準備運動の必要なし，歴史が古くデータ豊富	負荷中の心電図監視困難，昇降回数が体重により変動するため体重当りの酸素消費量が変動，負荷量の定量化が困難，日本人高齢者には階段がやや高い
自転車エルゴメータ（漸増負荷法）	毎分50～60回転でペダルを踏み，3～4分ごとに負荷強度を被検者の性別・年齢・体力に合わせて漸増し，目標心拍数に達したら負荷停止	実施は容易，装置は移動が容易，心電図その他の検査が負荷中にも可能	エネルギーコストを体重補正するのが困難
トレッドミル（ブルース多段階法）	つぎのステージを3分間歩行，運動負荷量を漸増 　　（速度）　（こう配） 　1. 2.7 km/h　　10% 　2. 4.0 km/h　　12% 　3. 5.5 km/h　　14% 　4. 6.8 km/h　　16% 　5. 8.0 km/h　　18% 　6. 8.9 km/h　　20% 　7. 9.7 km/h　　22%	徐々に運動量を増すため，ウォームアップの役目を果たす。エネルギー消費の再現性高い。運動中の血圧，心電図不整脈などの監視ができ，臨床検査に好都合	被検者の意思で負荷停止がしづらい。トレッドミルのバーに寄り掛かると負荷量の再現性が低下

階，自転車エルゴメータ，トレッドミルが多く用いられている。

表1.4に運動負荷検査法の特徴と比較を示す。

〔3〕 臨床用負荷心電図装置

使用目的が多岐にわたるため，要求項目も多い。おもな内容は

① 心電図などの正確な計測
② 生体情報，負荷情報などの見やすい表示
③ 機器の操作性
④ 自動血圧計，呼気ガス分析装置などとのシステム化
⑤ 負荷強度の正確なコントロール
⑥ 被検者の安全性
⑦ データの編集，診断に役立つレポートの提供，データのファイリング

などであるが，コンピュータの応用における波形処理技術，記録，表示技術などの進歩により，これらの要求も満たされつつある。

臨床用負荷心電図装置の外観を図1.21に示す。

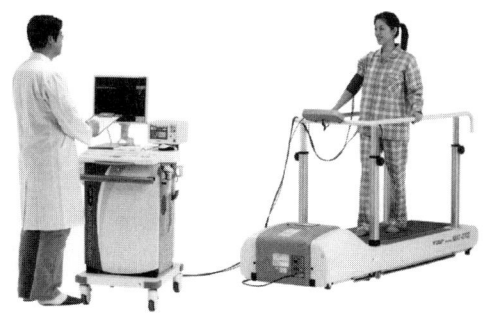

図1.21　臨床用負荷心電図装置

装置は，本体部とモニタ部から構成される。本体部は，心電図処理部，記録部，負荷装置コントロール部から構成される。

1）**心電図処理部**　標準12誘導＋3誘導（胸部双極誘導またはベクトル誘導）を最大誘導数としてSTレベル，STスロープ，STインテグラルなどを同時計測する機能を有する。ST計測ポイントは，心拍数に追従し自動的に変化するようにできるほか，任意の設定もできる。負荷中の心電図は基線動揺，筋電などのノイズが発生しやすい。従来はこのノイズの影響を軽減させることが困難であったが，コンピュータなどの進歩によりディジタルフィルタなどの採用，異常波形の除去，アベレージング処理などにより，ノイズの影響が非常に少なくなっている。

2）**モニタ部**　運動負荷中は，12誘導の安静時と負荷中のアベレージ波形およびカレント波形を表示する。安静時波形と負荷中のアベレージ波形を重ねて表示することで波形変化が一目でわかるようになっている。カレント波形も時間軸を圧縮してモニタすることができ，不整脈などの異常波形も監視しやすくなっている。心拍数，STレベルなどの計測値，各種トレンドグラフ，負荷情報，および自動血圧計など他の装置からの情報も同時に表示する。

3）**記録部**　サーマルレコーダを使用したグラフィック方式の記録器で，3～15誘導の波形記録，アベレージ波形記録のほか，各計測値のトレンドグラフ，負荷解析結果，および各種ファイナルレポートを記録する。図1.22および図1.23にレポートの記録例を示す。

4）**負荷装置コントロール部**　ブルースをはじめ各種の負荷プロトコルが組み込まれており，トレッドミルや自転車エルゴメータの負荷強度を制御する。また，ユーザが独自のプロトコルを作成することもでき，コンピュータとの連動により自動的に制御される。マニュアルによる任意の操作もできる。

〔4〕 健康増進用負荷心電図装置

中高年者の健康増進を進めようとした場合に，欠かせないのが運動負荷試験である。これにより運動中の不慮の事故を未然に防いだり，至適運動強度を処方することができる。健康増進センタでのメディカルチェックの結果，35歳以上の男女受診者を対象とすると，10～15％の人はなんらかの循環器系の疾患が発見されたという報告がある。

健康増進用負荷心電図装置は，臨床用のような異常部位の発見，診断が主目的ではなく，スクリーニング的検査を主目的とする。

このように健康増進用負荷心電図装置は運動負荷による循環器系の異常があるかないかの判定と，心肺持久力を測定し，運動処方を作成する機能がある。

図1.24に代表的な健康増進用負荷心電図装置を示す。装置は本体部と端末部から構成される。これに主として自転車エルゴメータ，および自動血圧計を端末部に接続し，一つのシステムで，4～8人の負荷試験を同時に行える機種が開発されている。

1）**本体部・端末部**　装置は心電図処理部，モニタ部，記録部，負荷装置コントロール部から構成されている。

心電図処理部では，胸部1誘導または3誘導の心拍数，STレベル，STスロープ，VPCなどの計測を行う。このほか，心肺持久力の測定として，最大酸素摂取量の推定も行う。

モニタ部では，安静時および負荷中の心電図波形が常時比較して表示できると同時に，心拍数，STレベ

部門1　生体現象測定記録装置

負荷解析レポート
10:01　　　　　　氏名:　　　　　　　　　年齢:　75歳　　性別:　女

日常運動量:　3
負荷解析誘導:　V5

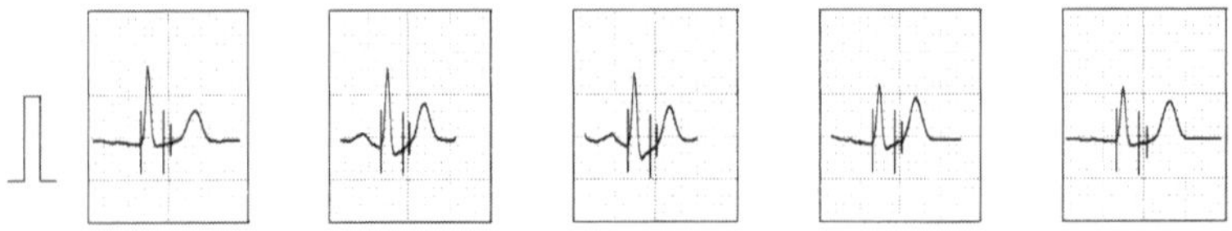

	安静時	終了1分前	負荷終了	負荷後 1:00	負荷後 3:00
心拍数	84 bpm	120 bpm	132 bpm	101 bpm	82 bpm
STレベル	0.02 mV	0.02 mV		0.04 mV	-0.01 mV
血圧(SYS/DIA)	/　mmHg	180/ 90 mmHg	181/ 83 mmHg	191/ 91 mmHg	159/ 83 mmHg
速度	0.0 km/h	4.0 km/h	4.0 km/h	0.0 km/h	0.0 km/h
勾配	0.0 %	12.0 %	12.0 %	0.0 %	0.0 %

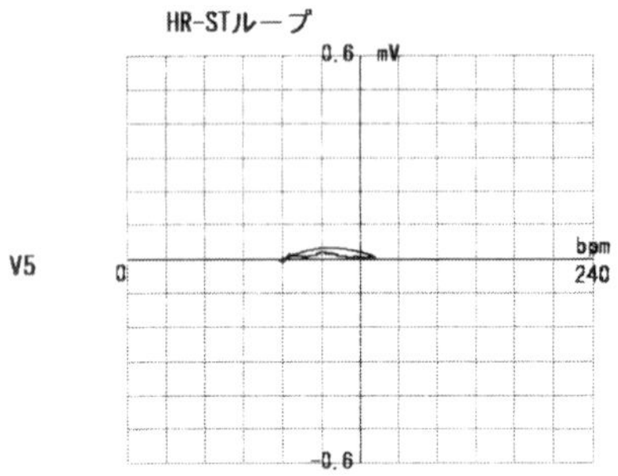

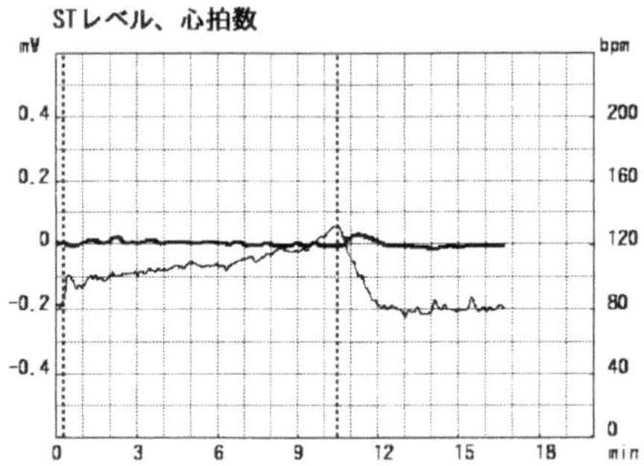

HR-STループ　　　　　STレベル、心拍数

負荷解析結果

年令別予測最大心拍数 : 145 bpm　　負荷時間 : 10:12
到達最高心拍数 : 132 bpm　　STレベル計測点 : 40 ms
到達率 : 91 %　　ST計測法 : セミオート

	安静時	終了1分前	負荷終了	負荷後1分	負荷後3分
STレベル（絶対値）mV	0.02	0.02	0.00	0.04	-0.01

HR-STループ : 時計方向回転
虚血診断 : 虚血陰性　　グレード: 0

虚血診断	グレード
判定不能	*
虚血陰性	0
虚血可能性なし	1
虚血可能性低い	2
虚血可能性有り	3

メモ:

図1.22　負荷解析レポートの記録例

1.2 心電計

検査結果レポート
ID：01　　　　　氏名：　　　　　　　年齢：75 歳　　性別：女
【絶対値】

【検査情報】

検査日時	:	2006年 7月 3日 14:22
テストモード	:	setupTest001
プロトコル	:	MBruse
負荷装置	:	トレッドミル
総検査時間	:	16:43
負荷時間	:	10:12
リカバリ時間	:	6:16
最大負荷量	:	4.0 km/h 12.0% (7.0 METS)
走行距離	:	0.48 km
最大心拍数	:	132 bpm　THR 131 bpm の 100%
最高血圧	:	191/ 91mmHg
最大ST変化	:	0.06 mV (V2) 負荷後 0:20
総 VPC 数	:	1個
最大酸素摂取量	:	*** ml/Kg/min (*** l/min)
負荷停止理由	:	手動停止

	Control	MAX ST
検出時間	安静時 0:01	負荷後 0:20
検出誘導	V2	V2
STレベル(mV)	0.04	0.10
	(39ms)	(32ms)
STスロープ(mV/s)	0.88	3.50
	(19, 59ms)	(16, 48ms)
STインデックス	1.05	3.97
STインテグラル(uV·s)	1.55	3.20
R波高(mV)	0.31/ -1.05	0.33/ -0.97
心拍数(bpm)	84	122
血圧(SYS/DIA)	/	/
ダブルプロダクト(x 100)		
速度(km/h)	0.0	0.0
勾配(%)	0.0	0.0

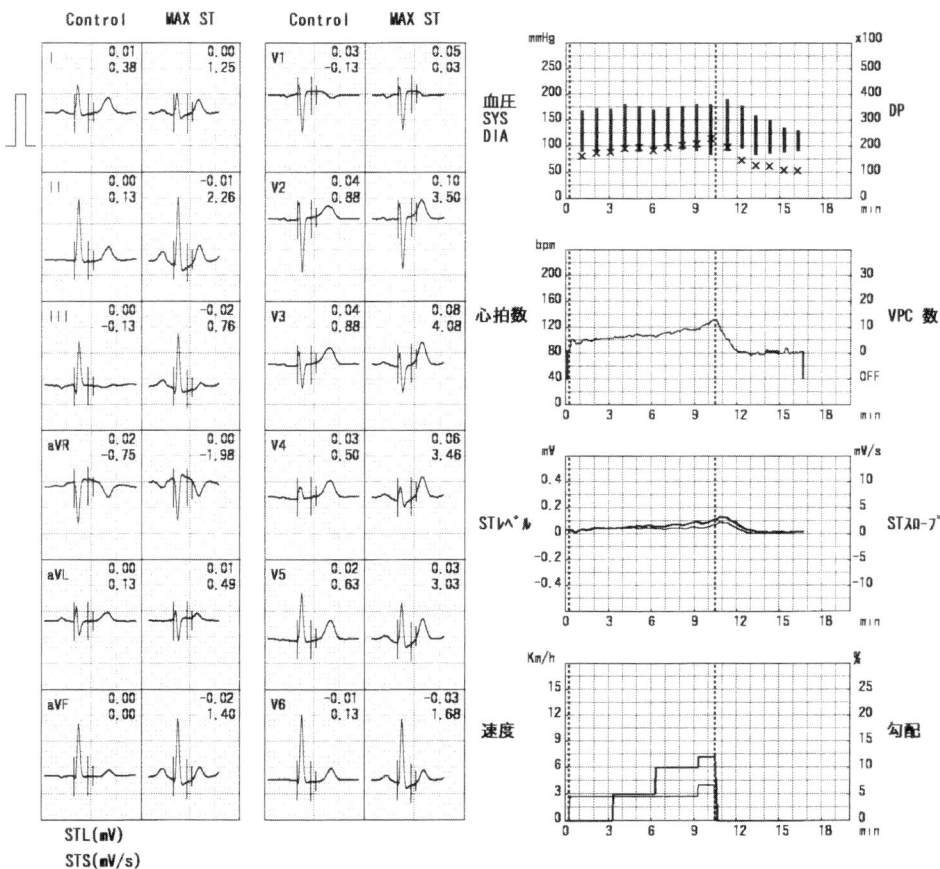

図 1.23　検査結果レポートの記録例

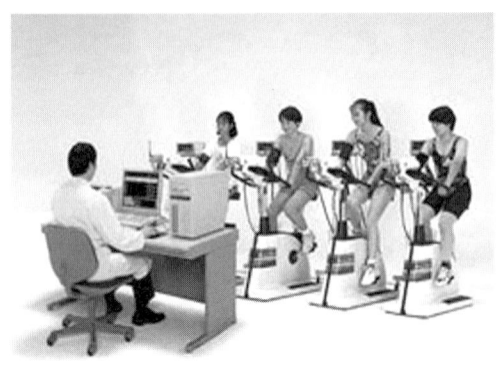

図1.24 健康増進用負荷心電図装置

ル，STスロープ，血圧値なども表示する。またST異常やVPCが発生したときはアラームを表示する。

記録部では，プリンタにより，安静時および負荷中の心電図，心拍数，トレンドグラフなどを記録する。またサマリレポートとして，各負荷段階データ，最大酸素摂取量なども記録する。そのほかに検査結果データをパーソナルコンピュータに転送し，データのファイリングとレポートのプリントアウトもできる。図1.25および図1.26にレポートの記録例を示す。

負荷装置コントロール部では，最大酸素摂取量を推定するための負荷プロトコル（ランプ負荷など）が組み込まれており，コンピュータとの連動により自動的に制御される。

2) **自転車エルゴメータ** 自転車エルゴメータは10～350Wの負荷強度設定が可能であり，ペダル回転数が40～70回転の間は，定負荷になるようにコントロールされている。

〔5〕 **今後の負荷心電図装置**

負荷心電図装置は循環器系の検査に不可欠なものとなっているが，まだ改良すべき点は多い。今後の負荷心電図装置として，つぎのようなことが要求される。

① 安全性：負荷装置は，トレッドミルおよび自転車エルゴメータが代表的であるが，被検者により自然な形で負荷が加えられることと，被検者への安全性が要求される。また被検者の不安を取り除くことも重要となる。

② 他の装置とのシステム化：自動血圧計や呼気ガス分析装置などとのシステムをすでに構成しているが，診断に必要な多くの生体情報を装置内に集約して表示，記録することが要求されている。

③ 心電図データマネジメント：運動負荷試験の検査結果データを病院のホストコンピュータに送信

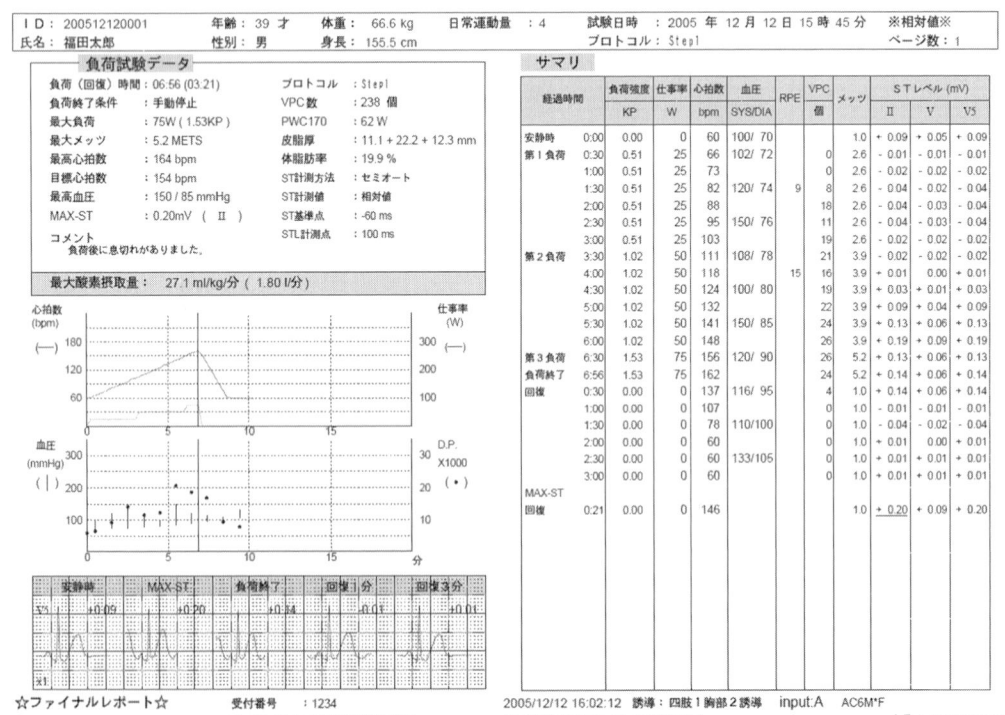

図1.25 ファイナルレポートの記録例

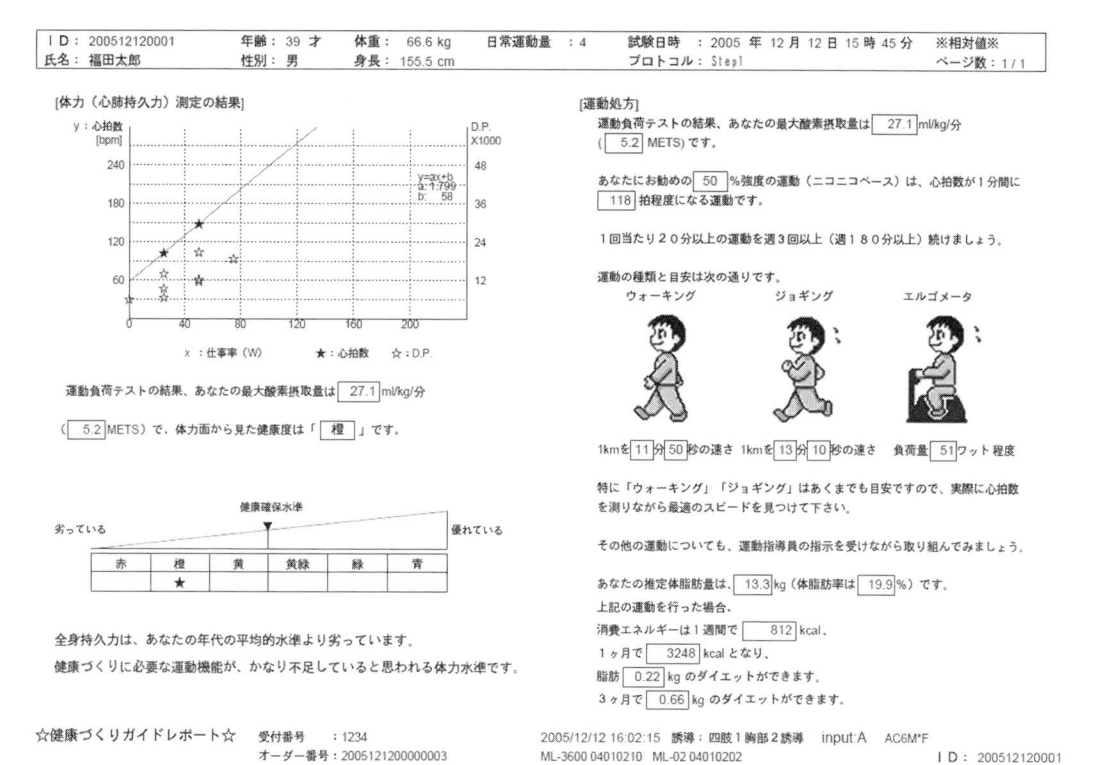

図1.26　健康づくりガイドレポートの記録例

するようにしているが，過去の全波形データおよび他の検査結果などと合わせて診断情報を迅速，的確に提供できるようになることが要求されている。

④　自動診断：運動負荷中のST変化，血圧変化などのパターン化処理により，疾患情報を提供することが試みられている。これにより医師の負担が軽減されることが考えられる。

⑤　在宅運動療法・心臓リハビリテーション向け負荷心電図装置：今後増加が予想される在宅運動療法や心臓リハビリテーションに向けて，安全かつ効果的な運動処方，リスク管理を行う装置への展開が望まれている。図1.27に心臓リハビリテーション向け装置の画面例を示す。

1.2.5　ホルタ心電計
〔1〕概　　　要

ホルタ心電計は長時間の日常生活中の心電図を記録器で間欠あるいは連続に記録し，それを高速に再生して心電図を得る装置である。なお，本装置の一般的名称は，平成17年の薬事法改正では，記録器が「長時間心電用データレコーダ」，再生・解析装置が「ホルタ解析装置」となっている。

ホルタ心電計の名称は1961年アメリカのNorman J. Holter博士によって考案されたことに由来する。

日常生活中の不整脈や狭心症など異常心電図の診断，抗不整脈剤，抗狭心症剤などの薬効評価，ペースメーカ治療の評価，虚血性心疾患の予後予測などの目的で使用されている。

〔2〕構　　　成

ホルタ心電計は心電図を記録する記録器と，再生解析を行う再生・解析装置で構成される。

記録器は，数本の誘導ケーブルと記録媒体としての

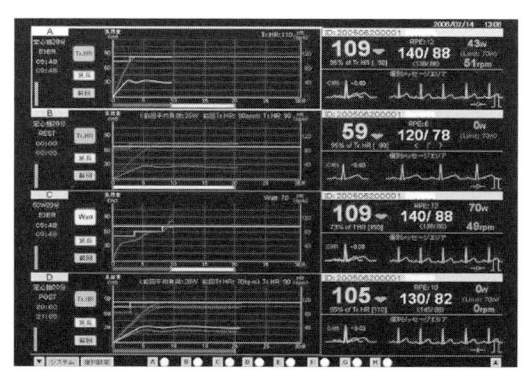

図1.27　心臓リハビリテーション向け装置の画面例

カセットテープまたはメモリカードで構成されている。

再生・解析装置は，テープまたはメモリカードなどを再生する部分，心電図や各種レポートを出力するCRT，およびプリンタで構成される。おのおのが分離したものや一体型になったもの，または従来からの心電計に再生・解析機能を組み込んだものもある。図1.28にホルタ記録器，図1.29に再生・解析装置を示す。

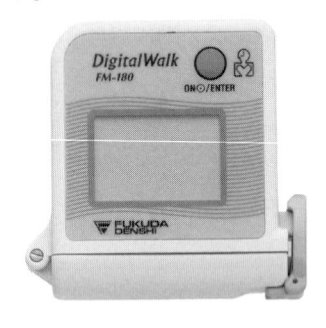

図1.28 ホルタ記録器

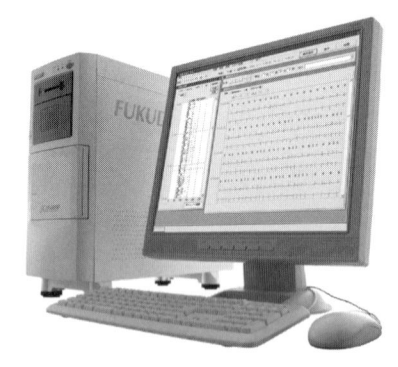

図1.29 再生・解析装置

〔3〕 記　録　器

ホルタ記録器は，長時間にわたり生活中の心電図を記録する小型，軽量，低騒音な携帯型の装置である。10数年前は記録媒体として安価で取扱いの容易なカセットテープを使用したテープ方式の記録器が多かったが，現在では，大容量でコンパクトなメモリカードを使用したディジタル方式の記録器が大半である。

1）　テープ方式記録器　　テープ方式記録器は磁気テープに，2～3チャネルの心電図，イベント情報，記録日時，回転誤差を補正するための基準信号，カセットテープ個々の感度のばらつきを補正する構成信号などを記録する。体位情報や呼吸波形などを記録するオプション入力を備えたものもある。

オーディオのステレオ方式では，2トラック2チャネルでテープの両面を用いるが，ホルタ記録器はテープ片面のみを用いて，4トラックすべてを使う。また，24時間連続で心電図を記録するために，1～2 mm/sの低速でテープを搬送させる。これはオーディオカセットテープレコーダの約1/24～1/47の速度である。しかし，近年では家電においてもディジタル化が進み，カセットテープそのものを見かけなくなっているため，テープ式記録器は今後減少する方向にある。

2）　ディジタル方式記録器　　心電図記録のディジタル化はメモリカードを使うものが一般的であるが，記録器本体にフラッシュメモリ（バックアップ電池が不要なメモリ）を内蔵した記録器もある。メモリカードが出はじめたころは，容量が数メガバイトほどしかなく，記録器の記録媒体として使用できなかった。しかし，技術の進歩とともに容量も増え，現在では数ギガバイトのものも販売されている。記録する内容は，テープ式と比べるといろいろな情報が記録できるようになっている。例えば，心電図のほかに血圧とS_pO_2の組合せや12誘導心電図なども24時間記録できる。大きさに関しても，デジタルカメラや携帯電話で使用されているような小型のカードが発売されているので，それらを使用することで，記録器の小型化も可能となった。

また，記録器がディジタル化されることで，従来のテープ式記録器と違い，カセットテープを回すための回転部分や磁気記録に起因する波形のひずみがないため高品質な心電図が得られる。ディジタル記録器は，記録器内で心電図をディジタル化し，ディジタルデータとしてメモリカードに記録するため，テープ式で行っていたような，再生・解析時のテープを回しA-D変換を行う時間が短縮される。メモリカードを使った記録器の内部構成を図1.30に示す。

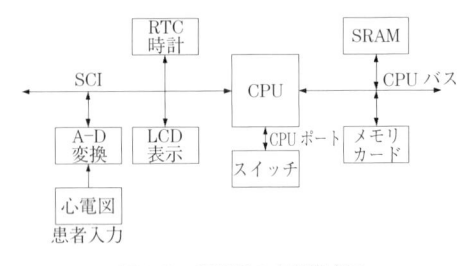

図1.30　記録器の内部構成図

〔4〕　再生・解析装置

再生・解析装置は，一つ一つの心拍まで対話形式などによって編集可能とするもの，あるいは解析などの各種設定をプログラム化し，全自動で心電図や結果の各種レポートを得るものなど種々ある。いずれも24時間にわたって記録された大量の心電図を，数十秒から十数分という高速で解析する能力をもっている。これは，使用しているハードウェアの能力に依存しているが，現在ではパーソナルコンピュータをそのまま使

用するケースが多くなっている。パーソナルコンピュータは，再生・解析を高速処理するCPUや再生・解析したデータを保存するためのハードディスク，得られた結果を表示するためのCRT，それらを印刷するためのプリンタなどをすべて備えているからである。また，近年では電子カルテ化が進んでおり，電子カルテに接続するためのLANポートも備えている。

心電図の解析はおもにR波検出，上室性，心室性期外収縮の検出と不整脈の分類，STレベル・スロープの計測などを行っている。それらの結果を表，トレンドグラム，ヒストグラムなどにしている。

解析装置は24時間の心電波形を30分～1時間/1ページの圧縮した波形として出力する。この圧縮波形により，短時間で24時間の波形を確認できる。さらにこの圧縮波形とともに，瞬時心拍，STトレンド，不整脈数およびスーパーインポーズ波形を印字するものもある。図1.31，図1.32にレポート例を示す。

〔5〕 **ホルタ心電計使用時の注意点**

ホルタ心電計により精度の高い解析結果を得るためには，雑音や筋電図などのアーチファクトが混入しない安定した心電図波形を記録することが重要である。そのためには，つぎのような事柄に注意して使用する。

① 24時間記録するために，電池は必ず取扱説明書に従った新品を使用する。
② 皮膚の接触抵抗を下げるために，皮膚の前処理を行う。
③ 電極，誘導コードなどが体動などで外れたり折れ曲がったりしないように固定する。
④ 電極装着直後は電極自体がなじまないため，筋電図などが混入する場合が多い。
⑤ 記録開始前に，記録器のLCDもしくは心電計などにより必ず波形を確認する。
⑥ 記録中はノイズ（ハム）の混入しやすい環境（電気毛布，電気カーペット）は避ける。

〔6〕 **ホルタ心電計の誘導**

ホルタ心電計でよく用いられる誘導法に胸部双極誘導がある。胸部双極誘導は被検者の胸に装着された2個の電極間電位を誘導する方法であり，心電計の12誘導心電図に比べ，アーチファクトや筋電が混入しにくく，長時間安定した誘導が可能である。1チャネルの心電図を誘導するためには，＋電極，－電極，接地電極の3本の誘導コードが必要である。

ホルタ心電計では2チャネル記録可能な記録器が多いため，目的により被検者に合わせ，2種類の胸部双極誘導を組み合わせて用いる。具体的な誘導方法を図1.33，図1.34に示す。

図1.33の1チャネルがCM5誘導，2チャネルがNASA誘導，図1.34の1チャネルがCC5誘導，2チャネルがNASA誘導と呼ばれる誘導法である。一般的にCM5誘導とCC5誘導は12誘導心電図のV_5

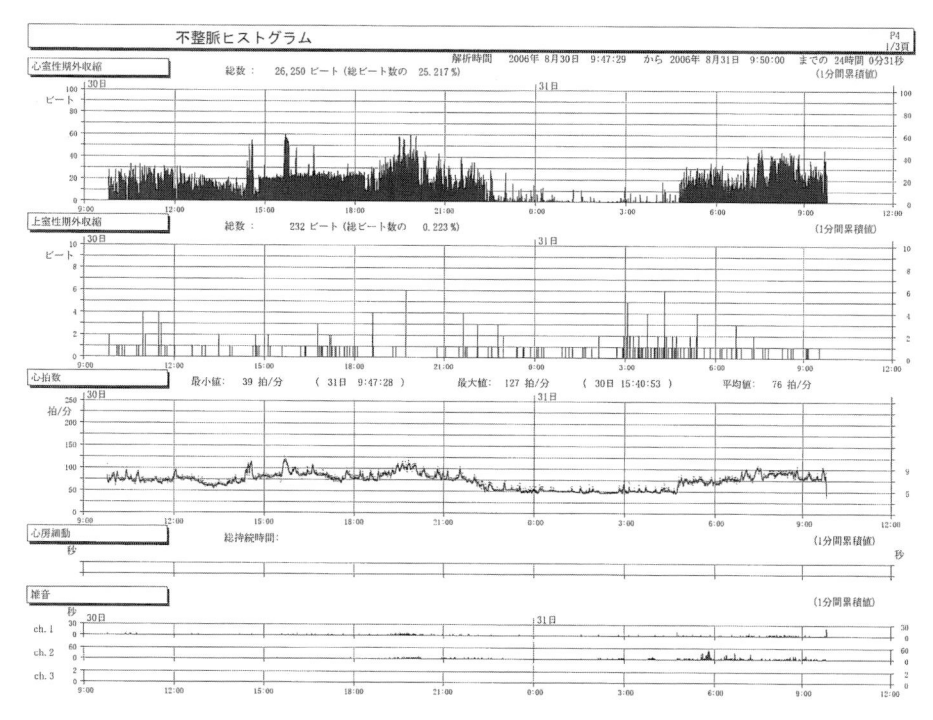

図1.31 トレンドグラム，ヒストグラムレポート記録例

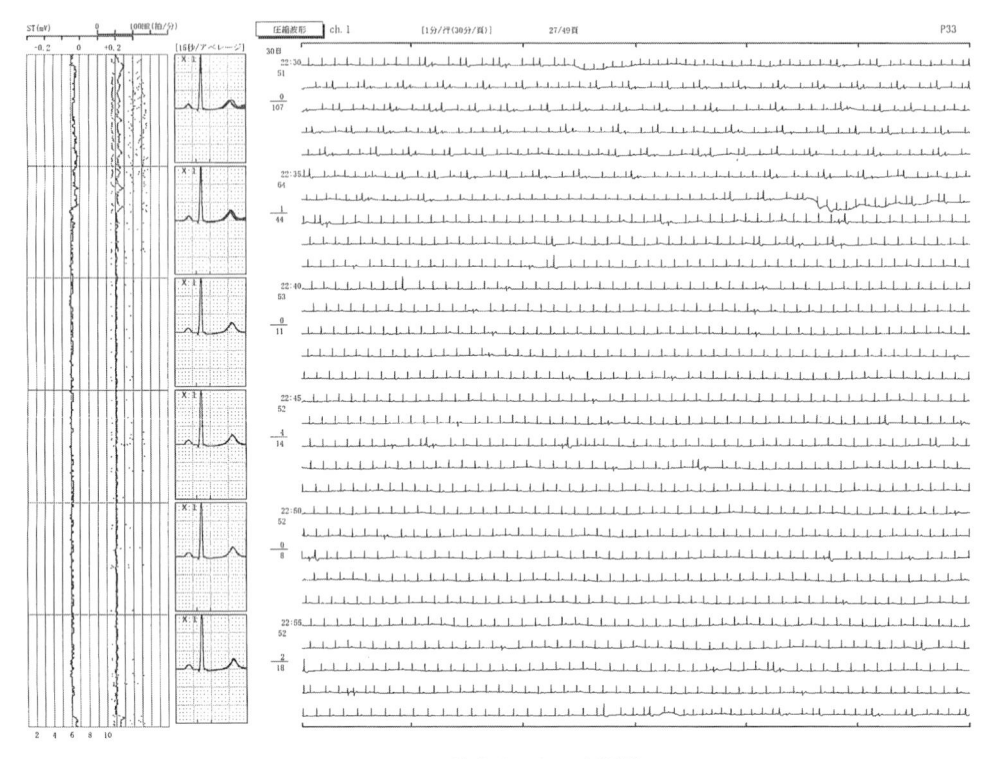

図1.32　圧縮波形レポート記録例

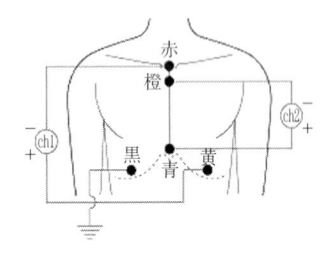

図1.33　胸部双極誘導法の例1

・1ch 誘導名CM5：12誘導心電図のV₅に近い誘導。さらにP波も強調される
・2ch 誘導名NASA：体動に強く，P波が強調される誘導

赤色：「ch1.(−)」　・胸骨上端部
黄色：「ch1.(+)」　・V₅の位置
橙色：「ch2.(−)」　・胸骨上端部
青色：「ch2.(+)」　・胸骨下端部
黒色：「N」　　　　・V₅ᴿの位置

図1.34　胸部双極誘導法の例2

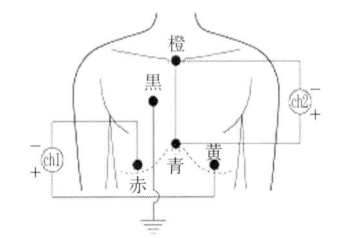

・1ch 誘導名CC5：12誘導心電図のV₅に近い誘導
・2ch 誘導名NASA：体動に強く，P波が強調される誘導

赤色：「ch1.(−)」　・V₅ᴿの位置
黄色：「ch1.(+)」　・V₅の位置
橙色：「ch2.(−)」　・胸骨上端部
青色：「ch2.(+)」　・胸骨下端部
黒色：「N」　　　　・肋骨中央より右鎖骨中心線上の位置

誘導に近い心電図が得られ，NASA誘導は体動に強く，P波が強調された心電図が得られるといわれている。

1.2.6　携帯型発作時心電図収録装置
〔1〕はじめに
　携帯型発作時心電図収録装置（間欠記録心電計[6]）は，不整脈や虚血の診断を目的として，被検者が日常生活で携帯し，発作時に心電図を収録するものである。なお，本装置の一般的名称は，平成17年の薬事法改正で，「発作時心臓活動記録装置」とされている。
　装置には，被検者に常時電極を取り付けて発作時前後の心電図を収録する方式（ループ型[6]）と発作時に

のみ電極を取り付けて発作後の心電図を収録する方式（非ループ型[6]）があり，両方式の装置ともにICメモリとマイクロコンピュータを使用している。また，収録後迅速に医師の判断を仰ぐために，心電図を電話伝送する機能をもつものも多い。

〔2〕構　　成

心電図収録装置のおもな構成は，心電入力部・心電増幅部・A-D変換部・波形処理部（マイクロコンピュータ部）・波形収録部（ICメモリ部）・電源部・操作部である。

波形収録部は，装置内にICメモリを内蔵している装置とICメモリカードを使用する装置がある。信号処理部は，マイクロコンピュータを使用し心電図の収集を行っている。また，電源部は乾電池を使用している装置が多い。そのほか，心電図を確認するためにグラフィックLCDを搭載している装置もある。図1.35に装置の内部構成を示す。

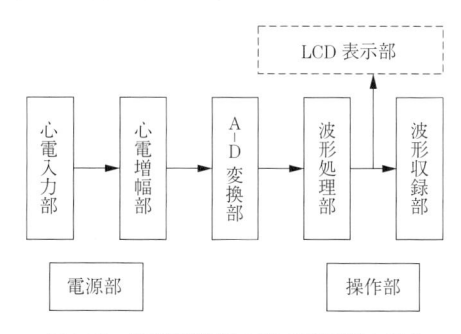

図1.35　携帯型発作時心電図収録装置の構成

なお，収録した心電図データを再生する装置として心電計やパソコンがあり，伝送機能をもつものは，電話機などを用いて心電図を伝送する。中にはPHS（パーソナルハンディホンシステム）を内蔵し，被検者が簡単に心電図の伝送を行うことができるようになっているものもある。

〔3〕機　　能

1）ループ型装置　この装置は，ホルタ心電計と同様に被検者に電極を貼り付けて携帯し，数日の間の日常生活の発作時心電図収録を行う。

入力される心電図信号を装置内でつねに監視し，一定時間分の心電図をICメモリ内にループ保存しているため，被検者が自覚症状を覚えたとき，スイッチなどの簡単な操作でイベント前と後の心電図（1〜2分間程度）を収録することができる。

この装置は，病院での安静時心電図検査や24時間のホルタ心電図検査ではとらえることが難しい日常生活における数日に1回程度の心電図の異常を発見するのに有効である。図1.36にループ型装置の例を示す。

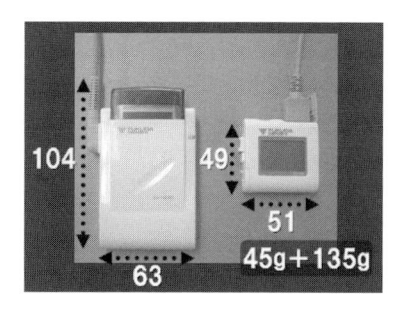

図1.36　ループ型装置の例

2）非ループ型装置　この装置は，通常，被検者に電極を貼り付けずに携帯し，必要なときのみ電極を装着して，数週の間の日常生活の発作時心電図収録を行う。

収録時以外は電源が入っておらず，被検者に自覚症状があったとき，スイッチなどの簡単な操作で電源を投入し，イベント後の心電図（30秒〜1分間程度）を収録する。

この装置は，病院での24時間のホルタ心電図検査やループ型の発作時心電図検査ではとらえることが難しい日常生活における発生頻度の低い心電図の異常を長期にわたって発見するのに有効である。図1.37に非ループ型装置の例を示す。

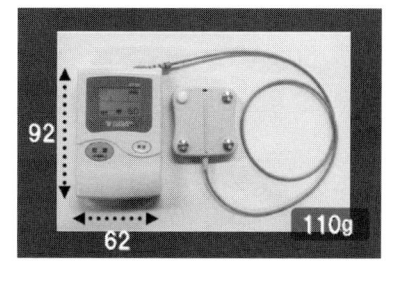

図1.37　非ループ型装置の例

〔4〕運用の流れ

携帯型発作時心電図収録装置は，日常生活において専門家でなく患者自らが操作するため，使用方法はとても簡便に設計されている。多くの装置は，胸部に電極を当て，スイッチなどの簡単な操作で心電図の収録を行う。図1.38に非ループ型の操作の流れの例を示す。また，LCD画面で心電図を確認し，うまく収録できていないときは，キャンセルを行うこともできる。

収録した心電図を伝送する方式には，音響カプラを用いて伝送する方式と，内蔵したPHSなどで直接伝送する方式があり，前者より後者が波形品質，使いやすさにおいて優れている。

伝送された心電図は，医療施設のサーバやデータセ

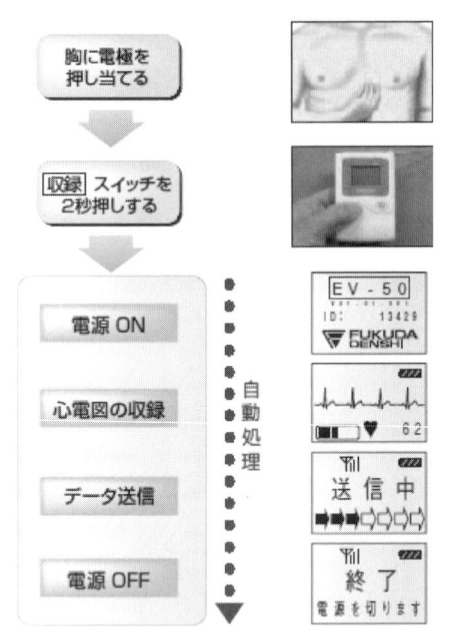

図 1.38　非ループ型の操作の流れの例

ンタに保存され，コンピュータで医師が判読を行うものが多い。**図 1.39** に心電図伝送システム構成の例を示す。このような心電図伝送システムを使用する場合は，どのくらいの頻度で伝送された心電図の確認を行うか，深夜帯の対応をどうするかなどの運用ルール作りが重要となる。

〔5〕　今後の携帯型発作時心電図収録装置

携帯型発作時心電図収録装置は，さらに小型軽量・高性能化が進み，どのような環境においてもつねに心電図収録が行えるようになると考えられる。すでに欧米では，1 年以上の長期間にわたった心電図収録を行うために皮下植込み型の心電図収録装置も使用されている[6]。また，心電図の収録だけでなく血圧・S_pO_2 などの各種生体信号の収録も可能になると考えられ，これらは在宅医療分野での用途にも発展していくと思われる。

引用・参考文献

1) 清水昭彦，笠貫　宏，ほか編集：新・心臓病診療プラクティス「7. 心電図で診る・治す」（第 1 版），文光堂（2006）
2) 川久保　清：運動負荷心電図―その方法と読み方（第 1 版），医学書院（2000）
3) 岩塚　徹：ME のあゆみ/心電図自動解析システム，メディカルエレクトロタイムス（1994）
4) 岡本　登，横井正史，大沢規人，岩塚　徹：心電図解析における自動診断精度の比較，BME，**1**，1（1987）
5) 金子睦雄：心電図の自動解析とそのアルゴリズム，臨床検査，**49**，12（2005）
6) 携帯型心電図に関する日本心電学会ステートメント：Jpn.J.Electrocardiology，**26**，6（2006）

1.3　心　音　計

1.3.1　聴診と心音計

医師にとって聴診は，生体の体表面から病疾患の情報を得るうえで重要な技術である。この技術は，聴診器によって，患者の体表面に伝達された心臓の弁膜お

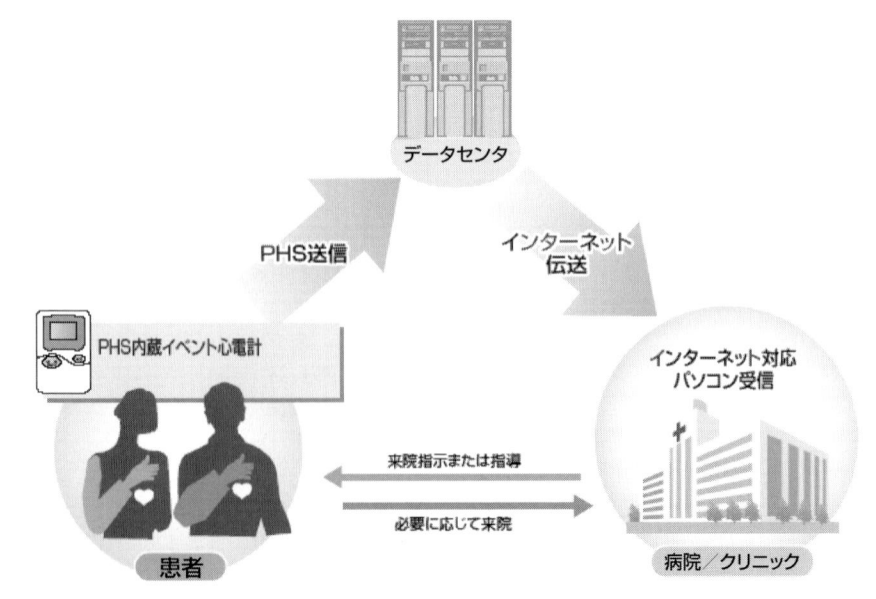

図 1.39　心電図伝送システム構成の例

よび大血管に由来する振動音を，正常な心音あるいは心疾患による心雑音としてとらえ，そのリズム，音色，および音の大小を聴き分け，心疾患のメカニズムと照らし合わせて病名を推しはかるのである。このことは，あくまでも医師個人の訓練による聴覚とその経験からくる熟練度の総合の結果である。

医師が心音の聴診を行っているときは，医師の頭脳の内部では横軸に時間軸として心音のリズムを描き，縦軸には心音のエネルギーの大きさをとり，正常の心音と心疾患による心雑音とを識別して判断している。このような医師の頭の中に描かれた図形を電子工学技術を駆使してハードコピー化したのが心音計である。

ここで心音の聴診と心音計の比較をしてみると，聴診は，聴覚という個人的な感覚と医師の聴診に対する熟練度の総合によるため，一見容易に思われるが，非常に難しい面があると同時に，頭脳を含めた聴覚力によって，心音および心雑音を外界の騒音と聴き分けることができる。その点，心音計は，心音マイクという客観的な装置によって，心音を電気信号に変換して記録紙に視覚化し，これを利用して心音図学の教育資料にすることができる。欠点としては，外部騒音を心音あるいは心雑音などと判別して記録することがほとんどできない。

したがって，心音計を扱う場合には上記のことをわきまえて使用することが大切であり，聴診器による聴診のイメージに近い記録を得るように心掛けることが必要である。

以下，心音計の構成，性能，取扱い上の注意点につき大略説明する。

1.3.2 心　音　計[2)～6)]
〔1〕 心音計の構成

心音計は，記録器の記録方法によって，変調方式と非変調方式とがある。前述のように，心音図は医師の頭脳の中にある心音のパターンの図式化であると考えれば，包絡線回路を利用して800 Hz程度までの周波数を包絡化して，周波数特性が100 Hz程度のスタイラスペン方式の記録器でも心音図のパターンを描くことができるので，変調方式が利用されてきた。しかし，近年ではサーマルヘッド方式の記録器を採用することで，周波数特性が改善されたことにより変調方式は減少し，心音図を変調せずに直記記録する非変調方式により，学童検診用の心電・心音図の解析装置へ利用されている。

図1.40は，心電・心音計の構成図である。図に示すようにその構成は，大別して心音部と心電部とからなり，心電部はおもに心音図の参考誘導図として使用される。心音部は心音マイク，イコライザ，前置増幅器，フィルタ，主増幅器からなり，その後はA-D変換器で数値化され，マイクロプロセッサにより各種の処理が行われ，表示器や記録器へデータが送られる。心音計の特徴は，心音マイク，イコライザ，およびフィルタである。なお前置増幅器は内部雑音が少なく，ダイナミックレンジが広く，過大信号に対してひずみのないよう設計されている。以下，上記3点の構成要素について順を追って述べる。

1) 心音マイク（心音変換器）　　現在，心音計のJIS規格では，おもに使用する心音マイクをつぎの3種に分類している。

① 空気伝導形：音圧を電気量に変換する形式のもので，動電形が多い。
② 加速度形：振動を電気量に変換する形式のもの

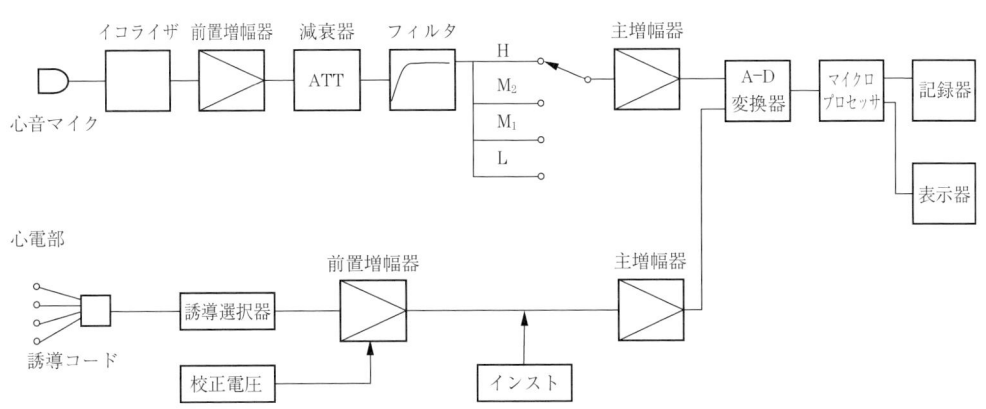

図1.40　心電・心音計の構成図

で，圧電形が多い．
③ ペロッテ形：接触子が電気変換素子に直接振動を伝える形式のもので，圧電形，あるいは動電形がある．

以上の心音マイクの種類と構造を図1.41に示す．空気伝導形心音マイクの代表的なものは，心音用に小型のスピーカを低域の周波数を生かすように特殊加工を施したもので，JIS規格の基準となる変換器である．

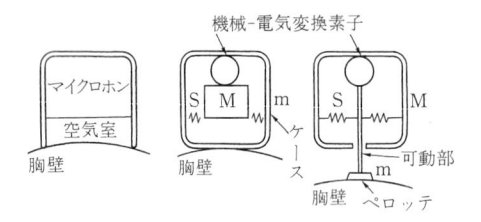

（a）空気伝導形　（b）加速度形　（c）ペロッテ形
図1.41　心音マイクの種類と構造[1]

図（a）に示す空気室に一定の音圧を与えたとき，周波数20〜600 Hzに対して6 dB/octの上昇線を得るような特性であり，感度は400 Hzで-45 dB（1 μbarで4.5 mV）が必要とされている．その特性図を図1.42に示す．

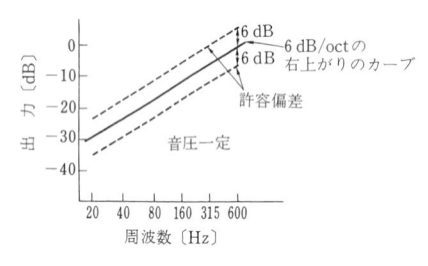

図1.42　空気伝導形心音マイクの特性[1]

このマイクの長所は，心音図波形がシャープで，堅ろうで，経年変化に強いことであり，欠点は，外部騒音に対してSN比がよくなく，防音室でなければよい記録が得られないことである．

図1.41（b）に加速度形心音マイクの構造を示す．心音マイクの小型軽量化のために，この図の機械-電気変換素子と，Sと記してあるばねが同一である場合が多い．このマイクが加速度形という理由は，変換素子が力（F）に比例する電気信号を発生する圧電素子を利用し，その力（F）が質量（M）と加速度aの積であること，すなわち$F=Ma$と示され，加速度に比例した電気信号を発生するからである．このマイクの長所は，小型軽量であり，両面テープで測定部位に装着すればよい．欠点は，圧電素子の耐衝撃性がないこと，素子が高インピーダンスのためシールド線の線間容量による高域の特性がマイクコードの長さに影響を受けることである．しかし，近年は圧電素子に代わり静電容量変化を利用した心音マイクも登場し，より軽量化されたことで灌水様雑音などの高域におけるSN比，耐衝撃性も向上している．また，前置増幅器が心音マイクに内蔵され，マイクコード長さの影響を低減しているものもある．JIS規格にあげてある加速度形心音マイクの特性を図1.43に，加速度形心音マイクを図1.44に示す．

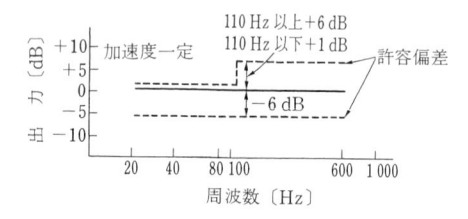

図1.43　加速度形心音マイクの特性[1]

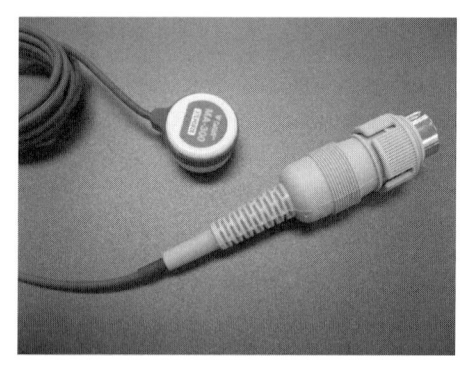

図1.44　加速度形心音マイク

ペロッテ形心音マイクは，他の心音マイクについてもいえることだが，この形のマイクは，特に心臓から胸壁までの生体の機械的インピーダンスを重視した構造をしている点に特徴がある．全体の重量が約500 gもあるのは，上記の点を考慮に入れてのことで，生体のばねとその質量との共振周波数を20 Hz以下の可聴域から外し，図1.41（c）に示すマイク内のばねSと可動部であるmとによる共振周波数を600 Hz以上になるように設計してあるため，20〜600 Hzの間が平たん部になっていることに特徴があり，そのほか外部騒音に対してSN比がよいことである．欠点としては重量が大きく，ペロッテ形であるために，測定時には測定者のほかにマイクを保持するための補助者が必要になることである．

2）　イコライザ　心音マイクが3種類あり，それぞれ周波数特性が異なるため，増幅器，記録器が同一規格でも，記録波形が異なり，心音パターンも違って

くる。このことを考慮して、どの心音マイクでも同一パターンを得るように、日本での基本的心音マイクである空気伝導形心音マイクの心音パターンを基準にして、そのパターンに似るようなイコライザ回路を加速度形、ペロッテ形に追加するようにJISでは規定している。

3) **フィルタ** 心臓および大血管に由来する機械振動音が胸壁まで伝導された音の強度傾斜を空気伝導形心音マイクで測定すると、**図1.45**の波線で示すように、100 Hz以上では12〜18 dB/octで減衰する傾向である。一方、臨床的に検出を必要とする心音・心雑音の周波数分布を**表1.5**に示す。この二つの事柄を組み合わせて心音計のフィルタを設計する。

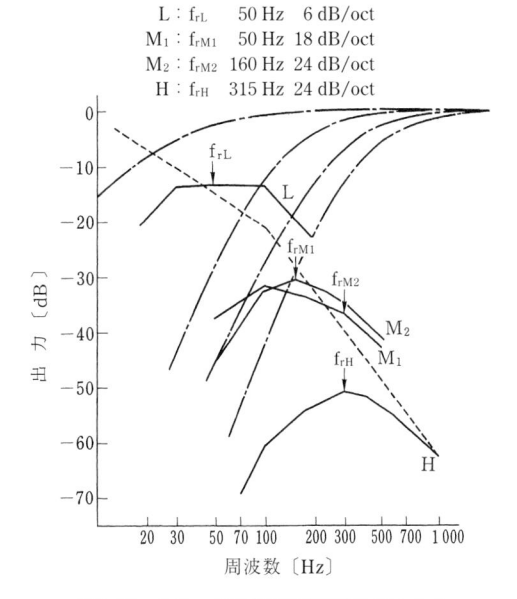

L : f_{rL} 50 Hz   6 dB/oct
M_1 : f_{rM1} 50 Hz 18 dB/oct
M_2 : f_{rM2} 160 Hz 24 dB/oct
H : f_{rH} 315 Hz 24 dB/oct

図1.45 心音・心雑音の強度傾向とフィルタ

表1.5 心音・心雑音の周波数分布

特性	心音, 心雑音	周波数分布
低音性 (L)	僧帽弁性遠雷性拡張期雑音 正常Ⅲ音, Ⅳ音	20〜100 Hz
中音性 (M_1)	機能性拡張期雑音 病的Ⅲ音, Ⅳ音	100〜200 Hz
中高音性 (M_2)	多くの収縮期雑音	50〜300 Hz
高音性 (H)	灌水性拡張期雑音 僧帽弁閉鎖不全性収縮期雑音の一部 開放音	300 Hz以上

図1.45の実線で描かれたバンドパスの曲線のおのおのが、表1.5に示す低音性(L)、中音性(M_1)、中高音性(M_2)、高音性(H)を表すことになる。このバンドパスと心音の強度傾斜の重畳されたものから破線で示されるハイパスフィルタが得られる。なお、各フィルタに感度差が**表1.6**のように示されるのは、いうまでもなく、図1.45におけるバンドパスの感度差を一定の位置に並べるためのものである。

表1.6 フィルタの感度差[1]

記号		L	M_1	M_2	H
感度差 〔dB〕	(a)	−32	−32	−16	0
	(b)	−30	−20	−10	0

〔注〕 感度差の許容値は±1 dB

〔2〕 **ま と め**

昨今は心音マイクの性能も向上しているが、忠実な心音図を記録するためには、いろいろな注意が必要である。すなわち騒音、測定部位、測定時の呼吸の停止などである。このような注意を払うことにより、聴診で認めた心音を記録することが可能であり、より的確な診断ができるようになる。

引用・参考文献

1) 心音計規格 JIS T 1113 (1984)
2) 吉村正蔵、ほか：心音図学、医学書院 (1962)
3) 吉村正蔵、ほか：心音用変換器に関する研究（第1報）、医用電子と生体工学、**1**, 2 (1963)
4) 上田英雄、ほか：臨床心音図学、メディカルエレクトロタイム社 (1963)
5) 町井 潔：心音計と心音図、診療、**14**, 10 (1961)
6) 大野寿彦：負荷による胸壁の機械的インピーダンスの変化、日本音響学会誌、**23**, 1 (1966)

1.4 血圧計・脈波計・血流計

1.4.1 血圧・脈波・血流の機序と臨床

〔1〕 **血液の循環（循環系）**

血液には静脈血と動脈血があるが、末梢静脈から集まった静脈血は、大静脈を経て右心房へ入り、拡張期に三尖弁を通って右心室に入った後、収縮期に肺動脈弁を通って肺動脈へと送られ、肺の中の肺胞でガス交換が行われ、動脈血となる。肺胞から集まった動脈血は、肺静脈を経て左心房へ入り、拡張期に僧帽弁を通って左心室に入った後、収縮期に大動脈弁を通って大動脈へと送られ、各組織の毛細血管を通って末梢静脈へ流れることで、血液が循環している（**図1.46**）。

このような循環系において心臓からの拍出により血液が血管抵抗 R 〔Pa・s/m³〕の血管中を流量 F 〔m³/s〕で流れることにより血圧 P 〔Pa〕が生じる。

$$P = F \cdot R \tag{1.1}$$

成人男性の場合、心臓に近い動脈は内径約2.5 cm、静脈は約3 cmと太く、末梢になるにつれて細くなり毛細血管は約8 μmとなる。

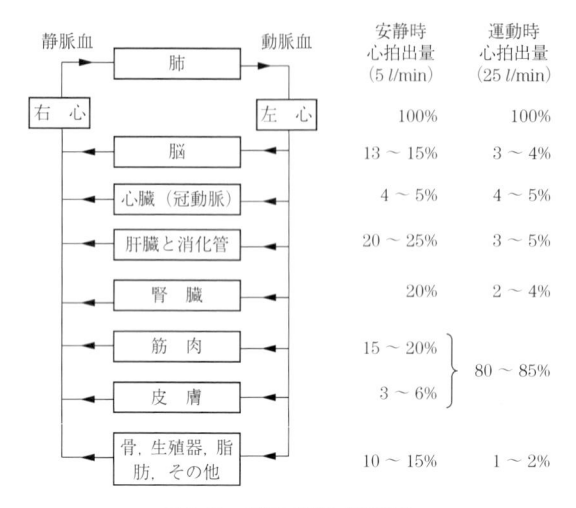

図1.46 血液の循環（循環系）

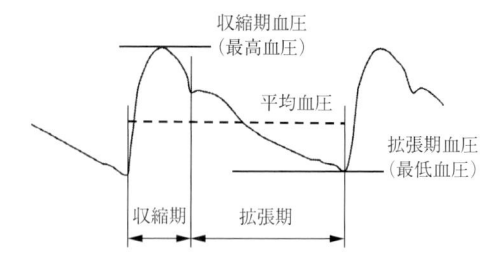

図1.47 収縮期血圧，拡張期血圧と平均血圧

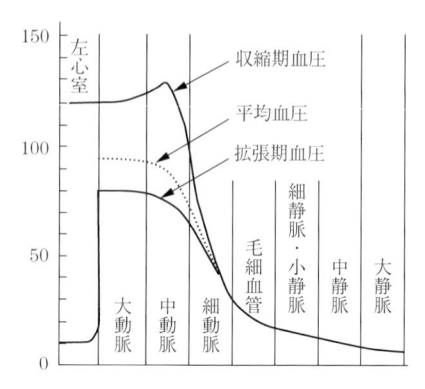

図1.48 各血管における血圧[1,2]

〔2〕 血 流 の 機 序

心室からの血液の押出しと血管における血圧こう配により血流が生じる．成人男性の場合，安静時で1分間に拍出される血液量（分時拍出量または心拍出量）は約5.0 l/min，1回の収縮で拍出される血液量（1回拍出量）は約70 mlである[1]．運動時では25 l/minにもなる．拍出された血液は，各臓器に分配される（図1.46）．

血流量 F〔m^3/s〕と流速 V〔m/s〕，断面積 S〔m^2〕の間にはつぎの関係がある．

$$F = V \cdot S \tag{1.2}$$

通常，中心動脈圧は一定であると考えられるので，血管の狭窄などにより流路面積が狭くなると流量が減少する．一方，狭窄部位の前後の圧力差は大きくなるため，流速は大きくなる．

〔3〕 血 圧 の 機 序

心臓の収縮により拍出された血液が弾性体である血管に流入することにより血管内の圧力（血圧）が増加し，その血管の部位における流入量が流出量より小さくなったときに血圧が減少する．心臓の収縮期における最大値が収縮期血圧（最高血圧），拡張期における最小値が拡張期血圧（最低血圧），1拍における血圧の平均値が平均血圧である（図1.47）．血圧は，末梢において脈波の伝搬と反射の影響により脈圧（収縮期血圧－拡張期血圧）が増加し，その後，平均血圧とともに減少する[1,2]（図1.48）．

〔4〕 脈 波 の 機 序

脈波（pulse wave）とは，心臓の収縮により大動脈に押し出された血液により発生する血管内の圧力変化が血管の末梢方向へ伝達する波動のことをいう．この波動による血管の容積変化を検出するのが容積脈波（plethysmogram）であり，血管内の圧力変化を検出するのが圧脈波（pressure pulse wave）である．一般的に脈波といえば前者をさす．

容積脈波の検出には普通，光学的方式を用い，光電式容積脈波（光電脈波）といい，圧脈波の測定には一般的に圧電方式を用い，圧電式圧脈波という．

脈波の伝搬する速度すなわち脈波速度（pulse wave velocity：PWV，脈波伝搬速度ともいう）は，脈波の伝搬する血管の長さ L〔m〕と伝搬時間 T〔s〕から求められる．

$$\text{PWV} = \frac{L}{T} \tag{1.3}$$

〔5〕 検 査 の 目 的

血流や血圧，脈波は，心臓の拡張能や収縮能，弁の狭窄や閉鎖不全などの心臓の性質だけではなく，血液の粘度や流路である血管の性質にも依存する．日常生活や臨床においては，さまざまな状況によりこれらの性質が変わることにより血流や血圧，脈波が変化する．その性質を逆に利用し，検査結果から循環系の状態（病状など）を知ることが検査の目的である．

〔6〕 血 圧 の 臨 床

血圧は，家庭や医療施設などにおいて計測し，高血圧症や心血管疾患の予防を目的とした内臓脂肪症候群（メタボリックシンドローム）の診断などに使用される．医療施設では，健康診断や外来，病棟，ICU，手

術室などにおいて血圧計や生体情報モニタを用いて計測する。マンシェット（カフ）を腕に巻いて測る非観血血圧（non-invasive blood pressure：NIBP）は安全かつ簡便で広く用いられているが，ICUや手術室，心臓カテーテル検査などではカテーテルを血管内に挿入した観血血圧（invasive blood pressure：IBP）を用いることもある。

血圧は，高いと臓器の損傷や動脈硬化亢進の原因になる。低いと末梢の組織まで十分な血液の循環ができない。近年，心疾患や脳血管疾患との合併率が高い末梢動脈疾患（peripheral artery disease：PAD）が注目されているが，足関節上腕血圧比（ankle brachial pressure index：ABPIまたはankle brachial index：ABI）

$$ABI = \frac{足関節収縮期血圧}{上腕収縮期血圧} \tag{1.4}$$

は，0.90以下または1.31以上を異常値としてPADの診断に利用される。

24時間血圧計（ホルタ血圧計）は高血圧のより詳しい診断に，心臓カテーテル検査における血圧は心機能や弁狭窄などの評価に利用される。

〔7〕 脈波の臨床

脈波は，脈拍数の計測やPWVの計測，脈波の形状を示すオーグメンテーションインデックス（augmentation index：AI）や加速度脈波の計測などに用いられる。四肢の脈波において，波形の左右差から動脈閉塞や狭窄がわかることもある。脈拍数は，1分間当りの脈波の山の数であり，不整脈の場合には，心電図のQRS波があっても血液の拍出がないことがあるため，心電図のQRS数を数える心拍数とは異なることがある。

日本人の死因の2位と3位である心臓病や脳血管病などの心血管病の原因はおもに動脈硬化であり，その危険因子の一つに血管弾性がある。動脈硬化で血管が硬くなるとPWVが大きくなるので，PWVを用いて血管弾性を評価することがある。しかし，血圧が上がると血管は硬くなり，PWVが大きくなるので注意が必要である。近年，血圧に依存しないスティフネスパラメータβの原理を応用し，脈波速度と血圧から血管弾性を求めるキャビィ（cardio-ankle vascular index：CAVI）の検査が一般に行われるようになってきた。心血管病は予防と早期治療が重要であるため，動脈硬化の健診にもCAVIは有用である。

〔8〕 血流の臨床

心拍出量の減少は，心臓の拡張能または収縮能の低下による心不全や身体全体の血液量低下などの場合に発生する。弁や血管に狭窄がある場合や血管が収縮した場合は，そこを流れる血流量が低下する。狭心症では，冠状動脈の狭窄や攣縮（スパズム）により血流が減少し心筋虚血の状態となる。動脈が閉塞すると血流がなくなり心筋梗塞や脳梗塞などになる。

血流量の増加は，運動などにより組織が多くの血流量を必要としている場合などで発生する。血液の逆流は，弁の閉鎖不全などで見られる。

血管や弁に狭窄がある場合，断面積が小さくなり流量は減少するが，狭窄部位の前後では圧こう配が増加するため流速は大きく，乱流が発生しやすい。

1.4.2 非観血式血圧計

〔1〕 概　　要

動脈血管内にカテーテルを挿入して圧トランスデューサを用いて血管内圧を測定する直接法に対し，体表面から動脈に圧力をかけながら拍動状態を観測することにより血圧を測定する方法が間接法である。原理的には直接法が最も正確な血圧測定方法といえるが，家庭や医療機関における日常の血圧測定は，被検者の負担が軽く，簡便な非観血式血圧計が広く用いられている。

〔2〕 聴診法（リバロッチ-コロトコフ法）

1）原　　理　水銀圧力計またはアネロイド圧力計とゴム球を接続したカフを上腕に巻きつけ，ゴム球で空気を送り込み，上腕動脈の血流をいったん遮断する。その後カフの圧力を徐々に減圧していき，最初に血流が再開したときのカフ圧を収縮期血圧とする方法である。血流の再開は，カフ下流の動脈上に配置した聴診器でコロトコフ音を聴取することで判定する。

コロトコフ音は狭窄した動脈の末梢側で聴取される血流音のことである。上腕に巻きつけたカフ圧が収縮期血圧よりも高いときは，動脈が完全に閉塞された状態となり血流音は聴取されない。カフ圧が動脈圧を下まわる時点では，心拍動に同期した脈波が血管を押し広げることで瞬間的に血管が開放され，狭められた血管を血流が通るときに渦が生じて乱流音が発生し，トン，トンという音色の拍動音を聴取することができる。カフ圧をさらに下げていくと，カフ圧が拡張期血圧を下まわるまでは，脈波による血管の開閉が断続的に続くためコロトコフ音が続き，動脈が閉塞される期間がなくなると消失する。すなわち，音の発生時点のカフ圧が収縮期血圧であり，消失点が拡張期血圧と一致する（図1.49）。

2）特徴，注意点　聴診法は間接法のゴールドスタンダードとして位置づけられる血圧測定法であり，自動血圧計の精度を検証する対照法としても広く用いられる。しかし，測定者の手技や聴力によって測定結果に差が出やすいため，正しい血圧を測定するために

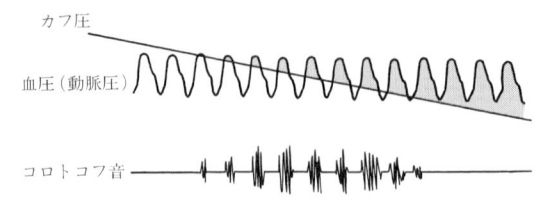

図1.49 聴診法の原理

は，十分な訓練を行ったうえ，つぎの点に注意することが重要である。
① 水銀圧力計の精度を定期的に点検する。
② 被検者の上腕周囲長に合わせて適切なサイズのカフを選択する。
③ カフ圧は被検者の予測される収縮期血圧を30 mmHg 以上上まわる圧力まで急速に上昇させる。
④ 減圧は2〜4 mmHg/拍または3 mmHg/秒の一定速度で行う。
⑤ 1〜2分の間隔をおいて複数回測定し，安定した値を示した2回の平均値を血圧値とする。

被検者が低血圧状態であったり，肥満などでコロトコフ音が小さい場合は，測定が困難な場合がある。

〔3〕 マイクロホン式血圧計

1) 原理　聴診法の聴診器の代わりにマイクロホンを用いてコロトコフ音を採取する方法で，原理的には聴診法と同じである。測定者の聴力に依存せず，加圧ポンプ，減圧弁，圧力センサと組み合わせて自動血圧計が構成できるため，黎明期の自動血圧計に採用された。

2) 特徴，注意点　コロトコフ音の周波数は体動などのノイズ成分の周波数よりも高く比較的分別採取が容易であるため，オシロメトリック法に比べ体動に強く，運動中の血圧を正しく測定できる特徴がある。しかし，聴診法と同様にコロトコフ音が弱い被検者の場合は測定が困難であり，マイクロホンを動脈上に正しく装着しないと誤差の原因となる。通常はカフにマイクロホンが組み込まれているため，カフ装着位置の正確性が要求され，構造的にも断線などの故障頻度が比較的高い。現在はカフ構造がよりシンプルで手技が簡便なオシロメトリック法が主流となり，運動負荷試験用の血圧計など一部の領域を除いてこの方法を採用した自動血圧計は姿を消している。

〔4〕 オシロメトリック法（振動法）

1) 原理　聴診法と同様の構成であるが，水銀柱血圧計の代わりに圧力センサとマイコンを搭載した装置を用い，カフによる上腕動脈の圧迫と開放を行いながら，その過程におけるカフ内圧の変化と，心拍動がカフに伝わって生じるカフ内圧の振幅の変化を記録，演算し，血圧を決定する方法である。

血管を完全に閉塞した状態からカフ圧を徐々に減圧していくとき，心拍動に伴うカフ内圧の振幅は徐々に大きくなり，最大の振幅になったあと再び徐々に小さくなる。この振幅の変化を包絡線としてとらえると，原理的にはカフ圧が収縮期血圧を横切るとき血流の再開が始まって急激な振幅の変化が起こり，平均血圧付近で振幅が最大となり，さらに拡張期血圧を横切ったあとは定常の血流状態に戻り振幅の変化は小さくなる。実際の自動血圧計に組み込まれている演算方法は，この原理を応用して各社が臨床データに基づいて聴診法または直接法と精度よく相関するように開発したソフトウェアに依存する。

カフ圧を徐々に上昇させながら振幅の変化をとらえる方法を用いたものが昇圧式自動血圧計である。一定速度でカフを昇圧しながら振幅を記録するものや，加圧ポンプの振動が脈の振幅に重なることを防ぐため，階段状にステップ昇圧を行いながら，定圧で1拍の振幅を順に計測するステップ昇圧法を用いる血圧計がある。オシロメトリック法は，体表で脈が触れ，動脈血流を遮断できる部位であれば，上腕以外の部位での血圧測定にも適用できる。

2) 特徴　聴診法およびマイクロホン式血圧計と比較して，以下の特徴がある。
① カフ全体で振幅信号を採取するため，聴診器やマイクロホンを動脈上に正確にあてる必要がなく，測定手技が簡便で長期間のモニタリングに適用しやすい。
② 低血圧，肥満などコロトコフ音が聞こえにくい被検者でも測定がしやすい。
③ マイクロホンと配線を組み込む必要がないため，カフ構造がシンプルで故障が少ない。
④ 包絡線の全体形状から血圧を算出するため，ワンポイントをとらえる方法と比べ，測定再現性に優れる。
⑤ 上腕以外の部位でも血圧測定が可能である。

3) 欠点
① 包絡線の形状をひずませるような大きな体動や細かな体動が連続して発生する場合には，測定ができないか測定値の信頼性が低下する。
② 不整脈が頻発するときも，測定ができないか測定値の信頼性が低下する。
③ 聴診法とは測定原理が異なるうえ，血圧計メーカによって演算処理ソフトウェアが異なるため，厳密に絶対値を問題にする場合は注意が必要である。

4) 用途　1979年に日本で最初のオシロメト

リック法を搭載した自動血圧計が発売されてから各血圧計メーカが広く採用し始め，現在は家庭向け血圧計（**図1.50（a）**）や手術室，病棟などで用いられる生体情報モニタ（図（b））のほとんどの機器はオシロメトリック法を用いたものである。外来や病棟検温時の血圧測定は聴診法がまだ多く使用されているが，ここでも自動血圧計を使用する場合はほとんどがオシロメトリック法である。

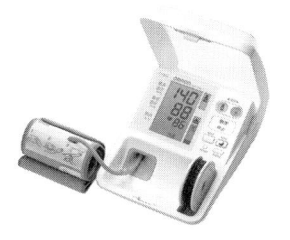

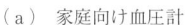

（a）家庭向け血圧計 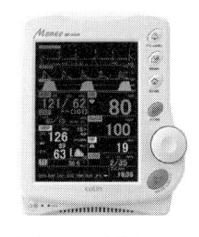　　（b）生体情報モニタ

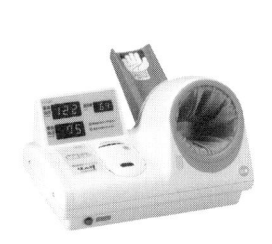

（c）全自動血圧計 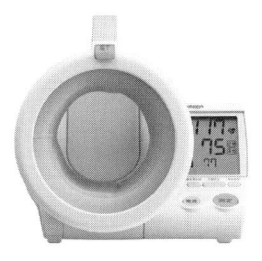　　（d）家庭向け全自動血圧計

図1.50　非観血式血圧計

リング状のカフ部に腕を差し込み，測定ボタンを押すだけで簡単に血圧測定ができる全自動血圧計（図（c））が外来待合室などに多く設置されている。家庭向けにも小型の全自動血圧計（図（d））が発売され，より簡便に血圧測定ができるようになっている。このように現在発売されている非観血式血圧計はほとんどオシロメトリック法を採用しており，機械による血圧測定の標準となっている。

上腕以外の部位では，手首式や指式が家庭向け血圧計に用いられているが，現状では正確性の面から家庭での血圧測定には上腕式が推奨されている。より多面的な検査への応用として，足首や足趾の血圧を測定する血圧脈波検査装置などにもこの方法が採用されている。

〔5〕その他の方法

イタリア人医師のリバロッチによるカフを用いた測定法の原型は触診法であった。カフ下流の動脈の触診によって血流の再開時点を判断する方法であるが，これには熟練した触診技術が要求される。

マイクロホン式血圧計がマイクロホンでコロトコフ音を採取するのに対し，超音波ドプラ血流計を用いて，血流の再開時点を検出する方法を用いたものがドプラ式血圧計である。カフの末梢側の動脈にドプラセンサを当てると，拍動性の血流が超音波の反射を変化させ，それを可聴音として聞き取ることで拍動血流の有無を検出できる。ただし，定常状態の拍動血流でもドプラ音が鳴り続けるため拡張期血圧の測定はできない。下肢の血圧測定においては，聴診器が当てにくいことや，後脛骨動脈や足背動脈などに分岐した動脈の血圧を個別に測定できることから，ドプラ法が繁用される。

足趾などの末梢部位の血圧を測定する場合，光電脈波計を用いて血流の再開時点を検出する方法が用いられる。カフを巻いた指先に光電センサを取り付けると血流の再開に同期して，光電脈波の拍動波形が観測され，収縮期血圧を測定することができる。この方法はドプラ法と同様に拡張期血圧は測定できない。

（トノメトリ法，容積補償法については，部門2の2.5.2項を参照。）

1.4.3　ホルタ血圧計

〔1〕はじめに

血圧の長時間の記録を行うために患者が携行する装置で，携帯型血圧計（ambulatory blood pressure monitor：ABPM）ともいわれている。なお，一般的名称は，平成17年の薬事法改正で，「長時間血圧記録用データレコーダ」となっている。

この装置を用いた研究は1983年のPerloffらの報告に始まる。彼らは血圧日内変動と外来随時血圧の比較を行い，臓器障害の発症を予測するには，外来での随時血圧よりも血圧日内変動のほうが優れていることを指摘した。その後の数々の調査により，24時間の血圧変動幅，昼間と夜間の血圧値のもつ意味，あるいは精神的ストレスや身体活動量の変化に伴う一過性の血圧変動などについての知見が集積されてきている。また，血圧と心拍の生体リズムの研究から時間治療への展開も期待されている[3]〜[7]。

〔2〕構　　成

ホルタ血圧計の構成図例を**図1.51**に示す。血圧計測動作の概要はつぎのようになっている。

① スイッチによる手動操作または血圧計測の開始時間になると，エアポンプ駆動と同時に減圧制御弁が閉じられ，カフへ空気を送る。
② 圧力センサからの信号をCPUで監視し，加圧目標値になるまで加圧をする。
③ 加圧目標値になったら，減圧制御弁の開閉動作により，減圧を開始する。

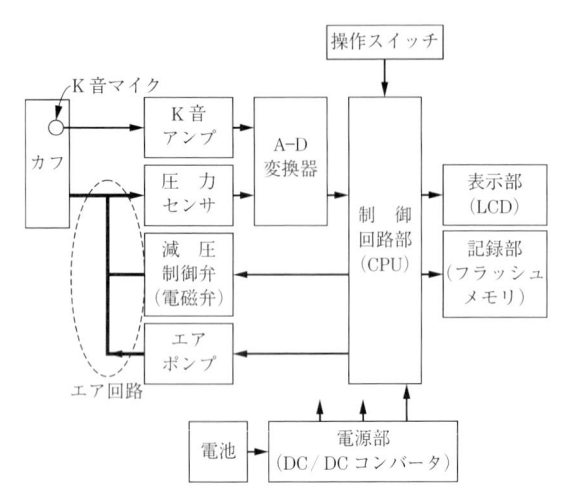

図1.51 ホルタ血圧計の構成図例

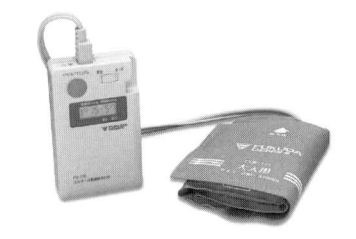

図1.52 ホルタ血圧計

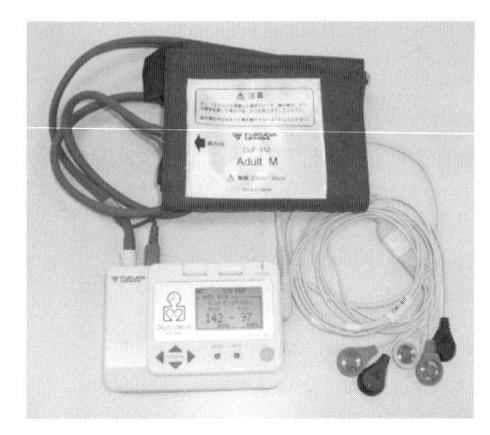

図1.53 心電・血圧ホルタ記録器

④ 圧力センサの信号から，フィルタにより脈波成分を検出して，オシロメトリック法のアルゴリズムに従い血圧計測を行う。
⑤ 同時に，K音マイクからのコロトコフ音により，聴診法と同様な原理により血圧計測を行う。
⑥ 目標降下圧になったら計測を終了し，減圧制御弁を開放し，カフの空気を抜く。なお，なんらかの異常によりカフの空気が抜けなくなった場合を想定して，計測途中でもスイッチの操作により強制排気ができるようになっている。

ホルタ血圧計では，携帯による患者負担を減らすために，エアポンプをはじめ小型軽量化がはかられている。また，就寝中の計測もあるため，騒音を極力抑えるように設計されている。さらに，長時間使用できるように電力消費を極力抑えるように設計されている。

〔3〕装　　置

本装置は，非観血式の血圧を24時間または48時間などの長時間にわたって，連続記録できる。ただし，連続といっても実際には，設定された一定間隔をもって測定する間欠式である。この計測間隔は，一定時間（5分，15分，30分，60分など）の間で設定でき，時間帯によって測定間隔が自由にプログラムできる装置もある。また，自覚症状発生時に患者の意思により手動での測定も可能である。

測定方法は，機種により異なるが，オシロメトリック法か，リバロッチ-コロトコフ音法，あるいは両方を併用して測定の確実性を向上させている機種もある（図1.52）。

最近では，長時間心電図を記録するホルタ心電計に非観血血圧や動脈血酸素飽和度（S_pO_2）測定機能を搭載した携帯式マルチパラメータ記録器も登場している（図1.53）。なお，この種の機器の一般的名称は，「心電・血圧ホルタ記録器」となっている。

記録した長時間血圧は，インタフェース装置を用いてパソコン，専用の再生装置あるいは血圧再生機能を搭載した心電計などに接続し，長時間の血圧レポートを出力する（図1.54）。

1.4.4 脈　波　計

〔1〕脈　　波

脈波とは，血液が心臓の収縮により大動脈起始部に押し出されたときに発生した血管内の圧力の変化が，血管壁を末梢方向に伝わっていくときの波動のことである。この波動が伝わる速度が脈波伝搬速度（pulse wave velocity：PWV）で，この波動による血管内の圧力変化をとらえたものが圧脈波（pressure pulse wave）であり，血管の容積変化をとらえたものが容積脈波（plethysmogram）である。一般的に脈波とは容積脈波をさすことが多い。

〔2〕脈波の検出方法

容積脈波の検出には光学的手法を用いるのが最も一般的で，光電式容積脈波という。

光電式容積脈波ピックアップには，透過型と反射型がある。透過型は発光部と受光部の間に測定部位を挿入するタイプで，反射型は発光部と受光部が隣り合っ

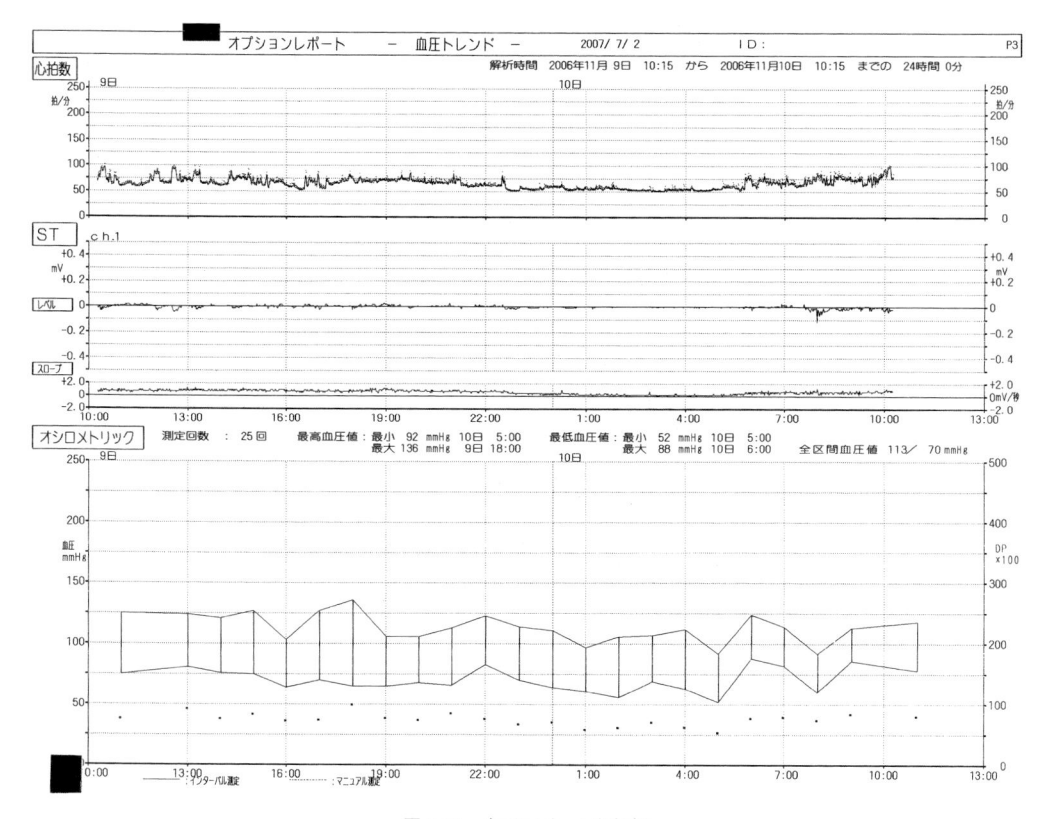

図 1.54 血圧レポート記録例

ており，測定部位に貼り付けるタイプである。透過型は測定部位が指尖，耳朶に限られるが，反射型は任意の部位を選択できる。

血液中のヘモグロビンは，ある波長帯の光に対し強い吸収性をもっている。この波長帯の光を体表面から照射したときの透過光あるいは反射光は，血管の容積変動に伴い変化する血液量に応じて変化する。これを電気信号に変換して脈波を検出する。

発光部には，酸化ヘモグロビンに最もよく吸収される近赤外波長で帯域の狭い発光ダイオード（LED）が用いられることが多い。波長帯域の狭い光を用いることにより，血液量の変化を，光の吸収性を変化させる他の因子の影響を受けずに，より的確にとらえることが可能である。また，近赤外波長を使うことにより，周辺光の影響も受けにくくなっている。

受光部には，フォトダイオードやフォトトランジスタなどの光半導体素子が使われている。

そのほかの容積脈波検出法としてはインピーダンス法がある。これは，脈波を検出したい部位に電極を付け，数 kHz から数十 kHz の交流を流し，生体内のインピーダンス変化から容積を測定する方法である。この方法は，生体の動きなどの影響を受けやすく，呼吸プレチスモのように大きな容積変化を測定する場合以外には向いていない。

〔3〕 脈 波 の 診 断

脈波は，心電図や心音図などと同時に記録し，循環器機能の診断に使用されているが，最近では，脈波のみを記録し，診断する器械が増えている。診断は，変曲点の位置や波高により行うが，微細な変曲点の診断を簡便にするために，図 1.55 のように脈波を微分処理する機能をもった加速度脈波計も作られている。

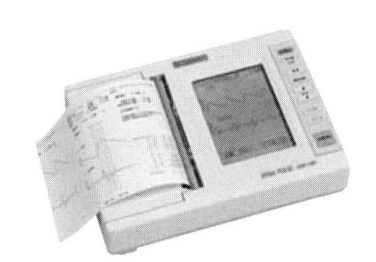

図 1.55 加速度脈波計

〔4〕 加 速 度 脈 波

図 1.56 のように，脈波を 1 回微分した波形は速度脈波（velocity plethysmogram），2 回微分した波形

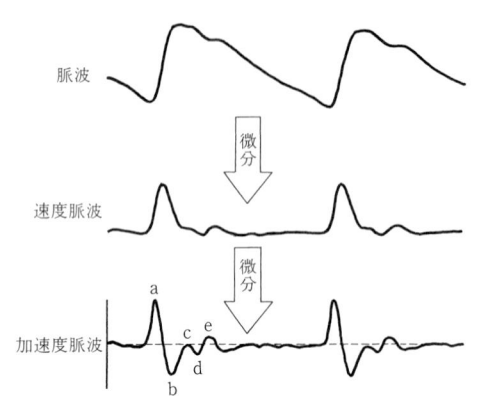

図1.56 脈波と加速度脈波の関係

は加速度脈波（acceleration plethysmogram）と呼ばれている。最近では，脈波伝搬速度や血流に対する加速度と区別するため，加速度脈波は2次微分脈波（second derivative of plethysmogram：SDPTG）と呼ばれることが増えてきた。

加速度脈波には，各変曲点に順にa, b, c, d, e波という名称が付けられている。各変曲点の波高を基線から計測し，a波に対するb, c, d, e波の波高比を求めることは，薬剤効果の判定に有用であると報告されている。また，a波に対するb, c, d, e波の波高比は疾病だけでなく，加齢による動脈硬化によっても変化するため，加速度脈波の波形の形（図1.57）や，血管年齢を測定して，動脈硬化のスクリーニングにも使用されている。

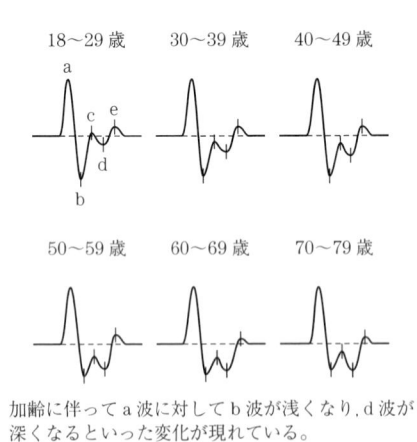

加齢に伴ってa波に対してb波が浅くなり，d波が深くなるといった変化が現れている。

図1.57 加齢による加速度脈波の変化

1.4.5 血圧脈波検査装置

〔1〕概　　要

急速な高齢化社会に伴い，動脈硬化性疾患の予防は重要なテーマとなっている。日本人の三大死因のうち，がんを除く心疾患，脳血管疾患の二つは動脈硬化が基盤である。動脈硬化を予防するためには，動脈硬化を早期に発見して適切な治療をすることが重要である。また，動脈硬化が進行した結果，高齢者を中心に下肢動脈の血流障害である閉塞性動脈硬化症（arteriosclerosis obliterans：ASO）が出現する。

これら動脈の弾性（動脈の硬さ）の程度，および下肢血管の血流障害（動脈の詰まり）の程度の2種類の検査を行う装置が血圧脈波検査装置である。

〔2〕測　定　原　理

1）下肢血管の血流障害（動脈の詰まり）　下肢動脈が狭窄や閉塞を起こして，血流障害が起きているかを判断する方法の一つが，四肢の血圧を測定して計算するABI（ankle brachial index）である。

$$\text{ABI} = \frac{\text{足首収縮期血圧}}{\text{上腕収縮期血圧}}$$

ABIは，API（ankle pressure index），ABPI（ankle brachial pressure index）ともいう。$1.00 \leq \text{ABI} \leq 1.29$は正常範囲，$0.91 \leq \text{ABI} \leq 0.99$は境界領域，$0.41 \leq \text{ABI} \leq 0.90$は軽〜中程度の閉塞または狭窄の可能性があり，$0.00 \leq \text{ABI} \leq 0.40$は重度の閉塞または狭窄の可能性がありという評価基準がAHA（American Heart Association）から発表されている。

上腕収縮期血圧は，左右血圧差が10 mmHg以上の場合は高いほうを用い，10 mmHg未満の場合は左右の平均をとる方法と左右の高いほうを用いる方法がある。

下肢血圧は，従来超音波ドプラ法などで測定していたが，血圧脈波検査装置では，より簡便な方法として，左右上腕と足首にカフを巻きつけて，上腕血圧と同じオシロメトリック法で測定される。カフや測定アルゴリズムを工夫して，ドプラ法と十分な相関がとれるようにしている。さらに糖尿病や維持透析患者では，動脈の石灰化などによってABIが1.3以上になる場合がある。またバージャー病などでも足関節より末梢血管の血流障害が疑われる。このようなときには足の指（足趾）の血圧を測定して，TBI（toe brachial index）を測定する。

$$\text{TBI} = \frac{\text{足趾収縮期血圧}}{\text{上腕収縮期血圧}}$$

TBIは，TPI（toe pressure index），TBPI（toe brachial pressure index）ともいう。TBI＜0.6が動脈閉塞の疑いありである。足趾血圧は，従来は光電脈波法で測定していたが，血圧脈波検査装置ではより簡便な方法として，第1趾または第2趾にカフを巻きつけてオシロメトリック法で測定される。

2) 動脈の弾性（動脈の硬さ）の検査

動脈の弾性の程度を測る一つの方法として，非観血的に測定できるPWV（pulse wave velocity，脈波伝搬速度）がある．動脈硬化が進むと，血管が硬くなり，心臓から大動脈に駆出するときに発生する圧力波が動脈の中を伝搬する時間が短くなり，伝搬速度は大きくなる．ここでは血圧脈波検査装置で使用されている各種検査方法について説明する．

a) PWVとは PWVは，血管の中を脈波が伝搬するとき，管の2点での脈波を記録し，2点間の距離を，2点の脈波の時間差で除した，速度の単位をもった値である（図1.58）．

$$\mathrm{PWV} = \frac{L}{\varDelta T} \ [\mathrm{m/s}] \tag{1.5}$$

ここに，L：血管の2点間の距離，$\varDelta T$：2点間の脈波の時間差である．

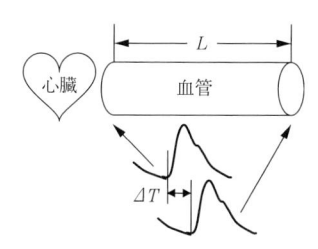

図1.58 PWVの測定原理

脈波速度の測定は，たいへん古く，J. C. BranwellとA. V. Hillらが1922年に論文を発表している．

b) 大動脈PWV PWVを測定する部位は，体表上から脈波が検出可能な頸動脈，大腿動脈，橈骨動脈，足背動脈，後脛骨動脈などがあるが，動脈のスティフネスを測定するうえでは弾性動脈である大動脈が適している．この大動脈PWVは，欧米ではFrank法がよく使用されている（図1.59）．この方法は，頸動脈と大腿動脈部に脈波センサを置き，その2点間の脈波立上り部の時間差$\varDelta T$と胸骨上窩から頸動脈部までの長さをa，胸骨上窩から臍部までをb，臍部から大腿動脈部までをcとして，血管長を$L=b+c-a$から，次式のようにPWVを求める．

$$\mathrm{PWV} = \frac{b+c-a}{\varDelta T} \tag{1.6}$$

一方，日本でも吉村，長谷川らによって，心音と頸動脈，大腿動脈を利用した大動脈PWVの測定方法が1970年代に確立された．この方法は，頸動脈と大腿動脈部に脈波センサを置くことは同じであるが，PWVの測定部位を大動脈弁口部から大腿動脈部までにするために，胸骨上に心音マイクを置き，大動脈弁閉鎖時期である心II音の開始時期から頸動脈波の切痕部までの時間T_cと頸動脈波と大腿動脈波の立上り部の時間差$\varDelta T$の和$\varDelta T + T_c$を求める．

また，血管長は心音マイクを置いた胸骨右縁第II肋間と大腿動脈部までの直線距離Dを解剖学的補正値1.3で乗じた値である（図1.60）．これらからPWVを求める．

$$\mathrm{PWV} = \frac{D \times 1.3}{\varDelta T + T_c} \tag{1.7}$$

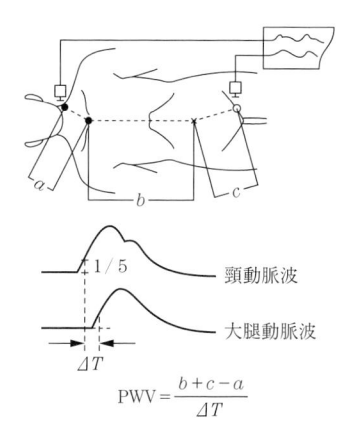

図1.59 Frank法による大動脈PWV[8]

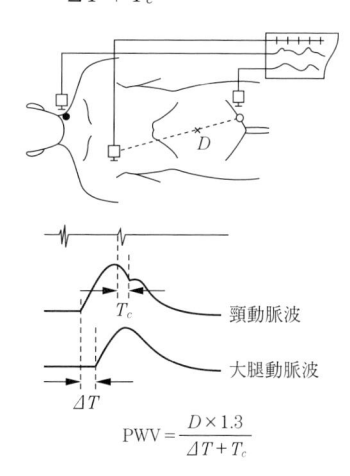

図1.60 吉村法による大動脈PWV[8]

対象血管は，大動脈弁口部から大腿動脈部である．PWVは，測定時の血圧の影響を大きく受けることがわかっている．このため吉村/長谷川式大動脈PWVは，ヒト抽出大動脈の脈動流下での実験から得たデータから，拡張期血圧80 mmHgにおけるPWVへ変換するノモグラムを作成して，血圧の影響を少なくした．Frank法ではこの血圧の補正は加えていない．

脈波をとらえるセンサとして，空気伝導式，光電式，空気袋式，アモルファス式（図1.61），トノメトリ式などの各種方式のセンサが利用されている．大動

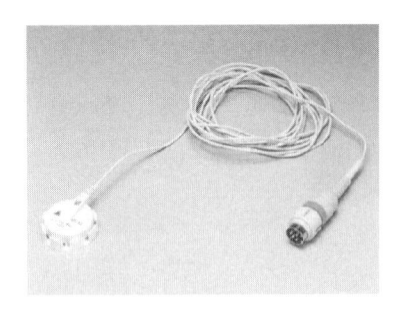

図1.61 アモルファス式脈波センサ[9]

脈PWVの測定は，頸動脈と大腿動脈にセンサを置いて，きれいな波形を得るために，測定者の熟練を要する．

c) baPWV 簡便なPWVの測定方法として，上腕-足首間PWV (brachial-ankle PWV) がある（図1.62）．この方法は，脈波センサとして血圧測定で利用するカフを使用し，60 mmHgほどの圧力で膨らませて得られる空気容積脈波を利用している．大動脈PWVと比較して，測定の簡便性から急激な普及をみた．上腕脈波と足首脈波の立上り部の時間差 ΔT と大動脈弁口部から上腕までの距離 L_b，大動脈弁口部から足首までの距離 L_a の差 $L_a - L_b$ を使用し，身長から求める推定式で求めている．これらからbaPWVは，次式のように求める．

$$\text{baPWV} = \frac{L_a - L_b}{\Delta T} \tag{1.8}$$

baPWVは，血圧の補正は行われていない．

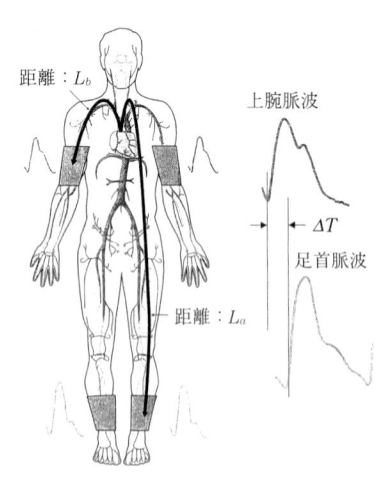

図1.62 baPWV法[10]

d) CAVI CAVIは，baPWVと同等の簡便性をもち，吉村/長谷川式大動脈PWVの特徴を併せもった動脈硬化指標である．動脈の圧変化に対する口径変化から血管固有の弾性を表すスティフネスパラメータ β を，林および川崎が提唱した．

$$\beta = \left(\ln \frac{P_s}{P_d}\right) \cdot \frac{D}{\Delta D} \tag{1.9}$$

ここに，P_s：収縮期血圧，P_d：拡張期血圧，D：血管径，ΔD：血管径変化である．D, ΔD を測定するためには，超音波診断装置が必要である．これを脈波伝搬速度PWVから求めた方法が，CAVI法である（図1.63）．

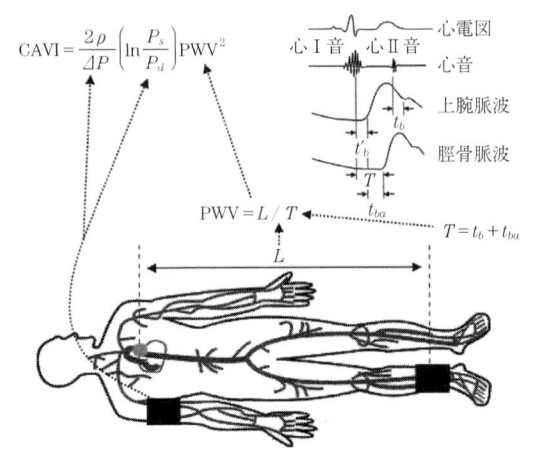

図1.63 CAVI法[11]

Bramwell-Hill の式で容積変位から口径変位に変換して

$$\text{PWV}^2 = \left(\frac{\Delta P}{\rho}\right) \cdot \left(\frac{V}{\Delta V}\right) = \left(\frac{\Delta P}{\rho}\right) \cdot \left(\frac{D}{2\Delta D}\right) \tag{1.10}$$

この式を β に代入する．

$$\text{CAVI} = \frac{2\rho}{\Delta P}\left(\ln \frac{P_s}{P_d}\right) \cdot \text{PWV}^2 \tag{1.11}$$

ここに，P_s：収縮期血圧，P_d：拡張期血圧，ρ：血液密度，$\Delta P = P_s - P_d$，PWV：脈波伝搬速度である．

両腕両足に血圧測定用カフを巻き，吉村/長谷川式大動脈PWVと同様に，心電I誘導をとるために両腕に心電電極を付け，胸骨上に心音マイクを付ける．カフは血管の攣縮を抑えるため低い圧（30～50 mmHg）で脈波をとっている．大動脈弁閉鎖時期である心II音の開始時期から上腕脈波の切痕部までの時間 t_b と，上腕脈波と足首脈波の立上り部時間差 t_{ba} の和 $t_b + t_{ba}$ を求める．また，血管長は心音マイクを置いた胸骨右縁第II肋間-大腿動脈部間の直線距離 D を解剖学的補正値1.3で乗じた値と，大腿動脈部-膝関節中央部間の直線距離 L_2 と膝関節中央部-足首カフ装着中央部

間の直線距離 L_3 を加算した値を使用し，実測または身長からの推定式で求める。これらから次式のように PWV を求める。

$$\text{PWV} = \frac{D \times 1.3 + L_2 + L_3}{t_b + t_{ba}} \quad (1.12)$$

求めた PWV と上腕血圧値を式に代入して，CAVI を求める。足首ではなく，より大動脈に近い膝窩で測定する方法もある。対象血管は，大動脈弁口部から下腿動脈部または膝窩動脈部である。CAVI は，血管固有の硬さの指標であるスティフネスパラメータ β の理論から導き出されているため，血圧依存がきわめて少ない血管固有の硬さを示す動脈硬化指標である。

〔3〕装 置 と 測 定

このように血圧脈波検査装置は，下肢血管の血流障害検査として，左右 ABI，TBI を計算するために，四肢の血圧および足趾の血圧をオシロメトリック法で測定する。また動脈の伸展性検査として，baPWV 法または CAVI 法が，大動脈 PWV は Frank 法または吉村/長谷川式 PWV 法で測定できる。また他の測定部位の PWV として，大動脈弁口部-頸動脈部，大動脈弁口部-大腿動脈部，大動脈弁口部-上腕動脈部などの PWV が測定できる機種もある。

検査は，両腕に心電極をつけ，胸部第2肋間胸骨上に心音マイクをつける。また左右上腕および足首にカフを巻きつける。また大動脈 PWV などを測定するために，頸動脈部，大腿動脈部などに脈波センサをつける。これらのセンサをつけた後，装置のキーを押すことにより，検査は自動的に開始され，検査結果がレポートとして印刷される（**図 1.64**）。

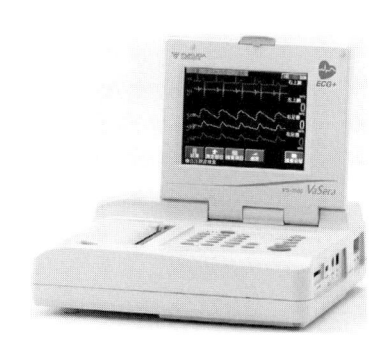

図 1.64 血圧脈波検査装置[9]

1.4.6 電磁血流計

血流測定は，心臓のポンプ能力を評価する血液の含有率と流量から，供給量あるいは消費量を知るなどの目的で行われる。血流計には，1心拍ごとの拍動流量が測定できる電磁法，超音波法など，主として心拍出量を測定する目的の希釈法，組織の血流を知るための静脈閉塞法，ラジオアイソトープ法などが行われている。一般に血流計と呼ばれるのは，主として 3 mm 以上の血管に適用される流量計である。

電磁血流計は，励磁波形により方形波式と正弦波式に分類される。電磁血流計の原理を**図 1.65** に示す。電極が血液に直接接触している，血液の流れは軸対象流である，磁場は均一である，などの条件が満たされると，電極に現れる起電力 e は式（1.13）で与えられる。

$$e = Bd\bar{v} \quad (1.13)$$

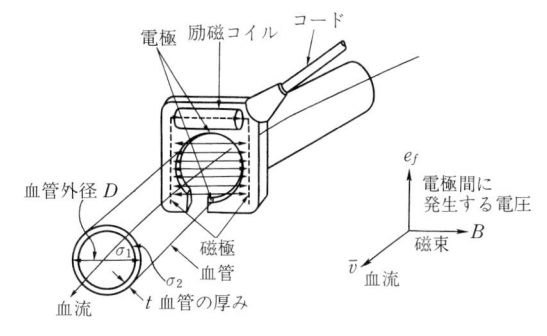

図 1.65 電磁血流計の原理

感度誤差の原因として，磁場の不均一，血管と血液の導電率の相違，血流の主軸ずれなどがあるが，極端に血管壁が厚いなどの特別な場合を除くと，実際の測

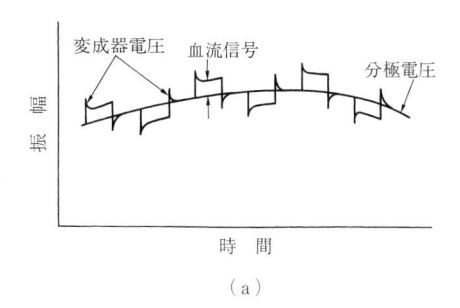

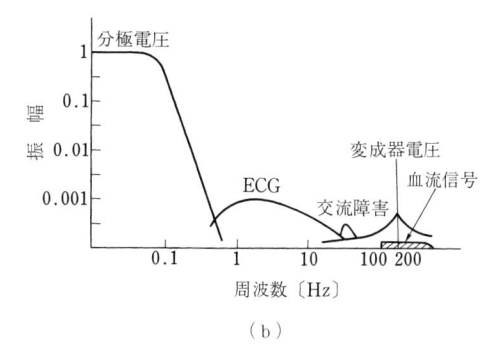

図 1.66 プローブに発生する電圧

定状態における感度は式 (1.13) の 80% 程度に低下し，そのばらつきは ±10% 程度となる．挿管型プローブの場合は式 (1.13) の感度が得られ，慎重に測定すれば 2% 程度の精度で測定できる．

方形波式電磁血流計の電極に誘起する電圧には図 1.66 に示すとおり，分極電圧，交流障害，心電図，変成器成分などがある．交流障害，分極電圧，心電図についてはキャリヤの周波数を適切に選択し，適切なフィルタを用いることにより除去できるが，変成器成分については図 1.67 に示すように，時間域でサンプリングすることにより除去すると同時に，血流成分の有無を利用して除去する．原理的に平均流量に比例した信号が得られるので精度の高い測定ができる．

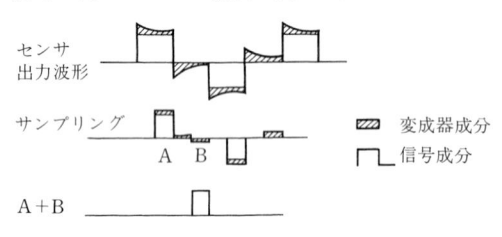

図 1.67 電磁血流計のゼロ安定化方式

1.4.7 超音波ドプラ血流計

速度 v で移動している物体に音波を反射させると反射波の周波数が変化する．図 1.68 に示すように変化の大きさは照射する超音波の周波数を f_i とし，反射波の周波数を f_0 とすると

$$f_0 = f_i + f_d = \frac{c - v\cos\alpha}{c + v\cos\beta}$$

$$\approx f_i\left(1 + \frac{2v}{c} \times \cos\frac{\alpha-\beta}{2}\right) = hv \quad (1.14)$$

$$f_d = \left[\frac{2v}{c} \times \cos\frac{(\alpha-\beta)}{2}\right] \times f_i \quad (1.15)$$

このドプラ周波数と平均流速の関係はドプラ変位周

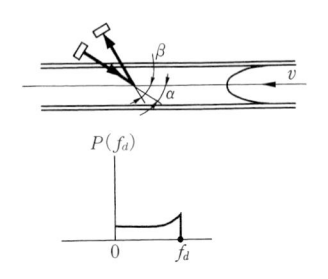

図 1.68 超音波ドプラ血流計の原理

波数のスペクトルを $P(f_d)$ として式 (1.16) で与えられる．

$$\bar{v} = \frac{\int f_d P(f_d)\,df_d}{h\int P(f_d)\,df_d} \quad (1.16)$$

センサが小型軽量にでき，非観血的に測定できる．また，パルス状の超音波を使用すると，狭い空間内の血流を測定できるので流速の管内分布を測定できるなどの特徴をもつ．

1.4.8 超音波トランジットタイム血流計

図 1.69 に示すように超音波が血管を透過すると，その伝達時間は式 (1.17) で与えられる．

$$T = \frac{d}{c \pm \bar{v}\cos\alpha} \quad (1.17)$$

ただし，d：血管半径，c：音速，$\bar{v}$：平均流速

超音波のビーム幅を血管系よりも広くとれば，血管全体の平均流速に比例した伝達時間の変化が起こる．ビームの伝達方向を上流向き，下流向きに切り換えて伝達時間の差をとれば，血流速の平均値は式 (1.18) で与えられる．

$$\bar{v} = \frac{c^2 \Delta T}{2D\cos\theta} \quad (1.18)$$

血管とプローブの径が一致しなくともよい定量測定が

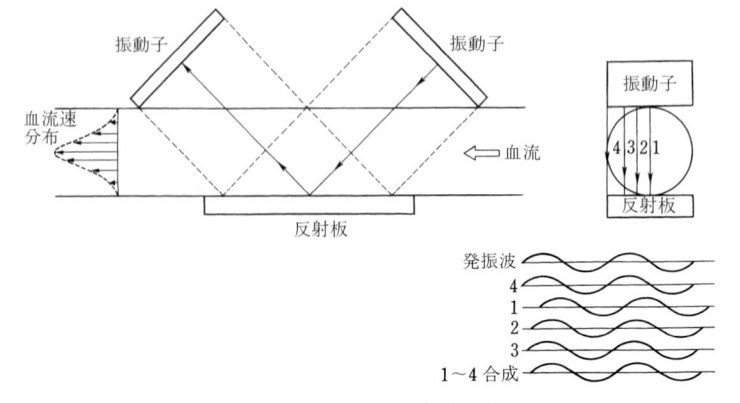

図 1.69 伝搬時間型血流計の原理

引用・参考文献

1) 本郷利憲，廣重 力：標準生理学，医学書院 (2000)
2) 増田善昭，金井 寛：動脈脈波の基礎と臨床，共立出版 (2000)
3) 尾前照雄監修，川 晃一編集：血圧モニタリングの臨床，195，医学書院 (1993)
4) 大塚邦明，渡邉晴雄，金井美津：ホルター血圧・心電図の臨床，メディカルエレクトロタイムス，84 (1994)
5) 桑島 巌：血圧変動の臨床，207，新興医学出版 (1994)
6) 荒川規矩男監修，築山久一郎編集：高血圧の日内リズムからみた病態と管理，165，メディカルレビュー (1996)
7) 大塚邦明：血圧ホルターの意義と臨床，Heart & Wellness, No.9, 1, エム・イー・タイムス (2001)
8) 増田善昭，金井 寛：動脈脈波の基礎と臨床，15-19，共立出版 (2000)
9) フクダ電子製品カタログ
10) 小澤利男，増田善昭，山科 章：脈をどう診るか，68, メジカルビュー社
11) K. Shirai, J. Utino, K. Ohtsuka and M. Takata：A Novel Blood Pressure-independent Arterial Wall Stiffness Parameter；Cardio-Ankle Vascular Index (CAVI), Journal of Atherosclerosis and Thrombosis, **13**, 101-107 (2006)

1.5 心拍出量計

1.5.1 概　　　説

心拍出量を間接的に測定する方法として，Fick法，色素希釈法，熱希釈法の三つの方法がある。色素希釈法も熱希釈法も指示薬希釈法の一つであり，濃度と量が一定の指示薬をある液体に注入し，よく混合した後，その指示薬の濃度を測定することによって全体の量を求める方法である。現在臨床の現場では熱希釈法が広く用いられている。

1.5.2 熱希釈法の測定原理

1970年代のはじめ，Dr. SwanとDr. Ganzの2人は温度を検出することができる特殊な肺動脈カテーテル（サーモダイリューションカテーテル）を用いて，熱希釈法の信頼性と再現性を実証した。それ以来，熱希釈法は臨床における心拍出量測定のスタンダードとなっている。

一般的には，0℃に近い温度に冷却した5%ブドウ糖液10mlまたは5ml（小児は3ml）を肺動脈カテーテルの注入用側孔ルーメンより血管内に素早く注入する。この注入用側孔はカテーテルの種類により異なるが，先端から21～30cmに位置し，注入された冷却液は右心房を経て右心室で十分血液と混合した後，肺動脈内に流れ込み，肺動脈内の血液温度に変化をもたらす。この温度変化はカテーテル先端付近に埋め込まれたサーミスタ（温度計）を介して心拍出量測定装置に取り込まれ，時間と温度を両軸にとった曲線（熱希釈曲線）が得られる（図1.70）。

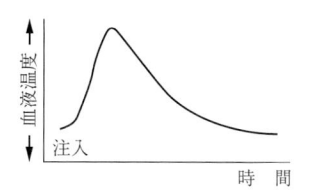

図1.70　熱希釈曲線

すなわち，一定量の冷却液を注入した際，心拍出量が多ければ多いほど肺動脈内での温度変化は小さくなる。逆に，心拍出量が少ないほど温度変化が大きくなる。

心拍出量測定装置は，エネルギー（熱エネルギー）保存の法則に基づく計算式（スチュアート-ハミルトンの式）に，熱希釈曲線の面積をはじめとする数種類のデータを代入することにより，冷却液注入後1分以内に心拍出量を表示する。

以下に，計算式と各種パラメータの詳細を示す。

$$CO = \frac{V \times (T_B - T_I)}{A} \times \frac{S_I \times C_I}{S_B \times C_B} \times \frac{60 \times C_T \times K}{1}$$

CO：心拍出量〔l/min〕
V：注入液量〔ml〕
A：熱希釈曲線下の面積〔mm^2〕を紙送り速度〔mm/s〕で割ったもの
K：校正係数〔mm/℃〕
T_B, T_I：血液（B）および注入液（I）の温度
S_B, S_I：血液および注入液の比重
C_B, C_I：血液および注入液の比熱
$(S_I \times C_I)/(S_B \times C_B)$=5%ブドウ糖を使用した場合は1.08
60：60 s/min
C_T：注入液温度上昇の補正係数

これらの数値の中で，測定装置に肺動脈カテーテルより取り込まれる数値は
　T_B：冷却液注入前の血液温度
　T_I：冷却液の注入時の温度
　A：熱希釈曲線下の面積
の3項目であり，他の数値は冷却液注入量とカテーテルの種類で決定される。

よって，これらの数値により計算される部分はあらかじめ定数として器械に入力することが一般的であ

る。
　ちなみに，熱希釈法による心拍出量を求めるために用いられる肺動脈カテーテルを開発者の名前より通称，Swan-Ganzカテーテルと呼ぶことが多いがこれは商品名であり，サーモダイリューションカテーテルが一般名称である（図1.71）。

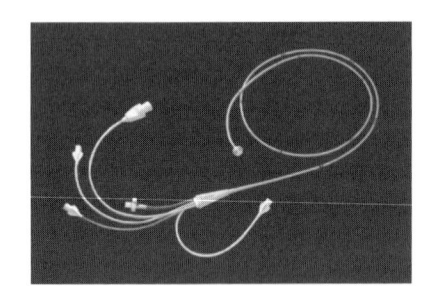

図1.71　サーモダイリューションカテーテル

1.5.3　連続的心拍出量測定

　1990年代になると間欠的な熱希釈法の原理を応用して，冷却水を注入することなく，かつ連続的に心拍出量を測定することが可能になった。従来の間欠的な心拍出量CO（cardiac output）に対し，連続的心拍出量をCCO（continuous cardiac output）と呼んでいる。従来の測定方法が冷却液を用いるのに対し，連続的心拍出量測定は，血液に熱を加えることによる微小な血液温度の上昇をとらえて心拍出量を求めるものである。

〔1〕　連続心拍出量の測定原理

　測定には専用のカテーテルと専用の器械が必要である（図1.72，図1.73）。
　間欠法のように血液温度より低温の冷却液を入力信号として使用するのではなく，カテーテルボディに巻きつけられた長さ約10 cmのサーマルフィラメントから，オン/オフの繰返しによるパルス状のエネルギーを発信し，肺動脈の温度変化と入力信号の一致をコンピュータアルゴリズムが検出する（図1.74）。
　入/出力信号の交差相関によって熱希釈のウォッシュアウト曲線を求め，スチュワート-ハミルトンの式を応用した式を使って心拍出量を算出する（図1.75）。
　このプロセスは約30～60秒ごとに繰り返され，測

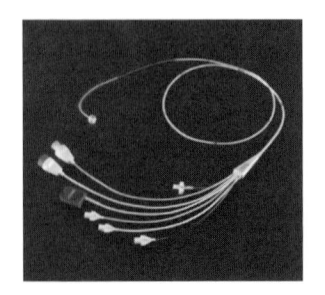

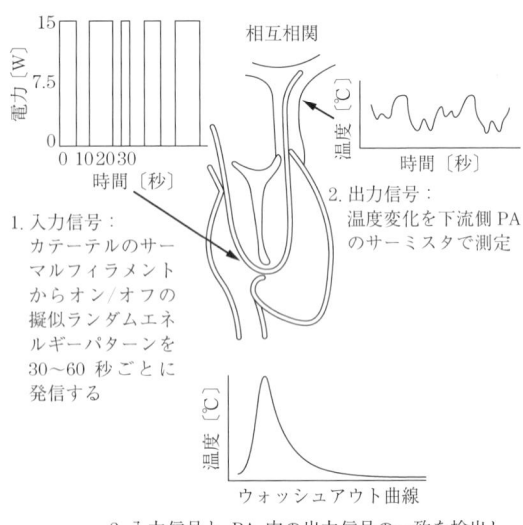

図1.72　CCOカテーテル

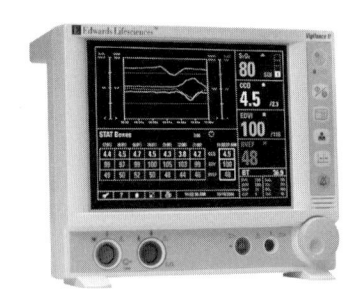

図1.73　心拍出量計

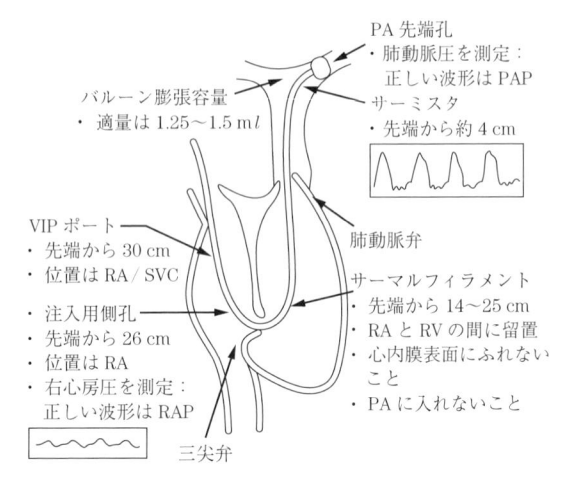

図1.74　CCOカテーテルの構造

図1.75　CCO測定原理

定値が更新される。この CCO 測定法を使用することにより，冷却液注入法（bolus）に見られる誤差の原因の多くが解消されるとともに，つねに血行動態を監視することができる。

〔2〕 **右心室の容量および駆出率**

冷却液注入法も連続的測定法も，専用のカテーテルを使用することにより右心室の容量および駆出率（RVEF）を通常の熱希釈法の原理を応用して測定することができる。専用のカテーテルには応答速度の早いサーミスタが装着されており，血液温度の変化をより正確にとらえることができる。肺動脈内の血液温度が，そのベースラインに戻る際の減衰曲線と測定装置に入力された心電図の R-R 間隔より右室駆出率が求められ，さらに1回拍出量（stroke volume：SV）を右室駆出率（RVEF）で除することにより右心室の拡張終末期容量（right ventricular end diastolic volume：RVEDV）が算出される。

具体的には1回の拍動における血液温度変化を T_1 と T_2，血液温度のベースラインを T_0 とすると残存率 RF は

$$RF = \frac{T_2 - T_0}{T_1 - T_0}$$

$$EF = 1 - RF$$

$$EF = \frac{SV}{EDV} \text{ よって } EDV = \frac{SV}{EF}$$

で算出される（図1.76）。

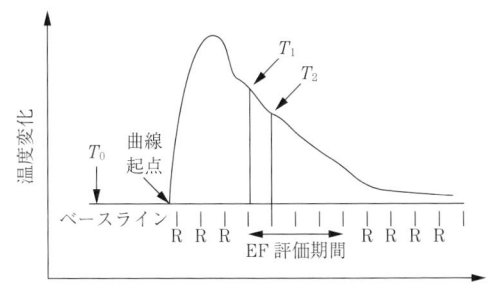

図1.76 RVEF測定原理

1.5.4 低侵襲心拍出量測定

2006年4月に，キャリブレーションを必要とせずに動脈圧波形の解析により心拍出量を測定するセンサと測定装置が発売された（図1.77）。これは身長・体重・年齢・性別より大動脈の標準的血管コンプライアンスを推定し，血圧波形の統計学的解析値と組み合わせて心拍出量を求めるもので，侵襲の少ない測定法として，従来の肺動脈カテーテルの挿入にリスクを伴う症例での有用性が期待されている。

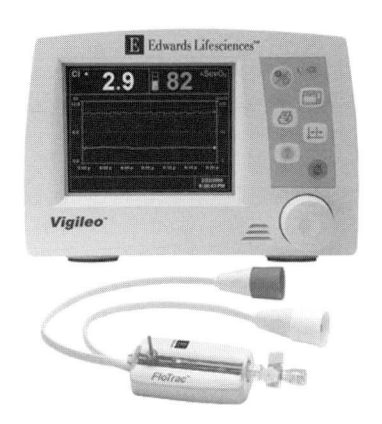

図1.77 低侵襲心拍出量計とセンサ

1.5.5 肺血管外水分量測定

肺水腫の程度の指標となりうる肺血管外水分量（extravascular lung water：EVLW）の測定には従来，二重指示薬希釈法を使用した煩雑な方法が不可欠であった。しかし，ここでは血圧と血液温度が測定できる専用カテーテルを中心に近い太い動脈（大腿動脈，上腕動脈など）に留置し，熱希釈法のみで，EVLW や心臓拡張末期血液容量（global end diastolic volume：GEDV），さらには血圧から連続心拍出量といった輸液，呼吸管理をサポートしうる容量情報をベッドサイドで簡便に測定できる装置について解説する（図1.78）。

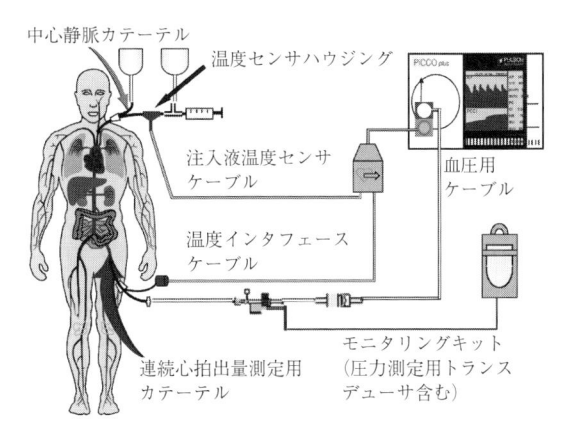

図1.78 肺血管外水分量などを測定するための構成

ここで行う熱希釈法は，中心静脈から注入された注入液による温度変化を肺を経由し，動脈で熱希釈曲線を得る方式である。この測定結果を圧波形解析法による連続心拍出量測定のキャリブレーションに用いると同時に，循環動態の観察に優れた指標となる EVLW，GEDV といった容量情報を算出する。特に EVLW は

肺水腫の状態に関連性をもつパラメータであり，輸液呼吸管理に重要な指標といえる。さらに，EVLWと算出されるPBV（肺血管血液容量）との比を見ることにより，肺内においてどの程度の水分量が血中から肺間質へ移行しているのかを示すPVPI（肺血管透過性係数）が求められる。これにより肺水腫が左心不全などによる胸腔内血液容量の過多によるものなのか，敗血症やARDSなどにより肺血管の透過性が亢進したことが原因なのかを類推することができる[1]（図1.79）。

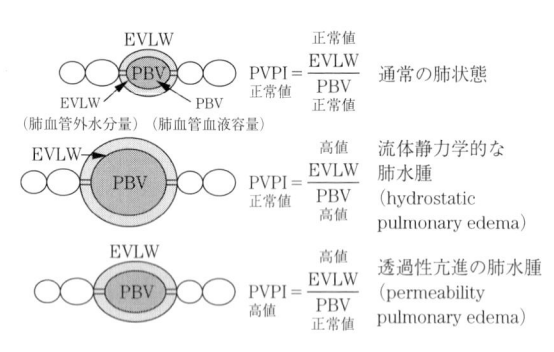

EVLW PBV（肺血管外水分量）（肺血管血液容量）	PVPI = $\dfrac{\text{EVLW 正常値}}{\text{PBV 正常値}}$	通常の肺状態
EVLW→ PBV	PVPI = $\dfrac{\text{EVLW 高値}}{\text{PBV 正常値}}$	流体静力学的な肺水腫（hydrostatic pulmonary edema）
EVLW PBV	PVPI = $\dfrac{\text{EVLW 高値}}{\text{PBV 正常値}}$	透過性亢進の肺水腫（permeability pulmonary edema）

図1.79 肺血管透過性係数と肺水腫の状態

以上より，心拍出量のみならず，EVLWやGEDVといった容量情報を合わせて見ることにより，心肺系機能を統合的かつ効率的に判断することを可能にでき，救急分野，術中術後管理などのモニタリングに非常に有効であるといえる。

引用・参考文献

1) R. Innes, D. Rowe and A. Steel : Relationship of extravascular lung water and intravascular blood volume to acute lung injury, Critical Care Medicine, **29**, A 27 (2001)

1.6 多用途測定記録装置

1.6.1 概説（目的と種類）

〔1〕概　　要

多用途測定記録装置とは，血圧，心電図，心音図，脈波，心拍数，呼吸，体温，筋電図，脳波など，さまざまな生体情報を多用途に測定するための装置である。

多種の生体情報を多角的に測定し，各生体情報の関連性について解析することは，複雑な生体現象を正確に把握するうえで有効な手段の一つである。しかしながら，測定の対象となるすべての生体現象について個別の装置を用意することは操作性，経済性などの点で困難であった。そのため各種生体用増幅器をプラグインユニット化し，測定目的や用途によって自由に構成できるようになっている。これが多用途測定記録装置であり，一般にはポリグラフと呼ばれている（以下，ポリグラフと称す）。

これまでポリグラフは，目的とする用途に合わせて各種トランスデューサや増幅器，記録器，モニタブラウン管，そのほか周辺機器とを組み合わせることで，基礎研究，臨床検査，手術室などのさまざまな分野で使用されてきた。しかし現在では，医療の高度化，細分化，それに伴う操作性の向上を目的として，臨床用ポリグラフシステムは，その用途に合わせた専用機化が進んだ。代表的なものとしては

① 心臓カテーテル検査システム
② 手術室用モニタシステム
③ 排尿機能計測用システム
④ ニスタグモグラフ用システム
⑤ 実験研究用ポリグラフシステム

があげられる。

いわゆる"多用途（用途に合わせて使用する）"測定記録装置としては，唯一実験研究用ポリグラフシステムが一部で使用されているだけとなっている。

ポリグラフの基本的な機能は，「信号入力（増幅）」，「波形表示」，「波形記録」の三つである。従来のポリグラフは，それぞれの機能を「生体用増幅器」，「モニタブラウン管」，「記録器」とそれぞれの装置を用いて構成してきた。また，用途に合わせて本体にマイクロコンピュータを内蔵して心拍数や血圧値などの演算を行い，それらをモニタブラウン管に表示したり，記録器にアナログ波形と同時に数値を印字するなどの処理が行われてきた。

図1.80に従来型ポリグラフを示す。

一方，この10年間のパーソナルコンピュータ（以下，PCと称す）の急速な発展により，ポリグラフの基本機能である波形表示，波形記録および，波形処理のすべてがPC上のソフトウェアで処理することが可能となった。

これに伴い，モニタブラウン管や記録器などの専用の装置が必要なく，また演算や波形の2次処理が容易であるといったPC処理の利点から，現在ではPCベースのポリグラフが主流となっている。

以下，このPCベースのポリグラフについて述べる。

〔2〕構　　成

ポリグラフ本体の基本構成は，前置増幅器，システム本体，PCの三つに分けられる。

図1.81に代表的なポリグラフの構成例を示す。

1) 電極・トランスデューサ　　電極およびトラン

1.6 多用途測定記録装置

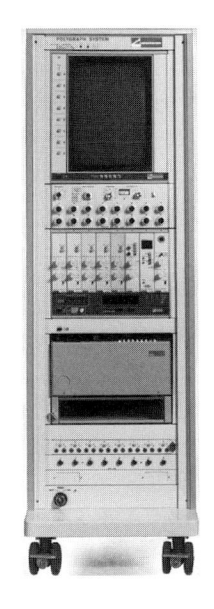

図1.80 従来型のポリグラフ外観

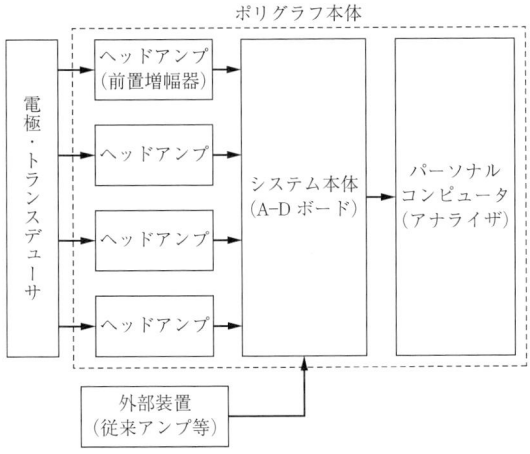

図1.81 代表的なポリグラフの構成例

スデューサは，生体現象のさまざまな変化を電気信号として取り出し，測定装置へ入力するための重要な要素である．

電極とは生体電気信号を取り出すためのもので，心電図，脳波，筋電図のように体表面に装着するパッド型，皿型，針型などのほかに，ヒス束心電図のように体内に挿入するカテーテル電極がある．

トランスデューサは生体の物理的，化学的な変化を電気信号に変換して取り出すものである．代表的なものとしては血圧トランスデューサがある．これは変換部にストレインゲージ（または半導体）をもち，圧力が加わると電気抵抗が変化することを利用して血圧を電気信号として得るものである．

このほかのものとしては，心音マイクロホン，呼吸ピックアップ，指尖脈波ピックアップ，サーミスタ体温ピックアップ，生体変位トランスデューサなどがある．

2) **ヘッドアンプ（前置増幅器）**　電極，トランスデューサの信号は，一度ヘッドアンプで増幅し，システム本体へ送られる．ヘッドアンプ方式を用いる利点は，以下の二つである．
① 患者の近くで電極類の配線が行えるため，ベッド周辺がすっきりとする．
② 生体の微弱な信号のケーブルを長く引き回さないですむため，電磁誘導・交流障害などの外来雑音に強い．

ヘッドアンプは通常プラグインユニットになっており，用途に合わせて構成を自由に差し換えられるようになっているが，前述した臨床検査用に特化した専用機については，用途が明確なため必要なヘッドアンプ類が一体化され固定になっているものもある．

また，研究用ポリグラフの中には，用途がほぼ同じアンプ類を共通化して，カプラを交換するだけで多くの測定項目に対応できるものもある．

3) **システム本体**　システム本体はヘッドアンプおよび，外部装置からの入力信号を各チャネル間の同期をとってA-D（analogue to digital）変換し，PCへと送信する．ディジタル変換の分解能については各装置により異なり，PCへの伝送形式にはUSBやGPIBなどの形式がある．

また，PCだけでなくシステム本体からデータレコーダなどの外部機器へ接続できるよう出力端子が設けられている．

4) **パーソナルコンピュータ（アナライザ）**　PCの急速な発展により，これまでその用途がデータの2次処理・解析に限定されていたものが，ポリグラフの基本機能である波形表示，波形記録のすべてをPC上のソフトウェアで処理できるようになった．

その結果，データの再生，2次処理・演算，解析といったPC処理の利点と合わせて，1台でデータの収録・処理・解析からレポート作成までを行えるオールインワン型のポリグラフが一般的となっている．

また，医用データ処理装置など他装置での解析を行うために，テキストデータなどの汎用形式で収録データを出力する"ディジタルデータ出力機能"が設けられている．

〔3〕 ディジタル信号処理の注意点

PCポリグラフは，連続的なアナログ信号をA-D変換しディジタル信号としてPC上で処理を行う．ここでは，このディジタル信号処理の最も基本的な注意点として，サンプリングの定理とエリアシングの問題

について述べる。

A-D変換とは，連続的なアナログ信号から一定時間ごとの振幅値を抜き出しディジタル値化することをいう。この一定時間ごとに振幅値を抜き出すことをサンプリング，またその時間間隔のことをサンプリング時間（sampling time）と呼ぶ。

サンプリングの定理とは，もとの信号の最大周波数をf〔Hz〕とするならば，$1/2f$秒間隔（周波数に直すと$2f$）でサンプリングすることにより，もとの信号$x(t)$を再現できるという定理であり，この周波数$2f$をナイキスト周波数と呼ぶ。ただし，一般的に正弦波を正弦波としてその振幅値まで再生するには，もとの信号の20倍以上の周期でのサンプリングが理想的であるといわれている。図1.82にある信号を信号の2倍の周期でサンプリングした波形の例と，もとの信号と同じ周期でサンプリングした波形の例を示す。

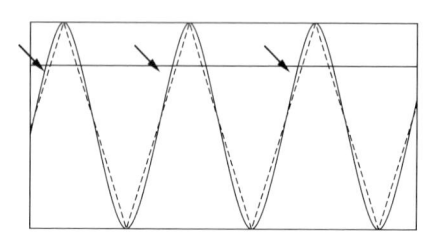

もとの信号：実線
信号の2倍の周期でサンプリングした波形：点線
もとの信号と同じ周期でサンプリングした波形：→の場所

図1.82 サンプリング波形の例

図からも，もとの信号と同じ周期でサンプリングした場合，それはもとの信号を再生することができないことがわかる。このようにナイキスト周波数以下でサンプリングすることにより，もとの波形より低い周波数の波形となってしまうことをエリアシングと呼ぶ。

生体信号を測定する際にはこのエリアシングを避け，測定する生体信号に合った周波数でサンプリングを行う必要がある。

表1.7 おもな生体信号とサンプリング周波数

測定対象	最大周波数〔Hz〕	サンプリング周波数〔Hz〕
心電図	200	1 000
脳波	100	500
（表面）筋電図	500	1 000～2 000
血圧	20～80	250
体温	5	10

〔注〕すべて人（成人）対象。臨床向けであり，数値は目安程度。

表1.7におもな生体信号の最大周波数と一般的なサンプリング周波数について記す。ただし，これは目安の数値であり，実際は行う実験方法や解析に合わせてサンプリング周波数を決定する。

1.6.2 医療用センサ

センサは，生体が発生する信号としての物理的，化学的量およびその変化を，電気信号の形に変えて取り出すもので，電極といわれているものもその一種類である。以下に，医療用としてのセンサと電極について述べる。

〔1〕センサ

1）医療用センサの種類と測定対象 生体信号をそれが従う方程式と次元により分類し，その測定に用いられているセンサおよび計測装置，計測手段，センサの装着方法により分類した結果を表1.8に示す。

幾何学的量とはMKSA単位系において長さの単位で表される量である。この量を測定するためには，放射線の吸収率，反射率の組織による相違を利用した計測が行われるので，生体信号としては形状のほか体内の物質分布もここに加えた。また形状を時系列的に測定すれば，変形に関する情報も得られる。

力学的量とは，MKSA単位系における，長さ，質量，時間の次元で表される量である。医療用のパラメータとして，最も早く測定され始めたパラメータである。

電磁気学的量とは，MKSAすべての次元で記述される量である。生体起電力の測定は，医療の中で最も普及している測定の一つである。最近の磁気センサの性能向上から，生体の発生する磁場の測定が行われるようになってきた。生体の透磁率は比較的一様と考えられるので，体外から体内の起電力の発生位置，向きなどが測定できると期待されている。

放射量は，$E=h\nu$で記述される量で，生体から発生しているものとしては，体温による赤外線にほぼ限られていて，生体の温度分布を知るためのサーモグラフに利用されている。

熱力学的量には，温度，熱量，エントロピー，エンタルピーなどがあるが，温度以外の量の絶対値を連続して測定する手段はない。

化学的量は，現在，物質の種類と濃度を測定する検体検査装置で分析測定されているパラメータである。表には血液ガスに関するもののみとりあげたが，そのほか血清タンパク質（アルブミン類，グロブリン類など），血清電解質（Na，K，Caなど），血糖（グルコースなど）などのセンサが実用化している。

2）医療用センサの特徴 医療用センサは，測定

表1.8 医療用センサの分類

生体信号		計測装置			
分類	対象量	センサ	装置	計測手段の分類	装着方法
幾何学的量 形状 変形	臓器の形状 体内の物質分布	X線	X線TV	体表	装置
			X線CT	体外	装置
		超音波	超音波画像診断装置	体表	手
		電磁波	MRI	体外	装置
		放射線	RIイメージング	体外	装置
力学的量 変位 速度 加速度 流量 流速	心音	加速度	心音計	体表	粘着テープ
		音圧	胎児心音	体表	ベルト・粘着テープ
	脈波	圧力	心機図	体表	ベルト・粘着テープ
		変位	脈波伝搬速度計	体表	ベルト・粘着テープ
		光	光電容積脈波	体表	ベルト
		電気インピーダンス	インピーダンス脈波計	体表	粘着テープ
	血流	電磁波	電磁血流計	手術	プローブ形状
		超音波	超音波ドプラ血流計	体表	手・粘着テープ
			超音波伝達時間血流計	手術	プローブ形状
		光	光ドプラ血流計	体表・経カテーテル	プローブ形状・粘着テープ
		温度	熱希釈式心拍出量計	経カテーテル	カテーテル
	血圧	圧力	観血式血圧計	経カテーテル	カテーテル
		音	非観血式血圧計 (コロトコフ音) (オシロメトリック)	体表	カフ形状
	呼吸流量	差圧式 (フライシュ)(リリー)	呼吸流量計	経体腔	マウスピース・スタンド
		熱放散式	エレクトロスパイロメータ	体表	マウスピース・スタンド
			ボディプレチスモグラフ	経体腔	箱・マウスピース
			鼻腔通気計		ノーズピース・スタンド
		超音波	呼吸モニタ	体表	マウスピース・スタンド
		タービン (回転数)	呼吸機能検査システム	体表	マウスピース・スタンド
			基礎代謝測定装置システム		ダグラスバッグ・スタンド
	呼吸圧	圧力	呼吸流量計に同じ	経体腔	食道内圧バルーン
	臓器内圧	圧力	脳圧計	手術	カテーテル
			膀胱内圧	経体腔	カテーテル
	運動	角度	関節角度計	体表	ベルト・粘着テープ
		加速度	身体加速度	体表	ベルト・粘着テープ
		力	咬合力計	体腔	手
			ピンチメータ	体表	手
	筋収縮力	力	筋収縮力計	標本	糸
	筋変位	変位計	筋変位計	標本	糸
	マイナトレモロ	加速度			
電磁気学的量	生体起電力	電極	脳波計	体表	ペースト・ベルト
			心電計	体表	ベルト・粘着テープ
			筋電計	体表・経穿刺針	針・ベルト
			網膜電位計	体表	
	生体磁気	SQUID	脳磁図	体外	装置
		フラックスゲート	心磁図	体外	装置
			肺磁図	体外	装置
放射線	温度分布	赤外線	サーモグラフ	体表	装置
熱力学	体温	サーミスタ	体温計	体表・体腔	粘着テープ・カテーテル
		熱電対	深部体温計	体表	粘着テープ
化学的量	生体成分	赤外線	呼吸炭酸ガス濃度	体表	マウスピース
		ポテンショメトリ電極	経皮PCO_2測定装置	体表	粘着テープ
		アンペロメトリ電極	経皮PO_2測定装置	体表	粘着テープ
		ISFET	血中PCO_2	経カテーテル	カテーテル
			血中PO_2	経カテーテル	カテーテル
			血中pH	経カテーテル	カテーテル
		光	パルスオキシメータ	体表	

表1.9 計測手段の特長と問題点

臨床的使用の可・不可	侵襲	計測手段	装置方法	特長	問題点
可	無侵襲	体外から	装置	被検者の負担は少ない	大型化しコストがかかる
可	無侵襲	体表から	手	検査者が熟練すると良いデータが得られる	長時間のモニタには不適
			粘着テープ	長時間のモニタに最適 手軽に固定できる	かぶれる。固定が不完全
			ベルト	簡単に固定できる	ずれやすい
			専用装具	目的に合ったものができる	良いものがなかなかできない 流用しにくい
可	無侵襲	体腔計測	カテーテル	侵襲が少ない割に精度の高い測定ができる	長時間モニタは特別な場合を除いて適さない
			内視鏡	目視下で計測できる	センサを通す場所が狭い 長時間のモニタは不可能
可	侵襲	経穿刺針	針	目的の部位に直達できる 侵襲は少ない	侵襲を伴う 長時間のモニタは困難
可	侵襲	経カテーテル	カテーテル	目的の部位に直達できる 投薬・処置の必要がある患者の場合長時間モニタに使用できる	侵襲を伴う
可	侵襲	手術	手・器具	最も正確に測定可能	時系列的なデータはとれない 被検者は麻酔下で手術による侵襲を受けて生理的な状態が変化している
困難	侵襲	標本		正確に計測できる	標本の作り方、保存時間などにより標本そのものが変化する
困難	侵襲	体内埋込み	糸・生体組織	正確な時系列的なデータが得られる	センサの設計、使用する材料の選択が困難

対象である生体を生かしたままで測定する場合が多く，生体の特質と相まって，その特徴を形成している．標本をとり分析する検体検査装置用のセンサは，その意味で工業用のセンサに近い性質をもつ．生体を生かしたままで測定するためには，生体が生存できる条件下で測定する必要がある．特に臨床用として用いるセンサには，この点が強く要求される．したがって，強い放射線，高温，低温，高圧，低圧，高電圧，高電流，強い力，有毒物質などを用いる測定は不可能である．また安易に生体を傷つけることはできないので，臨床的には，計測手段が体外からの計測，体表からの計測，体腔を通した計測，穿刺針を介した計測，カテーテルを介した計測，手術中の計測にほぼ限られる．

標本計測，埋込み計測は，研究を目的とした動物実験に主として使用されている．また，同様の条件から生体にセンサを装着する手段も重要で，他の科学分野におけるように測定が最もよい条件で行えるようにセンサを装着するのではなく，生体に対する侵襲を可能な限り少なく測定する必要から，装着方法，材料にさまざまな工夫がなされている．

表1.9は，医療用センサに用いられる計測手段の特長と問題点を簡単に整理したものである．これらの計測手段を用いて生体信号の測定をするとき，生体信号をセンサに伝えるために媒介手段を用いる場合が多いのも，医療用センサの特徴である．

しかしながら，信号源とセンサの間にこれらの媒介手段が存在するために発生する問題も多い．表1.10に媒介手段とそれにより発生する問題点の例をあげる．

表1.10 生体信号の媒介手段とその問題点

生体信号	媒介手段	発生する問題点
起電力	ペースト	ペースト-電極間の電位差 ペースト-生体間の電位差
圧力	生食水を満たしたカテーテル	周波数特性による波形ひずみ
力	保護カバー	被検者の痛み
成分	物質選択膜 感応膜	応答の遅れ・選択能力不足 感応材料の消費

今後の方向として，センサを小型集積化することにより，媒介手段を用いずに直接センサを信号源に近づける努力がさらに進められると考えられる．

最後に，医療用センサは医療用機器の大きな構成要素であり，医用機器の安全基準に従って設計されていなければならないが，さらに生体と直接接触するので，感染の問題にも対策がなされている必要がある．

感染の対応策として，すべてのセンサが滅菌済み，使い捨てが効果的である．廃棄物処理の問題を除いて，技術的にはほとんど大きな問題はないと考えられるが，経済的には不可能なものも多い．表1.11に計

1.6 多用途測定記録装置

表 1.11 計測法とセンサの滅菌消毒

侵襲の有無	計測法の分類		消毒方法
	分類	方法	
無侵襲	体外からの計測	X線CT，赤外線サーモグラフなど	体に接触する部分を消毒薬でふく程度
	体表からの計測	超音波断層装置 生体電気の経皮測定 心音，脈波	体に接触する部分を消毒薬でふく程度
	経体腔計測	内視鏡，消化管内圧	薬液消毒
	検体計測	血球計数器	センサは通常滅菌しない 採血用具等はE.O.ガス滅菌，可能であればオートクレーブ
侵襲	経カテーテル計測	カテーテル，カニューレを介した血圧測定など	E.O.ガス滅菌 可能であればオートクレーブ
	体内埋込み計測	針電極を用いた筋電図測定	臨床に使用するにはオートクレーブが良い E.O.ガス滅菌も行われている
	手術による計測	血流測定	E.O.ガス滅菌

〔注〕 ・滅菌法にはそのほかに放射線滅菌も行われている。
・現在最も信用され，また比較的どこでも実施されている滅菌法はオートクレーブである。
・薬液消毒には消毒用アルコールのほか，塩化ベンザルコニウム系，ヒビテン系，グルタルアルデヒド系の消毒薬が用いられている。

測法とセンサの滅菌消毒についての考え方を示した。ただし，特殊な病原体のキャリヤに使用する場合は除外した。

〔2〕 電 極

心電図，脳波，筋電図などの生体電気現象を導出，記録するためには，体表面上や生体内に信号を取り出すためのセンサを取り付けなければならない。また，誘発電位を取り出すために，ある部位を刺激する場合や，ペースメーカなどのように刺激を与える場合も，同様に体表面あるいは生体内部に刺激伝達用のものを取り付ける必要がある。これらのセンサや刺激を伝達するものを電極といい，前者を導出用電極，後者を刺激用電極と呼び区別している。

電極は，各計測の信号を取り出すいちばん最初の入口に位置しており，この電極の性能で取り出せる信号の信頼性が左右される最も重要な部分である。近年，さまざまな種類の電極が販売されているが，より信頼性がある信号の導出には，計測目的に合った電極の選択と，適切な使用方法のもとで行うことが大切である。本項では一般的な体表面導出用電極の性能について解説する。

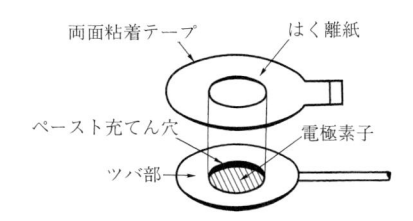

図 1.83 皮膚表面電極の構造

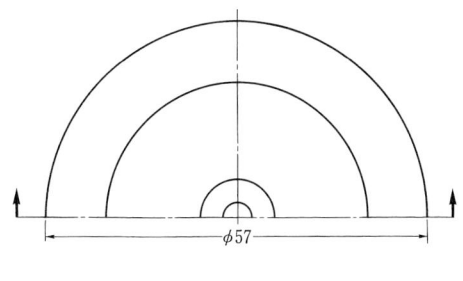

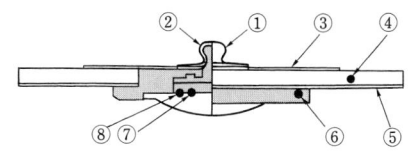

① STUD，② 電極素子（Ag-AgCl），③ ラベル，④ フォームパッド，⑤ 粘着剤，⑥ ゲルカップ，⑦ ゲルスポンジ，⑧ ペースト

図 1.84 心電図用使い捨て電極の構造

1) **構 造** 代表的な体表面導出用電極の構造を図1.83，図1.84に示す。体表面電極の場合，皮膚-電極間を安定に維持するためペースト（電解質）が充てんできる構造になっている。

生体装着時に生じる問題点発生箇所（各界面）を，心電図用使い捨て電極を例に模式的に図1.85に示す。

2) **性 能** 性能は，電極本来の性能を表す基本特性と，生体を介した場合の総合的性能を表す実用特性に分けられる。

a) **基本特性** 電極素子は通常なんらかのペースト（電解質）と組み合わせて使用されるため，ペー

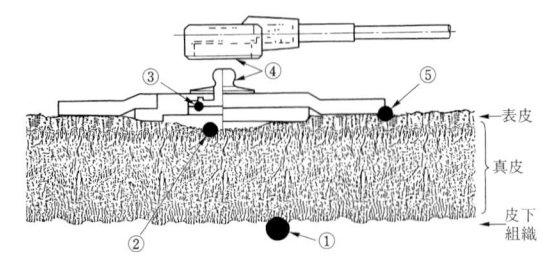

① 生体反応，② 表皮-ペースト，③ ペースト-電極素子，
④ 電極素子-リード線，⑤ 表皮-固定材

図 1.85 体表面電極の問題点発生箇所模式図

ストと電気化学的に安定な材質が望ましい。この性能はおもに素子材質により決定される。実際の計測に影響するおもな性能としては，以下の二つがある。

（1）オフセット電圧　実際の計測では，二つ以上の電極が組み合わされて使用されるため，個々の電位（電極電位）のばらつきが電圧差として生じる。この電圧差異をオフセット電圧という。オフセット電圧は心電計などの増幅器に直接入力されるため，増幅器の許容入力電圧以上の電圧が生じると，正確な波形が得られなくなる場合がある。この現象は，異種材質の電極素子を組み合わせて使用した場合に起こりやすい。材料技術の進歩に伴い，さまざまな材質の素子が利用されており，電極の選択，使用に際しては特に注意を要する。

オフセット電圧が不安定な状態での測定では基線が変動し，安定した記録が得られない。

（2）分極電圧　電極間に電流が流れることにより，電極電位が大きく変動する。この変動分を分極電圧という。分極電圧が発生すると，大きく基線が変動し，波形読取りが不可能な状態になり，その回復には時間がかかる。この現象は心電図を計測中に除細動装置を併用した場合などに顕著に起こる。この現象を極力小さく抑えるためには，銀-塩化銀などの不分極材質の電極を使用することが望ましい。

b）実用特性　電極は，生体を介して使用するため，得られる信号は，生体側の特性が複合されたものとして現れる。したがって，基本特性が優れたものを使用しても実用特性が十分確保されていないと，最終的に安定した信号が得られない。本特性は，電気的性能のほかに，電極と生体間をいかに確実に結び付けるかの固定性能が重要なポイントになる。

（1）インピーダンス　電極を生体に装着するとき，接触抵抗を下げる目的と電気的に安定な結合を確保するため，電極-体表面間にペーストを介在させる。このとき図 1.85 に示す②と③の二つの界面が形成され，接触インピーダンスが生じる。このインピーダンスが大きかったり，ばらつきがあると，波形ひずみや交流障害の原因となる。

各界面のインピーダンス値の関係は，②≫③であり，②の接触インピーダンスが支配的である。このインピーダンスを小さくする方法としては，可能な限り皮膚との接触面積（ペースト）を広くとる。つぎに測定部位をアルコール綿などでよくこすり，脂質やあかをよく落とす。また，微弱な信号の誘発脳波や体動があるホルタ心電図などの計測では，皮膚表面処理剤などを使用し機械的に角質層を除去すると，リード線の揺れなどの影響も減少し，さらに安定した記録が得られる。しかしながら，この場合，皮膚表面を機械的に傷つけることになり，赤疹やかぶれなどが生じることがあるので，注意が必要である。

（2）オフセット電圧　実際の測定においては前記 a）の（1）で述べたオフセット電圧に，さらに生体側のオフセット電圧が付加される。使用するペーストによりその大きさは左右されるが，大きくても数十 mV 程度であり計測上あまり問題にならない。

生体側から生じるオフセットドリフト（雑音）としては，皮膚変動電位や SPR（skinpotential response）がある。これは，体を動かしたときや発汗が生じたとき，あるいは精神的に不安定な状態にあるときなどに顕著に見られる現象であり，基線変動の大きな原因になる。この雑音の除去には，（1）で述べた方法で，角質層をできるだけ多く除去することで改善できる。

（3）固　定　体表面電極の場合，さまざまな方法で固定される。優れた電極を使用し，皮膚表面処理を行っても，電極がしっかりと確実に固定されていないと，電極が浮いたり脱落が起こり，計測が不可能な状態になる。しっかりと電極が固定されて初めて信頼性ある計測が可能となる。以下に，代表的な固定方法を記す。

・粘着テープを使用する（使い捨て電極，皮膚表面電極など）。
・粘着性のあるペーストを使用する（脳波用電極など）。
・ベルトや吸引を使用する（心電図検査用四肢電極，胸部用電極など）。

また，特殊な固定方法として
・コロジオンなどの生体用接着剤を使用する（終夜脳波用電極など）。

粘着テープなどを使用する場合には，はく離しやすい角質層上に粘着されることを考慮し，粘着する部位表面上の汗，あか，脂質などを確実に取り除き，粘着固定することが大切である。また，電極装着時にペー

ストが粘着部面にはみ出すとはがれの原因にもなる。

1.6.3 増幅器
〔1〕概要

増幅器は，生体が示すさまざまな活動現象を電気信号に置き換える変換器（トランスデューサや電極）と組み合わせて使用される装置で，電極を介して生体の電気現象を直接的に増幅するものや，観血血圧を血圧トランスデューサを介し増幅・処理するものが代表的なものである。これらのほかに上・下肢の動き（体動やふるえ）を電気信号に変えて増幅するもの，意図的に生体に微弱な電流を流し，そのインピーダンス変化から呼吸運動や血流などの生体活動現象を測定するもの，生体音や体温を電気信号に変換し増幅，処理するもの，心筋壁に超音波センサを埋め込み変位を測定するものなど，測定対象や状況に応じ，単独あるいは複数で組み合わせて使用される。

また，増幅器の系列として，特定の変換器からの信号ではなく，上述の増幅器信号出力を一つまたは二つ以上入力し演算処理（微分，積分，乗算，除算など）を加え，結果をアナログ的に出力するものや，事象の分時当りの回数を処理し，アナログ，ディジタル信号として出力するなど処理のみを目的とした増幅器（処理アンプとも呼ばれる）もあるが，近年ではPC上のソフトウェアで処理することが一般的になってきている。

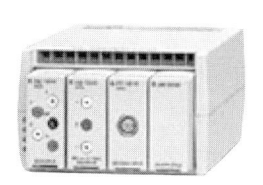

図1.86に各種増幅器の一例の外観を示す。

図1.86 各種増幅器の一例

これらの増幅器では，臨床用に限らず人を対象とする測定にあって，電気的安全性を確保する目的で，患者装着部と前置増幅器部分とを絶縁トランスやフォトカプラで"浮かせた"いわゆるアイソレーションアンプ設計がなされているものが多い。

以上のことから，測定に際しては，目的，用途，精度，安全性などに応じ増幅器を選定し，正確で安全性の高い計測環境を構築する必要がある。

〔2〕機能

これまで述べたように増幅器には非常に多くの種類があるが，紙面の都合で代表的なもののみについて述べる。

1）生体電気用カプラ・アンプ（図1.87）　主として生体電気現象を増幅・処理するもので，カプラと

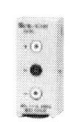

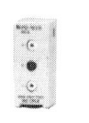

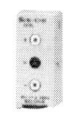

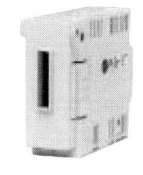

（a）生体電気用カプラ　　　（b）生体電気用アンプ

図1.87　生体電気用カプラ・アンプ

呼ばれる独立した入力部と組み合わせて使用される。アンプ部は信号増幅器としての機能のほか，時定数切換器，高域除去フィルタ切換器，商用周波数除去フィルタなどの回路機能をもち，PCからのコントロールが可能となっている。これらの生体電気用カプラとの組合せにより，心内電位図，神経インパルス，筋電図，脳波，心電図などの測定が可能となっている。

生体電気現象の増幅にあたっては，以下の点が考慮される。

① 生体と電極，ペーストなどの接触に伴う分極電位差，接触インピーダンスなど入力条件。
② 生体のおかれる環境による外部からの干渉，ハム誘導，磁界，静電気，電気メスなど。
③ 増幅器雑音と対象生体信号の大きさ（SN比）。
④ 電気的ショック防止。
⑤ デフィブリレータやほかの高電圧発生器からの保護。

①については増幅器のダイナミックレンジへの配慮，入力インピーダンスの高能力化と入力バイアス電流低減化，②については同相電圧弁別比（CMRR）向上や入力フィルタの設置，磁界については発生源との隔離やツイストペア法による対策，③では適切な半導体素子の選択と回路設計上の配慮，④では入力絶縁回路方式（例えば，絶縁トランス法やフォトカプラ法）の選定とミクロショックへの配慮ならびに絶縁モード弁別比（IMMR），⑤では保護回路の選定，入力絶縁部分耐圧などが考慮される。

これらの要求事項に対する増幅器側での対策は，独立して個々になされるものではなく，相互に関連づけられバランスを保ちながら設計される。

実際の測定にあたっては，図1.88に示すように，電極接触インピーダンスと外部電気的環境によりほぼ決定されるので

① 電極接触インピーダンスを低下させる電極，例えば各電極は同種の材料であること，生体との実効面の広いもの，電気化学的な安定性の高いもの，生体によくなじむペースト。
② 入力リード線をより合わせたり，外部の電気的な干渉を発生する装置との隔離（シールドルー

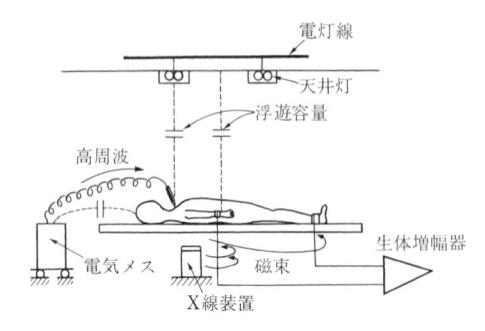

図1.88　生体電気増幅器の構造

ム，X線ドライブ装置の電気的な遮へい）．
が安定な測定を行ううえで必要となる．

生体電気現象とその対象範囲は広く，多くは本書のほかの項で説明がなされているので，そちらを参照願いたい．

2) センサ用カプラ・アンプ（図1.89）　主としてトランスデューサ，センサからの信号を増幅・処理するもので，カプラと呼ばれる独立した入力部と組み合わせて使用される．測定したいパラメータにより，トランスデューサ・センサおよびカプラを選択することにより実現される．そのためにアンプ部は汎用目的の，カプラ部はセンサに合わせた専用目的の回路設計がなされている．これらの組合せ構成により，観血血圧，変位，張力，呼吸，呼吸フロー，体温，ひずみ，角度，加速度など多くのパラメータの計測が可能となっている．

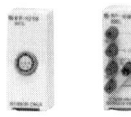

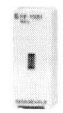

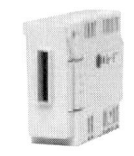

（a）センサ用カプラ　　（b）センサ用アンプ
図1.89　センサ用カプラ・アンプ

血管内に挿入されたカテーテルから該当部分の圧力を取り出し，血圧トランスデューサから血圧トランスデューサ用のセンサカプラを経てアンプに入力される．アンプ部は，大気圧と同じ圧力に設定するバランス機能，校正，感度切換え，高域除去フィルタ切換え，各種トランスデューサの圧力対電圧出力感度を設定する感度設定（ゲインファクタ）などの機能をもち，PCからのコントロールが可能となっている．

観血血圧測定において，血圧のS（収縮期圧），D（拡張期圧），M（平均値圧）を数値化することは重要であるが，これらの処理は，現在ではほとんどPCのソフトウェア処理で行われている．

動作原理は，図1.90に示すとおり，トランスデューサ内の感圧素子は圧力に応じ，その抵抗が変化するように作られ，通常はブリッジ構成となっている．ブリッジ駆動方式は，直流や交流またはパルス方式がとられ，直流方式では直接増幅器の入力に，交流やパルス方式では交流増幅された後，検波，復調される．これらの方式には得失がなく，交流式やパルス式には交流増幅器が使用できること，通常ミクロショック防止上絶縁される必要があること，消費電力が少なくなることなどの特徴がある．

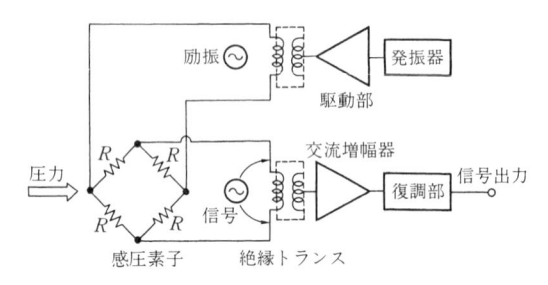

図1.90　観血血圧測定アンプの動作原理

観血血圧測定アンプは，ひずみ用アンプとも呼ばれ，一般的には，観血血圧の測定にとどまらずその応用範囲は広い．以下にその応用による測定現象について説明する．

a) 頭蓋内圧　頭蓋内の疾患により頭蓋内組織の容積が増加すると，頭蓋内圧が亢進し臨床症状も変化することが多い．正常な頭蓋内圧は，$100\,\mathrm{cmH_2O}$程度であるが，これが，$1\,000\,\mathrm{cmH_2O}$を超えると脳が破壊されるといわれており，急激かつ顕著な頭蓋内圧亢進は致命的となる．したがって，頭蓋内圧を連続的に測定することは，患者管理上重要な要素となる．

頭蓋内圧測定法は大別して
① 脳室内測定法：脳室内に直接カテーテルを挿入し，他方を圧力トランスデューサに接続し，脳室内の髄液圧を直接測定する方法
② 硬膜外法：硬膜に圧力トランスデューサを密着させ，硬膜にかかる頭蓋内圧を測定する方法

の2種類がある．図1.91に圧力トランスデューサの装着例を示す．また，頭蓋内圧は，ほかの生体情報と同時に計測される場合が多いため，独立した装置ではなく，ポリグラフやモニタリング装置による測定が一般的である．

b) 食道内圧　食道は，使用しないときは，扁平につぶれ，通常，なにか内部に入っていないと収縮しない．したがって，水あるいは空気を一定量入れておいて圧力（実際には，なんらかの基準圧との差圧となる）を計測する．

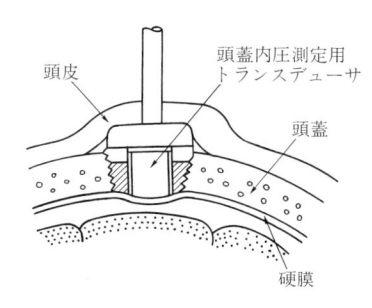

図1.91 頭蓋内圧測定用トランスデューサ装着例

消化管内の圧力を計測するには，消化管内に体外の圧力センサをチューブで接続したバルーンを入れ，一定量の空気または水をバルーン内に注入して圧力を測定する方法，消化管に挿入したチューブ先端から一定量の生理食塩水を注入しながら体外の圧力センサで測定する方法，カテーテル先端に超小型センサを取り付けて直接測定する方法がある。

食物の飲み下しの際には，咽頭から食道へ通過する際，咽頭に対して 30〜35 cmH$_2$O 程度の引圧が発生し，蠕動によって食道内に発生する内圧は，40〜60 cmH$_2$O 程度である。**図1.92** に食道内圧トランスデューサの構造を示す。

c）膀胱内圧 膀胱内圧は，実際には内圧容量曲線として得る。すなわち，尿道経由で液体ないしは気体を一定量注入しながら圧力を連続的に測定する。注入速度は，成人の場合，水または生理的食塩水で 30〜60 ml/min，CO_2 で 100〜150 ml/min である。注入速度の上昇は，膀胱の収縮や尿意を引き起こしやすくするため，注入速度は限られる。

膀胱内圧測定に気体（CO_2）を用いる手法は，CO_2 が膀胱粘膜に対して低刺激であり，注入速度を上げられるので検査時間を短縮でき，また，液体を注入する場合に比べて注入時の抵抗が少ないために，カテーテルを細くできるので患者の苦痛が少ない利点がある。しかし，この手法は臨床データとしては認められてはいない。

注入に用いられるカテーテル径は 8〜12 F が用いられる。圧力の測定には，水柱マノメータも使用できるが，現在では，圧力トランスデューサによる計測が一般的である。

d）生理変位 主として薬理学，生理学の分野で，生体に負荷を与えないで心臓，腸管などの筋肉，細胞の微小変位を正確に計測する装置で，薬理作用の測定などに使用される。装置は，変位トランスデューサ，アンプおよび記録器で構成されることが多い。変位測定用トランスデューサの方式には，ポテンショメータ式，差動トランス式などがある。**図1.93** にポテンショメータ式変位測定用トランスデューサの回路，**図1.94** にその外観を示す。

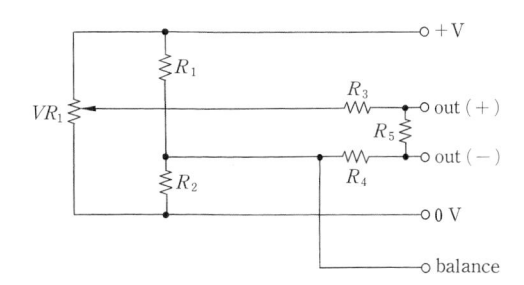

図1.93 変位測定用トランスデューサの回路

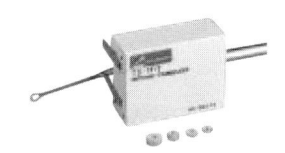

図1.94 変位測定用トランスデューサの外観

e）張力 主として生理学で，筋あるいは生体組織に発生する張力を計測し，筋の等尺収縮曲線などの測定を行う装置で，ひずみゲージを用いた張力トランスデューサ，ひずみ増幅器および記録器より構成される。

図1.95 に張力測定用トランスデューサの構造を，**図1.96** にその外観を示す。

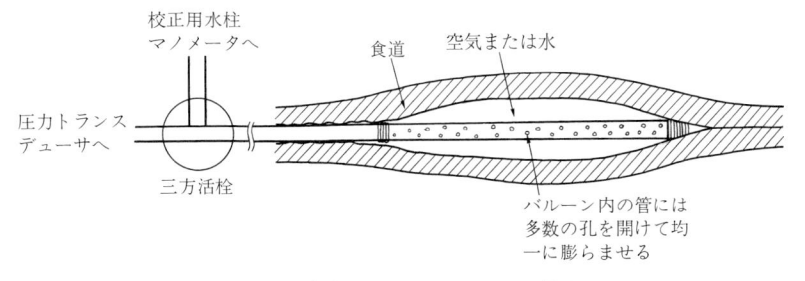

図1.92 食道内圧トランスデューサの構造

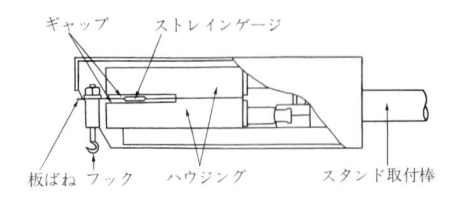

図1.95 張力測定用トランスデューサの構造

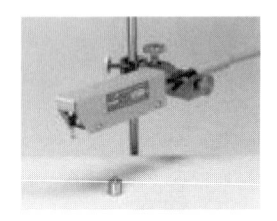

図1.96 張力測定用トランスデューサの外観

1.6.4 表示器・記録器

〔1〕表　示　器

表示器はいろいろな電気現象および電気信号に変換されるあらゆる現象の波形観測に非常に有効な手段として各分野で利用されている。MEの分野でも波形の表示装置はなくてはならない測定器である。

近年までは，ME分野では多現象波形の同時観測や表示波形の高精細性（滑らかさ）の要求が強く，独自の方式のモニタブラウン管が使用されてきた。しかし，PCのモニタ（現在，液晶ディスプレイが主流だが）の表示性能の著しい向上もあり，またコストパフォーマンスの点からも一部専用システム装置を除き，PCモニタにとって換わってきているのが現状である（図1.97）。

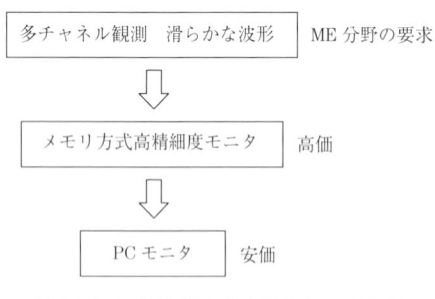

図1.97 ME分野における波形モニタの変遷

〔2〕記　録　器

近年まで，ME分野における計測ではほとんどの場合，計測される各種生体現象波形を記録器により直接的に記録紙に記録する方法がとられてきた。

現在の汎用使用目的の記録器の種類としては以下の2種類がある。

1) **ペンオシログラフ**　ガルバノメータに取り付けられたペンを入力信号に応じて振らせて記録する装置で，ペン先からインクが出て記録するインク書き方式とペン先端にペンチップ（発熱抵抗素）を取り付け，そのペンチップに通電・発熱させ専用の感熱記録紙を発色させて記録する熱書き方式の2種類がある。ペンを機械的に振らせるため周波数特性はDC～140Hz程度までとなる。また，感熱紙を使用するものは記録データの保存に注意が必要である。図1.98にペンオシログラフ記録器の外観を示す。

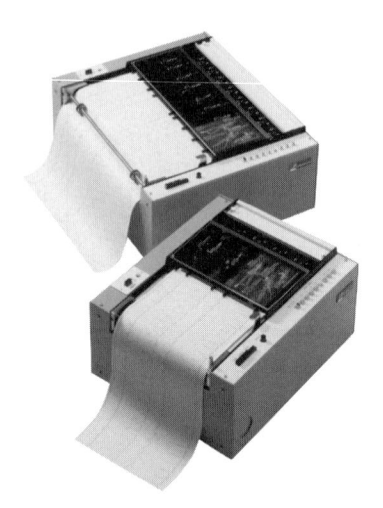

図1.98 ペンオシログラフ記録器の外観

2) **サーマルドットアレイ**　サーマルヘッドと呼ばれる発熱抵抗体が1mmに8ドットの密度で並べた記録デバイスを用いて，1ドットごとに発熱のオン/オフを制御し，感熱記録紙を発色させて波形を記録する記録器である。この記録器は，多チャネル化が容易（4，8，16 ch），周波数特性が高い（DC～10 kHz），波形と同時に文字やグラフが描画できるなどの特徴をもっている。図1.99にサーマルドットアレイ記録器の外観を示す。

ME分野で用いられる記録器の役割は，波形のリア

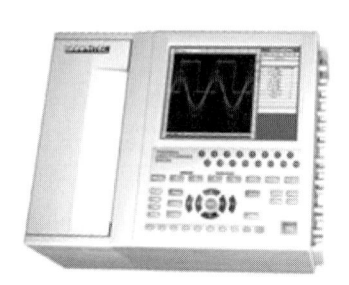

図1.99 サーマルドットアレイ記録器の外観

ルタイム連続記録，計測現象の変化の直観的把握，将来の変化傾向の予測，データの検索，データの読取り，データの保存，実験，検査などの報告書の資料作成などであり，計測者が測定対象者の状態を把握するうえで重要な装置の一つになっている。しかし，この領域においてもシステムのPC化により，波形の連続記録要求とデータ処理の優位性のトレードオフが進み，プリンタにとって換わっている。

現在，脳波計，学生実習装置やシステムに内蔵された記録器を除き，1），2）の記録器を使用することはまれになっている。

1.6.5 実験研究用ポリグラフシステム
〔1〕 概　　　要

前述のようにさまざまな分野で使用されてきたポリグラフであったが，現在では専門化・専用機化されている。ここでは，いわゆる"多用途"測定記録装置として代表的な実験研究用ポリグラフをあげ，以下に説明する。

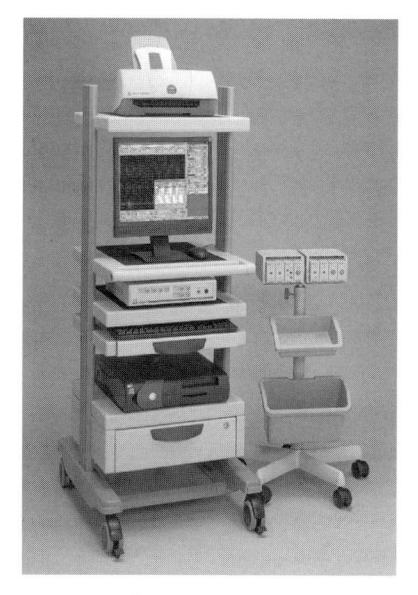

図1.100　実験研究用ポリグラフ装置外観

ヘッドアンプはプラグイン方式となっており，用途に合わせて構成を変えることでさまざまな分野に応用することができる。この多パラメータ，自由度の高さこそがポリグラフの最大の特徴であり長所といえる。

また，無線でデータを送信することで，無拘束下での生体情報計測ができるものもある。

多種の生体情報を自由に組み合わせて同時に測定し各生体情報の関連性について解析することは，複雑な生体現象を正確に把握するうえで非常に有効な手段の一つである。こうした実験研究用ポリグラフシステムは基礎，臨床研究の場において，今後も医療の発展のために欠かすことのできない装置である。以下に具体的な装置例を2点あげ，構成を記す。

〔2〕 構　　　成

1) 研究用ポリグラフ　図1.100に装置外観，図1.101にシステム構成図を示す。

実験研究用ポリグラフシステムは，カプラ，アンプ，収容ケースで構成されたヘッドアンプ部，各ヘッドアンプからの信号をまとめてPCへ伝送するシステム本体，および波形の表示，演算，記録を行うアナライザ（PC）で構成される。

目的とする各測定現象に合わせてトランスデューサ，電極およびヘッドアンプを組み合わせる。導出された信号はアナライザへ送られ，心拍数や血圧S/M/Dなど必要に応じて演算し画面に表示される（図1.102）。

図1.103に各測定現象におけるトランスデューサとカプラ・アンプの構成を，表1.12に代表的な構成例

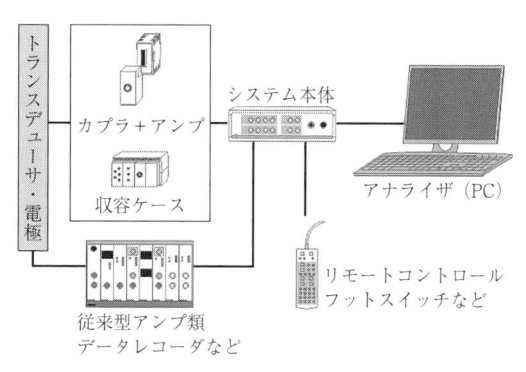

図1.101　実験研究用ポリグラフ装置のシステム構成図

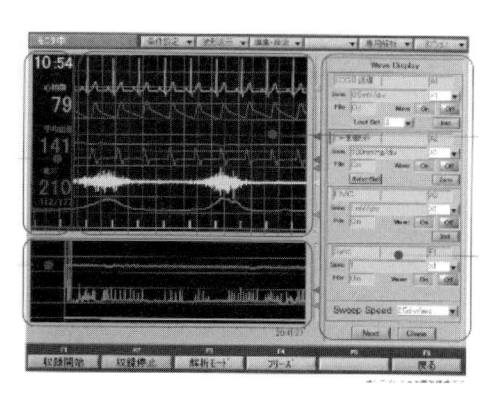

図1.102　画　面　例

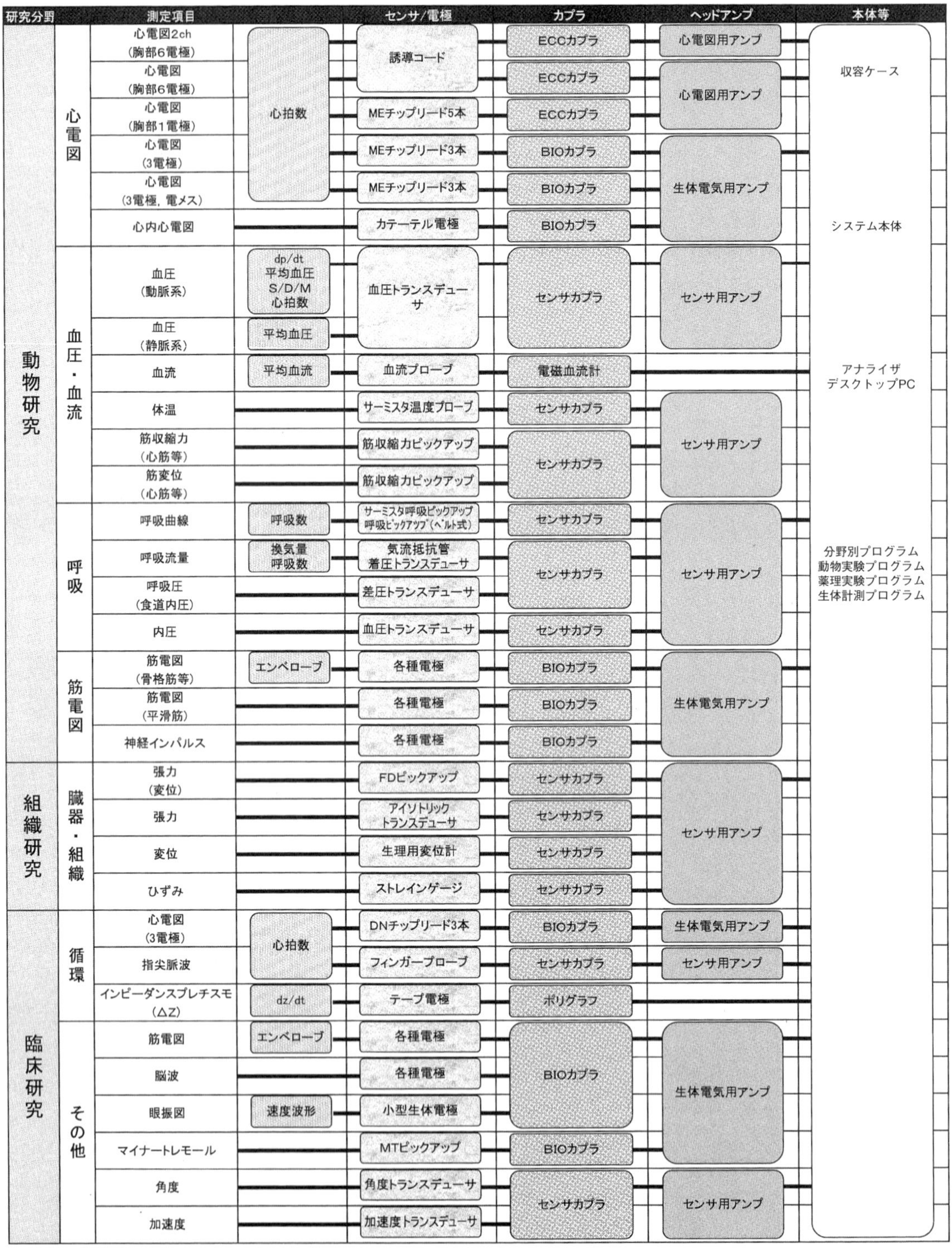

研究分野	測定項目		センサ/電極	カプラ	ヘッドアンプ	本体等
動物研究	心電図	心電図2ch(胸部6電極) / 心拍数	誘導コード	ECGカプラ	心電図用アンプ	収容ケース
		心電図(胸部6電極)		ECGカプラ	心電図用アンプ	
		心電図(胸部1電極)	MEチップリード5本	ECGカプラ	心電図用アンプ	
		心電図(3電極)	MEチップリード3本	BIOカプラ		
		心電図(3電極, 電メス)	MEチップリード3本	BIOカプラ	生体電気用アンプ	
		心内心電図	カテーテル電極	BIOカプラ		システム本体
	血圧・血流	血圧(動脈系) / dp/dt 平均血圧 S/D/M 心拍数	血圧トランスデューサ	センサカプラ	センサ用アンプ	
		血圧(静脈系) / 平均血圧				
		血流 / 平均血流	血流プローブ	電磁血流計		アナライザ デスクトップPC
		体温	サーミスタ温度プローブ	センサカプラ		
		筋収縮力(心筋等)	筋収縮力ピックアップ	センサカプラ	センサ用アンプ	
		筋変位(心筋等)	筋収縮力ピックアップ			
	呼吸	呼吸曲線 / 呼吸数	サーミスタ呼吸ピックアップ 呼吸ピックアップ(ベルト式)	センサカプラ	センサ用アンプ	分野別プログラム 動物実験プログラム 薬理実験プログラム 生体計測プログラム
		呼吸流量 / 換気量 呼吸数	気流抵抗管 差圧トランスデューサ	センサカプラ		
		呼吸圧(食道内圧)	差圧トランスデューサ	センサカプラ		
		内圧	血圧トランスデューサ	センサカプラ		
	筋電図	筋電図(骨格筋等) / エンベロープ	各種電極	BIOカプラ	生体電気用アンプ	
		筋電図(平滑筋)	各種電極	BIOカプラ		
		神経インパルス	各種電極	BIOカプラ		
組織研究	臓器・組織	張力(変位)	FDピックアップ	センサカプラ	センサ用アンプ	
		張力	アイソトリックトランスデューサ	センサカプラ		
		変位	生理用変位計	センサカプラ		
		ひずみ	ストレインゲージ	センサカプラ		
臨床研究	循環	心電図(3電極) / 心拍数	DNチップリード3本	BIOカプラ	生体電気用アンプ	
		指尖脈波	フィンガープローブ	センサカプラ	センサ用アンプ	
		インピーダンスプレチスモ(ΔZ) / dz/dt	テープ電極	ポリグラフ		
	その他	筋電図 / エンベロープ	各種電極	BIOカプラ	生体電気用アンプ	
		脳波	各種電極	BIOカプラ		
		眼振図 / 速度波形	小型生体電極	BIOカプラ		
		マイナートレモール	MTピックアップ	BIOカプラ		
		角度	角度トランスデューサ	センサカプラ	センサ用アンプ	
		加速度	加速度トランスデューサ	センサカプラ		

図1.103 各測定現象におけるトランスデューサとカプラ・アンプの構成

表 1.12 代表的な構成例

用 途	測 定 項 目
電気生理	心電図，血圧，呼吸，体温，血流
教育心理	心電図，呼吸，脳波，筋電図，発汗
心機図・心音図研究	心電図，心音図，心尖拍動，圧脈波，頸動脈波，呼吸曲線
動物実験	心電図，血圧，体温，dP/dt
薬理実験	心電図，血圧，張力，変位
呼吸機能	心電図，筋電図，脈波，呼吸曲線，フロー

表 1.13 測定パラメータ一覧

測定パラメータ	ヘッドアンプ
ECG （心電図）	心電図ヘッドアンプ
EMG （筋電図）	筋電図ヘッドアンプ
EEG （脳波）	脳波用ヘッドアンプ
ENG （眼振図）	眼振図ヘッドアンプ
BP （血圧）	血圧ヘッドアンプ
ACC （加速度）	加速度ヘッドアンプ
GNIO （角度）	角度ヘッドアンプ
STRN （ひずみ）	ひずみヘッドアンプ
RESP （呼吸曲線）	呼吸ヘッドアンプ
TEMP （体温）	体温ヘッドアンプ
DC （直流）	直流ヘッドアンプ

を示す。

2) **マルチテレメータシステム** 図 1.104 に装置外観，図 1.105 にシステム構成図を示す。

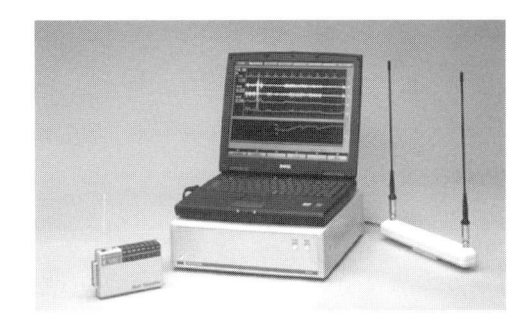

図 1.104 マルチテレメータシステム装置外観

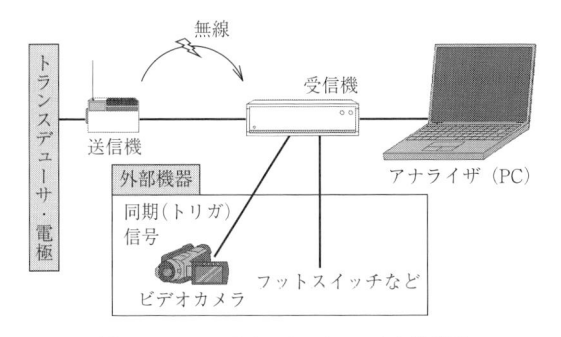

図 1.105 マルチテレメータシステム構成図

マルチテレメータシステムは，信号を増幅するヘッドアンプ，信号を無線で送るための送信機，送信機からの電波を受信し無線復調を行うための受信機および，波形の表示，演算，記録を行うアナライザ (PC) で構成される。またヘッドアンプは他のポリグラフ同様プラグイン方式で，目的に合わせて測定項目を組み合わせることができる（表 1.13）。

送信機から受信機までを無線でデータ送信することで，ケーブルにとらわれず無拘束な状態での生体情報測定を自由に行えるのがマルチテレメータシステムの最大の特徴である。送信距離についてもこれまでは最大数十 m の範囲であったが，近年，環境によっても異なるが，約 200 m の長距離伝送が可能となり，競技グランド全域での計測が可能となるなど応用分野が広がっている。

また，センサ技術の向上により，筋電図を測定する部位をアルコールで拭き，両面テープで電極を貼り付けるだけですぐ筋電図が測定できるアクティブ電極も登場した（図 1.106）。

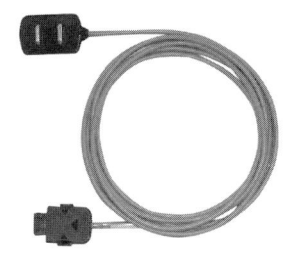

図 1.106 筋電図電極

従来のように角質処理などの前処理，電極ペーストが必要なく，コードの揺れによるノイズもほとんど混入しない。これにより，運動下での筋電図計測が非常に容易となり，無拘束下での生体情報測定が可能であるマルチテレメータシステムの特徴と合わせ，スポーツ研究，運動生理学，リハビリテーション，労働生理学など多くの分野に応用範囲を広げている。

1.6.6 心臓カテーテル検査システム

心臓カテーテル検査は，心血管内にカテーテルを挿入し，心臓の各部での内圧，血液酸素飽和度，心拍出量を測定して血行動態諸量を検査したり，挿入した電極カテーテルにより刺激伝導系組織の興奮を測定する重要な検査である。得られた計測値については直接患者の病態評価，あるいは手術適応の指標になるために厳密なデータ測定精度が要求される。さらに，これらの検査以外にも，バルーン，カテーテルを用いた代表的な治療法として，経皮的冠動脈形成術（PTCA）があるが，昨今ではステント，ロータブレータなどのデ

バイスを用いて，冠動脈の狭窄を治療する手法が行われるようになり，これらを総称して経皮的冠動脈インタベンション（PCI）と呼ばれている。また，不整脈の起源やリエントリの要となる部位を正確に同定し，カテーテル先端からの高周波通電で焼灼する治療（カテーテルアブレーション）も広く行われている。

つぎに，一連の心臓カテーテル検査の操作を自動化した心臓カテーテル検査システムの利点について述べる。

① 心臓カテーテル検査は，測定データに不備があっても再検査することが難しいが，自動化システムでは検査中にデータを確認しながら検査を進めることができる。

② 検査基準を一定に保つことができ，しかも検査精度が向上する。

③ 人間の手ではデータの解析にかなりの時間を要するが，自動化システムでは短時間で行うことができ，結果もレポートとして出力できる。したがって，大幅な省力化が可能になる。

④ データはDVD-RAMなどの記憶メディアに記憶できるために，保管が容易である。

〔1〕 システムの構成

心臓カテーテル検査システムは，心電図，心内圧，心拍出量などを計測する計測部，信号を一定間隔でサンプリングしてディジタル値に変換するA-D変換部，各種データ入力を行うキーボード/マウス，解析やレポート作成を行うマイクロプロセッサ部，計測波形，計測値や解析結果を表示するモニタ部，およびそれらを記録するレコーダ/プリンタ，それらを記憶するための外部記憶装置などから構成される。システムの構成を図1.107，また検査装置の外観を図1.108に示す。

通常，心臓カテーテル検査装置は，操作者のX線被曝を防ぐために別室に設置されることが多いが，患者に装着する電極コードやトランスデューサのケーブルを短くするようにヘッドアンプ部を含む計測モジュール部を分離して，ベッド近辺に設置し，アーチファクト混入防止や電気的分離による安全性向上をはかっている。

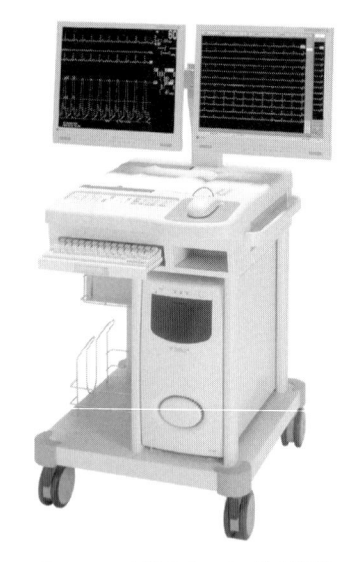

図1.108 心臓カテーテル検査装置

〔2〕 検査番号，ID登録

まず測定に先立って患者データ，検査番号の登録を行う。登録はキーボードから入力し，以後検査ファイルは検査番号で管理される。最近では，誤入力防止，および省力化のため，検査番号，患者データを記憶したカードリーダから読み込んだり，ネットワーク接続により，基幹システムから受け取れるようになっている。

〔3〕 血圧の解析

カテーテル法は，右心カテーテル法と左心カテーテル法がある。心臓には，右房，右室，肺動脈のように静脈血が流れている右心と，左房，左室，大動脈のように肺からかえってきた動脈血が流れている左心とがある。カテーテルを静脈から右心に入れて測定するのを右心カテーテル法，左心に入れて測定する方法を左心カテーテル法という。また，動脈系から心臓（左心）へ入れる方法を，血液の流れに逆らって（血流と逆に）カテーテルを進行させるので，逆行性という。

おのおのの部位での血圧は，図1.109に示すようにそれぞれ独自の波形をもっており，また圧の大きさは定まった範囲内にある。ところが，これが各疾患によって変わってきてしまう。もしどこかで普通以上の高い血圧を示すところがあったとしたら，それより前方に血流の通りにくいところがあるか，または欠損があって動脈血が流れてきているのか予想できる。カテーテルの走行に伴い血圧が低くなり，その手前が異常に高い場合は，圧の変化のあったところに狭窄が認めら

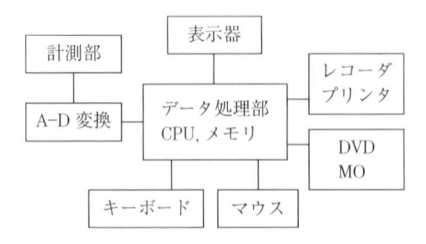

図1.107 心臓カテーテル検査システムの構成

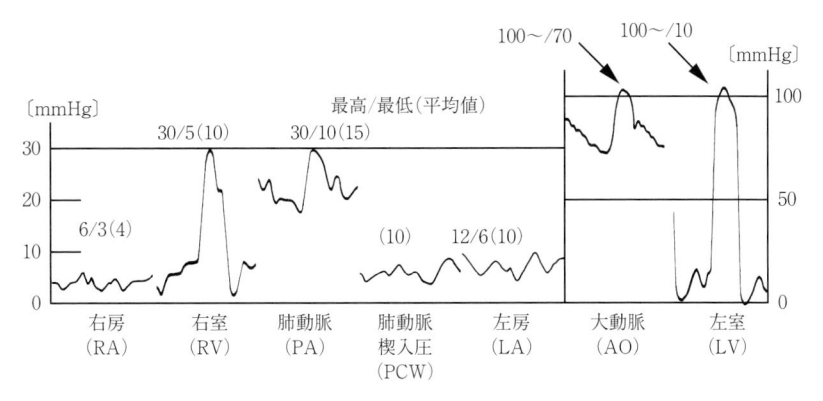

図 1.109 心臓の各部での圧波形，圧値

れる。

測定に際しては，まずカテーテルを心臓の測定したい部分まで進め，アーチファクトのない適当な波形が測定できたら，カテーテルの心臓内の位置をキーボードから入力することにより血圧値を自動解析できる。

図 1.110 に左心室圧の解析例を示す。

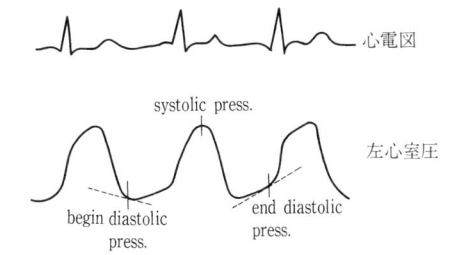

systolic press.：1心拍内の最高圧
begin diastolic press.：dP/dt の値が最初に $-50\,\mathrm{mmHg/s}$ よりも大きくなったポイントの圧値
end diastolic press.：dP/dt の値が最初に $150\,\mathrm{mmHg/s}$ よりも大きくなったポイントの圧値

図 1.110 左心室圧の解析例

〔4〕 圧較差および弁口面積

おもに弁膜症の診断に圧較差，弁口面積の測定が行われる。まず，大動脈弁，僧帽弁，三尖弁，および肺動脈弁前後の心内圧を測定し，**図 1.111** のように圧較差，収縮期駆出時間，または拡張期充満時間を測定すると，入力した心拍出量を用いて，式 (1.19) より弁口面積が測定される。

$$A = \frac{F}{K \times C \times \sqrt{MVG}} \quad (1.19)$$

ここに，A：弁口面積 $[\mathrm{cm}^2]$，F：拡張期，または収縮期に弁口部を通る血流量 $[\mathrm{m}l/\mathrm{s}]$，MVG：mean valvular gradient（平均圧較差 $[\mathrm{mmHg}]$），K

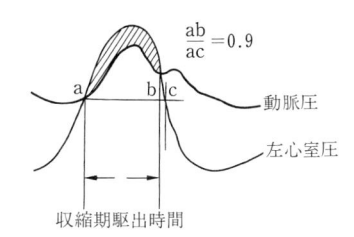

圧較差：斜線で示す収縮期における平均圧較差
収縮期駆出時間 (SEP)：収縮期駆出周期の開始点は左心室圧と心室圧のダウンスロープが開始点の圧と等しくなる点までの長さの90%をSEPとする

図 1.111 同時圧測定による圧較差，収縮期駆出時間測定法

(44.3)：Gorlin によって導かれた定数，C：経験的定数，僧帽弁の場合は 0.85，それ以外の弁の場合は 1 である。

〔5〕 血液酸素飽和度，心拍出量

先天性心疾患患者の血行動態の診断には，心短絡を確認し，位置を明らかにして定量化する必要がある。そのために心腔内各部より採取した血液の酸素飽和度の値をキーボードからオフライン入力する。さらに酸素消費量を入力すると，フィック (Fick) 法により体血流量，肺血流量，短絡量，肺体血流量比などが計算される。

心拍出量の計測方法は，前述の Fick 法によるもののほかに，Swan-Ganz カテーテルを使用して熱希釈法などを用いてシステム計測部で直接計測できるものもある。

表 1.14 に心拍出量，血液酸素飽和度から求められるパラメータを示す。

〔6〕 そ の 他

以上，おもに血行動態諸量の解析について解説した

表1.14 心拍出量，血液酸素飽和度から求まるパラメータ

計測項目あるいはオフライン入力		算出されるパラメータ	
CO	心拍出量	CI	心係数
BSA	体表面積	SV	1回拍出量
HR	心拍数	SI	1回拍出係数
Hb	ヘモグロビン	O_2 content	酸素含有量
O_2 saturation	酸素飽和度		
O_2 consumption	酸素消費量	SBF	体血流量
O_2 saturation	各指定部位の酸素飽和度	PBF	肺血流量
BP	各指定部位の平均血圧	EPBF	有効肺血流量
BSA	体表面積	PVR	肺血管抵抗
		PVRI	肺血管抵抗係数
		SVR	体血管抵抗
		SVRI	体血管抵抗係数
		PVR/SVR	肺体血管抵抗比
O_2 saturation	各指定部位の酸素飽和度	BFR	肺体血流量比
		L → R shunt	左→右シャント量
		R → L shunt	右→左シャント量
		L → R shunt %	左→右シャント率
		R → L shunt %	右→左シャント率

が，そのほかにも心臓電気刺激装置と組み合わせて心腔内心電図を測定し，不整脈の起源やリエントリ回路を同定する検査，また，それらの部位を高周波で焼灼するカテーテルアブレーションや，カテーテルを使用した各種治療（PCI）の際の患者監視装置としての用途がある。今後，心臓病の増加と相まって本装置の必要性は，増加するものと思われる。

1.6.7 心臓電気生理検査システム・刺激装置[1),2)]

心臓電気生理学的検査（electrophysiology studies：EPS）は，心腔内に電極カテーテルを挿入し，心臓刺激を併用しながら心腔内の各部で発生する電位を記録し，不整脈の有無や種類，発生のメカニズム，重症度などを診断するための検査法である。心臓電気生理検査システムはこの心腔内電位（心腔内心電図）などの記録を行うために用いられる装置である（図1.112）。

通常の検査においては心臓電気刺激装置（カーディアックスティムレータ）と組み合わせて心臓刺激（心臓ペーシング）を行い，刺激伝導系の評価や不整脈の誘発，停止などを行う。そこで得られた情報は不整脈に対する薬効評価やペースメーカ，植込み型除細動器（ICD），経皮的カテーテル心筋焼灼術（高周波カテーテルアブレーション）などの治療手段の選択，実施にあたり重要な指標となる。

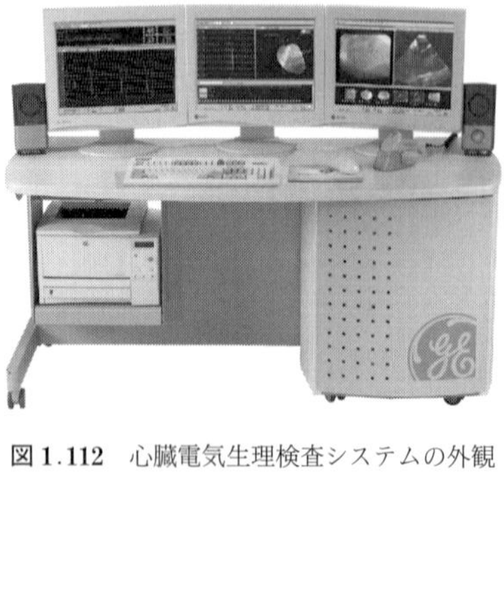

従来は診断が主たる目的であった電気生理学的検査であるが，1990年代以降急速に普及してきた高周波カテーテルアブレーションによって心臓電気生理検査システムへの要求も診断から治療にわたる幅広い支援機能が求められるようになった。このため心臓電気生理検査システムは従来の心臓カテーテル検査システムとは別にアブレーション支援のための専用装置として海外メーカを中心に独自の発展を遂げてきた。

心臓電気生理検査システムに求められる要件としては下記のようなものが考えられる。

・多チャネルの心腔内心電図が精度よく，かつ容易に測定できること。
・大容量の保存媒体へデータ収録ができ，容易に読み出して計測などのデータ整理ができること。
・心臓刺激装置と連携して操作できること。
・アブレーション装置と連携して使用できること。
・3Dマッピング装置と連携して使用できること。
・波形の計測，解析の機能をもつこと。
・X-RayやEcho装置などの画像を取り込めること。

〔1〕 システムの構成

代表的な心臓電気生理検査システムは，体表面心電図，心腔内心電図，観血血圧（必要に応じて非観血血圧，S_pO_2など）を測定してA-D変換を行ってディジ

図1.112 心臓電気生理検査システムの外観

1.6 多用途測定記録装置

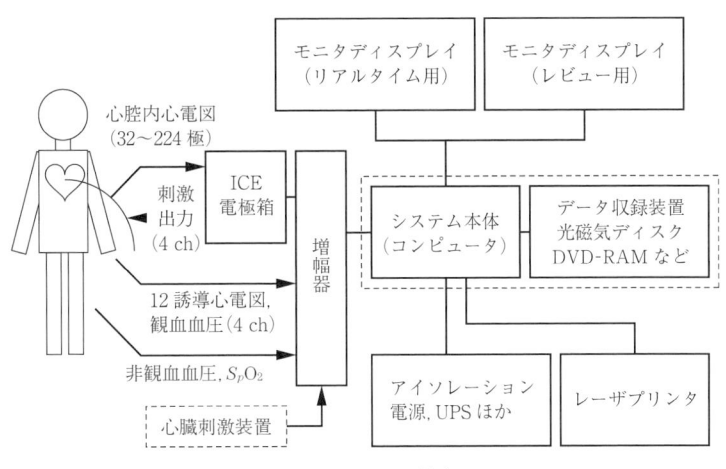

図 1.113 システム構成図

タル信号に変換する増幅器と，増幅器からディジタル信号を取り込んで波形処理やデータ収録，システムのコントロールを行うシステム本体（コンピュータ）ならびにデータ収録装置（コンピュータに内蔵），モニタディスプレイ，レーザプリンタ，ならびにアイソレーション電源などの周辺ハードウェアで構成されている（図 1.113）。

増幅器は検査のレベルにより要求される心腔内心電図のチャネル数が異なる。簡単な診断 EPS 向けの 8〜16 チャネル（16〜32 極）程度のものから高度な高周波カテーテルアブレーションに対応した 112 チャネル（224 極）の多チャネルまで多くの種類がある。極数が非常に多いためハイエンドのシステムでは電極箱を 32 極程度のブロックに分けて，ブロック単位でソフトウェアで電極の組合せを行えるようにしている装置が多い。また，心臓電気刺激装置の出力はいったん増幅器に接続され，電極箱を介して電極カテーテルの任意の電極からソフトウェアで切り換えて出力できるようになっている（図 1.114）。

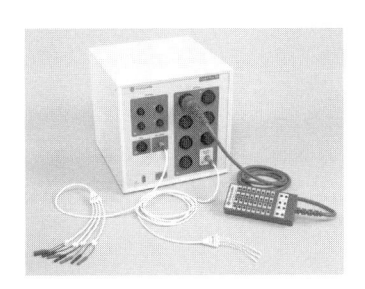

図 1.114 増幅器と電極箱

ディスプレイはリアルタイム波形を観察するためのリアルタイムモニタと，波形を取り込んでキャリパでのインターバル計測や波形解析，ログ入力を行ったりするためのレビューモニタから構成される。多チャネルの心腔内心電図波形を視認性よく表示するために解像度は 1 600×1 200 ドット程度あることが望ましい。このほかに，X 線装置からビデオ信号を入力して電極カテーテルの留置部位を静止画として取り込むためのイメージ用モニタを加えて 3 ディスプレイ構成とする場合もある。

記録媒体は，心腔内心電図の多チャネル化と波形や X 線画像などの静止画情報の増加に伴い，大容量のメディアが要求されるようになってきた。最近では従来の光磁気ディスク（2.6 GB 程度）からさらに大容量の DVD-RAM ディスク（9.4 GB 程度）に移行しつつある。

プリンタは，ディスプレイで波形のフルディスクロージャを行うことができるため，従来のような連続波形記録器（チャートレコーダ）の需要は薄れ，ページプリンタ（レーザプリンタ）が主流になっている。

〔2〕 心腔内心電図の測定

1） カテーテルの留置部位と波形　　図 1.115 は基本的なカテーテルの留置部位と心腔内心電図波形である。電極カテーテルは高位右房（high right atrium：

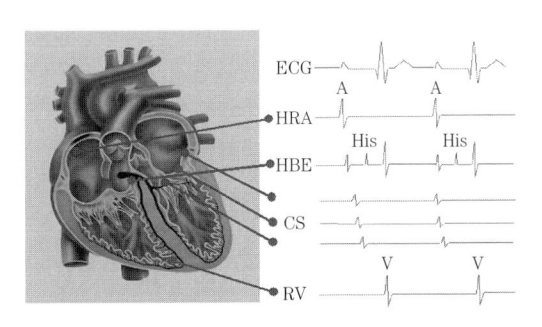

図 1.115 カテーテルの留置部位と心腔内心電図波形

HRA),ヒス束（his bundle electrode：HBE），右室心尖部（right ventricle apex：RV）に置かれることで洞結節から発生した電位が刺激伝導系を伝わって心房，房室結節，ヒス束，心室まで伝達する過程を波形として記録することができる．また冠静脈洞（coronary sinus：CS）へ多極のカテーテルを留置することで左心側の房室電位伝搬を知ることができ，WPW症候群のような頻拍を誘発する原因となる副伝導経路（accessory pathway）の位置を同定するような場合に有用である．

2）**心腔内心電図の導出**　心腔内心電図の導出には通常双極誘導を用いるが，経皮的カテーテル心筋焼灼術の際に焼灼部位の同定を行いやすくするためにアブレーションカテーテルの先端で単極導出を行う場合もある．心腔内心電図記録をするための一般的なフィルタセッティングは以下のとおりである．

高域通過フィルタ：30 Hz（双極），0.05 Hz（単極）
低域通過フィルタ：300～500 Hz（双極，単極）

一般にヒス束電位記録には300 Hz程度の帯域は必要といわれているが，測定環境と検査目的に応じて最適なフィルタ設定を選択することが必要である．

3）**表示波形の選択**　基本的な波形表示順位は刺激伝導系の流れに沿って，高位右房（HRA），ヒス束（HBE），冠静脈洞（CS），右室心尖部（RV）とするものである．このほかにマッピング用の特殊なカテーテルやアブレーションカテーテルを使用する場合には，画面を分けて目的とする波形が見やすいように設定する．装置によっては最大64波形まで表示できる画面を8ページまで備え，検査の進行に合わせて見たい波形表示パターンに瞬時に切り換えることができる．

心臓電気生理検査システムでは多極の電極カテーテルを複数使用するため，電極箱に接続されたカテーテル電極の組合せをソフトウェアによって設定する機能をもつものが一般的である．症例ごとに設定した電極の組合せはコンフィギュレーションファイルとしてシステムに保存でき，同種の検査ごとに煩雑な設定を再度せずにすむようになっている（**図1.116**）．

記録速度は，通常の検査では100～200 mm/s程度あれば十分であるが，心腔内局所のマッピングなどの場合にはそれ以上の速度をもつことが望ましい．装置によっては800 mm/sまで対応しているものもある．

4）**データの収録**　検査中の心腔内心電図，体表面心電図，観血血圧などの波形は光磁気ディスク（MOD）やDVD-RAMディスクなどの大容量メディアに収録される．データ収録の方法としては連続収録とイベント発生時だけ収録する2通りがある．イベント発生時の記録は，手動でのページ単位のアップデー

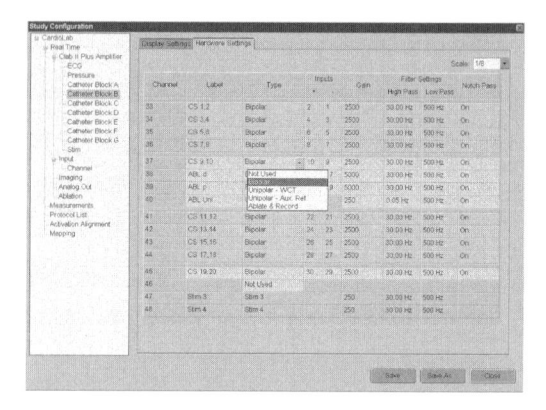

図1.116　カテーテル電極のコンフィギュレーション画面

トのほか，刺激装置の刺激パルスや不整脈検出，アブレーションRF出力開始などの各種条件をトリガにしての自動収録機能（オートセーブ）がある（**図1.117**）．

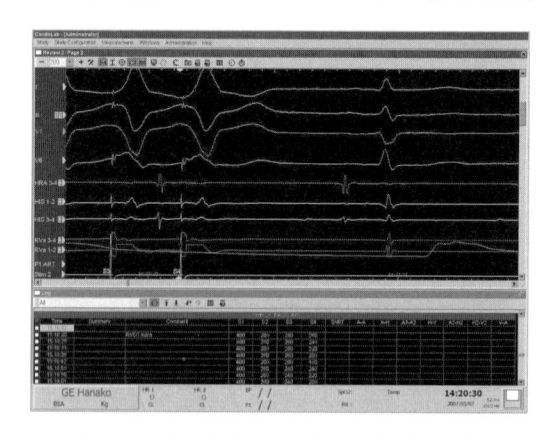

図1.117　刺激トリガによる波形の自動収録機能

自動収録機能をもつ装置では，波形が収録されるごとにイベント発生時間に加えてイベント情報がログに記録される．例えば，刺激パルスを検出して取り込んだ場合には各刺激インターバルを自動計算してその数値がログにエントリされる．このログ情報と収録波形とはリンクしているためログのイベント情報からその時間の波形を瞬時に呼び出すことができるようになっている．この機能の良否は，膨大な電気生理検査データの編集を行う際の使い勝手に大きく影響するため重要である（**図1.118**）．

ログから選択された波形はレビュー画面に表示され，キャリパを用いて手動で即時に波形インターバルを計測することができる．

5）**アブレーション情報の記録**　高周波カテーテルアブレーションが実施される場合には，アブレーション装置のもつ焼灼情報を心電図波形情報と関連づけ

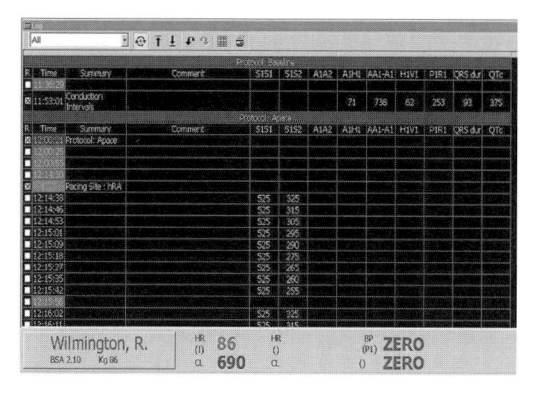

図1.118 イベントログ画面

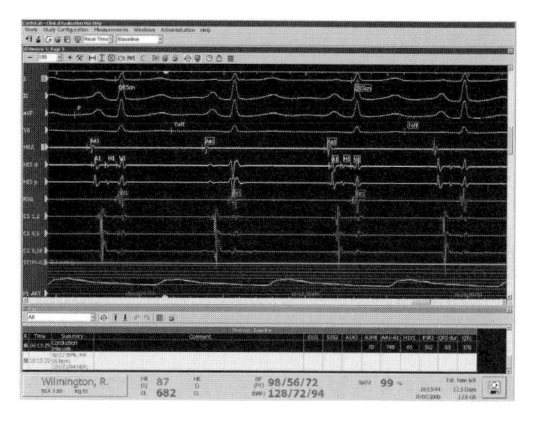

図1.120 インターバル解析の例

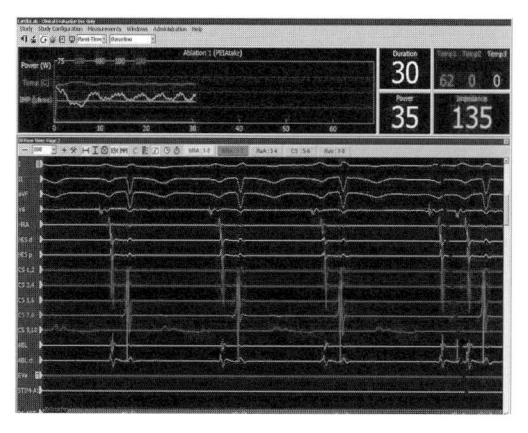

図1.119 アブレーション情報の表示

てシステムに取り込むことが必要になってくる。心臓電気生理検査システムは各社のアブレーション装置からシリアル通信ポートなどを介して焼灼情報（通電時間，出力，温度，インピーダンスなど）を取り込みグラフ化して術者に示す機能をもつ（**図1.119**）。

また，電極カテーテルの留置部位を確認するためにX線装置の画像をビデオ信号として入力し，静止画として保存する機能をもつ装置もある。

6) 波形の解析 心腔内心電図の解析は，基本的なものではA-A，A-H，H-V，V-Vなどの伝導時間（conduction interval）の検出，順行性，逆行性不応期，洞結節回復時間（SNRT）などがある。このほかにペースマッピング時の波形の相関度などを計算する機能をもっている装置もある。解析精度の問題はあるが検査や診断を支援する2次的な情報を提供する解析機能は今後重要になってくるものと考えられる（**図1.120**）。

〔3〕 **刺激装置**

心臓電気刺激装置（カーディアックスティムレータ）は，通常，心房と心室刺激を行うための2系統以上の出力を備えている。心臓に刺激を加えるため，出力はアイソレートされている。刺激パルスの振幅は，電圧設定のものと電流設定のものがあるが，電圧出力が一般的になっている。心房刺激は順行性の刺激伝導，心室刺激は逆行性伝導の検査などに使用され，各種の刺激パターンを用いて刺激伝導系の評価や不整脈の誘発・停止などが行われる（**図1.121**）。

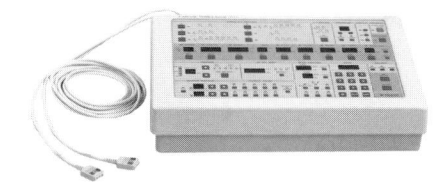

図1.121 心臓電気刺激装置

装置にはルーチン検査で用いられる連続刺激，バースト刺激，プログラム早期刺激などのいくつかの基本的な刺激パターンを内蔵している。使用者は検査目的に応じた刺激パターンを選択してパルス間隔や持続時間などのパラメータなどを設定し，電極カテーテルから心臓に刺激を加えて検査を行う。設定したパラメータは内蔵メモリに保持して再読出しができるようになっているものが一般的である（**図1.122**）。

通常，心臓電気生理検査システムと組み合わせた場合には，心臓電気生理検査システムを経由して刺激出力を行うようになる。刺激部位（カテーテルの電極）の切換えは，心臓電気生理検査システム側で行うことができる。

〔4〕 **心臓電気生理検査システムの今後**

心臓電気生理学的検査は，高周波カテーテルアブレーションなどの治療手技の進展に伴い対象とする症例も拡大し，従来は難しかった心房細動へのアプローチも積極的に行われてきている。

刺激法と刺激部位	検査項目	基本刺激パターン
心房持続刺激 心房バースト刺激	洞機能回復時間 心房不応期 房室結節不応期 上室性頻拍の誘発/停止	S1 S1 S1 …………… S1
心室持続刺激 心室バースト刺激	心室不応期 逆行性伝導の有無 上室性頻拍の誘発/停止 心室性頻拍の誘発/停止	
心房早期刺激	心房不応期 房室結節不応期 上室性頻拍の誘発	Extra Pacing ↓ S1 S1 S1 S1 S1 S2
心室早期刺激	心室不応期 逆行性伝導の有無 心室頻拍の誘発 上室性頻拍の誘発	

図1.122 心臓刺激法と刺激パターン

今後, 心臓電気生理検査システムとして求められるのは, CT, MRなどの画像診断機器, 3D心腔内マッピング装置などと情報連携を行い, 電気生理学的情報に形態学的情報を加えることで, より正確で安全な検査, 治療に有益な情報が提供できるようなシステムとしての発展性であると思われる.

1.6.8 心内心電図マッピングシステム
〔1〕歴　　史

心内心電図マッピングシステムは, 心臓カテーテル検査装置に類別され, その派生発展型である. 1969年にScherlagらがカテーテル電極によるヒス束電位記録法を確立した後, 心内電位記録法は飛躍的に普及した. さらに1980年代に, 安全な高周波カテーテルアブレーション装置が登場してから, その治療戦略を立てるための情報として, 不整脈の興奮伝導様式, 異常興奮部位や最早期興奮部位をより正確に推定するために, 多数の電極カテーテルを挿入して多点の心内電位を記録する, いわゆるマッピング法が不可欠となってきた. しかしながら, 一度に心臓に挿入できる電極カテーテルの数には限度があり, 必然的に心臓の興奮を解明するための情報量にも限界が生じていた. そのため, 新たな技術を用いたマッピング専用装置が考案されることとなった.

臨床心臓電気生理検査において, 専用装置としてのマッピングシステムは歴史が浅く1990年代はじめに, Endocardial Solutions社（米国）やBiosense社（イスラエル）などが創設され, 多数の心内電位をカラーコード化し, その情報をコンピュータグラフィックスで心臓3Dモデル（以下, ジオメトリ）に描写するという, 電位情報と空間的座標情報の融合というマッピングコンセプトで製品開発を行ってきた. 両社ともに1990年代後半には製品化し, それぞれエンサイトシステム（図1.123）, カルトシステムとして米国FDAの承認を受け, その後本邦においても承認・市販されている.

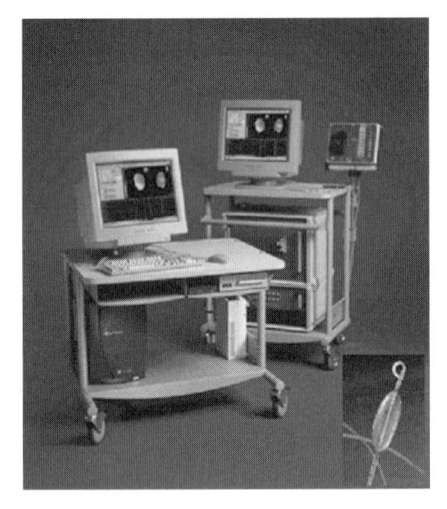

図1.123 エンサイトシステム外観

〔2〕機　　能

これらの装置の機能的特長としては, まずカテーテルナビゲーション機能を有していることがあげられる. この機能自体は直接, 心内電位情報の量や質を左右するものではないが, 先述のジオメトリを作成する際に必要な, 座標情報を獲得するためには必須の機能となる. ナビゲーション機能とは, 心腔内の電極カテーテルの位置をコンピュータ上に表示する機能で, X線透視装置を用いずにカテーテル操作することも可能

である．原理的に磁気センサあるいは特殊な配列をもった専用カテーテルなどが必要となる．

・メイン機能であるマップ表示方法としては，心内電位から得られた心筋局部の興奮タイミングや興奮ボルテージを同一値ごとにカラーコード化し，等時図（アイソクロナルマップ）あるいは等電位図（アイソポテンシャルマップ）としてジオメトリに描写する手法が一般的である．さらに，これらの情報をもとにコンピュータ解析を行い興奮動画として表示することも可能であり，心内心電図を視覚的に理解するうえでのインタフェースとして機能する．

また，不整脈解析を主目的としていることから，体表12誘導心電図測定機能は有しているものの，血圧などの血行動態測定機能はない場合が多いので，実臨床使用時には別途器械を併用することが望ましい．

〔3〕 マッピング方法

これらのマッピングシステムの登場により，以前は挿入カテーテルの数に依存していた心腔内の局所興奮の情報量，解像度は劇的に向上した．先述のカルトシステムとエンサイトシステムを例にとると，前者は，ナビゲートされた電極カテーテルの座標情報をコンピュータに記憶させると同時に，その座標の電位情報（相対的タイミング，波高）を記憶させる「ポイントバイポイント」の手法により，論理的にはコンピュータ処理の許容値まで無制限にポイント数を得ることが可能となった（実臨床使用においては，数十～数百ポイントが必要である）（**図1.124**）．

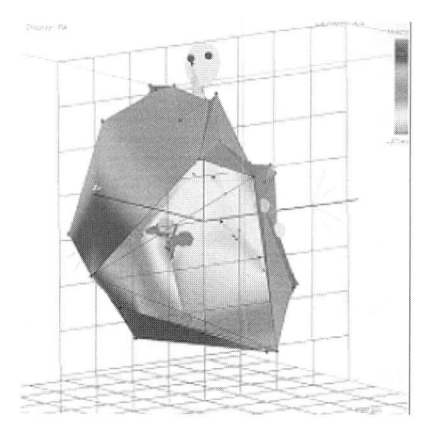

図1.124 カルトシステム

また，後者においては，専用のカテーテル（エンサイトカテーテル）を用いて，心内膜には非接触の状態でカテーテル周辺の電界情報を瞬時に読み取り，ジオメトリ作成時に得た座標情報をもとに，約3 000ポイントの心内心電図を演算する「ノンコンタクト」法が用いられている（**図1.125**）．

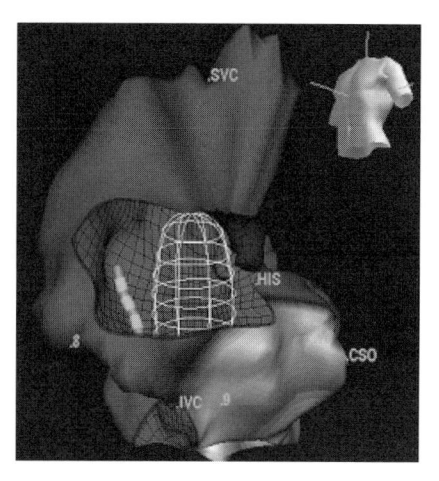

図1.125 エンサイトシステム

両法とも一長一短あるが，「ポイントバイポイント」法の場合，マッピング中は心臓のリズムを一定に保つ必要があり，例えば，期外収縮などは，十分なポイントが収集できるまで期外収縮を誘発し続けなければならない．また一方，「ノンコンタクト」法では，演算によるバーチャル波形であることから，真の電位と比較した場合に潜在誤差があることを考慮しておかなければならない．

〔4〕 今　　　　後

元来，心内電位情報量を増やすこと，あるいは心内心電図の視覚的インタフェース能力を向上させることに主眼がおかれて開発されたが，今後はさらに，カテーテルの種類や電極数を問わないナビゲーション汎用性の向上や，CT，MRIなどの画像融合によりジオメトリ精度を向上させる研究が行われている．

引用・参考文献

1) 小川　聡：臨床心臓電気生理学マニュアル，医学書院エムワイダブリュー（1994）
2) 奥村　謙，沖重　薫：新高周波カテーテルアブレーションマニュアル，南江堂（2004）

1.7　脳　波　計

1.7.1　脳波の機序と臨床[1]

動物の脳の電気活動を初めて記録したのはR. Catonであるといわれているが，人間の脳から初めて電気活動を導出記録したのはH. Bergerであり，1929年にそのことが報告されている．このとき記録された電気活動が脳電図（electroencephalogram：EEG）と名づけられ，その後脳電図に関する研究が

広く始められた。日本では，1942年に名古屋大学勝沼教授により脳波という呼び方が提案され，それが今日まで引き継がれている。

脳波は0.5～60 Hzの周波数成分が重畳した電位変動であるが，通常頭皮上から導出するため，頭蓋骨などの影響で心電図の1/1000程度の数μV～数百μV（マイクロボルトは1/100万ボルト）といった非常に微弱な電位として記録される。

今日脳の疾患を発見するためにCT, MRI, PETなどの画像診断装置が多く用いられているが，これらの装置では気質的な異常は容易に発見できるが，機能的な異常の発見には難しい状況にある。特に，てんかん疾患においては特異な脳波が出現することが発見されてからは，脳波検査はその治療のためには必須事項となっている。また，A. RechtschaffenとA. Kalesが1968年に睡眠段階の標準判断基準を発表してからは，終夜睡眠ポリグラフ検査においても脳波が必須パラメータの一つとなり，睡眠時無呼吸症候群などの睡眠障害に関する疾患の診断に有用な情報を提供している。

このように今日では，脳波検査は神経・精神科領域の疾患に限らず，あらゆる領域の疾患にかかわる検査となっている。これは，大脳の生理機能が各種疾患に深く影響を及ぼしていて，脳波によりその指標が得られるからである。そのため脳波は，各種疾患を診断するためのパラメータの一つとして用いられているとともに，治療経過のフォローアップ手段としても有用なものとなっている。

1.7.2 脳波計
〔1〕 概　　要

10数年以上前，脳波計が純粋なアナログ技術で設計されていたころは，その用途に応じて大きく二つのタイプに分類されていた。一つは専用脳波計であり，もう一つは多用途脳波計である。しかし，ここ10数年間のディジタル技術の発展により，純粋なアナログ技術から開発されたアナログ脳波計から，パソコン（PC）を中心とするディジタル技術を大幅に採用したディジタル脳波計が主流となっている。

またその用途は，ルーチンの脳波検査，てんかんの長時間モニタリングからさまざまな研究的な目的と幅広く，脳波のみでなく心電図（ECG），筋電図（EMG），呼吸，眼球運動（EOG），脈波などのような各種生体現象も同時記録できるように設計されている。

これら各種生体現象はより高度な脳波検査を目的として，つぎのような場合に脳波と併用して使用される。
① 脳波判読時に異常脳波とアーチファクトとの判別（ECG, EMG, EOG, 呼吸, 体動など）
② 睡眠脳波計測（ECG, EMG, EOG, 呼吸, 体動など）
③ 特異症候群の研究（EMG, EOG, 呼吸, MV, 音など）
④ ICU，手術室でのモニタ（ECG, EOG, 呼吸, 血圧など）
⑤ 薬効（ECG, EOG, 血圧など）

など。

さらに，ディジタル脳波計の脳波判読の補助機能の特徴として
（1） 測定後のモンタージュの変更
・測定後のアンプ条件・フィルタ条件の変更
・波形振幅・時間幅・周波数の計測機能
（2） ファイリング機能
（3） 脳波データ処理機能
・電位マップ機能
・周波数解析・周波数マップ機能
・スパイク波・発作波解析機能
（4） ネットワーク機能
・計測データの遠隔モニタリング機能
・院内情報システムとの連携

といった新しい機能が容易に使用できるようになっている。

図1.126はディジタル技術を搭載したディジタル脳波計の外観である。

〔2〕 機　　能

つぎに，ディジタル脳波計の機能について図1.127の構成図に従って説明する。

従来型の脳波計とは異なり，生体から導出された生体信号は電極接続箱内で前置増幅器を通したあと，電極選択器は用いず各電極ごとに増幅し，A-D変換器でディジタル信号に変換してから脳波計本体に送る。

本体側は電極接続箱からの信号，および，外部アナログ入力からのA-D変換信号を波形処理する信号処理部，A-D変換された信号を記録媒体に保存するディスクドライブ部，信号処理部の出力を記録紙に記録する記録部，信号処理部の出力波形や文字などを表示する表示部を有する。

信号処理部は上記各入力に対し，モンタージュ，感度切換え，および各種のフィルタをディジタル信号処理する機能をもち，記録部，表示部へ送るとともに，ディスクドライブ部に他の情報とともにデータ収録する機能をもつ。

また，記録媒体に保存された信号を再生する際にも，収録されたデータは信号処理部に入力され，測定時と同様の信号処理された後に，記録部，表示部に送

1.7 脳波計

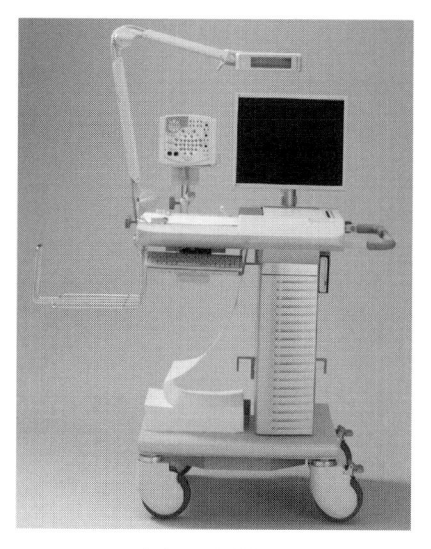

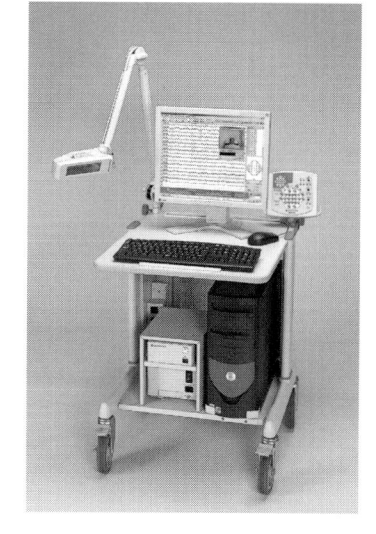

(a) 記録機付き　　　　(b) ペーパレス

図1.126　ディジタル脳波計外観

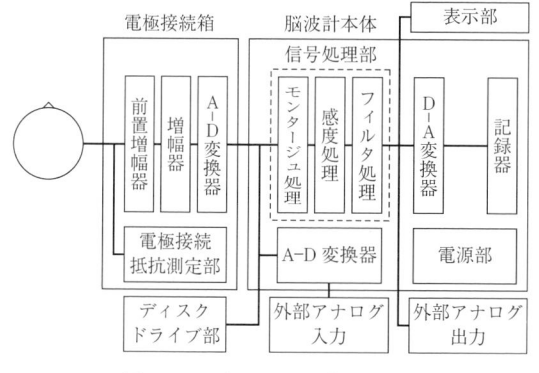

図1.127　ディジタル脳波計の構成

られる。

以上が基本的な機能概要であるが，ディジタル脳波計としての重要なポイントとしては，以下の機能があげられる。

（1）ファイリング機能：光磁気ディスクなどの電子媒体を利用した脳波データおよび関連情報の収録再生機能。記録紙保管の省スペース化，患者台帳管理，再検証の容易性などの検査の効率化と研究支援に効果。

（2）リモンタージュ機能：脳波検査後に再度，自由にモンタージュの組み直しができる機能。測定後に導出法を変更して特定の部分を再検証できるので有効。

（3）リフィルタリング機能：脳波検査後に再度，自由に各種フィルタの設定を変更できる機能。測定後にフィルタ設定を変更して特定の部分を再検証できるので有効。

（4）脳波データ処理機能：1次処理または2次処理による解析機能，リアルタイム脳波電位マッピング，FFT処理による周波数解析など。

さらに，用途別に要求される重要なポイントについては以下のものがあげられる。

（1）ルーチン検査

① 高性能生体増幅器：外来雑音の排除，多用途性，高感度などの性能が必須。

② 多様な導出法：単極，双極に加えて平均基準電極（AV），頭部外電極（BNE），ソースデリベーション（SD）などの導出法も有効。

③ 多用途入力チャネル：ECG，EMGなどを脳波と同時記録することで判読時の補助として有効。

④ 電極用集中コネクタ：一括式脳波電極を使用する際など電極を電極接続箱にすばやく装着できる。

⑤ 自動測定：校正信号，モンタージュ切換え，光刺激などの一連の動作をプログラム化することにより操作者の負担を軽減し，被検者に注意を集中できる効果。

⑥ 周辺機器との接続：被検者監視カメラを接続し生体信号と時間的な同期をとった形で映像を収録することで，判読の補助として有効。

（2）てんかんモニタリング脳波検査

① 多チャネル：64チャネル以上の増幅器と64チャネル以上の画面上での波形表示。

② ミニ電極接続箱：被検者がベッドから移動する際など電極を電極接続箱にすばやく装着できる。

③ 画面メモリ機能：検査中に必要な波形を内部メモリに一時記憶し，画面上に表示できる機能。突発波の検証などに有効。

④ 周辺機器との接続：被検者監視カメラを接続し生体信号と時間的な同期をとった形で映像を収録することで，判読の補助として有効。

⑤ 長時間連続測定機能：数日間連続してデータ収録を行い続けられ，さらにデータ収録動作を停止することなく収録されたデータを再生できる。

〔3〕 脳 波 用 電 極

脳波導出用として頭皮に装着する電極は，一般的に皿電極と呼ばれるタイプが多く用いられて，その材質は安定性（分極電位が小さいなど）の理由から銀（Ag），または銀/塩化銀（Ag/AgCl）の2種類がほとんどで，銀は通常の脳波検査，銀塩化銀は脳誘発電位検査で用いられるケースが多い。

最近は皿電極タイプに代わって，複数の脳波電極があらかじめ10-20法に準じて配置された帽子状のものも増えつつある。この電極の特徴は，皿電極タイプのように導出部位に1本ずつ脳波ペーストを付けながら装着する必要がなく，頭部に一括して装着できることであり装着時間の短縮に役立っている。

その他の生体現象測定用として脳波計で用いるおもな電極をまとめると**表1.15**のとおりである。

表1.15 脳波計で用いるおもな電極

項 目	種 類	使 用 法
EMG	脳波用皿電極	頤筋より双極導出
EOG	脳波用皿電極 ENG電極	片側の眼外側縁の上部と対側の眼外側縁の下部より単極導出
呼 吸	サーミスタ	鼻または口の前に貼り付け，吸気，呼気の温度を検出
	呼吸バンド	炭素入りチューブを胸部または腹部に巻き，伸縮による抵抗の変化で検出
脈 波	光電式	耳もしくは指尖に装着し，血中での光量変化を透過または反射式で検出
	圧電式	胸部または腹部に貼り付け，脈拍による振動を圧電素子で検出
体 動	ストレインゲージ	ベッドのひずみを検出
	圧電式	手足に固定して検出

〔4〕 今　　　後

（1） 臨床現場での脳波検査に対応するため小型，機動性，操作性など，手軽に一般の環境下で効率的に脳波検査を行えることがポイントである。そこでトータルの効率化のためには，機器本体のみに集中することなく，電極の装着方法から周辺機器との接続まで検査全体を考慮した製品開発が要求される。特に，データ管理やデータ処理に関する技術の導入，脳波電極の改良などの積極的な開発姿勢が必要であろう。

（2） 近年，脳機能計測の手段として脳磁気図（MEG），核磁気共鳴映像法（MRI）が研究分野で注目されているが，これらが脳波計にとって換わっていくものではなく，おのおのの機器の特徴を生かした使い方になるであろう。

その意味において，脳波計の最大の特徴である無侵襲，安全，低価格は今後とも生かされ，本来の脳波検査に加えて，睡眠脳波測定，薬効，感覚計測などに活用されていくと考える。

一方，脳波計のディジタル技術導入は，ファイリングおよびネットワーク化の普及を伸長させて，脳波検査の運用形態を変化させるであろう。さらに将来，画像技術，波形処理技術の向上と機器への採用に伴って，紙記録上での直接的脳波判読から脳波解析機能による判読への移行となって，脳波検査が改革されることも考えられる。

1.7.3　脳波マッピングシステム
〔1〕 概　　　要

脳波マッピングは，頭皮上から検出された脳波，または，誘発電位をもとに電極装着点以外の部分を補間法によって推定し，2次元，あるいは3次元画像として表示する機能である。以前は，アナログ脳波計との組合せでこの機能を実現するための専用装置があり，トポグラフィ装置とか，脳波マッピング装置と呼ばれていた。しかし最近は，ディジタル脳波計が主流となったり，パソコン（PC）の飛躍的な性能向上と低価格化により，比較的高価だったマッピング専用装置はしだいに影を潜め，代わりに，ディジタル脳波計上でさまざまな脳波解析ができるようになったり，ディジタル脳波計でファイリングされた脳波データをPCに読み込み，さまざまな脳波解析ができるシステムが登場してきている。

〔2〕 脳波マッピング

マッピング手法そのものはすでに一般的になっており，2次元的，あるいは，3次元的にとらえられる点や視覚的に認識しやすい点，変化をダイナミックに見られる点などが受け入れられている。以下にマッピングの原理，手法について簡単に述べておく。

脳波の波形や誘発電位の波形は，従来からいろいろな手法で分析されてきた。しかし，導出電極数の増加や検査対象の増加などで，波形そのものの判読・分析

といった手法では時間がかかり過ぎたり，経験に頼る必要があったりする。最も短時間で解析したい，解析結果の判読が少しでも容易になるような方法はないか，というような要求にこたえる形でマッピング手法が登場した。12～16チャネル（電極）の入力信号をもとに，電極間の電位分布（またはエネルギー分布）を補間によって推定し，2次元，あるいは，3次元の画像イメージを作成して色分けなどの処理を行い，表示するのがマッピング手法の基本である。山岳地帯の等高線地図を，高さの段階ごとに色分けしたようなイメージのものである。マップは，基本的には以下の3種類に分類される。

1) **エネルギーマップ**　脳波などのデータを取り込み，FFT などの方法でパワースペクトルを求め，例えば α，β などの周波数帯域ごとにエネルギーの分布状態を表示する。どの部位にどんな周波数成分の信号が存在しているのかが一見して判別できる。

2) **振幅マップ**　誘発反応において，刺激点から一定時間後の各チャネルの反応電位を求め，その分布状態を表示する。刺激からの時間を少しずつ変化させながら電位マップを高速に連続表示すれば，誘発反応の伝搬過程をアニメーション的に把握できる。

3) **潜時マップ**　誘発反応において，刺激から反応が出るまでの各チャネルごとの潜時の分布状態を表示する。刺激が各部位に反応を引き起こすまでの時間差を一つの画面で把握することができる。

ディジタル脳波計や PC が高性能化したことにより，処理用のソフトウェアを組み合わせるだけでマッピングが実現できてしまうし，さらには実時間でマッピング表示できるものも現れている。ファイリング中の脳波データをそのまま信号処理しマッピングすることで，「リアルタイムマッピングが可能な脳波計」になってしまうのである。

〔3〕　その他の脳波データ処理

ディジタル脳波計の普及により，脳波データを「記録」ではなく「処理」するという流れが加速されると思われる。データ処理自体が専用の装置で行われてきた従来と異なり，ディジタル脳波計が主流となったり，PC の普及がさらに広まってくれば，従来専用的な施設が中心となって解析されてきたような内容のもの，例えばスパイク波・発作波の自動検出，睡眠ステージの自動解析や睡眠時無呼吸（SAS）の自動検出といったものの一般臨床診療の場への普及が加速されることが予想される。

また，頭皮上から測定された脳波から，大脳のどの部位から発生したものであるかを推定するダイポール解析や，ダイポール推定された部位と CT 画像や MRI 画像とを組み合わせて提示するような高次脳機能解析も，その解析結果をより容易に一般臨床診療のための情報として提示できるようになることも期待される。

1.7.4　光刺激装置[2]

光刺激装置は，光の明滅やちらつきによって，てんかん発作が誘発されることは古くから知られていることから，臨床的な脳波診断に使用されている。

強い光，例えば，ストロボスコープの閃光を被検者の眼前で点滅させると，正常人では突発性異常波を示すことはほとんどないが，てんかん患者のうちのあるものでは脳波に突発異常波が出現し，さらにてんかん発作が誘発されることもある。最近では白色の閃光刺激だけではなく，各種の色光刺激，図形による視覚刺激などによる異常波の賦活効果が研究されている。

〔1〕　フラッシュ刺激

脳波記録が行われ始めた初期には，回転板による点滅刺激装置が誕生，その後ストロボスコープによる白色の閃光刺激装置が出現し，現在，臨床あるいは応用研究領域で標準的な方法として広く一般に用いられている。多くの脳波計にはこのフラッシュ刺激機能が標準で装備されている。

装置としては発光量，繰返し周期などを変えられるようになっている。カメラのストロボ発光装置と同様の発光エネルギーを蓄えるコンデンサを内蔵し，瞬時にキセノン管でそのエネルギーを発光させる。脳波記録の場合は，約 0.6 ジュール〔J〕か，それ以上のエネルギーが使用される。

また，発光部に使用できる橙色，あるいは，赤色のフィルタが用意されているものもあり，これにより色光刺激を実現できるようにもなっている。

〔2〕　図形刺激

突発性異常波，あるいは，てんかん発作を誘発するのに有効な刺激に使用される図形には，縞模様，水玉模様，格子縞などがある。図形刺激の場合，図形を一定時間凝視させる方法と，フラッシュ刺激と同様に，図形を点滅させる方法がある。あるいは，格子縞模様では，テレビのスクリーンを用いて格子の白黒の部分を交互に反転させる方法もある。

フラッシュ刺激の発光部に縞模様，水玉模様，あるいは，格子縞のフィルタを用意することにより，容易に図形刺激を行うことができる。

引用・参考文献

1)　日本電子機械工業会編：改訂 ME 機器ハンドブック，コロナ社（1996）

2) 大熊輝雄：臨床脳波学，第3版，医学書院

1.8 筋電計・誘発反応測定装置

1.8.1 筋電図の機序と臨床

人体の筋は大別すると，骨格筋，平滑筋，心筋の三つに分類でき，これらの筋の活動電位を記録したものが広義の筋電図である。

一般的な臨床筋電図は，骨格筋から得られる波形をさす。

骨格筋は，四肢の動作，姿勢制御，歩行，呼吸などを司り，中枢からの命令と，末梢からのフィードバックによってつねに収縮と弛緩がコントロールされている。

神経や筋の疾患によってこのコントロールに異常をきたすと，四肢の運動機能低下，呼吸障害などを生ずる。筋電図波形を観察することにより，その疾患が筋原性（myogenic）なのか，末梢神経障害あるいは脊髄病変などの神経原性（neurogenic）なのかを鑑別したり，その障害部位や重症度の診断を行うことができる。

筋電図検査は針筋電図検査，表面筋電図検査，誘発筋電図検査に大別でき，これらの検査を行うための機器が筋電計である。

〔1〕 針筋電図検査

針筋電図検査に使用される針電極を図1.128に示す。

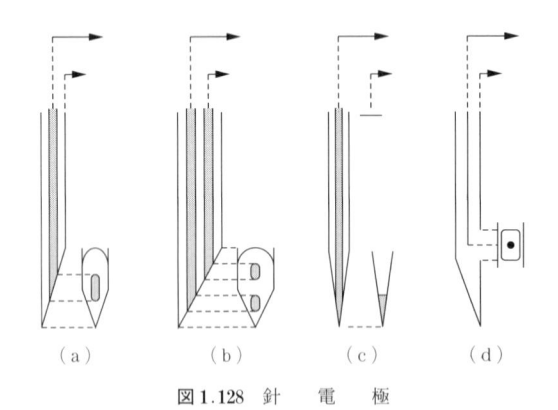

図1.128 針 電 極

最も一般的に使用される電極は同心針電極（図（a））で，直径約460μmの針電極を筋に刺入し，筋線維の活動電位を測定する。同心電極では中心電極面に面した半径0.5mm程度の半球エリアが忠実に記録できる範囲で，数mm離れると電位を忠実にピックアップできない。したがって，記録波形は数本あるいは10本程度の筋線維の電位の複合電位から成り立つ。針筋電図の記録例を図1.129に示す。

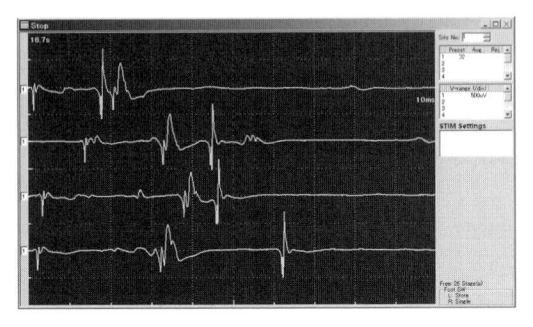

図1.129 針筋電図の記録例

針電極の図1.128の中で，図（d）を用いて行われる検査を単一筋線維筋電図（シングルファイバ筋電図）といい，神経筋接合部の疾患の診断に用いられる。

〔2〕 表 面 筋 電 図

表面筋電図は直径約1cmの銀皿電極を用いて測定され，筋全体の活動状態を計測でき，おもに動作学的な用途に用いられている。表面筋電図の記録例を図1.130に示す。

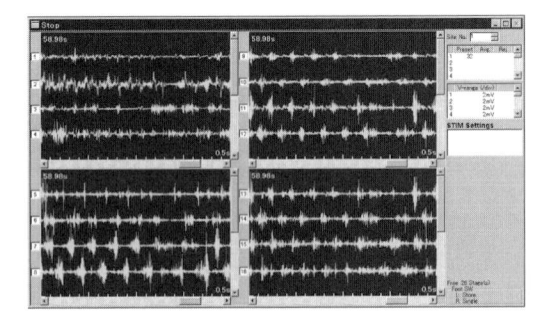

図1.130 表面筋電図の記録例

〔3〕 誘 発 筋 電 図

末梢神経を皮膚上または針電極により直接刺激し，刺激された神経に支配されている筋や，刺激部位の末梢側または中枢側の神経から得られる電位を測定する。

誘発された筋電図から，振幅，刺激からの反応時間，神経伝導速度が得られる。また，神経から直接得られる電位は感覚神経の診断に用いられる。

刺激する神経は，上肢では正中神経，尺骨神経，橈骨神経，下肢では腓骨神経，腓腹神経，脛骨神経が一般的であるが，障害を受けている筋によってさまざまな神経を刺激する。

1.8.2 誘発反応の機序と臨床

誘発反応は，音・電気・光などの刺激を生体へ与えることにより誘発される電位で，感覚受容器，末梢神

経，脊髄などを刺激し，頭皮上から導出される。

誘発電位は，通常の脳波の1/10～1/100程度の微小な電位で，同期加算法という手法を用いて得られる。

同期加算法の原理は以下のとおりである。

刺激信号に同期して，誘発反応を含んだ背景脳波をN回加算すれば，刺激信号に同期して誘発される反応波の大きさはN倍になり，背景脳波は刺激信号に同期していない波形（刺激信号に対してランダムな波形）とみなすことができ，N回加算後の波形の大きさは$\sqrt{N}$倍となる。したがって，反応波（同期波形）対背景脳波（ランダム波形）の比は，$N/\sqrt{N}=\sqrt{N}$となる。例えば，1000回の同期加算を行えば$\sqrt{1000}≒31$となり，反応波を認識できる場合は，同期加算する前の波形に比べて統計的には約31倍もよくなるという原理である。

誘発反応は刺激の種類によって以下のように分類される。

〔1〕 **体性感覚誘発電位**（somato sensory evoked potential：SEP）

上肢または下肢の感覚神経に，電気的あるいは機械的な刺激を与えることによって誘発される電位で，末梢神経から脊髄，脳幹，大脳皮質に至る長い神経路の機能障害の検索などに用いられる。

〔2〕 **聴性感覚誘発電位**

聴性感覚誘発電位は，音刺激による誘発電位で，刺激からの反応時間と刺激方法によって，以下のように分類される。

1) **聴性脳幹反応**（auditory brainstem response：ABR）　ヘッドホンやスピーカを用い，クリック音による刺激を行うと潜時10 msの間に6～7のピークをもった誘発反応が頭頂部を＋，同側耳朶を－とした導出により得られる。ピークは出現順にⅠ，Ⅱ，Ⅲ，Ⅳ，Ⅴ，Ⅵ，Ⅶ波と呼ばれ，この波は脳幹～中脳までを起源としている。

ABRは脳幹機能の検査，他覚的聴覚検査，手術中のモニタリングなどに広く利用されている。

2) **中間潜時反応**（middle latency response：MLR）　ABRと同様にヘッドホンまたはスピーカでクリック音による刺激を行うと，潜時10～50 msの間に反応が出現する。この波は中間潜時反応（MLR）と呼ばれる反応で，視床部近辺～聴覚野に起源をもつ反応といわれている。ABRほど臨床応用されてはいないが，聴皮質の反応を測定することができるのでABRと併用することにより，音の入力から大脳（一時聴覚野）までの経路の機能を検査することができる。

3) **頭頂部緩反応**（slow vertex response：SVR）　ABR，MLRに引き続き潜時50～500 msに出現するゆっくりとした反応で，頭頂部緩反応（SVR）と呼ばれる。SVRは聴覚野以降の音に関する大脳皮質の高次機能を反映していると思われるが，その起源は明らかではなく，また再現性もあまりよくないため，臨床での応用はあまりされていない。

〔3〕 **視覚誘発電位**

視覚誘発電位（visual evoked potential：VEP）は，網膜受容器に光刺激を与えたときに大脳皮質に生じる反応で，500 ms以内に反応波形が認められる。

VEPはその刺激の方法により，フラッシュVEPとパターンリバーサルVEPに分けられる。

波形の発生起源の詳細は，まだ完全には解明されていないが，視覚神経路の障害の有無や，半盲検査の診断の補助として利用される。

〔4〕 **事象関連電位**

事象関連電位（event related potential：ERP）には，刺激に対しその出現数を数えたりする課題を与え刺激に意味づけをすることにより大脳皮質での情報処理の過程や，注意，認知といった高次機能に伴う脳波を測定する検査や，運動関連電位のように随意運動をさせたときの大脳の活動を測定するものがある。

事象関連電位は，刺激からの潜時が数百msから数秒といった長い時間のゆっくりとした反応となる。

いろいろな刺激のパターンや課題を使いさまざまな事象関連電位の測定が現在行われ，医学的分野だけではなく，心理学の分野でも応用されている。

事象関連電位の中で最も一般的な検査がP 300である。P 300ではodd ball課題と呼ばれる課題刺激が一般に用いられる。これは2種類の刺激，例えば，1 kHzの純音と2 kHzの純音を異なる頻度でランダムに呈示し，頻度が少ないほうの刺激を認識した場合にボタンを押させる，あるいはその呈示回数を数えさせる，などの簡単な課題を遂行させるものである。

P 300は目的の刺激呈示後約300 ms前後に現れる陽性の電位で，その潜時と極性からP 300と呼ばれている。これは脳の認知機能に関連した反応であるといわれており，分裂病や自閉症などの精神疾患の診断に応用が考えられている。

1.8.3　筋電計・誘発反応測定装置

筋電計・誘発反応測定装置の外観を**図1.131**に示す。

筋電計・誘発反応測定装置の基本構成例を**図1.132**に示す。おもな各部の働きは以下のとおりである。

〔1〕 **電極接続箱**

誘発脳波や筋電図は0.1 μVから数mVの非常に微小な信号である。このような微小な信号を正確に測

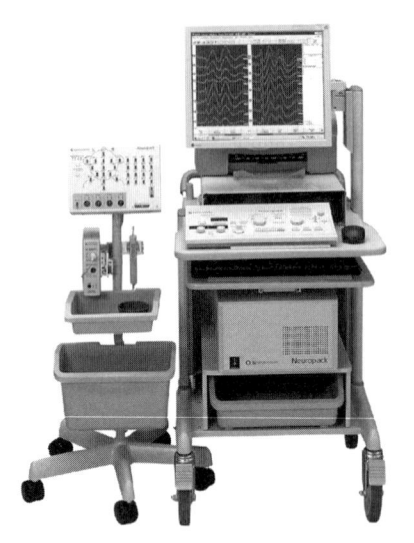

図 1.131 筋電計・誘発反応測定装置の外観

定するためには外来ノイズを極力除き，信号成分のみを増幅する必要がある。また，電極装着部の接触抵抗は信号成分の減衰やひずみ，外来ノイズの混入の原因となり，これらの要因を減らすためには初段の増幅器には高い入力抵抗が要求される。このような機能を実現するために，電極接続箱は各種の増幅器により構成されている。

〔2〕 差動増幅器

誘発電位測定に必要な生体用前置増幅器は差動増幅器と呼ばれる。信号入力端子が2組みあり，出力側では両入力電圧の差を増幅した電圧が得られる。この増幅器は両入力信号が同位相・同振幅の場合は，出力がゼロとなる特徴をもっている。したがって，電源電圧変動，ハム，外来雑音など両入力に同位相で入るノイズの成分は増幅せずに相殺され，差動成分である生体信号のみを増幅することになる。

1) 同相除去比（CMRR）　差動増幅器の2種の入力端子に同一位相の信号を同時に加えた場合の出力信号レベルと入力信号の比をいい，この比率が大きいほど同位相信号除去（特に交流雑音信号）の能力が優れていることを意味する。

2) 雑音レベル　筋電計用の増幅器としては 1 μV_{rms}（route mean square，実効値）以下の雑音レベルが望ましいとされている。

〔3〕 A-D 変 換 器

A-D 変換器はアナログ波形をディジタル信号に変換する装置である。誘発反応波形の生体信号は心電図や脳波と同じアナログ情報であり，ディジタル信号に変換しなければ加算処理はできない。ディジタル信号とは，1と0のみで表される一連の符号化された信号であり，この1と0との組合せで数値が表される。例えば，8個の1と0の組合せの符号を取り扱う変換器を8ビット，10個の1と0の組合せの符号を使う変換器を10ビット A-D 変換器と呼ぶ。

ビットで表現できる数値の数は，8ビットなら 2^8＝256 個，10ビットの場合は 2^{10}＝1 024 個であり，ビット数が多ければ，表現できる数値の幅が大きくなる。ビット数が多くなると変換精度が向上し，アナログ信号に近い細かい変化まで表現できることになるが，情報量が多いため変換速度が遅くなる。一般に筋電図の解析には 8～12 ビットの A-D 変換器が使われている。

横軸（時間軸）についても同様である。これはサンプリング間隔で決まる。原理的には再現したい波形の構成周波数のうち，最も高い周波数の2倍以上に設定すれば，忠実な波形再現ができるとされている（ナイキスト理論）。例えば 10 kHz までの波形を再現す

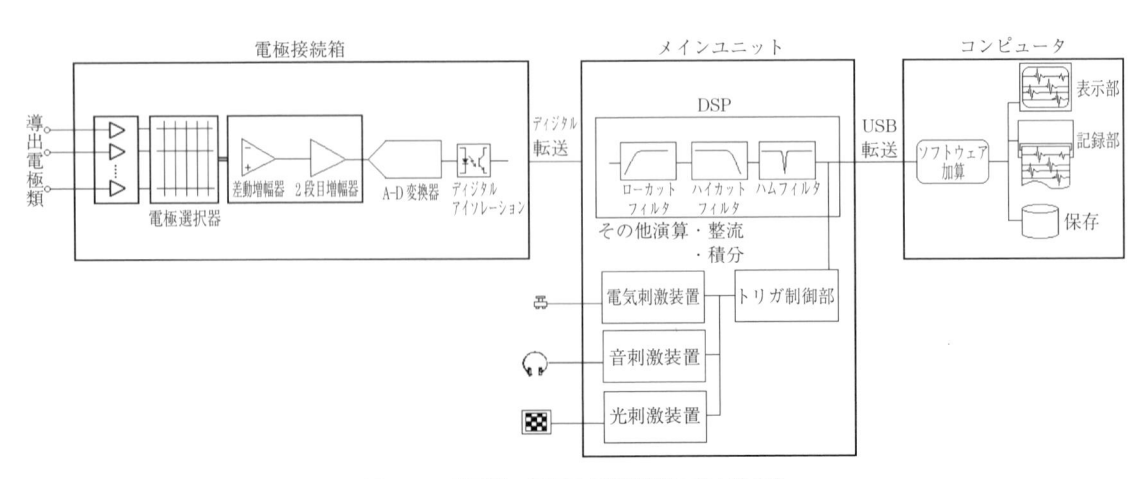

図 1.132 筋電計・誘発反応測定装置の基本構成例

ためには，サンプリング周波数を最低 20 kHz（サンプリング間隔で計算すると 50 μs）にする必要がある。

〔4〕 ディジタルシグナルプロセッサ（DSP）

DSP は，乗算器と加減算器からなる高速のハードウェア演算器である。入力箱からのディジタル信号のフィルタ処理や信号増幅を行っており，整流や積分処理もすることができる。

筋電計用の増幅器に必要とされる周波数帯域は，一般的に 10 Hz～10 kHz である。フィルタは，増幅器により増幅された生体信号の中から必要な周波数成分のみを取り出し，雑音成分を除去することが目的で用いられる。フィルタには設定した周波数より高い周波数成分のみを遮断する高域遮断フィルタ（ハイカットフィルタ，またはローパスフィルタ），設定した周波数より低い周波数成分のみを遮断する低域遮断（ローカットフィルタ，またはハイパスフィルタ），この両者を組み合わせてある周波数範囲の信号のみを通過させる帯域通過フィルタ（バンドパスフィルタ）があり，通常の回路では帯域通過フィルタを使用している。また電源から誘導されるノイズをその周波数成分（50 Hz または 60 Hz）のみ除去するフィルタをハムフィルタと呼ぶ。ただし，このフィルタを用いると，過渡応答特性により波形がひずむ場合があり，また，生体信号周波数成分も一部除去されるので，用いる際にはフィルタの特性をよく理解するとともに，十分な注意が必要である。

フィルタによる信号減衰率をさす度合いを，dB/oct（オクターブ）という単位で表す。一般的に 6 dB ステップで表現し，この値が大きいほど減衰する能力が大きい（遮断したい周波数付近の信号をより多く除去できる）ことを示す。

フィルタを使用すると設定した周波数外の信号が減衰するだけでなく，信号の位相特性が変化する点にも注意が必要である。特に，ハイカットフィルタを強くかける（高域周波数をより多く遮断する）と位相が遅れ，その結果，反応波形は変化し，潜時が延長する。したがって，適切なフィルタの設定は，潜時の測定にとって重要である。

〔5〕 トリガ制御部

刺激装置を駆動するための同期信号を制御する。

通常の臨床検査では1系統のトリガで必要十分であるが，前出の事象関連電位の測定や，研究目的の測定では2～4系統のトリガを制御する必要があり，筋電計・誘発電位検査装置の高級機には多チャネルのトリガ制御部が搭載されている。

〔6〕 電気刺激部

誘発筋電図検査や体性感覚誘発反応測定時に用いる。定電流方式と定電圧方式の2種類があるが，定電流方式が一般的である。

通常の臨床検査では1系統の電気刺激装置で必要十分であるが，collision 法（同一の神経を2か所で刺激し，神経内で刺激インパルスを衝突させて，神経伝導速度の分布を計測する手法）や，下肢 SEP 時の両側同時刺激（反応波形が大きく得られる），また，研究目的測定では2系統以上を必要とする場合がある。

〔7〕 音 刺 激 部

聴覚誘発反応測定時に用いる。

ヘッドホンを駆動する電気信号の波形により，以下の3種類が一般的である。

1） トーンバースト 純音を電子スイッチで短く切って作る。純音は波形メモリから設定された周波数を読み出すことにより発生させる。始まりと終わりに傾斜（rise：立上り，fall：立下り）を設定できる。事象関連電位（P 300）などの周波数の違いに関連した誘発電位検査に用いられる（図 1.133）。

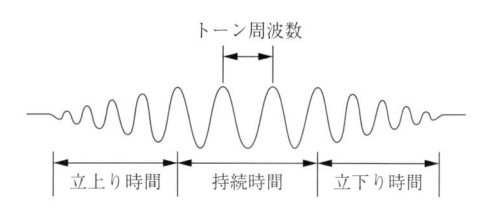

図 1.133 トーンバースト波形

2） トーンピップ 純音の振幅が始まりと終わりの傾斜だけになり，プラトー（持続時間）のない波形である（図 1.134）。

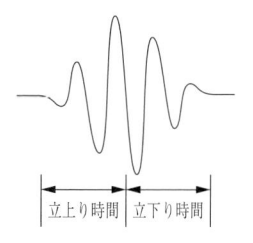

図 1.134 トーンピップ波形

3） クリック 方形波状の波形である。立上りの急峻なこの波形は，数十 Hz から数 kHz までの広い周波数成分をもっており，周波数に依存しない刺激が可能である。聴性脳幹反応検査に用いられる（図 1.135）。

〔8〕 光 刺 激 部

視覚誘発反応測定時に用いられる。

ブラウン管に格子模様を表示し，白黒部分を反転させて網膜を刺激するパターンリバーサル刺激と，赤色

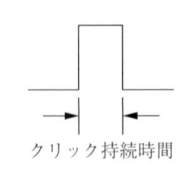

図1.135 クリック波形

LEDを内蔵したゴーグルを用いて網膜を刺激するLED刺激装置がある。

パターンリバーサル刺激は，網膜の限られた部位を選択的に刺激できるため，LED刺激より詳細な診断が可能である。一方，LED刺激は被検者の協力が不要なため，術中の視覚誘発反応測定や，小児の測定に用いられる。

〔9〕 コンピュータ部

近年，筋電計・誘発反応測定装置の主たる制御にはパーソナルコンピュータ（PC）が用いられている。

PCを用いることにより，従来はハードウェアで回路を組んで実現されていた同期加算（前出）がソフトウェアによって可能となった。また，さまざまなメディアへのデータ保存，院内ネットワークとの接続，市販のソフトウェアを利用した報告書作成機能などが容易に実現できるだけでなく，波形の統計処理やプレゼンテーション資料への貼付けといった2次処理が可能となった。

PCは目的に応じて，ノートPCタイプとデスクトップPCタイプの双方が採用されている。

1.8.4 刺激装置

最近の筋電計・誘発反応測定装置には，電気・音・光刺激装置があらかじめ内蔵されているため，臨床用として現在市販されている刺激装置は，以下の2種類が一般的である。

〔1〕 フラッシュ刺激装置

コンデンサに充電された高電圧エネルギーをキセノン管に短時間に放電し発生する白色閃光を用いて，視覚誘発反応や，網膜電位を測定する。

視覚誘発反応測定時は，約0.6Jのエネルギーが使用され，網膜電位図測定時には，20Jまたは40Jのエネルギーが使用される。

図1.136にフラッシュ刺激装置の例を示す。

〔2〕 磁気刺激装置

誘発筋電図を測定するための刺激装置で，コンデンサに充電された高圧エネルギーを刺激用コイルに短時間に放電する。このときコイルから発生する変動磁場を生体に印加することにより，コイル直下の生体組織に渦電流が発生し，神経細胞を刺激，興奮させる。

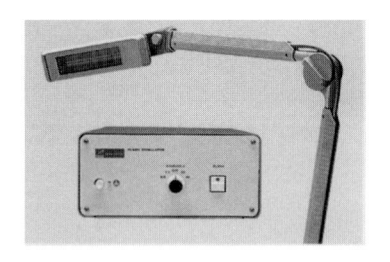

図1.136 フラッシュ刺激装置の例

電気刺激との違いは以下のとおりである。

（1） 長 所
① 刺激効果に対して痛みが非常に少ない。
② 刺激方法は原理的に生体に対して非接触で可能なため衣服の上からの刺激が可能である。

（2） 短 所
① 刺激部位を特定できず，広い範囲を刺激してしまう。
② コイルの発熱が大きく連続使用が難しい。

図1.137に磁気刺激装置の概念図，図1.138に例を示す。

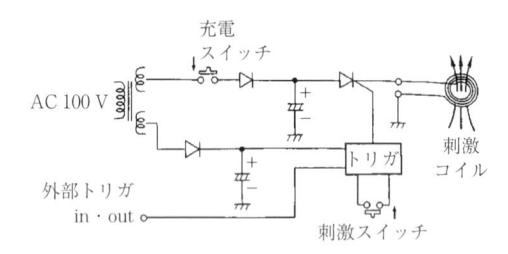

図1.137 磁気刺激装置の概念図

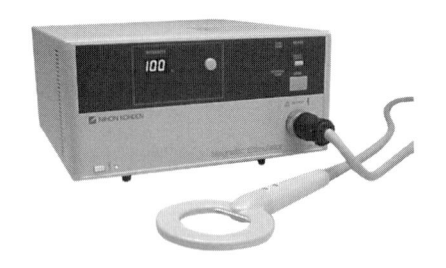

図1.138 磁気刺激装置の例

1.9 呼吸機能検査装置

1.9.1 呼吸生理と臨床

〔1〕 呼吸器病学の流れ

1846年，Hutchinsonが論文の中でスパイロメータを用いて肺活量を測定することを発表し，肺活量が呼吸機能として評価されるようになった。

20世紀前半においては肺結核が呼吸器疾患の中心的存在であった。

しかし,大気汚染あるいは喫煙の害が世界的に注目されるようになり,戦後は肺結核に代わって慢性肺気腫や慢性気管支炎が多くの市民に苦痛をもたらすようになった。加えて人口の高齢化とともに肺がんの診断と治療も大きな課題となってきている。

〔2〕 現在の肺機能検査

現在,肺機能検査・スパイロメトリは大病院だけでなく個人の一般診療医でも使用されている検査であるが,欧米諸国に比べると日本はまだまだ普及率が低い国といえるだろう。しかし,WHOなどが慢性閉塞性肺疾患（COPD）の「GOLD」基準を発表し世界的に肺機能検査・スパイロメトリの普及を呼びかけている。中でも禁煙が騒がれるいまの時代,代表的な肺疾患が慢性閉塞性肺疾患（COPD）であり,早期発見,早期治療が求められる。COPDを早期発見できる検査は肺機能検査・スパイロメトリしかないといわれている。COPDは世界の死亡原因第4位にランクされている疾患で,今後さらに増え続けることが予測されている。

呼吸器疾患の症状を診察するには,胸部X線写真,血液検査,スパイロメトリで総合的な診察がなされるが,中でも肺機能検査・スパイロメトリは疾患の早期発見に欠かすことのできない必要な検査の一つといえるのである。

〔3〕 スパイロメトリとは

spirometryはrespiration（呼吸）を意味する接頭語spiroとmeasurement（測定）の接尾語metryから成り立ち,口元から出入りする空気の量を測定することをいう。また,測定を行う機器をスパイロメータという。

〔4〕 スパイロメトリでわかること

呼吸機能は心臓の循環機能と密接な関係がある。そのため,呼吸機能の評価にはスパイロメトリと動脈血ガス分析を組み合わせた検査が代表的であろう。

動脈血ガス分析で,動脈血中の酸素と二酸化炭素を調べることによって,呼吸器の機能が低下していることを知ることはできる。しかし,それは呼吸器のどこで起こっている異常なのかはわからない。また,高齢者における喫煙者,または多く喫煙する人は,胸部X線写真上に異常所見が見られなかったとしてもスパイロメトリでは異常を認める場合がある。そのため,スパイロメトリの有用性が広く認められている。

スパイロメトリでわかることは,おもに肺活量と努力肺活量である。肺活量は肺実質系と呼吸筋力を総合的に反映し,努力肺活量は動的状態での呼吸筋力,気道の抵抗を含む気道系の狭窄を反映する。

このほかに,検出する異常の目的により異なる検査法があるので種々の検査を組み合わせて総合的に評価しなければならない。

スパイロメトリは換気機能障害の診断,治療効果の判定,術前検査,健康診断スクリーニング検査として実施される。また,塵肺法や障害認定などの社会保障で指標とされており,法律と関係の深い検査法の一つといえる。

身体障害者福祉法,厚生年金保険法,国民年金保険法,公害健康被害保障法では障害等級の判定に,塵肺法においては管理区分の決定に測定値が用いられている（図1.139）。

[判定結果]
[換気障害区分図]

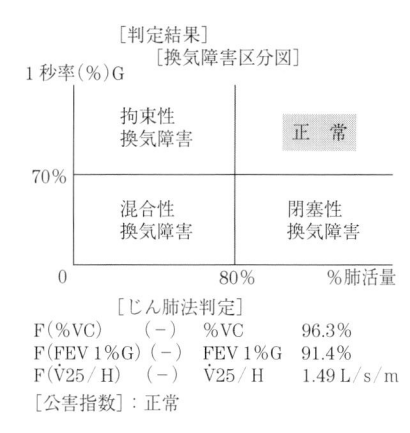

1秒率(%)G

	拘束性換気障害	正常
70%	混合性換気障害	閉塞性換気障害

0   80%   %肺活量

[じん肺法判定]
F(%VC)   (−)   %VC   96.3%
F(FEV1%G) (−) FEV1%G 91.4%
F(V̇25/H) (−)   V̇25/H   1.49 L/s/m

[公害指数]:正常

図1.139 換気障害区分図

〔5〕 呼吸生理と意義

肺機能検査は肺の生理的機能を測定する検査で肺の機能障害を検出するのが目的である。つまり,ガス交換機能の障害の有無,型,程度を定量的に把握する手段といえる。

検査の目的はさまざまであり,例えば健康診断スクリーニング検査では,閉塞性換気障害と判定された場合,その他の検査と照合したり,精密な肺機能検査を行ってより細かく型を分類する。さらに,その障害の程度を調べ,診断,治療を行う際の情報として活用される。また,大気汚染,喫煙などの影響を見るため,職場,学校,地域住民の健康管理の目的でも実施される。

麻酔・外科領域での術前検査では,手術適応の可否について判定の一助となる。手術の前に肺機能検査をすることで起こりうる合併症を予測し,十分対応できるよう準備したうえで術中,術後の適切な呼吸管理を行える。特に,手術や麻酔のリスクを高める閉塞性換気障害の程度を把握しておくことは重要である。

このように,肺機能検査は多くの有意義な情報を提

供してくれるとともに高度なテクニックや複雑な計算も必要ない。近年のスパイロメータは，簡単にスピーディに測定できる装置が多くなっている。

〔6〕ま　と　め

欧米諸国はプライマリケアにおいて肺機能検査装置の普及率が非常に高く，心電計と同等以上の普及率である。近年，日本においてもWHO「GOLD」の影響や生活習慣病・禁煙ブームなどもあり，肺機能検査の普及率が少しずつであるが増加している。

臨床的に肺がん・COPD・喘息・肺気腫などの疾患を早期発見できるのが肺機能検査であるといわれており，今後，ますます欧米なみに肺機能検査装置が普及されることが望まれる。

1.9.2　電子スパイロメータ

スパイロメータは，呼気または吸気の気流量を測定し，測定された気流量から換気機能を表す諸量を演算し，換気機能の検査を行う装置である。

呼吸機能検査は，その多くが従来から基本的に同じ原理・方法で実施されてきたが，測定装置にコンピュータが組み込まれたことにより，計測が自動化され操作も簡便・迅速になってきたため，経験の浅い検査者であってもすぐに検査ができ，簡単に結果が得られると認識されている。呼吸機能検査は検査者の技術や経験によって，被検者にいかに最大限の努力をさせ，少数回数でよい結果を引き出せるかが最大のポイントである。検査者は測定結果を読む知識・適切な結果を出す判断が必要であるが，事前の十分な準備とタイミングよい声かけと，被検者に合わせた説明や被検者の状態を十分把握したりすることが重要である。

測定に関する基準としては，測定手技や機器性能について米国胸部学会（ATS）勧告に準拠して実施することが望ましい。

日常の臨床に有用な呼吸機能検査装置は，どのような施設でも簡単に短時間で正常肺と異常肺を区別でき，しかも検査に特別な熟練を要さず，比較的安価なものでなければならない。このような条件に合う装置は，電子スパイロメータである。なお，平成17年の薬事法改正で，本装置の一般的名称が，「電子式診断用スパイロメータ」となっている。

〔1〕構　　成

装置の外観例を，図1.140に示す。

装置の構成図を，図1.141に示す。スパイロメータは気流計測部と装置本体から構成される。気流計測部は検査時に被検者が手に持って呼吸を検出する。

肺気量測定は大きく分け，気量型と気流型に分けられる。気量型はガス容量を測定し，容積変化を微分して流速を求める。気流型は流速を測定し，流速を積分して気量を算出する。

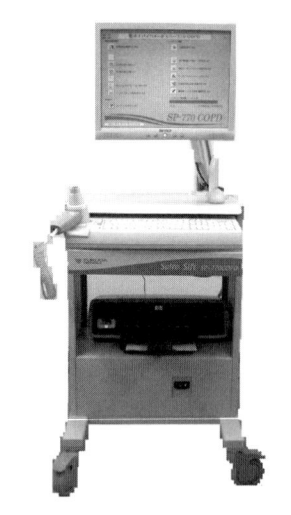

図1.140　電子式診断用スパイロメータ外観

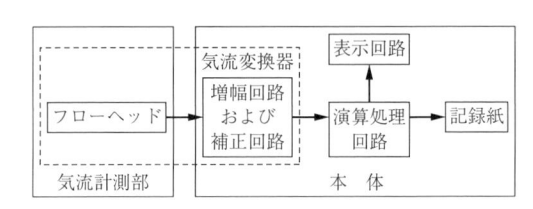

図1.141　電子式診断用スパイロメータの構成図

1）気量型　気量を測定，気速は気量の微分により気流を算出して求め表示する方法である。旧来用いられていたベネディクト-ロス型は，水槽中に円筒（ベル）を浮かべてその動きを測定する方式である。ベローズ型は，ローリングシールに薄膜ラバーを使用し，ベルの動きを測定する方式である（図1.142（a），（b））。

2）気流型　気速を測定，気量は気速の積分により算出する。流量計にはニューモタコグラフ，熱線流量計がある。この型は小型で安価であり，フローボリューム曲線も同時記録できる。

ニューモタコグラフには一般に層流管であるフライッシュ型が使用されている。管の入口から出口までの圧力差を測定することにより気流を測定する（図1.142（c））。

熱線流量計は気流が引き起こす温度変化に応じて熱線の抵抗値が変化することを応用した測定法である。最近はよりいっそう，気流型の装置の小型化が進んでいる。

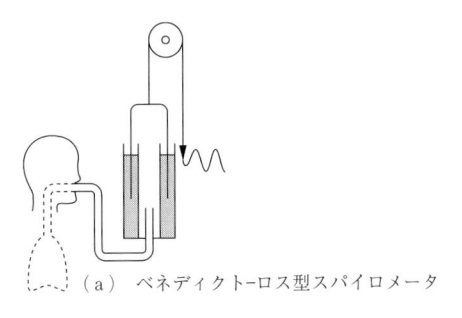

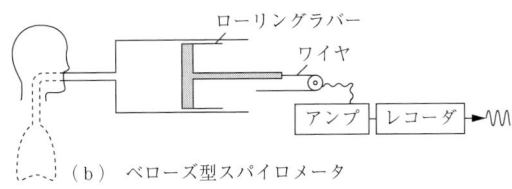

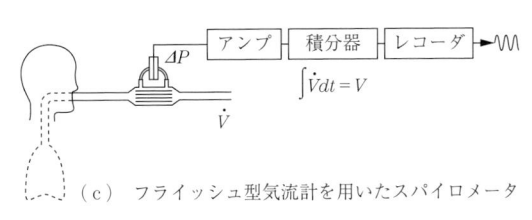

1.9 呼吸機能検査装置

（a） ベネディクト-ロス型スパイロメータ

（b） ベローズ型スパイロメータ

（c） フライッシュ型気流計を用いたスパイロメータ

図 1.142 肺気量測定の原理図[1]

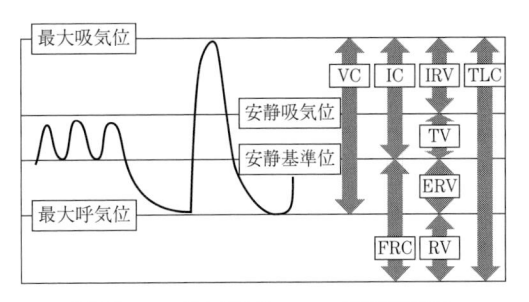

VC：肺活量，IC：最大吸気量，FRC：機能的残気量，
IRV：吸気予備量，TV：一回換気量，ERV：呼気予備量，
RV：残気量，TLC：全肺気量

図 1.143 肺気量分画図

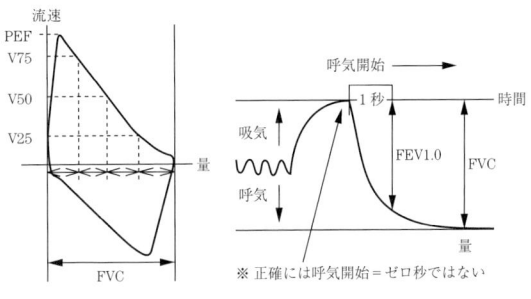

（a） フローボリュームカーブ（流量・流速曲線）
（b） 最大努力呼気曲線（時間・流量曲線（T-V カーブ））

図 1.144 フローボリューム曲線

〔2〕 必 要 性 能

電子式診断用スパイロメータは肺気量分画測定，フローボリューム曲線検査などが可能である。

スパイロメトリ スパイロメトリとは，口から出入りする空気の量を時間記録することで，肺活量，1秒量，1秒率などを測定するものであり，肺機能検査の最も基本となる検査である。測定は主として肺活量に代表される肺気量分画の測定と，換気効率をみるための努力呼気曲線（ティフノー曲線）の測定よりなる。スパイロメトリにより得られる記録をスパイログラムという。スパイログラム上に描いた肺気量分画を**図 1.143** に示す。

なお，スパイロメトリでは，残気量ないし機能的残気量が求められないので，全肺気量は測定できない。

気流速度と肺気量の関係を図示したものがフローボリューム曲線（FV 曲線）であるが，最大吸気位から最大努力呼気したときに得られる（**図 1.144**）。

これらの検査以外に最大換気量（MVV）の測定や分時換気量（MV）の測定が可能な装置もある。

換気障害区分図は，%肺活量 80%，1秒率 70% を基準として，四つに区分（正常，拘束性，閉塞性，混合性）し，換気障害の有無を評価するものである（前項の図 1.139）。電子スパイロメータでは，図 1.139 のような結果が出せる。

〔3〕 使 用 方 法

呼吸機能検査は被検者の努力に依存するため，被検者の十分な理解と協力が不可欠である。少ない回数で最良の測定ができるよう，測定前の準備とともに，測定技術や結果を判断する知識の習得が必要である。

呼吸機能検査の進め方は，つぎのように行う。
① 機器の構成と精度確認を行う。
② 被検者の状態を確認する。
③ 被検者に検査の目的を説明して呼吸の仕方を指導する。
④ 検査を実施し，報告書を作成する。
⑤ 機器の清掃をする。

〔4〕 使用上の注意

① 検査では被検者に最大努力呼出を行わせることが重要なので，努力度のチェックは十分に行う必要がある。
② データの精度管理のために，つねに校正を行う必要がある。
③ 感染防止のために特に気流測定部の洗浄・消毒は十分に行う必要がある。また感染対策用のフィルタを装着することが望ましい（**図 1.145**）。

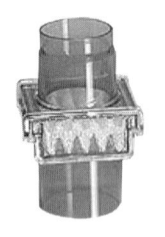

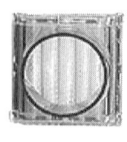

図1.145 感染対策用フィルタ

〔5〕おわりに

肺機能検査を正確に測定するには機器の精度を保つこと，患者に最大限の努力をするように理解させること，測定結果を検証し適切であるかを判断する能力を養うことが重要である。

1.9.3 電子ピークフローメータ

呼出時の最大呼気流速であるPEF（peak expiratory flow）を測定することができる機器で，測定時の気道閉塞を客観的に評価することができる。

したがって，発作の強さや，発作時の治療効果を知ることができ，また自覚および他覚症状がない早期の時点で適切な治療を行うことにより，発作を予防または重症化を阻止することができる。

また，ピークフローを定時的にモニタリングすることによって日内変動，日間変動を知ることができ，ピークフローの日内変動には喘息の重症度が反映される。例えば，変動が大きいほど，気管支喘息のコントロールが不良であり，現在の定時治療が十分でないことになる。他の治療法を開始することでピークフローの変動が減少すれば，その治療法の効果を評価できる。

〔1〕種類と特徴

現在ピークフローメータには，PEFの目盛が機器本体に記載してあるタイプと，電子式タイプで測定データを内部メモリに記憶できるタイプがある。最近では測定日時も含め機器本体内部に記憶が可能で，PEFに加えFEV1.0（1秒量）も測定できる機器も

あり電子式タイプでも小型で軽量である（図1.146）。

〔2〕測定原理

1）一般的なピークフローメータ　ピークフローメータの針（マーカー）を目盛のゼロあるいはスケールの下にセットし，ピークフローメータを口にくわえ最大呼出を行うと呼出フローの機械的なエネルギーをピークフローメータの針（マーカー）の動きに変換し，PEFの値を測定する。

2）電子ピークフローメータ　息を最大限に呼出した気流により，機器内部にある一点支持の薄く弾力性のあるメタル板が振れる。メタル板の偏向の程度は，気道を通過する気流量に直接比例し，その偏向移動をひずみゲージで電気的に計測することで，PEFやFEV1の計算を本体内の演算回路で行い測定表示ができる。

また，電子ピークフローメータ内部に蓄積されている測定データをPCで管理することも可能で，蓄積された測定データを瞬時に表示することができ，患者の管理を行いやすい（図1.147）。

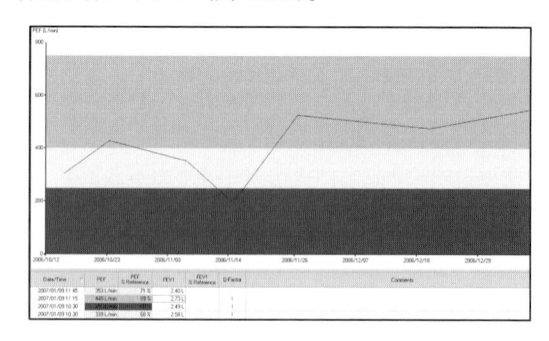

図1.147 ピークフローメータのグラフ例

〔3〕機器基準

ピークフローメータには，米国胸部疾患学会（ATS）が推奨している機器基準が定められている（表1.16）。

表1.16 ピークフローメータの機器基準[2]

米国胸部疾患学会のPFMの機器基準
小児用　100〜400 l/min
大人用　100〜700 l/min で±10％の精度
ATS標準テスト波形24による正確度と再現性のチェック±10 l/min あるいは±5％（目盛）以内の再現性，機器間のばらつきも±5％以内
機器の寿命や耐久性に関するデータを付す
注意事項
a）洗浄と消毒法を明示する
b）高温，寒冷，高地など機器の性能に影響を与える因子を明示する
c）機器の各部に機能障害を知る方法を示す
d）基準にあっているかを示す証明書を付す
e）品質証明書の添付

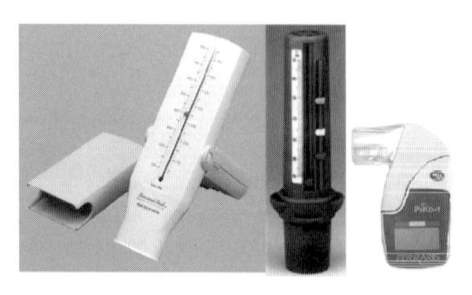

図1.146 各種ピークフローメータ

1.9.4 呼吸抵抗計

〔1〕 R_{rs}（呼吸抵抗）

呼吸の抵抗には，粘性抵抗（R），弾性抵抗（C），慣性抵抗（I）があり，これらを含めたものが Z_{rs}（呼吸インピーダンス）となる。粘性抵抗は気道の空気の通りにくさ，弾性抵抗は肺の伸びやすさを示し，慣性抵抗も含めて複雑に絡み合う仕組みとなっている（図 1.148）。

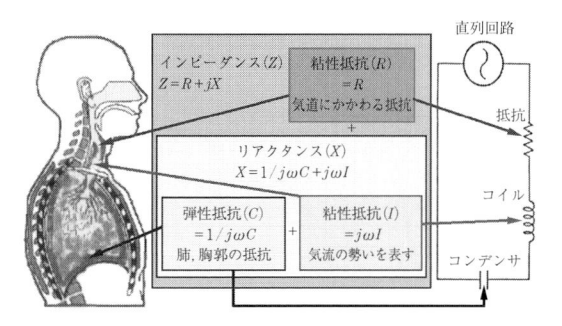

図 1.148 呼吸に関する抵抗の要素と等価回路

R_{rs} は，図 1.148 の X 部分がゼロ（共振周波数）のときの粘性抵抗をいう。

〔2〕 原 理

被検者の呼吸に外部より信号を加え，そのときの気流（$\dot{V}$）と圧力（P）から抵抗は $P/\dot{V}$ で求まる。

呼吸を図 1.148 の交流回路とし，直列回路のインピーダンスから粘性抵抗，弾性抵抗，慣性抵抗が解析できる（図 1.149）。

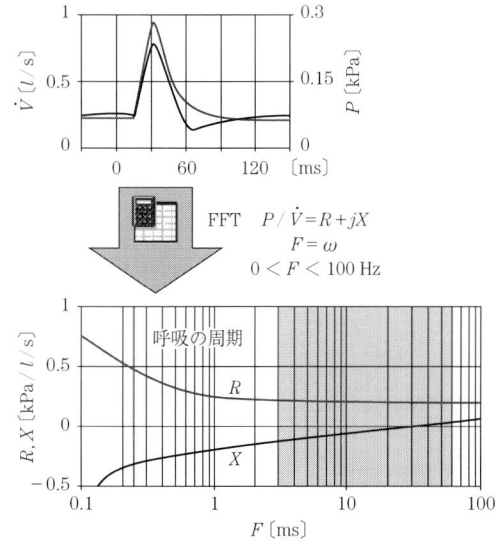

図 1.149 各抵抗の解析

〔3〕 強制オシレーション法

被検者に安静呼吸をさせた状態でスピーカより sin 波を発生させ，気流と圧を計測し Z_{rs} を求める。周波数を変化させて共振周波数で Z_{rs} が最小値（$X=0$）となり R_{rs} が求まる。

〔4〕 インパルスオシレーション法

スピーカより 0〜100 Hz の周波数を含んだインパルス状の信号を発生させ，そのときの気流と圧を計測する。この信号を高速フーリエ変換（FFT）し $P/\dot{V}$ より，気道，肺，胸郭の呼吸インピーダンス（Z_{rs}），粘性抵抗（R），リアクタンス（X）を 5〜35 Hz で解析する。

5 Hz の R は全気道抵抗，20 Hz の R は中枢気道抵抗となる。5 Hz の X は末梢容量性リアクタンス（肺の伸縮時の抵抗）となる。

原理的に吸気と呼気を別々に解析でき，粘性抵抗，弾性抵抗，慣性抵抗と抵抗部位を容易に解析できる。

〔5〕 気流遮断法

安静呼吸中に瞬間的に呼吸を遮断し，遮断直後の気道内圧と遮断前の気流から，気道抵抗（R_{int}）を計測する。器械が小型で容易に測定できる。

〔6〕 鼻腔抵抗（鼻腔通気度）

鼻全体をマスクで覆い，片鼻にノーズチップを挿入して鼻腔内の圧力，もう一方の片鼻で気流を計測して鼻腔抵抗を求める。

直接マスクや鼻に装着して両鼻の抵抗を測定できる機器もある。

〔7〕 呼吸抵抗の有用性

呼吸抵抗の測定は，基本的に安静呼吸で被検者の努力に依存せず，非侵襲で簡単にできる（図 1.150）。

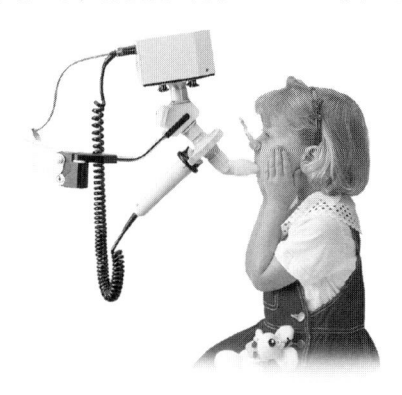

図 1.150 インパルスオシレーション法による呼吸抵抗計の測定例

検査が困難であった小児や高齢者などの肺の状態を短時間で測定でき，薬剤効果の確認，気道閉塞の程度，COPD，気管支喘息などの病気の程度を把握できる機器もある。

1.9.5 ボディプレチスモグラフ

〔1〕 TGV（胸腔内気量）の測定

本装置で測定することができるTGVは，FRC（機能的残気量）測定では求めることのできない，閉鎖されている気道および肺胞の気量を含む物理的残気量であり，肺気腫患者の外科手術適用の評価に有用である。

被検者に気道を閉鎖した状態で呼吸努力を行わせれば，気量の変化（ΔV_L）に伴い，気道・肺胞内圧が変化する。これを密閉されたボックス内に被検者を入れて行うことで，口腔内圧の変化量（ΔP_M）とボックス内の容量変化量（ΔV_{box}）を計測することでTGVが求まる（図1.151）。

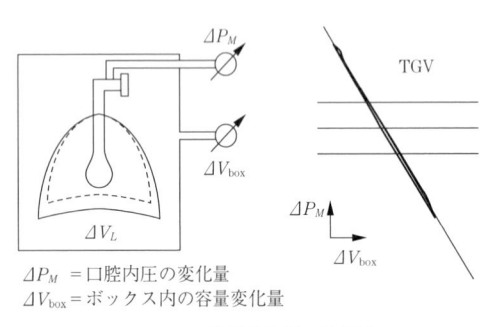

ΔP_M＝口腔内圧の変化量
ΔV_{box}＝ボックス内の容量変化量

図1.151 胸腔内気量の測定図

ΔV_{box}を計測する方法には，圧型と流量型がある。

〔2〕 R_{aw}（気道抵抗）の測定

R_{aw}は呼吸抵抗の一つの要素で，肺気腫，気管支喘息の増悪期，慢性気管支炎などの病気の程度を把握するのに有用である。気道に気流が生じると，向き・気体の性質・流れ方などにより抵抗が生じるが，流れが止まると消失する。この性質を粘性抵抗といい，空気の「通りにくさ」を表す。

R_{aw}は，口元から肺胞間の気道の粘性抵抗であり，気道入口部圧と肺胞内圧の差圧（ΔP）と，気流速度（$\dot{V}$）の比で表される。

$$R_{aw} = \frac{\Delta P}{\dot{V}}$$

ΔPは，ボックス内の容量変化量（ΔV_{box}）で求まる（**図1.152**）。

図1.151と図1.152から，**図1.153**ができる。

〔3〕 機 器 構 成

口元からの気流速度を計測するセンサ，口腔内圧を計測する圧力センサ，およびボックス内の容量変化を計測する圧力（または気流）センサ，TGV測定時に必要なシャッタ，被検者に指示を与えるためのインタホンなどが装備されている。

また，測定時の密閉されたボックス内の被検者の不

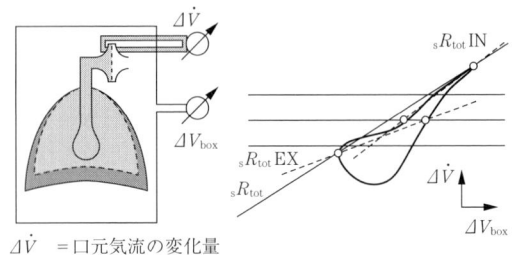

$\Delta \dot{V}$＝口元気流の変化量
ΔV_{box}＝ボックス内の容量変化量

図1.152 気道抵抗の測定図

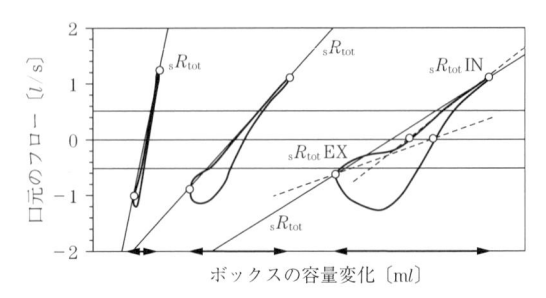

図1.153 ボックスの容量変化と口元のフロー

安による心理状態が与える影響を最小限に抑えるため，ボックスの被検者正面，または全面が透明になっている場合が多い。

〔4〕 そ の 他

FRCやスパイロメトリ検査なども測定できる総合的な呼吸機能検査機器としても使用されるようになってきている。

R_{aw}測定時にパンティング呼吸を必要とせず，安静呼吸でのR_{aw}測定ができるボディプレチスモグラフも実用化されている（**図1.154**）。

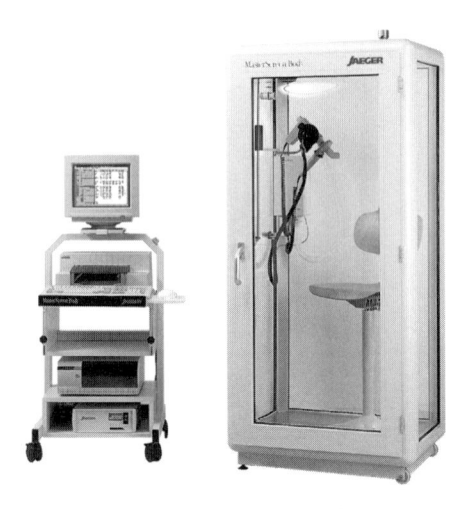

図1.154 ボディプレチスモグラフ

1.9.6 呼吸代謝測定装置

〔1〕概　　　要

呼吸により吸気された酸素は肺循環で血液に取り込まれ，体循環（血液）により身体の各部（筋肉，脳，内臓）に運ばれ，そこで消費され二酸化炭素が生成される。生成された二酸化炭素は体循環により肺に戻り呼気として体外に排出される。

$$O_2-（吸気）\rightarrow O_2-（体循環）\rightarrow 基質+O_2$$
　　　　肺　　　　　血液　　　　　筋組織等
$$CO_2\leftarrow（呼気）-CO_2\leftarrow（体循環）\leftarrow エネルギー+CO_2$$

呼吸代謝測定装置では吸気・呼気中の酸素濃度，二酸化炭素濃度，呼気量の計測を行い，酸素摂取量，二酸化炭素排出量など，生体の代謝の計測を行う装置であり，計測されたデータより

- 嫌気性作業閾値（ATポイント），RCポイント，最大酸素摂取量
- 基礎代謝/安静時代謝
- 栄養評価（脂質，糖質，タンパク質の内訳，および消費量）

などを求めることができる。

これらの項目はそれぞれ運動療法・処方のための指針，生活習慣病・メタボリックシンドロームの改善のための処方のためのデータとして使用され，有用な検査項目の一つとなってきている。

従来はダグラスバッグで呼気を収集し，質量分析機などを用いて計測を行っていたが，熟練を要するため，現在では簡単に自動計測のできる呼気ガス代謝モニタ装置が主流となってきている（図1.155）。

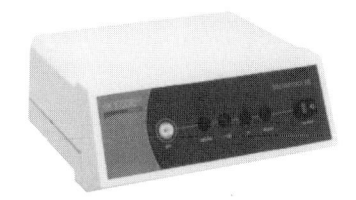

図1.155　呼気ガス代謝モニタ装置
（設置型）

また装置も小型化され，移動しながらの場所を選ばずに計測できる機器もある（図1.156）。

〔2〕測　定　方　法

呼気ガスの測定方法にミキシングチャンバ（mixing chamber）方式とブレスバイブレス（breath by breath）方式とがあり，それぞれに一長一短があるため，使用目的により選択することが望ましい。

ミキシングチャンバ方式は呼気ガスをミキシングチャンバに集め，混合してから測定を行う。そのため定常状態（基礎代謝など）の測定においては有用である

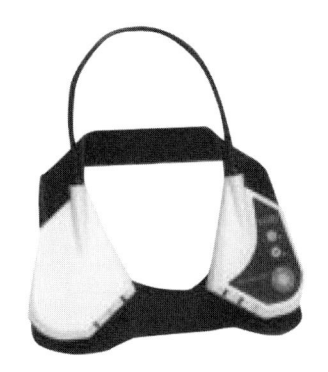

図1.156　呼気ガス代謝モニタ装置
（携帯型）

が，運動負荷試験など定常状態でない場合には誤差が大きくなり信頼性が低くなる。

一方，ブレスバイブレス方式は1呼吸ごとに測定を行うため，換気応答の測定や漸増負荷試験に適している。測定時に被検者は鼻・口を覆うマスクを装着する必要があり，マスクに換気量計，センサへの吸気チューブを取り付ける必要がある（図1.157）。

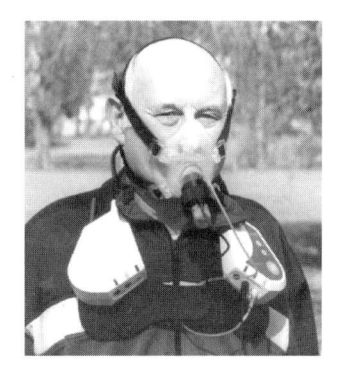

図1.157　携帯型装置の装着例

〔3〕装　　　置

呼気ガス代謝モニタ装置は

① センサ部：換気量，酸素濃度，二酸化炭素濃度，気圧，温度などの計測用センサ。
② アンプ部：センサからのデータを取り込み，ノイズの除去，増幅を行う。
③ A-D変換部：アンプ部からのデータを計測，記録するためにディジタル信号に変換を行う。
④ 演算・制御部：取り込まれたデータの蓄積/処理，機器の制御を行う。
⑤ I/F部：得られたデータを外部に出力，外部からのコントロール信号を受けるインタフェース部。

から構成される。

データの蓄積/演算処理はパーソナルコンピュータ

を用いて行うものもあり，表示，出力形式をユーザ目的に合ったものにカスタマイズすることが可能になってきている（図1.158）。

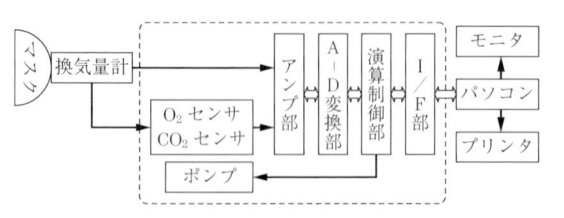

図1.158　呼気ガス代謝モニタ装置の構成図

装置においてまず重要なのは酸素濃度，二酸化炭素濃度，換気量を測定するためのセンサ類である。酸素センサのおもな方式としては電極式，磁気式，ジルコニア式，質量分析式，パラマグネチック式などがある。二酸化炭素の測定には赤外線方式が主流となっている。

また，呼気量を測定するための換気量計には熱線型，タービン型，差圧型による方式などがある。特にブレスバイブレス方式においては，各センサの応答性（時間遅れ），精度の違いをいかに補正するかが重要であるが，最近は組み込まれるマイクロチップの高速，高性能化に伴い，正確にできるようになっている。

〔4〕測定精度の維持

測定精度維持のためには，どの方式のセンサを使用する場合においても測定ごと，あるいは定期的に各センサの校正が必要である。換気量計の校正にはシリンジポンプを使用，ガスセンサの校正には標準混合ガスを使用して行う。

また測定中のエア漏れは計測誤差となるため，使用するマスクは適度な柔軟性があり密着度がよいものを選択する必要があり，装着時に必ず漏れがないことを十分に確認する必要がある。

運動負荷試験などの場合には被検者に対しての説明も重要であり，測定中は喋らないように，また運動負荷中止の条件，合図などを十分理解してもらうことも重要である。

引用・参考文献

1) 呼吸機能検査ガイドラインースパイロメトリー，フローボリューム曲線，肺拡散能力ー，メディカルレビュー社（2004）
2) 鈴木俊介，永井厚志：呼吸機能の臨床ー検査法から症例検討までー，185，中外医学社（2002）

1.10　体温測定装置

体温測定装置にはいろいろあるが，ここでは4種類の医用電子体温計について解説する。

1.10.1　体温と臨床

体温は，熱の産生と放熱の差の結果である。糖が分解するときの熱エネルギーにより熱の産生が行われる。

身体の各臓器，各部位で熱は産生され，血液などで運ばれる。一方，放熱は，体内では移動であり，体表面では放散であり，また末梢や中核の部位でも状況が異なっている。大脳視床下部にある自律神経により，産生と放熱が調整され，体温調整が行われる。調整（差）によって，各部位ごとにそれぞれの温度，すなわちそれぞれの体温が存在することになる。例えば，中核（core）温と末梢（shell）温に分けられる。一般的には部位に「温」が付く形で呼ばれている。腋窩（通称，「腋下」と呼ばれる）温，口中舌下温，直腸温，あるいは，前額深部温，膀胱温などがある。

また，人間の活動に応じて体温調整がなされ，一般的には，朝目覚める前が最も低く，午後になるに従って上昇し，最も高くなり，その後，睡眠に向けて下がっていく。これを体温のサーカディアンリズムという。

医用電子体温計（以後，「体温計」または「電子体温計」とする）の重要な目的に，人の体温を測ることがある。体温は，血圧や心拍数とともに，からだ全体のあんばいを判断する重要なバイタルサインの一つである。あるいは，女性の基礎体温を測ることで，二つのホルモンの分泌状況，ひいては，健康状態を知ることができる。

また，手術では一般的に体温が低下するので，予後の改善のためにも，術中に加温などを行う。ここでも，連続測定電子体温計が必要とされている。

体温が高いと有熱あるいは発熱ということになり，疾病に重要な関係があることは，昔から経験的によく知られている。このため，熱を測るために古くから，温度計や体温計が用いられてきた。

例えば，風邪などの発熱では，セットポイントが正常な変動を超え，高温側に移動した結果起きるもので，体温を上昇させた結果である。重要なことは，どの程度上昇したかであって，上がった値ではない。そのためにも，日頃から自己の平熱を知っておくことが重要である。

日本人の腋窩温の温度としては，標本平均値±標準偏差で36.9℃±0.34℃（10～50歳前後約3千名，男

女，通年，午前および午後の条件）が報告されている[1]。つぎに高いのが口中舌下温で，直腸温がさらに高い。

なお，その体温計が計量法の規制を受ける，受けないにかかわらず，その温度は，不確かさ[2]がすべて表記された切れ目のない比較の連鎖によって，国家標準/国際基準（ITS-90：International Temperature Scale of 1990）に結び付けられうるものでなければならない。

1.10.2 電子体温計 （JMDN # 14032010）（clinical electrical thermometers with maximum device）

定義：患者の体温を測定するための測定装置をいう。本品は，表示ユニットとセンサおよびその他からなり，体温を検出し，ある電気特性（抵抗，電圧など）に変換するものである。このような電気特性は，電子回路内で処理した後，最高温度を保持し，体温値としてディジタル表示される（**図1.159**）。

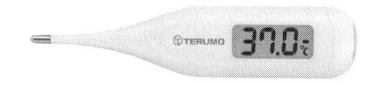

図1.159 電子体温計

熱伝導の原理を応用した体温計で，「単回検温」のものには，予測式と実測式がある。熱伝導による温度測定では，「熱平衡状態に近い状態」が求められる。この状態では，検温部位の表面温と深部の温度がほぼ同じとみなしうる平衡状態（このときの温度を「平衡温」と呼ぶ）にある。実測式の電子体温計で平衡状態になるためには，腋窩検温で10分以上，口中舌下検温で5分以上，直腸検温で5分以下の時間が必要である。

温度表示範囲は，少なくとも35.5℃から42.0℃である。最大許容誤差（±0.1℃）を超える場合は，範囲外告知しなければならない。

実測式の体温計は，「最高温度保持機能」付のため，検温終了後検温部位から取り出しても，体温値（最高温度）を保持している。

予測式の電子体温計は，この平衡状態になるのを待たずに，統計的データに基づいたアルゴリズムにより，より短時間で（平衡温に到達するまでに）平衡温を計算する。予測計算のアルゴリズムでは，温度センサ検温部位が接触してから，初期の温度上昇を測定し，その上昇特徴を判断して，適切な係数や式を選択して，上乗せ量[†]を計算する。必要に応じて，計算結果の状況を判断して，計算結果が妥当であると判断できるまで，計算を継続することもある。90秒，60秒，30秒，10秒などと，いろいろな検温時間の予測式の電子体温計がある。

構成図の一例としては，例えば**図1.160**のようなものがあげられる。

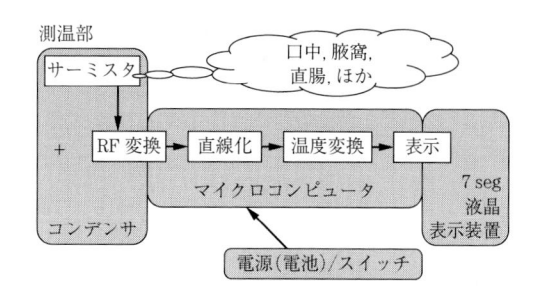

図1.160 電子体温計の構成図の一例

センサとして，おもにサーミスタが用いられている。

温度により，抵抗体であるサーミスタを含むCR発振回路の周波数が変化することを応用して，計測している。サーミスタは，式（1.20）のとおり，非直線性のため，直線化処理を行い，数値表示している。「単回検温」ということもあり，検温終了や予測成立を知らせるために，ブザーなどが用意されている。

サーミスタは，温度に対して抵抗値が大きく変化する抵抗体である。温度に対する抵抗の変化は，近似的には，次式で表せる。

$$R = R_0 \exp B\left(\frac{1}{T} - \frac{1}{T_0}\right) \quad (1.20)$$

この式では，R，R_0は，ケルビン温度T，T_0における抵抗値〔単位：Ω〕であり，Bは温度係数〔単位：K〕である。体温計によく使用されるものとしては，例えば，温度300 Kで50～150 kΩの抵抗値，4 000 K前後の温度係数のものがある。

現時点で計量法の規制を受けているのは，この電子体温計のみである。1993年の計量法の全面改正（SI単位系への統一ほか）で電子体温計が検定の対象品目になり，さらに，2005年4月からその技術基準が，JIS T 1140：2005[3]の附属書1に移行している。

・腋窩（腋下）検温の方法と注意点
① 測温部を正しく腋窩の奥まった位置に入れる。左右の腋窩が同じ温度である保証はない。
② 腋をとじて，体温計が動かないように，しっかりと腕を保持する。腋を開けたり，体温計を動か

[†] 予測値＝上乗せ量＋実測値
　上乗せ量は，検温部位が熱平衡状態になるまで，時間とともに減少する。実測値は単調増加することを前提にしているので，検温途中で，最高温度に達したなら，そこで検温は終わったことになる。

したりするのは論外である。
③ 測定時間は，実測検温で10分ないしそれ以上，予測検温で指定の時間とされている。
・口中検温の方法と注意点
① 測温部を正しく舌下に入れる。左右の差はない。
② 口腔を閉じて，静かに鼻で呼吸する。口を開けて呼吸をしたり，しゃべるのは論外である。
③ 測定時間は，実測検温では5分ないしそれ以上，予測検温では指定の時間とされている。

1.10.3 連続測定電子体温計（JMDN #14032020）(clinical electrical thermometers for continuous measurement)

定義：患者の体温を測定するための測定装置である。本品は，表示ユニット，付属のセンサおよびその他からなり，体温の変化を検出し，ある電気特性（抵抗，電圧など）に変換するものである。このような電気特性の変化は，電子回路内で処理された後，体温値として連続的にディジタル表示される（図1.161）。

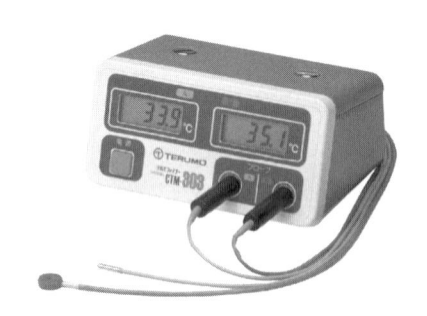

図1.161 連続測定電子体温計

連続測定電子体温計は，熱伝導の原理を応用した体温計で，「連続検温」のものである。

手術の場合，特に全身麻酔を行う場合は導入時，体温が大きく低下し，ショックを起こすこともある（シバリング）ので，加温処置を行うためにも，体温測定は，血圧や心拍数などのスローバイタルサインとともに重要である。米国麻酔科学会でも，「安全な麻酔のためのモニタ指針」で「体温測定を行うこと」と述べている[4]。

測定部位としては，手術と干渉しない部位という制限を受けるが，膀胱，食道，直腸，鼻腔などの部位で測定される。膀胱では，シングルユースのフォーリーカテーテルが用いられ，食道などはリユースの専用形状のプローブが用いられている。

温度表示範囲は，少なくとも25.0℃から45.0℃である。最大許容誤差（±0.2℃または±0.4℃）を超える場合は，範囲外告知しなければならない。

構成図の一例としては，例えば図1.162のようなものがあげられる。

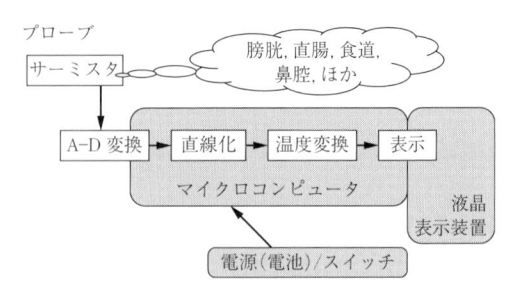

図1.162 連続測定電子体温計の構成図の一例

センサとしては，おもにサーミスタが用いられている。ほかに，サーモカップルなどがある。

サーミスタを用いた場合，その温度変化を，例えば，二重積分回路を用いてA-D変換し，直線化処理をし，連続的に数値表示をしたり，グラフ表示をしている。

体温は重要な指標であるが，それだけで判断される指標でもないので，一般的にはアラームは用意されていない。

1.10.4 熱流補償式体温計（JMDN #70043000）(clinical electrical thermometers for continuous measurement with zero heat flow method)

定義：体表面に測定用プローブを置き，その部位での深部体温を連続的に測定する体温計をいう。プローブの中にヒータが入っており，深部と体表面間の熱流を打ち消すようにヒータを制御することで，体表面において，その部位における深部体温を測る（図1.163）。

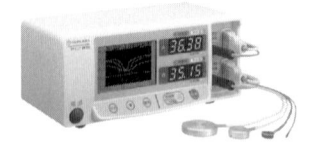

図1.163 熱流補償式体温計

熱流補償式体温計は，熱伝導の原理を応用した体温計で，「連続検温」のものである。この点では，連続測定電子体温計の一種類といえる。ただ，測定方法が「熱流補償，zero-heat-flow method」であるのが特徴である。

熱流補償式体温計は，英国のR.H.Fox ら[5]によっ

て考案され，さらに戸川ら[6]によってプローブの改良がなされ，実用化の域に達し，現在いろいろな臨床の現場で使用され，体表面から非侵襲的に外気温の影響を低減して，体内の深部温を測定することができる。特に，術中術後の患者監視に用いられている。プローブを，前額部や胸部に装着すれば核心温に近い深部温が測れ，手足に装着すれば末梢深部温が測れる。後者では，血流状況を強く反映した温度が得られる。

熱流補償式のプローブは，二つのサーミスタと一つのヒータからなっている。二つのサーミスタの温度差（熱流）が限りなくゼロに近づくように，ヒータにより加熱している。その考え方を図にすると，図1.164のようになる。

構成図の一例としては，例えば図1.166のようなものがあげられる。

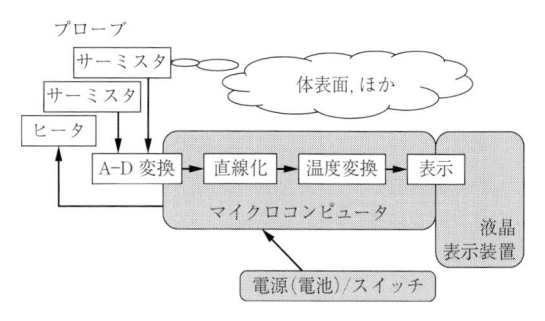

図1.166 熱流補償式電子体温計の構成図の一例

センサとしては，サーミスタが用いられている。二つのサーミスタの温度差がゼロになるように，マイクロコンピュータでヒータを連続的に制御している。

臨床の一例としては，例えば図1.167のようなものがあげられる[7]。心停止前5時間ごろから末梢深部温の低下が見られる。低下が確認されたころに，あるいは，前額深部温と末梢深部温の乖離が数度以内のころに，処置を施した場合は，助かる可能性があったかもしれなかった。

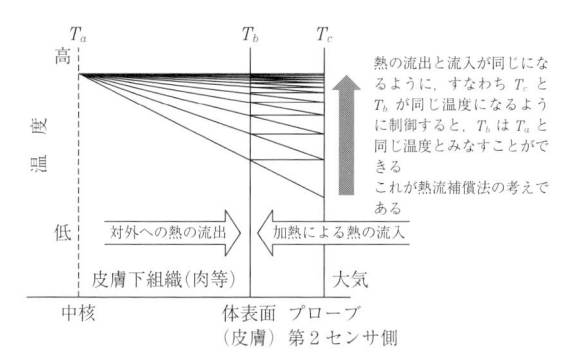

図1.164 熱流補償のイメージ図（1次元モデル）

このように深部温 T_a が体表面温 T_b と同じになる（初期安定化）までは，7～15分程度かかるが，深部温の変化への追従遅れは1分程度以内である。

深部温が表面に表れている状況（熱流補償式のプローブを外した直後の恒温水槽で温められたゴム板の表面）は，図1.165のとおりである。

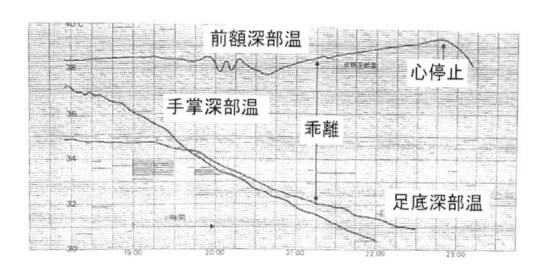

図1.167 前額深部温と末梢深部温が乖離し心停止した例

・深部検温の方法と注意
① ケガのない前額部，手掌部，足底部などに，ガーゼを挟んで，絆創膏などで，軽く押さえるように深部温プローブを装着。
② もし，24時間以上の連続が見込まれるときは，装着部を移動させる。
③ 装着後7分から15分経過し，安定してから深部温を読む。
注意：体表面（環境温）が深部（中核温）より高い場合は，熱流補償が機能しないため，計測値は深部温とはいえない（表面温に近い値を示す）。

また，強く押し付けるようにプローブを固定すると，まれに発赤，かぶれなどの原因になることがある。

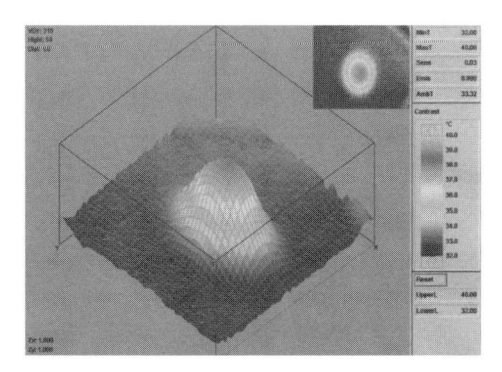

図1.165 サーモグラフィにより熱流補償状態を可視化

温度表示範囲は，少なくとも25.0℃から45.0℃である。最大許容誤差（±0.2℃または±0.4℃）を超える場合は，範囲外告知をしなければならない。

1.10.5 耳赤外線体温計（JMDN # 17887000）
（infrared ear thermometers）

定義：患者の体温を測定するための測定装置をいう．患者の耳道内の赤外線を測定することによって身体の内部（核心）温度を推定できるように設計されている．鼓膜からの赤外線を直接測定し表示しているものもある．本品は，腋窩温・口腔温，直腸温のオフセット（補正値）を表示しているものもある（図1.168）．

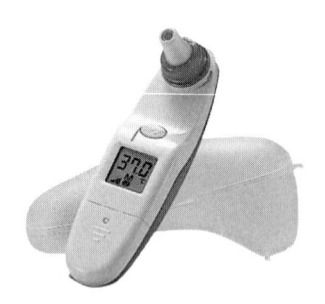

図1.168 耳赤外線体温計

耳赤外線体温計は，熱放射の原理を応用した体温計である．基本的には「単回検温」であるが，「連続検温」も可能である．

放射（輻射）による計測であるため，高速～1秒ないし数秒という短時間で検温が可能である．短時間が可能なのは，測定原理が放射であり，検温部位の温度が熱平衡状態でなくても測定が可能であることによる．ここが，熱平衡状態でなければならない他の体温計と大きく異なる点である．ただし，ターゲットの表面温を測っていることに留意すべきである．

鼓膜の温度は，脳の視床下部に流入する内頸動脈の血液温を（同じ値とはいえないが）強く反映していると考えられている．内頸動脈の血液は心臓から流れ出た血液で，中核の温度とみなすことができる[8]．このことにより，鼓膜の温度を正確に測ることができれば，中核の温度を測ることができる．

実際には，耳（外耳道）の入口から，鼓膜を見ると非常に視野が狭い状況にあることが考えられる．特に大人においては，その傾向が顕著である．

そこで，視野角をある程度広くして，使い勝手をよくしているが，外耳道の壁も見ることになるので，鼓膜の温度と外耳道の温度が平均化された温度，すなわち，鼓膜のみの温度より低い値，外耳道のみの温度より高い値を測ることになる．

従来の腋窩温や口中舌下温に換算して，表示するタイプもある．数秒で，腋窩温や口中温が測れて，便利である．

鼓膜を視野にとらえられない場合としては，鼓膜をのぞけない外耳道の形状（例えば，サーファーなどで長年の冷たい海水の刺激で外耳道が狭まっていく耳の障害「サーファーズ・イヤー」）であったり，耳あかの存在であったりする．あるいは，プローブカバーが汚れたり，指定どおり交換することを怠ったりである．いずれの場合も，正しく測定することができない．

温度表示範囲は，少なくとも25.0℃から45.0℃である．最大許容誤差（±0.2℃または±0.3℃）を超える場合は，範囲外告知しなければならない[9]．

構成図の一例としては，例えば図1.169のようなものがあげられる．

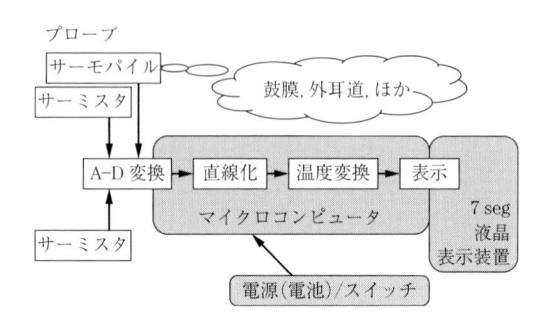

図1.169 耳赤外線体温計の構成図の一例

センサとしては，おもにサーモパイルが用いられている．一つ目のサーミスタは，サーモパイルの冷接点の温度を測り，二つ目のサーミスタは，環境温度を測っている．プローブの構造と赤外線による温度検出部の温度上昇が小さいことから，環境温度の影響を受けやすいため，別に環境温度を測っている．環境温度が変化している場合や冷接点の温度との差が大きい場合などでは，正しく測ることができない場合がある．

サーモパイル（複数のサーモカップル）を用いた赤外線検出部分の構造の一例としては，例えば図1.170のようなものがあげられる．

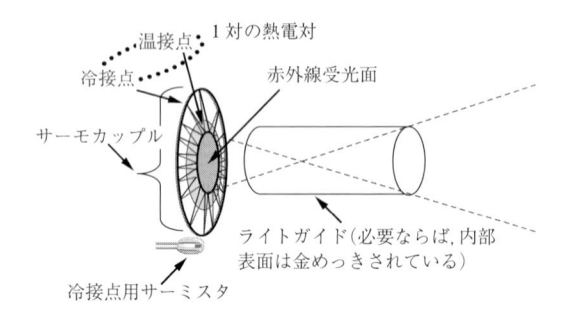

図1.170 プローブの構造概念図

対象物（鼓膜＋外耳道）が発する赤外線をセンサの受光面（surface）で受け，結果としての微小温度上

昇をサーモパイルが検出している。

センサの出力はステファン-ボルツマンの法則から導かれた次式で表される。

$$e \propto \sigma(\varepsilon T_x^4 - T_a^4) \tag{1.21}$$

この式では，e はセンサ出力，σ はステファン-ボルツマン定数，ε は対象物の放射率，T_x は対象物のケルビン温度，T_a はセンサ自体のケルビン温度である。センサ出力を温度に換算し，冷接点の温度を加算することで，対象物の温度を求めている。

・耳検温の方法と注意点
① 外耳道入口に傷のないことを確認する。必要に応じて，耳あかを掃除。
② プローブカバーの装着を確認する。必要に応じて，カバーを交換（汚れや破損は誤差の原因になる）。
③ 電源スイッチを入れ，検温できる状況を確認して，耳の奥（鼓膜）の方向に向けて，先端を外耳道に挿入。
④ 開始スイッチを入れ，検温する。
⑤ 検温終了後は，すみやかに，取り出す。

注意：外耳炎・中耳炎など，耳の病気がある者には使用しないこと。

引用・参考文献

1) 田坂定孝，ほか：健常日本人腋窩温の統計値について，日新医学，**44**, 633-638（1957）
2) ISO 国際文書（計測における不確かさの表現のガイド―統一される信頼性表現の国際ルール，日本規格協会
3) 日本規格協会発行：電子体温計，JIS T 1140：2005
4) Standards for Basic Anesthetic Monitoring：Approved by the ASA House of Delegates on October 21, 1986, and last amended
5) R. H. Fox and A. J. Solman：A New Technique for Monitoring the Deep Body Temperate in Man Form the Intact Skin Surface, J. Physiol., **212**, 8-10（1970）
6) 戸川達男，ほか：熱流補償法を利用した生体温度計測装置，医器材研報（東京医科歯科大），**7**, 75-83（1973）
7) 臨床体温研究会：「臨床体温」〜最新巻
8) 内野欽司：ヒト鼓膜温の生理学的意義，日本生理誌 **51**, 12, 387-404（1989）
9) 日本規格協会発行：耳用赤外線体温計，JIS T 4207：2005

1.11 聴力検査装置

1.11.1 聴　　　力

聴力障害の治療に先立って，聴力障害の程度，性質，障害部位と原因を調べる必要がある。このために，さまざまな検査が行われる。

最も基本的な検査に標準純音聴力検査がある。これは，どのような周波数のどの程度の大きさの音が聴き取れるかを調べるもので，オージオメータが用いられる。標準純音聴力検査では，125 Hz から 8 000 Hz までの 1 オクターブごとの純音を気導受話器あるいは骨導受話器から被検者に提示し聴き取れる最も小さな音の大きさを聴力レベルとしてオージオグラムに表す。

内耳の障害による難聴耳に特有の現象として音の大きさが少し変化しただけなのに大きな音の変化として感じられることがある。この現象は補充現象と呼ばれ，SISI（short increment sensitivity index）検査，DL（difference limen）検査，ABLB（alternative binaural loudness balance）検査などで検査を行う。オージオメータにはこれらの検査機能を搭載したものがある。

聴覚本来の目的である言葉の聴き取りの程度は語音聴力検査により調べる。聴かせた語音の 50% を正しく聴き取れる最小の音の大きさを語音聴取閾値といい，検査を語音聴取閾値検査という。無為単音節語音の正答率（明瞭度スコア）を検査音の大きさを変えながら調べ，最高明瞭度（語音弁別能）を求める検査を語音明瞭度検査という。

幼児の聴力検査では，聴こえの有無などの自主的な応答が得られない，あるいは集中力を持続することが困難なことが多いので，聴性反応や条件検索反応を利用した検査法や機器が工夫されている。また，音刺激に対する誘発脳波記録により聴こえの程度を推定するABR 検査や ASSR 検査，耳音響放射により内耳機能を検査しようとする耳音響放射検査などの他覚的検査も新生児・乳幼児の検査に使われている。

このほか聴力に密接に関連する事項として，オージオメータでの聴力検査と同様の自覚的方法で，虚の音源である耳鳴に関する検査や，中耳伝音系である鼓膜と耳小骨の可動性や，音刺激による耳小骨反射に関する客観的な診断情報を得るインピーダンスオージオメトリなどがある。

1.11.2　オージオメータ

オージオメータの JIS 規格（T 1201）は国際規格との整合性をはかるために 2000 年に改訂され，「第 1 部：純音オージオメータ」（JIS T 1201-1：2000），「第 2 部：語音聴覚検査に用いる機器」（JIS T 1201-2：2000）の 2 部構成となった。この改訂で，純音オージオメータは五つのタイプが規定された。それぞれのタイプごとに，骨導受話器の有無，気導受話器の数，検査周波数，マスキング雑音の種類などが規定さ

れている。タイプ1が最も多くの機能を要求し，タイプ3までが骨導受話器を要求している。診断用，選別用という見方で分けると，タイプ3までが診断用，タイプ4以下が選別用と考えられる。

さらに，今回の改訂で気導受話器用人工耳，骨導受話器用メカニカルカプラが規定され，骨導受話器の基準等価閾値の力のレベル（0 dB の力のレベル）が規定された。また，狭帯域マスキング雑音の基準レベルが規定された。JIS規格は日本工業標準調査会のウェブサイト（http://www.jisc.go.jp/）から閲覧ができる。

〔1〕 診断用オージオメータ

オージオメータの基本機能は，純音による気導閾値検査と骨導閾値検査である。オージオメータは，電気的純音の発生装置であり，診断用オージオメータは正弦波発生器と純音の減衰器，断続器・出力増幅器・気導/骨導受話器，マスキング用雑音発生器と雑音の減衰器・出力増幅器・受話器などから構成されており，その構成図を図1.171に示す。図の純音の可変減衰器は検査音のレベルを増減するためのもので，ダイヤル目盛は基準等価閾値を0 dBとするデシベル目盛（聴力レベル目盛）である。

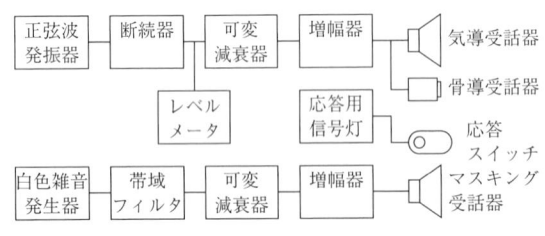

図1.171 オージオメータの構成図

気導受話器の基準等価閾値音圧レベルの推奨値はJIS T 1201-1：2000 の附属書で示され，2種類の受話器（TDH 39，DT 48）は6 cc カプラでの測定値に対し規定され，それ以外の受話器に対しては人工耳での測定値に対し規定されている。骨導受話器の基準等価閾値の力のレベルはメカニカルカプラの構造とともに，同じく JIS T 1201-1：2000 の附属書で示されている。

聴力レベルの測定は，あらかじめ音が聴こえている間応答することを被検者に説明した後，いったん検査音を確認させ，被検者の聴こえない小さな音から順次大きな音を提示していき，聴こえ始める最小の音の大きさを求める。これを，気導，骨導の各周波数，左右の耳に対して求めて，オージオグラムに記入する。オージオグラムの例を図1.172に示す。

人に音を聴かせた場合，気導検査音であっても，反

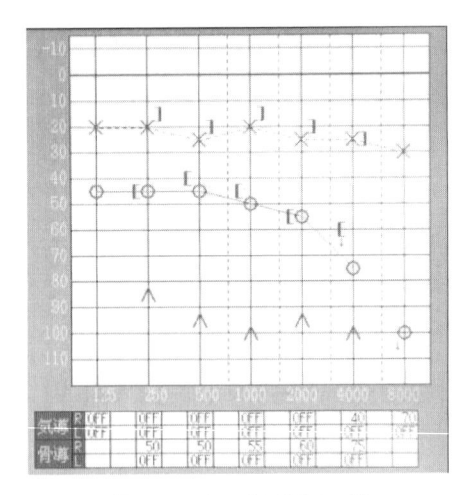

図1.172 オージオグラムの例

対側の耳に 50 dB から 60 dB の減衰で届いてしまう。骨導にあっては検査側の乳様突起に受話器をあてても，ほとんど減衰なしに反対側の耳で聴き取れてしまう。このため，片側ずつの聴力を正確に測るためには反対側にマスキング雑音を付加することが骨導の場合は必須であり，気導の場合でも左右の聴力に大きな差がある場合は必要となる。

マスキングのためには狭帯域雑音が適しており，JIS T 1201-1：2000 に適合したオージオメータであればマスキング音のレベルダイヤルは実効マスキングレベル（同一周波数の純音を表示レベルまでマスキングする）に校正されている。それ以前のオージオメータも実効マスキングレベルで校正されているものが多いが，確認が必要である。

語音聴力検査には，マイクロホンを用いた肉声での検査や社会音を用いる検査もあるが，日本では一般的には日本聴覚医学会制定の 57 S 語表あるいは 67 S 語表が用いられる。これら語表をテープあるいはCDに録音したものが同学会より製作・頒布されており，再生装置からオージオメータに入力し検査を行う。最近のオージオメータには，この語表を内蔵し検査の便宜をはかったものもある。

内耳での補充現象を調べる機能として，DL 検査，SISI 検査，ABLB 検査などを実施できる機能を備えたものも多い。DL 検査は，検査音を方形波で振幅変調し，その脈音の弁別閾値を求めるものである。SISI 検査は，5秒間隔で短時間の増音を繰り返し，増音の知覚できた比率を求めるものである。ABLB 検査は両耳に交互に純音を聴かせ，同じ大きさで聴こえるレベルを複数のレベルにわたって求めるものである。

最近のオージオメータには，各種検査結果の画面表

示・プリントアウト機能，電子カルテなどへのデータ出力機能をもち，標準純音聴力検査の自動化を行ったものもある。この一例を図 1.173 に示す。

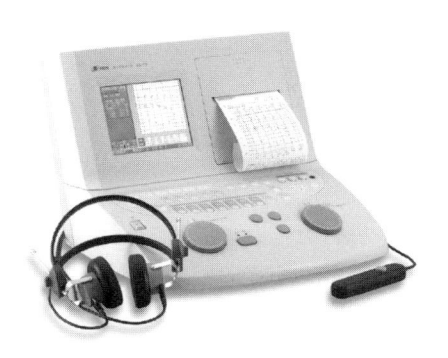

図 1.173　オージオメータの一例

〔2〕 選別用オージオメータ

選別用オージオメータは，多くの人の中から難聴の疑いのある人を見つけ出すための装置で，気導検査のみである。現在日本で販売されているオージオメータは，学校保健法に基づく学校用，労働安全衛生規則に基づく一般検診用，騒音性職場での労働衛生管理，あるいは人間ドックなどでの検診用の 3 種類に大別される。学校用は 500，1 000，2 000，4 000 Hz の 4 周波数の気導音を検査できるものが多く，受話器が一つのものもかなり見られる。一般検診用では，1 000，4 000 Hz のみの検査周波数のものが多く，一方受話器は両耳用でヘッドバンドを具備し遮音カップを備え，周囲の騒音状態の監視ができるものが多い（図 1.174）。

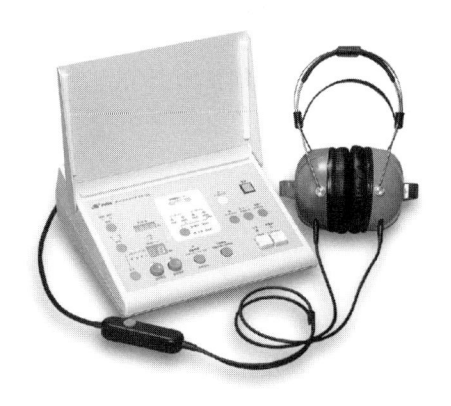

図 1.174　選別用オージオメータの一例

騒音性職場や人間ドックでの検診用には，気導のみではあるが，選別検査に加え，125 Hz から 8 000 Hz までの周波数での閾値検査が行えるものが多い。これら検診では，特に閾値検査には時間がかかり多人数を能率的に検査するために，自動検査機能，ID 入力機能，コンピュータへの検査データ出力機能を備えた装置もある。

1.11.3　幼児聴力検査装置

聴力検査の多くは自覚的応答を求めるものであり，それが期待できない乳幼児には，以下のような方法や他覚的検査を合わせ聴力検査を行う。

〔1〕 聴性行動による検査

音を出すと，乳児が，音のするほうに目を向ける，表情を変える，動作をやめるなどの反応を起こすことを観察しながら検査を行う。音源は震音以外に動物の鳴声なども用いられる。1 歳未満程度の乳児に適用される。

〔2〕 条件詮索反応聴力検査（conditioned orientation response audiometry：COR）

興味のあるものの方向に振り向く詮索反応を用いた検査である。二つのスピーカの中央に子供をおき，一方のスピーカから音を出し，同時に玩具を照明し見えるようにして詮索の条件付けをした後に，スピーカからの音で人形が見える前に詮索反応を示すかどうかを観察し，聴力検査を行う。6 か月から 3 歳くらいまでの幼児に適用される。

〔3〕 遊　戯　聴　検

音が呈示されている間に応答スイッチを押すと玩具やビデオ画像など子供の興味を引く遊び道具が動作するような装置を用い，音を聴くことへの集中力を動機付けながら行う聴力検査である。玩具の代わりにのぞき窓の内部にさまざまな玩具や絵などを配置し，普段は見えない内部が照明がつくと見えるような装置を用いてのピープショウ検査もある。

オージオメータと組み合わせてピープショウ検査と COR 検査を実施できる小型の幼児聴検装置の例を図 1.175 に示す。

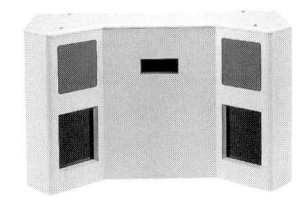

図 1.175　小型幼児聴検装置の一例

新生児に対しては，強大音を与えると Moro 反射，まばたき，深呼吸が起こることを観察する新生児スクリーニングがある。近年，AABR 検査装置や OAE 検査装置も新生児のスクリーニングに用いられているが次項に譲る。

1.11.4 他覚的聴力検査装置

〔1〕 他覚的聴力検査

他覚的聴力検査は被検者自身の意思表示によらず被検者の音に対する生理的反応を客観的に検出し，聴こえの検査，難聴の原因や障害部位診断を行う。機能性難聴の判定などにも用いられる。代表的な他覚的聴力検査に音刺激による脳波の反応を観測する聴性誘発反応検査（ERA），内耳から放射する音を観察する耳音響放射検査（OAE）がある。

〔2〕 聴性誘発反応（evoked response audiometry：ERA）

音は振動として鼓膜から耳小骨を通じて内耳に伝わり蝸牛で電気信号に変換され蝸牛神経から中枢聴覚路を経て大脳の聴皮質に至り知覚される。聴性誘発反応検査は外耳からの刺激音により蝸牛や中枢聴覚路で発生する活動電位（電気信号）を頭皮上にある電極で検出する。刺激音を与えてから活動電位が発生するまでには聴覚系での反応部位に対応する潜時（latent period）と呼ばれる時間的遅れがある。**表1.17** に聴性誘発反応検査として有用な反応の名称，潜時，反応の部位を示す。

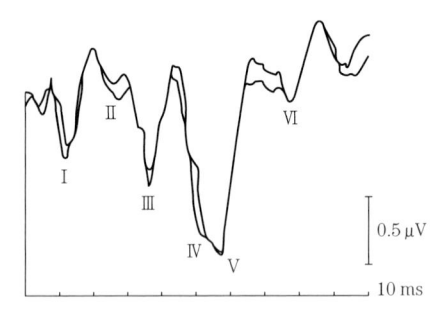

図1.176 聴性脳幹反応（ABR）

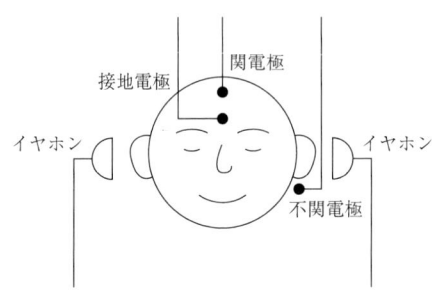

図1.177 電極位置

表1.17 聴性誘発反応の分類

反応の名称	潜時〔ms〕	反応の部位
蝸牛マイクロホン電位（CM）	0	内耳有毛細胞
蝸牛神経複合活動電位（AP）	1〜4	蝸牛神経
加重電位（SP）	0	内耳
聴性脳幹反応（ABR）	5〜10	AP＋脳幹中継核
周波数対応反応（FFR）	6	脳幹中継核
中間潜時反応（MLR）	10〜50	第1次聴皮質
頭頂部緩反応（SVR）	100〜400	第2次聴皮質
P300	300〜450	大脳皮質連合野
CNV	400〜	大脳皮質連合野

〔3〕 聴性脳幹反応（auditory brainstem response：ABR）

ABRは音刺激によって蝸牛神経や脳幹から誘発された脳波を頭皮上から記録する検査法であり，記録は音刺激から潜時10 ms以内に発生する6〜7個の電位により構成される（**図1.176**）。これら各波は蝸牛神経と脳幹部聴覚路由来の対応と考えられている。

電極は一般には関電極（導出電極）を頭頂部に，不関電極（基準電極）を検査耳側の耳垂あるいは乳様突起部に接地電極を前額中央部に置く。電極は脳波用電極か針電極を用いるが，皿電極の場合電極と皮膚との接触抵抗を小さくする。電極を装着した被検者は安静閉眼状態で記録する（**図1.177**）。

音刺激は周波数特異性の低いクリック音が最も用いられ反応閾値は2〜4 kHz域の聴力を反映する。誘発電位は他の部位の活動電位やノイズと混在しているので，通常，10〜30回/秒の音刺激に同期した500〜2 000回の平均加算，帯域80〜1 500 Hzのフィルタ処理を行い，他の活動電位との判別やSN比改善を行う。

潜時は刺激音の強さや被検者の年齢や性別などで変化する。若年正常者に比較し，加齢者ならびに乳幼児では各成分潜時が延長する傾向にある。また，男性は女性に比し0.1 ms程度潜時が長い。正常者でもⅡ波，Ⅳ波は現れにくく異常を検討する際のパラメータにはⅠ-Ⅲ波間潜時差，Ⅲ-Ⅴ波間潜時差，Ⅰ-Ⅴ波間潜時差とその左右差を調べるのが有用である。脳死判定の補助検査でもあり，脳死例では無反応になるか，Ⅰ波を除いて記録されなくなる。

ABRと原理は同じであるが短時間で検査が行える簡易的なスクリーニング用として自動聴性脳幹検査AABR（automated ABR）がある。両耳同時刺激が可能である。通常，刺激音35 dB nHL（normal hearing level）による反応を標準的なABR波形と比較しpass（反応あり）/refer（反応なし）の判定を行う。

〔4〕 聴性定常反応（auditory steady-state response：ASSR）

ABRの反応閾値は純音聴力検査における2〜4 kHzの聴力にほぼ一致するが低域の周波数域には対応しないため，会話域の聴力レベルの判定をすることはでき

ない。ASSR は誘発に用いる刺激音に標準的なオージオメータ周波数 250～8 000 Hz の変調音を用いて会話域の周波数をも含む各周波数別の聴力レベルの推定が行える。刺激音は連続した変調音のため ABR のように刺激音に同期する I～VII 波の同定は行えないので神経学的な応用はなく他覚的聴力検査に応用される。

通常，ASSR の刺激音は純音の正弦波的振幅変調音（SAM 音）(sinusoidally amplitude-modulated tone) が用いられる。一例として図 1.178 (a) は 100 Hz で振幅変調 (AM) されたキャリヤ周波数 (CF) 1 000 Hz の波形を表している。純音 1 000 Hz の振幅は 1 秒間に 100 回の頻度で 0～100% に変化し 5 ms のライズ/フォールをもつプラトーのない音が 10 ms おきに連続に繰り返され，刺激間隔のない連続したトーンバースト信号とみなすことができる。図（b）は変調音のスペクトルを示し，刺激音に含まれるエネルギーのピークが 1 000 Hz (CF) に，側波帯が 900 Hz, 1 100 Hz に存在している，この例では刺激音のエネルギーは 900～1 100 Hz の間にしか存在しない周波数特異性を示す。

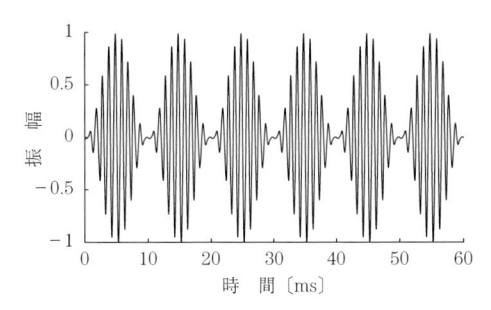

（a） 100 Hz で振幅変調されたキャリヤ周波数 1 000 Hz の波形

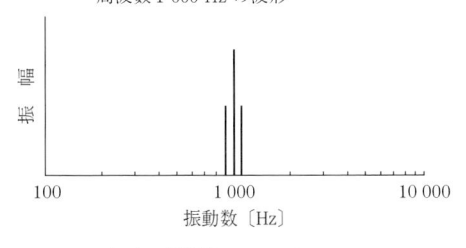

（b） 変調音のスペクトル

図 1.178 正弦波的振幅変調音

ASSR 閾値以上の刺激を与えられると，その純音周波数の近接領域の内有毛細胞が興奮する。例えば，図 1.178 に示す刺激は，最大で 900～1 100 Hz に対応する領域の内耳を興奮させる。この神経電位が聴神経を伝わることにより脳波は図 1.179 に示すように振幅変調周波数（100 Hz）に同期し誘発され，100 Hz で同期した脳波が ASSR の主成分となる。

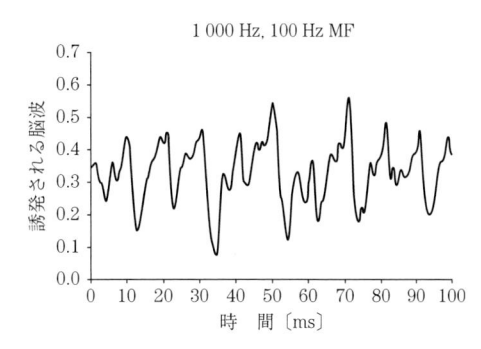

図 1.179 ASSR 刺激によるレスポンス特性

刺激音の変調周波数に対応する脳波の振幅および位相の解析は，コンピュータアルゴリズム（FFT（高速フーリエ変換））を用いて行う。ASSR の解析法にはメーカの製品によりパワースペクトル分析法，phase coherence 法がある。図 1.180 は phase coherence 法の記録例で図（a）は位相がある角度範囲で固定（phase locked）されている，すなわち変調周波数に同期しており脳反応が存在する。図（b）は位相角が散らばっており，変調音と脳波との相関関係がなくランダムであり反応が発生していないことを示す。

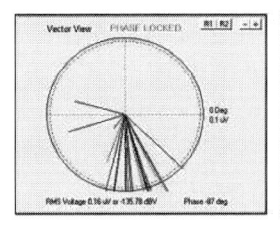

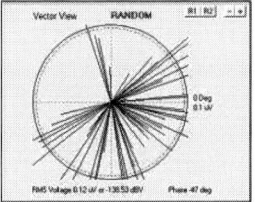

（a） phase locked（反応あり） （b） random（反応なし）

図 1.180 phase coherence 法の記録例

ASSR は変調周波数による特徴があり，成人覚醒時には 40 Hz に良好な反応が出て，睡眠時には反応が低下する。また，乳幼児睡眠時においては 80 Hz に良好な反応が出るといわれている。

ASSR の刺激音は，単一 SAM 音のほかに複数の SAM 音をミキシングした合成 SAM 音を用いる製品もある。

1.11.5 耳音響放射検査装置

耳音響放射検査は，刺激音による誘発または自発的に放射する蝸牛からの微弱な音により他覚的に内耳（蝸牛）機能を評価する。この検査は簡単に短時間で行えるので新生児や乳幼児の難聴スクリーニングに適する。また，成人の難聴の原因を特定する手段としても用いられる。

耳音響放射は刺激音の種類などにより，つぎのように分類される．
- 誘発耳音響放射（transient evoked otoacoustic emissions：TEOAE）
- ひずみ成分耳音響放射（distortion product of otoacoustic emissions：DPOAE）
- 自発耳音響放射（spontaneous otoacoustic emissions：SOAE）
- TEOAE：イヤホンとマイクロホンを備えたプローブを外耳道に挿入し短音またはクリック音の刺激により5〜15 msの潜時で蝸牛から誘発される音を記録する．クリック刺激は周波数特異性が少ないので，基底板上の広い周波数部位の情報がまとめて反映され，その変化がTEOAE波形の微妙な変化となって現れる．
- DPOAE：2個のイヤホンと1個のマイクロホンを備えたプローブを外耳道に挿入し，各イヤホンから周波数の異なる純音（$f1, f2：f1<f2$）の刺激音を与え，蝸牛の基底板振動の非線形性により発生するひずみ成分（$mf1 \pm nf2：m, n$は整数）を記録する．一般には，周波数成分が最も大きい$2f1-f2$のひずみ音を記録する．DPOAEは純音$f1$と$f2$間の比較的狭い範囲の情報がもたらされ，周波数特異性が高く各周波数別の反応を評価できる．
- SOAE：マイクロホンを備えたプローブを外耳道に挿入し，蝸牛から自発的に放射される音を記録する．SOAEの検出率は聴力正常者でも60〜80%といわれている．

1.11.6 インピーダンスオージオメータ

インピーダンスオージオメータは，中耳伝音系である鼓膜および耳小骨連鎖の可動性を，外耳道から加えたプローブ音の反射音を測定することにより音響インピーダンスとして測定するものである．音響インピーダンスはベクトル量でレジスタンスとリアクタンス成分に分けられるが，人間の中耳の音響インピーダンスは，低い周波数ではそのほとんどが音響コンプライアンスによるリアクタンス成分である．実際のインピーダンスオージオメータでは音響コンプライアンスを等価容積〔ml〕で表しているものが多い．その基本構成を図1.181に示す．

プローブ音発生器から増幅器，イヤホンを経てプローブ音は外耳道内に放射される．外耳道容積，鼓膜，耳小骨連鎖などのインピーダンスの影響を受けた反射プローブ音はマイクロホンで拾われ増幅器を経て，表示器でその大きさに応じておもに等価容積として表示される．また，圧力系はポンプと圧力表示器からなる．

チンパノグラムは，外耳道内に200 daPa程度の圧

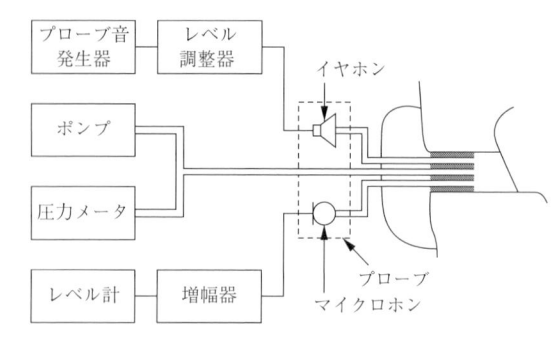

図1.181 インピーダンスオージオメータの基本構成図

力をかけ，そこから圧力を−200から−600 daPa程度まで変化させながら，圧力を横軸に等価容積を縦軸にとりグラフ化したものである．現在のインピーダンスオージオメータは，検査が自動化されており，チンパノグラムを表示，プリントアウトするものが一般的である．チンパノグラム画面の例を図1.182に示す．

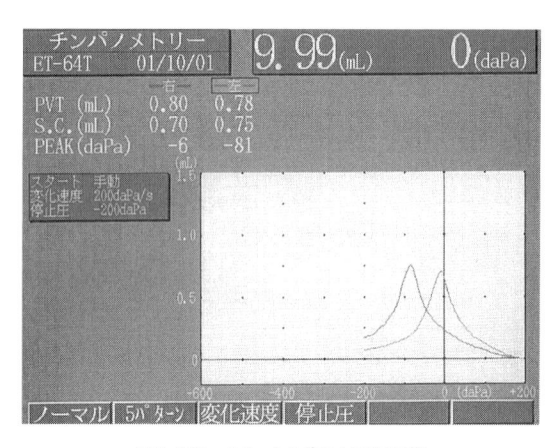

図1.182 チンパノグラム画面の例

チンパノグラムは通常山形を示す．山の高さが鼓膜および耳小骨連鎖の可動性を示し，滲出性中耳炎で貯留液がある場合は山形を示さない．山のピークの圧力は中耳の圧力を示すものと考えられ，耳管狭窄などの場合，−100 daPa以上の強い負圧を示す．

また，インピーダンスオージオメータには，レフレックス検査（音響性耳小骨筋反射検査）を実施できるものもある．レフレックス検査は，音刺激に対応しておもに鐙骨筋が収縮し鼓膜および耳小骨連鎖の可動性が下がり，インピーダンスが上昇（等価容積は減少）する反応をみるものである．レフレックス反応は，おおむね70 dB以上の刺激音に対し得られる．刺激音は検耳に加える同側刺激と反対側に加える反対

側刺激があり，500，1 000，2 000 Hz など複数の純音のほかに広帯域雑音刺激をもつものもある。レフレックス反応は，どちらの耳の刺激に対しても両側に現れるものであり，同側，反対側刺激に対する両耳のレフレックス反応の有無を見ることにより，顔面神経麻痺などの部位診断に役立つ。また，聴神経腫瘍など後迷路系の障害がある場合は，長時間の刺激に対し鐙骨筋反射が低下するといわれている。レフレックス検査結果の例を図1.183に，インピーダンスオージオメータの例を図1.184に示す。

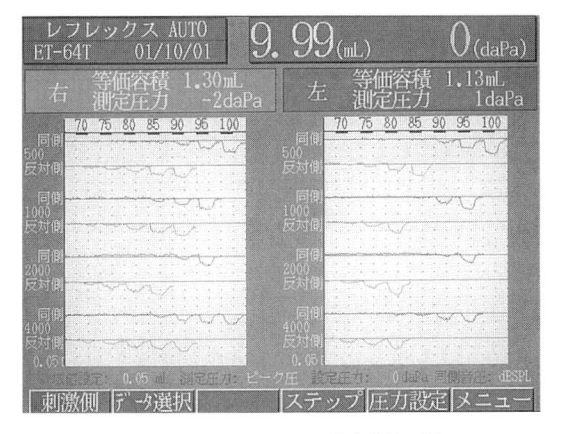

図1.183　レフレックス検査結果の例

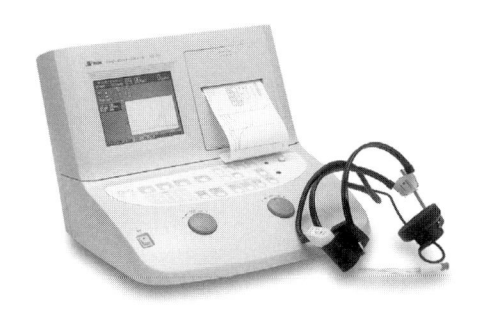

図1.184　インピーダンスオージオメータの例

1.12　平衡機能検査装置

1.12.1　平衡感覚と臨床

病変・疾患において，その病巣などの診断を含め，局所診断などに至っては，簡便な検査で断定することができない。したがって，問診などからの症状・病歴の確認から，血液検査などの臨床検査，神経耳科学的検査，神経学的検査，内科的検査，眼科的検査などに加え，CT や MRI などの画像検査といった多角的な検査が必要とされる。

本節では，「耳鼻咽喉科学的」な検査の中で，特に「平衡機能検査」を主とした「平衡機能検査装置」に限定して説明をする。

柱などの構造物が垂直に立っていること，床が水平であることなどを感覚的に認識できるのもこの機能によるところが大きい。ともすれば，電車の車中から車窓に流れる風景を眺めていても，等間隔で横切る電柱，雑木などの本数を数えるなどの行為により，軽いめまい感や気分が悪くなるなどの現象にもこうした平衡感覚が関与している。

つまり，日常生活における，自然な行動を円滑に行えるよう，平衡感覚を支える自動制御機能が「平衡機能」である。

ヒトの平衡は，おもに内耳の前庭器官といわれる耳石器と三半規管からなる受容器による。耳石器は卵形嚢と球形嚢からなり，運動に伴い内部のゼラチン質上部の炭酸カルシウムにより構成された平衡砂のズレにより水平・垂直にかかる加速度を感知する。また，三半規管は，回転運動に伴う内リンパ流動により，回転加速度を感知する（図1.185）。

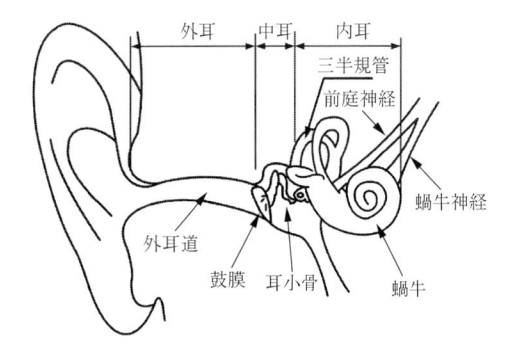

図1.185　内耳の簡易解剖図

これにより，現在の姿勢つまり体の傾斜や状態の変化を認識できる。また，小脳で整合された情報を統合中枢から眼球の筋肉や体の各筋肉に伝達することで，絶えず変化する姿勢や頭位のバランスを保ち，つぎに行う動作に向けて姿勢を自動的に調整している[1),2)]。

「平衡機能」における反応は，眼球の動きとして検出される。これが「眼振」と呼ばれる生理学的反応として発現する。眼振には，急速相と緩徐相と呼ばれる二つの動きからなり，その動きは方向性により，「水平眼振」，「垂直眼振」と「回旋性眼振」の三つの種類に大別される（図1.186）[1),2),4)]。

また，こうした「平衡障害」（または「めまい・平衡障害」）の原因を知るための手段として，「平衡機能検査」が重要となる。

平衡機能検査には以下のものがある[2),4)]。

① 書字検査

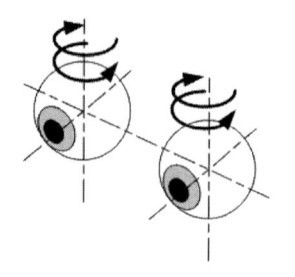

(a) 水平眼振

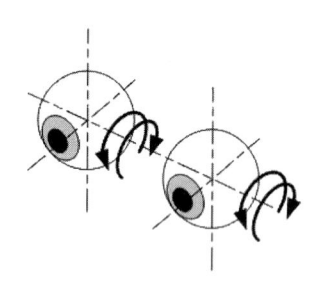

(b) 垂直眼振

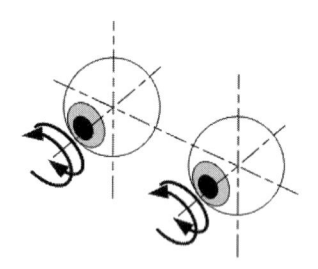

(c) 回旋性の眼振

図 1.186　おもな眼振の分類

② 歩行検査
③ 足踏み検査・重心動揺検査
　（stabilometer・重心計または重心動揺計）
④ 頭位眼振検査
　ⓐ フレンツェル眼鏡
　ⓑ 電気眼振計の使用
　ⓒ CCDまたはCCD赤外フレンツェル眼鏡の使用
　ⓓ CCD赤外フレンツェル眼鏡の使用と解析装置
⑤ 眼球運動刺激検査（視運動刺激検査）
⑥ 回転刺激検査
⑦ 温度眼振検査（caloric testとVSS test & ENG）

前記の平衡機能検査は，どのような検査装置を用いて行われるか，実際の「平衡機能検査装置」を詳解する．冒頭で述べたように，本節は，神経耳科学的検査から，特に「平衡機能検査装置」に関して，検査装置として一般的に普及されているものについてのみとりあげて説明する．

〔1〕 自発眼振・頭位眼振・頭位変換眼振の検査
　1） フレンツェル眼鏡　　平衡機能検査においては，眼球の動きを観察することが重要で，頭位眼振検査や頭位変換眼振検査，温度眼振検査を行う場合，眼球の動きとして出力されるためである．

　しかし，眼球の動きを観察するといっても，観察するために被検者の顔をのぞき込めば，被検者に注視（固視）する目標を与えることになり，眼振が抑制されてしまう可能性がある．そこで，強度の老眼鏡レンズに似た凸レンズを被検者の側に配することで，被検者は視界が極度にぼやけて見え，逆に検者は被検者の眼球を拡大して見ることができる．

　実際のフレンツェル眼鏡には，15～20 D（ジオプトリ）の度の凸レンズが使用され，観察を簡便にする照明が内蔵されたものが基本的形状である（図 1.187）．

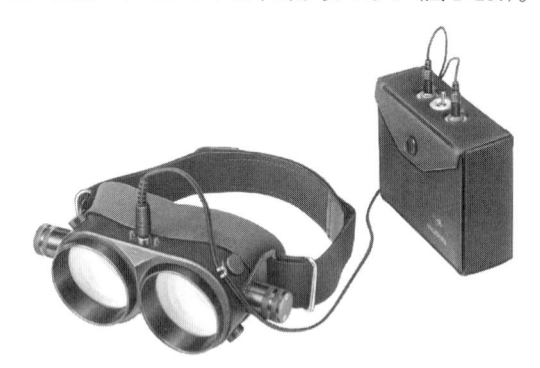

図 1.187　フレンツェル眼鏡

　2） CCD赤外フレンツェル眼鏡による眼振画像記録・解析　　前記のフレンツェル眼鏡は一般的に，耳鼻咽喉科以外でも，めまいの所見を行ううえで，内科や神経科の診察でも使用することがある．近年小型CCDカメラによる観察とビデオ録画が主流であったが，現在では完全に密閉されたゴーグルのような機密性の高い眼鏡に赤外線LEDと赤外線CCDカメラを配し，ディスプレイまたはモニタから観察できる（図 1.188）．

　この利点は，完全に暗所開眼の状態で観察できる点で，より確実に小さな眼振まで観察することが可能であり，赤外線CCDカメラからの出力をビデオ入力できることで，ビデオデッキ・DVDビデオデッキまたはビデオキャプチャ機能（ビデオ信号を変換または直接的に取り込む機能）をもった機材を介し，PCに取り込むことも可能である．この利点を活用し，観察した内容を再度確認できることで，回旋性眼振などの症

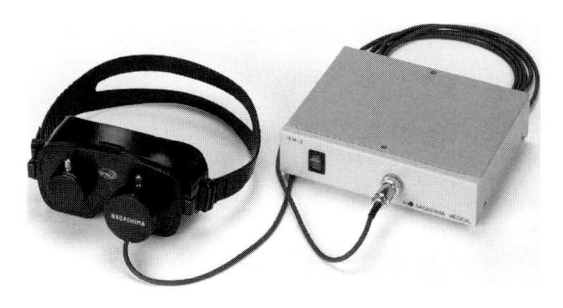

図1.188 CCD赤外フレンツェル眼鏡

例を記録するうえでも重要な役割を果たしている。また，PCに取り込んだ画像を2値化（白と黒の2色のみに置換すること）し，白目と黒目の割合を逐次数値化することで，眼球の運動そのものを数値化し波形として出力・解析するシステムがある。ただし，回旋性眼振の解析には，特殊な撮像方法または演算処理が必要なため，数値解析できるシステムは機器ごとに特徴があり，性能も個々に違いがある[5]。

〔2〕 **眼球運動の定量的検査**

一定の半径または円筒型のスクリーンに，光映像を見せることで眼振を誘発させる装置で，検査は通常暗所で行うことが多い。重要なことは，被検者の顔面をスクリーンに向かって中心に固定することで，光映像に対して眼球だけで追従させることが必要である。また，視刺激装置は，再現性の高い定量的な刺激が与えられることが必須であることから，誘発された眼振は電気眼振計（ENG）またはA-D変換によりPCや解析装置に取り込まれ，記録・解析を行うことを前提にしている。また本装置には，スクリーン自体がLCDやスクリーンにLED発光素子が埋め込まれているものから，光映像がスクリーンに投影されている状態を小型LCDからハーフミラーを介し擬似的な体感により刺激させるものなどもある（**図1.189**）。

このほか，バラニー型と呼ばれる円筒型の金属製筒

または布製やビニルレザー製の白色のスクリーンの内側に黒色のストライプを等間隔に配置したものもある。

〔3〕 **回転刺激検査**

回転刺激は，回転刺激検査装置を使用するが，構造的には上部に被検者を座らせる椅子状の座部，その下部に電動式駆動部，そこから制御ケーブルを経てコントロール装置（制御装置）による構成からなるもので，座部には頭部を一定の角度で固定できるヘッドレストを有しているのが一般的である（**図1.190**）。

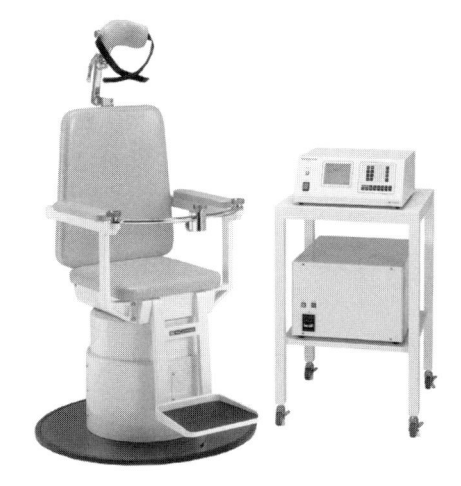

図1.190 回転刺激検査装置

暗所で被検者に開眼させたまま回転刺激検査装置に座らせ，頭部を前方30°傾けた状態で固定する。このとき外側半規管が水平となることで，外側半規管が刺激できる。外側半規管は左右あるため，回転刺激検査装置を左および右に角加速度・最大角速度など同一の条件のもとに定量的な回転をさせることで，その左右差を調べたり，前庭眼反射など臨床診断を行うためのデータを得ることができる[2),5)]。

〔4〕 **温度眼振検査**（caloric test）

1）冷温交互法眼振刺激検査 外耳道に，体温の±7℃にあたる30℃，44℃の2種類の冷水・温水を5分ほどの間隔で交互に注入し，半規管に対し刺激を行うことにより，眼振を誘発させその観察または測定を行う。検査の特徴としては，水平半規管を左右個別に刺激することができる点で，半規管麻痺（canal paresis：CP），眼振方向優位性（directional paresis：DP）などを含め，どちらの半規管に機能低下が見られるかを観察・測定できる。

使用機器・機材としては，この検査において温度が重要なファクタであるため恒温槽などによる温度管理が可能な機器と注入用のシリンジかイルリガートルが使用されるが，冷水・温水を恒温槽などから注入機材

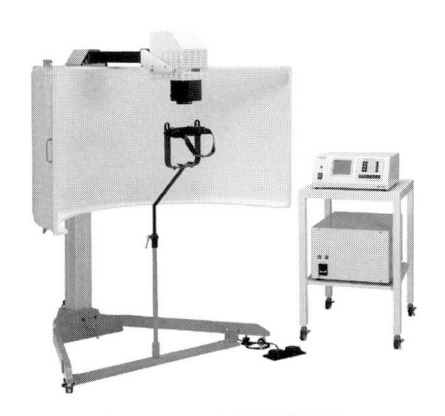

図1.189 眼球運動刺激装置

に移す水の温度は急速に変化してゆくので注意が必要とされている．また，冷温水を注入する代わりに，冷温風により刺激し，眼振を誘発させる機器があり，「エアカロリック」装置などの名称で呼ばれる．注意する点は，刺激における眼振の誘発は，定量的な検査として，注入時の温度変化が著しいため，エアの流量や温度・排出時間が，冷温水のように安定しないことがあげられる．これは，液体と気体の密度の違いにより，冷温風は外気に触れた瞬間から急激に温度変化を起こすためである．

2) **visual suppression test**（VS test） 眼振出現時に，暗室を明るくし一点を固視させることにより，眼振が抑制される．これを visual suppression test という．温度眼振を誘発させる場合，体温との温度差が大きいほど眼振反応は大きいことから，visual suppression test では0℃の氷水を注入する方法が一般的である．

この検査の利点は，固視の機能低下を測定できることと，障害部位において小脳の障害を示すなど，高い評価をされていることである．

使用される機器・機材は，通常の温度眼振検査同様に，恒温槽などによる温度管理が可能な機器と氷水注入用のシリンジ，スケールまたは巻尺と指標があれば便利である[1),2)]．

1.12.2 眼振計
〔1〕 原　理

人間の眼球は角膜部が正，網膜部が負に帯電している．この電位を「角膜網膜電位」という．目の上下左右に貼り付けた電極でこの電位を取り出し（図1.191），眼球位置を記録できるようにする機器が電気眼振計（electronystagmography：ENG）である．このように取り出した角膜網膜電位は個人差や体調による違いがあるが，眼球の変位に合わせ直線的に変化する．

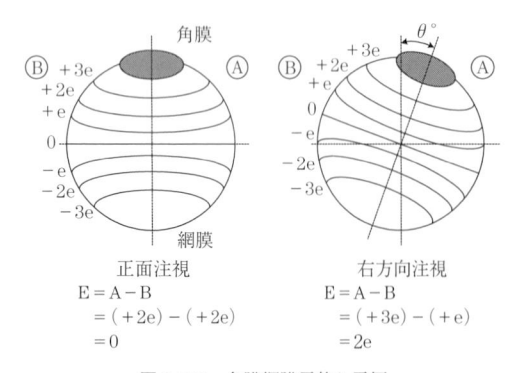

図1.191 角膜網膜電位と電極

眼振は，ゆっくりとした動き（緩徐相）と速い動き（急速相）からなる規律的な眼球の動きである（図1.192）．眼球の動きを表示する原波形では，眼球の動きを基線に対して上側が右向き（上向き），下側が左向き（下向き）に動いていることを表す．一方，眼球の速度を表示する速度波形では，基線に対し上側が右方向（上方向）の速度，下側が左方向（下方向）の速度を表す．なお，横軸は時間軸である．記録は水平方向の原波形と速度波形，垂直方向の原波形と速度波形の4チャネルを同時に記録するのが一般的である．

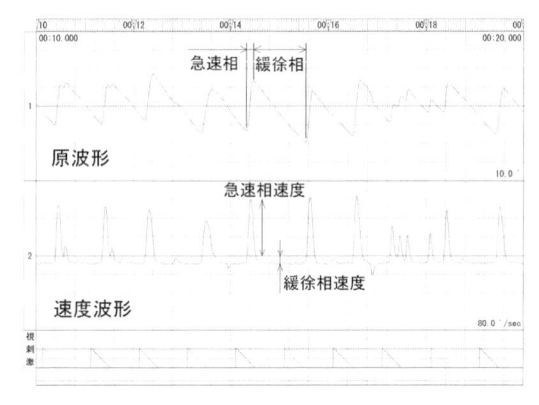

図1.192 ENG記録波形（例）

〔2〕 構　造

眼振計はおもにつぎのような構成に分類できる．

1) **電極ボックス**　被検者に貼り付ける電極を接続する．水平と垂直誘導を同時記録する場合，電極は測定用の関電極2対と不関電極の合計5本が必要である．計測される電位は非常に微小な電圧のため，前置増幅器が内蔵されている場合が多い．

2) **電極抵抗測定部**　電極の貼付け具合を測定する専用の回路である．不関電極と関電極間に微小な電流を流し抵抗値を測定する．抵抗値が低い場合は電極と皮膚の接触抵抗が低いことを意味し，正しく貼り付けられているといえる．最近の機器では，電極抵抗測定により分極が発生しないような回路構成となっている．

3) **入力切換部**　主増幅器に対して電極ボックス，三角波，外部などの入力を切り換える機能である．主増幅器の前段に配置される．

4) **主増幅部**　電極ボックスで取り込まれた電位を，記録するために必要な電圧まで増幅する．機器によりチャネル数が異なる．チャネル数が多い場合には，視刺激信号なども同時に記録することができる．

5) **時定数**　原波形用の設定であるDCまたは3秒，速度波形用の設定である0.03秒を切り換える．

他の時定数を備えている機器もあるが，おもに使用されているのはこの3種類である。

6) **フィルタ** 不要なノイズを遮断する目的で使用する。高域ノイズ遮断フィルタと，電源ノイズ遮断を目的とした帯域遮断フィルタを備えている機器が多い。

7) **クリッパ** 緩徐相を大きな振幅で観測する場合に，急速相の波形をクリップする（記録しない）機能である。

8) **三角波発生器** 記録波形を一定の振幅で記録するための基準を設定するとき，この基準となる0.5Hzの三角波を発生させるための機能である。

9) **記録部** 測定波形を記録紙にペンで記録するタイプやコンピュータ画面上に表示するタイプなどがある。コンピュータ画面上に表示するタイプでは，測定波形を電子データとして扱えることや，測定後の波形を任意に加工（計測しやすいように表示を変化させる）できるという利点がある。

10) **電源部** 商用電源からのノイズや機器アースからのノイズを測定波形に混入させないため，また被検者への電気的安全性を確保することなどが考慮された専用の電源が搭載されている。

〔3〕**検査・測定**

眼振計を使用する検査や測定は，閉眼や暗所でも記録できる利点があるなど，広く一般化している検査である。さまざまな検査方法があり，それぞれで刺激方法が異なるが，測定方法は同一といえる。

まず，被検者に電極を貼り付ける。測定を行ううえで一番重要といえる。皮膚に正しく貼り付けられているかどうかは，電極抵抗を測定することによりおおむね判断がつく。電極が正しく貼り付けられたら，被検者に幅10°の指標を一定間隔で交互に注視させ，眼振計で測定された記録波形を正規化する。速度波形を記録するチャネルは，三角波発生器より発生された三角波を利用する。水平および垂直の測定波形について行う。このように正規化することにより記録される波形は，記録紙上（画面表示上）スケーリングされた波形となる。例えば，原波形の場合1目盛が10°や，速度波形の場合1目盛が40°/秒となる。この状態で，一連の検査を行う。検査内容により時定数，入力チャネルの選択などを適宜切り換える。またペン型記録器の場合は，検査内容により記録紙の掃引速度を切り換える。

〔4〕**装　　　置**

さまざまな種類の眼振計が発売されているが，コンピュータ制御の眼振計では，被検者データの管理，測定波形の電子データ化，測定後の波形の計測（解析）や長尺記録紙への出力，ENG報告書の作成，視刺激装置の制御，病院内の電子カルテシステムとの連携動作など，多機能な性能を備えている（**図1.193**）。また測定されたデータは，従来のペン型記録器の場合膨大な記録紙の保管が必要であるが，電子データとなっているため，保管，管理，運用について利便性がよくなっている。

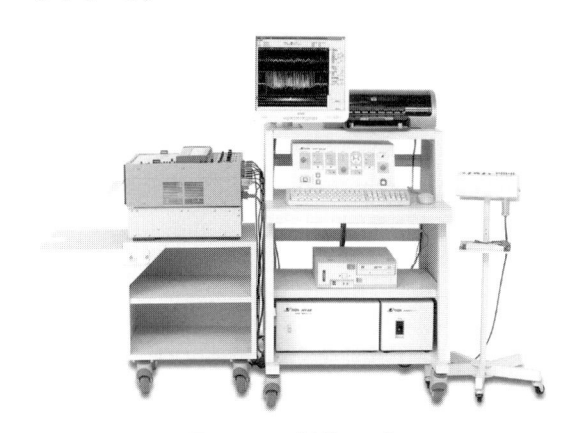

図1.193 眼振計の一例

1.12.3 重 心 動 揺 計

人が立っているときのからだの揺れを重心動揺として計測する装置を重心動揺計（stabilometer）と称している（**図1.194**）。

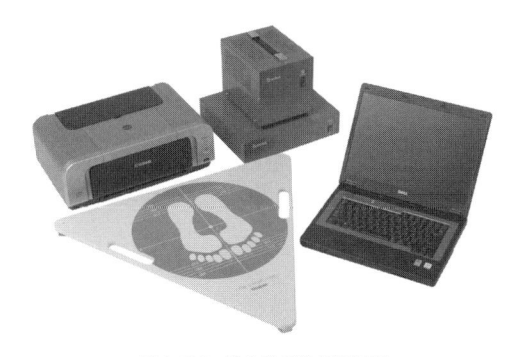

図1.194 重心動揺計外観写真

計測原理は，三角形あるいは四角形の検出台に3個または4個の荷重センサを取り付け，その上に人が立っているときの各センサの荷重変動から重心動揺を計測・演算する（**図1.195**）。

人の体重を W とすれば，力のモーメントの釣合いから，次式で重心位置 (x, y) が計測される。

$$W = F_1 + F_2 + F_3$$
$$x = \frac{(F_1 - F_2) l_1}{W}$$

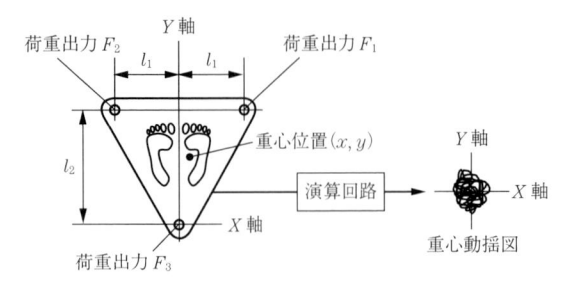

図 1.195 重心動揺計計測原理図

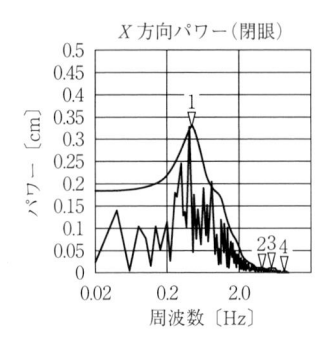

図 1.196 脊髄小脳変性症疾患の
パワーヒストグラム

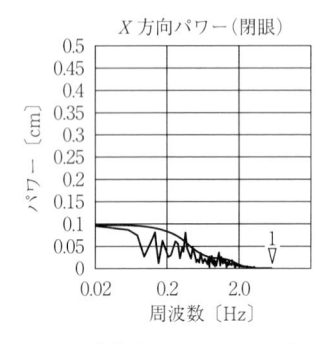

図 1.197 健常人のパワーヒストグラム

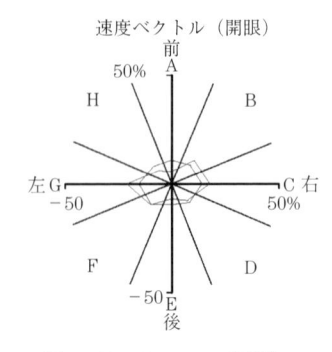

図 1.198 メニエール病疾患の
ベクトル図

$$y = \frac{(F_1 + F_2) l_2}{W}$$

実際には人が検出台の上に立っているとき，周波数の高い身体動揺の場合，正確に重心動揺を反映していないが，緩慢な身体動揺であれば重心動揺とみなし，これを重心動揺計と呼んでいる。

重心動揺計は 1987 年 JIS T 1190 として規格化され，1994 年に平衡機能検査の一環として診療報酬が認められた後，臨床検査機器として広く普及してきた。

重心動揺計は，からだの揺れから，人のめまい，あるいはふらつきを定量化するもので，耳鼻咽喉科，内科，脳神経外科などの臨床現場で役立っている。

検査は大別してつぎの検査に分かれている。

〔1〕 **面積・軌跡長検査**

これはつぎの生体情報を計測・分析し，おもにからだの揺れから，病状の経過観察，あるいは薬物効果などの観察に使われている。

① 外周面積・矩形面積・実効値面積
② 単位軌跡長・総軌跡長
③ 単位面積軌跡長
④ X 軸偏位
⑤ Y 軸偏位
⑥ ロンベルグ率

〔2〕 **パワーベクトル検査**

1） **パワーヒストグラム検査** これは重心動揺のパワーヒストグラムにより疾患を判断する補助データとなる。

図 1.196 は脊髄小脳変性症疾患のパワーヒストグラムで，健常人のパワーヒストグラム（**図 1.197**）に比べて約 0.5 Hz のところに分布頻度が高い。

2） **ベクトル検査** これは重心動揺の方向を検査するもので，これも疾患判別の補助データとして役立つ。

図 1.198 は，メニエール病疾患のベクトル図で，横揺れを顕著に表している。

以上が一般に行われている検査内容であるが，近年データ処理技術が進歩し，コンピュータも高度化したため，これらの重心動揺をニューラルネットワークを用い，病巣診断の補助機能として使用している。

重心動揺検査で抽出される生体の動揺パラメータは数十項目を超え，これを診断に結びつけることはめまいの専門家でないとなかなか難しい作業である。

ニューラルネットワークは，生体の神経細胞（ニューロン）を模したネットワークモデルに，教師データと呼ばれる入出力が明確なデータを複数個与えて学習を行い，出来上がったネットワークに未知のデータを入力して分類や予測を行う解析手段の一つである。

現在完成しているニューラルネットワークでは，正常・異常の判別率が約 75%，中枢性疾患と末梢性疾

患の判別率が約 70% で，今後データの蓄積が進めば病巣部位や病態の推定といった診断能力も上がるものと期待されている。

引用・参考文献

1) 八木聰明：めまい・難聴・耳鳴，改訂第2版，3-107 医学書院（1993）
2) 八木聰明編：平衡機能検査法 新図説耳鼻咽喉科・頭頸部外科講座，134-170 Medical View（2000）
3) 八木聰明編：めまい Q&A，10-69，医歯薬ジャーナル（2001）
4) 日本平衡神経科学会編：イラストめまいの検査，診断と治療社（1995）
5) 八木聰明：日常診療での平衡機能検査 CD-ROM，日本めまい平衡医学会編

1.13 眼科検査装置

1.13.1 眼科検査と臨床

今日，眼科検査では目的，部位別に多くの機器が使用されている。

眼底は人間のからだの中で唯一非侵襲で血管を直接観察できる部位である。そのため眼底の検査は，眼疾患だけでなく，高血圧や糖尿病など生活習慣病をはじめ，全身疾患をも対象としている。

つまり，眼科診療としての検査，術前または術後の検査のみならず，全身疾患の検査として眼底の検査は広く行われている。

眼科の白内障に対する IOL 手術は，現在では，日帰りで行われるほど身近なものになってきたし，屈折手術も急激に普及してきた。そのためにこれら眼科手術に対する術前/術後検査も増加している。

また，全身疾患の一例をあげると，近年，糖尿病の重篤な合併症の一つである糖尿病性網膜症によって失明する人を救うために，眼底写真を撮るスクリーニングが欧州を中心に広まりを見せている。

このように高齢化社会における QOL 向上のために，眼科検査は重要な役割を担っている。

眼科検査機器の対象としては，角膜から水晶体までの前眼部と網膜に代表される眼底部に大きく分けられる。眼は小さな器官であるが，対象部位によってさまざまな専用の検査機器が用いられる。

本節では，多くの眼科検査機器のうち，眼圧計，オートレフラクトメータ，眼底カメラ，超音波角膜厚計，超音波眼軸長測定装置，角膜トポグラフィシステム，特殊視力検査装置をとりあげ，紹介する。

1.13.2 眼　圧　計

眼圧計は眼内圧力を測る装置で緑内障の診断に使われている。眼球内の圧力を直接測ることは困難なので，外部から力を加えて角膜を変形させて間接的に測る。眼内の房水の流れが滞って眼圧が上昇すると，視神経が圧迫され障害を起こすといわれている。眼圧計には，種々のタイプがあるが，大きく分けて角膜に接触しないで測る非接触式と，角膜に測定プローブを当てて測る接触式とがある。

〔1〕　非接触式眼圧計

非接触式として実用化されているのは，空気を吹き付けて角膜を変形させ，それを光電的に検出する眼圧計で，一般にノンコンタクトトノメータと呼ばれている（図1.199）。非接触なので感染の心配がなく，点眼麻酔の必要もない。また，角膜を傷つけるおそれがないなどの特徴があり，眼科医院のほか検診分野でも多く使われている。図1.200 にその測定原理の概略図を示す。

光源 L の光束は，ノズル N を通って被検眼 E の角膜 C に投影され，そこに光源像を生じる。角膜変形前は，この光源像は光電検出器 D に共役ではないの

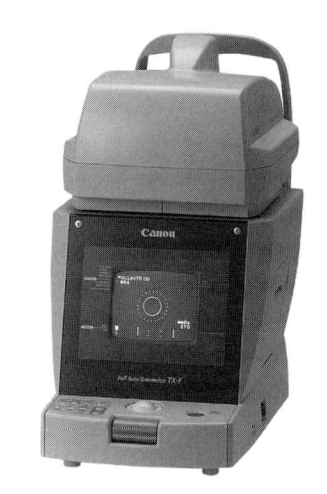

図1.199　ノンコンタクトトノメータ

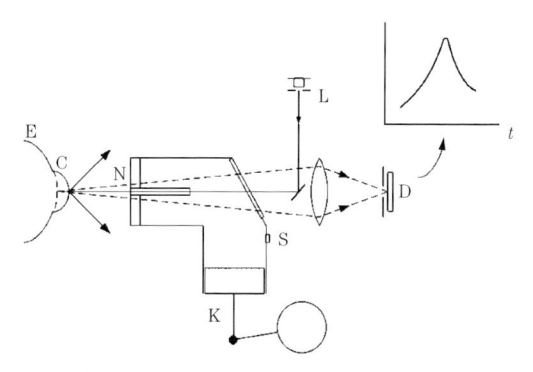

図1.200　非接触式眼圧計の測定系

で，ごく弱い信号が得られるだけである。ピストンとシリンダからなる加圧系Kがソレノイドにより駆動されるとノズルNから空気が角膜Cに吹き付けられる。空気圧力は，ピストンの動きとともに上昇する。空気圧力が眼内圧を超えると角膜が変形する。角膜Cが所定の曲率まで変形すると光源Lの角膜反射像が光電検出器Dにおけるものと共役となり，信号はピークを示す。その間，眼圧計内部の圧力は圧力センサSでモニタされている。光電検出器Dの信号がピークになったタイミングでの圧力センサSの値から，眼圧を演算する。空気が吹き付けられるのは数msと一瞬であり，まばたきが始まる前に終わる。眼圧は拍動に伴い，ある程度変動する。脈波に同期して測定する装置もあるが，通常数回測って判断する。

非接触式眼圧計の位置合せは他の眼科機器と同じく，近赤外光で照明された前眼部をモニタで見ながらジョイスティックでしゅう動台を操作して行う。位置合せは角膜反射で検出され，合うと自動的に空気が吹き付けられ測定される。正確な測定には微妙な位置合せが必要である。近年，この微妙な位置合せをすべて自動で行う装置が実用化されている。

また，非接触式眼圧計として，上記のほか瞼の上から超音波振動を与えて測定する方法も提案されている。共振特性の解析または振動子のインピーダンスの変化から眼圧を測定する。

〔2〕 接触式眼圧計

種々の方式の装置が実用化されており，角膜を圧平して測る圧平式と，へこませて測る圧入式がある。圧平式は圧平するまでの力により，また圧入式はへこみ量によりおのおの測定する。

ゴールドマン眼圧計は標準的な眼圧計として眼科病院で広く使われている。圧平子を角膜に当て細隙灯顕微鏡で見ながら力を加えていく。角膜が所定の径に圧平されたとき，目盛を読み取る。そのときの力を眼圧に換算する。圧入式に比べ角膜の変形が小さいので，繰り返し測っても眼圧の変化はないという。自動式ではないので正しく測るには慣れが必要である。多くは細隙灯顕微鏡に取り付けて使用するが，手持ち式にした装置もある。

圧入式としてはシェッツ眼圧計がよく知られている。構造が簡単な小型の機械的装置であり，仰臥位患者の角膜に眼圧計を乗せて測定する。角膜接触部はカップ状になっており，その中央部に角膜に圧入される可動杆が設けられている。可動杆の動きで指針が振れるようになっており，指針の振れを読み取り，眼圧に換算する。

1.13.3 オートレフラクトメータ

オートレフラクトメータとは他覚的に眼の屈折値を測る検眼装置である。他覚的とは被検者の応答に頼って測定する自覚的に対して使う言葉であり，光電的に測定を行う。また，屈折値とは近視，遠視，乱視の程度をいう。眼科病院や眼鏡店で眼鏡処方など，広く使われている。

〔1〕 測　定　系

瞳孔から近赤外光束を眼底に投影し，その反射光を光電センサで検出し，演算により屈折値を求める。光位置検知式，合致式，検影式，フォトレフラクション式などに分けられる。前二者が眼底光束を，また後二者は瞳光束をおのおの検出する。

光位置検知式は，光電センサとしてCCDのようなエリアセンサが使われ，反射光の位置を検出し，屈折値を算出する。近赤外LED光源Lからの光束は，穴あきミラーMを通り，瞳孔P中心から眼底Rにスポット光を投影する。反射光で瞳孔Pの周辺を通った光束は穴あきミラーMで反射し，エリアセンサSに受光される（図1.201）。

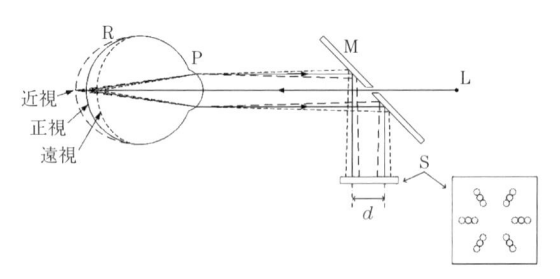

図1.201 屈折測定系

対向する二つの光束の間隔dからその経線方向の屈折力を算出する。3経線方向の屈折力を求めると，乱視を含む屈折値が求まる。

小さなスポット光を投影するので，自覚法と同じく網膜中心での屈折値を測ることができる。また，機械的可動部がまったくいらない。眼底にリング光束を投影しピントが合うようにレンズを動かしてから光束位置を検出する装置もある。

合致式は2本の光束を被検眼に投影する。ピントの合う位置までレンズを動かすと，2本の光束は合致する。それを光電的に経線を変えながら検出し，レンズの位置から屈折値を計算する。

測定光は800 nmから900 nmの近赤外光が使われている。網膜面において可視光に比較し赤外光はより奥で反射する。また，眼光学系の色収差もあり，測定値は可視光の他覚値とは異なる。オートレフラクトメータの校正は，一般に自覚屈折測定値に対して行われ

ている。眼鏡を掛けたまま測ってもたいていは測れるが，レンズ面が光軸に垂直になった場合は，その反射光がセンサSに入り測れない。まつ毛も測定誤差の原因になることがある。測定時には，瞳孔中心までまつ毛がかかっていないことを確認する。

1回の測定にかかる時間は機種にもよるが，実際のデータ取込み時間でいえば，0.1秒程度と短い。短いことは眼に動きがあるときでも誤差になりにくいという利点ではあるが，眼の調節状態は時間的にある程度変動があるので，瞬間値だけでは不十分である。数回の測定を行い，平均値が使われる。

検出光束径は2 mmから3 mm程度であり，明るいところでの瞳孔径に対応している。瞳孔がこれより小さいと誤差になる。このような場合には指標の明るさを落として瞳孔を大きくしてから測定する。

〔2〕 視度誘導系

オートレフラクトメータは被検眼の遠方屈折値を測定する。そのために測定前に被検眼の調節を遠方視状態に誘導する必要がある。一般に，機械の中をのぞいたとき機械近視が生じるといわれている。調節を遠方視状態に誘導するために指標位置を見える位置から少し遠方に動かし，それを見せてから測る。被検眼がそれに追従してきたら，さらにまた，もう少し遠方に動かす。このプロセスを視度が変わらなくなるまで繰り返し，そのときの値を測定値として表示する。視度誘導には数秒かかる。あまり速くやっても眼は追従しない。視標系は単眼視であり，この方法で完全に調整がとれない場合もある。

視標としては，遠方風景のカラースライドが使われている。中央部分に固視の対象物が写っている。遠方風景を使うのは，心理的に遠方視感を被検者にもたせ調節を起こさないようにするためである。

たいていは，上記のように装置内部に視標をもっているが，ミラーを通して遠方を両眼で見せて測定する装置もある。測定赤外光は，そのミラーに反射して眼内に導かれる。遠視の場合，裸眼で遠方を見せたとき調節を起こさないかとも考えられるが，実際には調節はあまり起こらない。

〔3〕 位置合せ系

被検者顔は額と顎で固定される。測定系はジョイスティックで操作するしゅう動台に載っており，モニタに映った前眼部を見ながら合わせる。瞳孔で合わせる装置と，瞳孔中心付近に出る小さな角膜反射で合わせる装置とがある。

角膜反射で合わせるのはわかりやすいが，角膜反射が中心に出ないときは偏心して測ってしまう。

近年，この位置合せから測定までをフルオートで行う機種も開発された。

〔4〕 オートレフラクトメータの種類

オートレフラクトメータは70年代にアメリカで開発され，わが国では80年代はじめから生産が始まった。80年代後半には広く普及するに至り，現在では目的別に種々の機種が使われている。

据置き型単能機は眼鏡店などで多く使われている（図1.202）。眼鏡処方においては，自覚検査を行う前の予備測定にオートレフラクトメータが使われている。

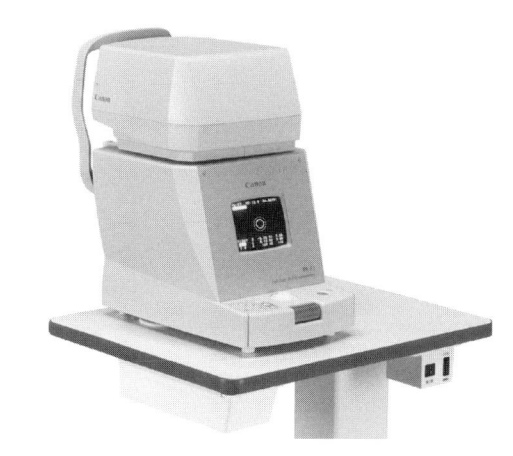

図1.202 オートレフラクトメータ

オートレフラクトメータと角膜曲率半径を測定するケラトメータとの複合機は，眼科病院やコンタクトクリニックで多く使われている。

外観は単能機とほとんど変わらない。眼の位置を合わせて測定ボタンを押すと両測定を連続して行う。全眼屈折値と角膜屈折値の差による残余乱視も計算される。

自他覚測定機は自覚屈折測定と矯正視力が検査できる。

両眼開放型は先に述べたように，両眼で外部遠方を見させて測定する。視標のためにスペースをとるが，調節を起こしやすい若年者を測るのによいとされている。

手持ち型のオートレフラクトメータも開発されている。ベッドに寝たままの姿勢で測定できるという。

1.13.4 眼底カメラ

眼球の一番奥に光を感じる網膜がある。この部分が眼底であり，眼底カメラはその写真を撮る装置である。眼底には光感度を有する多数の視細胞，その信号を伝達する視神経線維，血管網などがあり，その外側には不透明な色素上皮層がある。視細胞と視神経線維層はほとんど透明なので，眼底写真には血管網と色素

上皮層が写る．眼底の一部には，眼球外との連絡路となる視神経乳頭があり，血管と視神経線維が通っており，しばしば撮影の対象になる（図1.203）．

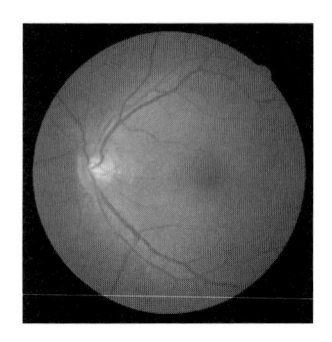

図1.203 眼底像

眼底カメラは，おもに種々の眼病の診断，記録のために眼科病院で使われている．眼底は，血管を直接観察できる唯一の場所であり，眼底の診断により全身症状を伴う病気の診断も可能とされている．そこで，中高年を対象とした生活習慣病の検診にも広く使われている．

眼底カメラと一般のカメラとの違いは，角膜の反射を除去する工夫がなされていることである．眼底の写真を撮るのは，小さなガラス窓を通して暗い室内を撮影するのに似ている．普通のカメラではガラスの反射が邪魔になって撮れない．眼底カメラにおいては，反射を起こす角膜部分で照明光路と撮影光路が分離されており，強い反射光が入らないようになっている．たいていは，穴のあいた特殊なミラーが使われており，瞳孔の周辺部から照明し中心部から撮影する．

眼底カメラには，散瞳剤を使わないで自然散瞳状態で撮影する無散瞳眼底カメラと，散瞳剤を点眼して強制的に散瞳させた状態で撮影する散瞳型眼底カメラがあり，以下順に説明する．

〔1〕 無散瞳眼底カメラ

眼底を撮影する前にピントや位置を合わせる．散瞳型眼底カメラでは，このとき散瞳剤を点眼していないと縮瞳して撮影できない．散瞳剤を使う場合，点眼後20，30分待たないと散瞳しない．また，いったん散瞳すると半日近くもとに戻らずその間まぶしい．さらには，ごくまれではあるが副作用も報告されている．これらのことは健常者を対象とした検診には不都合である．そこで，この目的のために散瞳剤を点眼しないで眼底撮影ができる無散瞳眼底カメラが1970年代に日本で開発された（図1.204）．

これには，ピントと位置合せのために，赤外光照明と赤外の波長帯に感度のあるテレビカメラが使われ

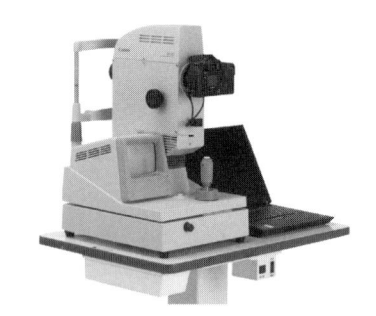

図1.204 無散瞳眼底カメラ

る．眼は暗いところで散瞳する．赤外光は眼に感じないので暗く感じる．撮影には，散瞳剤を使う眼底カメラと同じくストロボが使われる．まぶしいので撮影後は縮瞳し，縮瞳が回復するまでつぎの撮影ができない．

使われる赤外光は，750〜950 nmの近赤外光である．この波長帯の光で眼底を観察すると，血管のコントラストが著しく低下するので，ピント合せが困難となる．そこで，ピント合せ用のスプリット指標光束を投影し，その眼底反射像によりピントを合わせている．目視により手動で，または光電検出し自動的に合わせる．

赤外光を使用することによるもう一つの問題は位置合せである．撮影に使われる可視光では角膜や水晶体はかなり散乱を起こす．赤外光は波長が長いので散乱があまり起こらず，正確に位置合せができない．そのために，別の指標光束が角膜に投影される．その角膜反射の位置とピントを観察して，より正確に被検眼との位置合せを行うことができる．

瞳孔径は散瞳剤を点眼したときは6〜8 mmになるが，暗所における自然散瞳では4〜6 mmなので無散瞳眼底カメラでは4 mmくらいでも撮影できるように光学系に種々の工夫がなされている．

眼底の撮影範囲は45°であり，診断に必要な眼底部位を1枚の写真でカバーする．緑内障の診断のため，乳頭を拡大撮影できるよう変倍機構を備えたものもある．

これまでは35 mmポジフィルムやインスタントフィルムなど銀塩フィルムに撮るのが一般的であったが，近年，電子撮像素子を用いてディジタル画像として記録することが急速に広まっている．現像が不要で撮影直後に画像の確認ができる．また，感度がフィルムより高いので光量が少なくてすみ，被検者への負担が少ない．さらに，縮瞳がすぐ回復し，つぎの撮影が可能となるなどの利点がある．

〔2〕 散瞳型眼底カメラ

先に述べたように，散瞳型眼底カメラは散瞳剤を点眼して強制的に散瞳させた状態で撮影する眼底カメラである。そのため血管造影を目的として蛍光剤を静注し，眼底に循環してきたときを逐次撮影する蛍光撮影が可能である。眼科病院ではほとんどこの眼底カメラであり眼底の精密診断に使われる。もちろん蛍光剤を使わないカラー撮影も可能である。

蛍光撮影では循環の過程を把握することが重要であり，毎秒1枚程度の割合で連続して撮影できるような電源を備えている。かなり強い光を入れるのでとてもまぶしい。蛍光剤は，フルオレスチンNaであり，470～510 nm程度の波長光で励起し，530～580 nm程度のバンドで濾過するフィルタが使われている。

無散瞳眼底カメラでは，眼底の中心部のみ1枚撮影する場合がほとんどであるが，眼科病院で使われる眼底カメラでは病変が眼底周辺部に発症する場合もあるので，周辺撮影ができる機構をもっているのが普通である。

光学ファインダで眼底像を見ながら，ピント，位置合せを行う。眼底が暗いため，ピント面に拡散板はなく空中像を見て合わせている。そのため，ピント合せにはかなり慣れが必要となる。多くの装置でピント合せを容易にするため，スプリット指標が設けられている。

撮影画角は50°ないし60°であり，拡大撮影のため変倍できる装置が多い。

最近，上記の蛍光撮影のほか近赤外光を使った赤外蛍光撮影が行われている。赤外光は色素上皮層をかなり透過し，その外側にある脈絡膜の診断が可能になる。蛍光剤はインドシアニングリーン（ICG）であり，励起波長域は750～800 nmで，810～860 nmで濾過するフィルタを使って撮像素子に撮影する。ストロボはこの波長域の光も発するので同じ光源が使える。感度のよいテレビカメラを使ってランプで照明し，動画像を得る場合もある。一般の眼底カメラは台の上に置き，しゅう動台のジョイスティックを操作して位置合せを行う。しかし，小型のヘッド部を手で持って位置合せ操作する手持ち眼底カメラもある。光源部は別体になっており，光ファイバで光を導く。ヘッド部には光学系と撮像素子を備える。ベッドに横たわる患者を撮ったり，動物の眼底撮影に使われる。

1.13.5 超音波角膜厚計

超音波角膜厚計は，測定プローブに内蔵された超音波振動子から発振する超音波を用いて，眼球の角膜厚みを計測する装置である（図1.205）。角膜厚測定の

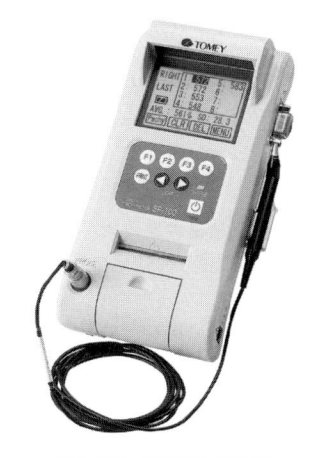

図1.205 超音波角膜厚計

おもな目的は，原発性角膜菲薄化疾患などの病態把握や，屈折矯正手術の適応検査，また最近では角膜厚が眼圧測定値に影響することから，眼圧測定値の補正にも使われている。

LASIK (laser in situ keratomileusis) やPRK (photorefractive keratectomy) などの屈折矯正手術では，角膜厚が薄い場合，矯正のための角膜切除により，残余角膜実質ベッドが薄くなりすぎてしまい，菲薄化した部分が突出するために生じる不正乱視が視機能低下を起こすおそれがあるため，術前の適応検査で行われる。

超音波角膜厚計は測定プローブより眼球内部に超音波を発振し，角膜裏面（角膜と前房の境界面）から反射してきたエコーを同じ測定プローブで受信する。角膜表面までの超音波の伝搬時間を計測し，設定された換算音速値を用いて角膜の厚みを算出する。

$$L = \frac{V \cdot t}{2}$$

ここに，L：角膜厚み，V：換算音速値，t：計測時間である。

角膜厚測定は，まず被検眼を点眼麻酔し，測定プローブ先端部を角膜に垂直にあてる。測定プローブをそ

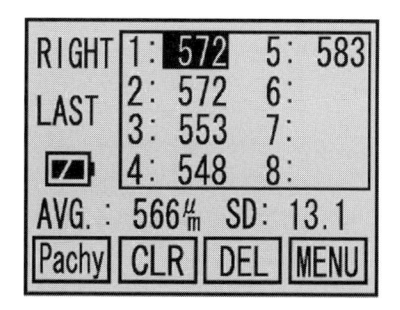

図1.206 本体モニタに表示された角膜厚測定値

のまま固定すると測定データが自動で取り込まれる。
角膜厚測定値は本体のモニタに表示される（図1.206）。誤差が少なく，再現性の高い測定をするためには，測定プローブを角膜に垂直にあてること，角膜を圧平しないことが必要である。

1.13.6 超音波眼軸長測定装置

超音波眼軸長測定装置は測定プローブに内蔵された超音波振動子から発振する超音波を用いて，眼球の前房深度，水晶体厚，眼軸長を計測する装置である（図1.207）。それらの測定値は白内障・眼内レンズ挿入術において，眼内レンズ度数計算式に代入し，挿入する眼内レンズの度数を決定するために必要となる。

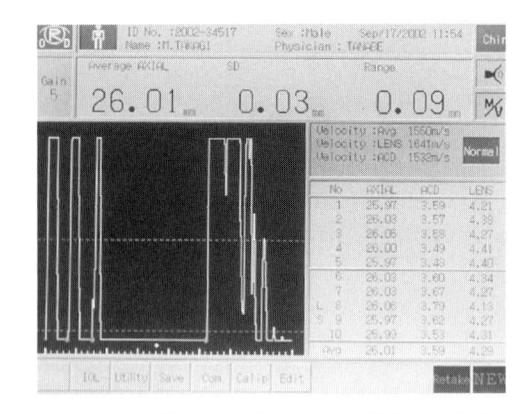

図1.208　本体モニタに表示された各種測定値と波形

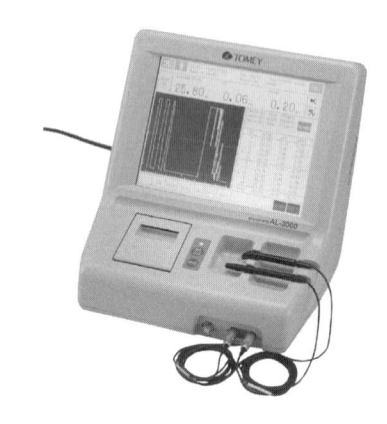

図1.207　超音波眼軸長測定装置

超音波眼軸長測定装置は測定プローブより眼球内部に超音波を発振し，眼球内部の組織境界面から反射してきたエコーを同じ測定プローブで受信する。角膜前面から測定対象部までの伝搬時間を計測し，設定された換算音速値を用いて生体の長さを算出する。

$$L = \frac{V \cdot t}{2}$$

ここに，L：生体の長さ，V：換算音速値，t：計測時間である。

超音波眼軸長測定は，まず被検眼を点眼麻酔し，測定プローブ先端部を角膜に垂直に接触させる。自動測定の場合は測定プローブのあて方がよく，あらかじめ測定装置に設定された測定の取込み条件を満たすと測定データが自動で取り込まれる。マニュアル測定の場合は，液晶表示部上の波形が正常であることを確認しながらスイッチを押して測定値を取り込む。前房深度，水晶体厚，眼軸長などの測定値は本体のモニタに表示される（図1.208）。

誤差が少なく，再現性の高い測定をするためには，測定プローブが角膜を圧迫してしまうと眼軸長を短く測定してしまうことから，測定プローブを角膜に一定かつ軽く接触させることが必要である。

さらに，超音波ビームが斜めにあたると眼軸長を長く測定してしまうことから，超音波ビームが視軸に沿って黄斑にあたるような角度で測定プローブを接触させる必要がある。測定プローブの測定角度が正しいかどうかは，水晶体前面波形，水晶体後面波形，網膜波形が高く立ち上がっていること，網膜波形が垂直に立ち上がっていることなどで確認する（図1.209）。

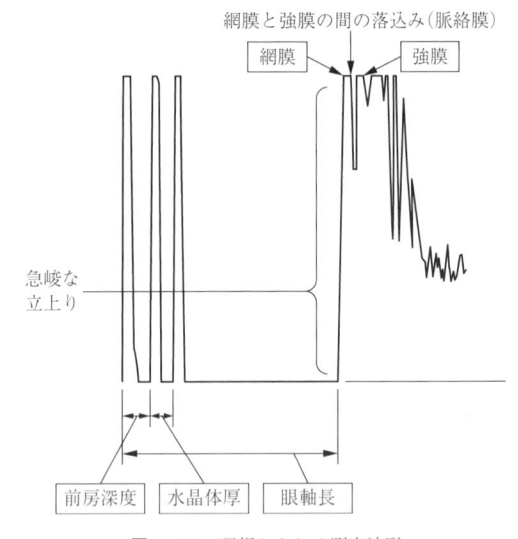

図1.209　理想とされる測定波形

1.13.7 角膜トポグラフィシステム

角膜トポグラフィシステムは角膜曲率半径分布を測定する装置である（図1.210）。測定した角膜曲率半径の分布を，コンピュータ技術を使ったカラーコードマップで表現するため，角膜の屈折の特徴や角膜全体の形状を簡単に把握することができる。円すい角膜な

1.13 眼科検査装置

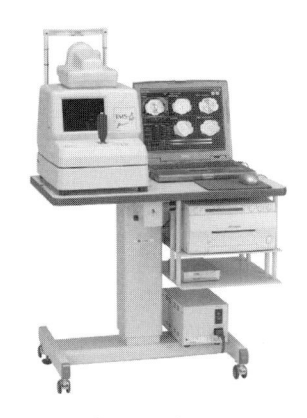

図1.210 角膜トポグラフィシステム

どの病態把握や，白内障手術や屈折矯正手術における術前術後の角膜形状の評価に必要となる。

同心円状のリング照明を被検眼の角膜に投影し，測定リングが投影された角膜を静止画像で撮影する。そしてこの静止画像を，それぞれのリングが被検眼の屈折力に応じて変化した量を解析ソフトウェアによって解析する。このデータのそれぞれの位置情報から各測定ポイントの角膜曲率半径と角膜屈折力を算出し，さらにカラーコードマップによってそれらの特徴を視覚的に表現する（図1.211）。

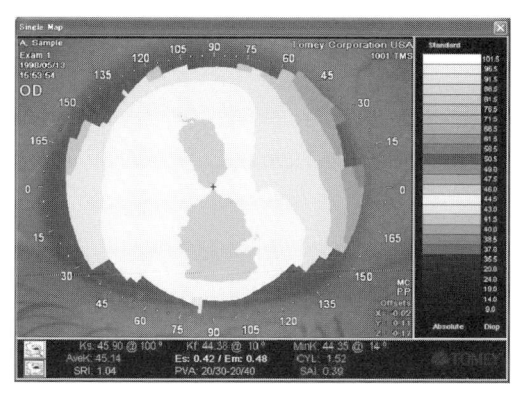

図1.211 カラーコードマップ

被検者の顎を装置の顎受にのせ，装置内部の固視灯を注視させる。検者はアライメントモニタから被検眼の角膜を確認しながら，装置のジョイスティックを操作して測定リングを被検眼に近づける。アライメントモニタに映るレーザ光の反射とターゲットを見ながら測定位置を正確に調整すると，オート測定の場合は測定リングが投影された角膜が自動で撮影される。マニュアル測定の場合は位置調整後，ジョイスティック上のボタンを押して角膜を撮影する。

撮影された画像に映る測定リングはコンピュータプログラムによって256点でプロットされ，その同心円がモニタに表示される（図1.212）。画像上の測定リングの中心とプロットされた同心円の中心が一致していることを目視で確認し，合致していれば，検者の操作により保存およびカラーコードマップ表示をさせる。

また，測定結果はカラーコードマップだけでなく，フーリエ解析や円すい角膜スクリーニングなどの多様

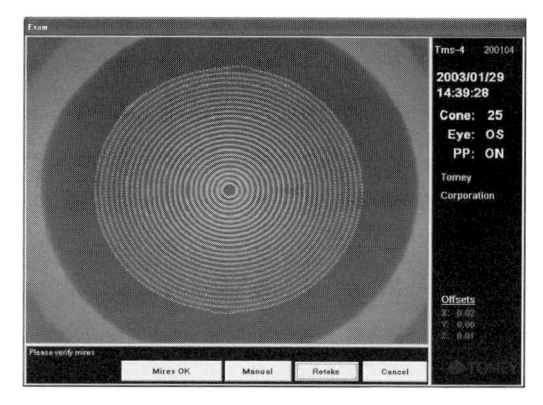

図1.212 プロットされた測定リング

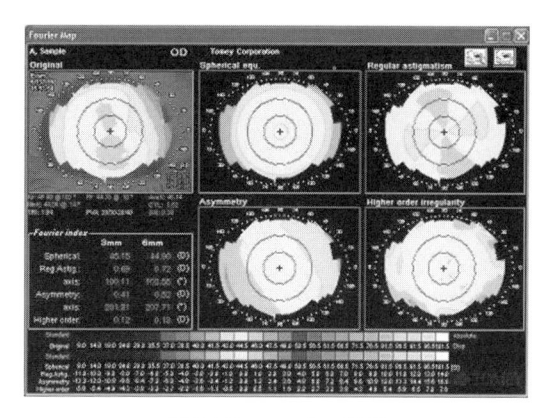

図1.213 フーリエ解析

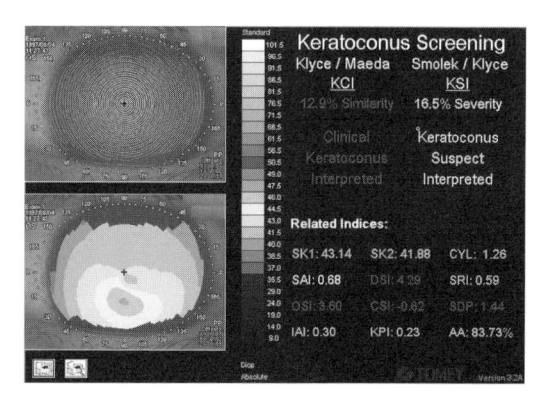

図1.214 円すい角膜スクリーニング

なソフトウェアで解析することができ，角膜形状のより詳細な評価をすることができる（図1.213，図1.214）。

1.13.8 特殊視力検査装置

特殊視力検査装置は一般健康診断の視力検査やVDT作業従事者の基本的な視機能のスクリーニングを行うことを目的とし，片眼視力検査，両眼視力検査，乱視検査，立体視検査，眼位検査などができる装置である（図1.215）。

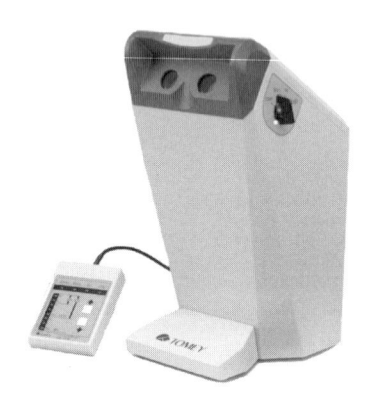

図1.215 特殊視力検査装置

装置内の視標をのぞき込む形で，視力検査を行う。多様な視機能検査を行えるよう，複数の視標を装置内に設け，それぞれの検査に合わせて視標がLED光源などで照明され，検査が行える。また，小さな箱状の装置の中で5mでの検査が行えるよう，ミラーを内蔵して5mの検査距離を作り出しており，さらには度数の異なるレンズを被検眼と視標の間に切り換えるように挿入し，5m，50cm，33cmなどの多様な検査距離で検査が行えるようになっている。

検査前の準備として，まず，被検者の顔を額当てにあてて固定し，装置の中をのぞき込んでもらう。検者は検査距離切換ダイヤルを回して検査距離を設定する。

〔1〕 視 力 検 査

（1） 視力・乱視検査用視標に照明を切り換えて，被検者に見せる（図1.216）。

（2） 被検者にランドルト環の切れ目の方向を，1番から順に上下左右で答えてもらう。

〔2〕 乱 視 検 査

（1） 視力・乱視検査用視標に照明を切り換えて，被検者に見せる（図1.216）。

（2） ランドルト環の左側にある放射状の線視標（太陽のような絵）に，番号がついていることを被検者に確認してもらい，放射状の線の1本1本がすべて

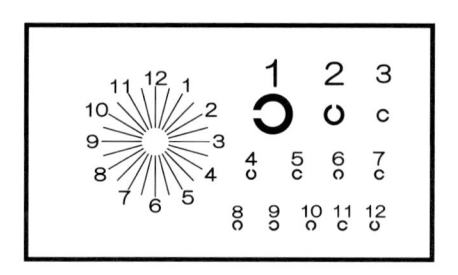

図1.216 視力・乱視検査用視標

同じ程度に見えるか質問する。もし，はっきりまたは濃く見える線とボケて見える線がある場合は，その線の番号を答えてもらう。

〔3〕 眼 位 検 査

（1） 眼位検査用視標に照明を切り換えて，被検者に見せる（図1.217）。

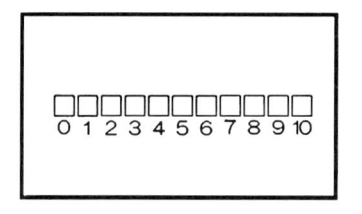

(a) 左眼用

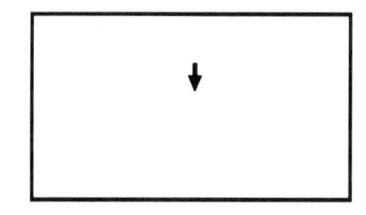

(b) 右眼用

図1.217 眼位検査用指標

（2） 「矢印」が何番の「四角」をさしているかを答えてもらう。

〔4〕 立 体 視 検 査

（1） 立体視検査用視標に照明を切り換えて，被検者に見せる（図1.218）。

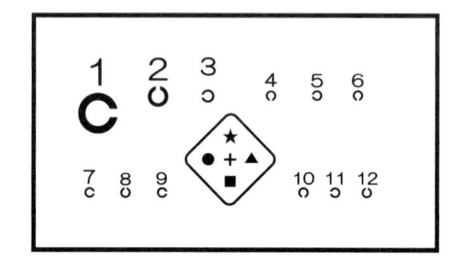

図1.218 立体視検査用視標

（2）「★」,「■」,「▲」,「●」の立体視視標の位置関係を「手前」または「奥」から順に答えてもらう。

1.14 生体磁気計測装置

1.14.1 生体と磁気

1887年，A.Wallerはヒトの心臓から発生する電気を初めて検出し，続いて1901年のW.Einthovenの弦線電流計が現在の心電計の普及につながり，また，ヒトの脳から発生する電気は，1930年ごろ，ドイツのH.Bergerや英国のD.A.Adrianが見つけており，これも現在の脳波計の普及に結びついている。これら生体からの電位計測の100年以上の歴史に比べて，生体磁気計測の歴史はまだ30数年と新しい。生体が発する磁場強度を図1.219に示すが，心臓磁場でも地磁気の約100万分の1以下（約10^{-10} T〔テスラ〕以下）というきわめて微弱な磁気信号レベルであり，1963年米国のG.BauleとR.McFee[1]が数百万回も巻いた誘導コイルを用いて心臓磁場の検出に成功したのが生体磁気計測のはじまりではあるが，心臓から磁場が発生していることを確認する程度のものであった。

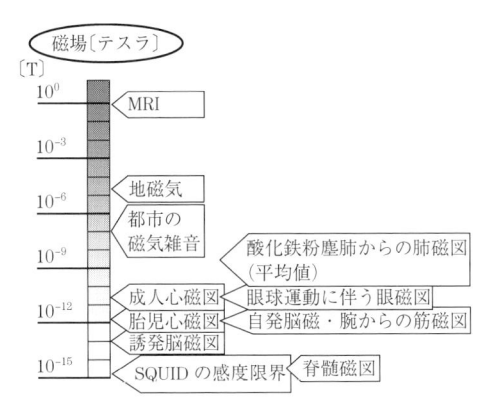

おもな生体磁場強度をT〔テスラ〕で示す。比較的磁場強度の大きい成人心磁図でも地磁気の100万分の1程度である

図1.219 生体磁場強度

その後，1970年に精度の高い心臓磁気計測が，D.CohenやJ.E.Zimmermanらによって報告[2]された。このときに用いられた磁気センサが超電導量子干渉素子SQUID（superconducting quantum interference device）と呼ばれ，この超電導デバイスを用いた高感度な磁気センサの誕生で生体磁気計測の本格的な研究が始まったといえる[3]。

日本における心磁図の臨床研究は，1980年代から徳島大によって1チャネル装置を用いて開始され，その後7チャネル装置を使い1000例以上の症例が報告[4]されている。その他，東京医科歯科大[5]，岩手医大[6]からも報告されている。1990年半ばからは筑波大，国立循環器病センターが，心臓全域を一度に計測できる64チャネル装置を用いて心磁図の本格的な臨床研究を進めている[7]。

脳磁図の臨床研究も同様にSQUIDセンサの誕生によりスタートした。1972年，D.Cohenが自発脳磁図を，1978年にはBrennerが体性感覚誘発脳磁図（SEF）を記録している。

国内では，1990年東大病院で37チャネル装置を用いた臨床研究が始まり，現在では440チャネル装置が装備されている。また，多数の施設が頭部全体をカバーするヘルメット型の150チャネルクラスを超える脳磁計を用いて臨床研究を進めている[8]。

これらの研究成果を受けて，現在日本においては心磁図と脳磁図の検査は保険収載され，ルーチン検査としてもスタートしている。心磁図や脳磁図以外にも，筋磁図，眼磁図，胃磁図，脊髄磁図などの研究報告があり，またこれら体内を流れる活動電流によって自然発生する変動磁界計測のみならず，肺磁図（塵肺など）や肝磁図（貯留鉄分）など，体内に取り込まれた磁性物質の磁界成分の計測も試みられている。

1.14.2 磁気センサ

超電導量子干渉素子（SQUID）は超電導体のもつ性質とジョセフソン効果を巧みに利用したきわめて高感度な磁気センサとして開発が進み，生体磁気計測の発展に拍車をかけた。超電導状態では超電導リングに外部磁場が加わると，超電導リングの中に外部磁場を通さないようにこれを打ち消す超電導電流（遮へい電流）が流れる。一方，超電導リングは電気抵抗がゼロであるから電圧は発生しない。しかし，超電導リングの一部にくびれた細い部分（ジョセフソン結合部位）を作っておくと，わずかな遮へい電流が流れると超電導状態が破れ，くびれた部分に電圧が発生する。この原理を応用したSQUIDは，わずかな磁場の変化を電圧として取り出すことができる。ジョセフソン結合部位が一つのrf-SQUIDと，二つもつdc-SQUIDが開発されている。

磁気センサは図1.220のように，SQUIDと生体磁場を検出してSQUIDに導くピックアップコイルとで構成される。コイルは1回巻いたマグネットメータと，逆方向に巻いた平行なコイル二つを直列につなぎ，差分をとることで遠くからのノイズ磁場をキャンセルする方式のグラジオメータがある。

グラジオメータはさらにコイルの巻き方で1次こう配型や2次こう配型に分類される。現在，心磁計や脳

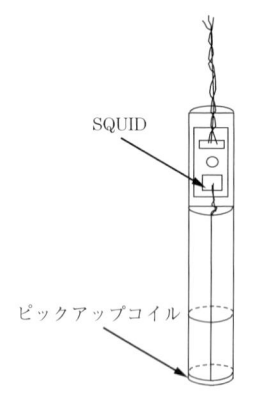

グラジオメータ・1次こう配型磁気センサの一例

図1.220 磁気センサの構造例

磁計に使用される磁気センサは，液体ヘリウム温度（$-269°C$）で超電導状態になる高感度の低温型（Lo-Tc）SQUID が主流であるが，ランニングコストが安価で，より扱いやすい液体窒素の温度（$-196°C$）で超電導状態になる銅酸化物などの高温型（Hi-Tc）SQUID の開発も進められている．

1.14.3 心　磁　計
〔1〕 心磁図検査の特長

心電計は心筋の興奮に伴う活動電流によって体表面に発生した電位を計測するものであるが，心筋の興奮に伴う活動電流は，同時に体表面上の空間に電流の向きに対して右ねじの法則によって磁場を発生させ，この磁場を直接とらえるのが心磁図検査である（図1.221）．

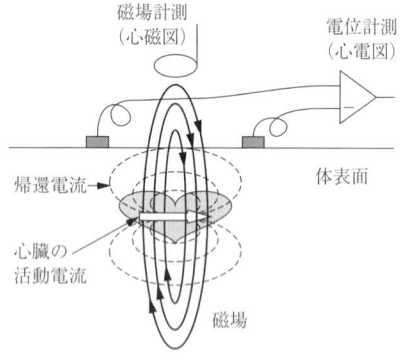

心臓の活動電流が作る磁場を直接とらえたものが心磁図で，また，この活動電流が間接的に体表面まで伝わり，それを体表面の電位差としてとらえたものが心電図である

図1.221 心磁図と心電図の原理

この磁場を計測して心臓の電気生理学的現象のマッピング検査などを行う装置が心臓磁気計測システム（一般的名称は心磁計）（magnetocardiograph：MCG）であり，磁場波形データは，心電図（electrocardiogram：ECG）に対して，心磁図（magnetocardiogram：MCG）と呼ばれる．

一般的な12誘導心電図よりもさらに詳しい空間的な心電情報を得るためにマッピング（電位分布図）化する検査方法があり，体表面マッピング，心表面マッピング，心内マッピング（カルトなど）があげられる．心表面マッピング，心内マッピングはともに侵襲性のある検査である．体表面マッピングは無侵襲であるが，胸壁上の広範囲に粘着性のある電極アレイを100か所ほど貼ることから，空間的位置の精度や再現性の問題，セッティングまでの煩雑性などから，情報を多く含むものの現在ではあまり行われていない．

一方，心磁図のマッピング（磁場分布図）では，図1.222 のように空間的に規則正しく配置された磁気センサにより得られた心磁信号は空間的な精度と再現性に優れ，定量的な経過観察を容易に行うことができる．また，着衣のまま非接触で計測ができるため，迅速に検査を行うことができる．さらに，心磁計は，外部から物理的なエネルギー（超音波や放射線，磁場など）を与えることなく，心臓が自ら発する磁場を検知するだけの完全無侵襲であり，短期間に何度でも繰り返し検査が可能である．心磁計で検出される心磁図波形は，心電図波形と同様，図1.223 のように，P波，QRS波，ST部，T波などを見ることができる．

磁場を測るメリットは，生体臓器の透磁率がほぼ均一であるため，心臓から発生した磁場は臓器の位置や形状に影響されず，ひずみなく体外に伝達されることにある．生体内の透磁率の均一性（磁場計測）と導電率の不均一性（電位計測）の違いが顕著に現れるのが胎児心磁図である．胎児は，胎脂と呼ばれる導電率の

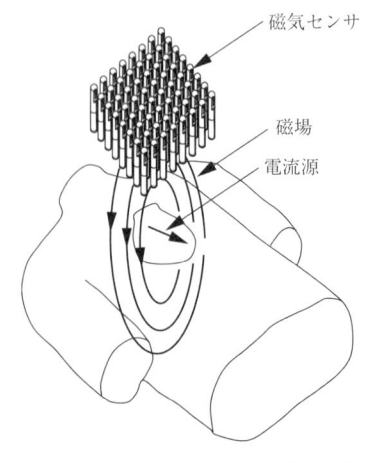

電流源に伴って直上に右ねじの法則により発生する磁場を，非接触に磁気センサでとらえる

図1.222 心 磁 図 検 査

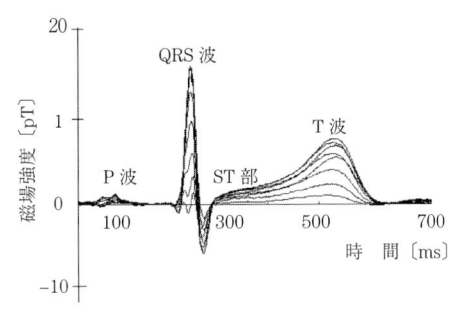

1.14 生体磁気計測装置

図1.223 心磁図時間波形

心臓磁場の時間波形は，心電図波形と同様にP波，QRS波，ST部，T波などを見ることができる（この図は8チャネル分の波形を同一時間軸上に重ね合わせて表示してある）

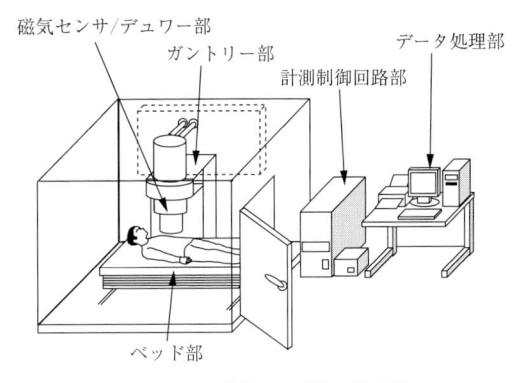

図1.225 一般的な心磁計の構成例

低い脂肪の膜に包まれているため，母親の腹壁表面からの電位計測（腹壁心電図）では，胎児の心電信号を検出するのはきわめて困難である。このため，胎児心臓病検査では超音波検査が主流となっている。しかし，磁場計測ならば胎脂の影響をほとんど受けず，図1.224のように母体腹壁上で胎児心臓の電気的信号を計測することができる。

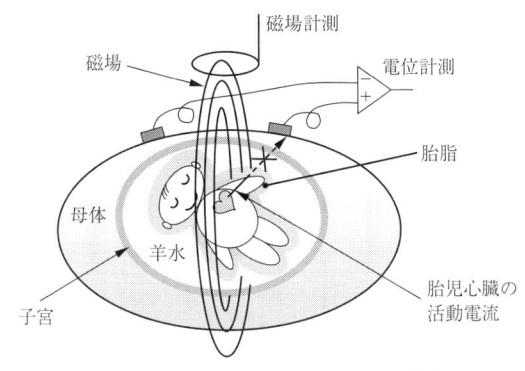

図1.224 胎児心臓検査における心磁図と心電図

胎脂は電気をほとんど通さないため心電図検査は困難であるが，心磁図検査では胎脂の影響を受けずに胎児心臓の電気生理学的検査が可能である

[2] 計測システム

64チャネル心磁計の構成例を図1.225に示す。心磁計は，おもに五つのユニットで構成されている。デュワーと呼ばれる断熱低温容器の中にはSQUID磁気センサと，超電導状態まで冷やすための液体ヘリウムが入れられている。デュワー下部には175 mm×175 mmの正方形の範囲に8行8列の等間隔で64本のSQUID磁気センサが配列され，胸壁上面における心臓全体の磁場分布を一度で計測する。

デュワーは真空層構造をもった高断熱容器になっていて，内槽は液体ヘリウムにより約4 K（−269℃）に冷やされているが，外槽および装置表面は室温になっている。このデュワーは，ガントリーと呼ばれる支柱に支えられている。また，デュワーやガントリー，ベッドなどは磁気ノイズを発生させないよう，非磁性材で作られている。被検者は，ベッドに横たわり，デュワー底面のセンサ部に胸部を近づけて計測する。このときベッドは上下左右前後に可動でき，位置合せを行う。また，心電計のように電極を貼る必要がなく，着衣のまま非接触で計測ができる。これら，SQUID磁気センサ/デュワー，ガントリー，ベッドは，外部環境ノイズの影響を低減するため磁気シールドルームの中に設置され，測定はこの磁気シールドルーム内で行われる。SQUID磁気センサによって検出された心磁図信号は，計測制御回路部に伝えられる。計測制御回路部は，心磁図信号を増幅するためのアンプ回路や商用電源ノイズおよび不要な電磁ノイズなどを除去するフィルタ回路，SQUID磁気センサを駆動するための回路や電源回路などで構成される。心磁図の波形データは，データ処理部によってさまざまな解析（波形解析，マップ解析，磁場源推定など）を行う。

[3] 心磁図

基本的な心磁図としては，①時間波形図と，時間波形からマッピングする②電流アロー図（current arrow map），およびこのマップを任意の時間区間で積分した③積分図と呼ばれるものがある。時間波形図は64チャネルの時間波形すべてを表示したもの（グリッドマップ表示）や指定した複数チャネルの時間波形を同一時間軸上に重ね合わせて表示したものなどがある（図1.223）。図1.226は健常者例におけるP波のピーク時の電流アロー図を示す。これは各磁気センサで計測された磁場の分布から計算された等価的な電流の大きさを等高線表示したものであり，この図から心臓のどの部位で強く興奮しているかを推測す

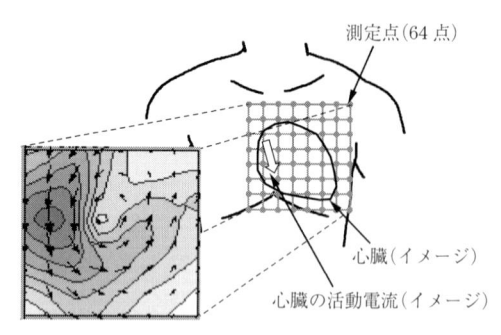

図1.226 等磁場線図（等高線表示）上に電流アロー図（矢印表示）を重ねた。濃い色の付近に興奮部位が存在し、心筋に流れる電流の向きと大きさを矢印で表示している（P波）

図1.226　等磁場線図と電流アロー図（マッピングデータ）

ことができる。また，図中の矢印の大きさと方向から，心筋のどの部位で，どの方向に，どのくらいの大きさ（相対値）の電流が流れているかを推測することができる[9]。

〔4〕 臨 床 報 告 例

国立循環器病センター，筑波大学から発表された臨床例からいくつかを簡単に紹介する。

1）不整脈報告例　図1.227は，WPW症候群患者のカテーテルアブレーション（CA）の術前と術後における心磁図をマッピングした報告例[10]である。

P出現から副伝導路の興奮過程までの時間経過ごとのマッピングを8 ms間隔で表示している。CA前には，副伝導路の早期興奮部位（Δ波）が見られるが，CA後には完全に消失しているのが確認できる。これにより，副伝導路の早期興奮部位の位置と興奮過程とともに，術後の効果判定を視覚的に容易に観察することができる。WPW症候群や期外収縮における早期興奮部位の発生起源の位置を解剖学的に確認するため，3次元のMRI画像上に心磁図から計算により求めた電流源（フォーカス）の空間的位置を示し，その推定精度についての報告[10],[11]がなされた例もある。

この報告ではWPW症候群や期外収縮において，局所的にその発生起源が存在する場合，その位置を10 mm程度（CA成功部位と磁場源推定部位の距離）で推定することができたと報告されている。

2）虚血性心疾患報告例　心筋梗塞の状態においては心電図でもよく検出することができるが，狭心症の虚血状態において，いかに早期に発見し，予防あるいは治療を開始するかが重要である。検査の一つとして，運動負荷をかけることによって，虚血を誘発させて検査する方法がある。しかし心磁図では，運動負荷をかけずに虚血の状態を見る方法として，脱分極過程（QRS波区間）と再分極過程（ST部からT波までの区間）のそれぞれの事象での電流量総和を心磁図から求める電流積分図法[12]がある。

図1.228に，健常者例における積分図と虚血性心疾患者例における積分図の比較を示した。健常者例の積分図の大きさが（ST-T区間）＞（QRS区間）であ

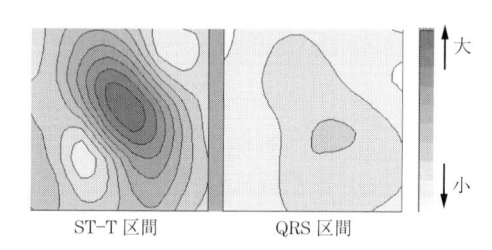

（a）健常者例の積分図

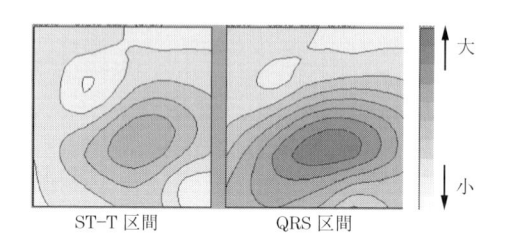

（b）虚血性心疾患患者例の積分図

図1.228　積 分 図 例

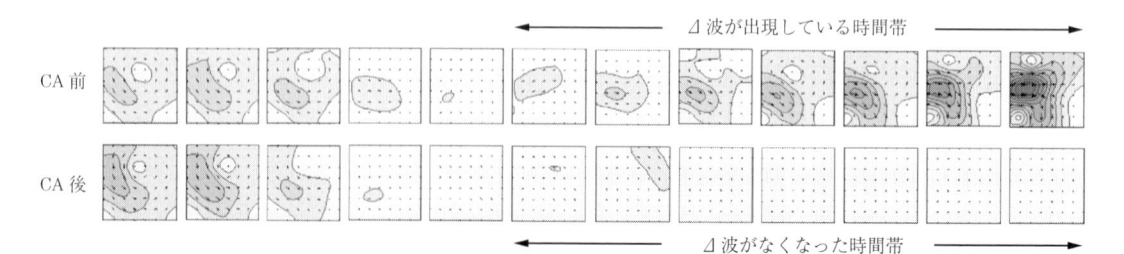

Δ波が出現している時間帯

CA前

CA後

Δ波がなくなった時間帯

カテーテルアブレーション（CA）前後で8 msごとにマッピングしたもの
アブレーション後はΔ波部の異常興奮がきれいに消失している

図1.227　WPW症候群患者の心磁図例

るのに比べて，虚血性心疾患患者例の積分図の大きさは，(ST-T 区間)＜(QRS 区間) と逆転することが報告されている．

3) 胎児心疾患報告例 従来，腹壁心電図や超音波検査ではとらえられなかった症例がいくつか報告されている．例えば，濱田らによって胎児の先天性QT延長症候群が心磁計により世界で初めて報告[13]された（図1.229）．QT延長症候群は，乳児突然死症候群の原因としてあげられ，出生直後の不整脈発作予防が重要であり，心磁図検査により出生前から診断しておくことで出生直後の予防処置が準備できる．また，細野らによって胎児のWPW症候群が心磁計により世界で初めて報告[14]された．その他の胎児心磁例として，心房粗動や房室ブロックなどの多くの報告[15]〜[17]がなされている．

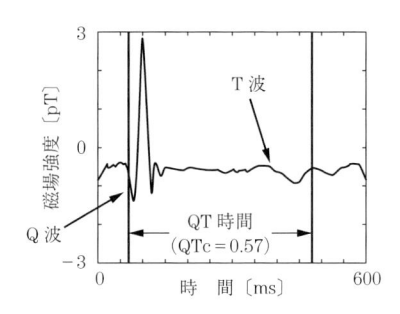

図1.229 胎児心磁図例（胎児 QT 延長症候群例）

1.14.4 脳磁計

脳磁計 (magnetoencephalograph：MEG) は，神経細胞の活動に伴って発生する微弱な磁場（脳磁）を高感度磁気センサを用いて非侵襲的に計測，解析する装置である．CTやMRIが脳の形態を測定する装置であるのに対し，脳の機能を測定する装置であるということができる．近年，医学・工学分野の連携強化が推進されるなかでその有用性が注目を集めるようになってきた．

脳磁は，主として大脳皮質錐体細胞の樹状突起に発生した興奮性シナプス後電位に伴って発生する電流によって作られると考えられている．その強度は 10^{-11} T から 10^{-14} T〔T：テスラは磁場の単位〕程度であり，地磁気（10^{-5} T）と比べても著しく小さな信号である．このような微弱な磁場を検出するためにSQUIDが使われる．最近の脳磁計は頭部全体を覆うようにセンサを100か所以上に配置したものが主流となっている．代表的な脳磁計の外観を図1.230に示す．

測定された脳磁データからは，活動部位の推定や周波数解析を行うことができる．脳磁では生体が磁気的に透明であるため，数mm以下という高い位置分解能が実現されている．この結果をMR画像上に投影することで，機能情報を形態情報に結びつけた高度な解析が可能となる．

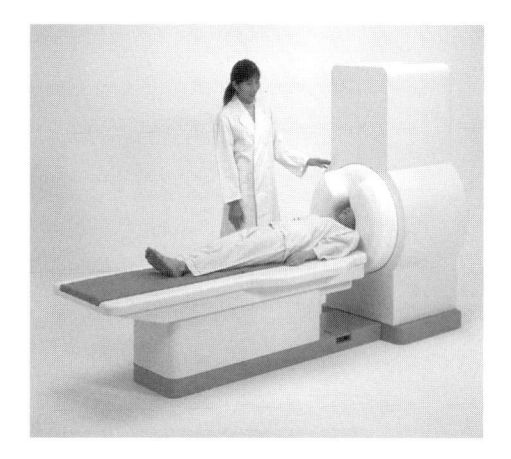

図1.230 脳磁計の外観

〔1〕 **脳磁計のシステム構成**

脳磁計はSQUIDを極低温に保持するデュワー，センサの駆動と信号処理を行うエレクトロニクス，測定された信号を取り込むデータ収録部，解析・表示を行う計算機部，被検者を安静に保つベッド，環境磁気雑音を遮へいする磁気シールドルームなどより構成される．

脳磁計のシステム構成例を図1.231に示す．

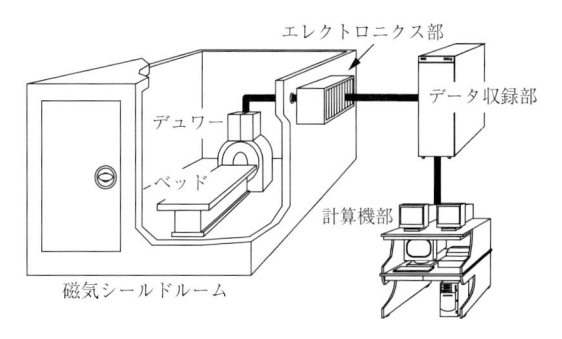

図1.231 脳磁計のシステム構成

〔2〕 **脳磁計の特長**

脳磁計の最大の長所は，高い時間分解能（ミリ秒単位）と高い空間分解能（ミリメートル単位）を合わせもつ点にある．また，脳磁計は強磁場や放射性物質による被曝の心配もなく完全に非侵襲的であるため，繰返しの計測や安全性の点でも優れている．さらに，他の脳機能診断装置が主として血流や代謝という間接情

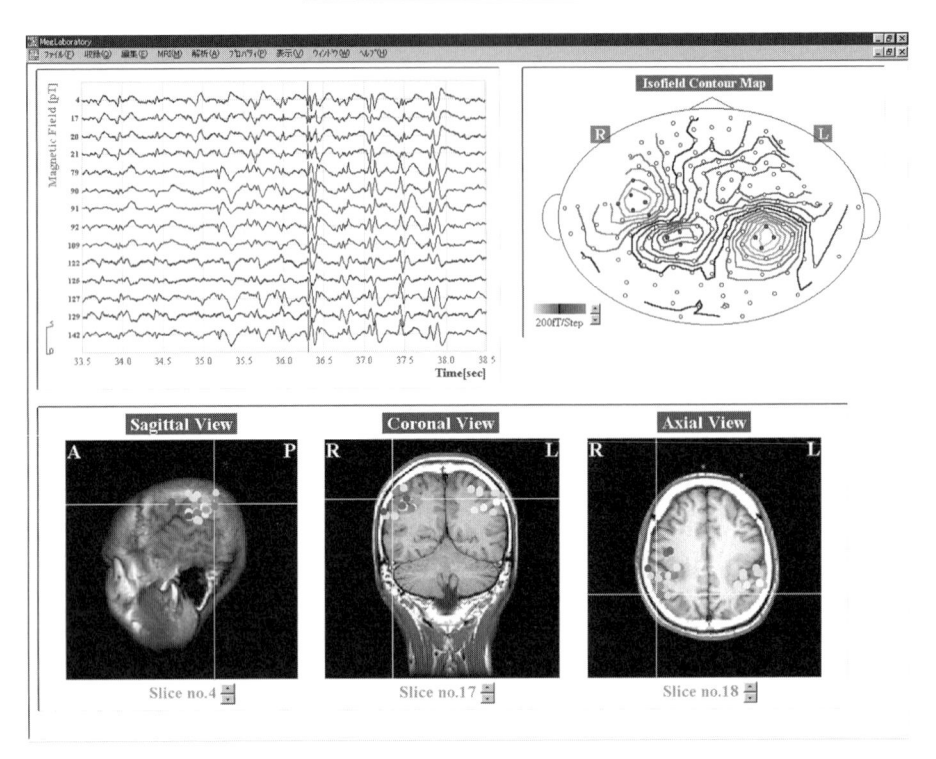

図1.232 てんかん患者の脳磁検査例

報を観察しているのに対し，脳磁は神経の電気生理学的な活動を直接記録したものである。

一方，脳磁計の課題としては，生体に対して接線方向の電流成分しか検出できないこと，信号の距離減衰が大きいため深部からの信号検出が困難なこと，逆問題が完全に解決できていないことなどがあげられる。

脳磁計を用いる際にはこれら長所と短所を認識したうえで，必要ならば他の画像診断装置と相補的に利用していくことが重要である。

〔3〕脳磁計の応用

現在，世界には70台を超える脳磁計が導入されており，その半数以上は日本に設置されている。脳磁計が広範に利用されるとともに数多くの研究成果が報告され，臨床医学と脳科学研究の両面で有用性が認識されるようになってきた。2004年には，てんかん焦点の診断と脳神経外科手術前の機能マッピングについて保険適用が認められている。図1.232はてんかん患者の脳磁検査例である。

脳磁計はこれまで医学分野，特に外科系への応用を中心に発展してきた。今後は高齢化社会を迎えて増加が予想される精神疾患や認知症への応用が期待されている。器質的病変に先行して現れる機能的な異常が疾患の初期段階で診断可能となれば，治療法の進歩と相まって21世紀の医療に多大な貢献をすることになろう。

引用・参考文献

1) G. Baule and R. McFee：Detection of the magnetic field of the heart, Am. Heart J., **55**, 95-96 (1963)
2) D. Cohon et al.：Magnetocardiograms taken inside a shielded room with a superconducting point-contact magnetometer, App. Phys. Lett., **60**, 278-280 (1970)
3) 小谷　誠，内川義則，ほか；生体磁気計測（医用工学シリーズ9），コロナ社 (1995)
4) H. Mori and Y. Nakaya：Present status of clinical magnetocardiography, CV World Report, Vol.1, 78-86 (1988)
5) N. Izumida et al.：Non-dipolarity of heart potentials estimated by magnetocardiography in normal subjects, Jpn. Heart J., **39**, 731-742 (1998)
6) 中居賢司，吉澤正人，ほか：心磁図による梗塞心筋および虚血心筋の解析―開口合成磁界解析法の臨床応用，日本心電学会誌，**23**, 35-44 (2003)
7) 山口　巌監修，塚田啓二編著：心磁図の読み方，コロナ社 (2006)
8) 栗城眞也，ほか；月刊 脳の科学，22-6，脳磁図による高次脳機能解析，星和書店 (2000)
9) 村上正浩，ほか：心臓磁気計測システム，映像情報Medical, **35**, 1112-1119 (2003)
10) S. Yamada et al.：Noninvasive Diagnosis of Arrhythmic Foci by Using Magnetocardiograms―

Method and Accuracy of Magneto-Anatomical Mapping System —, Journal of Arrhythmia, **16**, 580-586 (2000)
11) 山田さつき, 山口 巌, ほか: 心磁計測による不整脈診断— Magneto-anatomical mapping system —, 呼吸と循環, **48**, 1207-1212 (2000)
12) K. Tsukada et al.: An iso-integral mapping technique using magnetocardiogram, and its possible use for diagnosis of ischemic heart disease, International Journal of Cardiac Imaging, **16**, 55-66 (2000)
13) H. Hamada et al.: Prenatal diagnosis of long QT syndrome using fetal-magnetocardiography, Prenatal Diagnosis, **19**, 677-680 (1999)
14) T. Hosono et al.: A fetal Wolff-Parkinson-White syndrome diagnosed prenatally by magnetocardiography, Fetal Diagn. Ther., **16**, 215-217 (2001)
15) T. Hosono et al.: Fetal atrial flutter recorded prenatally by magnetocardiography, Fetal Diagn. Ther., **17**, 75-77 (2001)
16) T. Hosono et al.: Prenatal diagnosis of fetal complete atrioventricular block with QT prolongation and alternating ventricular pacemakers using multi-channel magnetocardiography and current-arrow maps, Fetal Diagn. Ther., **17**, 173-176 (2002)
17) T. Hosono et al.: A case of fetal complete heart block recorded by magnetocardiography, ultrasonography and direct fetal electrocardiography, Fetal Diagn. Ther., **16**, 38-41 (2001)

1.15 生理検査部門システム

1.15.1 役割と推移

生理検査部門システムの役割は, 病院全体のシステム化とともにその内容も変移している.

生理検査部門のシステム化は比較的早く, 1970年代からミニコンピュータを利用した心電図の解析センタシステムとして導入され, 解析結果・心電図波形の保存も行っていった.

その後1980年代後半になるとパーソナルコンピュータの進化・普及に伴い自動解析は検査装置に組み込まれ, 生理検査部門システムの役割は, 検査データの表示・検索・オーバリードや保存など業務支援として利用されるようになった. また, 病院情報システム (hospital information system: HIS) とオンライン接続され, 被検者属性情報の取得やテキスト形式の検査結果情報の送信などの連携も行われるようになった.

1990年代後半になると, 病院のシステム化も進み, 厚生省から「診療録等の電子媒体による保存について」の通知が出たことにより, 電子カルテシステムの導入が始まり, 2000年代になると電子カルテシステムの導入が加速し, それに合わせて部門システムの導入も増加した. また, 心電図検査だけでなく, ホルタ検査・運動負荷検査・肺機能検査などを一括して管理することが可能となった (マルチモダリティ化).

検査業務はオーダリングシステムからの検査オーダにより実施され, 検査結果は即座に電子カルテシステムから閲覧可能となり, 部門システムの役割や連携方法も大きく変化し, 病院情報システムと検査装置をシームレスに連携しながら検査業務の効率化や正確な検査の実施, その検査結果の配信などの役割を果たしている.

1.15.2 システム構成

生理検査部門システムは保存されるデータ内容で分類すると画像系システムと非画像系システムがある. 画像系システムではDICOM (Digital Imaging and Communications In Medicine) に準拠した送受信が一般的に行われているが非画像系システムでは個別な仕様で接続が行われているのが現状である. 画像系データについては, 生理検査として画像系を含めて部門システムを構築する場合とRIS (radiological information system) に含める場合がある.

生理検査部門システムに接続される検査装置は, 心電図検査, 運動負荷検査, ホルタ心電図検査, 心エコー (超音波), 肺機能検査, 血圧脈波検査, 脳波検査, 筋電図検査などの検査装置があり, 多くはLANによりオンライン接続されているが, 一部の検査装置ではシリアル回線での接続が行われている. また, オンライン接続できない検査装置のデータはFDなどのリムーバブルメディアからオフライン登録したり, スキャナ画像として取り込む構成もある (図1.233).

1.15.3 基本機能

〔1〕 一般的な要件

1999 (平成11) 年4月の「診療録等の電子媒体による保存について」の通達に従い, 生理検査部門システムもつぎの3基準を満たすことが必須要件になっている.

・保存義務のある情報の真正性の確保
・保存義務のある情報の見読性の確保
・保存義務のある情報の保存性の確保

上記, 要件を満たすために, 生理検査部門システムでもつぎのような機能が搭載されている.

・利用者の識別・認証
・利用者のアクセス権限を明確にし, 権限のない利用者へのアクセス制限
・情報の確定と確定されたデータの保護
・情報の変更履歴の保存
・保存データの見読可能な状態での表示

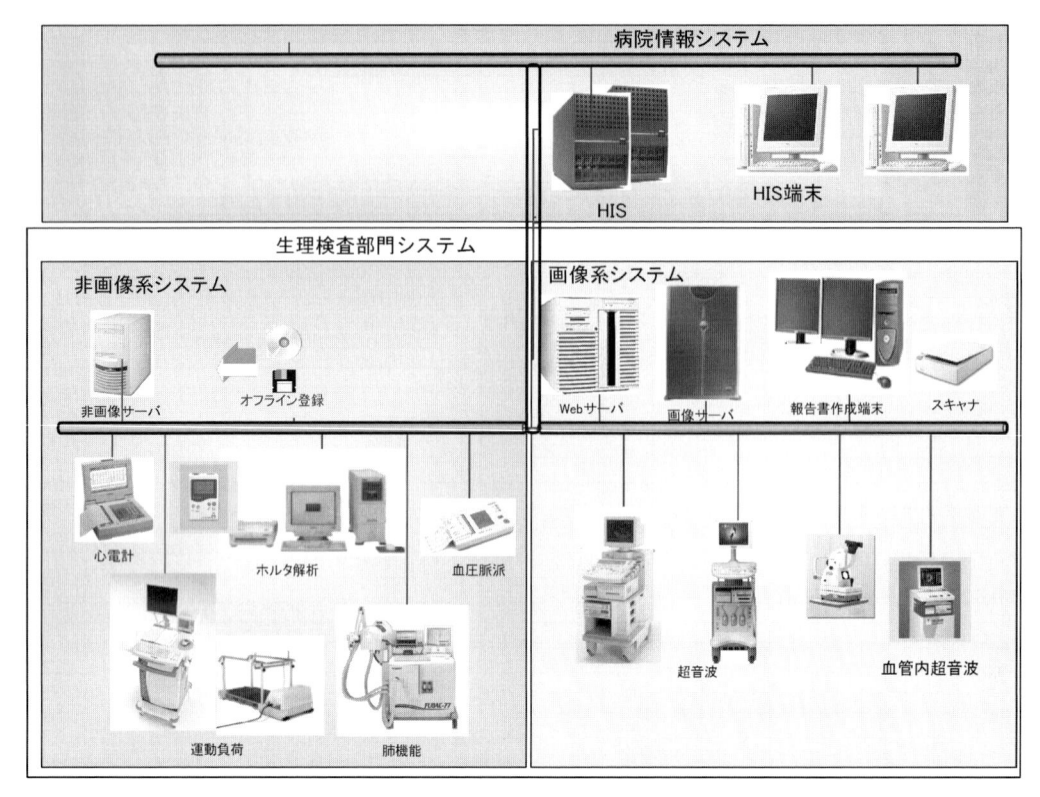

図1.233 生理検査部門システム構成例

- 保存データの書面への再生
  (検査装置への出力あるいは同等の印刷)
- 保存データのRAID構成による冗長性確保
- リムーバブル媒体へのバックアップ機能

また，2005（平成17）年4月に施行された「個人情報の保護に関する法律」により，個人情報の適正な取扱い確保のために，利用目的に応じた個人情報の提示（個人情報の匿名化や隠ぺい），よりいっそうのシステム安全対策が求められている。

一方，システム本体のハード面では，検査データの安全確保のために保存データの二重化や無停電電源装置の設置は必須である。さらには，2次，3次のデータバックアップ構成をとることもある。また，電子カルテ連携が一般的に行われる中で，365日24時間の運用が求められるようになり，CPUやネットワークの二重化も求められるようになってきている。

〔2〕 生理検査部門システムで取り扱うデータ

生理検査部門システムで取り扱うデータは，心電図などの波形データ，超音波検査などの静止画，動画の画像データ，患者基本情報や計測値データなどの数字データ，所見やコメントなどのテキストデータとさまざまなデータ形式がある。生理検査部門システムでは，検査種別ごとに検査装置で出力されるレポートと同様に表示・印刷が可能になっている（図1.234～図1.240）。

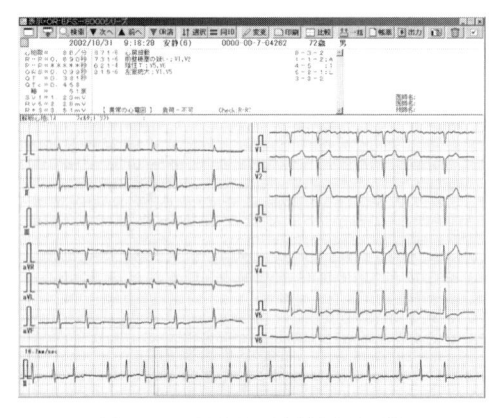

図1.234 心電図12誘導検査表示例

1.15 生理検査部門システム

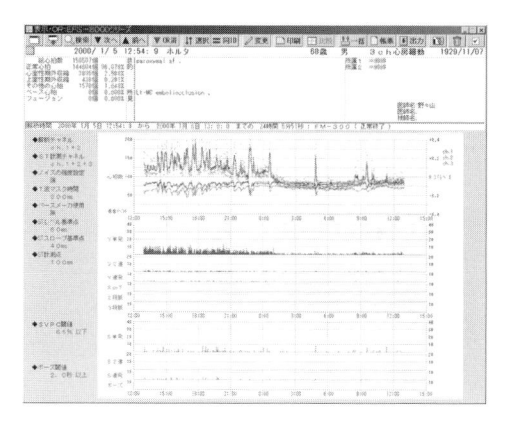

図1.235 ホルタ検査表示例（1）

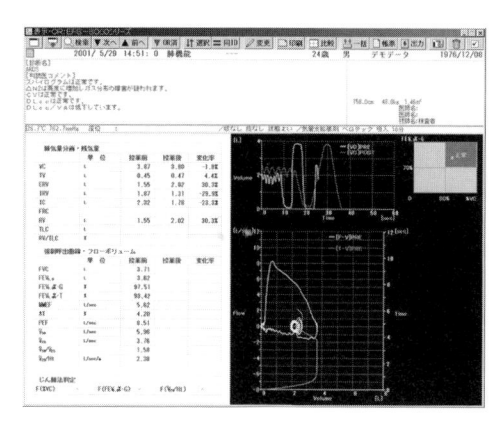

図1.238 肺機能検査表示例

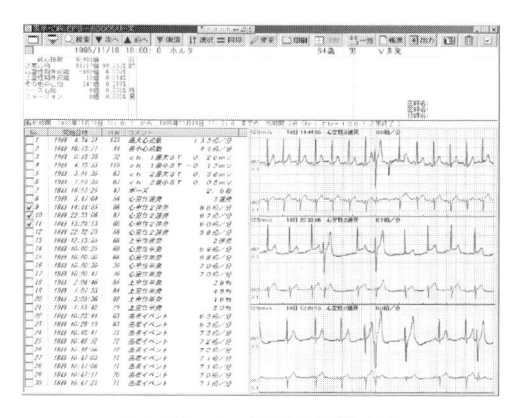

図1.236 ホルタ検査表示例（2）

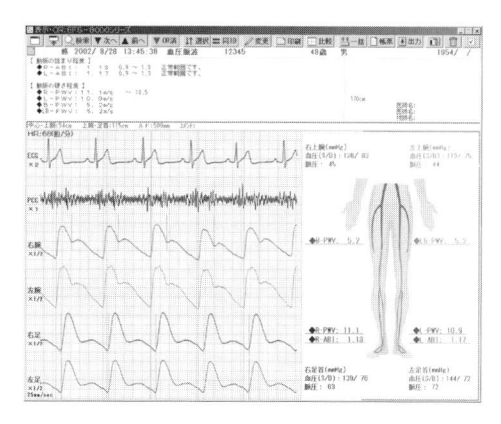

図1.239 血圧脈波検査表示例

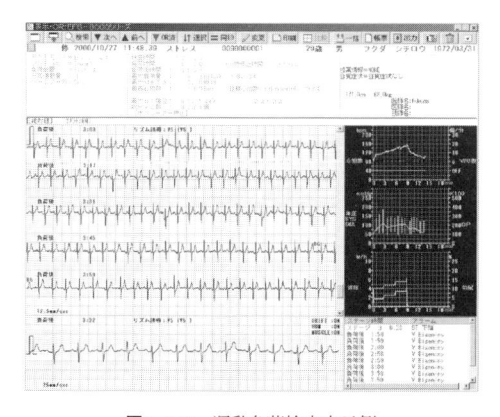

図1.237 運動負荷検査表示例

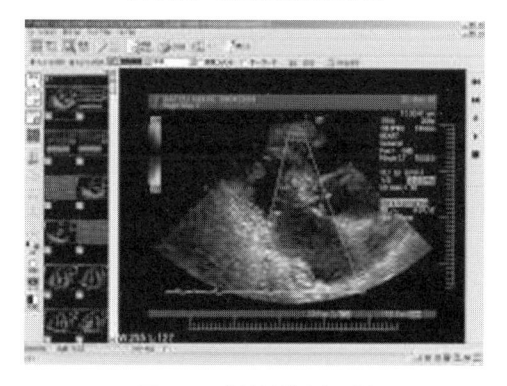

図1.240 超音波検査表示例

〔3〕 波形データ特有のデータ表現

例えば，12誘導心電図の波形データは生波形やアベレージ波形，ドミナント波形などがあり表示形式の変更により多様な表現が可能となっている。また，波形表現においては，波形感度，記録速度などの変更表示，波形拡大や計測機能，過去データの時系列比較，運動負荷検査での負荷後比較なども必要になる。生理検査部門システムでは，検査装置から取得したさまざまなデータ形式をそのオリジナルデータで保存することにより，これら波形データ特有のデータ表現を可能にしている（図1.241，図1.242）。

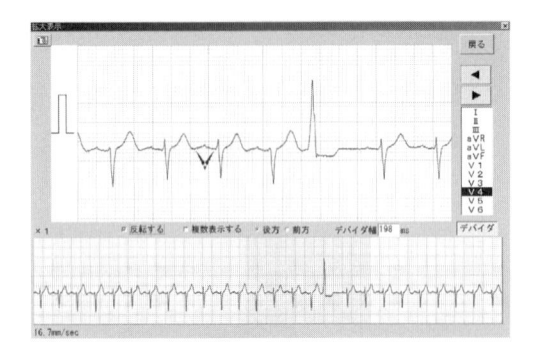

図1.241　心電図波形拡大・デバイダ表示例

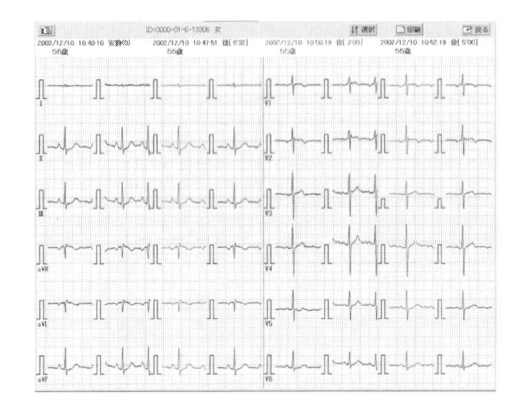

図1.242　心電図時系列比較表示例

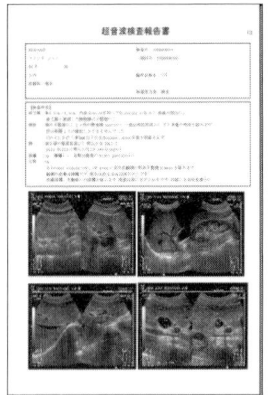

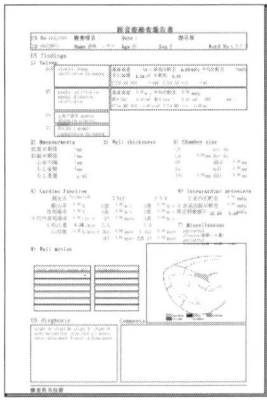

図1.243　超音波検査報告書例

〔4〕報告書の作成

　生理検査部門システムの役割として正確な検査結果の提供があげられる。生理検査部門システムで扱う検査種別の中にはデータ登録された時点で，確定された判読済み検査結果の検査種別もあるが，心電図検査は所見，コメントなどの判読結果の入力，超音波検査では報告書作成機能による個別報告書の作成などが行われている。検査結果の提供においては，その検査結果が未判読なものか判読済みで確定されたものなのかを判読者，確定者名を含めて明示的に確認可能である必要がある。また電子カルテ連携がされている場合には，未判読データは開示しないなどの切り分けが必要な場合もある（図1.243）。

〔5〕オーダリングシステム連携

　オーダリングシステムとの連携では検査オーダ情報の受信と実施通知などがあるが，検査受付業務をオーダリングシステムの端末で実施するか，部門システム側で実施するかで，連携方法やシステム構成が異なる。オーダリングシステムとの連携インタフェースとしては，非画像系では一部HL7などの規格化された通信方式を採用する場合もあるが，現状ではオーダリングシステムのベンダ独自インタフェースで連携することが多い。画像系の場合では，DICOM　MWM（modality worklist management），MPPS（modality performed procedure step）が多く採用されている。

　生理検査部門システムでは受信した検査オーダ情報を検査装置へ送信し，検査装置で検査オーダ情報をもとに検査を実施する。検査オーダ情報には検査項目のほかに性別，身長，体重などの患者基本情報やオーダ発行時の主訴や目的など，検査を実施するうえで重要な情報があり，検査オーダ情報を検査装置で表示することで検査前に確認可能となっている。

　さらにIDカードやバーコードを採用することにより，ID番号の入力ミスや患者の取り間違いをなくし，詳細な検査指示を確認することにより安全で正確な検査が行えるように考えられている。

　また，生理検査部門システム，検査装置ともに検査の進行度合い・待ち時間などが確認可能になり，検査業務の効率化がはかられている。

　一方，オーダ連携では，オーダ番号が検査データを識別するキーになるので，検査データにオーダ番号が確実に関連づけられている必要がある。生理検査部門の検査は，病棟へのオフライン検査の運用，ホルタなどの検査が数日にわたるオーダの運用，緊急時の検査の運用など，さまざまなケースが考えられ，導入時にはシステム動作と運用を十分に検討する必要がある（図1.244，図1.245）。

〔6〕電子カルテ連携

　電子カルテシステムとの連携では，従来は電子カルテ側に検査結果や結果画像を送信し，電子カルテ側で保存されたデータを表示することが多かったが，最近では検査データの保存を生理検査部門システムが担当し，電子カルテシステムから生理検査部門システムのデータを専用ビューアを介して直接参照したり，生理

1.15 生理検査部門システム

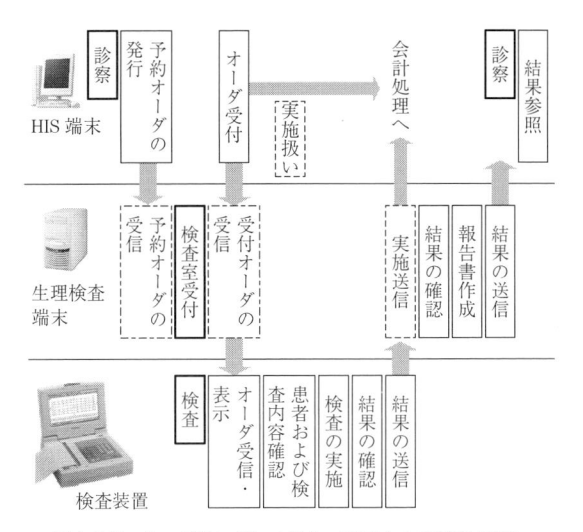

図1.244 オーダリングシステム・電子カルテ連携の流れ

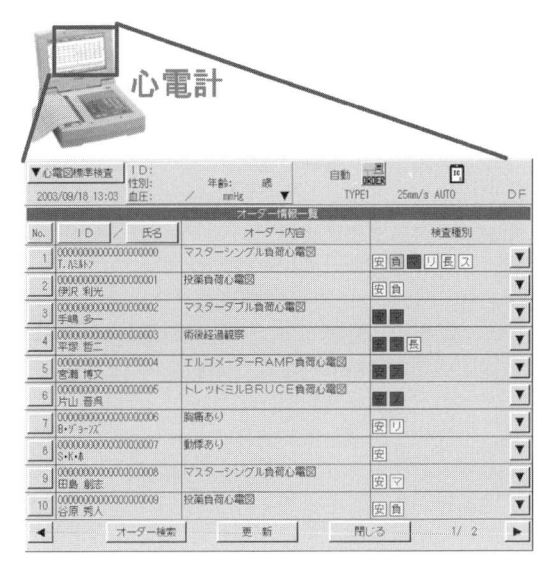

図1.245 オーダ情報の表示例

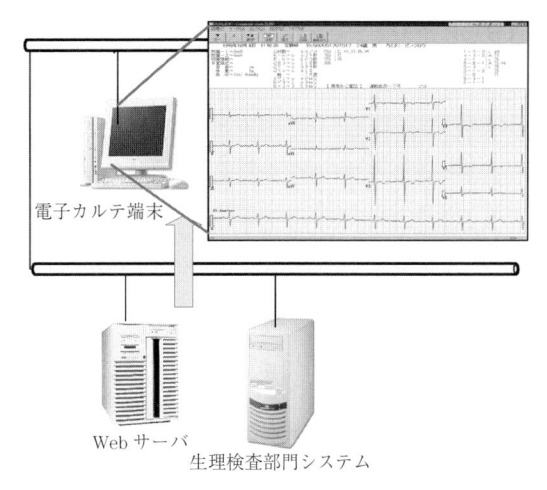

図1.246 電子カルテからのWeb参照

検査部門システムでWebサーバを構築し，電子カルテ側からは検査結果として送られてきたURLからWebサーバのデータを参照したりする形態が多くなっている（図1.246）。

参照されるデータの形態も，画像データと検査装置から取得したオリジナルデータに分類される。画像データによる参照では，他の画像系のシステムとの親和性がよく電子カルテシステムとの連携が安易にできるが，提供される情報が固定的になり心電図などの波形データ特有の表現はできない。オリジナルデータを専用のビューアで参照するにはシステム構築は複雑になるが，検査装置が有する各種の検査パラメータの表示や印刷が検査装置と同等に実行することができる。

さらに最近では電子カルテ端末からデータの参照のみでなく，生理検査部門システムのデータの所見入力やレポートの作成も行えるようになっている（図1.247）。

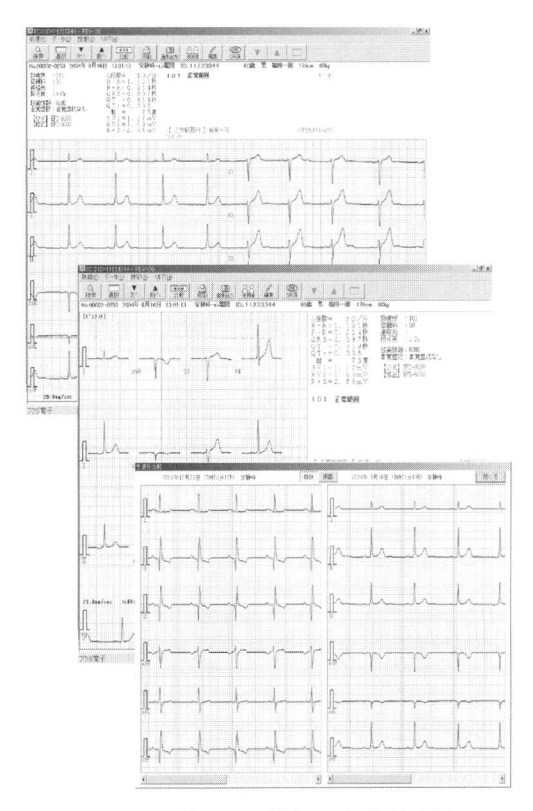

図1.247 電子カルテ端末での心電図表示例

1.15.4 標準化動向

病院情報システムと生理検査部門システムの連携が一般的に行われるようになり，さらには病診連携の要望も高まる中で，異なるベンダ間での医療情報の相互接続が求められている。非画像系は標準化が遅れている状態であったが，最近では医療波形の標準化規約 MFER（Medical Waveform Format Encoding Rules）や医療情報交換規約 HL7（Health Level Seven），IHE-J（Integrating the Healthcare Enterprise-Japan）の統合プロファイルに従い，異なるベンダ間での標準規約による接続も進められている。

1.16 医用データ処理装置

1.16.1 概説

〔1〕概要

医用データ処理装置とは，脳波，心電図，筋電図，血圧，呼吸，神経インパルスなどの種々の生体信号波形（原波形）から，加算平均，周波数解析，相関関数，ヒストグラム，トレンドグラフなどの演算・解析を行う装置をいう。近年のパーソナルコンピュータ（以下，PC と称す）の急速な発展により，各演算・解析の多くは PC のソフトウェア上で処理を行うものが主流となっている。

医用データ処理装置は，使用目的から大きく以下の二つに分類される。
① 研究用汎用処理装置
② 臨床・検査用専用処理装置

これまで，研究用汎用機で開発された機能，および解析手法は臨床・検査用専用機へと応用され，各専用機の発展に貢献している。

各専用機の演算・解析機能については各章で述べられているため十分に参照されたい。ここではおもに研究用汎用処理装置について述べる。

〔2〕医用データ処理における生体現象の特性

医用データ処理装置は，ノイズに埋もれた微弱生体信号を，統計学的手法を利用して信号を顕在化する。このような医用データ処理で考慮しなければならないのは，以下のような生体現象の種々の特性である。
① 一過性のものが多く再現性に乏しい。
② 生体は，順応，疲労，記憶，予想するなどの性質があり，一定条件でのデータを得ることが難しい。
③ 個体差が大きい。しかし個々においては恒常性（ホメオスタシス）がよく保たれているため，絶対値以上に相対値のほうが重要である。
④ 生体システムは各部の器官が有機的に結合しているため，各部がたがいに影響しあい巨大なフィードバック回路のような性質をもっている。このため，ある部分についての特定の信号を純粋な形で取り出すことは難しい。
⑤ 生体信号は多くの場合，確率信号あるいは不規則信号と考えられる。
⑥ 生体信号は微弱で，一般的に SN 比が小さい。
⑦ 信号源のインピーダンスがかなり大きく脳波，心電図，筋電図などの誘導では数 kΩ～数十 kΩ であり，このため商用交流電源の誘導を受けやすい。

ただし，近年では電極技術の向上により，ある程度皮膚との接触インピーダンスが高い状態でも生体信号を導出することができる。

このような特性をもった生体信号を扱う医用データ処理に求められる機能は，事務用や工業用などのデータ処理装置とは異なった性格をもっているといえる。そのため，機種の選定にあたっては，操作性を含め，処理目的に合った構成となっているか，また処理目的に合った機能（ソフトウェアパッケージ）をどの程度そろえているかなどを，ハードウェアの性能と同等以上に留意することが重要である。

1.16.2 データ処理装置

データ処理装置は，大きくつぎの二つのスタイルがある。
① 生体信号を増幅するための生体信号増幅器や刺激装置などが組み込まれているオールインワンタイプのデータ処理装置。
② 増幅器や刺激装置が組み込まれておらず，脳波計やポリグラフ（多用途測定記録装置）などからの信号を入力して処理を行うセパレートタイプのデータ処理装置。

〔1〕オールインワンタイプデータ処理装置

オールインワンタイプのデータ処理装置の代表例としては，各臨床・検査用の専用機や研究用ポリグラフがあげられる。電極から導出された生体信号を増幅する生体信号増幅器や刺激装置が組み込まれており，1台で信号測定，記録，演算・解析までを行うことができる。

専用機では，各分野で必要なハードウェア，および各検査に合わせた専用処理プログラムが組み込まれており，操作性を含め検査の省力化をはかることができる。

また，研究用ポリグラフなどの汎用データ処理装置については，"多用途"測定装置としての特性上，専用機のようにある分野に特化した単一処理を行うため

の専用処理プログラムを組むことは困難であり，また各分野ごとの解析プログラムをすべて組み込むことは不経済でもある。そのため，このような汎用データ処理装置では，専用解析プログラムではなく，簡易な汎用演算処理プログラムが搭載されている場合が多い。

そのため，汎用解析プログラムからさらにある分野に特化した演算・解析を行う場合は，下記のセパレートタイプの専用データ処理装置が適宜組み合わせて使用される。また，用途別の専用処理プログラムをオプションソフトとして別途組み込むことができる装置もある。

〔2〕 セパレートタイプデータ処理装置

セパレートタイプのデータ処理装置は各電極・センサから導出された生体信号の増幅器などが組み込まれていないため，脳波計やポリグラフなどの測定装置からの出力データに対し処理を行う。データの入力方法には，A-D変換装置を有し，アナログ信号波形を取り込むことができる装置や，他の装置で一度収録したデータをテキストファイルなどの汎用ディジタルデータを介して取り込む装置の大きく2種類がある。

ある特定分野の専門的な演算処理を行うものから，オールインワンタイプ処理装置の補助的なデータ処理を行うものなど，非常に多岐にわたって利用されている。

1.16.3 データ処理プログラム

データ処理プログラムには，大きくつぎの二つのタイプがある。

① 統計処理や加算平均など，微弱で不安定でかつ広帯域な生体信号の顕在化や1次処理を行うための汎用演算処理プログラム
② 脳波のマッピングや心拍変動解析（HRV）など特定信号に対する分析処理を行うための専用解析プログラム

汎用演算プログラムはおもに多用途測定装置などの汎用機に組み込まれており，さまざまな波形に対し演算処理を行うことができる。しかし，その反面特定の波形を解析する際には設定条件や操作が難しい。

例えば，周波数解析でFFT処理を行う場合，脳波の周波数解析を行う際と，筋電図を解析する際とでは，その目的や設定条件，後処理は当然大きく異なってくる。前者であれば，脳波を周波数解析しα波，β波などの帯域に分別しマッピングを描くことを目的としていたり，後者であれば，周波数解析から中間周波数や平均周波数を演算し，筋疲労の解析を目的とするであろう。

これに対し，汎用演算処理プログラムでは脳波，筋電図など，さまざまな波形に対し周波数解析ができるようになっているが，多用途で使用することができる反面，脳波であれば脳波用に筋電図であれば筋電図の解析用の設定を目的の波形に合わせて自身で行う必要があり，それを行うためにはある程度の数学的知識も必要となる。

他方，専用解析プログラムはそれぞれの波形の解析に特化しており，複雑な設定や数学的知識も必要なく簡便に専門的な解析を行うことができる反面，多種の波形に対し汎用的に演算処理を行うことには適していない。

そのため，機種の選定にあたっては，その装置にどのような処理プログラムがあるかだけでなく，他装置との組合せや拡張性を考えることも重要であるといえる。

〔1〕 汎用演算処理プログラム

汎用演算処理プログラムは統計処理や加算平均など，微弱で不安定なさまざまな生体信号の顕在化や周波数解析などの1次処理を行うために用いられる。

このような演算処理の内容は非常に多岐にわたるため，以下では代表的でごく基本的な汎用演算処理プログラムについて紹介する。

また，詳細な数学的な説明についても本項では省略し，各演算処理のおもな内容と生体信号の利用のされ方について述べる。各演算の数学的解説については多くの書籍があるので，そちらを参照されたい。

1）**加算平均**（average） 誘発刺激反応測定のように，ある刺激（トリガ）による反応波を測定するような場合，実際に観測される信号には物理的な雑音（外来ノイズや増幅器自身の出すノイズ）や，体動ノイズなど生体の活動であっても目的とする刺激の反応とは無関係の信号が含まれている場合がある。その際にある信号（刺激トリガ）と時間的に関係のある成分のみを取り出す方法として加算平均法がある。

これは，あるトリガ信号ごとに得られる波形をトリガ点を時間的基準として繰り返し加算し平均化することで，ランダムに発生するノイズはゼロに近づいていき，発生する反応波のみが顕在化する。その結果SN比は $10\log_{10}\sqrt{n}$ 改善される（nは加算数）。

加算平均処理は，おもに誘発反応の測定に用いられており，閃光・音・電気・味覚刺激などの低次神経系の誘発反応から事象関連電位のような前意識野レベルの観察まで広く利用されている。また，心電図のQRS波形をトリガとして他の循環器パラメータを観察するなど，生体信号間の関連性の解析にも用いられている（図1.248）。

2）**FFT**（fast Fourier transform） ある信号の

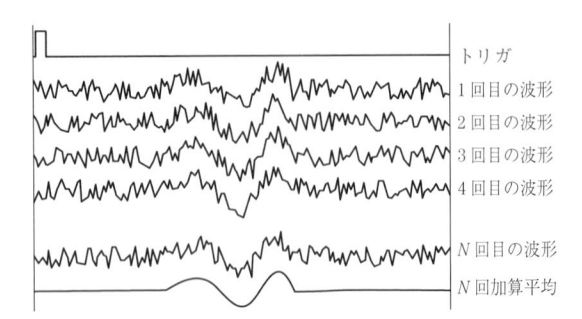

図1.248 加算平均処理

中に含まれる周波数成分を分析する方法として，時間領域から周波数成分領域に変換する「フーリエ変換法」がある。ほかに，MEM（最大エントロピー法），AR（自己回帰モデル）などがよく知られているが，その簡便性などの理由からFFTが最も多く利用されている。

分析できる周波数範囲およびその分解能は，信号波形のサンプリング速度と解析区間（時間）によって決定され，解析最大周波数は1/(サンプリング速度×2)〔Hz〕，分解能は，解析最大周波数/(解析区間×サンプリング速度/2)〔Hz〕である。

また，FFT処理により等価振幅成分（リニアスペクトル）と位相成分を得ることができるが，多くの場合リニアスペクトルを2乗したパワースペクトルが用いられる。

FFT処理は生体信号の周波数成分の分析を行う際の最も基本的な解析手法で，脳波マッピング，筋電図中間（平均）周波数分析による筋疲労の解析，心拍変動解析など，さまざまな分野で応用されている（図1.249）。

3）**ヒストグラム**（histogram）　計測データの時間的変動や計測データ群のばらつきを調べるために，トレンドグラフやレベルごとの度数をグラフ化し比較する。これらのグラフのことを一般的にヒストグラム（度数分布図）と呼ぶ。

ヒストグラムは以下のシーケンシャルヒストグラムとノンシーケンシャルヒストグラムに分けられる。

a）**シーケンシャルヒストグラム**　生体信号の時系列的変動を調べるときに用い，あるパラメータについて処理を行い，これを度数（強度）としてデータ発生ごとに並べたヒストグラムをシーケンシャルヒストグラムという（図1.250）。

b）**ノンシーケンシャルヒストグラム**　計測データ群に対し，同一計測値の度数を求め，このばらつきを調べるための計測値と度数とのヒストグラムをノンシーケンシャルヒストグラムという（図1.251）。

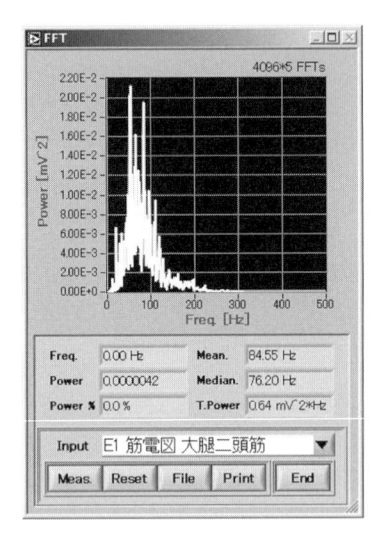

図1.249　FFT解析例

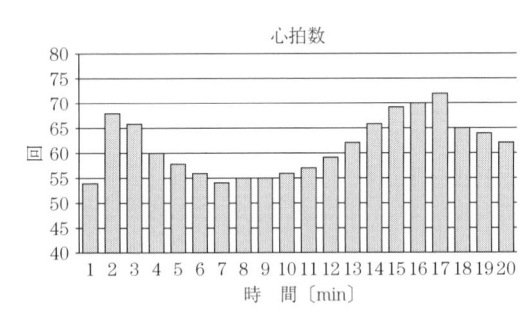

図1.250　シーケンシャルヒストグラム

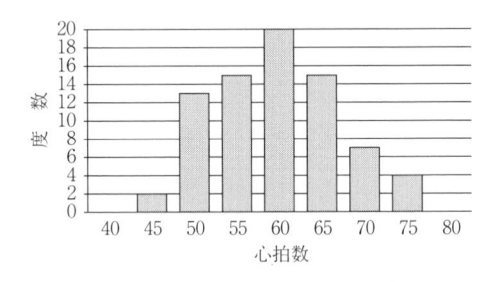

図1.251　ノンシーケンシャルヒストグラム

ヒストグラムでは目的に合わせ，さまざまな計測値を度数分布させて分析する。おもな基本的な計測としては以下のようなものがある。

（1）**パルスカウント**　繰り返し発生する信号に対し，スライスレベルを超える信号の一定時間ごとの個数を計測する（図1.252）。

（2）**アンプリチュードヒストグラム**　信号がスライスレベルを超え，つぎにスライスレベルを超えるまでの最大振幅値を計測する（図1.253）。

スペクトルと位相の解析ができるクロスパワースペクトル（cross power spectrum）がある．

時間とともに変動するある信号 X について，信号のある時点での値 $X(t)$ とその時点より τ 時間だけ時間的に離れた時点での値 $X(t+\tau)$ との時間的な関連性を計算する自己相関関数（auto correlation）もある．

さらに，時間とともに変動するある二つの信号 X，Y において，X のある時点での値 $X(t)$ と，その時点より τ 時間だけ離れた時点での Y の値 $Y(t+\tau)$ との時間関数について，相互依存関係を解析する相互相関関数（cross correlation）などの解析もある．

〔2〕 専用解析プログラム

脳波のマッピングや心拍変動解析（HRV）など特定信号に対する分析処理を行う．現在，各社よりさまざまなパッケージソフトウェアが販売されており，広い分野で利用されている．

専用解析プログラムについては非常に多岐にわたり，また各章で述べられている専用機の演算・解析機能と重なる内容も多いためここでは割愛する．詳細については，各章を十分に参照されたい．

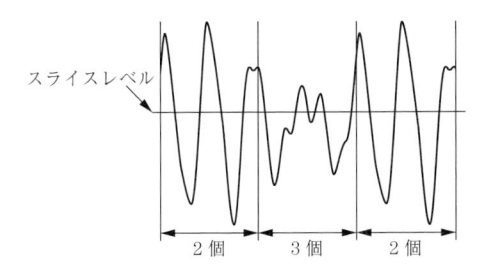

図1.252 パルスカウント

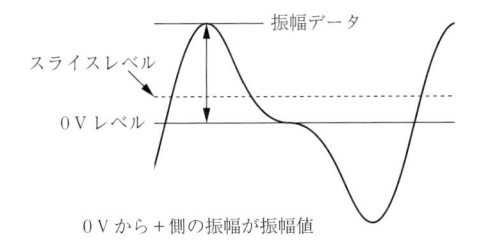

図1.253 アンプリチュードヒストグラム

（3） インターバルヒストグラム　信号がある任意レベル（0Vレベル）を横切る時間間隔や最大値点間の時間間隔の分布を計測する（図1.254）．

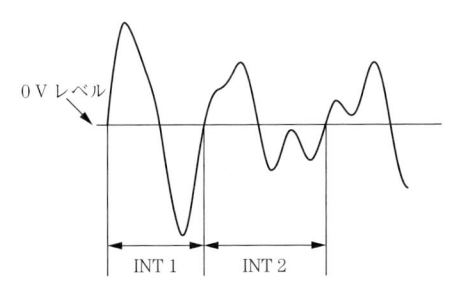

図1.254 インターバルヒストグラム

（4） デュレーションヒストグラム　信号がある任意レベル（0Vレベル）を横切る時間（持続時間）を計測する（図1.255）．

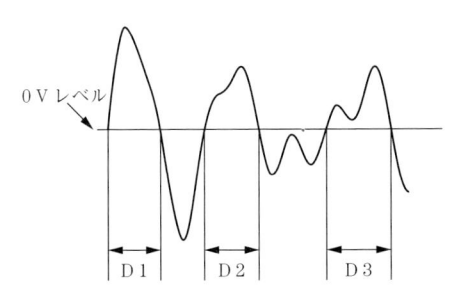

図1.255 デュレーションヒストグラム

4） その他の解析　その他，頭皮上の2点間の伝搬解析など，入出力関係にある2信号間の共通パワー

1.17 睡眠評価装置

1.17.1 終夜睡眠ポリグラフィ

終夜睡眠ポリグラフィ（polysomnography：PSG）は睡眠障害を診断・治療するにあたり欠かせない検査である．近年，睡眠時無呼吸症候群が社会に及ぼす問題が明らかにされてきており，睡眠検査を行う医療機関は増加しているが，睡眠呼吸障害のためのPSG検査と認識している医療従事者も多い．しかし，本来PSG検査は脳波とその他生体現象を同時記録することにより，睡眠構築や睡眠に伴う異常な生体現象を客観的に判定する検査である．適応疾患は，睡眠呼吸障害のみならず不眠症として周期性四肢運動障害，restless legs syndrome，過眠症として睡眠時無呼吸症候群，ナルコレプシー，特発性過眠症，睡眠随伴症としてREM睡眠行動障害，睡眠関連てんかんなど多岐にわたり，それに合わせてさまざまな測定項目が選択される．機械選定の際にもこのことを考慮する必要がある．

〔1〕 構　　　成

PSG検査には従来，アナログ脳波計またはディジタル脳波計に導出項目を追加し測定されていたが，現在ではディジタルのPSG専用検査装置があり，長時間の測定や自動解析機能やマニュアル解析を考慮し操作が向上したものが多く用いられている．図1.256に

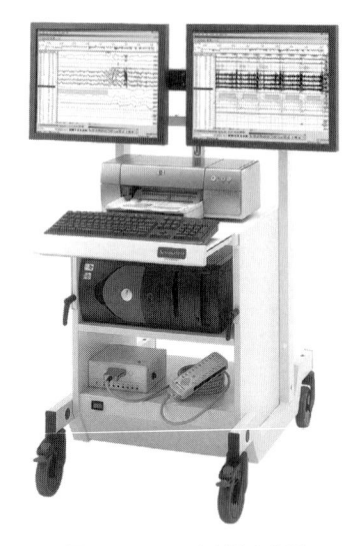

図 1.256　PSG 専用検査装置

PSG 専用検査装置を示す。

　電極接続ボックスとアンプのみを専用検査室のベッドサイドに置き，別室でモニタする大型の装置や，通常の病室で測定できるノートパソコンを利用したポータブルタイプのものもある。検査室は被検者にとって住居性が良好な環境（ベッド，室内温度，音響など）を考慮した専用の睡眠検査室を使用することが望ましい。図 1.257 に終夜睡眠ポリグラフィ検査装置の設置例を示す。

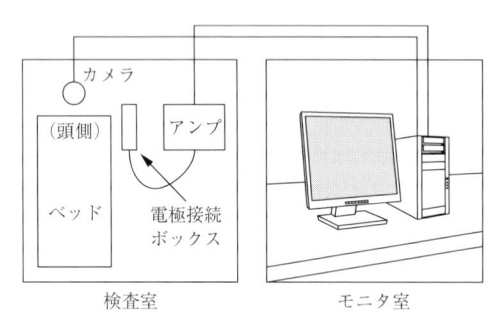

図 1.257　検査装置設置例

　脳波解析においてディスプレイ装置の性能は重要であり，解像度は 1 600×1 200 ドット程度のものが使用される。

　終夜睡眠ポリグラフィの機能概要はディジタル脳波計とほぼ同じである。

　電極から導出された脳波はシステムリファレンス（全電極に対しての基準）との間で差動増幅され，その後 A-D 変換器でディジタル信号化されてメモリへと保存される。その他のパラメータについても同様にディジタル信号化されるが，差動増幅器と A-D 変換器およびメモリは各電極・パラメータごとに設けられている。ディスプレイ上へは，メモリに保存された信号に対して設定されたモンタージュやフィルタなどの処理をディジタル信号で行い表示させている。信号のディジタル化により各種記録媒体への保存（ファイリング）が可能であり，後からでもモンタージュやフィルタの設定を変更して表示することができる。

〔2〕　機　　　能

　以下に終夜睡眠ポリグラフィに要求される機能をあげる。

　（1）　サンプリングの変更ができること：サンプリング周波数はできるだけ高いほうがもとの波形を忠実に再現することができる。しかし，データ量が膨大になりメモリ容量と処理時間が増加するという問題が発生するため，パラメータに合わせて変更する必要がある。

　（2）　記録中・解析中にモンタージュ，感度，フィルタなどの設定が変更できること：解析の際に変更が可能なように，単極での生波形（フィルタをまったくかけていない状態）をメモリできることが望ましい。

　（3）　記録中にメモリに記憶したデータを表示できること：検査中の解析や確認のために役立つ。

　（4）　画像データを波形記録画面上に表示できること：睡眠中の体の動きを取得した生体現象と同じ時間軸で再生することにより，正確に睡眠障害の確認・睡眠の状態を観察することができる。

　（5）　外部機器からのデータ入力と標準付属以外のセンサが使用できること：必要に応じて測定項目を追加できるよう汎用性をもったものが望ましい。

　（6）　共通フォーマット変換ツールを備えていること：ファイリングする際のデータフォーマット形式はメーカによって独自のものを使用している。共通性をもたせる手段として一般的なものに EDF（European data format）があり，このような共有フォーマットに変換出力する機能が必要である。

　（7）　エポックごとに睡眠判定ができること：睡眠段階の判定では各エポックに対して睡眠段階（Stage 1～4，REM 睡眠）を割り当て評価する。エポックの長さは国際基準では 30 秒[1]，日本睡眠学会では 20 秒[2]とされている。

　（8）　イベント計測ができること：各パラメータにつけたイベントの集計ができること。

　（9）　レポートをカスタマイズできること：PSG 検査は対象とする疾患または研究目的のためにさまざまな測定項目が選択される可能性があり，イベントの判定も異なる。そのため最終的な結果としてのレポートもそれらに合わせて追加，編集ができることが望ま

〔3〕 測定項目

PSG検査において睡眠判定するのに最小限必要とされる生体現象の導出は，脳波，眼球運動，頤筋筋電図であるが，必要に応じて心電図，呼吸曲線，呼吸運動，いびき，体動，経皮的動脈血酸素飽和度（S_pO_2），食道内圧，pH，血圧など測定項目を追加する。一般的な検査項目の導出部位をR&K法[1]に基づき以下にあげる。

1) 脳波 配置は国際脳波学会の標準法（10-20法）に従う。PSGに必要な脳波電極位置は中心部（C3, C4）と後頭部が（O1, O2）が基本であり，対側の耳朶または乳様突起を基準電極とする単極導出法で記録する。ボディアースとしての電極は前額部または鎖骨付近に装着する。

2) 眼球運動 眼球の回転により起こる角膜側に陽性，網膜側に陰性の電位変化（眼電図）を導出する。Rechtschaffenらによる眼電図は右目眼窩外側縁の外側に1cm，下に1cmと，左目眼窩縁の外側に1cm，上に1cmの位置へ装着した電極と左耳朶A1を結ぶ誘導が用いられる。

3) 頤筋筋電図 頤筋または頤下筋に電極を装着する。

4) 下肢筋電図 左右の下肢，前脛骨筋に3cmの間隔で2個の電極を装着し，双極導出する。

5) 心電図 CM5誘導，CC5誘導，NASA誘導および修正第I誘導など条件に応じて選択する。

6) 呼吸曲線 呼吸障害の無呼吸分類には鼻孔・口部からの気流，胸部および腹部の運動の最低3種類が必要である。鼻口用センサとしては，気流の温度変化により抵抗値を変化させるサーミスタ法，カニューレを用いて差圧から気流変化を検出するプレッシャ法などがある。胸部および腹部の呼吸運動検出用センサとしては，呼吸運動に伴う電気抵抗変化を記録するストレンゲージ法，圧電（ピエゾ）素子による測定法，コイル状に縫い付けた伸縮性のバンドでインダクタンスの変化を記録する呼吸インダクタンスプレチスモグラフィ（respiratory inductance plethysmography：RIP）などがある。表1.18に上記測定法のAmerican Academy of Sleep Medicine（AASM）Task Force[3]における信頼性を示す。

7) いびき音 振動センサを使用。咽頭部にテープで固定する。

8) 体位 体位変換により異なる電圧を発生させるセンサを前胸部に装着する。

9) 動脈血酸素飽和度（S_pO_2） パルスオキシメータを用いて指尖部または耳朶に装着する。乳幼児などでは趾尖を使用することもある。

表1.18 呼吸異常と測定法の信頼性

呼吸異常	測定方法	グレード
閉塞性	鼻圧センサ	B
	RIP（胸腹壁二つの測定の合計）	B
	RIP（胸腹壁二つの測定）	C
	RIP（どちらかの一つ）	C
	ピエゾセンサ・ストレインゲージ・胸郭インピーダンス	C
	サーミスタ	D
RERA	鼻圧センサ	C
中枢性低呼吸・無呼吸	RIP	C
	鼻と口の気流	D
	ピエゾセンサ・ストレインゲージ	D
チェーンストークス呼吸	RIP	B
	鼻と口の気流	D
	ピエゾセンサ・ストレインゲージ	D
	RIP（校正されたもの）	D

（AASM 1999より一部引用）

〔4〕 今後の終夜睡眠ポリグラフィ装置

近年，PSG検査装置は電極接続ボックスの小型化，データマネジメント機能など研究目的としても十分な機能を備えたものもある。しかしながら自動解析機能を信用し診断を下すことは危険であり，PSG技術者によるマニュアル解析は必須である。今後もさらに高度化され，操作性が向上されていくであろう。

1.17.2 携帯用睡眠評価装置

〔1〕 概要

携帯用睡眠評価装置は睡眠中の生体信号を記録し，睡眠呼吸障害，特に睡眠時無呼吸症候群の診断，スクリーニングに用いられる装置である。なお，平成17年の薬事法改正で，本装置の一般的名称は「睡眠評価装置」となっている。

睡眠時無呼吸症候群は「7時間の睡眠中に30回以上の無呼吸（10秒以上の気流の停止）をきたす症例」[3),4)]とした病態である。この病態のスクリーニングを簡便に行うことが主目的のため，少なくとも鼻呼吸，気道音，動脈血酸素飽和度の3パラメータを記録する装置となっている（図1.258）。

近年，睡眠時無呼吸患者は低酸素血症や循環器系への負担による覚醒反応のため，睡眠の分断や質の低下を招く。このことが高血圧，心筋梗塞や脳梗塞が高率に合併し，予後を決定する重要な因子であることが明らかとなっている[4)]。そのため従来の鼻呼吸，気道音，動脈血酸素飽和度だけでなく，ホルタ心電図機能を有した装置もある（図1.259）。

〔2〕 構成

携帯用睡眠評価装置は生体信号を記録する記録器

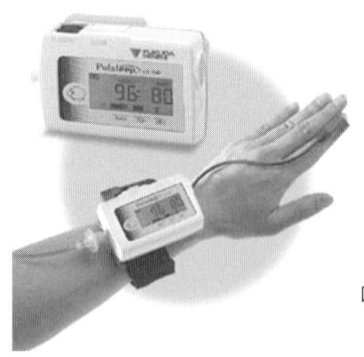

図1.258 携帯用睡眠評価装置

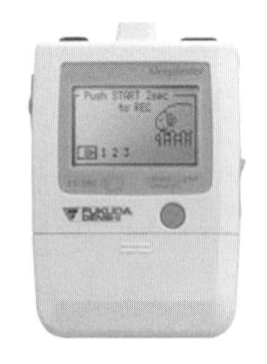

図1.259 携帯用睡眠評価装置（ホルタ心電図機能付き）

と，再生計測する装置とで構成される。

記録器はディジタル変換された生体信号をICメモリへ記録する。

再生計測装置は記録された生体信号から無呼吸，低呼吸や酸素飽和度の低下などを計測し，表示，記録する装置であり，ほとんどがパーソナルコンピュータを用いている。

〔3〕記録器

携帯用睡眠評価装置は，睡眠中の生体信号を長時間にわたり記録する。そのため，小型，軽量であり，腕や体に装着する装置が多い。

鼻呼吸は，従来はサーミスタやサーモカップル（鼻腔からの気流変化を温度変化としてとらえる方式）を用いた方式が多かったが，現在は圧力センサ（鼻腔からの気流変化を圧力変化としてとらえる方式）を用いた方式が多くなっている。

AASM（米国睡眠医学会）のガイドライン[3]では，サーミスタやサーモカップルなどの温度センサは，一般的に換気が過大評価され低換気の検出感度が低いとされている。一方，圧力センサは低換気を検出する有効な方法であり，また圧力センサのほうがサーミスタセンサに比べ再現性が高く，呼吸障害の検出には優れている[5),6)]とされ，AASMガイドライン[3]ではBグレードの勧告としている。

一方で，鼻閉や口呼吸が多い被検者の場合，呼吸検出レベルが低くなり，低換気の偽陽性とされてしまう可能性がある。この場合，鼻孔だけでなく口孔まであるカニューレを用いるなどの注意が必要である。

気道音はピエゾセンサ（いびきに伴う振動をピエゾ効果としてとらえる方式）を用いた方式が多かったが，こちらもいびきに伴う振動を圧力センサでとらえる方式が多くなっている。

圧力センサ方式の場合，この圧力センサ一つで鼻呼吸と気道音を記録できるため，被検者へ装着するセンサの数を減らすことができ，被検者への負担を軽減できる。

各種センサより入力された生体信号はディジタル信号へ変換され，装置内部のICメモリへ記録される。ICメモリはフラッシュメモリが多く，電源が切れてもデータが消失することはない。代表的な記録器の構成図を図1.260に示す。

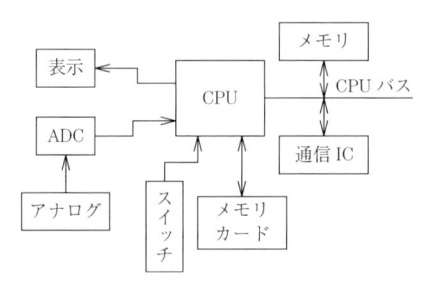

図1.260 記録器の構成図

再生計測装置へのデータの転送はメモリカードを用いる場合が多いが，近年はUSBなどの通信方式を用いた装置もある。また，電源となる電池はアルカリ電池が多いが，経済性や環境を意識し，充電池も使用できる装置もある。

〔4〕再生計測装置

再生計測装置は記録された生体信号をパソコンに取り込み，無呼吸低呼吸指数（1時間当りの無呼吸低呼吸数）やS_pO_2降下指数（1時間当りのS_pO_2降下数），S_pO_2最低値などを計測し，データの保存，レポート印刷をする装置である。図1.261に再生計測装置の計測画面を示す。

携帯用睡眠評価装置の再生計測装置ではおもに鼻呼吸（胸腹部呼吸努力を含む機器もある）から無呼吸低呼吸数や無呼吸低呼吸指数を計測し，S_pO_2からS_pO_2降下指数やS_pO_2最低値などを計測する。

一般的にはこれら計測値はソフトウェアにより自動計測される。また，無呼吸低呼吸やS_pO_2降下箇所をマニュアルで編集できる機器がほとんどである。

AASMのガイドライン[3),7)]では無呼吸や低呼吸，

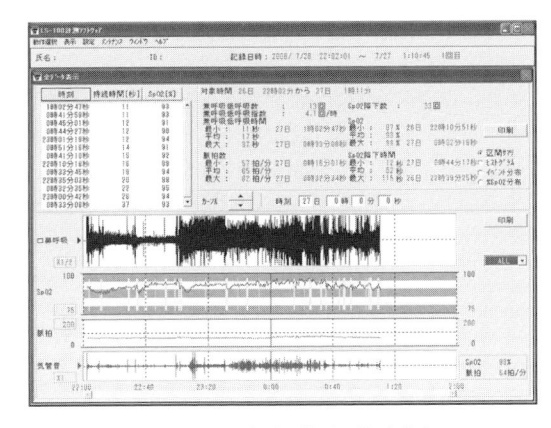

図1.261　再生計測装置の計測画面

また閉塞型や中枢型などの定義がなされており，終夜睡眠ポリグラフィ同様，携帯用睡眠評価装置の再生計測装置においても，このガイドラインに沿った計測方式が多い。

近年は通信機能が充実した装置も多く，電子カルテとの相性もよい。

〔5〕注意点

AASMのガイドライン[8]によれば，睡眠評価装置は四つのタイプに分類され，携帯用睡眠評価装置はタイプ3またはタイプ4機器に相当する。この携帯用睡眠評価装置は神経生理系の生体信号（脳波，眼球運動，筋電図など）まで記録しないため，睡眠障害の把握に用いることは難しい。

睡眠時無呼吸症候群ではAHI（1時間当りの無呼吸低呼吸数）が過小評価される可能性がある。しかし体動センサを用い，睡眠覚醒を簡易的に判別する装置もあり，より多くの記録項目を有する装置では，より詳細な検査を行うことが可能となる（図1.259）。

携帯用睡眠評価装置には限界があるものの，それを十分に理解したうえで使用すれば非常に有用な検査法である。

引用・参考文献

1) A. Rechtschaffen and A. Kales：A manual of standardized terminology, Techniques and scoring system for sleep stages of human subjects, UCLA Brain Information Service/Brain Research Institute (1999)
2) 日本睡眠学会コンピューター委員会編：学習用PSGチャート・睡眠ポリグラフ記録の判読法と解説，日本睡眠学会
3) The Report of an AASM Task Force：Sleep-Related Breathing Disorders in Adults：Recommendations for Syndrome Definition and Measurement Techniques in Clinical Research, SLEEP 1999；22；667-689
4) 睡眠呼吸障害研究会：成人の睡眠時無呼吸症候群－診断と治療のためのガイドライン，メディカルレビュー社
5) R. Condos et al.：Flow limitation as a noninvasive assessment of residual upper-airway resistance during continuous positive airway pressure therapy of obstructive sleep apnea, Am. J. Respir. Crit. Care Med., **150**, 475-480 (1994)
6) 日本睡眠学会：臨床睡眠検査マニュアル，ライフ・サイエンス
7) C. A. Kushida et al.：Practice parameters for the indications for polysomnography and related procedures：An update for 2005, SLEEP, **28**, 4, 499-521 (2005)
8) A. L. Chesson Jr. et al.：Practice Parameters for the Use of Portable Monitoring Devices in the Investigation of Suspected Obstructive Sleep Apnea in Adults, SLEEP, **26**, 907-913 (2003)

1.18 そ の 他

1.18.1 ウロダイナミクス検査装置

〔1〕は じ め に

ウロダイナミクス検査は，下部尿路の動態を詳細に調べるために，おもに蓄尿・排尿時の各部位の変化を水力学的に測定する。

これらの検査に使用する装置は尿流測定専用の小型のものから，すべてが本体に組み込まれたコンパクト型のもの，あるいはデータ収集装置，データ保存解析用PC，モニタ，プリンタ，架台によりシステムとして構成されるものまで各種あるが，これらを総称してウロダイナミクス検査装置と呼んでいる。

以前はたいへん手間のかかる検査と思われていたが，現在ではそのほとんどがソフトウェアにより制御され，患者へ接続する回路のセットアップを行えば，後は装置を操作するだけで検査実施からデータの解析，検査レポートの印刷まで自動的に行われる簡単な検査となっている。

本項では検査装置の機能と検査方法を紹介する。

〔2〕各検査装置の特徴

前項で述べた各装置についてその特徴を記す。

1) 尿流検査専用装置　尿流測定専用であるため小型軽量で設置場所を選ばず，トイレ内に置くことも可能である。自動排尿検出・自動停止機能，自動解析および自動印刷機能をもった装置がほとんどである（図1.262）。

通常，この種の装置はデータの保存機能をもたないが，PCと接続することによりデータの保存や印刷が可能となる機種もある。

2) コンパクト型装置　操作部，ディスプレイや

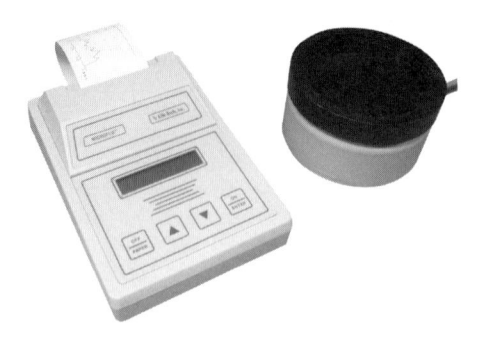

図 1.262　尿流検査専用装置と尿流センサ例

プリンタなどが本体に収められているためコンパクトで移動も簡単であり，診察ベッドでそのまま検査を行う場合に使用されることが多い．

尿流測定，膀胱内圧測定，腹腔圧測定や筋電図測定などウロダイナミクス検査に必要とされる測定項目を一通り検査することが可能である．また多チャネルの同時記録も可能であるが，プリンタへの記録はペーパサイズが限られていることが多いため，多チャネルの場合は各測定項目グラフが小さくなり見づらくなる．自動解析機能やデータの保存機能などは尿流専用機と同様である．

3) **システム構成装置**　最初に述べたように PC を中心とした検査システムである（図 1.263）．データ収集装置と PC は USB などで接続され，PC 内のソフトウェアによって周辺装置などの制御が行われ検査データが収集される．検査データは PC に保存され，ソフトウェアによって自動的に多様な解析が行われプリンタに出力されるが，印刷は PC の OS に依存するため自由度が大きい．

PC を利用することによりモニタ画面上で検査項目の選択や各種設定を行うことが可能であり，必要な検査を検査担当医師ごとや患者の状態に合わせて自由に設定し，登録することが可能である．

また，検査データは PC に保存されるため，患者データベースとして構築することが可能であり，データを呼び出しての加工，再解析などが簡単にできる．

さらに PC の画像取込み機能を併用して，X線透視画像や超音波画像を検査記録に重複させて記録するビデオウロダイナミクス検査を行うことも可能となる．

〔3〕**検査測定項目**

以下に，ウロダイナミクス検査の測定項目について概略する．

1) **尿流測定（フロー検査）**　ウロダイナミクス検査の最も基本的な検査であり，患者からの排尿をセンサで測定し，最大尿流率，平均尿流率，排尿時間，尿流時間や排尿量を算出する．単独でこの測定だけを行うことも多い．

2) **膀胱内圧測定（CMG 検査）**　膀胱に生理食塩水または二酸化炭素を注入し蓄尿時の膀胱の動態を測定する．膀胱に挿入したカテーテルに接続した圧力トランスデューサにより膀胱内の圧力を測定する．

3) **腹腔圧測定**　膀胱内に作用する力は膀胱筋によるものだけでなく腹腔の圧力も加わる．このため腹腔内圧として直腸圧を測定し，膀胱内圧より直腸圧を差し引くことによって，純粋な膀胱筋の動態が測定できる．直腸圧の測定にはバルーンカテーテルを使用する．

4) **括約筋筋電図測定（EMG）**　尿道括約筋の誘発電位を測定することにより，蓄尿時・排尿時の神経作用を検査する．電極には体表電極や針電極などがある．

5) **プレッシャーフロー測定**　排尿時の尿流と膀胱内圧や EMG を同時に記録し，排尿動態を総合的に検査する．通常この検査を行う場合には 4〜6 チャネルの記録となるため，システム構成装置を使用することが多い（図 1.264）．

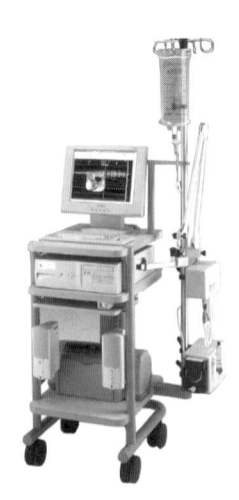

図 1.263　ウロダイナミクス検査システム例

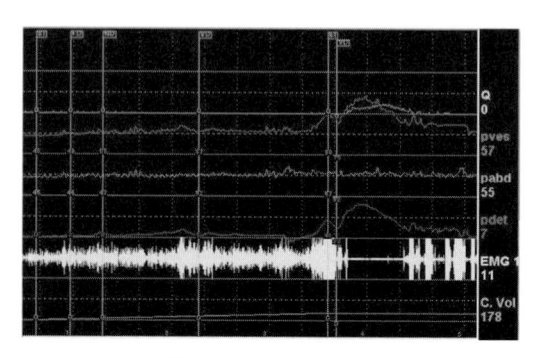

図 1.264　測 定 画 面 例

〔4〕 検査補助装置

ウロダイナミクス検査装置にはさまざまなセンサや検査補助装置が使用されるが，その中の代表的なものをあげておく．

1) **尿流センサ** 排尿量を測定するセンサであり，ひずみゲージを使用した電気式のものがほとんどであるが，一部に水車を用いた機械式のものもある．電気式の場合には重量の変化を微分することによって尿流率を算出する．

2) **注入ポンプ** 一定流量で膀胱内に生理食塩水や水を注入するためのローラポンプである．コンパクト型装置には組込み型のものもあるが，システムの場合は別体の場合が多い．

二酸化炭素による検査を行う場合には，炭酸ガス注入モジュールを用いるが，いずれの装置にも設定圧力を超えた場合には注入を停止する安全装置が備えられている．

3) **引抜装置** 尿道内圧分布測定の場合にカテーテルを一定速度で引き抜くための装置である．

4) **カテーテル類** ウロダイナミクス検査専用に設計されたカテーテルであり，各測定項目によってカテーテルの種類や太さなどを使い分ける．

〔5〕 ウロダイナミクス検査

ここでは総合的な尿流動態検査であるプレッシャーフロー検査を例として述べる．

1) **必要な機能と装置** 検査には尿流と圧力の同時記録機能が必要であり，装置類としては前項で述べた検査補助装置のほかに圧力トランスデューサやその他のチューブ類が必要となる．

2) **セットアップ** 注入ラインと圧力測定ラインをそれぞれ図 1.265 のように設定し，患者にカテーテルを挿入し注入ライン，圧力測定ライン，括約筋筋電図電極を接続して，圧力トランスデューサを患者の恥骨上位置になるように高さを調整する．

3) **検査開始** 測定装置のキャリブレーション（ゼロバランス）後，注入媒体の注入を開始し，蓄尿時の検査および排尿時の検査を行う．このとき患者の状態変化を観察し波形上にイベントとして記録する．

4) **検査終了** 検査終了後はコンピュータが自動的に解析する．蓄尿時ではイベント時の圧力と容量，最大圧力，最大容量，コンプライアンスなどの計算を行い，排尿時では最大尿流率，平均尿流率，最大尿流時圧，排尿開始圧などが計算されることが一般的であり，検査レポートとして波形や数値データなどが印刷される（図 1.266）．

〔6〕 終 わ り に

現在のウロダイナミクス検査装置は，コンピュータの進歩により，安定した測定と簡便な操作が可能となった．一方でこの検査は下部尿路検査のため，患者への配慮が重要であり，患者が不安を感じることなく検査を行うには，検査室内の照明や音楽など患者にリラックスしてもらうための環境の工夫も必要である．装置の導入の際には装置メーカも含め十分な打合せのうえ，最適な環境を整えるように検査装置の機能や検査方法を設定することを推奨する．

1.18.2 耳管機能検査装置

〔1〕 原 理

1) **音響法（sonotubometry）** 被検者に嚥下運動を行わせ，開放する耳管の様子を音響的にとらえ視覚的に表示する検査法である．スピーカなどにより被検者の鼻腔に 7 kHz を中心周波数とするバンドノイズを提示し，密閉した外耳道内の音圧をマイクロホンで取得する．この状態で耳管が開放すると外耳道内のバンドノイズ音圧が上昇する．このレベル変化を経時的に記録し，その持続時間から耳管機能の状態を検査する．音響法での測定画面例を図 1.267 に示す．

2) **耳管鼓室気流動態法** 被検者にバルサルバ法（鼻をつまんで鼻腔に陽圧をかけ耳管を開放させ中耳を陽圧にする），トインビー法（鼻をつまんで嚥下すると耳管が開き中耳が陰圧になる）などを行わせ，中耳腔に圧変化を発生させ，その後嚥下させて，中耳腔の圧変化が解消されていく過程を観察する．中耳腔の圧変化の測定方法は，外耳道の微小な圧変化をとらえて中耳腔の圧変化を検知するものと，中耳腔の圧変化に伴う鼓膜の音響インピーダンスの変化として検知するものがあり，前者を TTAG 法，後者をインピーダンス法と呼ぶ場合がある．インピーダンス法での測定画面例を図 1.268 に示す．

3) **加圧・減圧法** 鼓膜に穿孔などがあり外耳道と中耳に通気がある場合に外耳道に陽・陰圧を外部か

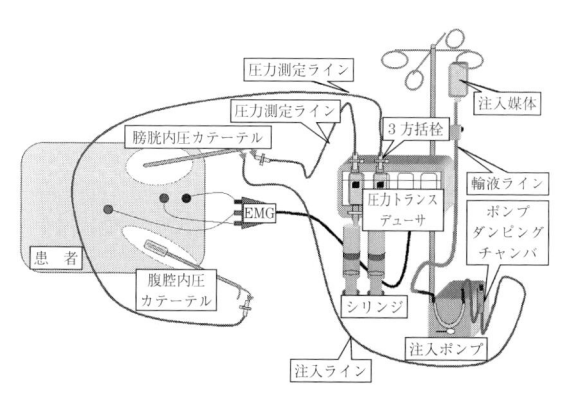

図 1.265 測定回路セットアップ例

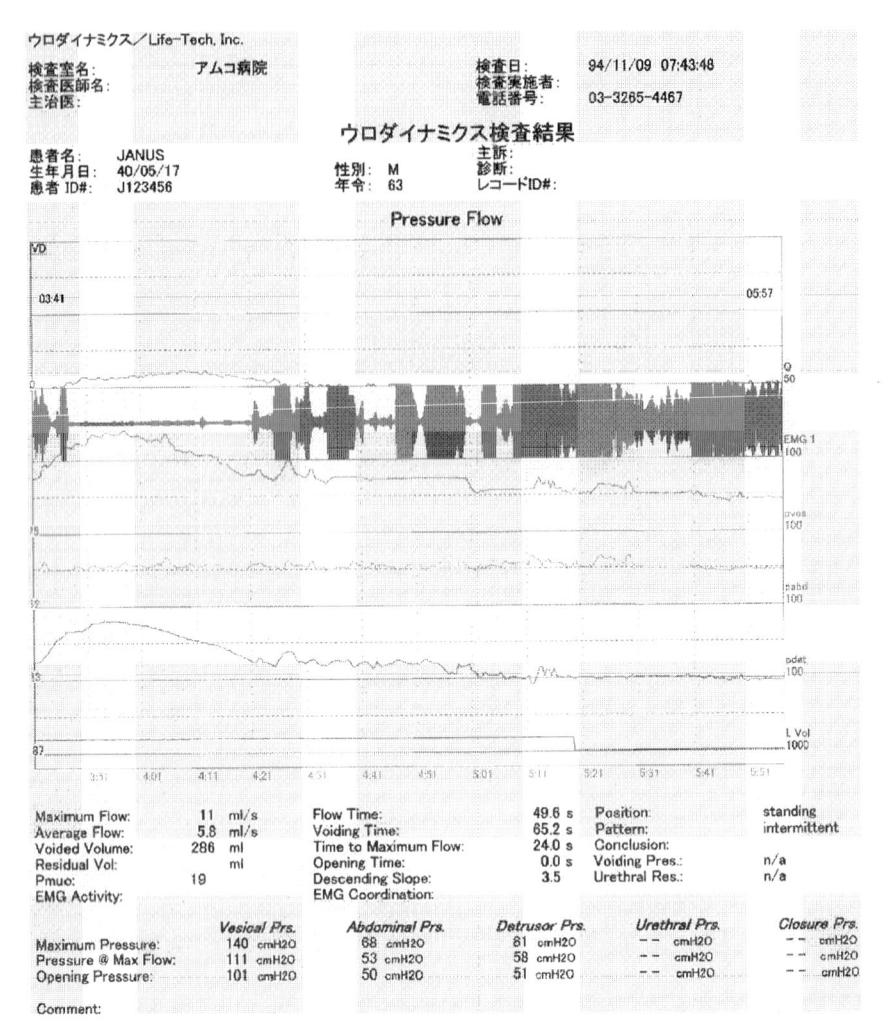

図1.266 検査レポート印刷例

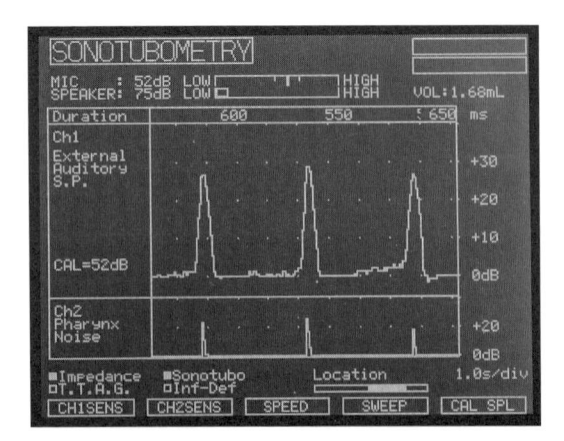

図1.267 音響法測定画面の例

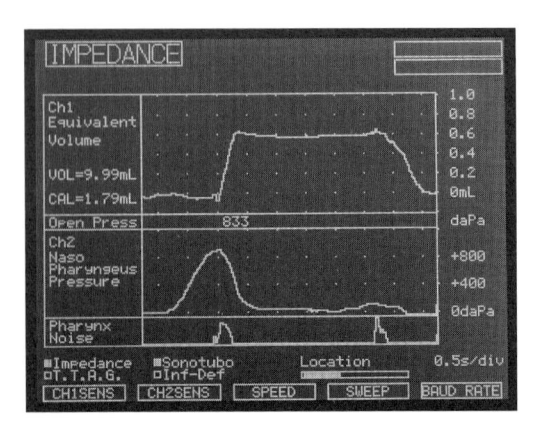

図1.268 インピーダンス法測定画面の例

ら加え，耳管が開放する際の圧力変化や開放時の圧力（耳管開大圧）を記録する検査法である。

〔2〕 構　　　　造

耳管機能検査装置の検査法ごとの構成図を図1.269に示す。図（a）の耳管鼓室気流動態法の場合は，イヤホン・マイクロホン・圧力センサを内蔵するプローブにより外耳道を密閉する。TTAG法では，プローブ内の圧力センサにより外耳道内圧力を測定する。インピーダンス法の場合は226 Hzのプローブ音をイヤホンから出力し，反射音をマイクロホンで拾い増幅した後に外耳道内の音圧が一定になるように，比較器の出力に比例して可変増幅器の増幅度を変化させる。この比較器出力が音響インピーダンス（通常は等価容積〔ml〕で表示される）を示す。中耳腔の圧力が変化し外耳道との間に差が生じると鼓膜の音響インピーダンスは上昇し，これを測定することにより中耳腔の圧力変化を知ることができる。また，通気の際の鼻咽腔内圧力は鼻孔からチューブで誘導され圧力センサで測定する。

図（b）の音響法では，7 kHz帯域雑音を増幅し，密閉空間の先端を鼻孔に差し込める構造にした音響法スピーカより鼻腔内に出力する。外耳道内の音はマイクロホンにより拾われ増幅された後，1 kHzおよび7 kHzの帯域フィルタで分離される。1 kHz帯域フィルタ出力は嚥下時の咽頭ノイズを表し，7 kHz帯域フィルタ出力は耳管の開放度合いに従った音圧出力が得られる。

図（c）の加圧・減圧法は，外耳道に圧力を加えるポンプと，外耳道内圧力を測定する圧力センサ部より構成される。

上記のようにして測定した，圧力や音圧は，A-Dコンバータによりディジタル化され，マイクロプロセッサやDSPにより処理された後，縦軸を測定値，横軸を時間軸としたグラフとして画面に表示され，あるいはプリントアウトされる。

一般的な耳管機能検査装置は，これらすべてあるいは複数の検査方法を実施できるように構成されている。それぞれの検査方法により機器内部の構造やプローブが異なるため検査方法を変更するごとに使用するプローブなどの変更が必要である。最近では，インピーダンス法と音響法を一つのプローブにまとめ使い勝手の向上をはかったものもある（図1.270）。

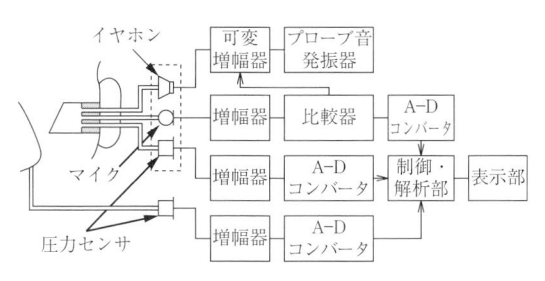

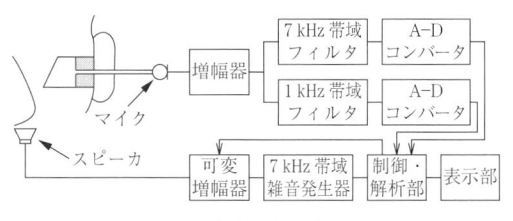

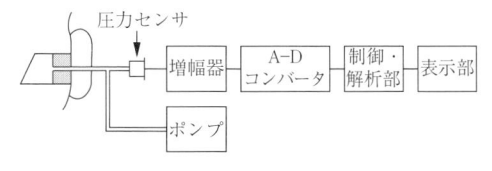

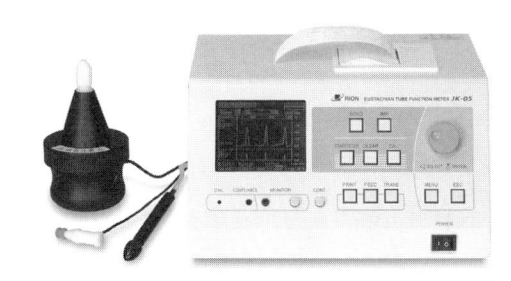

図1.270　耳管機能検査装置

図1.269　耳管機能検査装置の構成図

（a）耳管鼓室気流動態法
（b）音響法
（c）加圧・減圧法

1.18.3　超音波骨密度検査装置

〔1〕 目　　　　的

超音波骨密度検査装置は，骨に対して超音波パルスを透過させ，その骨の特性を調べ，おもに骨粗鬆症の診断に役立てようとする装置である。生体の骨の構造は，骨の周囲に分布する比較的硬い皮質骨と呼ばれる部分と，骨の内部に分布する海綿骨と呼ばれる部分に分けることができる。海綿骨部分は，骨梁と呼ばれる無数の小柱が織りなし，かつたがいに結合し，分布している。代謝性骨疾患である骨粗鬆症にかかると，まず，この海綿骨内の骨梁が細くなり，かつその数も減じてくる。結果的に骨全体の強度が低下し，比較的小さな外部応力で骨折を生じやすくなるといえる。この骨折が大腿骨頸部で生じると歩行困難となり，いわゆる「ねたきり」になってしまう。これを防止するために，超音波骨密度検査装置によるスクリーニングなど

により，将来骨折を起こす可能性の高い人を抽出し，指導や治療を行っている．

超音波骨密度検査装置は，超音波骨評価装置とか，QUS（quantitative ultrasound）とか，超音波骨密度測定装置とか，ただ単に「超音波法」などと呼ばれている．いずれにしても，骨密度を直接的に測定しているわけではなく，骨密度に関連するパラメータを測定しているという点には注意をする必要がある．近年では，「超音波法」は，骨の量的な評価より，骨折発症リスクをよく反映する点が有用視されている．特に，後述の減衰測定においては，骨折患者の抽出能が高いとされている．

骨粗鬆症の診断装置として用いられている他の装置としてはX線骨密度測定装置があるが，この装置では多少なりとも被曝をするという問題がある．しかし，超音波骨密度検査装置は被曝の心配もなく小児や妊産婦への適用も可能であり，特にスクリーニングに使用するには好適である．

〔2〕原　　理
1) 測定部位　　超音波による骨粗鬆症の診断には，人の踵部分の踵骨（かかとの骨）を対象とすることが多い．踵骨は，その構造が，比較的薄い皮質骨とその内空間に充てんされる豊富な海綿骨からなり，骨粗鬆症の比較的初期の段階から生じる海綿骨の素性の変化をとらえるのに適している．その他，指骨の音速を評価するものや，脛骨の音速を評価する装置も存在するが，日本国内で見られる超音波骨密度検査装置のほとんどは，上記の踵骨を対象とした装置である．

2) 測定項目　　測定項目として代表的なものが，踵骨を透過させた超音波パルスの音速と減衰に関する指標値である．そして，この音速と減衰に関する指標値を演算して，一つの値を計算し，最終指標値とする装置が多い．

音速の測定については，音速が速い踵骨ほど丈夫であると考えられる．骨梁間に充てんされる液体に近い骨髄より，骨梁そのものを形成する固体である骨基質のほうが，音速が速いと考えられ，音速の速い踵骨というものは，相対的に固体である骨基質の存在する割合が多いと考えられる．したがって，骨量も多いということになり，外部応力に対して塑性変形を生じにくいと考えられる．

減衰の測定について，測定量の一つとしてしばしば用いられるのが，踵骨透過波の減衰率の周波数に対する傾きである．骨梁間に充てんされる骨髄より，骨基質のほうが音波を減衰させると考えられ，特に周波数成分の高い音波は，その行程に比例し減衰を受けることになる．高い周波数成分が低い周波数成分に比べて強く減衰されているということは，相対的に骨基質透過行程が長いと考えられ，骨基質の存在する割合が多い踵骨であると考えられる．つまり，減衰率の周波数に対する傾きが大きい踵骨というのは骨量が多いと考えられ，外部応力に対する降伏点も比較的高く丈夫な骨であると考えられる．減衰の測定については，減衰率の周波数に対する傾きを指標値とせずに，透過波の第一極大値の半値幅を指標値とする手法もある．

ほとんどの超音波骨密度検査装置が，音速と減衰の値を演算し，両方の利点を兼ね備えた演算パラメータを算出するようになっている．この演算パラメータが，最終評価値として多用されている．

〔3〕装　　置
装置の外観例を，図1.271に示す．

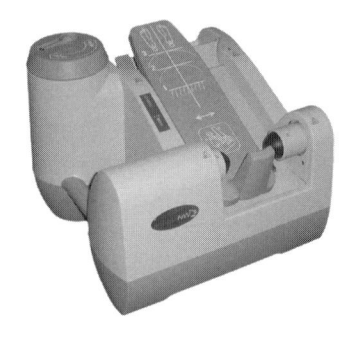

図1.271　超音波骨密度検査装置の外観例

測定は，1対の振動子の間に，被検者の踵部分を置いて，踵部分を挟みこむようにして振動子対を密着させて行う．留意する点として，踵部分体表と振動子表面の音響的整合を十分に確保するようにするということがあげられる．測定の前に，被検者の踵部分体表をアルコール綿布などでよく拭き，体表の油分などを除去しておく．さらに，カップリング用のゲルを使用し，振動子と被検者体表を密着させる必要がある．

最終的な評価結果は，装置のソフトウェアで提示される標準値との比較値として示されるものが多い．代表的な比較方法として，YAM（young adult mean）と呼ばれる若年成人（日本では，20歳から44歳とするのが一般的）の平均値と被検者の測定値が，標準偏差でどれだけ離れているかを求め，評価値を提示する方法がある．

1.18.4　光トポグラフィ

脳の働きを計測する方法として，脳の神経活動を経皮的に電気信号や磁気信号として計測する方法として脳波計や脳磁計がある．一方，神経活動の亢進と脳血流の変化の関係を利用して間接的に脳の活動を計測する方法としてfMRIや日本で開発された光トポグラフィがある．

光トポグラフィは1995年に日立よりそのコンセプトと実際の高次脳機能画像が発表された。近赤外分光法を用いた完全無侵襲に高次脳機能を画像化する方法である。柔軟な光ファイバを頭皮に接触させることで計測できることから，他の脳機能マッピング法と比べて，被検者を固定して動かないようにする必要がなく，拘束性の低い計測法で，さらに微弱な光を使用することから，安全で何回でも計測が可能な利点がある[1),2)]。

〔1〕 光トポグラフィの計測原理

可視光は，生体中での光散乱が強く頭皮上から脳を計測することは難しいが，波長の長い近赤外光は，生体内の透過性が比較的高く，頭皮上から大脳皮質に到達しやすい。この透過性は，白色光を指や掌を通して見ると，波長の長い光が透けて赤く見える現象として確認できる。大脳皮質を頭皮上から計測する原理の概念図を示したものが図1.272である。

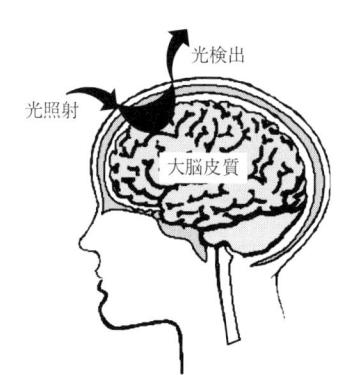

図1.272 近赤外光による頭皮上からの大脳皮質計測

血液中に含まれるヘモグロビンの光吸収特性を図1.273に示す[3)]。これを利用して酸素化および脱酸素化ヘモグロンの濃度変化を計測する。脳の活動は，直接的には神経細胞の活動電位によって示されるが，この神経活動の結果，グルコースや酸素を脳に供給する血液量が2次的に増加することによるヘモグロビン濃度変化も脳機能計測をするうえで重要な指標である。

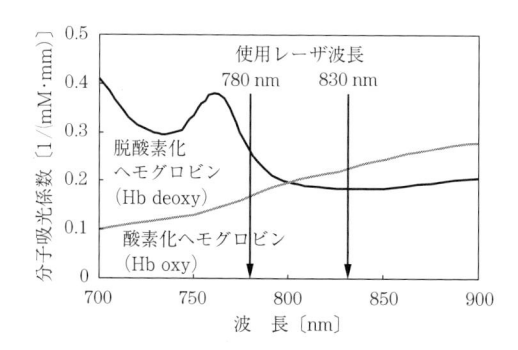

図1.273 ヘモグロビンの光吸収スペクトル

〔2〕 装置の構成

図1.274に光トポグラフィ装置を用いた検査中の風景を示す。被検者の頭部に近赤外光を照射，検出する光ファイバを取り付け測定を行う。装置のブロック図を図1.275に示す。光源部とこれを被検者へ送る照射用光ファイバ，大脳皮質からの光を集光し検出器へ導く検出用光ファイバ，変調信号を計測分離する計測回路部および，データ変換，処理および表示部よりなる。

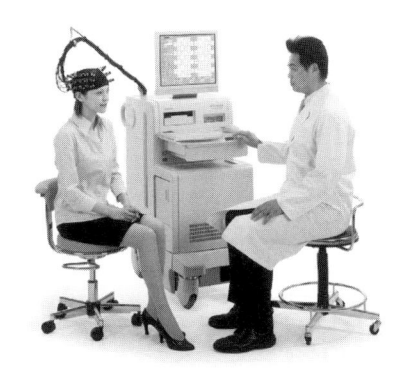

図1.274 光トポグラフィの計測風景

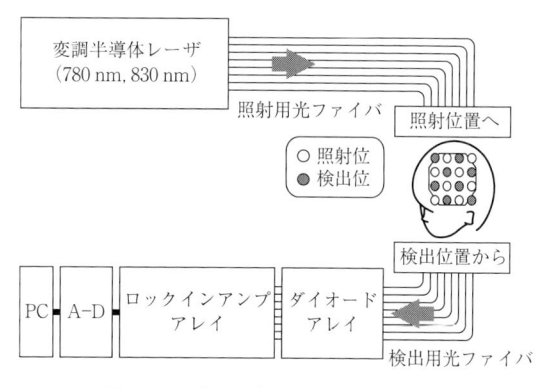

図1.275 光トポグラフィのシステム構成

光源部で発生した2波長のレーザ光は同時に光ファイバを通して頭部に照射する。光強度は，約4 mW/mm^2 であり，IEC 60825でクラス1Mに分類され，特別な管理は不要な光強度のレベルである。光検出は大人の場合，入射点から約3 cm離れた位置で検出用プローブにより集光され高感度のフォトダイオードアレイにより電気信号に変換される。各検出器からの信号は計測部の配置に対応した組合せ回路を通して光源の変調周波数に同期したロックインアンプに接続され信号が抽出される。これらの信号は最小0.1秒の間隔で同時計測され，それぞれの光波長と通過した領域によって分類されてヘモグロビン量の変化として画像上

に表示される。

酸素化，脱酸素化ヘモグロビンの時間変動を表したタイムコースのグラフマップと，これをもとに構成したトポグラフィ画像が表示できる。なお，トポグラフィ画像は動画として表示することができるため，大脳皮質の局所の時間変化を観察するのに適している。

図 1.276 に MRI で得られた脳表上に光トポグラフィ画像をスーパーインポーズした図を示す。3次元表示で，さらに動画として再生可能なため，大脳皮質の賦活部位をわかりやすく表示できる[6]。

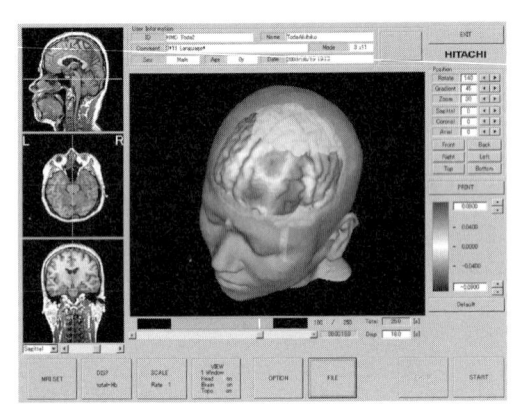

図 1.276 光トポグラフィの大脳皮質への3次元表示

〔3〕 計測信号処理

光ファイバにより頭皮上から照射される光が頭内部を通過して頭表上に出てくる各計測位置における波長 λ の検出光量 $R(\lambda)$ は近似的に次式で示される。

$$-\ln\left[\frac{R(\lambda)}{R_0(\lambda)}\right] = \varepsilon_{oxy}(\lambda) C_{oxy} d + \varepsilon_{deoxy}(\lambda) C_{deoxy} d + a(\lambda) + s(\lambda) \quad (1.22)$$

ここで，$R_0(\lambda)$ は照射光量，$\varepsilon_{oxy}(\lambda)$ と $\varepsilon_{deoxy}(\lambda)$ は波長 λ における酸素化および脱酸素化ヘモグロビンの分子吸光係数，C_{oxy} と C_{deoxy} は酸素化および脱酸素化ヘモグロビン濃度，d は大脳皮質の活動領域での実効的な光路長，$a(\lambda)$ はヘモグロビン以外の色素（チトクローム aa_3 など）による光吸収による減衰，$s(\lambda)$ は組織の光散乱による減衰を示す。脳に対する刺激が加えられると，ヘモグロビンなどの色素濃度および酸素化の割合が変化し，一つの波長での刺激前後の検出光量は式 (1.23) で得られる。

$$-\ln\left[\frac{R^{stl}(\lambda)}{R(\lambda)}\right] = \varepsilon_{oxy}(\lambda) \Delta C_{oxy} \cdot d + \varepsilon_{deoxy}(\lambda) \Delta C_{deoxy} \cdot d \quad (1.23)$$

ここで，以下定義した[5]。

$$\Delta C_{oxy} = (C_{oxy}^{stl} - C_{oxy}) \text{ および}$$
$$\Delta C_{deoxy} = (C_{deoxy}^{stl} - C_{deoxy})$$

式 (1.23) を用い，2波長について $\Delta C_{oxy} \cdot d$ と $\Delta C_{deoxy} \cdot d$ についての連立方程式を解くことで刺激に対する大脳皮質のヘモグロビンの濃度変化を求めることができる。大脳皮質の活動領域内での実効的光路長 d を求めることは現実的でないため，脳活動に伴う相対的なヘモグロビン濃度変化である ΔC_{oxy}，ΔC_{deoxy} と実効的光路長 d の積（ヘモグロビン濃度変化長）を単位 〔mM・mm〕で求め表示している。

〔4〕 光トポグラフィの応用と動向

光トポグラフィ装置は2002年4月に術前のてんかん焦点診断や言語半球診断に光トポグラフィー検査として保険適応が認められている[4]。さらに精神科やリハビリテーションなど種々の領域で臨床に向けての研究が進められている。特に精神疾患診断では除外診断のための検査は行われているが，精神疾患診断のために客観的指標を与える診断機器はないといってよい。2004年に群馬大の福田らにより初めて光トポグラフィにより得られる前頭前野の言語課題の波形が精神疾患により異なり，客観的指標として役立つとの発表がなされた[7]。さらなるデータの積み上げにより，精神科診断の客観的なデータとして臨床応用できるものと期待されている。

臨床への応用のほか，認知科学，教育への応用も活発になっている。特にいままで計測できなかった健常な乳幼児や学童の脳機能計測が可能になったことで，今後さらに計測領域の拡大がはかられ，脳の発育や教育の領域にも応用範囲が広がるものと期待できる。

引用・参考文献

1) 小泉，ほか：光トポグラフィを用いた脳機能計測，計測と制御，**42**，5 (2003)
2) A. Maki et al.：Spatial and temporal analysis of human motor activity using noninvasive NIR topography, Med. Phys., **22**, 1997-2005 (1995)
3) S. Wray et al.：Characterization of the near infrared absorption spectra of cytochrome aa 3 and hemoglobin for the non-invasive monitoring of cerebral oxygenation, Biochim. Biophys. Acta, **933**, 184-192 (1988)
4) E. Watanabe et al.：Non-invasive functional mapping with multi-channel near infra-red spectroscopic topography in humans, Neurosci. Lett., **205**, 41-44 (1996)
5) 山下，ほか：無侵襲脳機能計測システムとしての光トポグラフィ開発，MEDIX，**29** (1998)
6) 市川，ほか：光トポグラフィ装置 ETG-100 の開発，MEDIX，**34** (2001)
7) T. Suto et al.：Multichannel Near-Infrared Spectroscopy in Depression and Schizophrenia：Cognitive Brain Activation Study, Journal of Psychiatric, Nuroscience, **55**, 5 (2004)

部門2　生体情報モニタ

2.1　概　　説

　生体情報モニタは重症病棟（ICU，CCU，NICUなど）や救急救命センタに収容されている患者，手術中の患者，救急車で搬送中の患者，さらには一般病棟に入院している患者の症状や，その重症度に応じて心電図や呼吸などのバイタルサインを継続的にモニタするために使用される装置の総称名である。大きくは，ベッドサイドで使用される一人用ベッドサイドモニタと，ナースステーションなどで使われる多人数用のセントラルモニタに分類される。また，放射線検査や内視鏡検査などの検査室でも使用されるようになり，臨床上必須の機器として位置付けられるようになった。

　一人用の生体情報モニタは，ベッドサイドで使用される場合が多く（この場合にはベッドサイドモニタとも呼ばれる），基本的なバイタルサインとしては心電図，呼吸数，非観血血圧，血中酸素飽和度，体温といったものがモニタされている。

　これらに加え，患者の病態によっては，不整脈，観血血圧，心拍出量，呼気終末炭酸ガス分圧，脳波などのパラメータの計測も行われている。ベッドサイドではこれらのパラメータにはアラームを設定できるようになっており，設定した範囲を超えたり，設定した条件に一致した場合はモニタ画面上に表示するばかりでなく，音や表示器でも医師や看護師に知らせることができるようになっている。これらのモニタのうち最も一般的なものが，心電図（心拍数を含む）をモニタする心電図モニタであり，一般病棟をはじめとして，無線テレメータ方式の簡便さとともに広く使われている。また，最重症用の生体情報モニタとしては，パラメータが追加可能なモジュール方式のものや，ベッドサイドで使用される人工呼吸器などの生体情報モニタ以外の装置の情報も生体情報モニタに取り込み，総合的に患者データを表示，記憶できる装置も多くなってきている。

　一方，多人数用生体情報モニタはセントラルモニタとも呼ばれ，病棟内のベッドサイドに設置されたモニタや患者が装着している無線テレメータ送信機からの患者情報を集中的にモニタすることができるようになっており，患者モニタシステムの中核となっている。セントラルモニタでモニタするパラメータは，基本的にはベッドサイドモニタでモニタしているものと同一であるが，多人数の患者を同時にモニタする場合は心電図（心拍数）だけを表示するものが多い。また，患者を選択することにより，その患者の計測波形や数値データを表示することが可能で，さらには数日間の各種パラメータやアラームなどの経過情報もレビューできるようになってきており，使用する部門の要求に応じて最適なセントラルモニタを選択することが必要である。

　生体情報モニタは，医師や看護師などが簡単に取り扱えることが重要であり，操作性についても，画面に直接触れて使用するタッチパネル方式の操作が増えており，患者データの画面表示についても状態の把握しやすい工夫が行われている。ディスプレイは薄型カラー液晶が主流となり，サイズも，離れても見やすいように大きいタイプが要求されてきている。

　最近は病院内の情報の電子化が進み，生体情報モニタで計測された患者情報もネットワークを経由して生体情報マネジメントシステムや病院情報システムなどの上位コンピュータシステムへの取込みも求められており，通信機能の重要性が増すことが予想される。

2.2　ベッドサイドモニタ

2.2.1　心電図モニタ

　ハートモニタとも呼ばれ，患者の心電図を長時間にわたり連続モニタするため，LCD（液晶ディスプレイ）などの表示装置に，心電図，心拍数などを表示し，必要によっては警報を発することをおもな機能とする最も基本的なベッドサイドモニタである。

　最近の心電図モニタは，ME技術の急速な進歩により
・機能，性能の向上
・安全性，信頼性の向上
・小型化，軽量化

などがはかられ，その使用場所も一般病棟をはじめとしてICU，CCU，手術室，回復室などいたるところに広がっている。

心電図モニタには，有線式と無線テレメータ式とがあるが，いずれもその基本構成は，①電極部，②心電図増幅部，③心拍検出および計数部，④表示部，⑤制御部，⑥電源部，からなり，そのほかに記録器を内蔵もしくは外部に接続できるようになっているものが多い。

〔1〕 電 極 部

心電図信号を検出する電極は，長時間にわたり患者に装着するので，患者の負担が少なく取扱いが簡単で，かつ安定に動作するモニタ用の電極が用いられる。電極の装着異常を電気的に検出し，その旨を表示する機能をもつものもある。確実にモニタするには，アルコールによる清拭など皮膚の前処理を必ず行うこと，および目的とする誘導部位に電極を正しく装着することが重要である。誘導方式には，誘導切換え（Ⅰ，Ⅱ，ⅢまたはこのほかにaV_R, aV_L, aV_F, V_1〜V_6を含むもの）ができる方式と，モニタ用として一つの固定した誘導で行う方式とがある。前者の場合にはおのおの決められた位置があるが，後者の場合にはおもに第Ⅱ誘導を変形した誘導が多く使われている。もっとも前者であっても，モニタの場合は心電計とは異なり，四肢に電極をつけるのではなく使い捨て電極を使って，胸部にすべての電極を装着するのが一般的なので，厳密には変形誘導となる。

〔2〕 心電図増幅部

体表面でとらえた微弱な電位を増幅するところであり，その入力回路は患者の安全をはかるため，大地より電気的に絶縁されたフローティング方式が使用されている。無線テレメータ方式のものは，送信機が入力部であり，電源は内蔵電池，外装はプラスチックで覆うことによってフローティング化している。入力回路には，一般に，除細動器をモニタと同時に使用したときにモニタを高電圧から保護するための回路や，電気メスを併用したときに混入するノイズを低減する回路が組み込まれている。

また，電極から発生する分極電圧や体動の影響による心電図の変動を抑えるための時定数回路，さらに筋電図などの高周波ノイズを除去するための高域遮断フィルタ回路，交流障害を防ぐハムフィルタ回路を備えている。

テレメータ方式のものは，患者やベッドの周囲にコード類が少なくなることから，治療や看護がやりやすく，また患者を拘束することもほとんどないので，自由で日常的な状態での心電図のモニタに最適であり，有線方式に比べ多く使われている（図2.1）。

〔3〕 心拍検出および計数部

雑音に埋もれたり，基線が動揺していたり，ペーシ

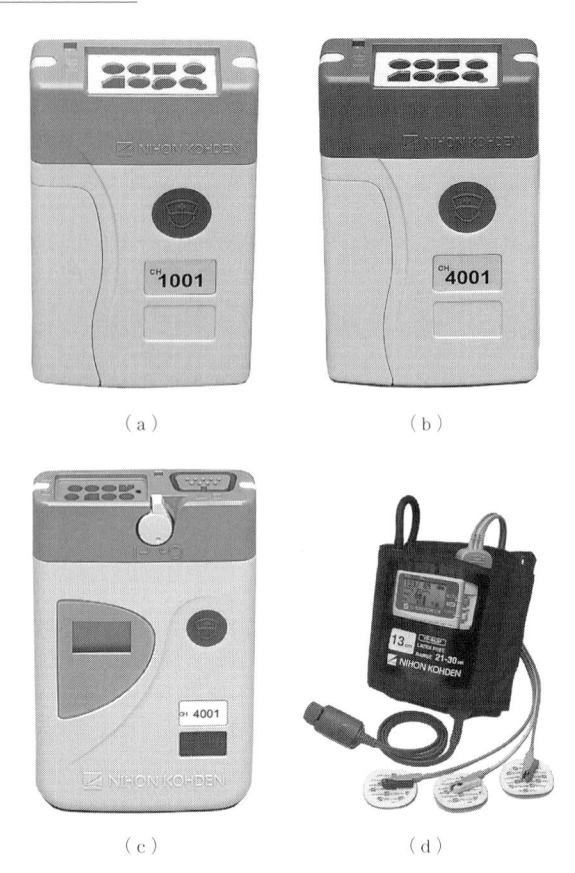

(a)　(b)　(c)　(d)

図2.1 送 信 機

ング中であったり，不整脈が発生しているなど，いろいろな状態の心電図から，正確に心拍（QRS）を検出し，毎分当りの心拍数を計数するところである。ハードウェアによるほか，マイクロコンピュータを用いてミスカウントを減らすための工夫が凝らされている。また不整脈検出機能を備えたものもある。

〔4〕 表 示 部

心電図の表示は，ディジタルメモリ式（ノンフェード型）を採用しているものがほとんどである。この方式は心電図の波形を内部のICメモリに記憶し，それを読み出して画面に描くので，波形が消えず見やすくなっている。さらに，波形を任意に静止させることもでき，より詳細に観察するときには便利である。また，アラーム（警報）発生前からの心電図を見ることも可能になる。

表示器は，従来のモノクロのブラウン管やELディスプレイに代わりカラー液晶ディスプレイ（LCD）が多く使われ，視認性の向上，小型化，軽量化がはかられている。

〔5〕制　御　部

表示の制御，アラームの発生，計測データや波形の保存，記録器の制御など，機能的に多くのものを含み，マイクロコンピュータによる制御がほとんどである。高機能化を実現するため高性能の素子が必要になるが，電子技術の発達に伴い小型化，低価格化が進んでいる。

〔6〕電　源　部

商用電源の場合は，安全性と信頼性を特に配慮した設計となっている。ポータブル性のあるモニタではバッテリー駆動や，外部直流電源での駆動も可能となっているものもある。

機能，性能，安全性，信頼性などで，以上に述べてきたものに加え，その他注意が払われている点をまとめてつぎに示す。

① 除細動器使用時の保護対策
② 電気メス併用時におけるアーチファクトの低減
③ ペースメーカパルスの検出，表示
④ 心電図の基線動揺の安定化
⑤ 交流障害の対策
⑥ 耐電圧保護，リーク電流の低減（患者回路，電源，筐体回路）
⑦ 電磁雑音，静電気，伝導雑音，電源電圧変動や瞬断などの対策
⑧ システムのアラーム表示（電極や電池の状態を確認する注意など）

①と⑥は，心電図モニタの安全性を確保するために必要である。また，心電図モニタを含む医用電気機器は，医用電気機器安全通則（IEC 60601-1 や JIS T 0601-1）に則り安全性を保たなければならない。

⑦は，EMC（electromagnetic compatibility，電磁両立性）の要求事項（IEC 60601-1-2 や JIS T 0601-1-2 など）の一部として規格化されている。近年，病院内に各種の機器が多数使用されている環境で，個々の医療機器が正常な稼動状態を保つため，EMC の要求事項に適合しているかが重要である。EMC は，医療機器自体が放出する電磁エネルギーを規定したエミッション（emission）と，外部環境から電磁妨害による劣化を伴わず動作する能力を規定したイミュニティー（immunity）とがある。

心電図モニタの動向としては，心電図，心拍数のほかに不整脈の検出や，別の測定パラメータ（血圧，呼吸，体温，脈波，S_pO_2 など）が取り入れられ，より高機能のベッドサイドモニタとあわせ，シリーズ化される。

図2.2は無線テレメータ式のモニタで，3チャネルのサーマルアレイ記録器を組み込むことが可能である。心電図は，送信機へ接続される3本のリード線に使い捨て電極をつけ，双極誘導で測定される。また，リード線が送信アンテナを兼ねている。モニタ本体（受信機）で電波を受け，画面に心電図と心拍数を表示する。使用する送信機の種類により，本体を変えることなく多パラメータのモニタリングが可能である。

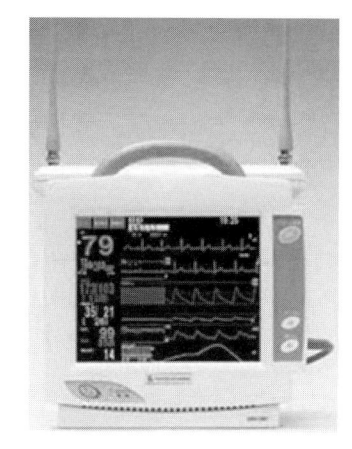

図2.2　無線テレメータ式モニタ

また，心電図モニタで計測した波形やデータを専用LAN回線を通してセントラルモニタへ送り，セントラルモニタでもモニタリングが可能である。

有線式のモニタの外観も図2.2と同様であるが，心電図のほかに呼吸，S_pO_2，非観血血圧や体温も測定可能である。心電図は3本または6本の心電図リード線が使え，誘導法もそれぞれ I，II，III もしくはそれに aV_R，aV_L，aV_F，V を加えたものが測定できるなどの機能が付加されている。

これらの小型モニタでは，いずれもバッテリーによる駆動が可能で，手術室から回復室への移動や，救急車内から救急外来などへの移動の際に患者の状態を途切れることなくモニタし続けることができる。

2.2.2　手術用モニタ

〔1〕測定パラメータ

厚生労働省の調査によれば，今日の手術施設は全国の一般病院で約8 000施設あり，全身麻酔（静脈麻酔は除く）による手術の件数は約168 000件，一般診療所約97 000施設においても約7 000件が行われている。手術の規模も腫瘍切除術のような簡易なものから，人工心肺を用いた開心術のような大きな手術も約3 700件（いずれも平成17年9月）実施されている。

麻酔下の手術における患者管理に要求されるおもな要素には，循環状態，換気状態，麻酔深度などがある。これらの要素は，手術中はいずれも適切な状態に

維持されている必要があり，患者状態の変化がリアルタイムに反映されるパラメータを指標として管理（モニタリング）される。これらをモニタできるおもなパラメータとして心電図，心拍数，（観血/非観血）血圧，S_pO_2，体温，呼吸数，呼気 CO_2 濃度などがあげられる。

心臓外科手術，臓器移植手術，脳外科手術など大きな手術では，モニタに必要なパラメータも種類がより広範囲になるためその数を増し，心拍出量，血液中の PCO_2，PO_2，pH，血流量，尿量などに及んでいる。これらの手術の場合，管理状態が患者生命の維持に直結しているので，患者の生体計測データと同時に麻酔ガス濃度，人工心肺装置の送血温，血圧など生体計測データ以外のものもモニタされていることが多い。また，症例により，心電図のST変化，脳波のスペクトル解析，知覚神経反応波や脳幹反応波のアベレージングなど計測データの2次処理による測定パラメータのモニタリングの必要性も増しつつある。

さらに，最近，脳活動電位を分析し覚醒レベルを連続モニタする装置は，適切な麻酔深度を維持する麻酔剤の投与量を示すことから術後の良好な予後を提供するとともに，高価な吸入麻酔剤の量を低減できるので，近年の医療費抑制方針を受けて急速に普及してきている。（図2.3）。

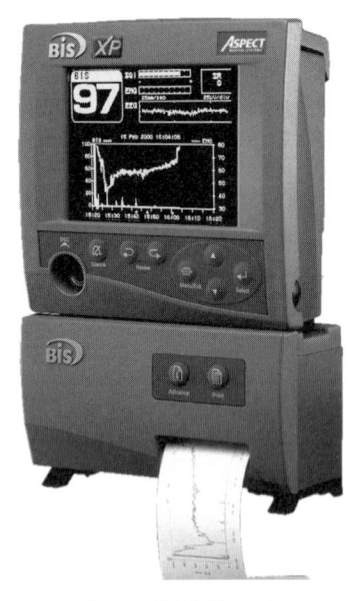

図2.3 麻酔深度モニタ

一方で，外来手術など中・軽程度の手術では，モニタリングされるパラメータの侵襲/無侵襲は重要な要素である。S_pO_2 は手指などに挟み式プローブを装着することで無侵襲で手軽に測定できることから急速に普及し，これによる全身麻酔中の換気状態の把握はもちろんのこと，意識下の局部麻酔中のモニタリングにまでほとんどの手術の必須パラメータになっている。最近のモニタはこれを測定するパルスオキシメータ機能を標準的に装備しているのが一般的である。加えて，非観血血圧や心電図，呼気 CO_2 濃度などの非侵襲パラメータのみを組み合わせて手術中のモニタリングを行う場合も増えてきている。

〔2〕 **システム**

最近は各手術室のモニタのほかに回復室のモニタ，麻酔医ルームにある集中モニタリング装置，検査室の検査装置など院内の情報システムとネットワークで接続したシステムが増えている。

例えば，ある手術室で麻酔管理をしながら別の手術室の麻酔管理をしなければならないとき，患者の血液検査データを手術室で知りたいとき，各手術室の患者の状態を集中的にモニタしデータを収集するとき，回復室の患者の状態をいち早く知りたいとき，いずれもこれら装置をネットワークで結ぶことによって患者の測定波形，計測値データがネットワークを経由して別の場所からでも参照が可能となる。また一方で，院内の情報システムと連携して患者の過去の病歴データなどの患者情報を参照することや，手術中の麻酔記録や看護記録を電子的に記録，保存することでペーパレス化をはかることができる。

〔3〕 **手術室のモニタ**

各手術室にはおのおのの手術用モニタが設置されるが，手術の目的に応じたモニタ装備を考慮する必要がある。中軽症用，重症用，最重症用と手術レベルに合わせたモニタを使用したほうが使いやすい。中軽症用では測定パラメータ数が少ないので，操作が簡単な小型なモニタで十分である。重症用，最重症用では測定パラメータの数，種類も増え大規模・高価なモニタになる。同時に，手術の目的によっては設置しなければならない人工心肺，デフィブリレータなどとともにスペースを考えておく必要がある。さらにモニタは，麻酔医および執刀医のみならず，人工心肺操作者，看護師などのスタッフが見やすくなければならない。このためにはモニタ画面の波形，計測値データが大きくどの位置からでも見えるように，ディスプレイ装置が追加接続できるモニタを選ぶ。

麻酔医には麻酔装置の周辺に小型専用モニタを，人工心肺操作者には人工心肺装置の周辺に小型専用モニタを，執刀医および看護師には手術室中央に大型モニタをおのおのの適当な位置に設置することにより，スタッフ全員がモニタを見ることができる（図2.4）。さ

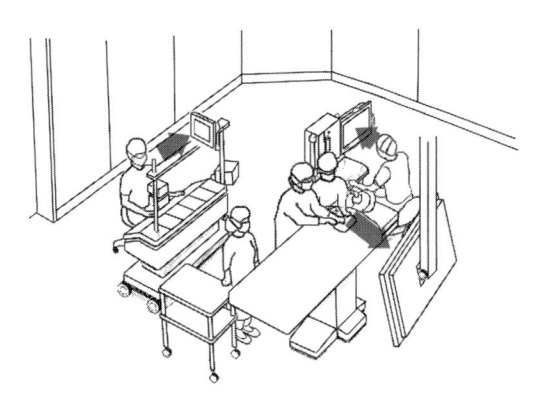

図 2.4 手術室のモニタ

らに麻酔医以外のモニタ画面については麻酔医の操作画面が表示されない独立した波形，計測値が表示されることが望ましい．

手術用モニタに必要な機能としては，つぎのようなものがある．

（1） 手術の目的に応じた機能・パラメータを選択できること．軽症用モニタは心電図，呼吸，S_pO_2，体温，非観血血圧など非侵襲パラメータを中心とした小型モニタが多い．重症用モニタではCO_2，血液温，心拍出量や観血血圧が複数本測定できるなどパラメータが豊富で，手術の用途に応じて自由に選択・構成できるモニタが多い．このために，モジュールの追加でシステムアップできるタイプのものと，使用する中継ケーブルによって測定パラメータが自動的に選択できるタイプのモニタがある．また，最近は中軽症用モニタであっても急速に高機能化しており，その適用範囲は広くなっている．これら機能やパラメータの組合せが手術の用途に合致したものであることは，手術用モニタを選択するうえで最も大切である

（2） 必要な波形の表示本数を有すること．モニタの波形表示本数は1本から16本程度までいくつかの種類があり，測定パラメータの種類によって決まる．

波形表示にもさまざまな違いがあるので，機種，性能をよく吟味して目的に応じたモニタを選ぶ．波形表示には周波数特性，振幅，掃引速度，基線位置などおのおののモニタによって性能が異なる．周波数特性は30 Hz以下であるものが多い．振幅，基線の位置が固定のタイプと，自動で設定されるタイプ，自由に変更できるタイプがあるのでこの点にも注意を払う．

（3） 外部にディスプレイを追加接続できること．最近のほとんどすべてのモニタが，液晶などの平面型ディスプレイを採用しており小型軽量化されている．本体の画面サイズは6型（インチ）から20型程度までである．麻酔医のそばに操作のできるメインディスプレイを置き，大画面のスレーブディスプレイや独立した画面構成のサブディスプレイを執刀医はじめスタッフ全員が見えるような位置に置く例が多い．そのため，本体ディスプレイのほか，外部ディスプレイ出力があることが望ましい．

（4） 交流障害（ハム）の混入，電気メスの影響が少ないこと．特に手術用モニタの場合，電気メスの心電図への影響は不可避であるので，電気メスの種類，メーカ，心電図電極の貼付位置，患者の皮膚の状態，対極板の位置，手術部位によってもアーチファクト混入に大きな違いがあるためモニタの取扱説明書を参照するなどして注意しておく．

（5） 電気的，機械的に安全であること．電気的に患者装着部が絶縁され，ミクロショック，マクロショックのないCF型装置であることが必要である．複数の機器を使用する場合には，患者装着部の電気的な絶縁が損なわれないよう注意が必要である．1人の患者に各種の電極，トランスデューサが装着された場合，並列に複数つながることになるので絶縁効果が低くなる．また，他の機器との信号接続によって装置の漏れ電流が増大するので，それを軽減するため電源部に医用絶縁トランスを使用する方法もある．

（6） 操作が容易であること．麻酔医，術者，看護師，手術に携わる人全員が十分使用できること．このため，操作手順が簡単にわかるメニュー形式や，ショートカットキーなどによるワンタッチ操作ができるように工夫されている．最重症用モニタには手術の術式・目的により測定パラメータや画面構成があらかじめプログラムでき，それをワンタッチで選択できるものもある．一方で，軽症用機種から重症用機種まで一貫した操作性をもつものがあり，ローテーションを行う医療機関では非常に便利である．

（7） 患者に装着される電極，トランスデューサおよび入力アンプが整理しやすくコンパクトにまとまっていること．測定パラメータが増すと患者に装着される電極，トランスデューサのコード類で煩雑になる．信号のつながりもわからなくなったり，足でコードを引っ掛けたりして事故の原因となる．特にモニタ以外に複数の測定装置を同時に使用する場合，注意が必要である．重症用モニタの場合，接続されるトランスデューサの数も多いため，入力箱で一度中継して1本のケーブルでモニタと接続するタイプもある．

（8） 患者に関する計測値データが処理され，レポート出力機能をもつこと．最近のモニタは患者のバイタルサイン以外にも麻酔器を含む周辺装置のデータも収集し，麻酔記録装置と連携して集中管理し自動的に

レポートを作成する機能を有するものがある。近年、多くの医療機関で院内情報システムを構築してペーパレス化されはじめており、今後必要な機能となるであろう。

2.2.3 BIS モニタ—麻酔用脳波モニタによる鎮静評価の指標—[1]〜[4]

〔1〕 はじめに

全身麻酔下における鎮静評価の指標として、古くから脳波が有用とされてきた。しかし、使用する麻酔薬やその組合せ、さらには術中に想定されるさまざまな臨床状態によって複雑に変化する脳波を判読し、客観的な鎮静評価を行うことは容易ではない。

近年コンピュータによる処理技術の向上に伴い、脳波をリアルタイムで高速処理することが可能となり、麻酔中の鎮静状態（意識レベル）を数値化し、客観的な鎮静評価を行うことが可能となった。

これらの BIS モニタ（麻酔用脳波モニタリング装置）は、患者の予期せぬ術中覚醒の防止や、麻酔薬の過剰投与の抑制に有用とされており、安全な麻酔管理の観点から近年急速に普及している。そこで本項では「Awareness Monitor」として唯一、米国 FDA の承認を受けている BIS モニタについて紹介する（図 2.5）。

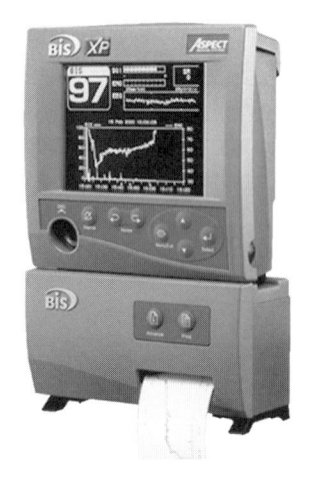

図 2.5 BIS モニタ本体

〔2〕 BIS モニタの原理

米国で開発された BIS モニタは 2 誘導の脳波を導出し、それを独自のアルゴリズムで解析処理することによって、全身麻酔中の鎮静状態を bispectral index (BIS) と呼ばれる 0〜100 までの数値で表示する。値が高いほど覚醒を意味し、値が低くなるにつれて鎮静が深くなることを意味する。

全身麻酔下における適切な鎮静状態としては BIS が 40〜60 とされており、60 以下であればいずれの麻酔方法であっても、患者に意識のある可能性はきわめて低いとされている。使用上のガイドラインを図 2.6 に示す。

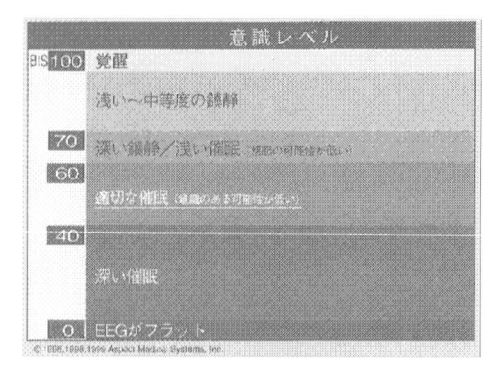

図 2.6 使用上のガイドライン

脳波は異なる周期と振幅をもつ波が複雑に重なり合って構成されているが、$GABA_A$ 受容体に作用する麻酔薬の投与により、ある規則性をもって変化することが知られている。また、これらの脳波を解析する手法として古くからフーリエ変換による周波数解析が用いられてきた。フーリエ変換による周波数解析を行うことにより、一見複雑に見える脳波も単純な正弦波の組合せとして分解することができるため、周期と振幅の関係を容易に評価することができる。BIS モニタにおいても、このフーリエ変換による周波数解析が応用されている。周波数解析による DSA 表示画面を図 2.7 に示す。

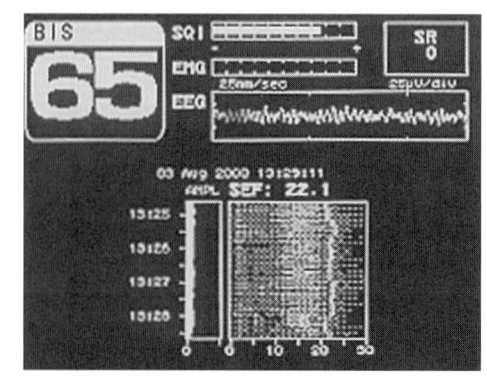

図 2.7 DSA 表示画面

BIS モニタの解析理論については完全には公開されていないが、各鎮静レベルのステージに応じて三つのサブパラメータ (relative beta ratio, synch fast slow, burst suppression ratio) が使用されていると

考えられている。周波数解析などによって算出されたこれらのサブパラメータに膨大な脳波データベースの結果が加味されて，最終的に数値化されていると考えられている。BISが算出されるまでのフローチャートを図2.8に示す。

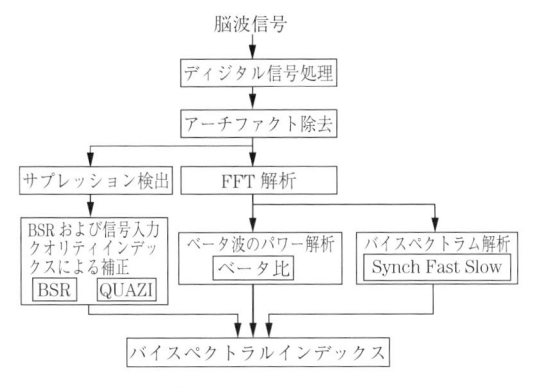

図2.8 BIS解析アルゴリズムのフローチャート

〔3〕操作手順

測定においては，患者の前額部の片側に専用電極のセンサを装着するだけで，非侵襲かつ連続的な鎮静評価が可能である。現行のBISモニタ専用のセンサには四つの電極がついており，1番電極を患者の正中線上に装着し，ついで2番電極（グランド），4番電極（眉毛の上），3番電極（こめかみ付近）の順に装着する（図2.9）。

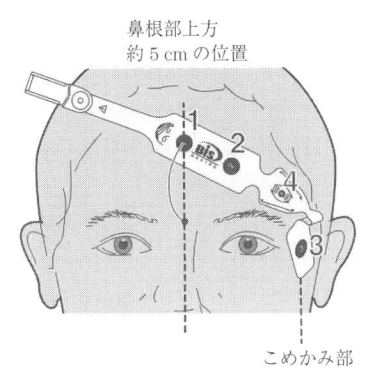

図2.9 センサ装着図

誘導は1番～3番電極間と1番～4番電極間で2誘導の脳波を導出している。また，脳波はマイクロボルトのオーダであり，ミリボルトオーダである心電図の1000分の1という非常に微弱な電位であるため，BISモニタ専用のセンサには接触抵抗を容易に低下させる特殊な加工が施されている。そのため脳波検査時のような皮膚の前処理を行う必要もなく，常時安定したモニタリングが可能である。接触抵抗が下がりにくい場合は皮膚表面の汚れや水分をよく拭き取り，乾燥させたあとに装着することで改善される。

〔4〕モニタリング

モニタリング中の測定画面を図2.10に示す。画面表示上の各パラメータが示す意味は下記のとおりである。

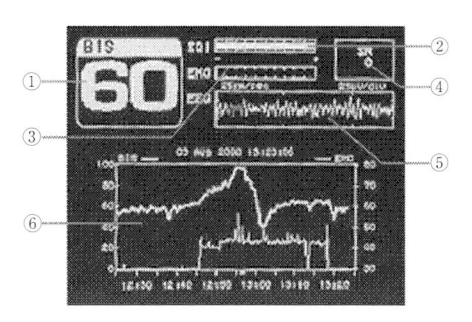

図2.10 測 定 画 面

① BISインデックス：鎮静状態（意識レベル）を0～100までの数値で表示。
② SQI（signal quality index）：解析の成功率をバーグラフで表示〔％〕。
 50％を下回るとBISの表示が反転表示する。
 15％を下回るとBISの表示が消失する。
③ EMG：筋電図や外部器機からのノイズの強度をバーグラフで表示〔dB〕。
④ SR（suppression ratio）：過去60秒間に含まれる平坦脳波の割合を％表示。
⑤ EEG：脳波の現波形を表示。拡大表示も可能。
⑥ BISトレンド：BISの時間変化をトレンド表示。ほかにEEGの拡大波形，DSA，BIS logの表示切換えが可。

モニタリング中はBIS値やトレンドだけではなく，上記のパラメータと合わせて，DSC表示，SEF（spectral edge frequency）などを考慮に入れてモニタリングすることが望ましい。

〔5〕臨床評価と使用上の注意

麻酔管理の要素として，鎮静・鎮痛・筋弛緩の三つの要素があるが，BISはそのうちの一つである鎮静度を示す指標にすぎない。寝ている人を叩いたり揺すったりして刺激を加えると目を覚ますのと同様に，鎮痛効果が十分に得られていなければ侵害刺激（痛み刺激）によって鎮静度（意識レベル）は覚醒する方向に働く。したがって，鎮静状態を的確にモニタリングするためには鎮痛効果を十分に維持することが重要と考えられている。

EMGや外部機器（電気メス）からのノイズの影響により，BIS値が異常高値を示す場合がある。また，

てんかんなどの神経疾患のある患者や脳梗塞の既往のある患者へ適用した際の数値の信頼性については不明である。上記の点を考慮し，BIS の解釈においては他の生体パラメータと合わせた慎重な解釈が必要である。

〔6〕おわりに

今日，「BIS モニタ（麻酔用脳波モニタリング装置）」は，その有用性から世界中の手術室で使用されるようになった。また，これらのモニタリング装置の多くは，各社がそれぞれに開発したアルゴリズムを用いて脳波変化をもとに鎮静度を数値化する機能が搭載されている。しかし，脳波モニタリングをより効果的に行うためには，単に数値化された指標を鵜呑みにするのではなく，医学的な所見をもって脳波を正しく判読することが望まれている。そして，近い将来，心電図や血圧，S_pO_2 といったバイタルサインと同様に，脳波が麻酔管理の一般的な指標となることを期待している。

引用・参考文献

1) 上山博史，山内寛男，萩平 哲，高階雅紀：麻酔脳波モニターを理解しよう，LISA，**12**，12（2005）
2) 長田 理：BIS モニターを麻酔領域で正しく使用するために，LISA，**8**，10（2001）
3) 松木朋知：周術期における BIS モニターの臨床応用，改訂第2版，克誠堂出版
4) 久保寿子，尾崎 眞：BIS モニター麻酔深度，至適鎮静の視点から―，看護技術，**52**，14-1234（2006）

2.2.4 ICU・CCU 用モニタ

ICU，CCU のように重態の患者または病状の急変が予測でき，急変した場合，危険な状態に陥る可能性が高い患者を看護する場合においては，患者の状態を正確に把握し，容態の変化にいち早く対応するために，生体情報の連続モニタリングが必要とされる。

このために医療スタッフを支援するのがベッドサイドモニタであり，特にベッドサイドで行う治療に必要な情報を得ることが最大の目的となる。また患者の容態変化をいち早く発見しアラームを発すること，得られたデータをセントラルモニタなどに送ることなども重要な役割の一つである。

ベッドサイドモニタには，一般的につぎの事柄が要求される。

① トランスデューサ：小型，軽量で生体への装着が簡単であること。できる限り，非侵襲で，有用な情報がとれることが望ましい。
② データ処理，表示：患者の容態を把握するため，また治療効果の評価のために生体情報の処理結果を見やすく表示すること。
③ 信頼性，安全性：長時間安定に動作し，データやアラームの信頼性が高く，安定性も高いこと。
④ 操作性：医療スタッフにとって使いやすいこと。

最近の ICU は対象とする患者の病態によって，さらに専門的なものに細分化される傾向にあり（CCU もその一つであるが，NICU，SCU，HCU など），各 ICU のベッドサイドモニタへのさまざまな要求の違いにより，多くの機能が付加されている。

つぎに，ICU，CCU 用モニタの動向を概説する。

〔1〕測定項目

表 2.1 は現在 ICU，CCU で一般的に行われている測定項目である。

表 2.1 ICU，CCU 用のおもな測定項目

	1次パラメータ	2次パラメータ
基本パラメータ	心電図	心拍数，不整脈，ST 偏位
	呼吸曲線	呼吸数
	体温（中枢温，末梢温）	温度較差
	動脈血酸素飽和度（S_pO_2）	脈拍数
	血圧（動脈圧，CVP，肺動脈圧など）	最高/平均/最低血圧
	非観血血圧（NIBP）	
その他測定項目	脳圧	
	脳波	CSA/DSA
	心拍出量	
	混合静脈血酸素飽和度（S_vO_2）	呼気終末 CO_2 分圧，呼吸数
	経皮酸素分圧（$tcPO_2$）	
	経皮 CO_2 分圧（$tcPCO_2$）	
	呼気 CO_2 分圧（PCO_2）	呼気終末 CO_2 分圧，呼吸数
	深部体温	

ICU が専門的なものに細分化されることにより，基本パラメータ以外の測定項目も使用頻度が高まっている。

基本パラメータの中でも，最近の測定技術の進歩は目覚ましく，非観血的，無侵襲でかなり多くの生体情報が得られるようになってきている。特に，指先などにトランスデューサを装着するだけで，簡単に連続的に測定できる動脈血酸素飽和度（S_pO_2）は，センサおよびデータ処理技術の改良により，さらに長時間にわたって患者の負担を軽減しつつ正確なデータを取得できるようになった。

図 2.11 は，S_pO_2 のトランスデューサである。小型軽量で防水仕様となっている。

また，非観血血圧測定においても連続的に血圧を測定できるようになり，患者の負担をより軽くし，かつ質の高いデータが測定できるようになってきている。

〔2〕入力方式

入力信号の伝送方式は有線方式と無線方式に大別で

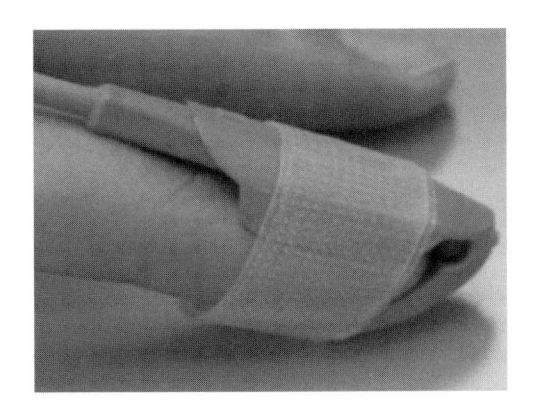

図 2.11 S_pO_2 のトランスデューサ

きる。無線方式は入力信号を送信機に取り込み，無線信号に変調して本体に送るので，商用電源と患者との間が無線で分離されることにより安全性が高く，またベッドと本体間のケーブルがないのでベッド周辺がすっきりしていて作業性がよい。CCUなどに多いが普段は患者の意識があり，患者が動く可能性がある例では有線方式に比べて患者への負担が軽減できる。しかし，電波の途切れや電池交換の手間などの問題がある。

特に重症の患者で，多くのパラメータを同時に測定する場合には消費電力などの問題から有線方式が有利である。有線方式でも入力箱をベッドに取り付け，本体へは1本のケーブルで接続される方式により，ベッド周辺はかなりすっきりできる。

図2.12のモニタは入力箱方式を採用した有線式ベッドサイドモニタである。

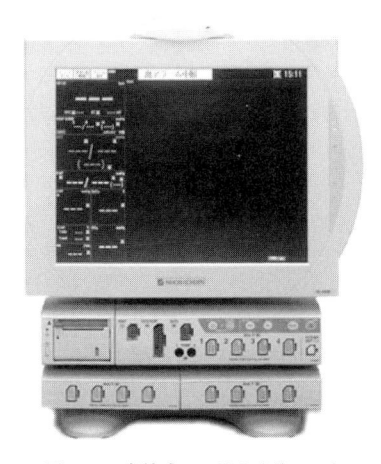

図 2.12 有線式ベッドサイドモニタ

図2.13は無線方式の送信機の例である。小型ながら心電図，S_pO_2，NIBPを測定できる。

有線方式は現在ではモジュール方式が主流である。

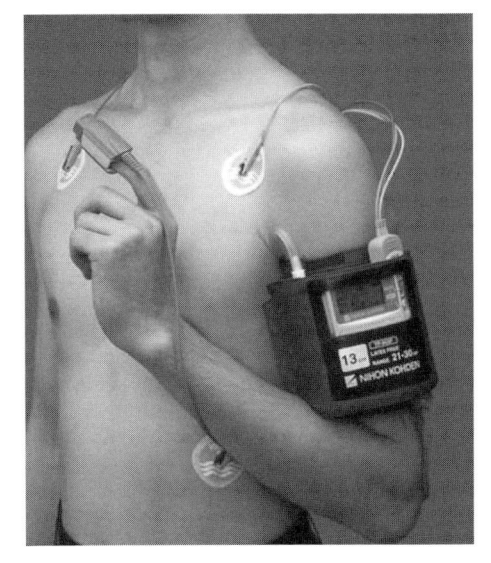

図 2.13 無線方式の送信機

モジュール方式は必要に応じて測定項目を増減して使用することができたり，たまにしか使用しない測定パラメータのモジュールを入れ換えることにより，モニタ間で共有できることなどのメリットがある。最近ではさらに小型化を目指すために，基本パラメータを集めて一つのモジュールとしたり，マルチコネクタ方式の採用で一つのモジュールで複数のパラメータを付け換えて測定できるようになっている。

〔3〕 データ処理，表示

不整脈解析，S_pO_2，非観血血圧などのデータ処理は体動などに代表されるノイズの除去がおもな目的であるが，日々改善され従来では正確な値が出せなかった状況においてもノイズが除去できるようになってきた。

また，ベッドサイドモニタの高機能化に伴い測定項目が増加し，それらの項目を2次元処理したデータを見やすく表示するためにディスプレイが大きくなっている。カラー液晶の普及により，最上位機種では15インチ以上のカラー液晶表示が標準となっている。表示分解能も向上して，従来よりも詳細なデータを一度に表示できるようになっている。

〔4〕 周辺機器との通信

ベッドサイドにある機器はモニタだけではない。人工呼吸器，輸液ポンプなどのデータをモニタに取り込み，データを一元管理し，見やすく表示することができるようになった。さらにセントラルに送ることによって周辺機器の情報やアラームについても離れた場所で見ることができる。図2.14は人工呼吸器のデータを，モニタの画面にバイタルサインデータと同時に表

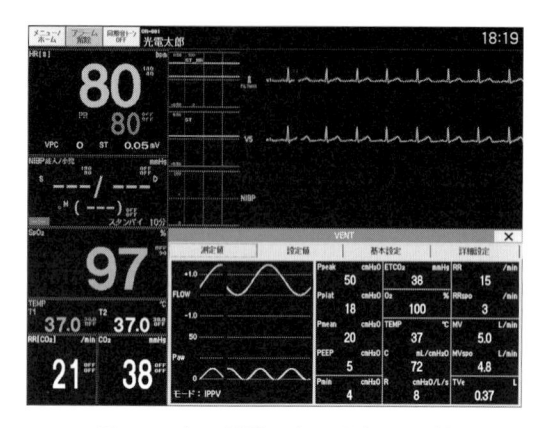

図 2.14　人工呼吸器のデータを表示した例

2.3　セントラルモニタ

2.3.1　ICU 用セントラルモニタ

日本において ICU が開設されるようになってから約 40 年が経過し，ほとんどの総合病院で ICU をもつまでに定着した。その間，ICU の位置づけとしての考え方も少しずつ変化してきた。当初は，大きな外科的侵襲を受けた患者の術後管理を行う回復室から発展し，救急医療システムの中で内科系・外科系を含めた総合的な ICU（general ICU）へと発展した。これらとは別に，特定分野の患者を対象とした ICU（special ICU）が分化してきた。これには心筋梗塞をはじめとする心疾患を扱う CCU が代表的であるが，このほかに呼吸器疾患を扱う RCU，脳外科における NCU，新生児を対象にした NICU などがある。その後，複合臓器不全の総合的な治療・看護の立場から，general ICU 的な考え方が見直され，患者の重症度に応じて"必要なときに必要な看護"を提供できる PPC（progressive patient care）の考え方が定着してきている。

また近年では，2004 年の診療報酬改定時に ICU に準ずる機能をもつ HCU（high care unit）が開設されたことにより，患者の容体に応じて看護が切り分けられる ICU と HCU を兼ね備えた施設が増えてきた。

一般に ICU では，ベッドサイドに一人用の生体情報モニタを置き，ナースステーションにセントラルモニタを置くことにより，複数患者の同時モニタリングを行っている。セントラルモニタでモニタリングしている項目は，基本的にはベッドサイドモニタでモニタリングしている項目と同一であるが，複数患者のモニタ上の観点から，心電図・アラームのモニタリングが中心となり，必要に応じて個人の生体情報画面を呼び出し，より詳しい情報を確認することができるようになっている。

ICU の基本的なシステム構成をベッドサイドモニタとセントラルモニタの関係を用い，図 2.16 に示す。また，無線 LAN を用いた構成を図 2.17 に示す。

無線 LAN を使用することにより，ネットワーク配線が簡便になるだけでなく，患者のベッド移動とともにベッドサイドモニタの移動が可能となり，継続的なデータ管理およびモニタリングが可能となる。

基本的に治療および主たるモニタリングが行われるのはベッドサイドモニタであり，セントラルモニタに要求される機能としては，アラーム機能を中心とした複数患者の同時モニタリングにあったが，最近ではむしろ集中した患者情報から必要な記録をとるための患

〔5〕操　作　性

ベッドサイドモニタが高機能になるに従って，逆に簡単な操作が要求されている。

看護師や医師にとって，モニタやその他の周辺機器の操作に煩わされない環境は，患者の治療や看護にそれだけ専念でき，また緊急時にはすばやい対応が可能となる。

マルチコネクタ方式ではセンサ側の中継ケーブルにデータが保存されていて，コネクタを差すだけで，自動的にパラメータを判別し，すぐに測定が開始できるようになっている。

また，直観的な操作のできるタッチスクリーンや遠隔操作が可能な赤外線リモートコントローラなどを用いることによって使いやすくしたモニタが増えてきている（図 2.15）。

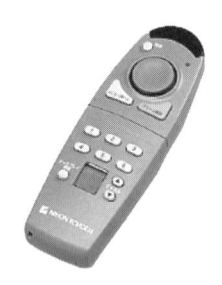

図 2.15　赤外線リモートコントローラ

HIS との連携によりネットワークを通じて患者情報を取得することにより，ベッドサイドでの操作を減らしている。さらに誤入力を防ぐことができる。

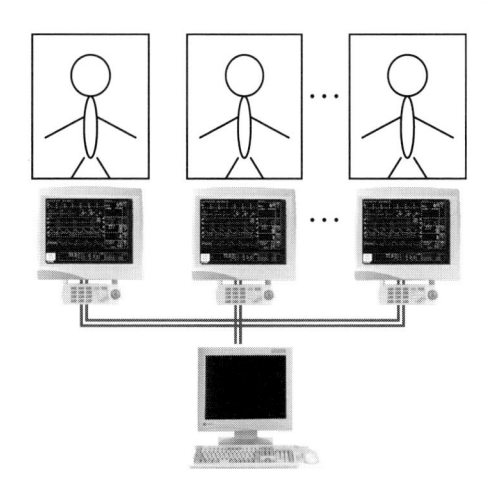

図 2.16 ICU の一般的なモニタリングシステム

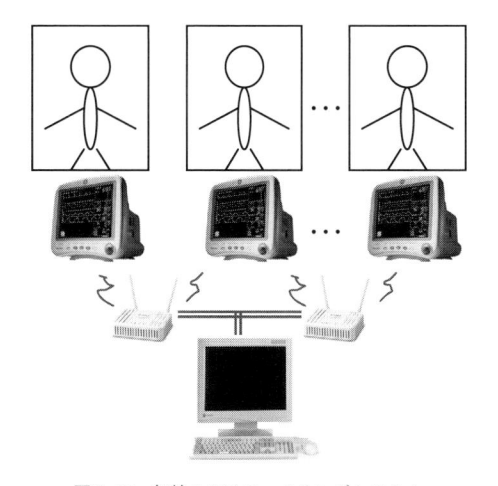

図 2.17 無線 LAN モニタリングシステム

者情報の記録センタといった色彩が強くなり，また情報量が多くなるにつれて複雑化する操作に対して，大型カラー液晶ディスプレイ表示やタッチパネルなどの操作性が重視され，また一般化されてきている．

セントラルモニタに要求される基本機能は，以下のとおりである．

① 波形，数値が正確に見やすく表示されている．
② アラームの発生が明確にわかり，どの患者のアラームか容易に識別できる（表示，音）．
③ 必要なときに必要な情報が得られる．
④ 操作（マンマシンインタフェース）が容易である．

セントラルモニタに要求される基本機能は機種および構成によりさまざまな性格をもつことになるが，一般的には以下の機能をもっている．

〔1〕 基 本 機 能

1) **対象患者数** 多くは 4〜16 人用セントラルモニタであるが，17 人以上の製品もラインナップされている．患者情報は LAN によるネットワーク対応のシステムが主流であり，容易にベッド数を増やせるようになっている．最近では無線 LAN での構成による導入も増えてきており，モニタリングシステムの IT (information technology) 化が進んでいる．

2) **波形表示** セントラルモニタの基本となる全患者画面では，心電図が中心であるが，個人波形画面では，基本的なバイタルサインである心電図，呼吸曲線，S_pO_2 波形，血圧波形を表示する機能をもつものが一般的である．最近では，全患者画面でも，複数波形の同時表示が可能なものが一般的である．

3) **数値表示** general ICU では心拍数，血圧，体温，呼吸数，NIBP，S_pO_2 が基本であるが，special ICU 用として，CCU では不整脈，ST 値，RCU では PO_2，PCO_2，F_iO_2，NICU におけるアプニア，tcPO_2，tcPCO_2 など，それぞれの目的に応じた情報が加えられる．

4) **アラーム** 患者の状態の異常（バイタルサインや不整脈に対するアラーム）を知らせるもののほかに，電極の装着不良，送信機の電池の消耗や受信状態の異常などを知らせるもの，またナースコール機能を含んでいるものもある．アラーム発生時にはその緊急度に応じたアラームが発生し，音/アラームランプ/メッセージによる表示，記録器への自動記録が行われる．

5) **記 録** 心電図などの波形の手動記録およびアラーム発生時の自動記録が中心であるが，そのほか，蓄積させておいた波形を呼び出して記録したり，ベッドサイドモニタからリモートコントロールで記録したりできるものもある．記録器のチャネル数は 1，2，4 チャネルが主流ではあるが，最近ではレーザプリンタなどのページプリンタを併用する場合もあり，この場合にはトレンド，レポート，ハードコピーなど，表や図の記録が可能である．

以上の 1)〜5) がセントラルモニタの基本的機能であるが，これらの基本機能に加え，以下のような付加機能をもつものもある．

〔2〕 付 加 機 能

1) **トレンド表示** 患者の状態の経時変化や投薬・処置の効果を把握するときに有用である．バイタルサイントレンド，不整脈トレンドのほかに，投薬・処置マークがいっしょに表示され，またグラフの信頼性向上のために電極の装着不良，ノイズなどのマークもいっしょに表示される．また，グラフ表示以外にリスト表示をもつものもあり，短時間の急激な状態変化の把握に適している．

2) **不整脈リコール**　不整脈発生時の波形をメモリに記憶させておき，必要に応じて呼び出して（リコール）表示する機能である。また，不整脈解析時のテンプレート波形を表示したり，テンプレート分類を変更したりできるものもある。

3) **長時間圧縮波形**　メモリやハードディスクの大容量化に伴い，数日分の心電図や呼吸曲線，血圧波形などを圧縮した形で表示できるものも出てきた。心電図や呼吸曲線の経時変化をホルタ的に見ることができ，不整脈の発生パターンの分析や呼吸中枢の動きをモニタするのに有効である。

4) **データマネジメント**　患者情報処理システムの機能の一部をもつ，あるいは同機能の拡張性をもつセントラルモニタも利用されている。これは血行動態データ，酸塩基平衡，体液バランス，投薬・処置データ，血液ガス分析装置などのデータ，人工呼吸器の設定などと組み合わせて総合的に2次情報として表示させるものであり，重症患者を対象としたICUで利用されている。

〔3〕**マンマシンインタフェース**

セントラルモニタの機能アップ，情報量の増加，複雑化する操作に対して，最近ではマンマシンインタフェースを重視するようになってきた。

1) **操作性**　タッチキー，リモコンなど，直接操作性に結びつく改善のほか，画面表示についても簡素化をはかり，必要なものを必要なときに表示させ，操作を容易にしている。

2) **視認性**　カラー化によりパラメータの識別を容易にしているものがほとんどである。その他，漢字表示，かな入力対応，圧縮心電図表示など，見やすさを重視している。また，ディスプレイについても，大画面で省スペースの液晶ディスプレイが一般的となってきており，サイズを自由に選択できるようになってきている。

3) **周辺機器**　複数台のセントラルモニタを接続できるものや，スレーブモニタとして，セントラルモニタと同一画面を離れた医師控室で見られるようにしたものもある。また，最近では，セントラルモニタやベッドサイドモニタの画面と同様のものをモデムやLANなどを介して，一般のパソコンに表示できるものもある。

今後の動向としては，セントラルモニタの基本機能であるアラームおよび記録機能だけを取り出した簡易セントラル，高度医療に対応できるデータマネジメントシステム，看護師の省力化を重視した看護支援システムへの分化が予想される。

いずれの場合でも，小型化，多人数化，新パラメータへの対応，不整脈解析機能の強化，操作性の向上，パソコンやLANを含めた院内オンラインネットワークへの発展が予測される。

2.3.2　CCU用セントラルモニタ

成人の心疾患の中で死亡率も高く，かつ患者数の多い虚血性心疾患患者をおもな対象に，その心機能を連続的に監視し，タイムリーな投薬などの治療を行う施設をCCUという。虚血性心疾患とは，心臓を構成している筋肉の一部またはすべてに，その機能を十分に維持するのに足りる血液が供給されないために起こる一連の心筋不全をさす。そのなかでも急性心筋梗塞は発生直後に最大の危機が到来し，発症後2時間以内に全患者の約50％が死亡するといわれ，初期死亡のおもな原因は心室細動や心臓ブロックなどによる不整脈死である。したがって，虚血性疾患においてはその早期発見，早期治療がきわめて重要である。虚血性心疾患を発見し，その進行状況を判断するには，長時間にわたる心機能の監視が必要であり，CCUでは心電図の連続モニタリング体制が敷かれている。

わが国では急性心筋梗塞の患者が激増しているとはいえ，欧米に比べればまだその患者数は少ない。したがって，わが国のCCUでは急性心筋梗塞の患者のみを対象とするのではなく，広く重篤な不整脈患者すべてを対象としているところが多い。

CCUにおけるベッドサイドモニタは，患者の容態変化に応じて患者をできる限り拘束することがなく，また医療スタッフが最大限のきめ細かいモニタリングができるようにシステム構成される。CCUの対象となる患者は，急性心筋梗塞に代表されるように，発症後2〜3日の急性期を除けば比較的自由に行動できることが多い。そこで，CCUにおける生体情報モニタは，急性期の患者を主体にしたものと急性期を過ぎた患者を主体にしたものの二つが考えられる。急性期におけるバイタルサインのモニタリングは多くの場合，ベッドサイドモニタによって行われ，装置の構成はICUと同様になる。CCUの患者は一般的に意識が明瞭であるから，個室が多く用いられる。この場合，ある部屋のベッドサイドモニタから他の部屋の患者（ベッドサイドモニタ）の状態（情報）を呼び出して見ることのできるインタベッド通信機能は有用である。急性期を過ぎた患者のモニタリングは，おもに患者の容態の急変に備えることに主眼がおかれる。

図2.18のように患者は自由に行動できるために，患者のモニタリングの主体はベッドサイドモニタからセントラルモニタに移る。セントラルモニタは，おもにナースステーションに設置され，多人数の心電図情

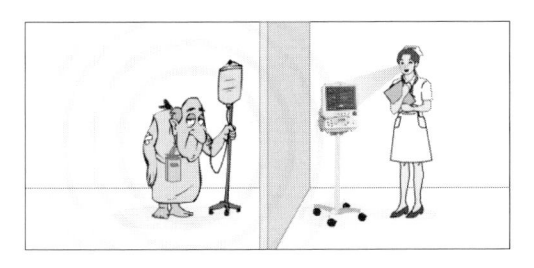

図 2.18 患者の容態が安定しているときのモニタ

報が素早く得られる必要があることから、装置の操作が簡単でありシンプルなものが要求される。患者の容態が急変した場合に素早く対応するために、ベッドサイドモニタと無線テレメータ方式を組み合わせると効果的である（図 2.19）。

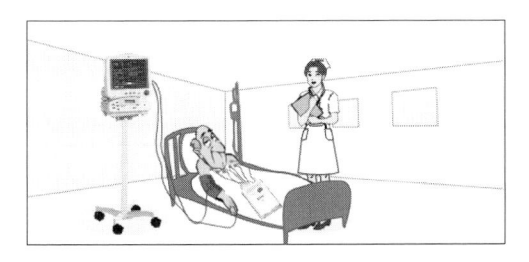

図 2.19 患者の容態が急変したときのモニタ

CCU 用セントラルモニタとしては、図 2.20 に示す 8 人用（最大 16 人まで可能）の有線 LAN/無線テレメータ混合方式を採用したものがある。通常は 8 人用の心電図、呼吸曲線などと心拍数を表示し、ボタンを操作して画面を切り換えると、過去数時間分の心拍数変化、すなわち心拍トレンドグラフを表示するものである。心電図以外のパラメータとして S_pO_2（動脈血酸素飽和度），NIBP（非観血血圧），呼吸，体温の数値情報を表示することもできる。

心拍数の上限と下限が設定でき、心拍数がその範囲を超えた場合、例えば心室性頻脈や心停止が起こったときにアラーム音を発し、アラームランプが点灯し、その患者の心電図を自動記録する機能を備えている。また、医療スタッフが患者の心電図を観察し、変化が起きたときに心電図を記録したり、ある一定時間ごとに数秒間の自動記録を行い、長時間にわたる波形の変化を見たりすることもできる。最近では心電図の ST 変化をモニタし、ST 変化によるアラームと同時に 12 誘導心電図を記録する機能を有するモニタもある。

一方、患者は図 2.21 に示す携帯型の送信機をもち、心電図・呼吸の情報は無線信号でモニタに送信される。電源は単 3 乾電池 1 本で約 7 日間連続して心電図・呼吸を伝送することができ、重量は 95 g（電池を含まず）と軽量であるので、患者の行動にも負担をかけることなく、しかも患者がどこにいても心電図・呼吸がモニタできる高性能なものである。

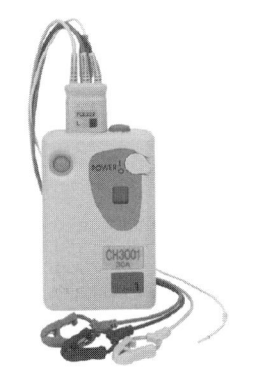

図 2.21 携帯型送信機（心電図・呼吸）

また、最近では精度の高い不整脈解析を行うため、循環器領域では多誘導心電図解析がさらに重要視されるようになってきている。図 2.22 に示すような多誘導心電図送信機もある。

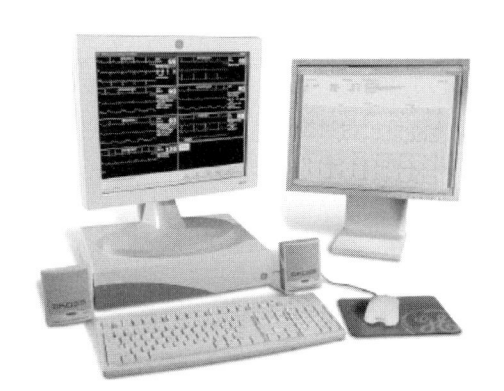

図 2.20 セントラルモニタ（有線 LAN/無線テレメータ混合方式）

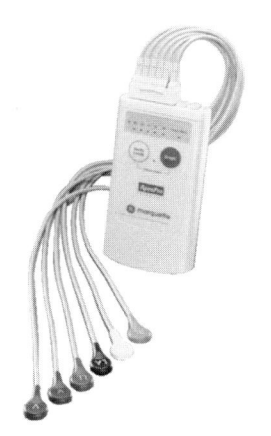

図 2.22 多誘導心電図送信機（I, II, III, aV_R, aV_L, aV_F, V_a, V_b）

従来は心電図・心拍数だけの機能がついているベッドサイドモニタを専任の医療スタッフが常時モニタし

ていたが，最近ではスタッフの労力を軽減するために，さまざまな機能が追加されている。

心電図をモニタするにあたり，その患者の病状に関して重要な指標はリズムの変化と波形の変化である。したがって，患者に投薬などの治療を行った場合など，不整脈の発生頻度の変化，心拍リズムの変化を連続して観察する必要があるときには，図 2.23 に示す圧縮心電図表示が用いられる。圧縮心電図から離散的に現れる不整脈やリズムの変化を一目で読み取ることができる。そのほか ST 解析機能，不整脈リコール，トレンドグラフ表示，バイタルサインデータリスト表示が可能である。

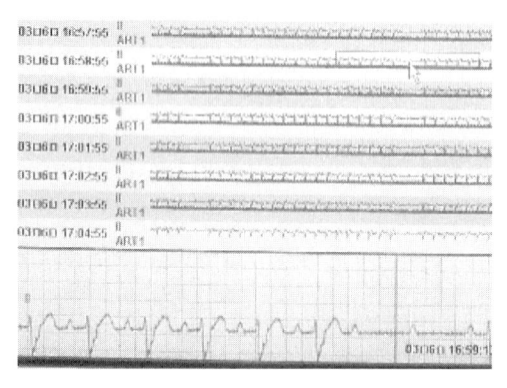

図 2.23 圧縮心電図表示例

ベッドサイドモニタで患者の不整脈や ST レベルの変化を感知して自動的に 12 誘導心電図解析を行い，データを取り込む装置を図 2.24 に示す。これにより医療スタッフの労力を軽減することができ，より多くの時間を直接看護に向けることが可能となった。

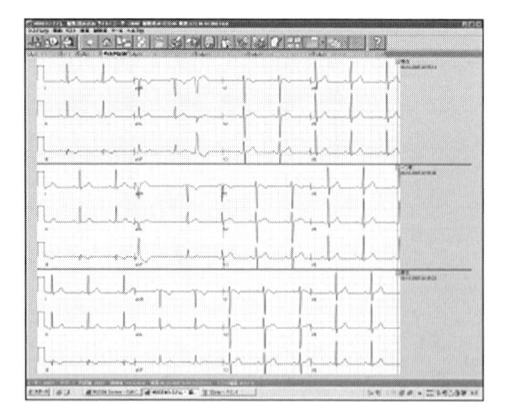

図 2.24 12 誘導心電図マネジメントシステム

このような機器は従来，誤認識，誤警報が問題になり，それを解決するために大型のコンピュータが使用されていたが，最近の飛躍的なコンピュータ技術の進歩により小型化が進むと同時に，ソフトウェアによる処理方法も進歩し，相関法やパターンマッチング法などの新しい手法の開発により，性能が向上し，実用化の域に達してきている。このシステムは心停止，心室細動，心室性頻脈などの重篤な不整脈はもちろんのこと，心室性の不整脈を中心とした種々の不整脈や ST レベル変化をモニタし，不整脈が発生したときに警報を発生すると同時にそのときの心電図を記憶したり，不整脈の発生頻度を記憶したりするものである。ディスプレイには図 2.25 に示すように不整脈が発生した時間と不整脈の種類を表示できる。選択した心電図をリアルサイズで表示でき，前後の波形のスクロールも簡単にできる。

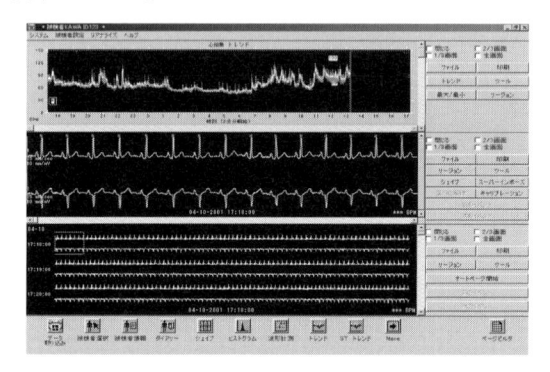

図 2.25 不整脈マネジメントシステム

この装置により，従来独立していた不整脈解析装置，連続波形記憶装置，心電計などのデータをトータルに管理・提供することを可能とした不整脈マネジメントシステムが構築されている。

また，ネットワーク化により，ナースステーションや医局など，複数の箇所で LAN を経由することにより，心電図や不整脈データを参照でき，必要な場所でのレビューができるようになっている。

2.3.3　患者情報処理システム
〔1〕目　　的

患者情報処理システムは ICU，CCU，HCU や OR で用いられる。患者の過去から現在の情報を提供し，医師や看護師が的確な治療や看護を行うことを支援する。そのために多様なデータを収集し，2 次データを計算したり，グラフィックを用いたわかりやすい表示をしたりする。従来のシステムの利用は医師の研究用にデータの収集をすることが多かったが，最近は看護師の人手不足を補い，看護師の仕事の生産性を向上させるためにシステムを利用することを検討している病院が増えてきている。

〔2〕 **システム構成**

スタンドアローン構成のシステムもあるが，多くのシステムはLANを用いたクライアント/サーバのネットワークシステムである．サーバのコンピュータでデータの収集と保存を行い，クライアントのコンピュータは端末としてデータの表示を行う．クライアントのコンピュータをセントラルステーションや医局，カンファレンスルームなどに配置することにより，いつでも患者の情報を知ることができるようになる．使用されるコンピュータはワークステーション機能を搭載したパソコンである．これはコンピュータの技術革新により低価格で高性能の小型コンピュータが出てきたことによる．

システムに関連する機器/システムは以下のものである．

1) ベッドサイドモニタ 患者のバイタルサインデータを取り込む．これらはオンラインでデータを取り込む．従来はベッドサイドモニタとコンピュータの間は一方通行でデータを取り込むだけであったが，双方向でデータをやりとりできるものが一般的となってきた．コンピュータで収集した検査データをベッドサイドモニタに表示することができるようになった．

2) 検査機器 ICUやCCUの中で使用している血液ガス分析装置や連続心拍出量計などは最近，オンラインでデータを取り込むことが多くなっている．オンラインでデータを取り込むことの難しかった理由は，検査機器のデータ出力の規格が各メーカや機器によりさまざまなので，その都度コンピュータと検査機器のインタフェースを開発しなければならないためである．そのため，検査機器のデータ出力を統一された規格にすることが行われている．ASTMはその代表的な規格である．

3) 中央検査部システム 検査データの多くが中央検査部にオーダされているので，そのデータを取り込むことは非常に有用である．しかし，中央検査部のシステムと患者情報処理システムのデータ取込みのインタフェースが決まっていないため，中央検査部のシステムと患者情報処理システムのおのおのにプログラムの開発が必要である．そのために比較的規模の大きなシステムでは実現しているが，一般的ではない．

4) 病院ホストシステム 患者属性データは病院のホストコンピュータに登録されているので，そこからデータを取り込んでほしいという要求は多い．しかし，これもホストコンピュータと患者情報処理システムのデータ取込みのインタフェースが決まっていないためにプログラムを開発しなければならない．患者属性データは中央検査部の検査データと比較するとデータ量も少ないので，大規模システムを除いてほとんどはホストシステムからのデータの取込みは行わず手入力となっている．

5) その他の機器 そのほかデータをオンラインで取り込むことが以下の機器を対象に行われている．

　人工呼吸器
　尿量計
　輸液ポンプ
　経皮モニタ
　麻酔器
　パルスオキシメータ

これらのデータをオンラインで取り込めるものが少ないのが現状であった．

しかし，最近はオンラインで取り込めるものが増えてきている．データの取込み方法も徐々に統一されてきている．従来はこれらのデータはコンピュータで直接取り込むことが多く行われてきたが，現在はベッドサイドで使用される機器のデータはベッドサイドモニタに取り込まれ，そこから患者情報処理システムに取り込まれるようになってきている（図2.26）．

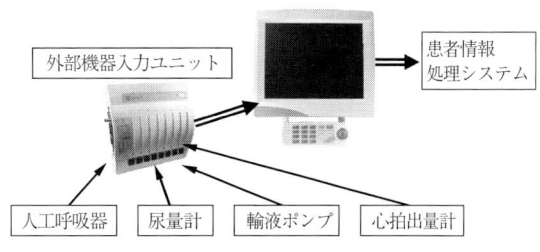

図2.26 周辺機器データ取込み例

〔3〕 **取扱いデータ**

システムの構成や規模あるいは使用される場所により取り扱うデータは多少異なるが，基本的なデータは以下のものである．

1) 患者属性 患者氏名，年齢，性別，身長，体重など．

2) バイタルサイン 心拍数，血圧，呼吸数，体温，S_pO_2などベッドサイドモニタからオンラインで取り込む．

3) 血行動態 心拍出量とバイタルサインデータから血行動態を計算する．

4) 検査データ 血液ガス，生化学などの検査のデータ．ICU内の分析機器からはオンラインでとることが多い．

5) 呼吸 人工呼吸器の設定値や血液ガス分析の結果からガス交換，代謝の状態を測る．

6) 水分バランス 輸液や食事による水分のインプットと尿や出血によるアウトプットのバランスと電

解質のバランスを測る。

7）投薬記録　点滴のような持続投薬やワンショットの投薬の情報を入力する。投薬後の患者の容態変化をデータで確認することができる。それにより投薬の効果の確認ができ，またつぎの処置が判断しやすくなる。

8）看護記録　患者状態の観察や処置の記録を入力する。あらかじめシステムに登録された言葉を選択するか，自由文の入力で行う。

〔４〕データの表示とレポート

データの表示はグラフィックを用いたわかりやすい表示方法となっている。

1）トレンドグラフ　バイタルサインのような時系列データを時間の経過に合わせて表示するもの。

2）レーダチャート／心機能図　血行動態データで関連するデータを2次元的に表示するもの。

3）表形式　検査データなどはグラフ化するより表形式のほうがわかりやすいので，表形式の表示を用いる。

4）ICU チャート形式表示　看護師がICUで使用しているICUチャートと同じようなフォーマットの表示形式。グラフと表を組み合わせたもの。慣れ親しんだ形式なのでわかりやすい。

5）レポート　レポートも画面表示と同じようなグラフィックを用いたものとなっている。決められた時間に自動的にレポートを出す機能があり，引継ぎなどに用いられる。

〔５〕今後の発展

有効に利用されるためにはオンラインでとれるデータを増やすことが重要である。これは検査機器などのデータの規格統一化が広まっており，期待できるものである。また，利用の仕方が看護師の生産性の向上へと変わりつつあるが，そういう使い方の場合にはシステムの故障が病院に与える影響が大きくなる。そのために故障に強いシステムやすぐに対応できる体制が必要とされてくる。

2.3.4　院内情報伝送システム

コンピュータによる情報処理の進化に伴い，病院内のネットワークシステムが大きく発展している。生体情報モニタによるバイタルサイン情報も，関連する機器のデータと統合されてデータベース化される方向に進んでいる。従来，生体情報モニタのデータは，リアルタイムのデータ表示と警報を中心としてきたが，いまではコンピュータを使って臨床で最終的に保存される診療録や看護記録のようなフォーマットに加工・編集されて表示や記録が行われるようになってきた。こうした工夫に伴い，診療録や看護記録に記載されるバイタルサイン以外のデータも，ネットワークやさまざまなメディアを通じて収録する試みが進んでいる。

〔１〕**clinical information system**（CIS）

生体情報モニタは，当初急性期の患者のバイタルサインデータ計測と異常値の検出による警報装置として位置づけられてきた。現在でもその基本的な役割は変わらないが，同時にコンピュータによる情報処理のデータ供給源の一つになってきている。すなわち，診療・看護で参照し，またそこで発生するすべての情報を収集・記録することが必要になる。

また，診療・看護に必要な情報を患者の側に集約して必要なときにいつでもアクセスできるようにすることは，臨床のニーズとして重要である。こうした要求がネットワークの技術によって実現してきている（point of care information system）。

これは，検体検査・生理検査や画像診断，さらに人工呼吸器や輸液ポンプなどの治療機器の情報をオンラインでリアルタイムに収集し，コンピュータで編集・加工して必要な部署にネットワークで配信することで実現できる（図2.27）。

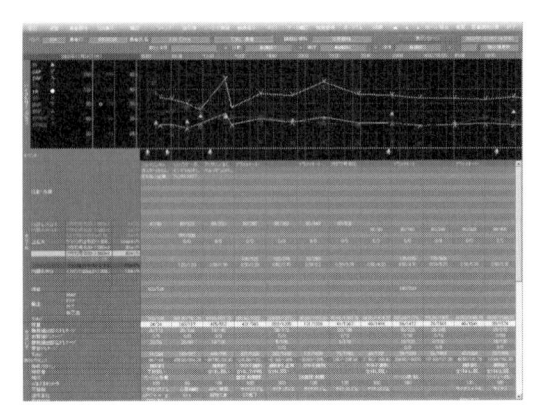

図2.27　clinical information system（CIS）の画面例

このように情報を統合し，診療録（カルテ）や看護記録（フローシート）として一元的に電子化して管理することによって，収録されたデータはさまざまな条件で検索が可能なデータベースシステムとして機能することが期待されている。

こうしたシステムは clinical information system（CIS）と呼ばれ，医療・看護の過程（process）や品質（quality）の評価，医療資源（resource）の有効配置，インフォームドコンセント，医療訴訟などに対する客観的なデータ提供の手段として，米国を中心に急速に広がっている。

図2.28にCISの一例として，ICU/CCUまたは手

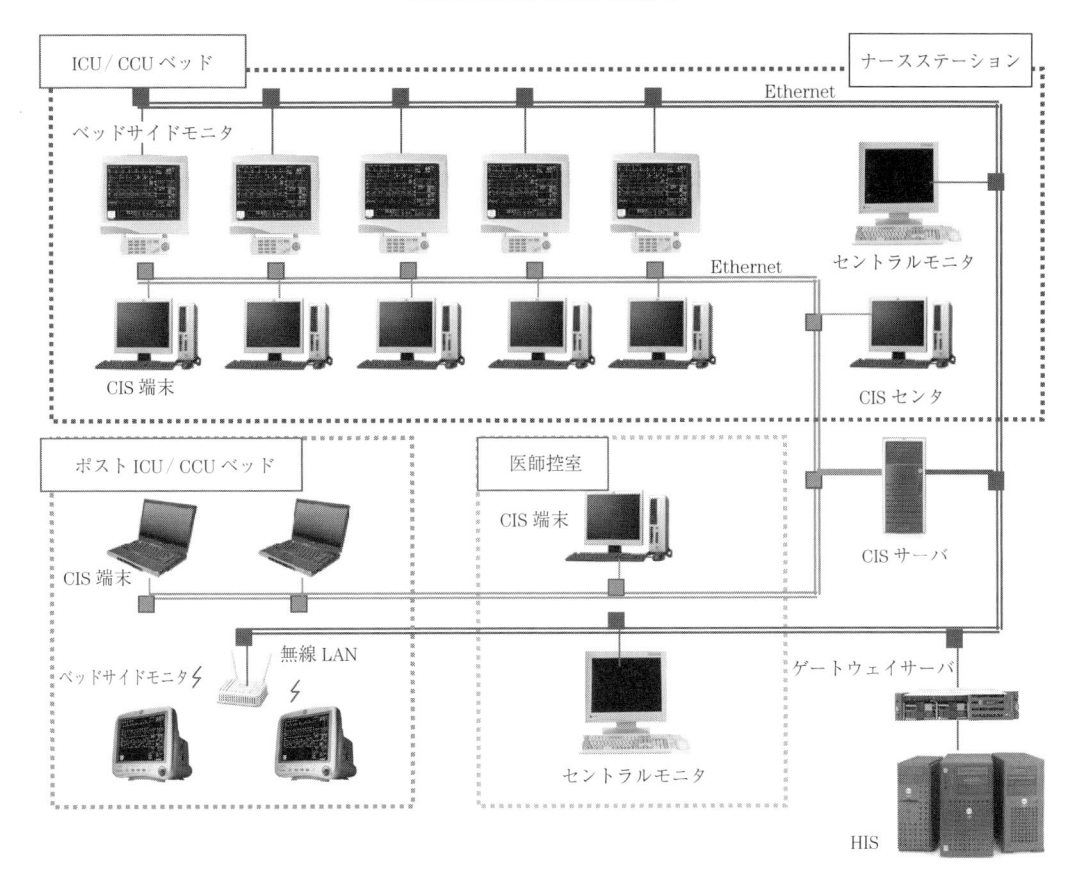

図 2.28 ICU/CCU または手術室などの重症患者用構成システム例

術室などの重症患者用に構成したシステム例を示す。ベッドサイドモニタやセントラルモニタでデータを収集し，患者別にデータサーバに収録する。同時にこのデータは看護記録や波形の記録データとしてベッドサイドのワークステーションに供給される。ベッドサイドではこのデータをもとに診療・看護が行われるが，同時に新たに観察された所見や状況が経過記録として入力される。この結果はリアルタイムでデータベースに反映されていく。ネットワークされている他のワークステーション上でもこのデータは参照でき，治療・看護方針の検討や引継ぎ（申し送り）ができる。

〔2〕 **診察・看護データの供給源としての生体情報モニタのインタフェース**

コンピュータ通信の標準化などに伴って生体情報モニタの通信部を構成する技術も変化してきている。もともと，生体情報モニタの信号は，多チャネルの波形信号と，計測値・アラーム情報などで構成されている。波形信号は，遅延の少ないリアルタイムデータとして扱うことが厳密には求められている。このため従来，アナログ信号として専用の配線をしたり，ディジタル信号を行う場合も同期式の時分割通信で多チャネル伝送を確保したりと工夫がなされてきた。波形を，ランダムな時分割通信方式である一般のコンピュータ通信路にのせることは難しいと考えられてきた。

しかし，通信路の高速化/標準化が進んだこと，コンピュータの性能向上，OS（operating system）のリアルタイム化などでデータ処理速度が向上したことにより，Ethernet（IEEE 802.3）などの標準的なネットワークに波形信号を含めた生体情報モニタの情報を定期的に送り出す試みが行われ，現在に至ってはこの形式が標準となっている。この標準化により，標準的なコンピュータネットワークに多人数のバイタルサインデータが送り込まれて必要な部署で自由に利用されるようになった。

標準的なネットワークが使えることによって，汎用コンピュータ上でバイタルサインのデータが扱える，複数の場所でリアルタイムのデータが同時に利用できる，ネットワーク工事費が削減できるなど，多くのメリットをもたらしている。従来インタベッドとか B-B 通信と呼んでいた他ベッドの情報を参照すること

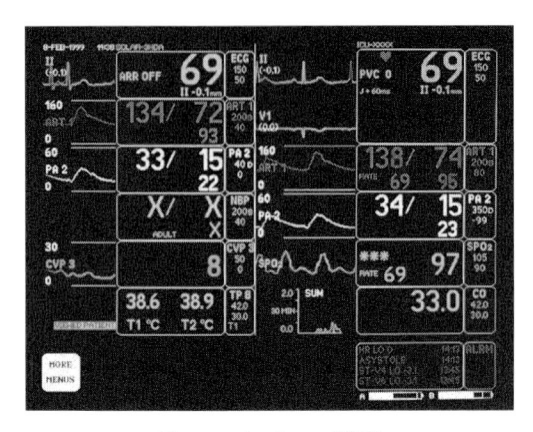

図 2.29 インタベッド通信

も，ごくあたりまえの機能となってきている（図 2.29）。

生体情報モニタの入力計測部と情報の表示部を分離し，入力現象の多チャネル化や自由な選択への対応も進んでいる。入力部もネットワーク化やバス化することにより，必要な入力現象の増幅・処理器を自由に選択してセットする。これにより，その現象を固有に定義する ID と信号が自動的に得られる仕組みである。しかし，基本になる患者 ID や名前を，ベッドサイドモニタ側から自由にセットできるシステムは，現在のところほとんどない。

〔3〕 外部機器情報の取込み

生体情報モニタと一緒に使われる計測機器や検査機器の情報を統合する方法は，二つに大別できる。手術室などで麻酔医のもとに情報を集約するような場合には，外部機器をベッドサイドモニタに直接接続して情報を集める。もう一つは患者情報処理システムのデータ管理システムのデータサーバに外部機器を接続し収集する方法である。

ベッドサイドモニタに接続する方法は，モニタ単体で使用できるメリットがあるが，通常のモニタ画面上に接続機器のデータも表示するため，あまり複雑な情報のものや多数の機器は接続できない場合が多い。接続機器のインタフェースは通常，RS-232 C であることが多い。しかし，RS-232 C には標準的なプロトコル（通信手順）としての定めがないため，ソフトウェアは接続機器ごとに個別に対応する必要がある。このため，そのプロトコルをのせるためのハード/ソフトをモニタの入力ユニットとして供給しているメーカもある。

関連機器を中央のデータサーバに接続する方法は，検体検査や生理検査機器のように 1 台の装置で多人数データを扱うような場合に用いられる。患者の ID とデータをセットにして送り出す仕組みが必要である。

この場合も一般的に用いられているインタフェースは RS-232 C が多い。プロトコルも個別対応である。

医療情報を扱う標準的なインタフェースとしては，米国を中心に使われている HL 7 というプロトコルがある。また，医療機器インタフェースの標準構想として議論されている medical information bus（MIB）もあるが，いずれも日本ではまだまだ多様な形式で定義されているところが多く，HL 7 のような標準化を進めている。

外部機器を接続する場合の問題は，電気的な安全の確保である。患者に接続されている機器は，患者漏れ電流に対する安全設計がなされているが，複数の機器が電気的に接続されると漏れ電流は加算される。また機器間の基準電位（接地電位）に差が生じて危険である。このため，一般的に機器間は電気的に絶縁（アイソレーション）されるように接続する。同様に，患者環境下で使用することを前提にしていないコンピュータ機器を，患者に接続する機器と接続する場合も電源供給は別に取り，信号線は完全に絶縁する必要がある（通常は光ケーブルなどでつなぐ）。

〔4〕 他の診断システムとのリンク

重症患者を扱う臨床現場では，心電図や脳波・呼吸機能などの生理検査データや，超音波や X 線の画像診断データなどが診断情報としてよく使われる。これらの検査装置もおのおのの機能ごとにコンピュータ化されている。最近ではおのおの異なったシステムがネットワークを介してたがいの情報に直接アクセスすることが可能となってきている。例えば，ベッドサイドワークステーションがネットワークを通じて心電図検査システムのファイルをあたかも自分のファイルのように使う手法である。もともとは UNIX のネットワーク機能である NFS（network file system）や Windows システムの考え方から発達してきたもので，相手のファイル形式を解釈する手段があれば，ネットワークを通じて心電図検査のデータをモニタの情報と同じように表示・記録することができる。

こうしたことをうまく行うため，異なったシステムでデータを共通に解釈できるようにフォーマットを統一する規格作りや，法令の整備も行われている。

米国では 1982 年ごろから米国放射線学会（ACR）と米国電気機器工業会（NEMA）がディジタル画像機器を接続するための規格を検討してきた。1994 年，DICOM（Digital Imaging and Communication in Medicine）として，最初の規格が発表された。

その後，1996 年に第 2 版が，1998 年に第 3 版が，1999 年に第 4 版が，2000 年に第 5 版が出版されている。

日本でも，厚生省が医療画像の電子保存の技術的基準を定め（1994年），また診療録のワープロでの作成や，光ディスクでの保管について認める見解を出している．

規格としては医療画像の保存についてIS & C (image save and carry) が検討されてきた．現在，DICOMとの統合，または取込みが検討されているという．

〔5〕 HISとのリンク

病院内の業務支援処理は，病院内情報処理システム (hospital information system：HIS) によって行われている．患者の基本属性情報や検査情報，オーダ（医師の指示）情報などは一般にHISによって扱われ，また臨床で実施された診療や看護の結果は，診療報酬や日報などとしてHISで集計されなければならない．このため，臨床で実際の診療・看護の情報を扱うCISと業務支援をするHISとのリンクも重要な仕事になっている．従来，HISは病院ごとに業務を整合させる専用設計が行われており，外部からの情報をアクセスするインタフェースやプロトコルは固有のものが多かった．最近，急速にダウンサイジング化やオープン化が進み，HISの保有する基本データを他のシステムからアクセスすることができるようになりつつある．通信路としてはEthernet，プロトコルはTCP/IP (transmission control protocol/internet protocol)，データベースアクセスはSQL (structured query language) などが多く使われ始めているようである．

患者の基本情報を院内のおのおのの関連システムで共有することができるようになることが期待されている．

〔6〕 外部施設とのデータ転送

院内のデータがデータベース化され，さらにフォーマットの共通化がはかられると，その情報は院外の施設との情報交換に使える．現在すでに，パソコン通信やインターネットによる診療データの交換などが行われている．しかし，これはリアルタイムなデータそのものではない．

最近，専門医のいない施設で急性期の患者を扱う際に専門病院との間でリアルタイムに情報交換をし"専門医の診断を仰ぐ"というシステム構想が注目され始めた．このような場合は，モニタしている患者データがコンピュータネットワークを通じて，リアルタイムに送受信されなければならない．従来，生体情報モニタのデータは限られた範囲の中でリアルタイムに扱われてきたが，今後コンピュータやネットワークの飛躍的な性能向上に支えられ，施設を超えてモニタされるものになっていくと考えることができる．

〔7〕 携 帯 端 末

ネットワークを介した通信に限らず，最近は携帯型の情報端末も注目されている．図2.30に示した携帯端末は，一般病棟で看護師が検温巡回をするときに，受持ち患者の経過データを携行して，それを参照しながら新しい観察データを収集・入力するために開発されたものである．

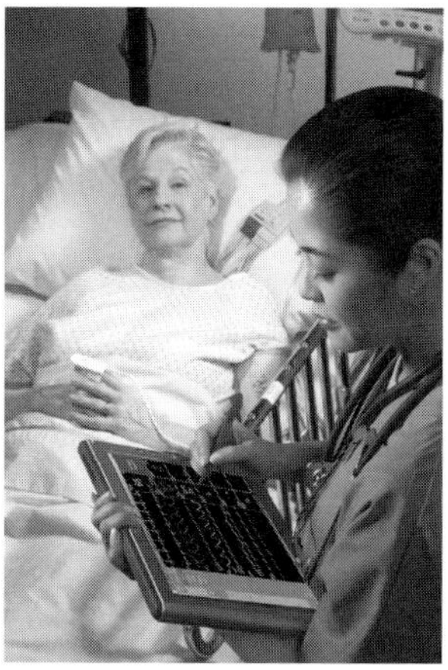

図2.30 患者支援システム

入力はペン書き，またはペンによる選択で行われる．集められたデータは光通信アダプタによってホストコンピュータに取り込まれ，看護記録となりデータベース化される．同時にアップデートされた情報が再び携帯端末にダウンロードされて，つぎの巡回に備えられる（看護支援システム）．

この携帯端末に，無線LAN (local area network) やPHS (personal handy phone system) の無線通信ユニットを加え，データのアップデートをリアルタイムに行う研究も進んでいる．臨床における医師の情報検索やオーダ（指示）入力，さらに保健師や訪問看護師による在宅患者のデータ収集など，さまざまな応用が検討されている（図2.31）．

〔8〕 バイタルサインデータのマルチメディア化

バイタルサインデータと患者の映像信号を複合しモニタできるようにした簡単なシステムで，手術室や夜間の個室ICUのモニタリングなどに威力を発揮している．現状では，映像のアナログ信号と監視装置のディジタル信号を組み合わせたシステムである．画像，文字，音声情報を含めたコンピュータのマルチメディア化が進行している．臨床の診療・看護データがイメージや音声データを含めて，一般のコンピュータとネットワークに乗せられ，必要な部署で種々のフォーマ

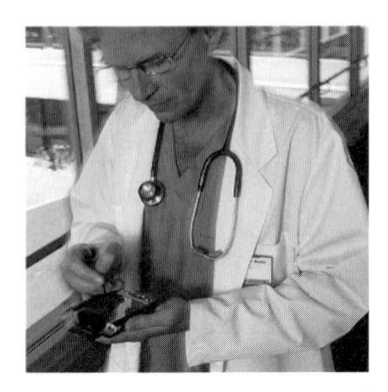

図 2.31 携帯端末による情報検索・オーダ

ットで利用されるマルチメディア化が今後急速に進行していくものと予測される。

2.4 周産期モニタ

2.4.1 分娩モニタ，産科用刺激装置

〔1〕 分娩モニタ

分娩モニタは，胎児心拍数と陣痛曲線とを同時にかつ連続的に記録するための装置である。

1950年代後半にDr.Honらによって開発された分娩モニタは，妊娠中期後期からのNST（non stress test）検査に始まり，分娩に至るまでの広範囲な期間において胎児の状態をモニタリングすることを目的としており，安全で確実な分娩管理上，重要な機器として用いられている。

本装置は fetal monitor あるいは cardiotocograph などとも呼ばれている。胎児心拍数と陣痛曲線の経時的変化を記録し，パターン解析により胎児仮死（fetaldistress）などの現象を早期発見する CTG（cardiotocogram）を提供するものである。

入力の手段には，外測法計測と内測法計測とがあり，最近では一般患者に対しては外測法計測が用いられることが多く，ハイリスク妊娠の分娩期に対しては内測法計測が用いられることが多い。

1) 外測法計測（external method）　胎児心拍数計測の外測法には超音波ドプラ法・胎児心音マイクロホン法・腹壁誘導胎児心電図法があり，陣痛曲線計測の外測法にはガードリング法を用いるのが一般的である。

a) 超音波ドプラ法　本法は，NST検査から分娩に至るまでの広範囲な期間において最も多く用いられている。

振動子に電力を加え，超音波を発生させるには，超音波の連続波（2〜3MHz）を用いる方法と，ロングトレインパルス（数十μs）と呼ばれているパルス波（1MHz程度）を用いる方法がある。

前者は，超音波を発生させる送波用と，受波用のそれぞれ専用の振動子から構成されている。

連続的に発射された超音波は心拍動により変調を受け，反射波として受波用振動子で電気信号に変換される。この電気信号を検波し，可聴周波信号として聴取するものである。

後者は，送波と受波とを共用する振動子を用い，それぞれ交互に行う時分割方式である。利点としてつぎの事柄があげられる。

① 送受波共用であるため，心拍動信号の採取範囲が広い。
② パルス波であるため，トランスデューサと母体腹壁との接触ノイズが少ない。
③ 比較的周波数が低いため，超音波の減衰が少ない。

また，欠点は搬送波の周波数が比較的低く，復調波を直接可聴周波信号として認識することが困難であるため，後処理が必要となることがあげられる。

いずれの方法も，母体腹壁上にベルトあるいはサージカルテープなどでトランスデューサを固定し，胎児心拍動を可聴周波信号として認識するものである。

この方法は容易に胎児心拍信号が採取できるため，臨床の場で最も普及している。

b) 胎児心音マイクロホン法　古くから行われてきた方法で，超音波ドプラ法と同様に母体腹壁上に胎児心音マイクロホンを装着し，母体内の胎児心音を聴取する方法である。

得られた信号は，超音波ドプラ法のそれに比しシャープな波形である。しかし，胎動・母体心音などのノイズを採取しやすいこと，トランスデューサの接触ノイズが大きいなどの欠点がある。分娩期では安定した胎児心音が得られないため，現在ではあまり使用されていない。

c) 腹壁誘導胎児心電図法　本法は胎児の頭部および臀部上の母体腹壁に電極を装着し，胎児心電を誘導する方法である。胎児心電のR波（10〜60μV）と母体心電のR波（200〜800μV）が同時に混合して得られる。この合成波形より母体心電のR波を取り出し，合成波形から差し引くことにより胎児心電のR波が得られる。

また，母体のR波と胎児のR波が重なった場合は補間を行う。この方法は外測法の中で最も正確な瞬時波形が得られる。

本法は，胎児信号が弱い場合や母体筋電の影響のために検出されない場合もしばしばある。研究分野では

胎児不整脈の検出手段として利用されるが，一般臨床には使用されていない。

d) 外測陣痛計 Smythのガードリング法を基本とした方法が一般的に採用されている。母体腹壁上に装着したトランスデューサをベルトでしっかり固定し，子宮収縮を反映した陣痛曲線を検出するものである。

本法は，子宮収縮に伴う腹壁の堅さの変化によりトランスデューサ内のストレインゲージにひずみを生じさせることを原理としている。子宮内圧を示すものではないが，陣痛曲線を得る簡便な方法として臨床の場で最も普及している。

2) 内測法計測（internal method） 胎児心拍数計測の内測法には経腟直接誘導胎児心電図法があり，陣痛曲線計測の内測法には子宮内圧測定法がある。

a) 経腟直接誘導胎児心電図法 破膜後，児頭にスパイラル電極を装着し，胎児心電図を誘導する。得られるR波は150〜250μV程度である。このR波をトリガ信号として胎児心拍数を得る。本法は瞬時心拍を得るための最も安定した方法である。しかし，破膜後の使用となるため，分娩I期後期，分娩II期の期間に使用が限定される。

b) 子宮内圧測定法 子宮内卵膜外腔または羊水内に挿入されたオープンエンドカテーテルを，圧力変換器に接続し子宮内圧を測定する。子宮内の絶対圧を測定するときに用いる。オープンエンドカテーテルの代わりに先端部に圧力変換器を取り付けたカテーテルチップ型のトランスデューサも利用されている。

3) 胎児心拍数計測方法 胎児心拍数の計測には瞬時値法と自己相関関数法の二つの方法がある。

a) 瞬時値法 1心拍ごと（beat to beat）の間隔より胎児心拍数を算出する方法である。心電図からの心拍計測に用いられることが多い。図2.32に計数原理を示す。

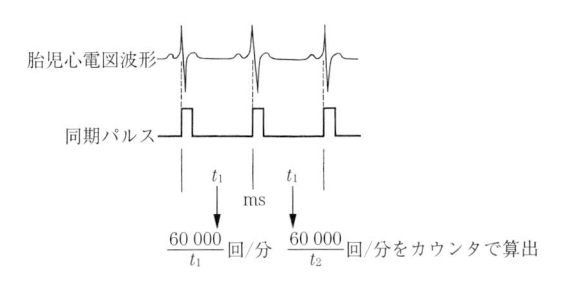

図2.32 瞬時値法の計数原理

b) 自己相関関数法 超音波ドプラ法のように1心拍当りの波形が複雑な信号から胎児心拍数を得るための手法である。得られたドプラ原波形のエンベロープ波形をデータとし，自己相関演算を行う。この演算で得られた周期成分を検出し，心拍数を導く。図2.33に計数の原理を示す。

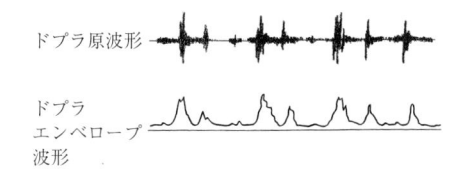

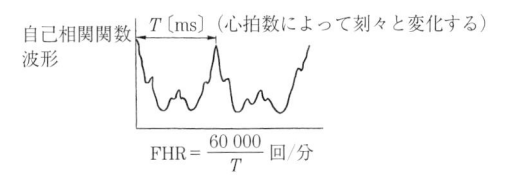

$$\text{FHR} = \frac{60\,000}{T} \text{ 回/分}$$

図2.33 自己相関関数法の計数原理

本方法は，ランダムなノイズの影響を受けにくく，心拍の周期成分だけを検出できる。したがって，胎動，母体に由来するノイズの干渉を受けることなく胎児心拍数を得ることができる。

反面，周期成分を検出するため，不整脈などの不規則な心拍の計測には不向きという欠点もある。

4) 高機能化 胎児心拍数計測，母体陣痛検出の基本的な機能のほかに，機器をより高機能にするおもなものに，テレメータ機能・自動胎児パターン解析機能・自動胎動検出機能・表示/記録機能および胎児と母体を総合的に監視する機能がある。

a) テレメータ機能 患者を拘束しないでモニタリングするために，無線式テレメータが用いられる。トランスデューサと無線送信機のみ患者に装着するため，患者は一定の場所に拘束されることもなく自由に移動することができる。

b) 自動胎児パターン解析機能 これまで心拍数の正常範囲を超えた心拍数に対しては警報を発する方法が一般的であった。最近では分娩モニタが，胎児心拍数と陣痛曲線のパターンを自動解析し，胎児異常に対する補助的警報を行うものも製品化されている。

c) 自動胎動検出機能 従来は自覚胎動による記録が一般に行われていた。これに対して，ドプラ法で得られた心拍動検出のための信号以外の信号，すなわち胎児が動いたことに起因する信号から胎動を自動的に検出するものである。

d) 表示/記録機能および胎児と母体を総合的に監視する機能 胎児心拍数と陣痛曲線の記録は一般的にレコーダで記録された記録紙を使用しているが，記録紙の保存，検索にはその量の膨大さに苦慮していた。最近では分娩モニタに液晶表示器などを装備し，

長時間記録紙に頼ることなくモニタを液晶画面で行い，そのデータは磁気や光などを利用した記録媒体に記録するようになってきた。また，分娩を監視するには母体の情報を同時に監視する必要性が要求されてきており，心電図・NIBP・S_pO_2などを測定する機能を有する分娩モニタも商品化されている。図2.34にその一例を示す。

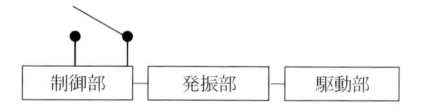

図2.35 振動（音）刺激装置の基本構成

的高い周波数での振動を低い周波数に変換し，繰り返し低周波振動を誘起させる方法がある。図2.36に低い周波数の振動を直接発生させる製品の例を示す。

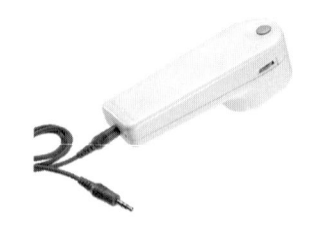

図2.36 振動（音）刺激装置

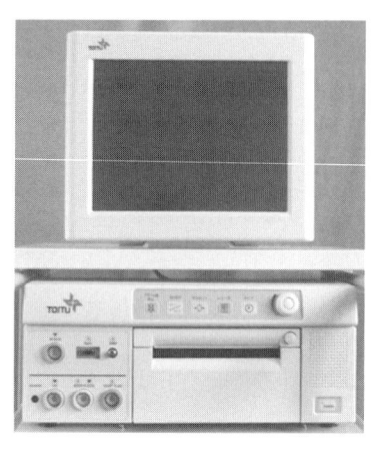

図2.34 胎児/母体監視機能とともに表示・記録機能がついた分娩モニタ

2.4.2 新生児モニタ

新生児モニタとは，未熟児や低出生体重児など出生直後からの児の生体情報を得るために使用され，おもに心電図・呼吸など，呼吸・循環動態のモニタリングや，上下限値などのアラームによるモニタリングのために使用される。

新生児の心電図の特徴としては，QRS波の幅が狭く，心拍数が速いことがあげられる。呼吸に関しては呼吸数が多く，呼吸波に心拍動が重畳することもある。また，アプニア（無呼吸）になることも頻繁にある。これら新生児の特徴を考慮して設計された計測部と警報機能をもったものが新生児モニタである。

従来ハードウェアにより実現されていたこれらの機能が，近年のCPU処理速度の向上やメモリの低価格化に伴い，ソフトウェアにより実現されるモニタが増えている。これにより，新生児専用モニタから，"新生児をモニタリングするためのモード"を有したモニタ機器が現在では主流になっている。

新生児モニタはおもに，心電図・呼吸・アプニアを計測するために使用されることが多いが，NICUなどで，より重篤な児のモニタリングを行う場合には，これらのパラメータに加えて，動脈血酸素飽和度（S_pO_2），観血血圧，非観血血圧，体温，経皮的血中ガス分圧（$tcPO_2/PCO_2$）などのパラメータがモジュラ式アンプとして，または外部機器として接続され，同一画面に表示できるような高機能モニタが使用される（図2.37）。

〔2〕 産科用刺激装置

胎児異常の発見のために胎児に一定の刺激を与える方法として光や音などがあげられ，関係学会などで報告されている。

従来人手によって胎児を揺り動かし刺激を加えていた方法に代えて，現在は振動（音）刺激装置を用い，胎児心拍数の変動を観察する方法が一般的に用いられている。本装置は，分娩モニタと組み合わせて使用され，刺激時の胎児心拍数の変化を測定するために使用されることが多い。

この検査方法は，振動（音）刺激を発生する駆動部を直接母体腹壁に当て音響的に刺激することから，つぎのように呼ばれている。

　　FAST（fetal acoustic stimulation test）
　　VAS またはVAST（vibro-acoustic stimulation test）

1) 振動（音）刺激装置の構成　　低い周波数（30〜80 Hz）の振動を発生させ母体腹壁を振動させる。制御部のスイッチを押すと発振部が一定時間（または連続）発振を起こし駆動部を振動させる。振動の継続時間，振動間隔の設定が可能な製品も販売されている。基本構成を図2.35に示す。

2) 駆動部の励振（音響発生）方法　　駆動方式には，低い周波数の振動を直接発生させる方法と，比較

〔1〕 心電図・心拍

循環動態が急激に変化する新生児の心拍数の計測では，1拍ごとに得られた心拍数を用いた瞬時心拍数計

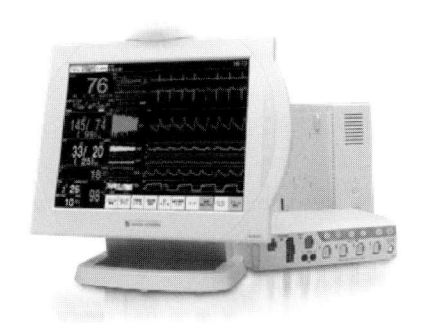

図2.37 高機能モニタ（新生児モード）

測法が用いられることが多い。移動平均法では急激に心拍数が変化した場合に追従できず，アラームの発生が実際より若干遅れてしまう。

〔2〕 **呼吸・アプニア**

呼吸計測は，心電図計測と同じ電極が使用できることから，インピーダンス法による計測が主流である。しかし，胸郭部の動きを測定しているだけなので，実際には有効な換気が行われていなくても，呼吸数として計測されることがある。特に，心拍動の重畳が大きいときなどは無呼吸であるにもかかわらず，これを呼吸として認識してしまうことがあるが，これを呼吸と認識しない対策を施した機種もある。

新生児の呼吸モニタリングでアプニアは特に重要であり，新生児モニタは設定時間以上のアプニア状態が継続した場合にアラームを発生させる機能を有する必要がある。

〔3〕 **動脈血酸素飽和度**（S_pO_2）

新生児の肺機能・酸素化状態のモニタリングに有効なパラメータであり，非侵襲的に測定できるので近年のほとんどの新生児モニタが本機能を有している。センサの取扱いも容易であり，装着部位や児の大きさによりさまざまなタイプのセンサが用意されているが，装着部位を圧迫しすぎたり，テープを強く巻きすぎて血流を阻害しないように注意が必要である。

〔4〕 **観 血 血 圧**（IBP）

侵襲的な測定方法であるが精度が高いので，急性期の児の循環動態の監視には有効なパラメータである。

〔5〕 **非 観 血 血 圧**

急性期は過ぎたが，引き続き循環動態のモニタリングを行いたい場合に用いられるが，未熟児や低出生体重児の皮膚は未熟であるため，長時間のカフ装着により皮膚のびらんやき裂が生じやすくなるので頻繁に装着位置を変更する必要がある。

〔6〕 **体　　温**

新生児，特に未熟児や低出生体重児では皮下脂肪が少なく，周囲の環境により熱が奪われ体温低下を引き起こしやすい。低体温は酸素消費量を増大させたり，児の成育に影響を与えたり，末梢循環不全などを起こすので，直腸プローブによる深部体温や体表プローブによる体表温のモニタリングが有効である。

〔7〕 **経皮的血中ガス分圧**（$tcPO_2/PCO_2$）

未熟児の肺機能のモニタリングに有効であり，特に高濃度酸素下での管理を行っているときには重要なパラメータとなるが，センサに内蔵されたヒータで皮膚を加温するため低温火傷を起こす。よって，定期的に児の皮膚の状態を確認して測定部位を変えなければならない。

新生児モニタ特有の機能として，OCRG（oxy-cardio-respiro-gram）表示を備えた機種もある。これは，同一時間軸上に心拍数トレンド，呼吸圧縮曲線，S_pO_2値トレンドおよび/または$tcPO_2$値トレンドを表示することにより，アプニアの有無やそれによる心拍数の変化や酸素化の状態などを一目で確認できる画面である。また，このOCRG画面を長時間にわたり記憶し，あとから呼び出してレビューできるような機能を有した機種もある。

また，アラーム機能は新生児モニタにとって非常に重要であり，つねに容態の変化がある新生児ではアラームの重要度を離れた場所から判断できる機能は有用である。

そのため，アラーム音の種類によりその重要度を表したり，赤や黄色の光により重要度を表示するアラームインジケータなどを備えた機種がある。

また，異なるベッドで同時にアラームが発生しても判別できるように，個別にアラーム音の種類を変えられるような機能をもった機種もある。

2.5　その他の生体情報モニタ

2.5.1　カテーテル血圧計

カテーテル血圧計は本体（アナライザ本体）とガイドワイヤ血圧計（プレッシャワイヤ）で構成されている。

わずか0.014インチ径のインタベンションガイドワイヤ先端に圧力センサを設置したことを特徴としたもので，冠動脈や末梢血管の各部位における観血血圧と血管内温度を測定する装置である。近年，冠動脈カテーテルインタベンションにおいて注目されている評価法であるFFR（血流予備量比），CFR（冠血流予備能）が得られ，狭窄部位の機能的重度を測定すること，すなわちその病変の前後における血圧値から虚血の原因であるかどうかの判定をすることが可能となる。

センサはダイヤフラム上にピエゾ抵抗素子と，温度補償素子とが一つずつ配置されている。これにより，得られた血圧データを温度補償した状態でモニタにリアルタイムで表示するものである。

図2.38にプレッシャワイヤ先端の模式図を示す。

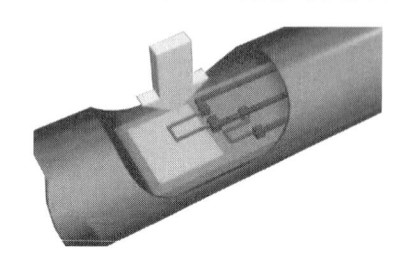

図2.38 プレッシャワイヤ先端

〔1〕 測定原理

1) ピエゾ効果 ダイヤフラム上に配置されたピエゾ抵抗素子は，血圧により変形したダイヤフラムにより電気抵抗の変化を生じる。ピエゾ素子の抵抗値 R は，つぎの式で表すことができる。

$$R = \rho \left(\frac{L}{A} \right) \text{〔Ω〕}$$

ここで，ρ：ピエゾ素子の抵抗率（比抵抗），L：ピエゾ素子の導体長，A：ピエゾ素子の導体断面積，である。ダイヤフラム上のピエゾ抵抗素子が圧力により伸張，収縮することで L，A が相対的に変わり，抵抗値 R が変化する。

この抵抗値はシステム全体がホイートストンブリッジを構成することで検出する。

2) 温度特性（temperature） 温度特性には，TCO（temperature characteristic of offset，オフセット電圧温度特性）と，TCS（temperature coefficient of span output，感度温度特性）の二つがある。

TCOはセンサが圧力を受けない状態，すなわちチップが無ひずみの状態におけるブリッジ不平衡電圧の温度特性をさす。

TCOはホイートストンブリッジにおいてガイドワイヤ側にハーフブリッジが，残りのハーフブリッジが本体側に配置されており，ガイドワイヤ側の一つのピエゾ素子が温度補償を兼ねるようにして装置として温度特性を保つようにしている。

一方，TCSはセンサの動作温度と出力スパン電圧（出力電圧－オフセット電圧）との関係であり，ピエゾ電極の物理的な特性と，製造的なばらつきにより発生する。逆にいえば，製造技術によりTCSを最適化することが可能である。

〔2〕 装置

図2.39にカテーテル血圧計のアナライザ本体を示す。

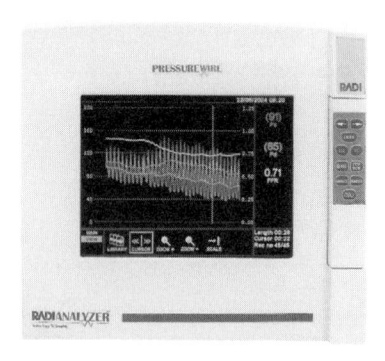

図2.39 アナライザ本体

表示部右にあるコントローラは本体から分離して操作することが可能である。

装置左側にはプレッシャワイヤを接続するクイックコネクタの出力端子がある。

ほかに，一般の血圧トランスデューサの接続端子，ポリグラフ装置からのアナログ信号入力端子，および本装置からのアナログ信号出力端子を備えている。

使用の際にはカテーテル用血圧トランスデューサのゼロ点調整，プレッシャワイヤのキャリブレーションを行う。

〔3〕 クイックコネクタ

図2.40（a）にクイックコネクタを，図（b）にプレッシャワイヤのコネクタ部を示す。

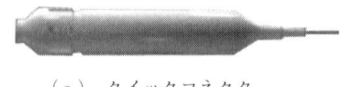

（a） クイックコネクタ

（b） プレッシャワイヤのコネクタ部

図2.40

プレッシャワイヤをクイックコネクタに差し込むだけで簡単に接続することができ，ワイヤ内に記憶されたそれぞれのピエゾ抵抗素子ごとの校正データが装置本体に転送される。

プレッシャワイヤは，先端からコネクタ部まで径が変化することはなく，従来のガイドワイヤと同感覚で使用することができる。

本装置は，シンプルな操作で重要な血管情報を素早く得ることができるため，疾患の評価と治療法の決定に非常に有効であり，世界の臨床現場で使用されている。

2.5.2 非観血連続血圧計

〔1〕概　要

橈骨動脈の波形を非観血的に描記しようという研究は長い歴史があるものの，それをひずみなく正しく表すことは困難であった[1]。その課題を克服したトノメトリ法の出現は脈波記録における画期的な進歩といわれる。容積補償法は高度なサーボ技術を用いることで脈波記録に新たな可能性をもたらす方法として注目される。

〔2〕トノメトリ法

1) 原　理　トノメトリ法は眼圧測定の原理を動脈に適用するものである。血管上に皮膚上からセンサを押し付け，血管内圧と外圧を等しくすることで血圧を測定する[1]。

血管壁にかかる内外圧と張力の関係は次式で表される。

$$P_o = P_i + T_p$$

(P_o：外圧，P_i：内圧，T_p：張力 T による応力)

ここで，外部に薄いプレートを置いて圧を加え，接触面を扁平にすると，張力は内外圧方向に対して垂直となることから張力 T による応力はゼロとなり，外圧＝内圧となる。プレート表面に微細な圧力センサを組み込めば，内圧の変化を正確に外部に採取することができる。また圧の校正を行うことにより，血圧値を求めることができる（図2.41）。

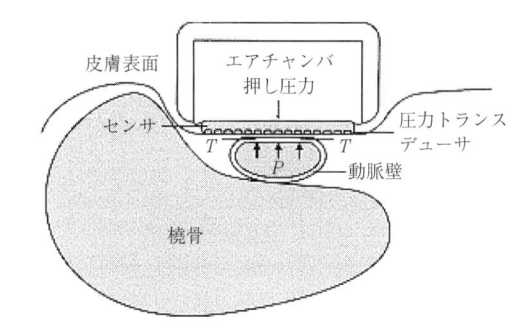

図2.42　トノメトリ法による橈骨動脈測定断面図[2]

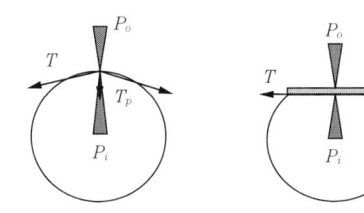

図2.41　トノメトリ法の測定原理[1]

このトノメトリ法が適用できるのは，動脈の底部が骨や腱などの固い組織で支えられており皮膚表面に近い動脈でなければならず，橈骨動脈が最適といわれているが，センサ形状や保持方法を工夫することで頸動脈や大腿動脈，足背動脈でも正確に記録が可能である[1]（図2.42）。

2) トノメトリセンサ　トノメトリ法では，センサの押し圧と動脈内圧との均衡がつねに維持されている必要があり，血管に対するセンサ位置も扁平化された面に正確に位置していなければならない。先端に単一エレメントの圧センサが組み込まれたプローブの場合，押し圧と位置を正確に維持するには熟練した技術が要求される。この問題を解決するために，微小のセンサエレメントをアレイ状に配列し，そのうちのどれかが平坦化された血管の中心に置かれやすくしたマルチエレメントトノメトリ法が開発された。実際の装置では，0.67 mm×0.20 mm 程度のエレメントが 15〜30 個配列されている。各エレメントから採取された圧波形を観測しながら押し圧を自動的に調整して最適な条件を見つけ，さらに最も振幅が大きいエレメントを自動選択することで，血管に対し最も正しい状態に保持されたアクティブエレメントを決定して脈波信号を記録する。上腕に巻いたカフで血圧を測定して脈波信号を圧波形として校正することで，以後1拍ごとの血圧値を連続的に記録することができる（図2.43）。

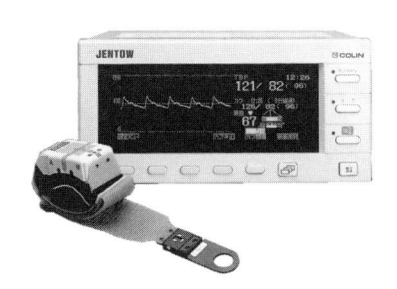

図2.43　マルチエレメントトノメトリ法を初めて搭載した血圧計

3) 測定精度　トノメトリ法の条件が満たされた状態で記録された，動脈内圧波形は，観血法に比較して値や波形形状もよく一致することが報告されている[2]。しかし厳密には血管壁，皮下組織，皮膚などが介在し，理論的な薄膜にならないことから，5 Hz 以上の周波数特性をもつ内圧変化に対してはひずみが大きくなるため，収縮初期の血圧が急上昇するときに若干のズレが生じる[2]。

4) 用　途　トノメトリ法は非観血的に1拍ごとの血圧を連続して測定でき，正確に圧波形を記録できることから，血圧モニタリングや予防医学の面で応用範囲が広い。

① 手術室や重症患者病棟などの血圧急変が起こりやすい患者の血圧モニタリング

② 起立試験，Valsalva試験，薬剤負荷，自律神経試験など短時間血圧モニタリング
③ 脈波伝搬速度，AI（augmentation index）など動脈壁硬化の評価
④ 心収縮期時相（systolic time intervals），中心血圧の推定など，心機能や循環動態の評価

〔3〕容積補償法

1）原理 容積補償法は，工学分野における零位法（null method）に相当する測定原理に基づく測定方法で，血管壁を力学的に無負荷状態として血圧計測を行うことで，血圧の絶対値計測を可能とした方法である。

血管の力学特性は管法則と呼ばれる血管内外圧差と血管容積（または血管内径）との関係で表される。一般的に強い非線形性を示し，血管内圧（P_a）と血管外圧（P_c）の差である内外圧差（P_{tr}）がゼロの時点で血管容積変化（ΔV）が最大（ΔV_{max}）となる。ΔV_{max}における血管外圧を圧制御の初期値とし，ΔV_{max}を打ち消すように血管外圧を制御（サーボ制御）すれば，制御された血管外圧はつねに血管内圧と平衡することになる。動脈の容積変化を測定する方法としては，光電脈波法や電気的インピーダンスプレチスモグラフィなどがあげられる。この血管外圧を測定すれば，動脈圧波形および1心拍ごとの最高血圧・最低血圧・平均血圧を非観血的に連続計測することが可能となる（図2.44）。

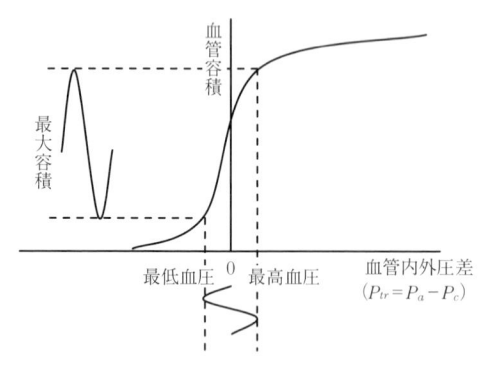

図2.44 血管内外圧差と血管容積の関係

2）特徴 原理的に動脈内圧を直接測定できることから測定値の校正作業が不要である。また，血管容積変化に基づき血管外圧制御を行うため血圧変動に対する追従性も高い。しかし，血管外圧を1心拍ごとに脈圧分制御する必要があるため，圧サーボ系の応答性を確保するのにカフ容積を小さくする必要があり，実用化されている血圧計は測定部位として手指基部を用いている。

3）用途 前述のトノメトリ法と同様に，非観血的に1心拍ごとの血圧を連続して測定でき，正確に圧波形を記録できることから，血圧モニタリングや予防医学の面で応用可能である。

引用・参考文献

1) 小澤利男，増田善昭，山科 章（臨床動脈波研究会編）：脈をどう診るか―新しい脈波の臨床応用，38-47，メジカルビュー社（2003）
2) T. Sato, M. Nishinaga, A. Kawamoto, T. Ozawa and H. Takatsuji：Accuracy of a continuous blood pressure monitor based on arterial tonometry, Hypertention, 21, 866-874（1993）

2.5.3 経皮ガスモニタ（transcutaneous PO_2, CO_2 monitor）

このモニタの目的は，体表に装着するセンサを加温することによって末梢血管を動脈化し，血管から放出される酸素分圧（PO_2）や二酸化炭素分圧（PCO_2）を，メンブレンを通過させることで，非侵襲でかつ連続的にその値を計測する装置である。測定センサにはPO_2用，もしくはPO_2，PCO_2が一体型となったコンバインドセンサに分けられるが，最近は一体型が一般的となっている。

Transcutaneousは「経皮的」という意味であるが省略してtcPO_2もしくはtcCO_2という。

この方式のメリットは採血することなく連続してモニタリングできることから，新生児領域では一般的な装置と考えられるようになり，酸素障害の予測や換気状態の客観的指標として重要な位置を占めるようになった。

〔1〕測定原理

コンバインド型センサの構造を，図2.45に示す。

1）PO_2測定 測定は電気化学的電極に基づく直接的なポーラログラフ測定である。

センサの表面は薄いメンブレンで覆われており，この膜がセンサに酸素を供給する状態を安定化する。酸素はこのメンブレンを通過して陰極に拡散し，そこで発生する還元により電流が発生する。

この電流の変化をとらえ測定値とする。

陽極反応：
$$4Ag + 4Cl^- \rightarrow 4AgCl + 4e^- \quad (2.1)$$

陰極反応：
$$O_2 + 2H_2O + 4e^- \rightarrow 4OH^- \quad (2.2)$$

酸素分子は陰極の反応によって式（2.2）により電解電流が発生する。

陰極はClイオンが多量であり陽極反応に影響しない。

2）CO_2測定 CO_2はSeveringhausセンサであ

2.5 その他の生体情報モニタ

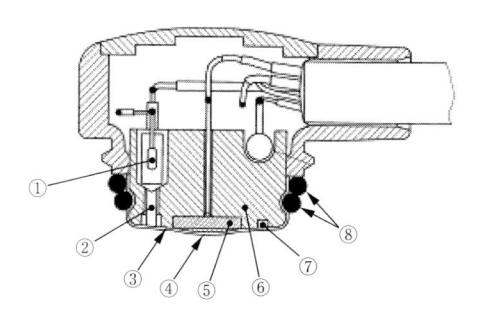

① NTC 抵抗器−温度センサ
② 白金陰極（PO_2 部分）
③ センサ表面を覆う電解液
④ O_2/CO_2 透過メンブレン
⑤ ソリッドステート pH ガラス電極（PCO_2 部分）
⑥ 銀/塩化銀陽極（比較電極）
⑦ 電解液貯留部
⑧ メンブレンを固定するO リング

図 2.45 コンバインド型センサの構造

って，そして二つの電極から構成されている。
・pH 電極
・Ag/AgCl 比較電極

CO_2 が皮膚から遊離すると，膜を通って電解質中に拡散し，水と反応して炭酸を形成し，つぎの式に従って HCO_3^- と H^+ にただちに解離する。

$$H_2O + CO_2 \rightleftarrows H_2CO_3 \rightleftarrows H^+ + HCO_3^-$$

電解液の H^+ の変化は pH の変化である。

pH はヘンダーソンの方程式（Henderson-Hasselbalch）に従って PCO_2 に換算される。

$$\mathrm{pH} = p\mathrm{K} + \log \frac{[HCO_3^-]}{a \times PCO_2}$$

ここで，pK：炭酸の解離定数，$[HCO_3^-]$：HCO_3^- の濃度，a：解離した CO_2 の溶解係数，PCO_2：CO_2 分圧である。

電荷を帯びた分子はメンブレンを通過することができないので，pH の変化は二酸化炭素が電解質中に拡散することにのみ起因している。

コンバインド型電極系で測定された電荷は PCO_2 チャネルに送られ，そこでディジタル化される。つぎに，このディジタル化された信号はマイクロコンピュータに入り，そこで再び変換されて mmHg または kPa 単位で「PCO_2」が表示される。

装置はマイクロコンピュータシステムに基づいており，センサで得られたすべてのデータが集められて処理され，画面に表示される前に装置の設定アッププログラムであらかじめ選択されたアラーム限度と比較される。

以上がその測定原理およびセンサについての説明であるが，以下の利点と使用上の注意に配慮が必要である。

・主要な利点
① 組織への O_2 供給についての連続的な情報が得られる。
② CO_2 の変化についての連続的な情報が得られる。
③ 酸素，二酸化炭素，および循環動態の変化（変動）を，警告として得られる。
④ 繰り返し採血をする必要を少なくする。

・使用上の注意
① 皮膚による個人差があり測定誤差を生じる。
② センサを加温しているため（37～44℃くらい）低温火傷に対する配慮が必要である。

〔2〕装　　　置

経皮ガスモニタにはスタンドアロン型（図 2.46

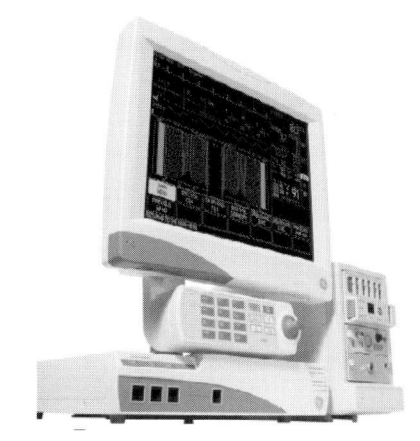

（a）ベッドサイドモニタモジュール型

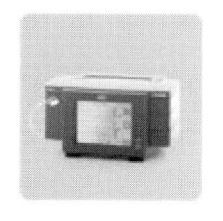

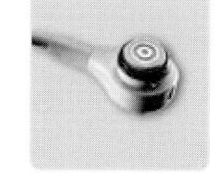

（b）スタンドアロン　　（c）センサ

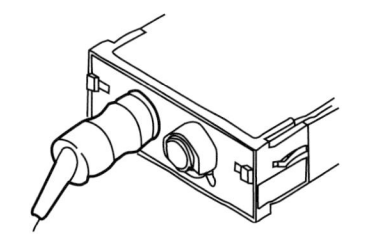

（d）モジュールイメージ

図 2.46 経皮ガスモニタ

(b))のものと，ベッドサイドモニタのモジュール型（図2.46（a）および（d））のものがある。また校正用のキャリブレーションユニットが必ず必要で，異なった濃度の校正用ガスを2本用意しなければならない（図2.47）。

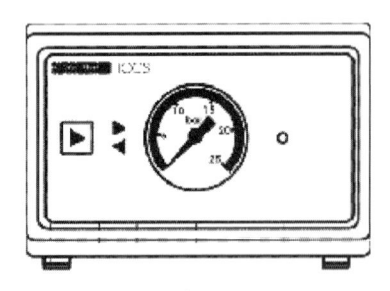

図2.47 キャリブレーションユニット

それぞれCAL 1用はCO_2濃度7.5％，O_2 20.9％，N_2バランスの組成で，CAL 2用はCO_2濃度10％，N_2バランスの組成の校正ガスを使用する。

センサの測定原理からいって精度を確認する意味からも定常的な校正が必要となる。

最近のものは自動的にセンサを校正する機能が備えられており，手動による操作の煩雑さからは解放されている。さらに校正終了後も安定性チェックの機能がついており，直近の値が1％未満の変化であればそのまま測定で保障される仕組みとなっている。

その他，必要なアクセサリ類は以下のものがある。
① 電解液：センサ表面に滴下，室温以下で保存。
② コンタクト液：in vivo 測定中に皮膚とセンサ間の接触を確立。
③ ゼロ溶液：O_2センサのゼロ電流をチェック。

2.5.4 パルスオキシメータ

パルスオキシメータは指先にセンサを装着するだけで，無侵襲，連続的かつリアルタイムに動脈血の酸素飽和度を測定する装置である。

パルスオキシメータで測定された酸素飽和度は，S_PO_2と表される。Pは脈拍 pulse を意味する。採血により測定された動脈血酸素飽和度をS_aO_2，パルスオキシメータで測定された酸素飽和度をS_PO_2として，区別して用いられている。

〔1〕測定原理

血液が赤いということは，血液が赤い色の光はよく通すが赤い色以外の光は通しにくい性質をもっていることを示す。赤い色以外の光を通さないということは，赤い色以外の光を吸収するということである。血液の色はヘモグロビンの光吸収特性により決まる。

酸素はヘモグロビンと結合した形で血液中に存在する。酸素と結合したヘモグロビンを酸化ヘモグロビン，酸素と結合していないヘモグロビンを還元ヘモグロビンという。酸素飽和度は，ヘモグロビンに酸素が結合している比率を表す。

酸素を多く含んだ動脈血は，鮮やかな赤色に見える。また酸素を体に放出した後の静脈血は黒っぽく見える。この色の違いは，酸化ヘモグロビンと還元ヘモグロビンの光吸収特性の違いによる。図2.48にヘモグロビンの光吸収特性を示す[1]。

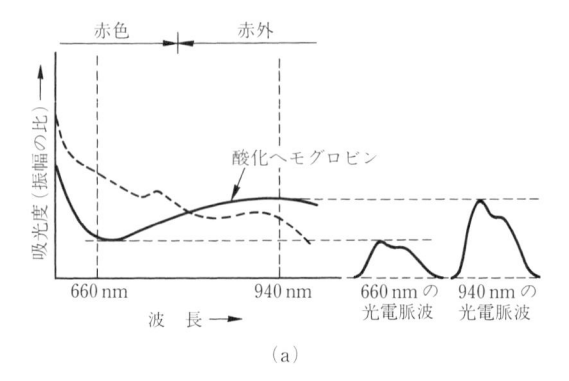

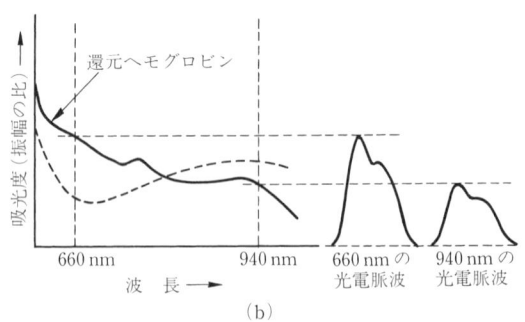

図2.48 ヘモグロビンの光吸収特性

このように，血液の色は血液中のヘモグロビンと酸素との結合の程度，すなわち酸素飽和度を反映している。

パルスオキシメータでは，複数の波長の光電脈波を用いることにより，動脈血のみの光吸収特性を取り出すことを可能にしている。

指などの比較的薄い組織に光をあてて，透過光強度を測定すると図2.49（b）のような波形が得られる。この中の波打っている部分は，図2.49（a）に示すように，心臓の拍動による動脈内の血液量の変化によるものである。心臓の収縮により送り出された血液が血管内に充満すると，透過光強度は弱くなる。逆に心臓が拡張している間は，血管内の血液量が減少するため，透過光強度は強くなる。透過光強度がわかれば光がどの程度吸収されたかがわかる。光の吸収の程度を

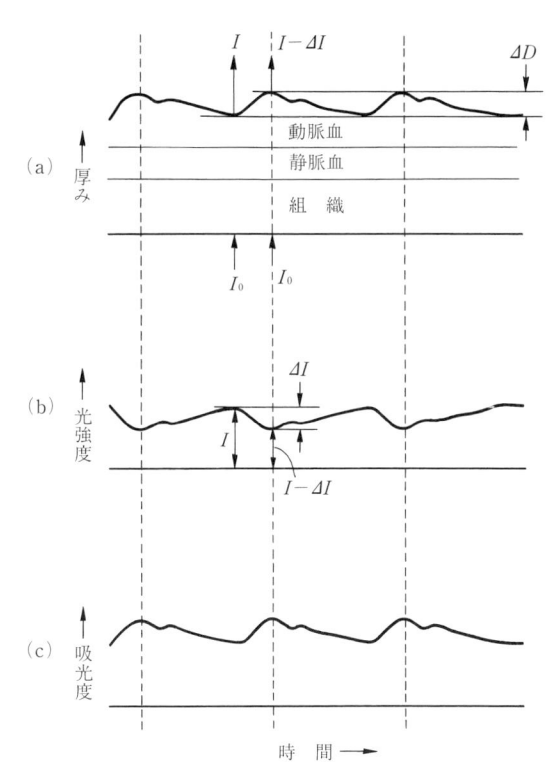

図2.49 血液量の変動と光電脈波

吸光度という。吸光度の時間的変化は図2.49（c）のような波形になる。この波形の波打っている部分を光電脈波という。

光電脈波の振幅は，脈拍によって生じる血液量変化のほかに，照射した光の波長によっても大きさが変わる。これは光の波長と血液の吸光特性の間に図2.48で示したような関係があるからである。また，血液の吸光特性は酸素飽和度によっても変化する。脈拍による血液の変化量が同じであっても，その血液の酸素飽和度によって得られる光電脈波の振幅は異なったものになる。

660 nm と 940 nm の波長の光を，すべてのヘモグロビンが酸化ヘモグロビンである血液に照射した場合，酸素飽和度は 100 % であり，二つの波長の光によって得られる光電脈波の関係は，図2.48（a）に示すようになる。

このように二つの波長の光によって得られる光電脈波の振幅比は，脈打っている血液の酸素飽和度によって決まる。いいかえれば，二つの波長の光による光電脈波の振幅比が求められれば，動脈血酸素飽和度を求めることができる。

〔2〕装　置　構　造

パルスオキシメータは体に装着するプローブと，プローブからの信号を処理し，酸素飽和度を求める本体によって構成される（図2.50）。

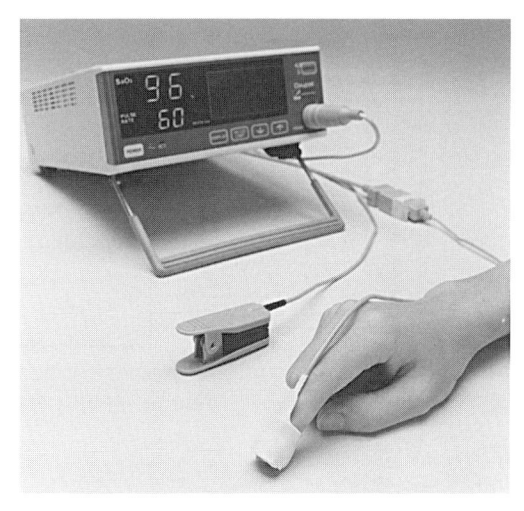

図2.50 パルスオキシメータ外観例

図2.51に示すブロック図により動作の流れを説明する[2]）。

プローブには発光部と受光部があり，その間に指などの測定部位が挟まれる構造になっている。発光部には電流を光に変換する LED が用いられる。波長は赤色（660 nm）と赤外（940 nm）である。二つの LED は交互に発光する。

受光部には光を電流に変換するフォトダイオードという素子が用いられる。透過光はフォトダイオードによって電流に変換される。プローブの電流出力は本体で電圧に変換され，それぞれの波長の透過光強度信号に分離される。

透過光強度信号から吸光度の脈波成分を取り出し，振幅の比を算出し，酸素飽和度に換算する。また同時に脈拍数も算出する。

さらにほとんどのパルスオキシメータは，画面あるいはバーグラフによって脈波波形を表示している。これは測定が良好に行われているかどうかを知るうえで重要な機能である。

〔3〕使　用　目　的

パルスオキシメータは，麻酔中の安全確保を目的として，1980年代の後半から急速に普及してきた。現在では在宅医療から一般病棟でのスポットチェックに至るまで，さまざまな医療現場で使用されている。ここでは，パルスオキシメータに関連する各種ガイドラインなどの例をいくつか紹介する。

1）生体情報モニタ　　日本麻酔学会が1993年に定めた「安全な麻酔のためのモニタ指針」の中に，酸

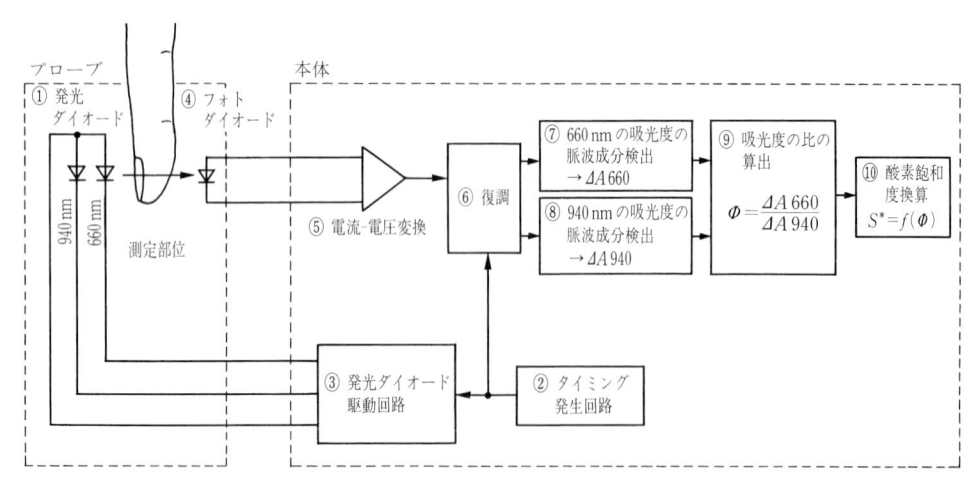

図2.51 パルスオキシメータのブロックダイヤグラム

素化のチェックについて以下のように記載されている。

「皮膚，粘膜，血液の色などを看視すること。パルスオキシメータを装着すること」

同様の指針は，米国，英国，オーストラリア，オランダ，カナダその他諸外国で定められている[3]。

2) **新生児モニタ**　新生児集中治療領域では，S_pO_2 92%以下を低酸素血症としている。また未熟児網膜症の予防のために，人工換気療法中は98%以上にしないほうが安全とされている[4]。

3) **在宅酸素療法**　慢性閉塞性肺疾患の治療法として，在宅酸素療法がある。この治療法の適用として「P_aO_2 55 Torr 以下」あるいは「P_aO_2 60 Torr 以下で睡眠時または運動負荷時に著しい低酸素血症をきたす」という基準が示されている。このときの判定にパルスオキシメータを用いてもよいとされている。「P_aO_2 55 Torr 以下」は S_pO_2 88% 以下，「P_aO_2 60 Torr 以下」は S_pO_2 89%以下と一般に解釈される[5]。

4) **睡眠時無呼吸症候群**　睡眠時無呼吸の診断は，終夜睡眠ポリグラフ検査（polysomnography：PSG）によって行う。PSGでは脳波，眼球運動，眼筋電図（EMG），鼻孔部と口の換気曲線，胸部と腹部の呼吸運動曲線，心電図ならびに S_pO_2 を連続的に記録することが必要である。無呼吸は10秒以上の換気停止であり，低呼吸とは換気曲線の振幅が覚醒時呼吸の50%以下で，S_pO_2 の3%以上の低下か脳波上の覚醒反応を伴うものとされている[5]。

5) **肺炎**　日本呼吸器学会作成「成人市中肺炎診療の基本的考え方」にある肺炎重症度分類の判断基準の一つに，$S_pO_2 \leq 90\%$ という項目が盛り込まれている[6]。

引用・参考文献

1) 鵜川貞二：循環器専門医，**11**，1，163-169（2003）
2) 青柳卓雄，ほか：パルスオキシメータの原理と構造，Clinical Engineering，**7**，2，102-110（1996）
3) 日本麻酔学会：諸外国の麻酔のためのモニター指針，安全な麻酔のためのモニター指針，13-25，克誠堂出版（1995）
4) 和田紀久，ほか：パルスオキシメーターどこまで頼れるか？―，Neonatal Care 1999年春期増刊，48-55，メディカ出版（1999）
5) 循環器病の診断と治療に関するガイドライン，Japanese Circulation Journal，**65** Supplement V，1100-1106
6) 河野　茂，ほか：市中肺炎のガイドラインをめぐって，呼吸，**19**，869-880（2000）

2.5.5　呼吸モニタ

〔1〕**動　　　向**

最近のほとんどの人工呼吸器は，呼吸系パラメータの連続モニタリング機能を備えている。手術室においても，呼吸系のモニタ機能を備える高級な麻酔器も製品化されている。さらに，呼吸系パラメータは，循環系パラメータとともに同一画面上でモニタリングされるようになってきた。循環系との一元化モニタリングは，今後も進むと予想される。

〔2〕**呼吸系パラメータ**

人工呼吸器，麻酔器，モニタ機器が備えているおもな呼吸系パラメータは換気力学的なものが主である。流量，気道内圧のほかに，CO_2 も測定し，代謝系のパラメータも計測する単体器もある。

① 換気状態の監視：流量波形，気道内圧波形，Volume 波形，RR，MV，TV，VD/VT，$ETCO_2$
② 気道内圧の監視：Ppeak，Pplat，PEEP，

PEEPi
③ 肺メカニクス：C, R, P-V ループ, F-V ループ
④ 呼吸努力：$P_{0.1}$
⑤ 代謝系：$\dot{V}CO_2$

かつて，呼吸仕事量（WOB）を計測する単体器があったが測定する手法が確立できず，現在はない。WOB は呼吸系モニタリング上，重要なパラメータの一つである。WOB 計測方法として，食道バルーンで胸腔内圧 P_{es} を測定する方式と，C，R を用いて非侵襲的に呼吸筋圧 P_{mus} を下記の式から求める方式があった。WOB は，P_{es} あるいは P_{mus} を Volume で積分して求められる。前者は，侵襲的でかつ正確な P_{es} を得るには食道バルーン操作の熟練が必要であったこと，後者は，リアルタイムに C，R を求める方法が確立できなかったことに問題があった。

$$P_{mus} = P_{aw} - R*\dot{V} - \frac{V}{C} - \text{PEEP}$$

ここで，P_{aw}：気道内圧，$\dot{V}$：流量，$V=\int \dot{V}dt$ である。

〔3〕 セ ン サ

呼吸系パラメータを得るために，流量，気道内圧を1次情報として測定する（ここでは CO_2 は除く）。センサの設置位置は，患者の口元，機器の内部と機器によって分かれている。理想的な位置は患者の口元である。

1） 流量の測定原理 これまで，差圧式，熱線式，超音波伝搬時間差式など，ICU，手術室，病棟で使用されることを前提としたさまざまな原理のセンサが製品化されてきた（**表 2.2**）。その中で，固定オリフィスの差圧式を採用した機器が多い。その理由としてあらゆる場所で使用でき，小型化，低価格化が容易である，および非常に微小な差圧を計測することが可能な圧センサが製品化されたことが考えられる。しかし，この方式はガスの種類，温度，湿度，気圧が精度に影響するという問題がある。モニタ機器は，この影響を手動的あるいは自動的に補正する機能を備えている。

固定オリフィスの差圧式流量センサの原理は以下のとおりである。

$$\dot{V} = k \cdot \sqrt{\frac{\Delta P}{\rho}}$$

ここで，$\dot{V}$：流量，k：定数，ΔP：発生差圧，ρ：ガスの密度である。

2） 気道内圧 半導体技術の進歩で，十分な精度で計測可能になっている。しかし，温度ドリフトが無視できないので，計測途中でのゼロ校正が必要である。

〔4〕 装 置

図 2.52 に，最近の呼吸モニタを一例として示す。このモニタは，循環系パラメータとともに同一画面上に呼吸系パラメータを表示する。流量，気道内圧，Volume 波形とともに，P-V ループあるいは F-V ループをリアルタイムに表示する。ループを記憶でき，それをレファレンスループとすることもできる。

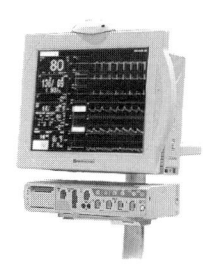

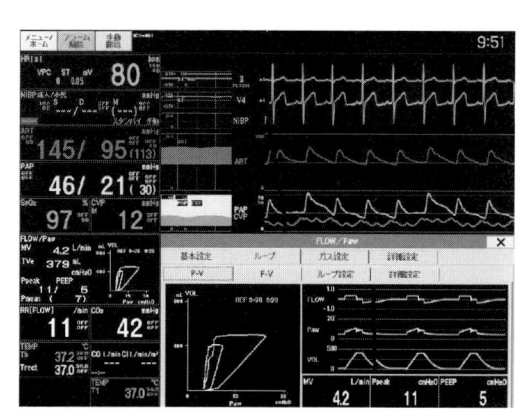

図 2.52 呼吸モニタの例

表 2.2 センサの比較

	差圧式		熱線式	超音波伝搬時間差式
	固定オリフィス	可変オリフィス		
低価格化	◎	○	○	△
小型化	○	○	○	△
ガス組成の精度への影響	△（あり）	△（あり）	△（あり）	◎（なし）
麻酔ガス中での使用	◎	◎	△	×[注]

〔注〕原理的にはまったく問題なく使用できる。しかし，麻酔ガス中では超音波の減衰が激しく，現在の技術では使用可能にできない。

2.6 医用テレメータ

2.6.1 概 説

温度・圧力・明るさなど，さまざまな物理パラメータを遠隔地から測定・モニタリングするシステムを一

一般にテレメータと呼ぶ。計測場所のデータを観測場所に送るには，距離や環境条件に合わせてさまざまな方法をとることができるが，大きくは有線式と無線式に分類することができる。電話回線に代表される有線方式では，ケーブル内を流れる電気が信号を伝える。また，光ファイバ内を伝わる光を用いた光通信も一般家庭にまで普及してきた。無線方式はケーブルなどによる物理的な接続なしに情報を伝送する方法で，電磁波，光，音などが伝送用エネルギーとして用いられる。

広義の医用テレメータは心電図，呼吸，血圧，S_pO_2などの生体信号を離れた場所からモニタリングする方法すべてを含むが，一般には病院内において使用される電波を用いた無線方式による生体情報モニタリングシステムをさす場合が多い。携帯電話などの無線通信インフラの発達に伴い，救急車に収容された患者の生体情報を病院へ送るシステムや，インターネットを介して海外まで生体信号を送るシステムもあるが，それぞれ救急伝送システム，遠隔モニタリングシステムとして別に扱われるのが普通である。

病院内でも，セントラルモニタを使用して，複数の患者の容態をナースステーションなどの離れた場所から集中モニタリングするシステムを使用することが多いが，救急救命室，ICU，CCUなどの急性期病棟を除く一般の病棟では医用テレメータを用いる場合が多い。これは有線式に比べて

・設置工事が簡単な場合が多いこと
・患者をベッドに拘束せずにモニタリングできること
・患者搬送中もモニタリングを継続できること

などのメリットによるものと考えられる。

2.6.2 特定小電力無線を用いた医用テレメータ

医用テレメータに限らず，電波の使用に関しては周波数の有効利用，混信によるトラブルの回避を目的とした電波法および電波法施行規則の規制を受ける。特定小電力無線局は，特定の基準を満たすことによって，免許，資格，届出の不要な無線通信設備であり，だれもが使用することができる。個々の無線設備は技術基準適合証明試験を受けることによって，基準を満たすことが確認されている。特定小電力無線を用いた医用テレメータ（以下，小電力医用テレメータ）については，電波法施行規則に基づいて社団法人電波産業会が作成した標準規格（特定小電力無線局医療用テレメータ用無線設備 RCR STD-21）が定められており，それに従って設計，製造され，医療施設で使用されなければならない[1]。小電力医用テレメータに対しては，**表2.3**に示すように，420.0500 MHzから449.6625 MHzの間で六つの使用可能なバンドが定

表2.3 小電力医用テレメータの使用可能周波数範囲

バンド	周波数範囲〔MHz〕	チャネル間隔〔kHz〕	チャネル番号
バンド1	420.0500～421.0375	12.5	1001～1080
バンド2	424.4875～425.9750	12.5	2001～2120
バンド3	429.2500～429.7375	12.5	3001～3040
バンド4	440.5625～441.5500	12.5	4001～4080
バンド5	444.5125～445.5000	12.5	5001～5080
バンド6	448.6750～449.6625	12.5	6001～6080

められており，それぞれに12.5 kHz幅のチャネルが決められている。チャネル数は，トータルで480となるが，後述する相互変調による混信などの影響により，決まったエリア内で同時に使用できるチャネル数は限られる。

小電力医用テレメータの無線設備に要求される主要な技術的条件を**表2.4**に示す。

表2.4 小電力医用テレメータの技術条件例（A型）

項目	条件
通信方式	単向通信方式
空中線電力	1 mW以下
周波数の許容偏差	$\pm 4 \times 10^{-6}$
占有周波数帯域幅	8.5 kHz
発振方式	水晶発振方式または水晶発振により制御する周波数シンセサイザ方式
変調方式	FM-FM方式（アナログ）または2値FSK変調方式（ディジタル）

〔1〕 小電力医用テレメータ送信機

小電力医用テレメータでは，チャネルの間隔が12.5 kHzと決められており，1チャネル当りの周波数帯域幅は8.5 kHzに限られているため，一度に多くの信号波形などを送信しようとする場合には，帯域が不足するおそれがある。そのため，複数のチャネル幅を占有することにより，多くの情報を送ることができるシステムも認められている。占有できるチャネル数は，1，2，4，8，40の5種類が定められており，それぞれA型，B型，C型，D型，E型と分類されている。一般には，心電図もしくは，心電図と呼吸を送信するA型の送信機が最も多用されている。心電・呼吸テレメータ送信機の例を**図2.53**に示す。

基本的な心電図テレメータ送信機のブロック図を**図2.54**に示す。差動入力アンプにより増幅された心電図によって搬送波を変調して送信する。従来はアナログの心電図信号の大きさによって搬送波の周波数を変えるFM変調方式が一般的であったが，最近では，いったん，ディジタル値に変換してFSK変調をかける方式が主流になっている。

また，搬送波は周波数の安定度が要求されるため，チャネルの番号に合わせた周波数の水晶振動子により発生させる方式が長く用いられてきたが，デバイスの

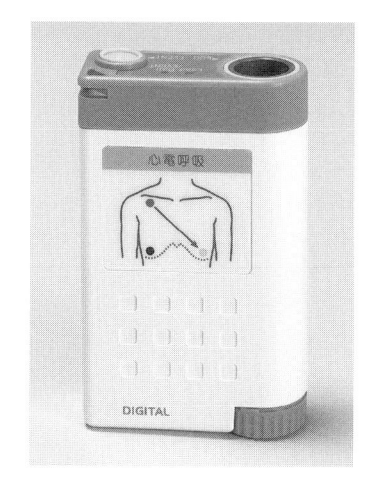

図 2.53 心電・呼吸テレメータ送信機の例

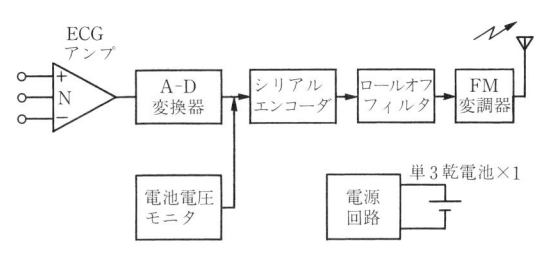

図 2.54 心電図テレメータ送信機のブロック図例

進歩によって，PLLを用いた周波数シンセサイザ方式が実現可能となり，チャネル切換えの際に水晶振動子を交換しなければならない不便さが解消された[2]．

送信用アンテナは運用上の便利さ，患者の快適さから，専用のアンテナを設けず，誘導コードにアンテナの役割をもたせる場合が多い．しかし，電極貼付け位置によって装着時のアンテナ形状が変化したり，生体による電波の吸収などもあり，インピーダンスのマッチングをとることが難しく，効率のよくない点が問題となっている．

近年では，S_pO_2の低消費電力化が進み，心電図，呼吸以外にS_pO_2の計測も可能な送信機が一般にも広く用いられ始めている．また携帯型ではないが，設置の自由度を上げる目的で，ベッドサイドモニタとセントラルモニタ間の通信を無線化するための送信機も使用されている．

〔2〕 小電力医用テレメータ受信機

図 2.55に心電図テレメータ受信機のブロック図を示す．

アンテナで受信された電波は適切なレベルに増幅されたあと，ダブルスーパーヘテロダイン方式により復調される．一つの送信機当り一つの受信機が必要とな

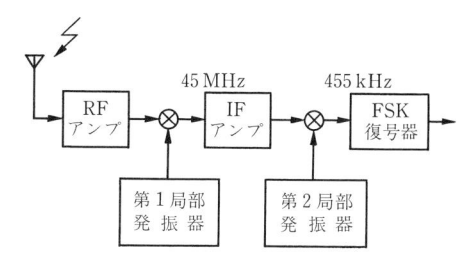

図 2.55 心電図テレメータ受信機のブロック図例

るため，複数の送信機からのデータを集中受信する場合には，アンテナで受信した信号を適切なレベルに増幅してから，分配器を通して各受信機に信号が送られ，それぞれに対応するチャネルの送信機のデータ復調が行われる．受信機には有線ネットワークなどを通してセントラルモニタに受信したデータを送る専用受信機（図 2.56）のほかに，セントラルモニタに受信機を内蔵させたタイプもある（図 2.57）．

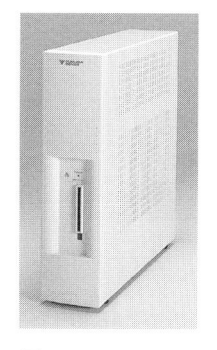

図 2.56 テレメータ受信機の例

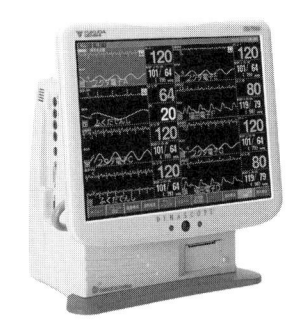

図 2.57 テレメータ受信機を内蔵したセントラルモニタの例

簡略化されたシステムでは受信用のアンテナにホイップアンテナなどを用いることができる．しかし，電波のもつ，反射，干渉，吸収，減衰などの性質により安定に受信できる送信機，受信機の位置は限定されてしまう問題がある．受信可能範囲を広げると同時に安定した受信状態を維持する目的で，フロアアンテナを設置する場合も多い．フロアアンテナには複数の受信用アンテナを同軸ケーブルで接続したり，漏えい同軸ケーブルによってケーブルのどこからでも満遍なく受信できるように工夫されたシステムが使用される．図 2.58に漏えい同軸ケーブルを利用したフロアアンテナの設置例を示す．

フロアアンテナシステムでも距離が長くなると同軸ケーブルによる減衰により，受信機入力部で十分な信号強度が得られない場合がある．そのような場合は同軸ケーブルの途中にブースタを設置して信号の減衰分

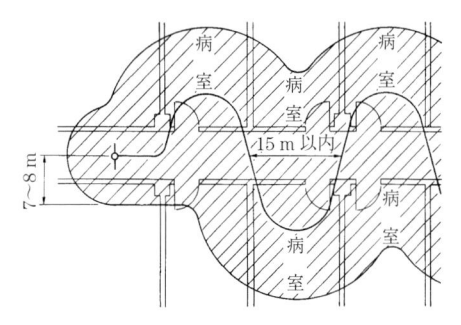

図 2.58 漏えい同軸ケーブルを利用したフロアアンテナの設置例（斜線部が受信可能な範囲を示す）

を増幅する必要がある．しかしブースタは信号だけではなく，ノイズも同じように増幅するため，増幅しすぎると混信などの問題が発生する場合もあるので注意が必要である．受信ブースタによる増幅効果の例を図 2.59 に示す．

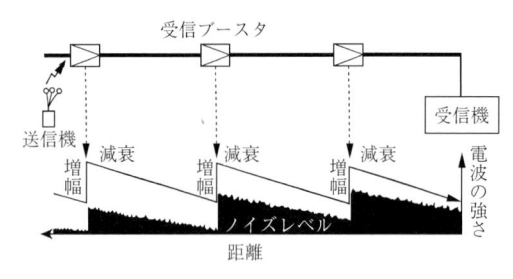

図 2.59 受信ブースタによる信号増幅

1） 混　信　　増幅器に二つの周波数の信号が入力されると，増幅器がもつ非直線性のために，入力信号の高調波の和や差といった新しい周波数成分のノイズが発生してしまう．この現象を相互変調と呼ぶ．一般に高調波の次数が高くなるほど，そのエネルギーが小さくなるため，一番問題になるのは 2 次高調波成分である．二つの信号の周波数を，それぞれ f_1, f_2 とした場合，$2f_1-f_2$ および $2f_2-f_1$ の周波数のノイズも発生する．式からもわかるとおり，f_1, f_2 の値が近い場合，発生する不要なノイズも同じ周波数帯域に発生することになる．例をあげれば，f_1 を 420.087 5 MHz（チャネル 1004），f_2 を 420.100 0 MHz（チャネル 1005）とすると，420.075 0 MHz（チャネル 1003）および 420.112 5 MHz（チャネル 1006）のノイズが発生してしまう．もちろん相互変調波の強度は原信号に比べて一般的にはかなり小さいが，電波の電界強度は距離に反比例することから，受信アンテナから送信機までの距離によって原信号のレベルは大きく変化する．前述の例でもチャネル 1004，1005 の送信機がアンテナの近傍にあった場合には，チャネル 1003，1006 への

混信の可能性は非常に大きくなる．この問題を避けるためには，相互に混信が発生しないチャネルの組合せのみを使用する必要があり，正しいチャネルの管理が必須となる．

2） フェージング　　自由空間の中の電波の振舞いは，明確に理論化されているが，こと現実空間の中では，その振舞いは複雑で予測することは困難である．送信機のアンテナからさまざまな方向に発射された電波が，直接あるいはいろいろな物質に反射，吸収され減衰して受信機のアンテナに到達する．しかも，その経路は必ずしも一つではなく，いくつもの経路を通った信号が重なり合った干渉波の状態でアンテナで受信されることになる．その経路長の違いによって届いた電波の位相は大きく変化してしまうが，重なったあとの電波の振舞いは各電波がもつ位相の差に大きく依存する．もし，同相の電磁波のみであれば，重なり合った信号の強度は単純に大きくなるが，逆相になってしまった場合は打ち消しあってしまうことになる．

図 2.60 に示すように複数の経路を通過した電波の重なり合いにより，スポット的に信号レベルが低下してしまう現象をフェージング現象と呼ぶ．

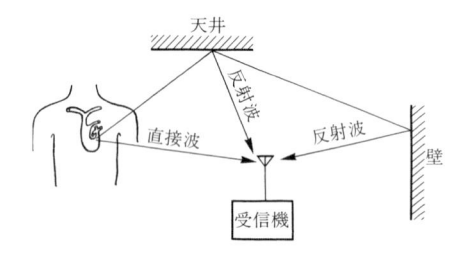

（a）　送−受信機間の伝搬経路

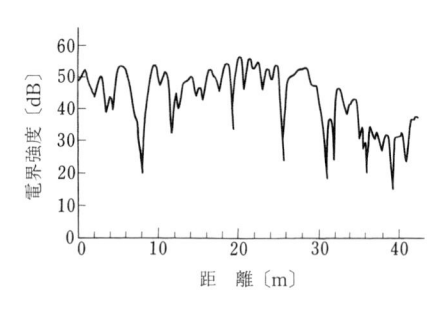

（b）　屋内における電波伝搬の例

図 2.60　電波の経路とフェージング現象

医用テレメータの場合は，送信機と受信機の位置関係がつねに変化することが前提になっていることもあり，あらかじめフェージング現象の起こる場所を特定するのは難しい．したがって，モニタリングエリア全体にわたって，受信電界強度のマージンが十分にとれ

るようなアンテナの設置が望まれる。また振動（定在波）の節から1/4波長離れた位置が振動の腹にあたる原理を利用し，1/4波長離れた位置に二つのアンテナを設置して，信号強度の強いほうに自動的に切り換えて使用するスペースダイバシティ方式も用いられることもあるが，無数の複雑な反射波が交じり合っていることから，必ずしもきれいな定在波が形成されるわけではなく，万能といえるものではない。

〔3〕 小電力医用テレメータの運用

異なったメーカの製品が混在する可能性のある病院の中で，小電力医用テレメータを，より安全に，安定に，効率よく使用するためには，その運用，管理の方法を統一して定める必要がある。その目的に供するため，社団法人電子情報技術協会は「EIAJ AE-5201 A 小電力医用テレメータの運用規定」を制定している[3]。ここでは，チャネル，バンド，ゾーンなど用語の定義，チャネルの表示方法，ゾーン配置の方法などを示し，できるだけ簡単に混信などの障害を避ける運用方法を定めている。

2.6.3 その他の医用テレメータ

小電力医用テレメータは，一部を除いて医用向けのみに限定，保護された周波数帯域を使用しており，きちんと管理すれば，非常にモニタリングに有用なシステムを構成することができる。しかし，単向通信であることから，その運用，利用には限界があるのも事実である。ここでは，その他の無線システムを応用したテレメータシステムについて紹介する。

〔1〕 微弱無線を使用したテレメータシステム

3mの距離における電界強度が規定のレベルより低い無線設備は，微弱無線局と呼ばれ，無線局の免許なしに使用することが可能である。これらは自動車のキーレスエントリーシステムや，レストランでのウェートレスコールシステム，ワイヤレスヘッドホンなどにも使用されている。

医用への応用については，放射する電波が微弱なため，電池を含めた送信機が小型化できるのが魅力である。一方，送信可能な距離が限られるため，病室内に限って動くことが可能な患者の生体信号を，同じく病室内に設置した受信機で受ける構成となる。したがって，病室をまたぐようなモニタリングには適しておらず，ナースステーションからモニタリングするためには，受信機のデータをナースステーションまで送信する別手段が必要となる。

微弱無線を利用したテレメータの例を**図2.61**に示す。このシステムでは送信周波数帯域が312.00〜315.50 MHz，電界強度は3m法で500 μV/mとなっ

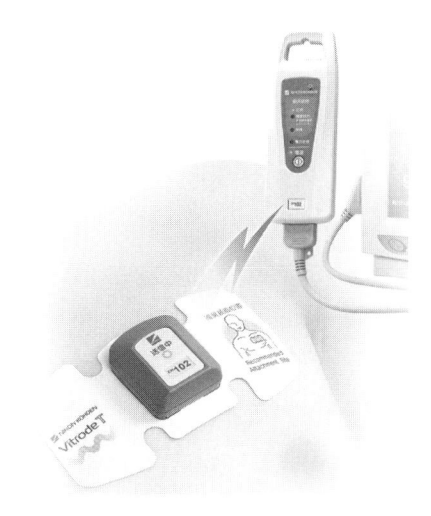

図2.61 微弱無線を利用したテレメータの例

ている。

〔2〕 テレメータ・テレコントロール

小電力医用テレメータと同様に，特定小電力無線の範ちゅうにあるテレメータ・テレコントロールも医用テレメータに応用されている。その標準規格は社団法人電波産業会によって「特定小電力無線局テレメータ用，テレコントロール用及びデータ伝送用無線設備 ARIB STD-T 67」として策定されている[4]。**表2.5**に規格で定められたテレメータ・テレコントロールに関する主要な技術条件を示す。

表2.5 テレメータ・テレコントロールの技術条件例

項　目	条　件
通信方式	単向通信方式，単信方式，同報通信方式，半複信方式，または複信方式
周波数切換方式	固定，手動または自動切換方式
空中線電力	10 mW 以下
周波数の許容偏差	$\pm 4 \times 10^{-6}$
占有周波数帯域幅	8.5 kHz
発振方式	水晶発振方式または水晶発振により制御する周波数シンセサイザ方式

〔注〕 使用周波数帯によっては一部制限がある。

小電力医用テレメータと比較した場合の大きな特徴は，小電力医用テレメータの10倍の10 mWの空中線電力と双方向通信が可能な規格であることである（一部の周波数帯では，空中線電力1 mW，単向通信など制限が大きいので注意が必要である）。アンテナは固定であるが，空中線電力が大きいことから，一つの病棟程度の広さをカバーするテレメータシステムが簡単に構築できる。ただし，あまり大量のデータを一度に送ることが難しく，小電力医用テレメータのように波形データを何本も伝送するのは困難である。また

429.250 0 MHz から 429.737 5 MHz の周波数範囲は，小電力医用テレメータのバンド 3 と重なり合っており，併用したり，近傍で使用する場合には混信のおそれがあり，注意が必要である．小電力医用テレメータとの混信を避けた，1.2 GHz 帯のテレメータ・テレコントロール用送受信機もある（図 2.62）．

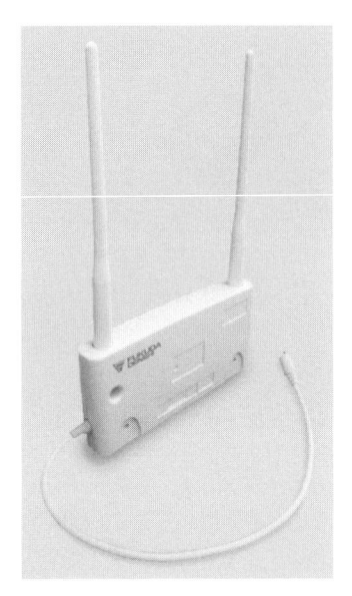

図 2.62 テレメータ・テレコントロール用送受信機の例

〔3〕 無 線 LAN

高速な双方向無線通信の代表例に IEEE 802.11 規格で規定された無線 LAN がある．無線 LAN も小電力医用テレメータと同様に特定小電力無線局として認められている．技術の進歩に合わせて，いくつかの拡張規格が作られ，それに準拠した高速なデバイスがどんどん開発されているが，現在の日本では 2.4 GHz 帯を使用した IEEE 802.11 b（通信速度 11 Mbps）規格，IEEE 802.11 g（通信速度 54 Mbps）規格に対応した製品が主流である．大容量のデータが双方向に送受信可能で，コンピュータ用に安価な民生機器がたくさん市販されていることから，コンピュータを使用した情報システムとの親和性が高いことも特徴である．

ただし，使用している周波数帯がマイクロ波治療器や電子レンジなどで使用するマイクロ波の帯域と重なっているため，使用環境によっては，妨害，混信を起こしやすい問題がある．また，通信可能なエリアを広げるためには多数のアクセスポイントを設置する必要があり，設置工事，システムの価格が高くなりやすい．

IEEE 802.11 a に定められた 5 GHz 帯の無線 LAN も実用化されているが，電波法で定めた気象レーダ用の周波数帯域と重なることから，日本国内で使用するためにはいくつかの制約条件が課せられており，普及が遅れている．

引用・参考文献

1) 社団法人電波産業会：特定小電力無線局医療用テレメータ用無線設備標準規格 RCR STD-21 2.1 版（2005）
2) 村木能也：効率的運用を目指す送信チャネル変更機能，クリニカルエンジニアリング，**12**, 10, 850-855（2001）
3) 医用電子機器標準化委員会：電子情報技術産業協会規格 EIAJ AE-5201 A 小電力医用テレメータの運用規定，社団法人電子情報技術産業協会（2002）
4) 社団法人電波産業会：特定小電力無線局テレメータ用，テレコントロール用及びデータ伝送用無線設備標準規格 ARIB STD-T 67 1.1 版（2005）

2.7 生体情報マネジメントシステム

2.7.1 目　　　　的

病院内の電子化の流れは大きく分けて二つの系統での発展を遂げてきた．1980 年代に急速に普及していった医事会計システムは診療保険点数の計算を行うためのものであったが，その後種々の投薬，処方，検査など院内の複数の部署にわたっての依頼，指示事項を伝達するためのシステムとしてオーダエントリシステムが定着していった．オーダエントリシステムは医師が患者への処置，治療事項を指示し，それらにかかわる在庫管理や会計処理などを電子的に行うものである．

このシステムに，さらに患者の主訴や所見，治療方針や結果などの診療録データを記載するようにしたものが電子カルテシステムである．電子カルテシステムは従来，紙による記載および保存しか認められていなかった診療録が，一定の条件のもとに電子的に保存することが認められるようになったことを契機に普及するようになり今日に至っている．したがって，昨今目にする電子カルテシステムは内部にオーダエントリ，医事会計の二つの機能をつねに包含したものとなっている．これらのシステムは，その生い立ちの原点が医事会計のためのシステムであったことからも理解できるとおり，一般的にはいわゆるコンピュータメーカが構築することが多い．

一方，臨床の現場では診断，治療のみならずさまざまな症例検討や医学教育の目的で，医療機器から得られる患者データを電子化して保存し，再利用するための試みが続けられてきた．現在のほとんどの ME 機器はなんらかの方法で内部のデータを外部に出力する

機能を有している。外部にデータ保存するためのハードディスクなどの媒体の記憶容量は爆発的に増加してきているため、最初は数分おきの数値データのみであったシステムも、現在ではディジタル化された波形データや画像データをスムーズに取り扱うことが可能となってきた。

昨今ではこのようにしてストレージしたデータをいかに表現（表示）するかといったことに焦点が移ってきている。単に数値のリストやグラフとして表示するにとどまらず、臨床現場において紙ベースで使用されてきた麻酔記録や経過表もこの機能を利用して電子的に作成することが可能となってきた。これらのシステムは、一般的には医療機器を開発、販売するMEメーカから供給されるものが主流となっている。

このように、同じ患者データを記録、保存するためのシステムでありながら電子カルテシステムと麻酔記録システムなどとではその生い立ちおよびプロバイダの業種が異なっているのが現状である。しかしながら臨床の現場においてはいかにこの2種のシステムをスムーズに運用できるかが求められており、いわゆる部門間におけるシステム連携が重要なポイントとなってきている。

本節においては、主としてこれら二つのシステムのうち後者についての機能、性能について特に手術部門、重症部門の二つをとりあげて解説を行う。

2.7.2 システム

生体情報マネジメントシステムには臨床支援と業務支援の二つの側面がある。

臨床支援機能とは患者の生体情報を収集、保持、保存し、医療従事者が必要なときに、必要な形でそのデータ提供を行うものである。データは臨床上の記録となるだけでなく、現在の患者容態を把握し、以後の診断・治療に役立てられる。さらに、過去から蓄積されたデータを2次解析することにより新しい医療アルゴリズムを構築することを可能とする。

一方、業務支援機能とは医療従事者の間接業務に対する負担を軽減することを目的とする。定型業務、単純業務をシステム化することで業務を効率化し、省力化をはかる。さらに、医療全般にわたるプロセスを分析することにより、病院の業務改善、経営改善に取り組むための素データを提供する。

生体情報マネジメントシステムにおいてはこの二つの機能がいかに高い次元で融合されたものであるかが重要なポイントとなる。

〔1〕 手術部門システム

手術部門システムは、周術期における患者データを一元的に管理するとともに、手術業務全般を円滑に進めていく補助をすることを目的としている。

周術期には、術前・術中・術後の三つのステージがあり、手術部の運営をサポートする側面を含めると大きく分けて四つの機能群が有機的に連携して動作する必要がある。

【術前】
・手術申込機能、麻酔申込機能
・手術スケジューリング機能
・術前診察支援機能
・術前検査データ参照機能

【術中】
・手術進行状況表示機能
・生体情報管理機能
・麻酔記録作成機能（全麻用、局麻用）
・術中看護記録作成機能
・人工心肺記録作成機能

【術後】
・手術伝票（通知票）作成機能
・医材・機材管理機能
・術後回診支援機能

【運営管理】
・台帳作成機能（麻酔台帳、手術台帳）
・データ検索・統計機能
・電子カルテへの術中データ送出機能

本システムの使用者は、主として院内の麻酔科の医師、手術部に属する看護師、臨床工学技士である。手術という、患者にとって非常に侵襲度の大きい、リスクの高い治療に携わっているスタッフにとって、その業務を妨げることなく必要なときに必要な情報を提示し、円滑な業務が運営できるシステムは非常に有益なものであるが、反面システムに課せられた要求事項も多岐にわたり高度なものとなる。

1) 手術部門の業務フロー（術前） 患者の手術実施が決まると病棟、外来から手術の申込を行う。申込は通常「枠」といわれる各科ごとに割り当てられた範囲内でのみ行うことができるので、事前に各科ごとの医局会などで予定を決めてから申し込まれることが多い。手術申込は木曜か金曜あたりに締め切られ、週末に翌週分の手術スケジュールが立案され各科に配布される施設が多い（図2.63）。これ以降に発生する手術は「緊急」として特例的に受付が行われ、通常手術室看護師長の権限でスケジュールの再編が随時行われていく。

手術の前日になると、麻酔科医および手術室担当看護師が該当患者の術前診察を行う。患者の問診および麻酔内容などのムンテラを行った後、前投薬や手術室

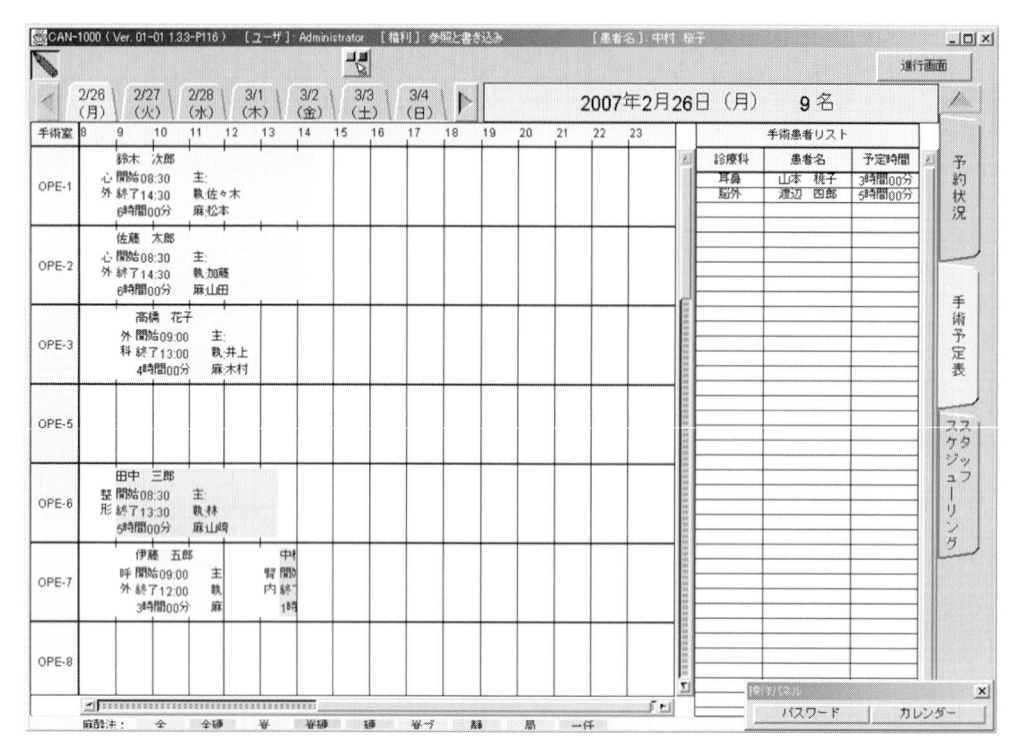

図 2.63 手術スケジュール画面

図 2.64 術前診察画面

入室時間などの術前指示が出される。術前診察は医師らが病室を訪れて行う場合と，患者が麻酔科外来にきて行う場合の2種類がある（図2.64）。この術前診察の内容をもとに医師側では麻酔計画，看護側では術中看護計画が立案される。手術当日の朝，手術室内医局において術前カンファレンスが開かれる。この場では当日行われる手術に関する種々の確認が行われる。その後，薬剤，必要機材の手術ごとの準備，ME機器の設置，麻酔器などの始業前点検などを実施する。

2）**手術部門の業務フロー（術中）**　手術予定時刻（オンコールの場合は手術室からの呼出し）になると，病棟から病棟看護師によって患者が搬送されてくる。手術室入口において手術室看護師との間で患者受渡しが行われ，患者状態などについての申し送りが実施される。手術室入室の際に再度該当患者であることを呼びかけなどにより行う。患者が入室しモニタリングが開始されると同時に麻酔記録，術中看護記録を開始する。全麻の場合は麻酔科医が，局麻の場合は通常看護師または外科医が麻酔を導入する。執刀医が入室し，手術開始から終了までの間つねに記録を取り続ける。外回りの看護師は必要に応じて使用したガーゼや器具のカウントを行う。人工心肺装置を使用する場合は臨床工学技士が装置を操作し，同時に人工心肺記録をとる。術中には随時検体検査，画像検査などが行われ可能な限り迅速にそれらのデータの確認を行う。手術が終了し麻酔も終了するとその手術室内またはリカバリースペースにおいて患者が覚醒するまで麻酔医が立ち合う。患者覚醒をもって麻酔記録を終了する。患者退室時には手術室入口において迎えにきた病棟看護師との間で申し送りが実施される（図2.65〜図2.67）。

3）**手術部門の業務フロー（術後）**　手術が終了すると手術伝票（通知票とも呼ばれる）が作成される。この中には手術のコストにかかわる部分と在庫管理にかかわる部分のすべての情報が記載されている必要がある。このため本伝票の作成のためには執刀医，麻酔科医，手術室看護師の三者の入力が必須となる。術後，麻酔の1症例ごとに麻酔台帳が作成される（図2.68）。

記載内容は施設ごとのフォーマットが存在するが，現在，日本麻酔科学会が標準様式を定めているため，それに従う施設が増えてきている。術後，当日から翌日にかけて術後回診が行われる。通常は病棟またはICUに出向いて実施される。術後の患者経過を確認し，追加の術後指示などがあればそれが行われる（図2.69）。

4）**手術部門の業務フロー（運営管理）**　手術部門においては1日間，1週間，1年間などの単位で手術台帳を作成する。集計されたデータは各種検索，統計の際に使用される（図2.70）。

〔2〕**重症部門システム**

重症部門システムは，ICU，CCU，NICU，MFICU，ERなどの重症病棟における患者データを一元的に管理するとともに，業務全般を円滑に進めていく補助をすることを目的としている。

重症部門システムにおいては，日常記録業務，指示伝達，看護計画の三つが重要な要素となっている。

【日常記録業務】
・アナムネ記録機能
・患者基本情報記録機能
・自動経過表作成機能（重症，一般）
・カーデックス作成機能
・ワークシート作成機能
・プログレスノート作成機能
・患者サマリ作成機能
・処置伝票作成機能

【指示伝達】
・指示出し機能
・指示受け機能
・指示実施機能
・口頭指示実施機能
・口頭指示追認機能

【看護計画機能】
・情報収集機能
・問題決定機能
・計画立案機能
・評価機能

本システムの使用者は主として各科の主治医，重症病棟の担当医，重症病棟に属する看護師，臨床工学技士である。なお，重症病棟（特にICU）ではその部門の医師が主治医となって患者の治療に責任をもつクローズドICUと，各科の医師が主治医となるオープンICUの2通りがあり，それらの間では病棟業務のフローに大きな差が出てくる。また，NICUやMFICUのように専門性の大きな重症病棟では，特にその施設独自の業務の流れが存在していて無視できないものになっていることも多い。

1）**重症部門の業務フロー（日常記録業務）**　患者が重症病棟へ入室してくるとアナムネが作成される。事前に一般病棟などで採取した情報がある場合はその内容を参照しながら，重症管理に必要な項目を患者本人，家族などから聞き取り記録する。日々変化していく患者容態については1日に1枚ずつ起票される患者基本情報として記録に残す。特に重症度などは重症加算を行うために必須のデータとなるため毎日記録

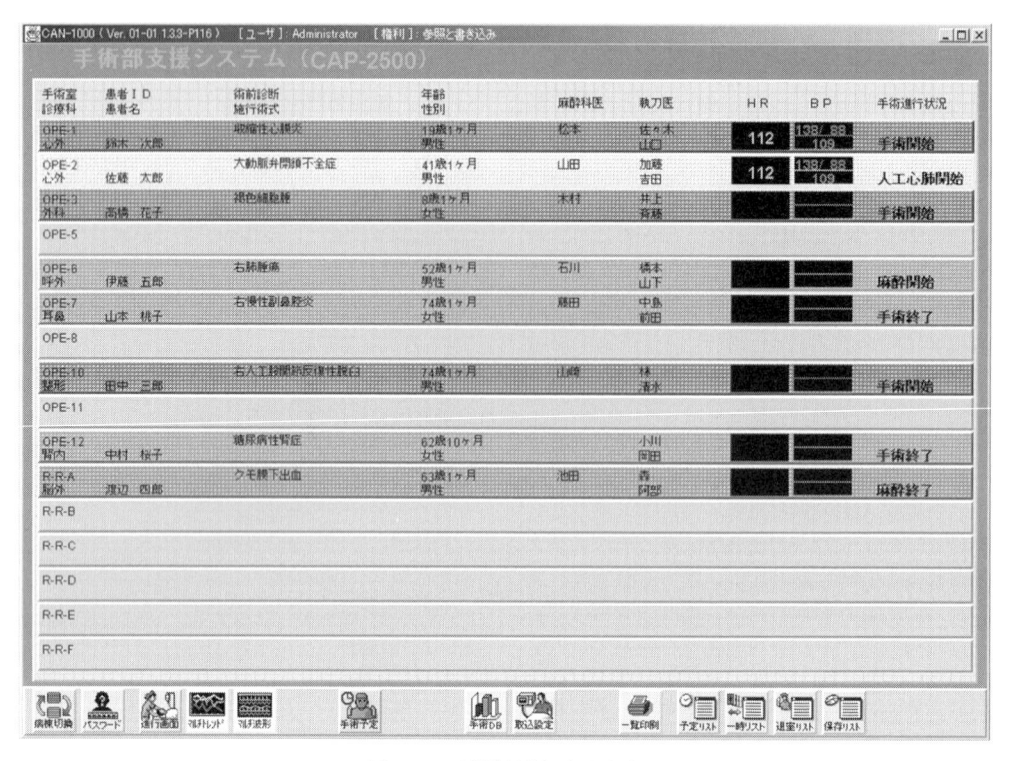

図 2.65　手術進行状況表示画面

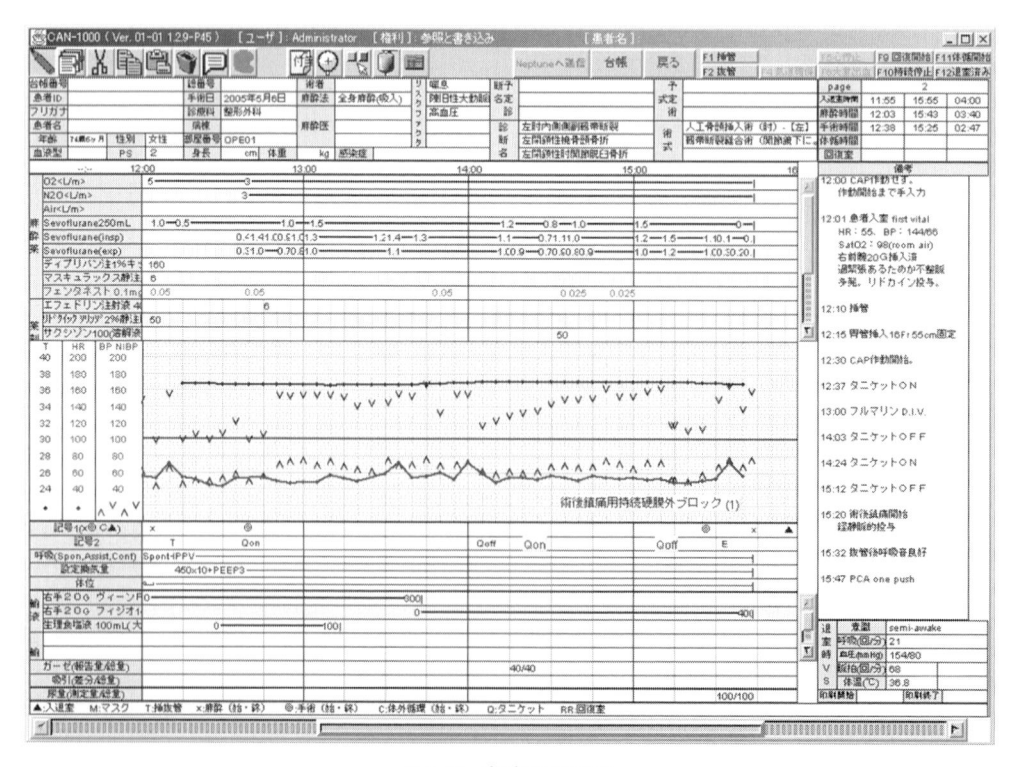

図 2.66　麻酔記録画面

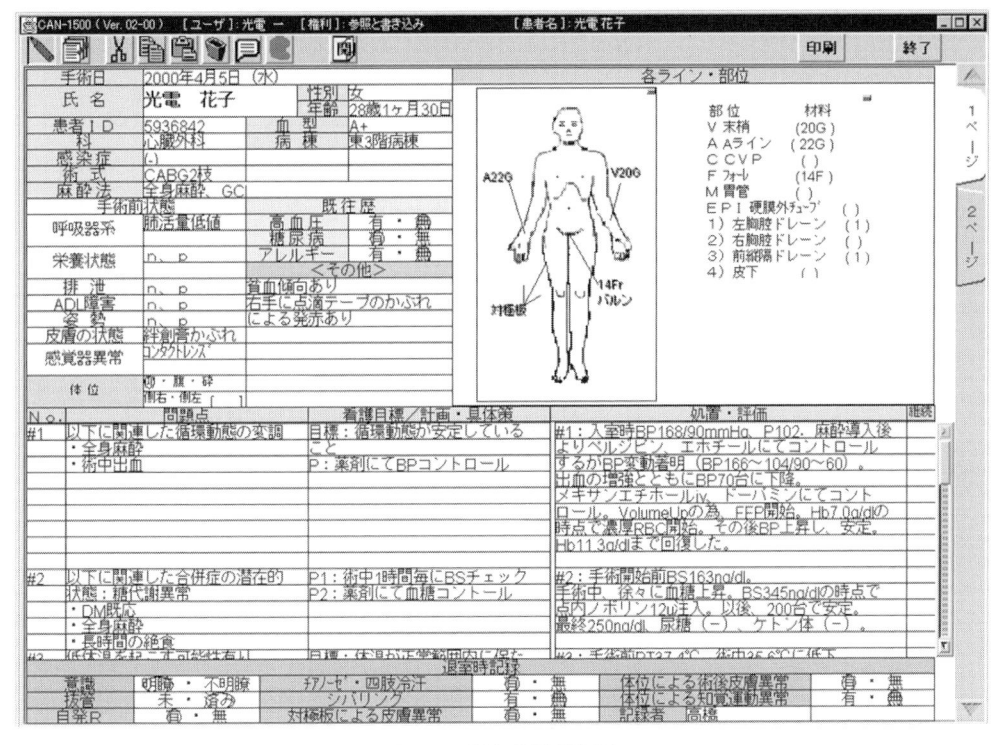

2.7 生体情報マネジメントシステム

図 2.67 術中看護記録画面

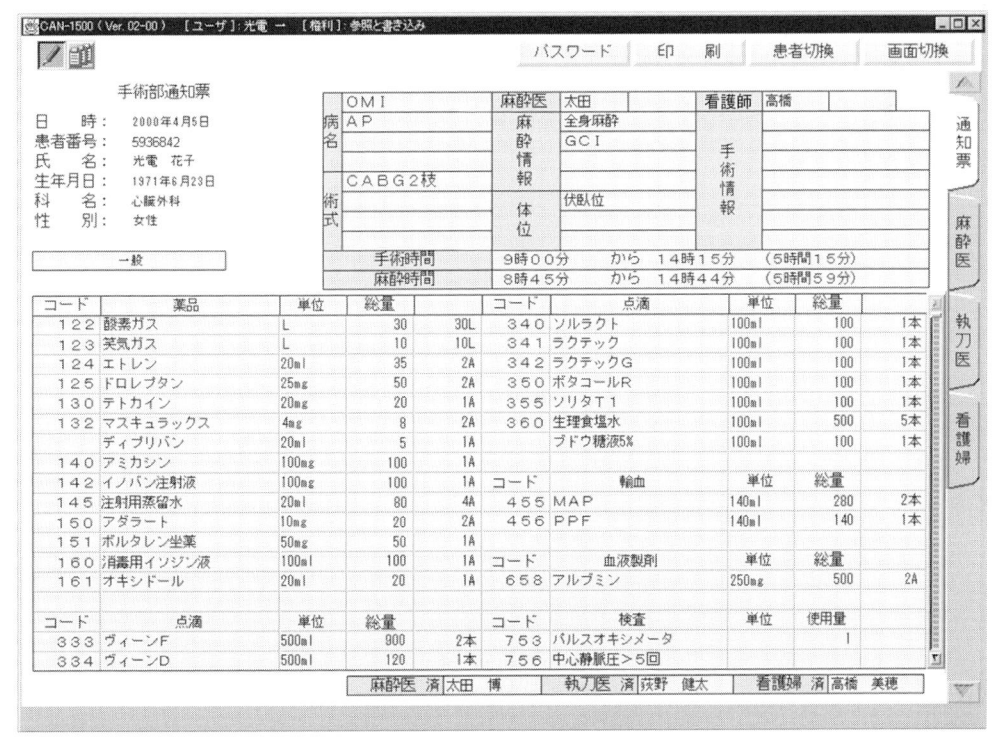

図 2.68 手術伝票画面

図 2.69　術後回診画面

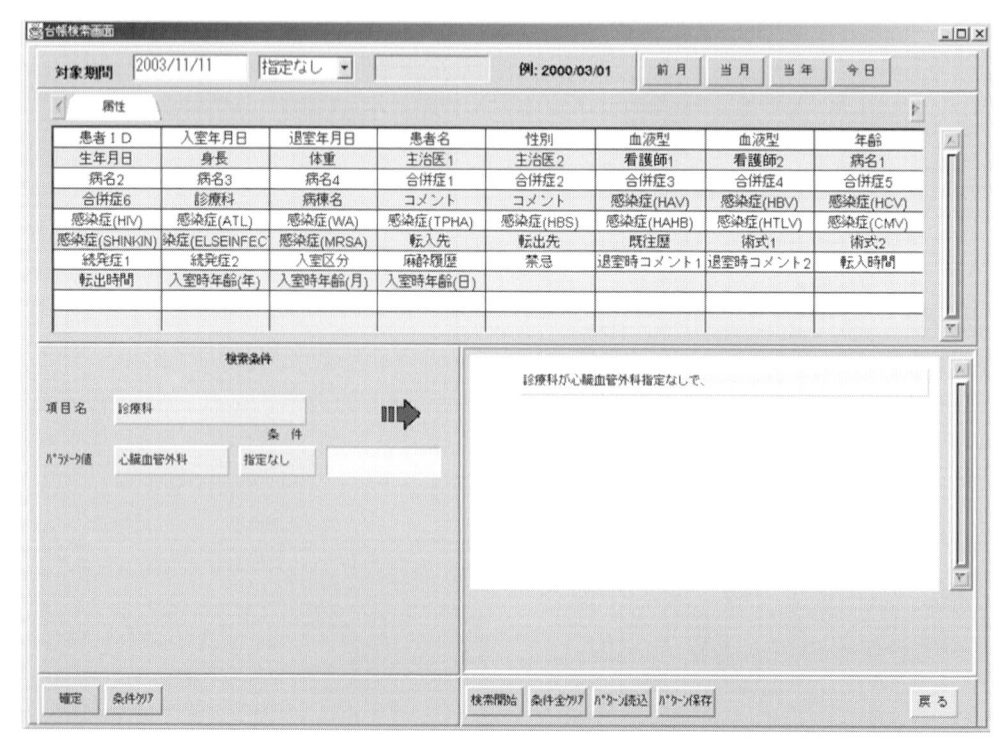

図 2.70　検　索　画　面

していくことが義務づけられている（図2.71）。

時間を追って変化していく患者容態については，経過表（施設によって熱計表，温度板など呼び名に違いがある）に時系列的に記録を行う。通常24時間ないし1勤務帯を1枚としてバイタルサインの変化をトレンドグラフとして表記しながら，時間ごとの容態変化，処置内容などの事実を記載していく。必要に応じて，患者入院からの大まかな変化をとらえるために横軸を1週間程度に引き延ばした経過表も作成される。週に1回程度，また患者が他へ移動するタイミングでサマリを作成する。滞在中の患者容態変化の要約であり，他部門への引き継ぎもこの書類で行う（図2.72）。

2）重症部門の業務フロー（指示伝達）　診療，治療の内容は医師によって決定され，指示という形で発行され，看護師の指示受け後，患者に対して実施される。一般病棟では指示出しはほとんどオーダエントリシステムで事足りるが，細かい患者管理が必要な重症部門ではより詳細な設定が必要なため，この指示簿が重要な役割を果たす。医師の指示は通常は定期的に（1日1回）行われる。患者に対する投薬や処置の内容を具体的に指示出しするほかに，患者容態の変化に合わせて条件的に実施する頓用（約束指示）やドクターコールを行う条件なども含まれる。必要に応じてオーダエントリシステムとの双方向のデータやりとりが行われる（図2.73）。

医師の指示が発行されるとその勤務帯のリーダクラスの看護師が指示受けを行う。医師の指示内容を確認し，不明・疑問点があれば随時医師に問い合せを行う。予定された実施時刻になると，看護師が実施するが，その際にあわせて実施した事実を記録する。患者容態が変化しやすい重症病棟では，急変時は正式な指示発行を待たずに即処置を行うケースなどもありうるため，通常のフローを逆にして実施→指示（追認）となるショートカットも必要である（図2.74）。

3）重症部門の業務フロー（看護計画）　看護計画理論は現在何種類かのメジャーなものが存在し，施設ごとに自分にあったものを採用している。各看護理論によってその展開には大きな差があるが，大雑把にとらえるとP（Plan）→D（Do）→C（Check）→A（Action）のループに則って行われる。クリティカルパスが採用されている場合には，その中に看護計画を含める施設も見られる（図2.75〜図2.77）。

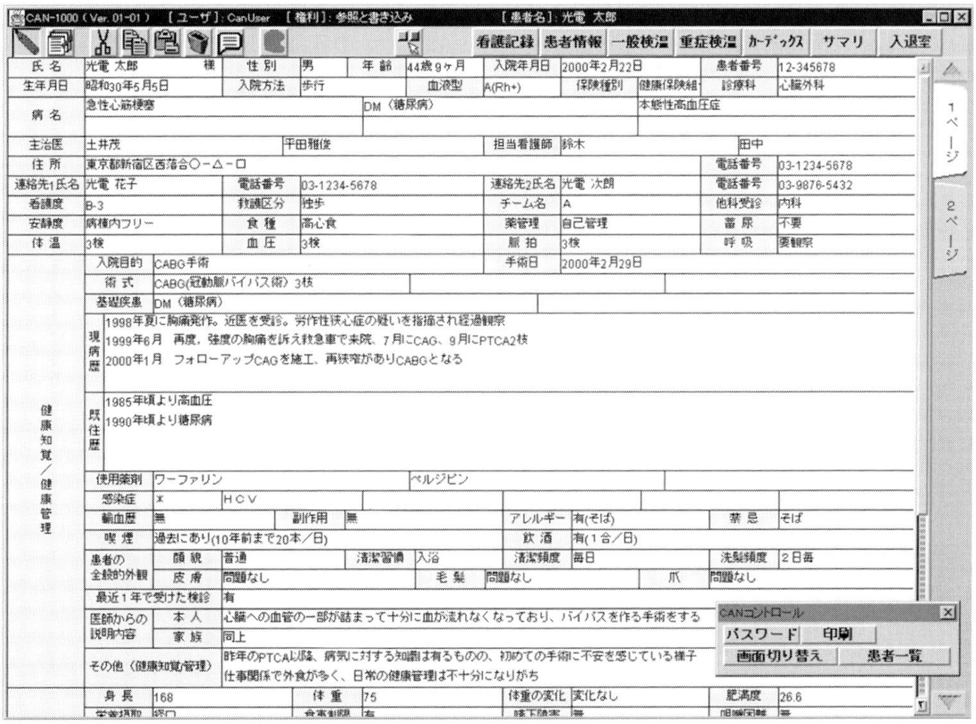

図2.71　アナムネ画面

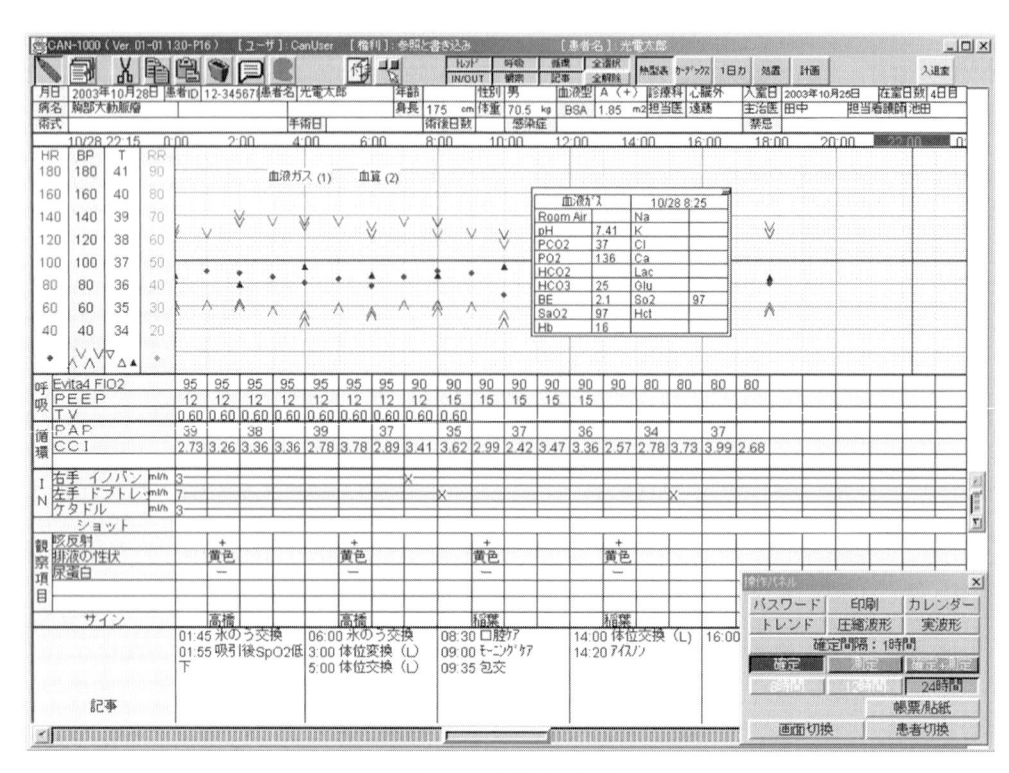

図2.72 経過表画面

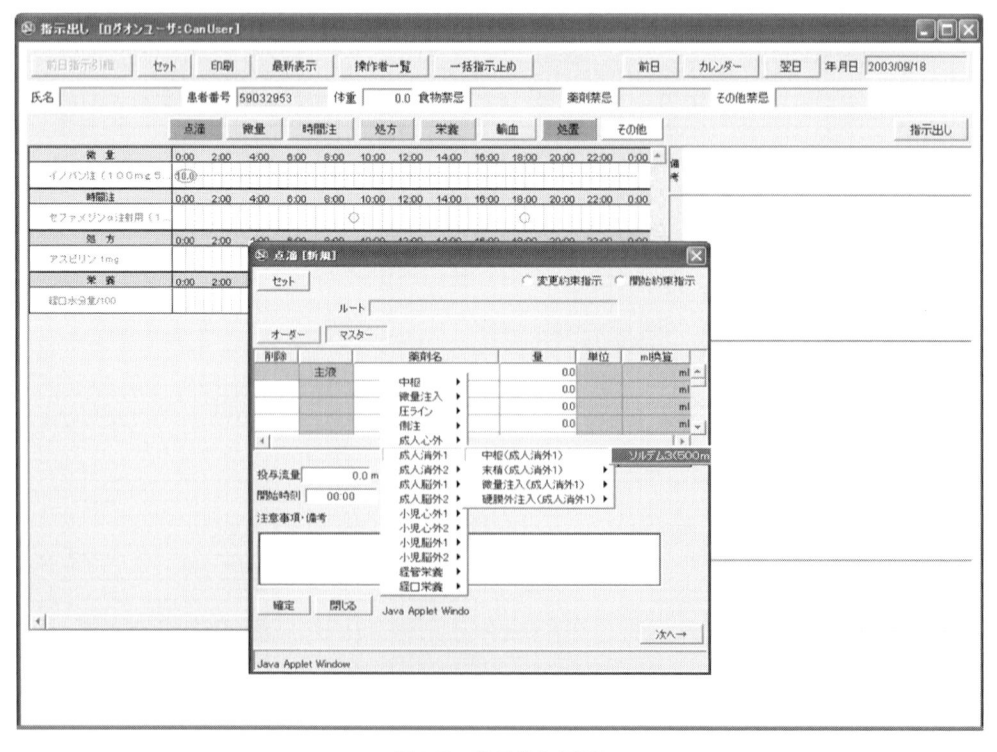

図2.73 指示出し画面

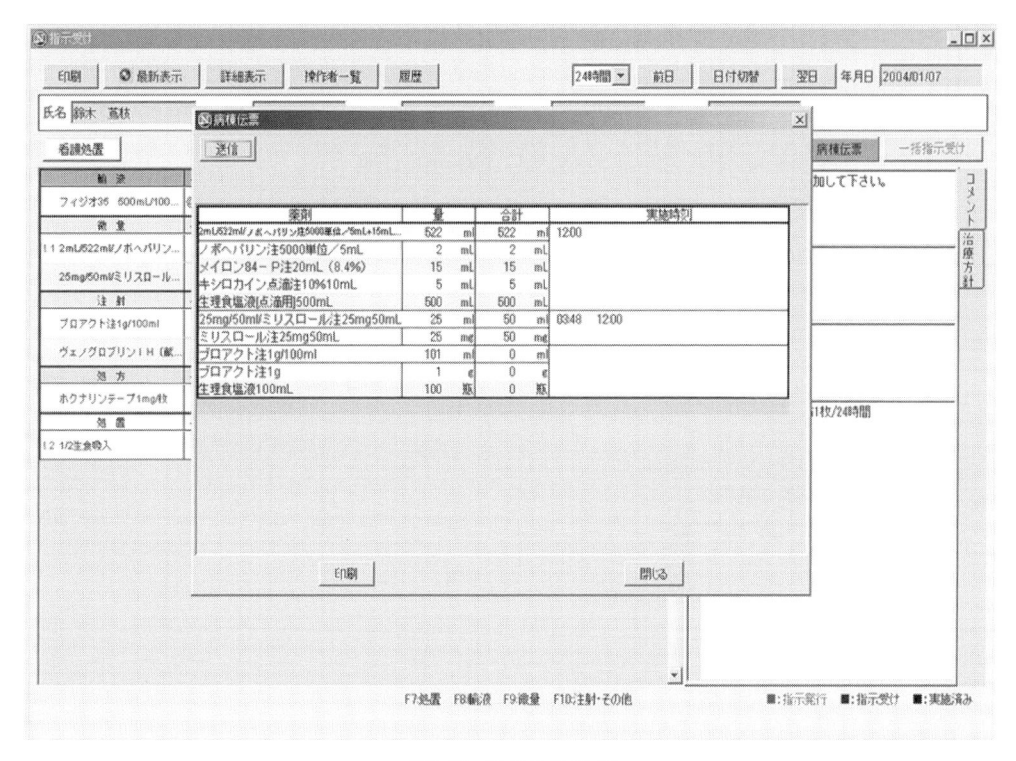

2.7 生体情報マネジメントシステム

図 2.74 指示受け画面

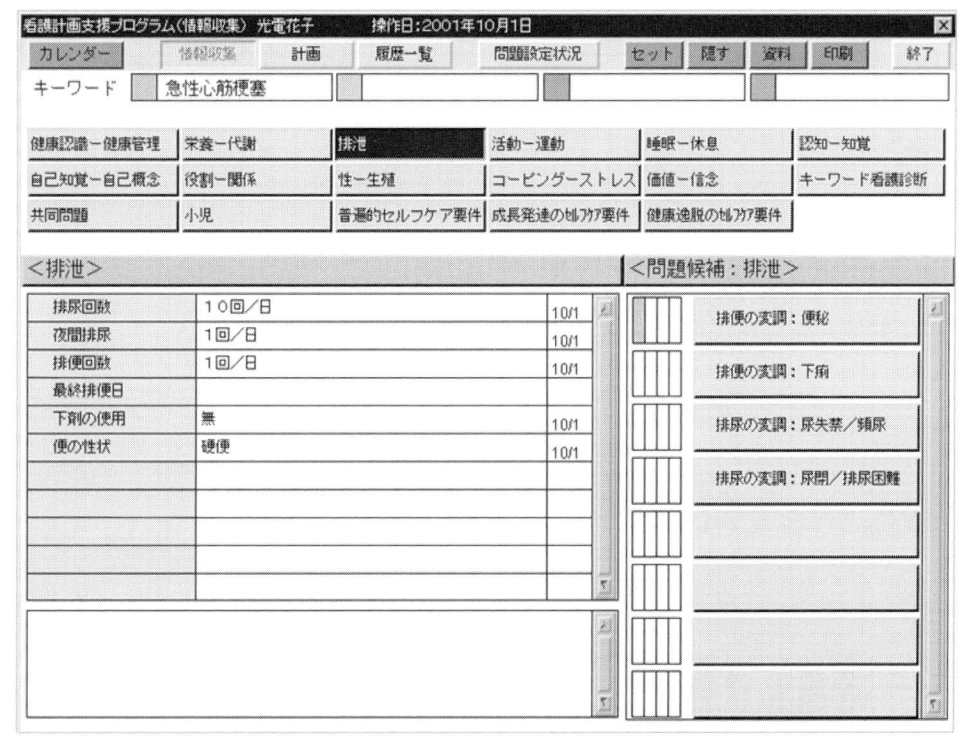

図 2.75 情報収集画面

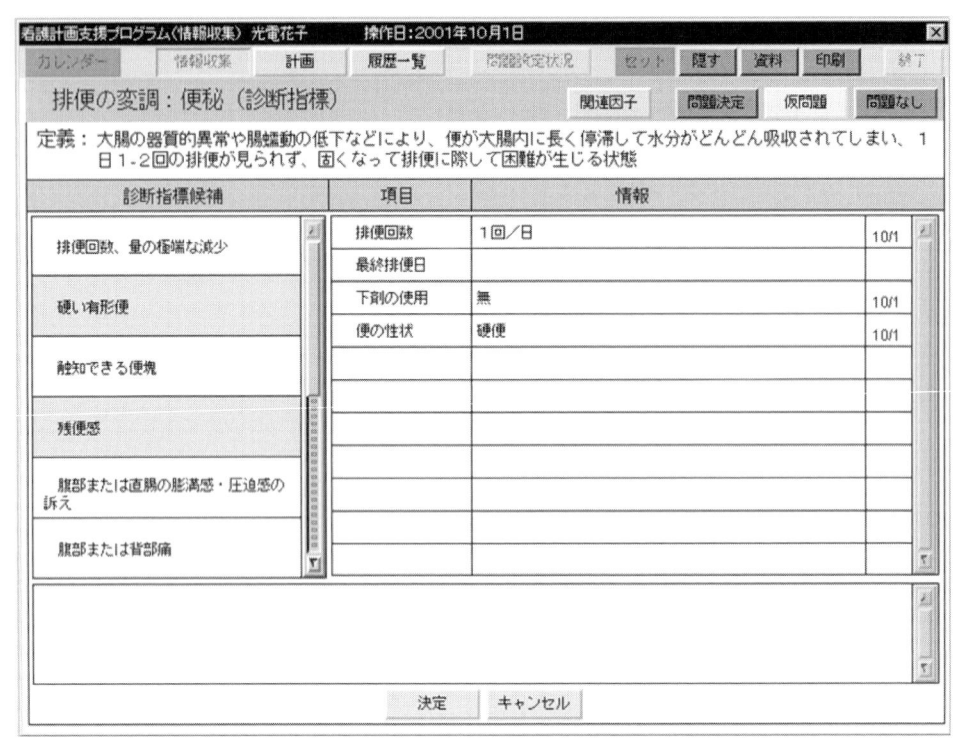

図 2.76 問題解決画面

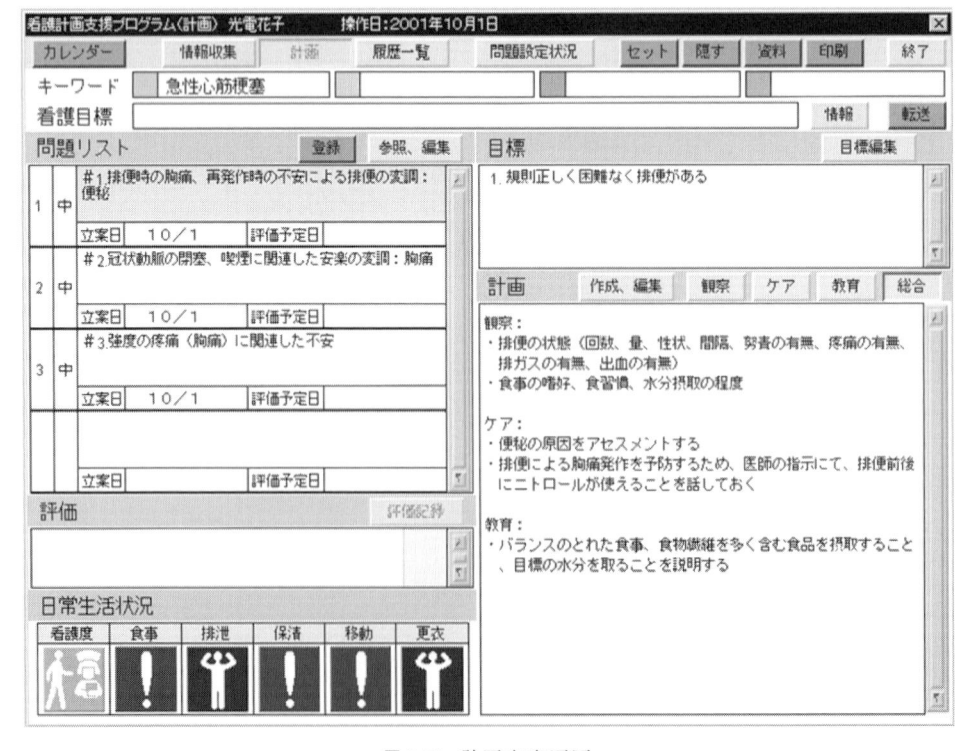

図 2.77 計画立案画面

部門3　検体検査装置

3.1　概説（検体検査装置の分類と概要）

臨床診断は，単に病名の決定にとどまらず，重症度の把握，最も適切な治療法の選択とその効果判定や予後予測の推定を行うが，問診・聴診・触診・視診に加えて，臨床検査は客観性の高い患者の生体情報を提供するために，根拠に基づく医療を実施するうえではきわめて重要な役割を果たしている。臨床検査の中で，患者からの血液，尿，便，体液，細胞片や組織片を試料として用いる検査を検体検査という。検体検査は検体の種類，測定方法や検査目的からつぎのように分類される。

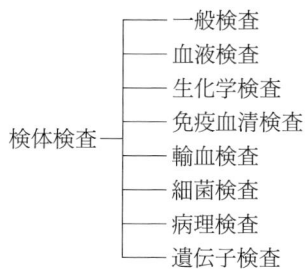

検体検査─┬─一般検査
　　　　├─血液検査
　　　　├─生化学検査
　　　　├─免疫血清検査
　　　　├─輸血検査
　　　　├─細菌検査
　　　　├─病理検査
　　　　└─遺伝子検査

表3.1　検体検査装置一覧

検査分類	小分類	検査装置	使用検体
一般	尿定性・半定量 尿沈査 便潜血	尿自動分析装置 尿中有形成分測定装置 便潜血測定装置	尿 尿 便
血液	血球計数 血液形態 血液凝固	血球計数装置 血液標本自動作成装置 血液凝固分析装置	全血液 全血液 血漿
生化学	血液ガス 電解質 糖 タンパク 酵素 含窒素成分	血液ガス分析装置 イオン電極他 グルコース分析装置 電気泳動装置 臨床化学自動分析装置，分光光度計他	全血液 血清 全血液，血清 血清 血清
免疫血清	腫瘍マーカー 感染症 ホルモン	酵素免疫測定装置，ラジオイムノアッセイ装置，ラテックス比濁分析装置	血清
輸血	血液型 抗体スクリーニング 交差適合試験	全自動輸血検査装置	全血液
細菌	同定・薬剤感受性	同定・薬剤感受性検査装置	血液，尿，痰他
病理	病理細胞診	自動包埋装置，ミクロトーム，自動染色装置，顕微鏡	組織他
遺伝子	遺伝子同定・定量 遺伝子変異	PCR検査用自動測定装置 DNAシーケンサ	血清他 血清他

検体検査においては臨床側および検査側の多検体処理，迅速，高精度，操作の簡易化，測定者間差の減少などの要望に対応して，機械化・自動化が日々進んでいる。病院の検査部門で利用されている検体検査装置を検査分野別に表3.1に示す。1960〜70年代から検体数が多い血液検査や生化学検査の自動化が始まり，その後80年代から一般検査，90年代から免疫検査や細菌検査が広く普及し，現在では，輸血検査，病理検査や遺伝子検査までもが自動化されている。

最近は検体検査装置と病院や施設のコンピュータとを接続し，医師からの患者ごとの検査のオーダリング情報に基づいて検体検査装置が検査を実施し，その検査結果がコンピュータを通して臨床に報告されるシステムが構築されている検査部門も多くなってきた。さらに，分析装置と遠心機や検体分注装置などの前処理装置とをベルトコンベアで結んだ検体搬送システムも非常に多くの検体を取り扱う大病院や検査センタで使用されている。

臨床症状に応じた適切な検査をより迅速に提供するために，病棟や手術室など患者の近くで行われる検査をPOC（またはPOCT）という。POCに対応した小型の検査装置も多くの施設で使用されている。

3.2　臨床化学検査装置

3.2.1　測定項目と臨床

健康管理や病気の診断，治療のモニタに必要な生体情報を提供するための検査を臨床検査という。ここでは化学的な手法を用いて検査を行う，①生化学検査（イオン選択分析を含む）と，②免疫学的検査の測定項目と臨床的な意義について述べる。

〔1〕 生化学検査の測定項目と臨床的意義

1) 酵素（アイソザイムを含む） 生体内で行われる種々の生化学反応の触媒としての役割を果たす。体内の臓器に存在し血中濃度は一定レベルに保たれているが、体内で異常が生じると酵素レベルが変動する。臨床化学検査で取り扱われる酵素は20数種があるが、ここでは代表的な酵素7項目について述べる。

① アスパラギン酸アミノトランスフェラーゼ：AST

心臓、肝臓に多く含まれているアスパラギン酸アミノ転移酵素である。肝炎、肝硬変、心筋梗塞などの場合に高値が認められる。

② アラニンアミノトランスフェラーゼ：ALT

肝臓、腎臓に多く含まれるアラニンアミノ酸転移酵素である。肝炎、肝硬変などの場合に上昇が認められる。

③ アルカリ性ホスファターゼ：ALP

アルカリ性領域（pH 10付近）に至適pHをもつリン酸モノエステルの加水分解酵素である。肝炎などの肝障害閉塞性黄疸などの場合に上昇する。

④ アミラーゼ：AMY

デンプンを加水分解する酵素である。急性膵炎、唾液腺疾患、腎不全などの場合に上昇する。血中AMYのみでなく尿中AMYも臨床上重要である。

⑤ γ-グルタミルトランスペプチダーゼ：γ-GT

ペプチドのN末端のグルタミン酸を他のペプチドまたはアミノ酸に転移する酵素である。肝内胆汁鬱滞、アルコール性肝炎などで顕著に上昇する。

⑥ クレアチンキナーゼ：CK

筋肉や脳内に多量に存在する酵素で、Lohmann反応を触媒する。筋疾患、神経筋疾患、心疾患などで上昇する。アイソザイム検査は心筋梗塞の判定に有用である。

⑦ 乳酸脱水素酵素：LD

補酵素：NADの共役下で乳酸とピルビン酸の相互転換をする酵素である。ほとんどすべての細胞に存在するので初診時スクリーニング検査として有用である。

ここに掲げた7種類の酵素に関しては、常用酵素標準物質が頒布されている。

2) 血清タンパク 代表的な測定項目としては、総タンパク、アルブミン、免疫グロブリンのほか、各種の血漿タンパクや、急性相反応タンパクなどがあげられる。

① 総タンパク：TP

血清（血漿）中のタンパク質の総量である。成人の基準値は $6.5～8.0\,g/dl$ であるが、各種の疾病時に変化し、診断・治療上重視されている。

② アルブミン：Alb

血清総タンパクの50〜70%を占め、血漿膠質浸透圧の維持や各種タンパク質の運搬に重要な役割を果たしている。

③ C-反応性タンパク：CRP

急性相反応タンパクの代表的な項目である。組織の変性、壊死炎症のときに増加する。細菌性感染症、リウマチなどの場合にも増加が認められる。

3) 含窒素化合物およびアミノ酸 血清中のタンパク以外の窒素化合物の総称であり、尿素窒素、尿酸、クレアチニン、ビリルビン、各種アミノ酸があげられる。

① 尿素窒素：UN

タンパク質代謝の最終的産物として肝臓で生成される。腎炎、尿毒症、腎不全などの腎疾患や、肝硬変症の場合に高値を示す。

② 尿酸：UA

肝臓で合成される核酸構成成分プリン体の最終的産物である。腎機能障害や痛風などの場合に増加する。男女差の最も大きい生化学成分の一つである。

③ クレアチニン：CRE

クレアチンの脱水物であり、代謝最終産物として腎臓から尿中に排泄される。腎機能障害の場合に上昇するが指標としてはUNより正確だといわれている。

④ ビリルビン：Bil

胆汁色素の主要成分で赤血球中のヘモグロビンの代謝産物である。直接ビリルビンと間接ビリルビンがあり黄疸の指標となる。

4) 脂質、リポタンパク 血清脂質のおもな成分はコレステロール、トリグリセリド、リン脂質および遊離脂肪酸からなる。脂質-タンパク複合体（リポタンパク）を形成し血中を循環する。

① 総コレステロール：TC

ステロイド核をもった脂質でエステル型と遊離型が存在する。脂質代謝異常（高脂血症、血清脂質異常）の診療に重要な項目である。

② トリグリセリド（中性脂肪）：TG

グリセリンの脂肪酸がエステルと結合したものである。高脂血症、ネフローゼ症候群などの疾患では高値になる。

③ リン脂質：PL

リン酸基をもつ複合脂質である。加水分解してリン酸、脂肪酸、有機塩基を生成する。高脂血症、胆汁鬱滞、ネフローゼ症候群などで上昇する。

5) 糖質 糖質の代表的検査項目はグルコース（血糖）、ヘモグロビン A_1c、フルクトサミンなどである。特に糖尿病との関係が深い。

① グルコース（血糖）：Gluc
生体のエネルギー源として最も重要な物質であり，デンプン，グリコーゲンなどの構成成分である。近年は糖尿病患者（予備軍を含む）の自己血糖測定が普及している。
② ヘモグロビン A_{1c}：HbA_{1c}
過去3か月間の血糖値を反映しており，糖尿病関連検査として重要である。高速液体クロマト（HPLC法）による専用装置がある。
③ フルクトサミン：FRC
血清糖グリコ化タンパクの一種である。グリコアルブミンとともに糖尿病のコントロール状態を表現する指標となる項目である。

6）**電解質・無機成分**　電解質測定の主要成分は，ナトリウム，カリウム，クロールである。無機成分としては，鉄，銅，マグネシウム，カルシウムなどがあげられる。
① ナトリウム：Na
基準値が139～145 mEq/l と生化学検査項目に比べて狭い。従前は炎光光度計によって分析されていたが近年はイオン選択電極法が広く普及した。
② カリウム：K
基準値が3.6～4.8 mEq/l ときわめて狭い。カリウム濃度の異常は腎性と腎外性に分けて考えられる。Na同様イオン選択電極法によって測定される。
③ クロール：Cl
体内では原則としてナトリウム値と並行して変動する。血清中の陰イオンの約70%を占める。ナトリウムとともに電解質検査の基本的なものである。

〔2〕**免疫学的検査の測定項目と臨床意義**
1）**ホルモン**　内分泌細胞によって産生・分泌され，血液によって標的細胞へ運ばれ，標的細胞の活性を調節する。内分泌学的検査とも呼ばれている。
主たる内分泌腺から分泌されるホルモンとして，①視床下部分泌ホルモン，②下垂体ホルモン（成長ホルモン），③甲状腺/副甲状腺ホルモン，④副腎ホルモン，⑤膵由来ホルモン，⑥性ホルモンなどがあげられる。いずれも微量成分分析である。
2）**自己抗体**　自己免疫疾患（自己アレルギー疾患ともいう）の病因と考えられるものである。リウマトイド因子，免疫複合体，核酸抗体，抗DNA抗体，抗ミトコンドリア抗体，抗赤血球抗体などがあげられ，それぞれの臓器，生体構造成分に対応する抗体として検出されている。通常加齢に伴って増加する。
3）**感染症**　代表的なものとしてAIDS（後天性免疫不全症候群），ATL（成人T細胞白血病），マイコプラズマ抗体，梅毒・クラミジア，肝炎をはじめとする各種ウイルスなどがあげられる。いずれも疾患との関係が明らかであり診断的意義は高い。最近では，結核菌，クラミジア，淋菌，HIVなどの検査に遺伝子検査が導入されるようになり，保険適用が認められるようになってきている。
4）**免疫血清**　大きく体液性免疫と，細胞性免疫に二分される。体液性免疫としては，免疫グロブリン（IgG，A，M，E），補体などの検査がある。細胞性免疫としては，リンパ球，好中球などの機能検査，各種サイトカインの検査，アレルギー検査などがあげられる。フローサイトメトリなどの血球を扱う検査が，細胞性免疫においては主体である。
5）**腫瘍マーカー**　正常細胞では，ほとんど産生されず腫瘍細胞から特異的に産生される物質や，腫瘍が生体内にあることによって産生される物質をいう。AFP，CEA，PSA精密検査，CA 19-9，CA 125，CA 130 などがあげられる。
現在では腫瘍（がん）の診断は画像診断が中心であり，腫瘍マーカーの診断は補助的役割を果たしている。また治療効果，経過観察などに広く用いられている。

本項で述べた各種の測定項目の分子量/血中濃度のマップを，**図 3.1** に示す。低分子から高分子でかつデシモル（10^{-1}）～ピコモル（10^{-12}）の広範な濃度範囲に及んでいることがわかると思う。

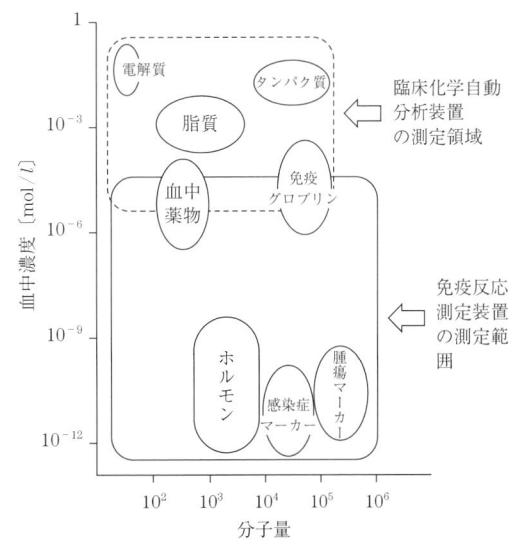

図 3.1 臨床化学検査の血中成分の測定対象項目

3.2.2 臨床化学自動分析装置

体内を循環する血液や体外へ排出される尿などの検体（サンプル）中の各種の成分を化学的な手法によっ

て分析を行う検査を臨床化学検査と呼び，その装置が臨床化学自動分析装置（以降「自動分析装置」と呼ぶ）である．

1950年代後半から1960年にかけては臨床化学検査の自動化の黎明期であった．その先鞭をつけたのが1954年に米国オハイオ州L.T.Skeggsが発明した連続流れ方式の自動分析装置であり，1957年にテクニコン社（米）から「Auto Analyzer」として発表・発売された．国内には1959年に第1号機が導入されている．

自動分析装置は，①手分析の自動化による省力化，②分析値の精確さの向上，③検体/試薬の微量化，④多くの検体の検査データの迅速報告，⑤生化学検査から免疫化学的検査への拡張などの多くの効果を発揮して広く普及し，今日に至っている．

臨床化学検査における分析法は共存分析である．血清や尿のように種々の成分が共存する中で測定対象成分と特異的に化学反応を行わせ，その反応生成物の吸光度や濁度を測定するエンドポイント法と，反応過程の時間当りの吸光度変化を測定するレートアッセイ法があげられる．

〔1〕 装置の分類

自動分析装置の測定方式による分類と装置の変遷について述べる．

1） 連続流れ方式（コンティニュアスフロー方式）
この方式の代表的なものが，テクニコン社の「Auto Analyzer」であり，分析系統図を図3.2に示す．

検体や試薬を一定量送るしごきポンプと，その送られた試薬をかくはん・混合するためのミキシングコイル，メンブレン膜（透析膜）で構成された除タンパク部，加熱反応槽，光度計（比色計）および記録計から構成されていた．流路中の空気の分節と分節の間が，一つの反応容器を構成していた．この方式の特徴は流路管（タイゴンチューブ）の長さや太さを変えることによって比較的簡単に反応条件が変更できた．「Auto Analyzer」が基本型となって最大24項目，150検体/時の処理能力をもつ大型マルチ自動分析装置にまで発展した．

2） ディスクリート方式　ディスクリート方式とは，独立した反応容器内で検体（サンプル）と試薬の反応を行わせ，これを光度計に導いて測定する方式をいい，前記1）の連続流れ方式に対するものである．図3.3に初期のディスクリート方式自動分析装置の分析系統を示す．

サンプラから供給される検体（サンプル）と分析に必要な試薬を反応容器に分注する．反応容器は恒温槽中で加熱され反応が進行する．一定時間加熱された反応液は光度計に導かれ，ここで吸光度測定され，吸光度から濃度に換算され，測定データとして出力される．測定が終了した反応容器は水道水・蒸留水で洗浄され，熱風乾燥後，つぎの分析に供される．

この方式は，人が手作業で行っていた操作手順をそのまま自動化したものであった．ところが，このチェーンコンベヤ方式では順次反応容器が送られてくるためレートアッセイ法では，吸光度の経時変化を測定するのに時間的制限があり，データの精密さのうえでも弱点であった．こうした問題点を解決しようとして開発されたのが，現在の円盤状に反応容器を配列した「全反応過程測光方式」のディスクリート自動分析装置である．この装置については，本項の後半で詳しく述べる．

ここではディスクリート方式の自動分析装置で特徴ある方式のものを三つとりあげた．

a） 遠心方式分析装置　将来，無重力状態の場（宇宙空間）で臨床検査を行うことを想定して米国航空宇宙局（NASA）で開発された．反応キュベット（ロータ）を高速回転させながら測定を行う方式の分析装置であり，1969年米国オークリッジ国立研究所のN.G.Andersonらによって原理開発が行われたのでAndersonマシンとも呼ばれた．図3.4に遠心方式分析装置の分析系統を示す．

ロータに試料・試薬を収容する穴が彫られている．ロータが回転すると遠心力によって試料と試薬が混合し，ロータの最外列の反応セル（キュベット）部で測

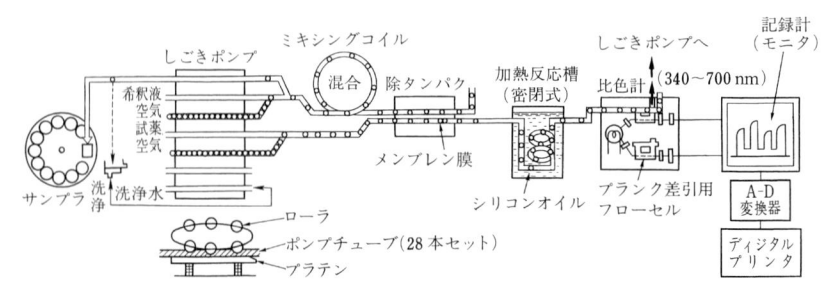

図3.2　連続流れ方式の分析系統図

3.2 臨床化学検査装置

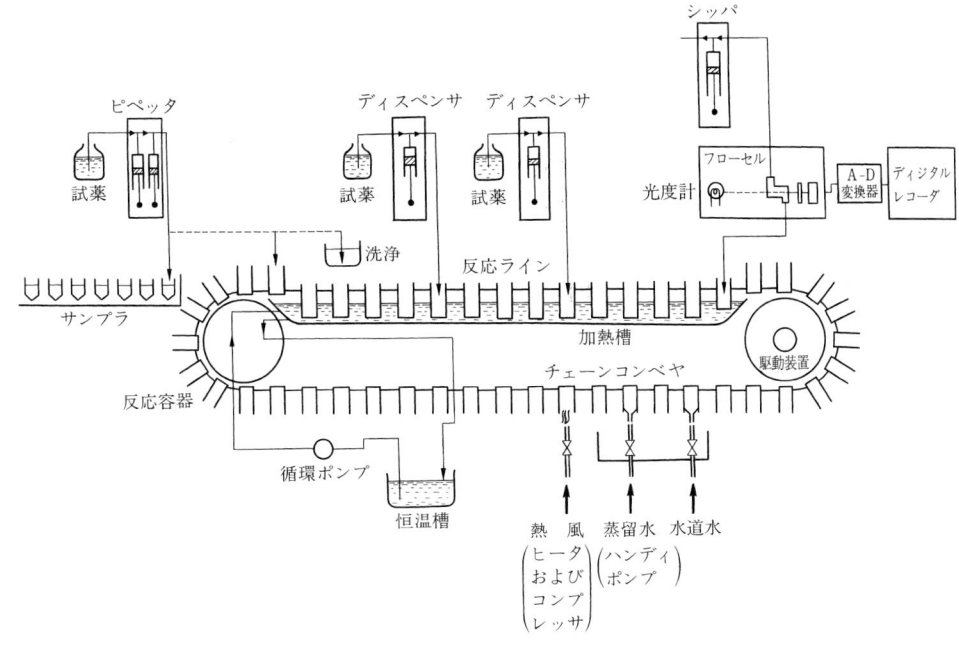

図3.3 ディスクリート方式自動分析装置の分析系統図

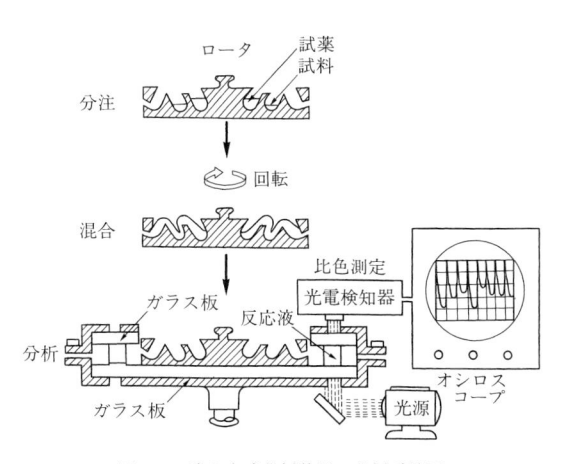

図3.4 遠心方式分析装置の分析系統図

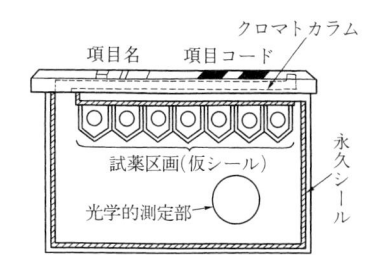

図3.5 パック方式の反応パック例

光される。ロータは1 000 rpm程度の高速で回転させ，多点測光が行われる。同一項目を連続して測定する方式で，処理能力は100～350検体/時であった。この方式は吸光度だけでなく蛍光，ネフェロメトリ，蛍光偏光が測定可能なまでに進歩したが，1回のロータ（シングルチャネル）当り単項目分析の制約があった。

b） パック方式分析装置　各分析項目ごとにあらかじめ試薬がパックに封入されており，これに試料を注入して反応を行わせ，パックのまま吸光光度測定が可能である。図3.5に反応パックの実例を示す。

試薬の準備をする必要がなく，操作が簡単で夜間の緊急検査対応や，専門の検査技師以外でも簡単に操作できる。

まず測定しようとする項目のパックを取り出し，これに試料（検体）を希釈液とともに注入すると，パック内のタブレット状の試薬が機械的につぶされ，試料と試薬がパックの圧縮・振盪によって混合され反応が進行する。パックは37℃の温風で恒温に保たれる。一定の反応時間が経過すると，光学的測定部の位置で吸光光度測定が行われるのである。パックでなく，あらかじめプラスチックキュベットや，小型ガラス瓶に凍結乾燥した試薬を封入しておき，用時これを精製水で溶解し試料を加えて反応させる簡易型の分析装置も多く，簡単で緊急検査に使用されている。

c） ドライケミストリー　通常の臨床化学検査は水溶性の試薬を用いるウェットケミストリーであるが，この方法は，フィルム状になった薄層に試薬をコーティングしておき，これに試料を滴下させ反応を行

わせる方法である。ドライケミストリーの多層分析フィルムの構成例を図3.6に示す。

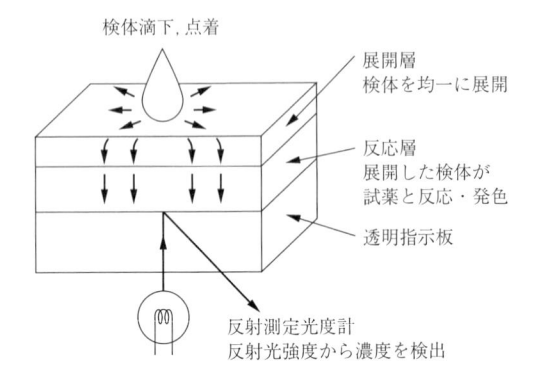

図3.6 ドライケミストリーの多層分析フィルムの構成例

フィルムに試料を滴下, 点着させると展開層で検体が均一に展開する。ついで, 試薬を含んだ反応層で試薬と検体が反応して発色する。この発色の程度をフィルム底部から光度計で反射計測するのである。

ドライケミストリーはフィルム加工技術がキーテクノロジーであり, 写真のフィルムメーカが参入し, 新たな臨床化学検査の分野を拓いた。この方式は水をまったく使用しないので, 地震・風水害などの災害時や高地・海洋上などでの検査に適している。採血ができれば分析操作は簡便であり, 医師・看護師にも使用されている。

〔2〕 装 置 の 構 成

現在臨床化学検査の分野で幅広く用いられているディスクリート自動分析装置の分析機能系統を図3.7に示す。

サンプルディスク, 試薬ディスク, 反応ディスクともに円盤状に構成されており, 基本動作は回転運動で機構系の駆動の信頼性を高めている。反応ディスクには反応容器が円周上に配列されており, 反応セルと吸光光度測定セルの両方の役割を果たしている。

従来のディスクリート自動分析装置の測光方式と現在の装置の測光方式の比較を図3.8に示す。

従来の方式では検体に試薬が分注され反応した溶液が, 図 (a) の③の位置で吸光測定される。レートアッセイの場合, 測光時間は10～20秒に制限されていた。現在の方式は検体が分注されると反応ディスクは, 1回転して1ピッチ進む。試薬の場合も同様である。回転するたびに図 (b) の②の位置を通過して測光される。したがって図 (b) 下に示すように, 10分間の反応過程中のすべての吸光度が測定できる。この方式を「全反応過程測光方式」と呼んでいる。

この方式の採用によって, 長時間にわたる吸光度変化が測定可能となり, レートアッセイの分析精度が格段に向上した。また, 反応途中での吸光度の乱れから異常データの検討・解析も可能になり臨床検査のうえで効果を発揮している。

臨床化学分析では正確, 精密, 迅速, 微量の4条件

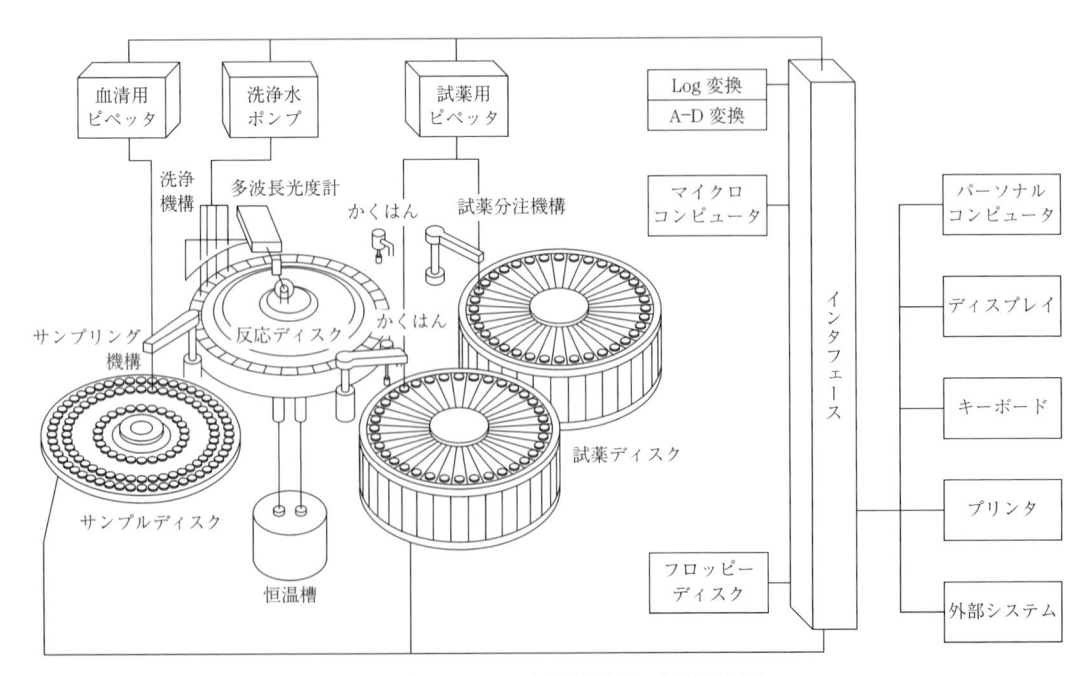

図3.7 ディスクリート自動分析装置の分析機能系統

(a) 従来の測光方式　　(b) 全反応過程測光方式

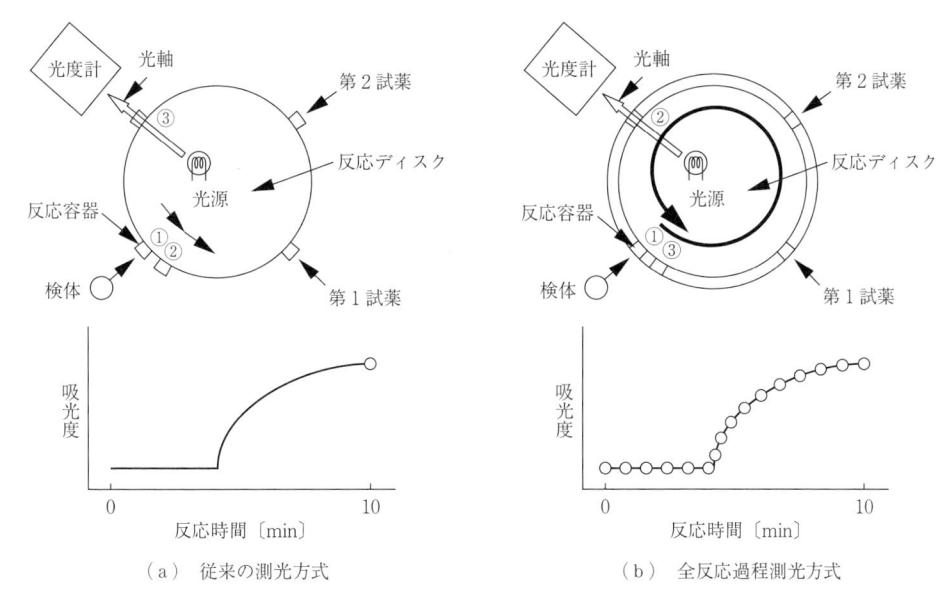

図3.8 ディスクリート自動分析装置の測光方式

が必要とされてきた。これらを現在のレベルにまで発展させてきたのは自動分析装置（機器）だけでなく，体外診断薬（試薬）が車の両輪としてうまく適合してきたからである。ここでは自動分析装置の三つの基本構成部の特性について述べる。

1) 検体分取・サンプラ系　1970年代初期の自動分析装置では，1項目の分析に20〜100 μl の検体を要していた。今日では2〜10 μl あれば十分に分析可能であり，1/10に低減されている。その機能はマイクロコンピュータで制御されたパルスモータで分析に対応した検体量が分注されるようになって実現している。サンプルの微量化と同時に重要なのは，検体の識別である。受付番号順のシーケンシャル管理から最近ではバーコードラベルによる検体管理が普及している。いくら精確に分析しても検体識別を間違えたのでは，検査データは臨床に役立たない。

検体の蒸発を防止するために，試料を保冷したり，シールに穴を開けるピアスサンプリングも取り入れられている。なお，サンプルの微量分注の技術は，試薬の分注にも応用され，試薬の微量化に役立っている。

2) 反応機構系　ほとんどのディスクリート自動分析装置は，反応させながら吸光度測定を行う全反応過程測光方式を取り入れている。この方式については，本〔2〕項のはじめに詳しく述べたのでここでは省略する。反応槽（恒温槽）の温度は，当初25，30，37℃と分析条件によって異なっていたが，現在ではほとんどの装置が37℃に設定されており，±0.1℃以内の温度制御精度を保っている。反応容器は，耐薬品性

があり，加工性がよく，かつNADHの特異吸収波長である340 nmの透過性がよいプラスチックやガラスで作られている。もう一つ反応機構系で重要なのは，反応容器の洗浄である。自動分析装置の反応容器はディスポーザブルでなく，洗浄して再使用している。精製水洗浄だけでなく洗浄剤を使用する装置もある。

3) 検知測光系　自動分析装置の検出系の主体は，吸光光度法もしくは濁度測定法である。多くの装置が後分光方式の多波長光度計を取り入れている。測定波長は340〜800 nm程度の可視波域が中心である。後分光方式の採用により試料室部がオープンな状態での測光が可能になり，反応容器直接測光を行っている。多波長光度計の例を**図3.9**に示す。

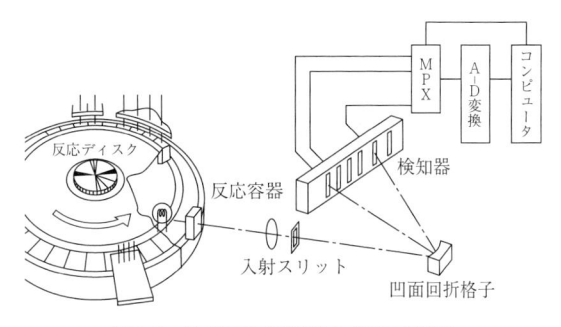

図3.9 反応容器直接測光の多波長光度計

多くの分析項目は2波長測光法で計測され，1波長測光に比べてノイズ・ドリフトが格段に改善された。分析に使用する測定波長以外の波長を応用して検体（血清）の情報（濁り，溶血，黄疸に関する情報）を

出力しているものもある。吸光光度法は手軽で安定し感度的にも優れているが，近年電解質成分（Na，K，Cl）だけでなくGluc，TCなどを固定化酵素＋電極法で測定する機器が増加してきている。

〔3〕 自動分析装置の効果

テクニコン社（米国）の自動分析装置「Auto Analyzer」が1957年に発表・発売されてから50年が経つ。この間自動分析装置は目覚ましく進歩し，広く普及してきた。ここでは自動分析装置の多くの効果の中でつぎの3点に絞って述べる。

（1） 分析の精確さの向上　分析データの評価には，①精密さ（precision）と，②正確さ（trueness）がある。この両者を総合した概念として精確さ（accuracy）がある。

① 精密さ：人手による分析操作が自動化（機械化）されることによって精密さは格段に向上した。試料および試薬の分注精度，反応槽（恒温槽）の温度制御精度の向上をはじめ，自動分析装置に内蔵されている分光光度計のノイズ/ドリフトも10^{-3} Absオーダから10^{-4} Absオーダに改善された。反応容器内の気泡や流路中の気泡は，データのばらつきの原因になっていたが，脱気装置の導入や試薬中への界面活性剤の添加などによって気泡の問題はほとんど解決された。

② 正確さ：精密さ（再現性）は確保されても正確さが確保されず，日本医師会などの精度管理調査では施設間差が存在していた。検体検査の正確さの共通の物差しを作ろうという動きが活発になり，分析法や試薬の標準化が進んだ。また各測定項目の常用標準物質が頒布されるようになった。こうした動きは国内だけでなく世界的レベルで進行している。

（2） 微量化　1970年代初期の自動分析装置では総反応液量は2〜3 mlを要していた。現在では100 μl前後まで微量化がはかられた。これは，①反応容器で直接測光ができるようになったこと，②検体および試薬の分注精度が向上したこと，③光度計のノイズ/ドリフトなどの安定性が向上し，全反応過程測光で微小な吸光度変化がとらえられるようになったことなどによる。試薬の微量化は，ランニングコストの低減につながり，試料（検体）の微量化は被検者（患者）の負担を軽減する。

自己血糖測定装置（SMBG）ではすでに1〜2 μlの採血で血糖測定ができる機器が使用されている。

（3） 診察前迅速検査　従来の臨床化学検査の結果は，翌日または次回診察時に患者に伝えられていた。これでは本当に診療に役立つ検査とはなりえなかった。現在では，外来診察前検査が行われるようになり，診察のときには検査データがそろっていて診察が受けられるようになった。迅速検査（30分検査）は，病院検査の目玉になっている。

これは自動分析装置の普及だけでなく採血からデータ報告までの検査トータルシステムの改善によるところも大である。

臨床の現場で役立つデータは精確さも重要であるが，迅速にタイムリーにデータが提供されることが重要である。臨床化学自動分析装置の今後は，いつでも，どこでもタイムリーにデータを提供し，診療に役立てることにあると思う。

3.2.3 汎用分光光度計

〔1〕 紫外可視分光光度計

試料に光を照射すると，ある特定の波長の光が吸収される。このとき吸収される光の波長は物質（光吸収物質）によって特異的であり，吸収される光の強さは対象物質の濃度に比例する。この現象を定性・定量分析に応用したのが吸光光度分析である。

吸光光度分析を行うために，紫外（約200〜約380 nm），可視（約380〜約780 nm）の領域をカバーしたのが紫外可視分光光度計である。

吸光光度分析の基本法則は，ブーゲ-ベール（Bouguer-Beer）の法則と呼んでいる。

光の吸収において図3.10に示すように入射光の強さをI_0，透過光の強さをIとするとI_0とIの比の対数は，光路長bに比例する。

$$\log_{10}\frac{I_0}{I}=a'b \tag{3.1}$$

つぎに光の吸収と，測定する溶液中の物質の濃度cの関係は下記の式で表される。

$$\log_{10}\frac{I_0}{I}=a''c \tag{3.2}$$

ここで，a'，a''は比例定数である。

上述の式（3.1）と式（3.2）を組み合わせると下記の式（3.3）となりこれをブーゲ-ベールの法則（以前はランベール-ベールの法則とも呼んでいた）という。

$$\log_{10}\frac{I_0}{I}=abc \tag{3.3}$$

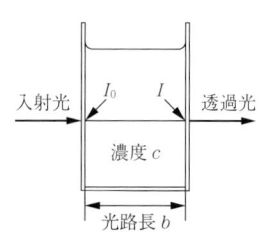

図3.10　吸光光度分析の光の吸収

ここで，a は比例定数で吸光係数と呼ばれている。

光路長 $b=1$ cm，濃度 $c=1$ mol$/l$ のときの a の値をモル吸光係数と呼び ε で表す。

I/I_0 を透過度（比率で表した場合は透過率：%T）と呼ぶ。吸光度 Abs は下記の式で示される。

$$\text{Abs}=\log_{10}\frac{1}{T}=\log_{10}\frac{I_0}{I} \qquad (3.4)$$

例えば，50% T の吸光度 Abs は 0.3010 であり，1% T の Abs は 2.000 となる。

図 3.11 に紫外可視分光光度計（以下，吸光分光光度計と呼ぶ）の構成例を示す。

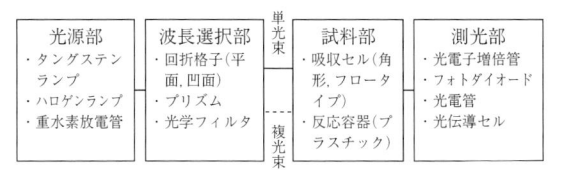

図 3.11 紫外可視分光光度計の構成

吸光分光光度計は，光源部，波長選択部，試料部，測光部，信号／データ処理部から構成される。

図 3.12 に示す吸光分光光度計は，波長選択部で単色光に分光された光を試料部に照射するもので，通称「前分光」と呼ばれている。

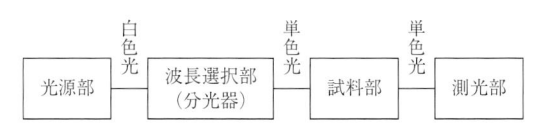

図 3.12 吸光分光光度計（前分光）の構成

図 3.13 は，光源部から発した白色光を試料部に照射した後に波長選択部で単色光に分光するので「後分光」と呼ばれている。

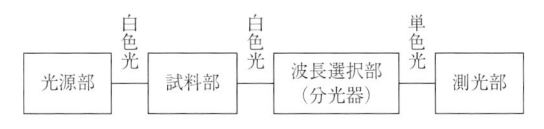

図 3.13 吸光分光光度計（後分光）の構成

前者は汎用の紫外可視分光光度計に広く用いられており，試料部はクローズ（暗箱）の状態である。一方，後者は自動分析装置や液体クロマトなどに内蔵されている専用の分光光度計に用いられており，試料部がなかば開放の状態で使用できる特徴がある。ただし，後分光方式の吸光光度計では，白色光がそのまま試料に照射されるため，長時間にわたって光を照射すると試料が光の影響を受けることがあるので注意を要する。

光源としては紫外部には重水素放電管が用いられ，可視部，近赤外部には，ハロゲンランプやタングステンランプが用いられる。波長選択部の分光素子としては，回折格子（凹面回折格子），プリズムや光学フィルタ（バンド幅の狭い干渉フィルタ）などが用いられる。

試料部で測定に用いられる汎用吸光光度計用の容器（吸収セル）は石英製，光学ガラス製が多いが，自動分析装置などのルーチン検査装置では，プラスチック製の容器が広く利用されている。測光部の検出器としては，光電子増倍管（フォトマルチプライヤ），フォトダイオード，光伝導セル，光電管などがある。最近ではフォトダイオードアレイや，2 次元 CCD 撮像素子を用いたものもある。

臨床検査で頻繁に用いられる吸光光度分析法は，エンドポイント法と，レート分析法である。前者は測定対象物を発色させ，これの吸光度から濃度を求めるものである。後者は単位時間当りの吸光度の変化量から活性値を求めるものである。

吸光分光光度計は，比較的コンパクトでかつ取扱いが簡便で，安定性のよいことから本項でとりあげる汎用分光光度計の中では，最も広く普及したものである。

〔2〕 分光蛍光光度計

物質が光，熱，電気や化学変化などのエネルギーを吸収して光を発する現象をルミネッセンス（発光）という。このエネルギー源（励起源）が紫外光，可視光などである場合が光ルミネッセンス（発光）である。光エネルギーを吸収して励起状態に遷移した電子が，基底状態に戻る際に放射する光が，蛍光またはリン光である。放射する光の寿命が短いものを蛍光，長いものをリン光または遅延蛍光と呼んでいる。

通常蛍光は，吸収された光（励起光）よりも長波長側に現れる。蛍光波長と蛍光強度との関係曲線が，蛍光スペクトルであり，蛍光波長を一定にして励起光の波長と蛍光強度の関係を示すのが励起スペクトルである。通常励起スペクトルは，その物質の吸収スペクトルと同一である。

図 3.14 に分光蛍光光度計の構成例を示す。

光源部は，光源，点灯用電源，集光系レンズなどで構成される。光源としては，キセノンランプや水銀ランプ，レーザ光源が用いられる。高輝度光源として水銀ランプやレーザ光源が用いられるが，スペクトル測定には連続光を発するキセノンランプが適している。励起光側波長選択部は，光源から放射される光の中から分析に必要な波長の励起光を選択する。蛍光免疫分析によく用いられるフルオレセインの励起波長は 494

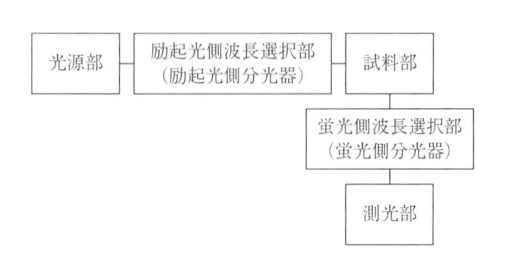

図3.14 分光蛍光光度計の構成

nmである。試料部は，試料を入れるセルとそのホルダから構成されている。図3.15に示すように励起光を横長にすると，セルに入れる試料量を大幅に低減することができる。

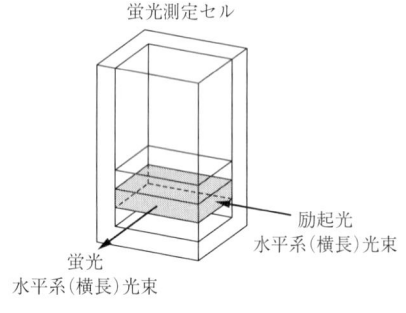

図3.15 蛍光光度法のセルへの光学系

セルの材質としては一般に無蛍光石英が用いられ，散乱光の影響を少なくするために，励起光の入射方向に対して直角方向で蛍光を測定するのがほとんどである。

試料から発した蛍光は，蛍光側波長選択部に導かれ，目的とする波長の光を単色光としてその強度を検知する。例えば，フルオレセイン蛍光標識抗体の蛍光波長は525 nmである。検出器としては，微弱光の計測に適したフォトマルチプライヤ（光電子増倍管）が用いられる。蛍光光度法は，前記〔1〕項で述べた吸光光度法に比べて10〜1 000倍の感度をもち，微量成分の分析に適している。

近年，蛍光光度法は，臨床検査でも幅広く利用されるようになった。代表的なものとしては，①蛍光標識された抗原または抗体を用いる蛍光免疫分析法や，蛍光偏光免疫分析法，②高速液体クロマトグラフ（HPLC）の蛍光検出器として，カテコールアミンやビタミンなどの分析，③フローサイトメータやDNAシーケンサなどのレーザ光源励起による蛍光分析法などがあげられる。

最近では新しい蛍光標識物質が開発され，さらに時間分解測定蛍光分析法と結びつけて高感度化がますます進んでいる。高感度測定が可能であるために，今後も幅広い活用が期待されるとともに，汎用分光蛍光光度計から目的に応じた専用分光蛍光光度計の方向へ進むと考えられる。

〔3〕 原子吸光分光光度計

遊離の基底状態にある原子が同種の元素から放射された特定波長の光（主として共鳴線，例えばHgであれば253.7 nm）を吸収する現象が原子吸収である。この原理を応用して吸光測定によって元素の分析（定量）を行うのが原子吸光分析法である。この方法は他の分析法に比べて選択性が高く，共存元素の干渉も少なく，微量金属の高感度分析に適している。

原子吸光分光光度計の光学系統図の一例を図3.16に示す。

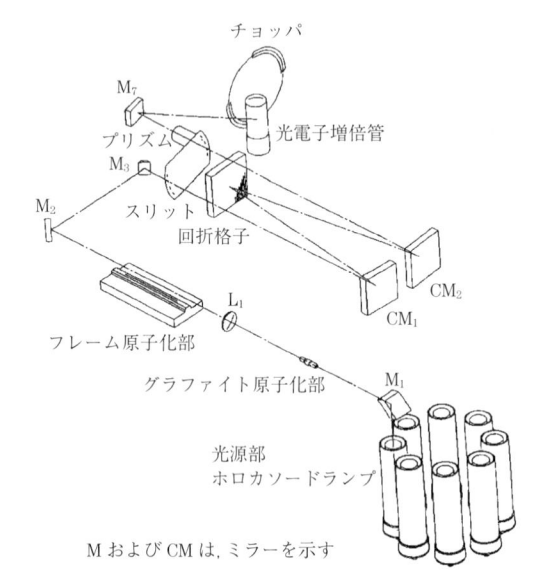

図3.16 原子吸光分光光度計の光学系統

試料中の元素を原子化するのにフレーム（炎光）を用いるフレーム原子吸光法と，グラファイト原子化炉（電気加熱炉）を用いるフレームレス原子吸光法がある。光源部には，目的元素ごとに特定の波長の光を発する中空陰極（ホロカソード）ランプや無極放電管が用いられる。

1) フレーム原子吸光　あらかじめ霧化された試料溶液を炎の中に導く。原子蒸気となり元素特有の波長の光を吸収する。吸収の強度は試料中の元素の濃度に比例する。炎としてはアセチレン-空気，アセチレン-酸化二窒素，水素-アルゴンなどが目的に応じて使われる。

2) フレームレス原子吸光　フレームの代わりにグラファイト（黒鉛）やタンタルの電気炉で試料の乾燥・灰化・原子化を行う。水銀のように室温で蒸気と

なるものは，還元気化させ，水銀蒸気としてそのまま測定できる。

分光器部では試料原子化部を通過した光が分光され，測定対象元素特有の波長の光強度を検出する。試料の吸収前後の光強度から吸収の強度を求める。

既知濃度の標準試料の濃度と吸収強度から検量線を作成し，未知濃度の実試料の吸収強度から濃度を求める方法と，対象となる元素を添加して測定する標準添加法がある。

原子吸光法は比較的干渉の少ない分析法であるが，微量分析になると干渉の影響は無視できなくなる。物理的干渉を除く方法としては，① 測定波長近傍の紫外線を用いてバックグラウンド補正を行う方法と，② 偏光ゼーマン法による偏光特性を生じることを利用する方法がある。

臨床検査で原子吸光法の測定対象となる血清中の微量金属元素としては，Ca，Mg，Cu，Fe，Zn などがあげられる。血清および尿中の Ca，Mg，Zn などは単純希釈法で測定可能であり，血清中の Cu，Fe などは除タンパク法，尿中の Cu，Fe などは抽出濃縮法が用いられている。

原子吸光法では，対象とする試料が ppm〜ppt のオーダと微量である。したがって，一連の分析操作においては試薬・器具，測定環境などに起因する予期しない汚染が生じることがあるので十分に留意する必要がある。

〔4〕 炎光分光光度計

金属または金属塩を炎の中に入れるとその金属特有の波長の光を発する。例えば，Na は黄色の光を，K はすみれ色の光を発することは，炎光反応として古くから知られている。この金属固有の波長の光の発光量を測定する方法を炎光光度法と呼ぶ。

臨床検査では Na（589.0 nm）と K（766.5 nm）を Li（670.8 nm）あるいは Cs（852.1 nm）を内部標準物質として分析する方法が行われてきた。本炎光光度法は，Na，K の実用基準法であるが，日常臨床検査ではイオン選択性電極法（ISE）によって測定されており，炎光分光光度計はほとんど用いられなくなった。

炎光分光光度計は，燃料ガスおよび助燃ガスの調整部→試料噴霧部→発光部→分光部→検出部から構成されている。炎光分光光度計の構成を図3.17に示す。

燃料ガスとしては水素，アセチレン，プロパン，都市ガスが用いられ，助燃ガスとしては圧縮空気，酸素が，それぞれの目的に応じて使用される。試料噴霧部は，毛細管で試料を吸い上げ，霧状の微粒子にして炎の中へ導く構造となっている。炎の中で原子化され，

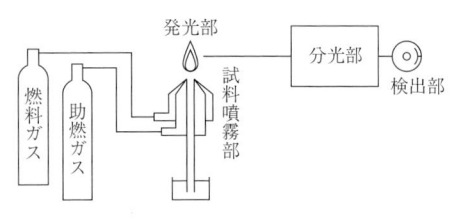

図3.17 炎光分光光度計の構成

さらに励起されて，基底状態に戻るときに光を発する。発光した光は分光部に導かれ，対象金属特有の波長の光を選び出し，検出部で発光強度を検知する。炎光光度法は，アルカリ金属やアルカリ土類金属などの励起されやすい金属の分析に有利である。

実試料の測定では，① あらかじめ標準試料を用いて検量線を作成し，未知濃度の試料の発光強度と対照して試料の濃度を求める方法と，② 二，三の既知濃度の標準試料を添加して測定する添加標準法と，③ Na，K と性格の似た元素（例えば，Li，Sr）のスペクトル線を内標準線として用いる内標準法がある。内標準法は装置の測定系の変動に対しての誤差を除くことができる。

3.2.4 イオン選択分析装置

臨床化学自動分析装置が普及し始める以前，血液や尿中のナトリウム（Na），カリウム（K），塩素（Cl）イオンなどの電解質測定は炎光光度法や電量滴定法で行われていた。1970年代後半になり，イオン選択電極（ion selective electrode：ISE）が臨床検査の分野で使われ始めると，簡便性や迅速性，安全性などの点で優れているイオン選択電極法が急速に広まった。現在ではナトリウム，カリウムおよび塩素イオン測定の一般的な分析手法となっている。

イオン選択電極を用いた測定法[1]には試料の取扱いやその種類（全血，血清，血漿，尿など）に応じて以下の二つの方法があり，それぞれの特長を生かした分析装置がある。

（1）非希釈法（直接法）　試料を希釈せずにイオン濃度を測定する方法であり，血液ガス（pH，酸素分圧，二酸化炭素分圧）などと同時に測定する分析装置に適している。

（2）希釈法　試料を専用の希釈液で希釈してイオン濃度を測定する方法であり，生化学成分と同時に測定する臨床化学自動分析装置に多用されている。

また，イオン選択電極はその使われ方に応じて構造が異なり，以下の二つに大別される。

（1）スティック型　プラスチックなどの容器に入れた試料の中に浸漬して測定を行うのに適してお

り，筒状構造である。

（2）フロー型　イオン選択電極内に試料が流れる流路が構成され，複数のイオン選択電極を組み合わせて流れ方式の測定が可能な構造である。

図3.18に，臨床化学自動分析装置に用いられているフロー型イオン選択電極の一例を示す。

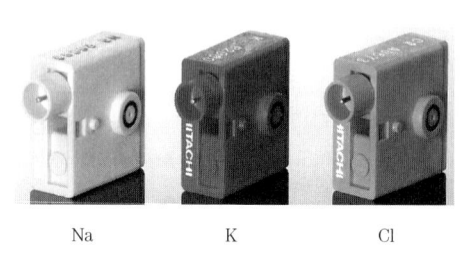

図3.18　フロー型イオン選択電極

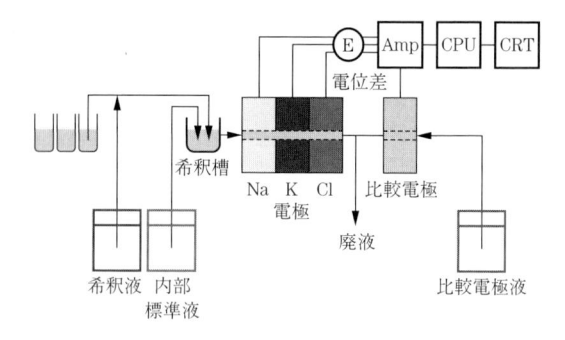

図3.19　電解質分析装置の構成例

〔1〕 **イオン選択電極の原理と電解質分析装置**

イオン選択電極には測定対象イオンに応答して電位を発生する感応膜が用いられ，その起電力（E）はネルンストの式によって式（3.5）で表せる。

$$E = E_0 \pm \frac{2.303 \times RT}{nF} \times \log(a) \quad (3.5)$$

式中，E_0は基準電位，Rは気体定数，Tは絶対温度，Fはファラデー定数，nおよびaはそれぞれ測定対象イオンの価数と活量である。$2.303 \times RT/nF$はネルンスト係数と呼ばれ，イオン選択電極のスロープ感度を表す。スロープ感度は，測定対象イオンが陽イオン（Na，K）の場合には＋の値，陰イオン（Cl）の場合には－の値となる。

感応膜を構成する材料，特に測定対象イオンと選択的に相互作用するイオン感応物質は電極性能（感度，正確さ，寿命など）に大きく影響を及ぼす。それゆえ，種々の化合物が開発されたが，ナトリウムおよびカリウムイオン選択電極には環状化合物のクラウンエーテル化合物やバリノマイシンが，塩素イオン選択電極には第四級アンモニウム塩がおもに用いられている。

図3.19に，臨床検査分野で主流となっているフロー型イオン選択電極を用い，希釈法によりナトリウム，カリウムおよび塩素イオンを測定する電解質分析装置の構成例を示す。

イオン選択電極をセンサとする電解質分析装置ではイオン選択電極と比較電極を恒温のユニット内に収納し，イオン選択電極には血清などの測定試料を，比較電極には飽和KCl溶液などを接触させる流路構成として両電極間の電位差を計測し，試料中の測定対象イオン濃度を求める。

〔2〕 **電解質分析の実際**

イオン選択電極による濃度測定の実際例を以下に示すが，測定に際してはメーカ指示の標準操作法や手順に従うことが基本である。

1）　**キャリブレーション**　水溶液成分からなる低濃度と高濃度の2種類の標準溶液を用い，それぞれの起電力からスロープ感度を算出する。測定温度が25℃の場合，スロープ感度の理論値は1価の陽イオンでは59.16 mV，陰イオンでは－59.16 mVである。

2）　**濃度測定**　試料を測定したときの起電力とスロープ感度から式（3.5）を使って測定対象イオンの濃度を算出する。しかし，血清などの測定においてはイオン選択電極はタンパク質や脂質などによる汚れや短時間内での電位変動の影響を受ける場合がある。そのため，装置内では自動的に測定試料の前後に既知濃度の内部標準液を測定し，イオン選択電極のドリフト補正を行って測定値の信頼性確保をはかっている。

3）　**共存成分の影響**　イオン選択電極の測定値は基準法（炎光光度法，電量滴定法）と比較して乖離する場合がある。これは，イオン選択電極が共存成分の影響を受けるためであり，尿分析用の検体保存剤や洗浄剤，薬剤などによる影響が知られている[2]。特に，塩素イオン選択電極は臭素含有薬剤が体内で代謝されて生じる臭素イオンの影響を受ける場合があるので，測定結果の吟味に際しては注意を払う必要がある。

4）　**メンテナンス**　イオン選択電極はタンパク質や脂質などの影響を受ける場合があることから，信頼性の高い測定を維持するには，① 管理試料測定による安定性の確認，② メーカ指定の専用の洗浄液を用いた日々または定期的な洗浄，③ 有寿命品であるイオン選択電極や構成部品の定期的な交換などのメンテナンスを確実に実施することが重要である[3]。

〔3〕 **正確さの伝達とトレーサビリティ体系**

ナトリウム，カリウムおよび塩素イオンの測定にはイオン選択電極法が広く普及するに至ったが，施設間差やメーカ間差，機種間差などのない日常検査法とし

て広く活用されることを目的に，正確さを基盤とする測定体系が組み立てられ，「イオン電極法による血液中ナトリウム，カリウム，塩素濃度測定の勧告法―標準血清による正確さの校正方法―」が勧告された[4]。

イオン選択電極で得られた測定値の正確さは，上記勧告法に従い標準血清を多重測定して得られた測定値の正確さを評価することにより確認できる。これを実現するために1次標準血清，2次標準血清および常用標準血清が福祉・医療技術振興会（HECTEF：Health Care Technology Foundation）から市販されており，測定値の正確さの確認は図3.20に示す正確さの伝達とトレーサビリティ体系に従って実施される。

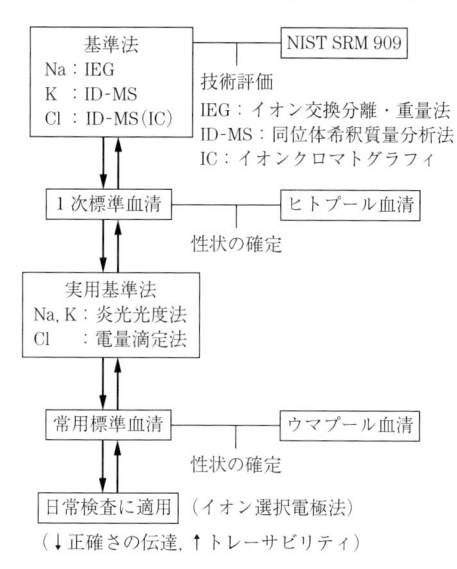

```
        基準法              NIST SRM 909
    Na：IEG          
    K ：ID-MS          技術評価
    Cl：ID-MS(IC)     IEG：イオン交換分離・重量法
                      ID-MS：同位体希釈質量分析法
                      IC：イオンクロマトグラフィ
            ↕
      1次標準血清  ―――  ヒトプール血清
                    性状の確定
            ↕
       実用基準法
    Na, K：炎光光度法
    Cl  ：電量滴定法
            ↕
      常用標準血清  ―――  ウマプール血清
                    性状の確定
            ↕
     日常検査に適用  （イオン選択電極法）
```
（↓正確さの伝達，↑トレーサビリティ）

図3.20 正確さの伝達とトレーサビリティ体系

具体的には，精密さが確保された状態で測定試料として3濃度（低，中，高濃度）の標準血清を5重測定し，得られた結果からバイアス（B），平均値の95%信頼限界（$t \cdot s/\sqrt{n}$）および不確かさの限界（C_m）を求める。このときに$t \cdot s/\sqrt{n}$が許容され，Bが許容されなかった場合は校正式を算出して測定値を校正する。

3.2.5 免疫反応測定装置
〔1〕 はじめに

抗原抗体反応を利用した反応系は生体中の微量物質の測定や抗体の検出から始まり，いまでは特異的に生体物質の測定へも応用されている。そのために多くの測定原理があり，それぞれ専用の免疫反応測定装置も多数ある。また，生化学自動分析装置へもその応用が広がっている。

反応系として抗原抗体が結合状態のものと非結合状態のものを分ける操作（B/F分離）を実施するヘテロジニアス系と実施しないホモジニアス系の二つに大別することができる（**表3.2**）。測定系の特徴をいうとヘテロジニアス系は微量の濃度まで測定が可能であるが反応ステップが多い，ホモジニアス系は反応ステップ数が少なく短時間で測定が可能であるが微量濃度まで測定できない。ただし，それぞれの欠点を補うように各社工夫されているので，詳細は各機種の資料を参照のこと。いずれの測定法の装置であっても全自動化されている。最近ではこれらの二つの系を同時に測定できる装置もある。

表3.2 測定原理別測定法

	測 定 法	
ヘテロジニアス系	ラジオイムノアッセイ（RIA）	
	酵素免疫測定法	EIA
		FEIA
		CLEIA
		ECLIA
	蛍光偏光免疫測定法（FPIA）	
ホモジニアス系	ネフェロメトリ（比朧法）	
	ラテックス比濁	
	免疫比濁	
	カウンティングイムノアッセイ（CIA）	

目的成分の血液中濃度と測定時間，精度，処理検体速度，測定可能項目などを考慮して使い分ける。

〔2〕 **ヘテロジニアス系イムノアッセイ**

ヘテロジニアス系のイムノアッセイは抗原または抗体に標識物を付けて，その抗原または抗体と特異性に反応する物質を標識物のシグナルを利用して測定する方法である。ホルモン，腫瘍マーカーやウイルス抗体など血中の濃度が比較的低い物質が測定対象となることが多い。1959年に放射性同位体を標識物としたラジオイムノアッセイが開発されて以降，血液中の微量物資の測定に広く用いられている。放射性同位体は作業場所や作業者管理や廃棄物の規制があるために，1970年代に放射性同位物質を用いない酵素免疫測定法や蛍光偏光イムノアッセイが開発された。これらの測定原理を図3.21に示す。

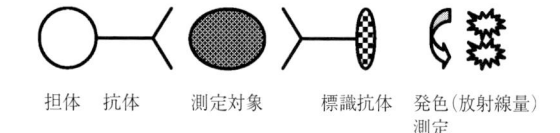

```
  ○ ― Y ― ● ― Y ― ▣    ☎ ✹

 担体 抗体 測定対象 標識抗体 発色（放射線量）
                            測定
```

図3.21 ヘテロジニアス系イムノアッセイの測定原理

標識物としてラジオアイソトープ，酵素，蛍光物質などが知られている。酵素を標識した際には使用する基質や種類によりさらに細分化される。基質として可

視発色剤を利用した場合をEIA，蛍光基質を用いた場合をFEIA，化学発光基質の場合をCLEIA，電気化学発光物質を用いた場合をECLIAと呼ぶ。その測定の流れを最も多く使用されている2ステップサンドイッチ法について図3.22に示す。

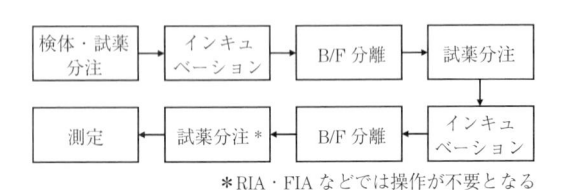

検体・試薬分注 → インキュベーション → B/F分離 → 試薬分注 → インキュベーション → B/F分離 → 試薬分注* → 測定

＊RIA・FIAなどでは操作が不要となる

図3.22 ヘテロジニアス系イムノアッセイの検査の流れ

装置としては操作工程を全自動で検査を実施する装置が主流であり，感度，測定時間，処理能力に対応するために装置に対応する専用試薬であることが多い（図3.23）。

(a)

(b)

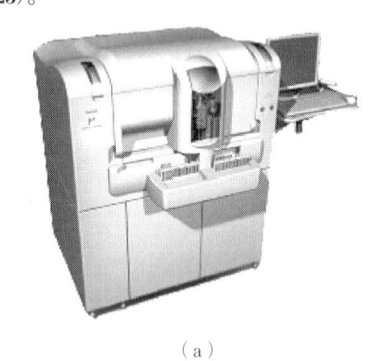

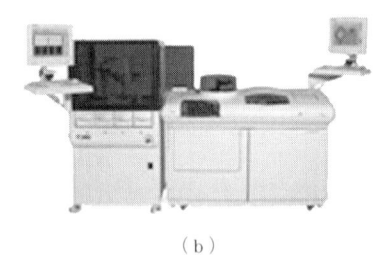

図3.23 全自動酵素免疫測定装置

汎用のマイクロプレート試薬やビーズ試薬が使用できる洗浄機，測光機（分光光度計，ガンマカウンタなど），インキュベータ，自動分注装置などの半自動装置もある。

〔3〕 ホモジニアス系イムノアッセイ

免疫グロブリンやC反応性タンパク（CRP）などの血漿タンパク定量の自動化は1977年レーザネフェロメータ装置導入により広く実施されるようになった。その後ラテックス粒子を用いた比濁法（Latex photometric immunoassay：LPIA）や免疫比濁法，免疫比朧法（ネフェロメトリ法）やカウンティングイムノアッセイが開発され，より微量のタンパク質が測定可能となった。また，ラテックス比濁法や免疫比濁法は全自動生化学自動分析装置への応用も可能になった。免疫（ラテックス）比濁・ネフェロメトリ法は血漿タンパクの測定に用いられることが多い。最近では，ラテックス単体の工夫や専用装置化で従来より高感度な測定が可能となり，感染症マーカーや腫瘍マーカーも測定可能になり，測定項目も広がっている。

1) **免疫比濁・ネフェロメトリ法およびラテックス比濁・ネフェロメトリ法**　図3.24に免疫およびラテックス比濁・ネフェロメトリ法の測定原理を図示する。

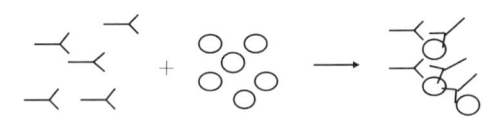

免疫比濁・比朧法の抗原抗体反応

ラテックス比濁・比朧法の抗原抗体反応

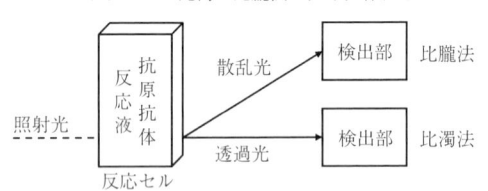

図3.24 免疫比濁・比朧法およびラテックス比濁・ネフェロメトリ法の原理

反応セル内で検体と測定対象物質に対する抗体（ラテックス法の場合はラテックスに感作した抗体）を加えて抗原抗体反応を生じさせ，この抗原抗体反応物に特定の波長の光を照射し，散乱光量を測定する場合をネフェロメトリ法といい，透過光を測定する場合を比濁法という（図3.25〜図3.27）。

2) **カウンティングイムノアッセイ**　ラテックスに感作した抗原または抗体と検体とが反応し，生じたラテックス凝集塊をフローセルに流し凝集塊数と非凝

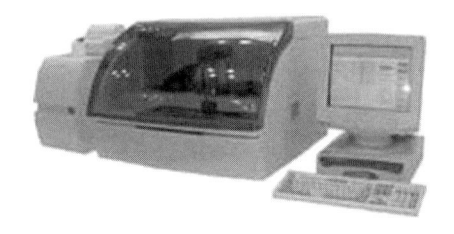

図3.25 LPIA法装置（LPIA-NV 7）

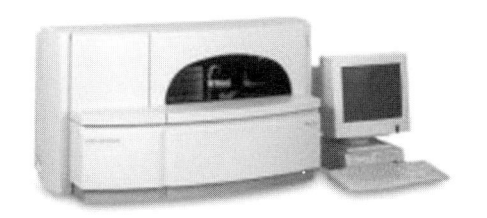

図 3.26 ネフェロメトリ法装置

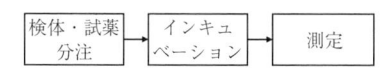

図 3.27 免疫（ラテックス）比濁・ネフェロメトリ法の検査の流れ

集塊数をカウントしその比率を算定することにより，目的の測定物質の濃度を測定する。カウンティングイムノアッセイ法はラテックス比濁法より高感度に測定が可能であり，肝炎マーカーや腫瘍マーカーなどが測定可能である（**図 3.28**, **図 3.29**）。

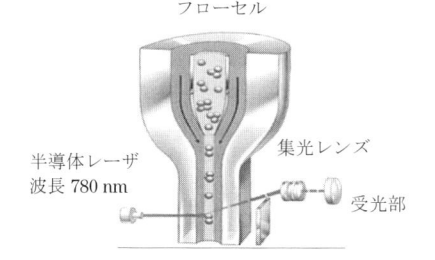

図 3.28 カウンティングイムノアッセイの原理

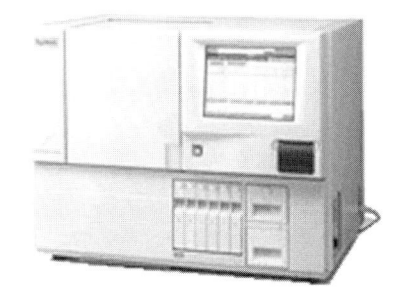

図 3.29 カウンティングイムノアッセイ装置

3.2.6 タンパク分画電気泳動分析装置[5]

〔1〕 電 気 泳 動 法

溶液中で正あるいは負に荷電している粒子に電流を流すと，正荷電粒子は陰極へ，負荷電粒子は陽極へ向かって移動する（**図 3.30**）。この現象は電気泳動と呼ばれ，粒子の移動速度は粒子の荷電量，大きさ，形状

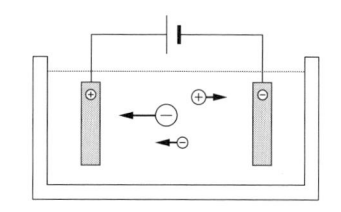

図 3.30 電気泳動の原理

などにより固有の値（易動度）をもつ。したがって，粒子ごとの易動度の違いによって粒子の分離分析が可能となる。

〔2〕 血清タンパク分画

血液中には数多くのタンパク質が存在するが，タンパク質も荷電粒子であるため，電気泳動で分離分析することができる。セルロースアセテート膜（以下，セア膜と略す）を支持体とする血清電気泳動は，1965年日本電気泳動学会による標準操作法が確立され，現在でも血清タンパク分画という臨床検査の一項目として広く利用されている。得られた分離パターンより病態を把握することが可能となる。

〔3〕 自動電気泳動装置

自動電気泳動装置は用手法でのセア膜血清タンパク電気泳動の各分析操作，すなわちセア膜の湿潤，血清塗布，電気泳動，染色，脱色，乾燥，透明化，測光，データの記録，保存までを自動的に行うものである（**図 3.31**）。

以下，分析ステップを動作順に説明する。

まず，セア膜を緩衝液に浸漬，あるいはスポンジローラで湿潤し，適湿状態にした後，アプリケータで血清を直線状に塗布する。つぎに泳動槽で，セア膜両端に緩衝液を含む濾紙あるいはスポンジを介して通電し，血清タンパクを泳動展開する。泳動によりヒト血清は，アルブミン，α_1-グロブリン，α_2-グロブリン，β-グロブリン，γ-グロブリンの五つのゾーンに分離される。なお，血清タンパクは無色透明であり，泳動直後の泳動像を目視観察できない。

泳動の終わったセア膜は泳動像の拡散を防ぐためにただちに，タンパク固定液を含む染色液に浸してタンパク固定および染色を行う。続いて脱色液を用いてタンパク固定を維持した状態でセア膜中の余分な染色液を洗い流し，脱色後は温風で乾燥する。乾燥を終えたセア膜をデンシトメータと呼ばれる測光部で透明化液に浸して透明化し，染色された泳動像を測光する。泳動像の測光は，スリットを泳動方向に走査して吸光度変化を測定（デンシトメトリ）し，波形パターン（デンシトグラム）を得る。デンシトグラムの谷の部分を分画点とし，各分画の面積比を分画％として算出し，

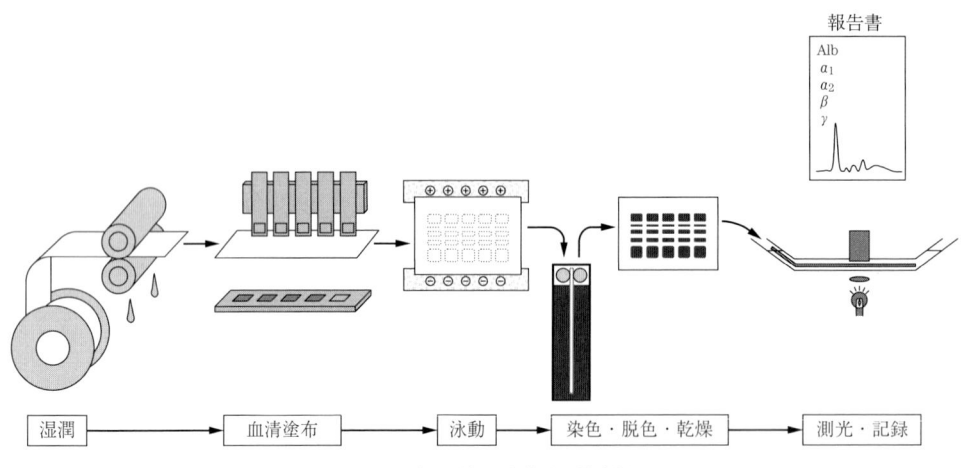

図 3.31　自動電気泳動装置の構成例

デンシトグラムとともに記録，保存する．
　なお，装置によっては脱色後，乾燥，透明化をせず，半透明の状態のままで測光を行うものもある．

〔4〕　**分析結果の利用**
　臨床生化学検査より得られる血清総タンパク（TP）値と分画％を乗じることで，各分画の濃度換算値を得ることができる．各分画濃度換算値の増減パターンは特定の疾患で特徴的である．血清中のタンパクの変動が大きくなる腎障害，肝障害，炎症性疾患，自己免疫性疾患，免疫不全疾患などで，疾患の発見，診断，治療の指針として有用である．特に多発性骨髄腫においてはデンシトグラムに特徴的なピーク（Mピーク）を示すことから，確定診断のための有用な手段の一つとなっている．
　近年，泳動像を自動的に解析するソフトウェアが開発され，装置に組み込まれるようになった．経験を必要とする結果判読を瞬時に行うことで，検査技師や臨床医の負担を軽減することに貢献している．

〔5〕　**血清タンパク以外の電気泳動**
　血清以外の尿，髄液などの低タンパク試料も濃縮操作を行うことにより自動電気泳動装置で分析可能である．また，血清タンパクと処理ステップの異なるLDH，CPKなどのアイソザイム，リポタンパクなどの電気泳動も一部自動化され，臨床検査で利用されている．

3.2.7　高速液体クロマトグラフィ分析装置
〔1〕　**はじめに**
　高速液体クロマトグラフィ（high performance liquid chromatography：HPLC）の最大の利点は，目的成分以外の夾雑物が含まれる試料から目的成分を分離して定量，定性することができ，試料が液体として得られれば基本的に分析対象とすることが可能であるという応用性の高さにある．この利点を生かしてHPLCはさまざまな分野で使用されており，ME分野においても尿中あるいは血漿や血清中の微量成分の分析を主として広く利用されている．

〔2〕　**HPLCの原理**
　HPLCは固定相と移動相の二つの相から構成され，この二つの相に対する物質の分布状態の違いを利用して複雑な混合物を分離する分離分析法である．固定相とは，カラムと呼ばれるステンレススチール製または樹脂製の管に詰められた微細な固体粉末の表面に形成された薄層のことであり，移動相とはこの上を流れる液体のことをさす．試料中の各成分は，移動相とともに固定相上を移動する過程で各相への溶解度や分子の大きさの違いに応じて二つの相間でそれぞれ異なった分布平衡を示す．その結果，移動する速度に差が生じて相互に分離される．これを模式的に示したものが**図 3.32** である．
　図 3.32 に示した縦長の管がカラムであり，移動相はこのカラムの入口から送液ポンプによって一定の速度で送り込まれる．試料はカラム入口付近に取り付けられた試料注入器から注入され，移動相とともにカラム内に送り込まれる．カラム内に送り込まれた試料中の各成分は，固定相と移動相の間を行き来しながらカラム内を移動する．カラム内での移動は物質が移動相中に存在するときのみ発生し，固定相上に存在するときには物質は移動しない．そのため，移動相に分布しやすい成分は早くカラム出口に到達し，逆に，固定相に分布しやすい成分はカラム出口への到達が遅くなる．カラムの後方に検出器を接続し，カラムからの物質の溶出をモニタしておくと**図 3.33** のようなグラフが得られ，カラム内での移動速度の差により分離された

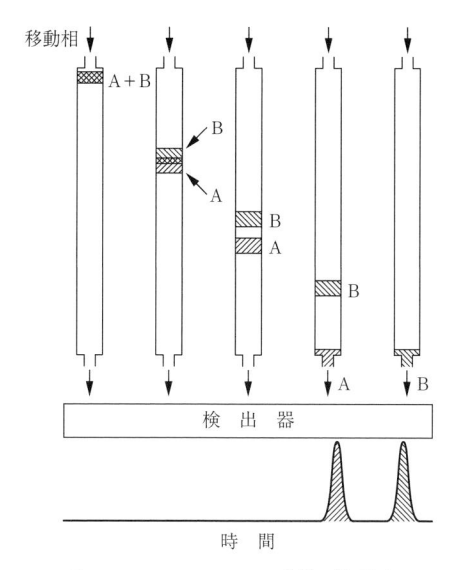

図 3.32 HPLC における分離の模式図

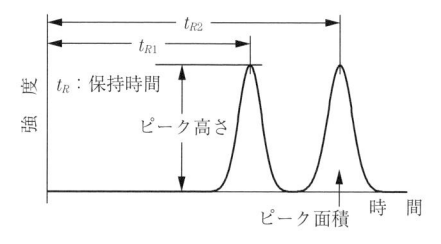

図 3.33 HPLC のクロマトグラム

各成分を検出することができる。このグラフをクロマトグラムと呼ぶ。

〔3〕 定 性 分 析

クロマトグラムにおいて試料注入時から各成分のピーク頂上までの時間を保持時間と呼ぶ。保持時間は分析条件に応じた各成分固有の値となることから成分を定性（同定）の指標として用いることができる。ただし，保持時間は分析条件によって変化するため，厳密には HPLC で定性分析を行うことはできない。さらに試料中の夾雑物質が目的成分とまったく同じ保持時間を示すこともある。しかしながら，実際の分析においては対象とする試料の状態などは一定の範囲に限定されており，十分な基礎実験により夾雑物質との分離（特異性）を検証しておくことで，かなりの確度で定性的判断（同定）を行うことができる。

〔4〕 定 量 分 析

試料中の目的成分の含有量はピーク面積（またはピーク高さ，以下ではピーク面積で記述する）を指標として行われる。これには外部標準法と内部標準法がある。

外部標準法はあらかじめ含有量が既知の標準試料を分析し，その濃度とピーク面積から検量線を作成しておき，未知試料の分析により得られたピーク面積をその検量線にあてはめて目的成分の含有量を求める方法である。この方法では，注入量や前処理における回収率が一定になるようにして行わなくては定量値の精度は悪くなる。

内部標準法は，試料に含まれる成分と分離可能な物質の一定量を標準試料と未知試料のいずれにも添加する方法である。この添加する物質を内部標準物質と呼ぶ。内部標準法では，外部標準物質におけるピーク面積に代えて，内部標準物質に対する目的成分のピーク面積比を用いて定量計算を行う。内部標準法では内部標準物質を精度よく添加することで，試料注入量や前処理における回収率の変動が補正され，定量値の精度向上が期待できる。

〔5〕 分 離 モ ー ド

HPLC では目的成分と固定相，移動相のどのような特性を利用して分離するかによっていくつかのクロマトグラフィがある。

1） 逆相クロマトグラフィ　分散力を中心とした疎水相互作用を利用した分離モードであり，最も広く利用されている。代表的なカラムはシリカゲルの表面をオクタデシル基で化学修飾した充てん剤を用いたカラム（ODS や C 18 などの名称で市販）であり，そのほかにオクチル基（C 8）やトリメチルシリル基（TMS），フェニル基（phenyl）などがある。移動相には水または緩衝液とメタノール，アセトニトリルなどの有機溶媒との混合液を用いる。

2） 順相クロマトグラフィ　双極子に基づく親水相互作用を利用した分離モードである。代表的なカラムはシリカゲルを充てんしたカラム（SIL）であり，そのほかにその表面をシアノプロピル基（CN）やアミノプロピル基（HN$_2$）で化学修飾したものなどがある。移動相にはヘキサンとエタノール，テトラヒドロフランなどを混合した有機溶媒がおもに用いられ，有機酸を添加する場合もある。逆相クロマトグラフィと比較して，構造認識能の高さを利用した幾何異性体の分離や水系順相分析クロマトグラフィとして糖やリン脂質の分析に利用される。

3） イオン交換クロマトグラフィ　イオン結合に基づくイオン相互作用を利用した分離モードであり，陽イオン交換と陰イオン交換に大別される。陽イオン交換カラムにはスルホン基（SO$_3$H，SCX）やカルボキシル基（COOH，WCX）を導入したシリカゲルまたは各種樹脂を充てんしたカラムがあり，陰イオン交換カラムにはアンモニウム基（N+R$_3$，SAX）やア

ミノ基（NH₂, WAX）を導入したものがある。移動相には緩衝液を用い，必要に応じてメタノール，アセトニトリルなどの有機溶媒を混合することもある。

4) **排除クロマトグラフィ**　目的成分のサイズ（分子量）や正味電荷の差を利用した分離モードであり，充てん剤の細孔への浸透の違いによって分離する。分子サイズの違いで分離するサイズ排除クロマトグラフィ（SEC）はおもに高分子の分離に用いられ，有機高分子分野ではゲル浸透クロマトグラフィ（GPC），タンパク質などの生体高分子分野ではゲル濾過クロマトグラフィ（GFC）と呼ばれることもある。カラムには樹脂充てん剤が広く用いられ，有機高分子ではテトラヒドロフラン，クロロホルムなどの有機溶媒を，生体高分子では緩衝液を使用することが一般的である。正味電化の差で分離するイオン排除クロマトグラフィは，もっぱら有機酸などのイオン性化合物の分離に用いられ，カラムにはスルホン化ポリスチレンを用い，リン酸，過塩素酸などの水溶液を移動相として使用する。

〔6〕 **HPLC の構成**

高速液体クロマトグラフは図3.34に示したとおり，送液部，試料導入部，分離部，検出部およびデータ処理部から構成される。

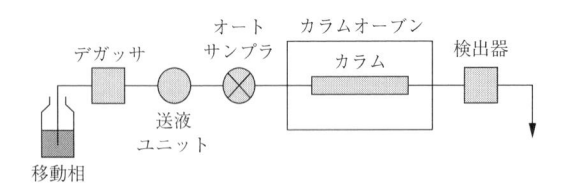

図 3.34　HPLC の基本構成

1) **送液部**　移動相を一定の流量でカラムに送液するための部分であり，脱気ユニットおよび送液ポンプから構成される。脱気ユニットは減圧やヘリウムガスのバブリングにより移動相に溶け込んでいる空気を取り除き，安定した流量とバックグラウンドを得るためのユニットである。送液ポンプはカラムの流れ抵抗に抗して，高圧下でも一定流量で脈動の少ない連続送液が可能なように，二つのプランジャを用いてその位相をずらして往復動作させる設計となっているものが一般的である。

2) **試料導入部**　試料をカラムに導入するユニットで，マイクロシリンジを用いるマニュアルインジェクタと自動的に注入するオートサンプラに大別される。今日ではオートサンプラが主流であり，注入精度やキャリオーバ（注入した試料の一部が残留し，つぎの試料の分析に影響を及ぼすこと）の抑制が重視される。

3) **分離部**　分離部はカラムとカラムオーブンから構成される。カラムオーブンは分離に影響を及ぼすカラムの温度を一定に保ち，安定した分離を得るためのユニットである。

4) **検出部**　カラムからの成分の溶出をモニタするユニットであり，移動相中の成分によって得られた応答を電気信号に変換して出力する。おもな検出器としては吸光度検出器，蛍光検出器，示差屈折検出器，蒸発光散乱検出器，電気伝導度検出器および電気化学検出器などがあり，測定対象成分や分析目的に応じて適切な検出器を選択する。

5) **データ処理部**　検出器から出力された信号をクロマトグラムとして記録し，さらに，ピーク面積，保持時間などを算出し定性・定量計算する機能を有する。

〔7〕 **HPLC の応用と今後**

技術的には，ほぼ完成の域に達したといわれるHPLC ではあるが，残されたテーマもあり，その一つに分離の高速化があげられる。その技術的方向性には充てん剤を微細化したカラムとモノリスカラムの二つがある。充てん剤の微細化によって，カラム長さの短縮や移動相流量を高めてもその分離効率を維持することが可能である。これによって，分離の高速化をもたらす。もう一方のモノリスカラムは粒子を充てんするのではなく，3次元ネットワーク状に形成された骨格とその空げきから構成されるカラムである。粒子充てんカラムと比較して，広い移動相流路が確保されることで低い圧力で分離が可能であり，同時に細い骨格により同等以上の分離性能を発揮することも可能である。これにより，粒子充てんカラムでは得られない高分離も期待できる。いずれのアプローチにも残された課題はあるが，分離分析である HPLC において分離技術の進歩は重要であり，今後の技術として注目されている。

3.2.8　乾式臨床化学分析装置

乾燥状態で保存された試薬に液状試料が添加されることにより試料中の水分によって反応が進行する分析方法で，いわゆるドライケミストリーに分類されている測定法である。広い意味では尿試験紙などもドライケミストリーの範ちゅうに入るが，乾式臨床化学分析装置という場合には，分析素子（試薬）と専用機器を組み合わせた定量性のある検査システムをさすのが一般的である。測定対象項目は生化学だけでなく，薬物，免疫項目に及んでいる。

乾式臨床化学分析装置に使用する分析素子の形態に

は，試験紙，多層分析フィルム，使い捨て電極などがあり，通常1枚または1個の分析素子で1検体1項目の測定ができるようになっている。各社のシステムにもよるが，20～30項目以上の専用試薬が用意されており，目的に応じて検査項目を選ぶことができる。

乾式臨床化学分析装置は給排水系をもたないため，簡便，迅速，メンテナンスが容易であるなどの利点から，日常検査，緊急・即時検査に広く使用されている。また，近年はPOCT用の測定機器としても注目されている。

〔1〕 測定原理と測定方式

1) 反射測光方式　　液体試薬を用いる分析装置では一般的に透過光を測光するが，乾式臨床化学分析装置では反射測光が採用されている。

代表的な試薬の形態である多層分析フィルムと試験紙の構造を図3.35，図3.36に示した。基本的な構成は，検体展開層，試薬層，反射層などの薄膜と支持体からなっている。

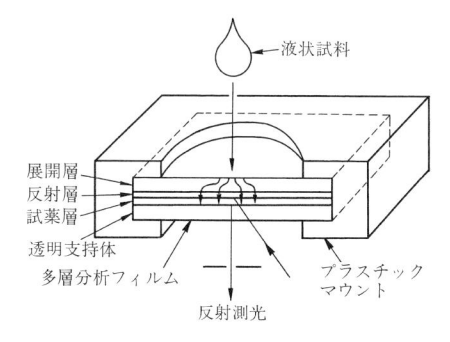

図3.35　多層分析フィルム型試薬の断面図[6]

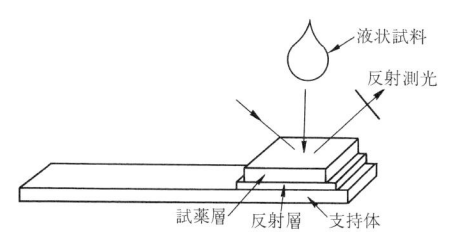

図3.36　試験紙型試薬の模式図

試薬は一定量（10μl前後）の検体を点着された後，インキュベータ（37℃）内へ搬送される。分析対象成分は試薬層中の反応によって色素に変換される。色素の発色は測定項目ごとに決められた特定の波長の光で反射測光される。

試験紙法では発色を試薬の上部から反射測光する。この場合には物質濃度と反射率の関係を得るために，Kubelka-Munkの式に基づいて測定値を処理している。

$$\frac{K}{S} = \frac{(1-R)^2}{2R} \quad (3.6)$$

ここで，KはKubelka-Munkの吸収率，Sは散乱率，Rは反射率であり，K/Sと物質濃度は一定の関係にある。

一方，多層分析フィルム法では試薬が透明支持体の上に積層されているので試薬の裏面から反射測光する。この場合，入射光（I_0）と反射光（I_R）の関係から得られる光学的反射濃度D_Rは次式で与えられ，D_Rと物質濃度が一定関係にある。

$$D_R = \log\left(\frac{I_0}{I_R}\right) \quad (3.7)$$

エンドポイント項目では一定時間後の生成色素の光学的反射濃度は検体濃度に対応する。また，レート（酵素）項目では生成色素の光学的反射濃度の増加量が酵素活性値と対応する。

試験紙法，多層分析フィルム法ともに物質濃度あるいは酵素活性値と反射率，反射濃度とが対応関係にあることから，あらかじめ既知濃度（既知活性値）の検体を測定し，その関係式（検量線）を求めておけば，未知濃度（未知活性値）検体の濃度（活性値）を求めることができる。この関係式を多次式や指数関数などの関数としてあらかじめ機器に記憶させておけば，検体を点着するだけで検体中の物質濃度（活性値）を求めることができる。システム専用の標準液を測定して，その表示値との関係から試薬のロットごとに関係式を求める方式や磁気カードなどに記録された補正情報を用いて機器に内蔵された関係式をロットごとに補正する方式のものもある。

2) イオン電極方式　　イオン選択分析装置の範ちゅうに入るものであり，Na，K，Clの測定に使用される。多層フィルム型電極の構造の一例を図3.37に示した。

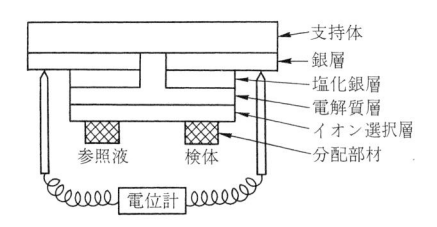

図3.37　多層フィルム型電極の構造

原理は他のイオン選択分析装置と同じイオン選択電極であるが，試料を希釈しない直接法であること，イオン選択膜が1枚のスライドに納められており1検体ずつの使い捨てであることが特徴である。イオン選択膜としてNaはメチルモネンシン，Kはバリノマイシン，Clは4級アンモニウム塩を用いている。参照電

極に Na，K，Cl を一定量含む参照液が供給されると各イオン濃度に応じて一定の電位（E_r）が発生する。一方，試料電極に検体が供給されると，そのイオン濃度に依存した電位（E_s）が発生する。ブリッジを介して両者の電位差を測定する。得られた電位差 E とイオン濃度（活量）との間にはネルンストによる式（3.8）の関係がある。

$$\Delta E = E_s - E_r + E_j$$
$$= 2.303 \left(\frac{RT}{nF}\right) \log\left\{\frac{a(s)}{a(r)}\right\} + E_j \quad (3.8)$$

ここで，$a(s)$ は検体中のイオン活量，$a(r)$ は参照液中のイオン活量，E_j はジャンクションポテンシャルである。あらかじめ既知のイオン濃度の検体を測定し，イオン濃度と電位差の関係を求めておけば，未知の検体のイオン濃度を求めることができる。

〔2〕 **システムの構成**

乾式臨床化学分析装置は機器と専用試薬（試験紙，多層分析フィルムなど）とで構成されるシステムである。

連続処理できる検体数と項目数によって，1検体1項目処理方式，1検体多項目処理方式，多検体多項目処理方式がある。1検体1項目処理方式は電解質，アンモニアなどの専用機に採用され，検体の点着や測定部への試薬の搬送などが一部手動になっているものが多い。1検体多項目処理方式では検体と測定項目の試薬をセットすれば，サンプリングや試薬の搬送，点着は自動的に行われる。多検体多項目処理方式では，複数の検体をセットすれば連続的にサンプリングが行われる。図 3.38 に卓上型の1検体多項目処理装置の一例を示した。検体は点着部で試薬（スライド）に点着された後，インキュベータに送られ 37℃で加温される。インキュベータ内の試薬の発色は図 3.39 に示した光学系で測光される。簡単な操作で迅速に精度のよ

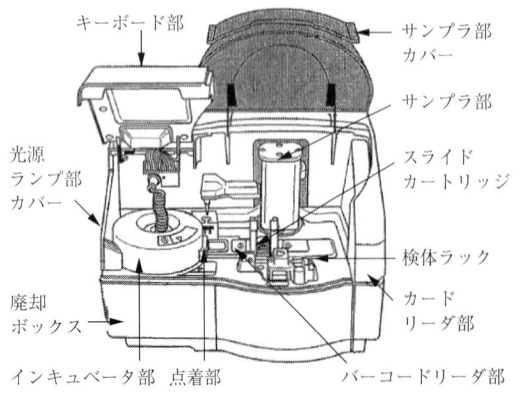

図 3.38　1検体多項目処理装置の一例

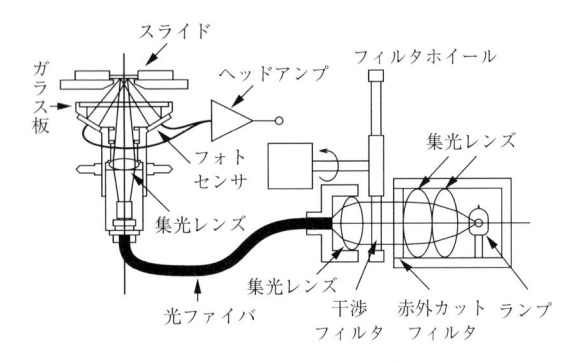

図 3.39　光　学　系

い結果が得られるように機器の制御やデータ処理にはマイクロコンピュータが使用されている。制御系のブロック図の例を図 3.40 に示した。

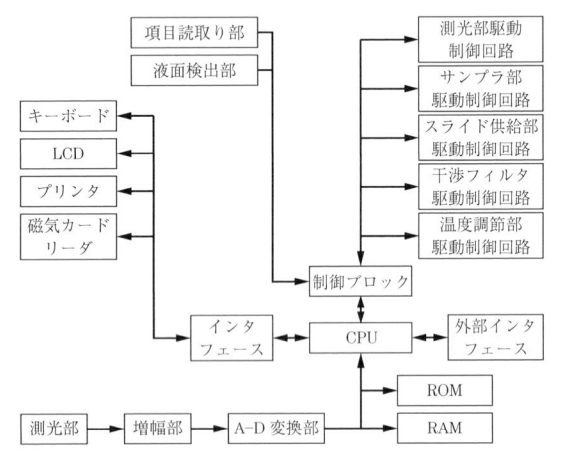

図 3.40　制御系のブロック図

〔3〕 **システムの特徴**

① 試薬と機器が一体となったシステムとして提供される。
② 給排水設備が不要で，電源さえあればどこにでも設置できる。
③ 機器の内部に液体の流路や洗浄系をもたないので，メンテナンスの負担が非常に小さい。
④ 試薬が長期間安定で，1枚ずつ使い捨てであるため，頻度の低い検査でも試薬の無駄が少ない。
⑤ 装置の立上げ時間が短いため，夜間の緊急検査などに適している。
⑥ 小型の機器は持ち運びが容易であるので，ベッドサイド検査に適している。
⑦ 手動点着で測定する場合，10 μl 程度の検体があれば1項目の測定ができる。

〔4〕 **システムの特性と管理上の注意点**

乾式臨床化学分析装置では，ヒト検体を測定したと

きにその正確さが保証されるように設計されている。ところが，管理血清を測定した場合に乾式臨床化学分析装置による測定値と液体試薬を用いた自動分析装置による測定値が一致しないことがある。この現象は多くの施設に同一管理血清を試料として配布し，一斉測定する精度管理調査（コントロールサーベイ）においても液体法の測定値群と乖離した群として観察される[7]。また，乾式臨床化学分析装置間でも各社の測定方式の違いによって測定値に差を生じる場合がある。これは，試薬に対する管理血清の挙動がヒト血清の挙動と同等でないことに起因する。すなわち，試料の粘性，浸透度，表面張力，酵素の由来などが異なるためと考えられている。

管理血清の測定値が液体法と異なったとしてもその平均値の変動はヒト検体測定時の変動に対応しているので，管理血清にそのシステムでの固有値を設定しておくことにより，システムの変動を管理することができる。

3.2.9　グルコース分析装置

グルコース分析装置は，臨床化学検査装置の中でも，特定項目の分析用に専用化された専用臨床化学分析装置の代表的な装置の一つに位置づけられる。

〔1〕　種　　類

グルコース分析装置を大きく分けると，病院や検査センタの検査室などで使用される多量検体処理に対応できる自動分析機器と，ベッドサイドや開業医で使用される少数検体用の機器，さらには糖尿病の患者自身が自己測定のために使用する小型の専用機器（自己検査用グルコース測定器）がある。自己検査用グルコース測定器については，3.2.10項で詳述する。

グルコース分析装置が専用臨床化学分析装置として取り扱われてきた背景には，血糖測定に使用される検体が他の生化学検査で使用される血清検体と異なり，抗凝固剤や解糖阻止剤を含んだ血漿検体であることが関係している。採血の後，遠心処理されて血清分離されるまでの時間内に自然解糖が進行し，正しい血糖値が測定できないためである。一方，患者自身が行う自己測定用には全血検体がそのまま使用される。

〔2〕　測　定　原　理

固定化酵素を用いたグルコース分析装置では，酵素とともに酸素電極または過酸化水素電極が組み合わせて使用され，酸素の減少量あるいは過酸化水素の増加量を測定することでグルコースを定量する。

GOD酵素（グルコースオキシダーゼ：E. C. 1.1.3.4）を高分子膜（メンブレン）に固定化したGOD固定化酵素膜を過酸化水素電極（指示電極：白金，対極：銀）と組み合わせたグルコース分析装置を例に原理を説明する。

この装置では，固定化酵素膜を過酸化水素電極の表面に密着させ，アンペロメトリ法によりグルコースを測定する。固定化酵素膜はポリカーボネート膜とセルロースアセテート膜の二重膜構造で形成されており，二重膜の間にGOD酵素が固定化されている。

外側のポリカーボネート膜は，グルコースや酸素のような低分子物質を透過させるが，高分子であるタンパク質や血球などの粒子は透過しない。内側のセルロースアセテート膜ではポアサイズはさらに小さく，グルコースや酵素は透過しないが，発生した過酸化水素は容易に透過できる構造となっている（図3.41）。

グルコース＋O_2＋H_2O→グルコン酸＋H_2O_2
白金電極面：$H_2O_2 \rightarrow 2H^+ + O_2 + 2e^-$
銀電極面：$4H^+ + O_2 + 4e^- \rightarrow 2H_2O$

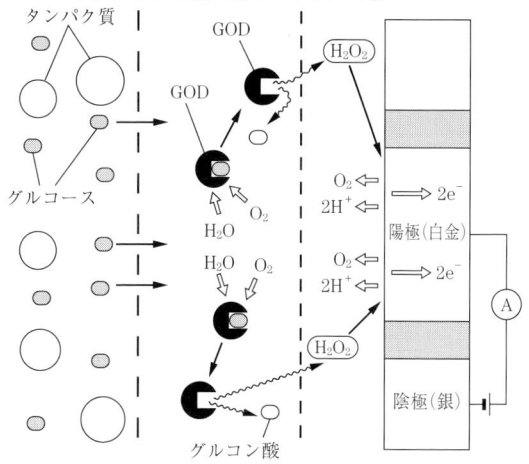

図3.41　反応原理図

ノズルを通してサンプリングされた試料（血液，尿などの検体）が反応層内に吐出され，緩衝液により希釈されるとともにかくはんされる。緩衝液中のグルコースが，反応層の電極表面に固定化されたGOD酵素（グルコースオキシダーゼ）の作用によりグルコン酸と過酸化水素とに分解され，酸素が消費され，過酸化水素が生成される。生じた過酸化水素はPt-Ag電極表面で酸化還元反応を起こし，グルコース量に応じた電流を生じる。

反応による電流量は図3.42の点線に示すように，試料注入後に増加し，一定時間後に安定レベルに達する。電流の発生速度（増加率）は直後に最大となり，このピークはグルコース濃度に依存するので，内部標

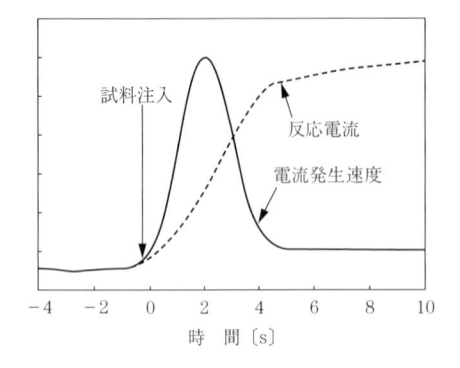

図 3.42 反応電流と電流発生速度

準液を用いて校正し，演算によりグルコース濃度が測定される。

図 3.43 にグルコース分析装置の一例を，また，図 3.44 にその流路構成について示す。

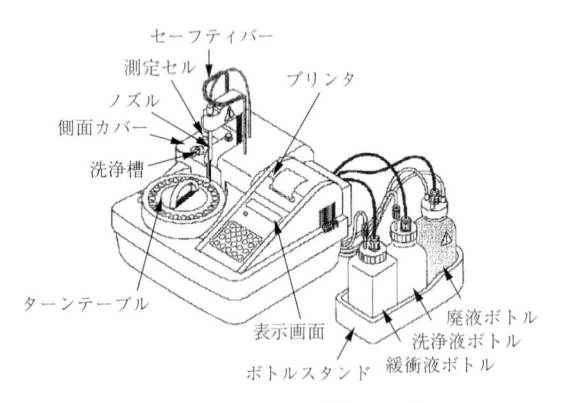

図 3.43 グルコース分析装置の一例

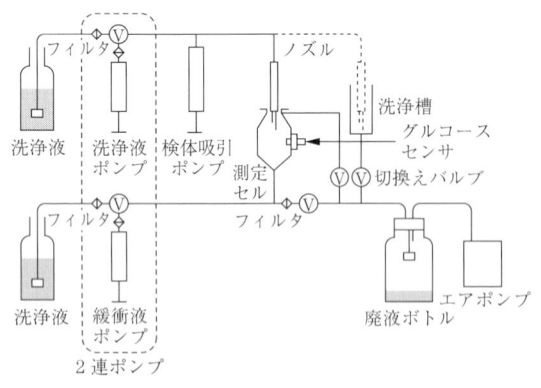

図 3.44 流 路 構 成

装置前面のターンテーブルに，採血管またはサンプルカップに入れた試料（全血，血清，血漿，尿）をセットし，メジャーボタンを押して測定を開始する。試料は液面検知機構のついたノズルで吸引され，緩衝液とともに一定温度に保たれた測定セルに吐出される。

測定セル内で混合希釈された反応液中に含まれるグルコース量をグルコースセンサで検知し，制御演算部でデータ処理され測定結果がプリンタに印字される。

3.2.10 自己検査用グルコース測定器（血糖計）

〔1〕 ま え が き

自己検査用グルコース測定器（以降，血糖計）は，糖尿病患者が血中グルコース濃度（以降，血糖値）を日常管理する目的で，自己血糖測定（self-monitoring of blood glucose：SMBG）するための測定器である。近年，糖尿病患者の増加とともに，広く普及してきている。

〔2〕 血糖計の適応

1） **SMBG の対象患者**　糖尿病は，大別して，膵臓のインシュリン分泌がまったく失われる Ⅰ 型と，インシュリン分泌機能が低下するか，体内でインシュリン抵抗性が発症し，糖代謝が阻害される Ⅱ 型に分けられる。このうち Ⅰ 型と，重症の Ⅱ 型では，日常でインシュリン自己注射が行われ，同時に SMBG が行われる。

2） **血糖測定手順**　一般的な血糖計は，① 血糖計本体，② チップ（または，センサ），③ 穿刺具（血を出すための装置），④ 穿刺針の 4 部品で構成される。血糖計構成の一例を図 3.45 に示す。

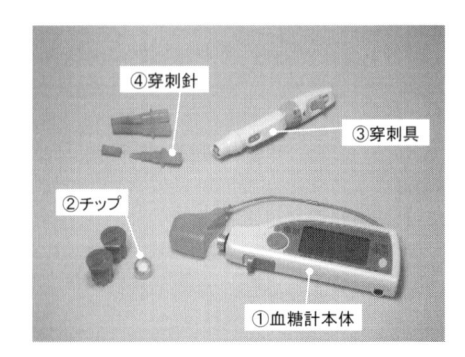

図 3.45 血糖計構成の一例

なお，チップと穿刺針は，1 回使い切りの消耗品である。チップは，汚れ防止や経時安定性確保のため，密封されている。測定の手順を以下に示す。

手順 1：チップを血糖計本体に，穿刺針を穿刺具に装着する。

手順 2：穿刺具を使って，指先などに小さな傷をつけ，少量（数 μl 以下）の血液を搾り出す。

手順 3：チップの血液点着部に血液をつける。数秒後，血糖計本体に測定結果が表示される。

手順4：使用後のチップ，穿刺針を廃棄する。

〔3〕 血糖計の測定原理

現在市販されている血糖計は，ドライケミストリーによる分析方法を用いている。大別して，酵素比色法と酵素電極法がある。また酵素は，グルコースオキシダーゼ（GOD），グルコースデヒドロゲナーゼ（GDH）などが使われる[8]。

1) 酵素比色法 酵素および色原体を含む試験紙に血液をつけ，グルコース量に応じた色素反応量を色の濃淡として，光学測定する方法である。一例として，酵素にGOD，ペルオキシダーゼ（POD）を使用した反応過程を図3.46に示す。

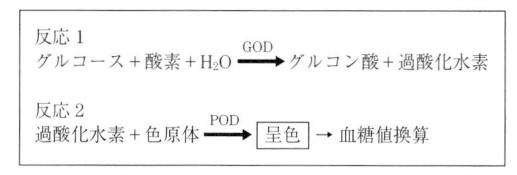

```
反応1
グルコース＋酸素＋H₂O  ─GOD→  グルコン酸＋過酸化水素

反応2
過酸化水素＋色原体  ─POD→  呈色 → 血糖値換算
```

図3.46 酵素比色法の反応過程一例

2) 酵素電極法 フィルム表面などに構成された電極上に，酵素と電子伝達物質を固定化し，血中グルコースの酵素酸化作用と同時に，電子伝達物質の酸化還元反応により生じた電子を放出することにより，発生した電流量を測る方法である。一例として，酵素にGOD，電子伝達物質にフェリシアン化カリウムを使用した反応過程を図3.47示す。

```
反応1
グルコース＋フェリシアン化カリウム  ─GOD→  グルコン酸＋フェロシアン化カリウム

反応2
フェロシアン化カリウム  ─電圧→  フェリシアン化カリウム＋ 電子(電流) → 血糖値換算
```

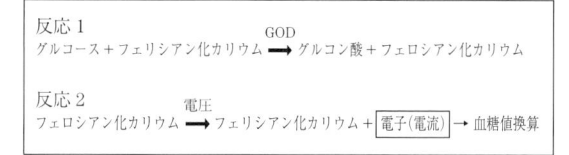

図3.47 酵素電極法の反応過程一例

3) 血糖値の算出 いずれの方式でも，化学反応により得られた信号量を，より高精度な基準測定器の値から換算して作られた検量線にあてはめ，血糖値を算出している。環境温度や血液のヘマトクリット，共存物質などは，測定値への影響を与えることがある。また，チップの生産ロットに応じて，校正を必要とするものもある。

〔4〕 ま と め

生活習慣と社会環境の変化に伴い，糖尿病患者は増え続けている。これと同時に，SMBGの適応患者も拡大し，血糖計もますます普及していくと予想される。ただし，現在の血糖計は，穿刺して血液を採取しなければならず，糖尿病患者には，苦痛となっている。このため，採血することなく測定できる血糖計が望まれているが，現在のところ実現されていない。将来的に非侵襲測定技術が進歩し，実現される日もくるであろう。

引用・参考文献

1) 日本規格協会：JIS K 0122 イオン電極測定方法通則（1997）
2) 菅原研之，ほか：ISE法によるNa,K,Cl濃度測定時における臨床材料の妨害物質，日本臨床化学会関東支部会誌，**2**, 2, 10-14（1992）
3) 只野寿太郎，保田和雄：臨床自動分析バイブル，72-80，講談社（1998）
4) 日本臨床化学会血液ガス・電解質専門委員会：イオン電極法による血液中ナトリウム，カリウム，塩素濃度測定の勧告法―標準血清による正確さの校正方法―，臨床化学，**22**, 279-290（1993）
5) 社団法人日本分析機器工業会：分析機器の手引き，第10版，230（2002）より一部転載
6) 近藤朝士：ドライケミストリー，ぶんせき，**6**, 388（1986）
7) 岩田有三：臨床化学実践マニュアル V.分析基礎技術 11.その他の分析法（1）ドライケミストリー，検査と技術 増刊号，**21**, 5, 331-332（1993）
8) 富永真琴：患者指導のためのSMBGのすべて，日本医学出版（2003）

3.3 血液検査装置

3.3.1 測定項目と臨床

本項では，血液中の血球数を測定する血球計数装置と血液の凝固能を分析する血液凝固分析装置について取り扱う。ともに古くから疾患検査に用いられてきたが，医学および技術の進歩により，その測定項目は増加してきた。それぞれの代表的な測定項目と臨床的意義を以下に示す。

〔1〕 血球計数装置

表3.3に，血球計数装置の測定項目とその意義を示す。

表3.3 血球計数装置の測定項目とその意義

項目	検査の目的と意義
白血球数 （WBC）	高値：感染症，白血病，類白血病反応，骨髄線維症，G-CSF投与 低値：再生不良性貧血，敗血症，MDS，無顆粒球症
赤血球数 （RBC） ヘモグロビン量 （HGB） ヘマトクリット （HCT）	高値：真性赤血球増加症，エリスロポエチン産生腫瘍，ヘモグロビン異常症の一部，脱水，常習喫煙者 低値：鉄欠乏性貧血，溶血性貧血，再生不良性貧血など各種貧血
血小板数 （PLT）	高値：血小板血症，骨髄線維症，摘脾後 低値：本態性血小板症，再生不良性貧血，DIC，ITP，化学療法後

表3.3 （つづき）

平均赤血球容積（MCV）	大球性低色素性貧血：巨赤芽球性貧血，MDS，溶血性貧血，赤白血病，再生不良性貧血，肝疾患
平均赤血球ヘモグロビン量（MCH）	正球性低色素性貧血：溶血性貧血，再生不良性貧血，急性出血，赤血球瘻，白血病，MDS
平均赤血球ヘモグロビン濃度（MCHC）	小球性低色素性貧血：鉄欠乏性貧血，サラセミア，鉄芽球性貧血
好中球数（NEUT＃）好中球数比率（NEUT％）	高値：感染症（特に急性細菌性），組織損傷（心筋梗塞，手術），血液疾患（CML），薬剤（G-CSF，エピネフリン，ステロイド），生理的増加（妊娠，運動，食事） 低値：感染症（重症細菌症），骨髄占領病変（白血病，がんの骨髄転移），薬剤，血液疾患（再生不良性貧血，MDS）
リンパ球数（LYMPH＃）リンパ球数比率（LYMPH％）	高値：血液疾患（ALL，CLL），感染症（百日咳，伝染性単核症，風疹），ストレス（急性心不全，心筋梗塞，アレルギー） 低値：感染症（急性感染症：インフルエンザ，敗血症），薬剤（抗がん剤，副腎皮質ホルモン），放射線照射，悪性腫瘍，膠原病
単球数（MONO＃）単球数比率（MONO％）	高値：感染症（細菌感染症，敗血症），膠原病，薬剤無顆粒球症，妊娠性白血球増加症，血液疾患，悪性腫瘍
好酸球数（EOSINO＃）好酸球数比率（EOSINO％）	高値：アレルギー性疾患（薬剤，アトピー，じんましん），寄生虫疾患，呼吸器疾患（気管支喘息，アレルギー性鼻炎），感染症（結核，カリニ肺炎）
好塩基球数（BASO＃）好塩基球数比率（BASO％）	高値：アレルギー・過敏反応，血液疾患，内分泌疾患（甲状腺機能低下症）
網赤血球数（RET＃）網赤血球比率（RET％）	高値：溶血性貧血，貧血治療後，大量出血後 低値：再生不良性貧血，赤血球瘻，急性白血病

〔2〕 血液凝固分析装置

表3.4に血液凝固分析装置の測定項目と検査の目的と意義を示す。

表3.4 血液凝固分析装置の臨床的意義

項　目	検査の目的と意義
プロトロンビン時間（PT）	延長：外因系および共通系凝固因子（第Ⅰ，Ⅱ，Ⅴ，Ⅶ，Ⅹ）先天性欠乏症および分子異常症，重症肝障害，ビタミンK欠乏症，DIC，抗凝固療法（ワルファリン）
活性化部分トロンボプラスチン時間（APTT）	延長：内因系および共通系凝固因子（第Ⅰ，Ⅱ，Ⅴ，Ⅷ，Ⅸ，Ⅹ，Ⅺ，Ⅻ）・高分子キニノゲン・プレカリクレインの先天性欠乏症および分子異常症，重症肝障害
フィブリノゲン量	増加：感染症，炎症，悪性腫瘍，心筋梗塞，脳血栓，ネフローゼ症候群 減少：フィブリノゲン減少症，無フィブリノゲン血症，肝がん，肝不全，肝障害，DIC

表3.4 （つづき）

アンチトロンビン	低下：重症肝疾患，DIC，血栓症，劇症肝炎，肝硬変，慢性肝炎，ネフローゼ症候群，先天性アンチトロンビン欠乏症，妊娠，経口避妊薬
FDP	増加：DIC，血栓症，線溶亢進状態，火傷，悪性腫瘍
D-Dimer	増加：DIC，血栓症，線溶亢進状態，火傷，悪性腫瘍

3.3.2 血球計数装置
〔1〕 血球計数装置

血球計数装置を測定原理により分類すると，電気抵抗検出方式と光散乱検出方式に大別できる。

現在最も普及している自動血球計数方法である電気抵抗検出方式は，1953年，W. H. Coulterにより発明された。その後，血球計数装置は単項目測定から多項目測定へ，操作性は半自動から全自動へと発展してきた。1980年代になると，粒度分布曲線（血球の大きさのヒストグラム）の表示可能な装置が登場し，赤血球大小不同やリンパ球，好中球の比率など血球計数値以外の情報が得られるようになった。1970年代には血球分類の自動化装置も現れた。原理は，パターン認識法とフロー方式に分けられる。パターン認識法は1980年代前半まで販売されていたが，分析細胞数が少なく，塗抹標本上の細胞の分布むらが生じるなど用手法と同じ問題をもつ。フロー方式は1970年ごろに細胞化学法を用いた装置が実用化され，白血球分類が可能となった。その後，1980年代後半に多項目自動血球分析装置が発売された。

最近は，血球計数，白血球5分類と同時に網赤血球や赤芽球も測定可能な装置が登場しており，30以上の測定項目をもっている。多項目自動血球分析装置の一例を図3.48に示す。

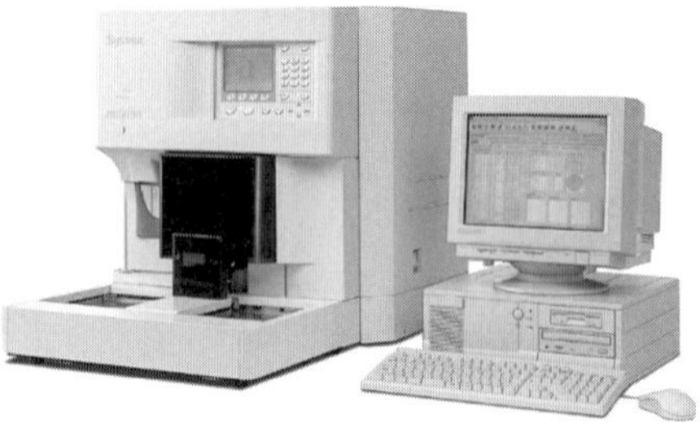

図3.48 多項目自動血球分析装置（XE-2100）

〔2〕 血球計数装置の原理

1) 電気抵抗方式　　電気抵抗方式は，DC検出方式とRF/DC検出方式の二つに大別される。

図3.49はDC検出方式を示す。血液は，吸引・定

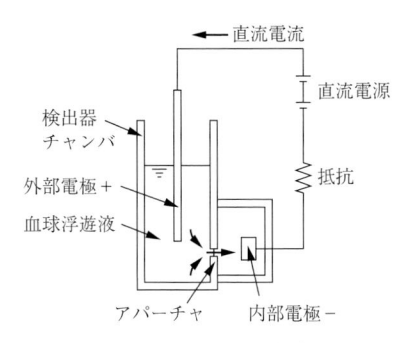

量され，規定倍率で希釈された後，検出器チャンバに送り込まれる。

検出器チャンバには，アパーチャと呼ばれる細孔があり，その両側にある電極間には直流電流が流れている。希釈試料中に浮遊する血球がアパーチャを通過することによって，電極間の直流抵抗が変化する。直流抵抗の変化によって血球の大きさが電気パルスとして検出される。

このパルスの大きさを求めることにより，血球の大きさによる粒度分布を描く。粒度分布を解析することにより，種々の測定データを得る。

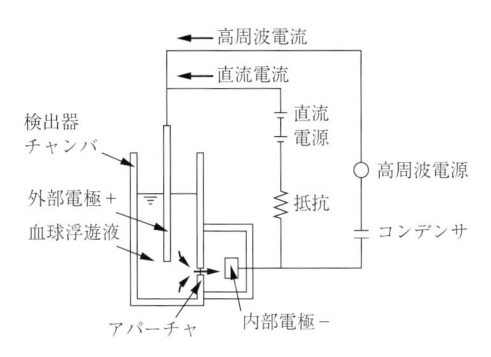

RF/DC検出方式（図3.50）は，DC検出方式と同じ原理による血球の大きさと，高周波抵抗の変化による血球内部の密度を検出する。

測定原理は，DC検出方式とほぼ同じだが，検出器チャンバのアパーチャの両側にある電極間に直流電流と高周波電流が流れている。希釈試料中に浮遊する血球がアパーチャを通過することによって，電極間の直流抵抗および高周波抵抗が変化する。直流抵抗の変化による血球の大きさに加え，高周波抵抗の変化が血球内部の密度（核の大きさなど）を，電気パルスとして検出する。この2種類の電気パルスの大きさから，血球の大きさと内部密度の2次元分布（スキャッタグラム）を描く。これを解析することにより，種々の測定データを得る。

2） 光散乱検出方式　光散乱検出方式は，血球にレーザ光を照射し，そこから発する散乱光や蛍光を利用する。

光の進行途中に粒子などの障害物が存在すると，光がそれを中心にさまざまな方向に広がる。この現象は光散乱と呼ばれる。この散乱光を検出することにより，微粒子の大きさや材質に関する情報を得ることができる。血球粒子にレーザ光が照射された場合も同様に，光の散乱が起こる。散乱光の強度は，粒径および観測する角度などに依存するが，図3.48で紹介した血球計数装置では，血球の大きさ情報を反映する前方散乱光と血球の内部情報（核の大きさなど）を反映する側方散乱光を検出する。

染色された血球の蛍光物質に光を照射すると，照射した光の波長より長い波長の光を発する。この蛍光強度は，染色度合いとともに強くなる。これを検出することにより血球の染色度合いに関する情報を得る。

3） シースフロー検出器　図3.51が，DC検出方式に使用されているシースフロー検出器である。検出器内は試料ノズルがアパーチャの前に配置され，希釈試料が試料ノズルから円すい形のチャンバ内に押し出されると，試料はフロントシース液に包まれアパーチャ中央部を通過する。その後，試料はバックシース液に包まれ回収管へと送り込まれる。これにより，血球が1列に並んでアパーチャを通ることから，異常な血球パルスの発生が防止され，血球計数の正確度と再現性を向上させる。アパーチャ通過後は，血球の舞い戻りを防止し，擬似血球パルスの発生を防ぐ。

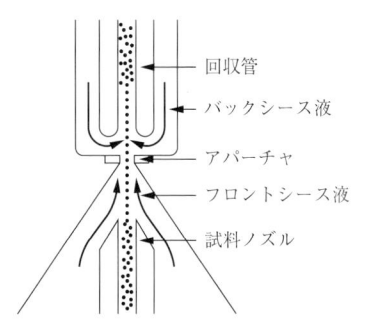

4） 粒度分布解析　血球計数装置で測定された細胞は，パルスとして検出され，その大きさから細胞の大きさを推定できるので図3.52のように横軸に検出パルスの大きさをとり，縦軸にその出現頻度をとると測定検体に含まれる白血球，赤血球および血小板の粒度分布図を得ることができる。

血球算定と同時に，この粒度分布図から得られる解

部門3 検体検査装置

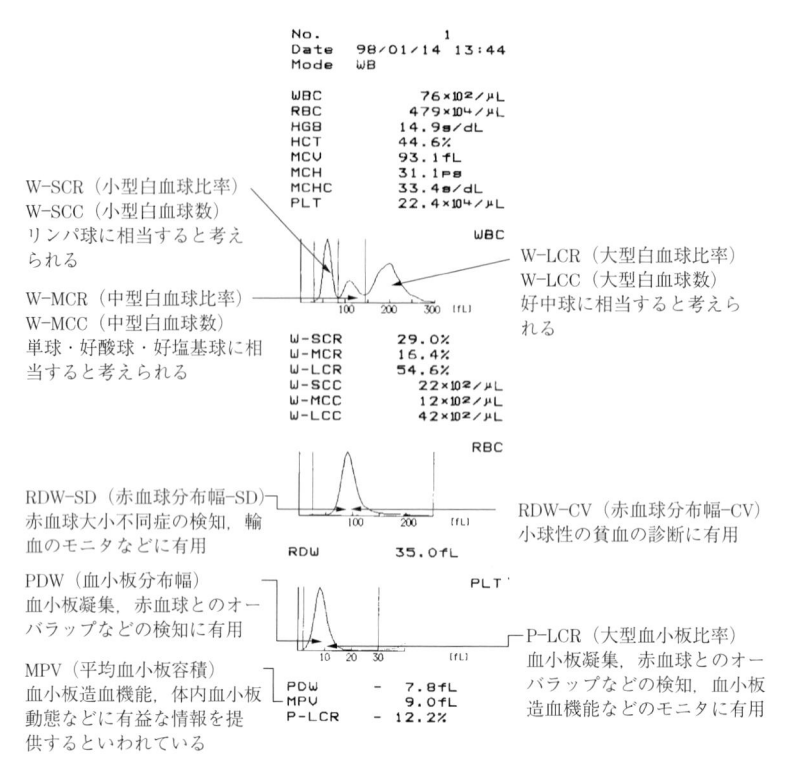

```
No.         1
Date   98/01/14  13:44
Mode   WB

WBC    76×10²/μL
RBC    479×10⁴/μL
HGB    14.9g/dL
HCT    44.6%
MCV    93.1fL
MCH    31.1pg
MCHC   33.4g/dL
PLT    22.4×10⁴/μL
```

- W-SCR（小型白血球比率）
- W-SCC（小型白血球数）
  リンパ球に相当すると考えられる
- W-MCR（中型白血球比率）
- W-MCC（中型白血球数）
  単球・好酸球・好塩基球に相当すると考えられる
- W-LCR（大型白血球比率）
- W-LCC（大型白血球数）
  好中球に相当すると考えられる

```
W-SCR   29.0%
W-MCR   16.4%
W-LCR   54.6%
W-SCC   22×10²/μL
W-MCC   12×10²/μL
W-LCC   42×10²/μL
```

- RDW-SD（赤血球分布幅-SD）
  赤血球大小不同症の検知，輸血のモニタなどに有用
- RDW-CV（赤血球分布幅-CV）
  小球性の貧血の診断に有用

`RDW   35.0fL`

- PDW（血小板分布幅）
  血小板凝集，赤血球とのオーバラップなどの検知に有用
- MPV（平均血小板容積）
  血小板造血機能，体内血小板動態などに有益な情報を提供するといわれている
- P-LCR（大型血小板比率）
  血小板凝集，赤血球とのオーバラップなどの検知，血小板造血機能などのモニタに有用

```
PDW    - 7.8fL
MPV    - 9.0fL
P-LCR  - 12.2%
```

図 3.52　粒度分布図とその解析項目

析項目も有用な診断項目である。

5）ヘモグロビン濃度測定原理　ヘモグロビン濃度の測定方法には，シアンメトヘモグロビン法，オキシヘモグロビン法，SLS ヘモグロビン法などがある。

シアンメトヘモグロビン法は，ICSH（International Committee for Standardization in Haematology，国際血液標準化委員会）により 1966 年国際標準法として推奨された方法である。この方法は有毒なシアン化合物を用いるため廃液処理が必要であり，環境面からはあまり好ましくない。そこで，シアンを用いない，廃液処理の必要がないオキシヘモグロビン法が開発された。この方法は，通常の人血では問題がないが，精度管理用血液のように多量のメトヘモグロビンを含む場合，ヘモグロビン低値を示す。SLS ヘモグロビン法は，オキシヘモグロビン法と同様，毒劇物を使用しておらず，メトヘモグロビンを含んだ血液も正確に測定できる。

〔3〕 白血球分類の原理

白血球分類とは，白血球をさらに好中球，リンパ球，単球，好酸球および好塩基球の5種類に分類し，それらの絶対数や白血球全体に占める相対比率を算出する機能をさす。これら5種類の白血球は静脈血中に存在している細胞であるが，白血病などの血液疾患では，これらの白血球細胞以外に幼若な白血球細胞や形態学的に異常のある細胞などが末梢血液中に出現する。

1） パターン認識法による白血球分類　パターン認識法による白血球分類では，血液塗抹染色標本上を高速で走査し，白血球を自動的に見つけてデジタル画像化を行うと，画像の核，細胞質，大きさ，形状，顆粒やそれらの色調などの情報をもとに血球の識別を行う。

2） フロー方式による白血球分類

a） 粒度分布による白血球分類　血液を溶血剤中に浮遊させると，赤血球は溶血，縮小し，白血球は細胞質が溶出して核のみになる（裸核化）。白血球の核の大きさは，おおむねその白血球の種類に依存しているため，その核の大きさを測定することで白血球分類が可能となる。核の大きさと全白血球の核の個数の測定は，前述の血球計数の原理を用いる。この方法では，図 3.52 のようにリンパ球，単球＋好酸球＋好塩基球，好中球の3種類に分類することができる。

b） インピーダンス法による白血球分類　従来の血球計数装置は，前述のとおり直流電流を利用した電気抵抗の変化を検出しているが，さらに高周波電流を重畳すると直流抵抗以外に高周波抵抗が検出でき

る。この高周波抵抗は，おもに細胞の内部情報を反映している。これらの直流抵抗と高周波抵抗をそれぞれ横軸と縦軸にとり，細胞ごとにプロットしていくと図3.53のようなスキャッタグラムあるいはサイトグラムと呼ばれる分布が得られる。スキャッタグラム中の各クラスタは各白血球の種類に相当する。

c) 光散乱方式による白血球分類 光散乱方式による白血球分類の測定原理には，前記〔2〕2)で述べた細胞からの散乱光の検出とそれ以外の光学情報の組合せが用いられる。すなわち，①散乱光と散乱光の組合せ，②散乱光と蛍光の組合せ，③散乱光と偏光の組合せである。図3.54のように通常，前方散乱

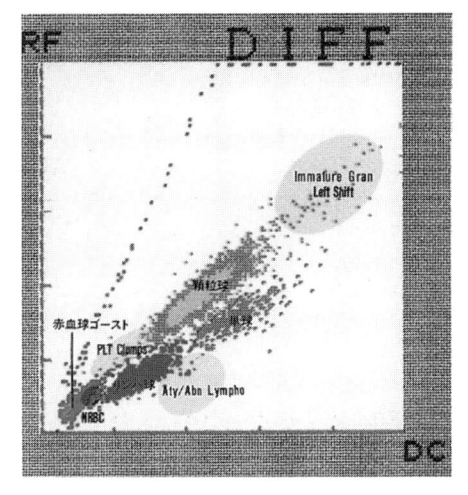

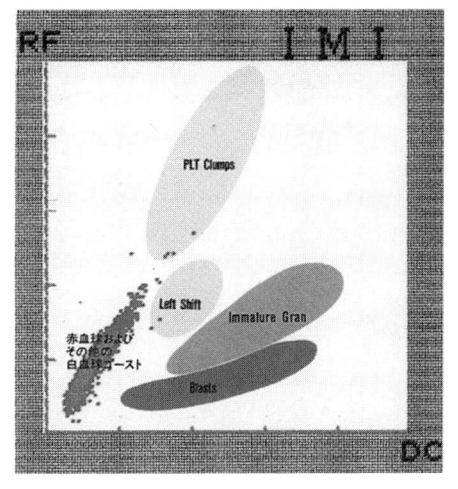

図3.53 白血球スキャッタグラム例

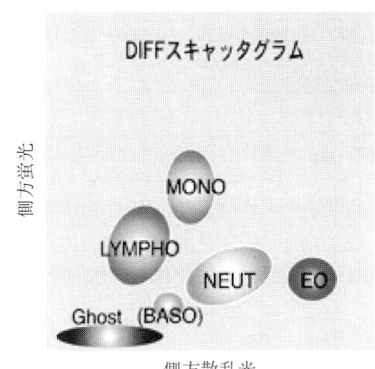

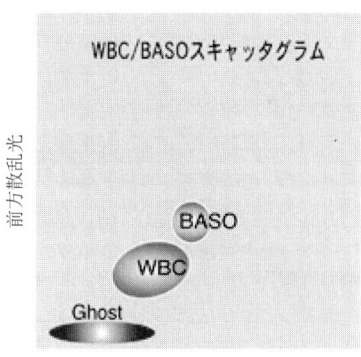

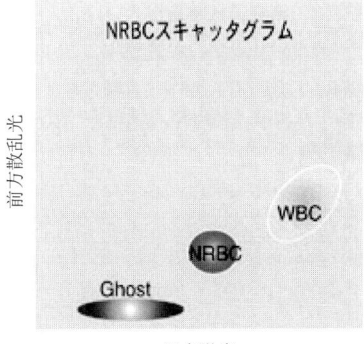

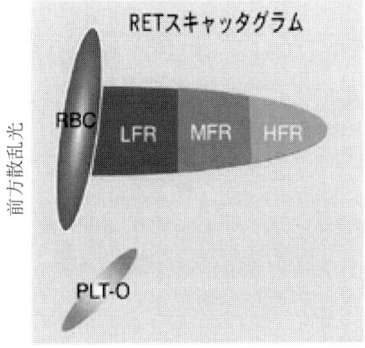

図3.54 XE-2100 スキャッタグラム例

光が白血球細胞の大きさ計測に用いられ，側方散乱光や蛍光強度が細胞内部情報の計測に用いられる．図3.48で紹介した血球計数装置では半導体レーザを用いたフローサイトメトリ法を採用しており，白血球分類以外にも網赤血球や赤芽球の測定などにも用いられている．

多数の測定項目をもつ装置の登場により検査室ではますます省力化が進んでいるが，測定結果だけでなくスキャッタグラムや粒度分布など，装置が出力するすべての情報をうまく利用して，数値データ以外の情報を読み取ることが重要となる．

3.3.3 血液凝固分析装置[1],[2]

〔1〕 血液凝固検査とその自動化

血液凝固反応は，出血開始からトロンビンの作用により血漿中のフィブリノゲンがフィブリンに転化し，止血に至るまでの血液中の酵素カスケード反応である．血液凝固検査は血液試料に試薬を添加し，試料中のフィブリノゲンがフィブリンへと転化する際に生じるフィブリンクロットが形成するまでの時間を測定する．

現在の血液凝固検査は，1960年代ごろから検査室に導入され始め，その当時はすべての検査が人の手と目で実施されていた．この用手法による測定は，個人差が非常に大きく，手技に熟練を要する，多数の検体を処理できないなどの欠点があった．このため，迅速・正確・微量化・省力化に優れた自動測定装置に対する要望が高まり，今日までに多種多様の装置が開発されてきた．最近では，複数の測定原理を搭載した装置が主流となっており，凝固法に加えて合成基質法やラテックス免疫比濁法との同時測定が可能な全自動多項目機器が広く普及している．

本項においては，血液凝固測定装置の測定原理を凝固法，合成基質法，ラテックス免疫比濁法の三つに分けて解説する．

〔2〕 血液凝固検査の測定原理

1) 凝固法　凝固法は，血液検体と試薬を混合後，トロンビンの作用により血漿中のフィブリノゲンがフィブリンに転化しフィブリンクロットが析出するまでの時間（血液凝固時間）を測定する．

フィブリンクロットが形成されるときには，①血液の粘性が増加し，固形化するという物理的変化，②測定反応液が白濁するという光学的変化が発生する．用手法では，これらの現象を測定者の肉眼でとらえることで凝固点を判定する（図3.55）．

血液凝固測定装置では，この2種類の変化のいずれかをとらえて凝固点の検出を判定している．凝固法は，検出方法の違いによって，図3.56のように大別

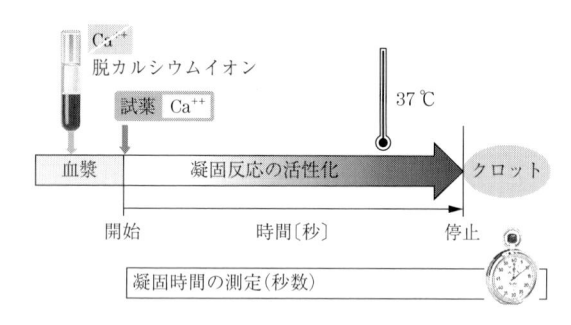

図3.55　用手法による血液凝固検査

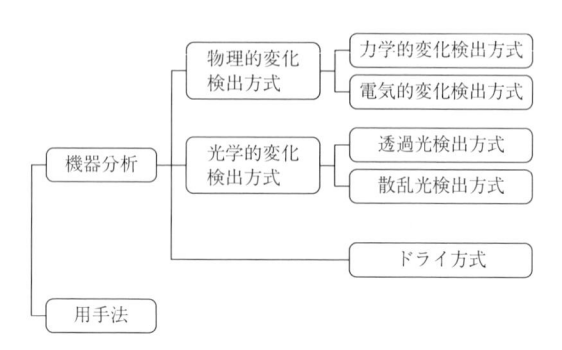

図3.56　機器の分類（凝固法）

することができる．

a) 力学的変化検出方式（粘稠度変化法）　クロット形成時の検体の粘稠度増加に伴って，反応液中のスチール棒やスチールボールの動きに変化が生じる．この動きの変化を磁気センサで検知し，凝固点を検出する方式である．この検出方式は，試料や試薬の濁度の影響を受けにくく，全血での測定が可能である．

b) 電気的変化検出方式（電気抵抗法）　測定セル内に2本の電極（移動，静止電極）を入れて通電すると，フィブリンの析出とともにこれらの電極間における電気抵抗値に変化が生じる．この電気抵抗の変化で凝固点を検出する方式である．この検出方式は，試料や試薬の濁度の影響を受けにくいが，検体ごとの電極の洗浄が必要であり，多数検体処理には向かない．

c) 光学的変化検出方式（透過光検出方式，散乱光検出方式）　フィブリンクロットの形成によって測定反応液が白濁する変化を，濁度増加に伴った透過光量の減少で検出する① 透過光検出方式と，濁度増加による散乱光強度の増大で検出する② 散乱光検出方式の二つの方法がある．透過光検出方式による凝固法測定の原理図を図3.57に示す．

これらの方式を採用した機種が最も多く，凝固時間は，各装置独自のアルゴリズムによって決定される．アルゴリズムには，①光量変化の1次微分値と二重積分値からピーク値を示すポイントを凝固点とする二

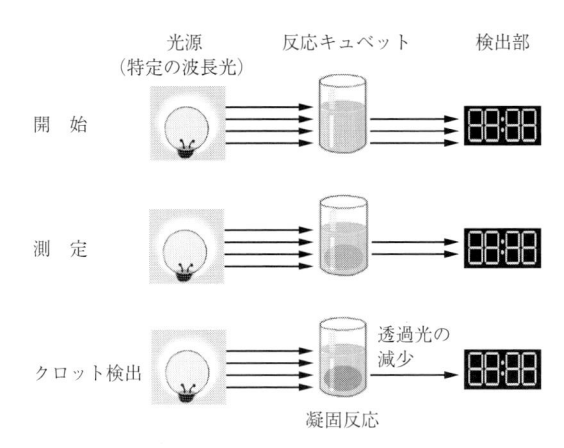

図3.57 透過光検出方式による凝固法測定

重積分方式，②試薬添加直後の散乱光レベルを0%，反応終了後のレベルを100%に設定し，任意に設定されたパーセント検出点に達したポイントを凝固点とするパーセント検出方式，③一定の光量増加を示すポイントを凝固点とする散乱光強度方式などがある。光学的変化を検出する方式では，試料や試薬の濁度の影響を比較的受けやすいが，各装置では測定波長や検出部の感度などに工夫を凝らすことでこれらの影響を低減している。

d) ドライ方式　a)からc)が試験管内の溶液反応であるのに対し，本方式はカード形式のドライ試薬に血液を滴下する方法である。①試薬中に含まれる磁性粒子の動きが凝固反応に伴って小さくなるのを散乱光でとらえ，凝固時間を測定するもの，②滴下した血液にレーザ光を照射し，凝固反応に伴って変化する赤血球の散乱光をとらえ，凝固時間を測定する方法などがある。この検出方式は，全血での測定が可能であり，試薬の調製が不要なことから，ベッドサイドなどでの分析に適している。

2) 合成基質法　発色性合成基質を用いる測定法は，多くの凝固因子がタンパク分解酵素（プロテアーゼ）の前駆体であり，いったん活性化されると，基質特異性の高いプロテアーゼとして特定のポリペプチド結合を水解することを利用している。発色性合成基質法は，かつては困難であった種々の阻害物質の単独定量が，簡便に自動化測定できることを可能とした。

合成基質法の測定概略は，測定試料中に含有あるいは試料中で生成されるプロテアーゼに発色性合成基質を作用させるとアミド結合の発色基が加水分解されて遊離し，反応内溶液が呈発色する。この呈色の度合いは，基質に作用したプロテアーゼの活性量に比例するので，これを比色分析することでプロテアーゼの活性量を測定することができる。また，合成基質法は，酵素学的測定であるため，比色分析には，①反応を停止させ，このときの吸光度を絶対量として求めるエンドポイント法，②一定時間の吸光度の変化量を反応速度として求めるカイネティック法の二つがある。自動化では，酵素活性の原法であること，干渉物質の影響が少ないなどの理由からカイネティック法が広く用いられている。

血液凝固分析装置では，反応溶液に特定波長の光を照射し，試料を透過してくる光を検出し，このときの時間当りの吸光度変化量を求め，標準曲線より測定物質の活性%や濃度を算出する（図3.58）。

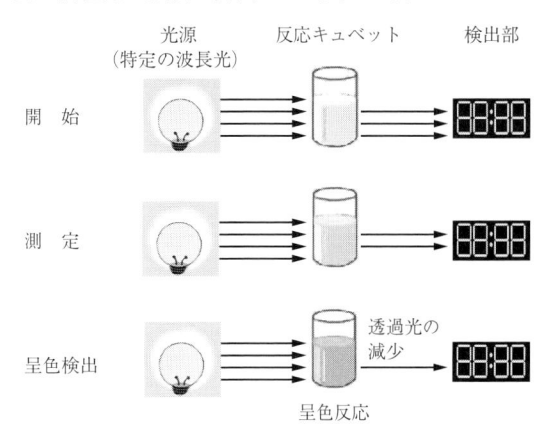

図3.58 合成基質法の測定原理（比色法）

3) ラテックス免疫比濁法　ラテックス免疫比濁法は，血液中に存在する凝固・線溶の各因子やそれらの抑制物質を抗原とし，これに対する特異抗体による抗原抗体反応を利用して測定対象物を定量する方法である。ラテックス凝集法は，特異抗体を感作したラテックスを試薬に用いた半定量法として，特にFDP/FgDPとD-Dimer測定に広く用いられている（図3.59）。

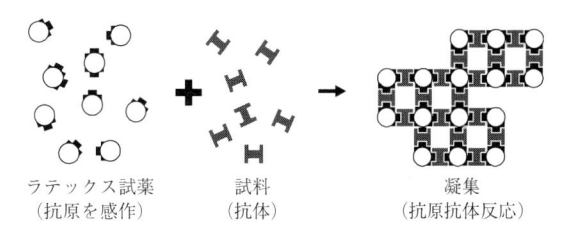

図3.59 ラテックス凝集法の測定原理

ラテックス凝集法は，測定時間も短く簡便な方法であるが，測定値が半定量的であることから，定量化・自動化が望まれていた。ラテックス免疫比濁法は，特定の凝集像を形成するまでの所用時間と抗原量とが比例関係にあること，また，凝集形成過程における凝集

速度（光の遮断性）は抗原量に比例することから，単位時間当りのラテックス凝集量から抗原量を求めるカイネティック法が考案され，血液凝固分析装置に応用され，測定可能となった。

測定方法の概略は，反応溶液に特定波長の光を照射し，試料を透過してくる光を検出し，このときの時間当りの吸光度変化量を求め，標準曲線より測定物質の濃度を算出する（図3.60）。ラテックス免疫比濁法は，抗原量が非常に多い場合，凝集塊が沈降し，光量が低下するプロゾーン現象を起こす場合があり，各装置は，この現象を回避・検知するために，独自のかくはん機構や検出アルゴリズムを開発している。

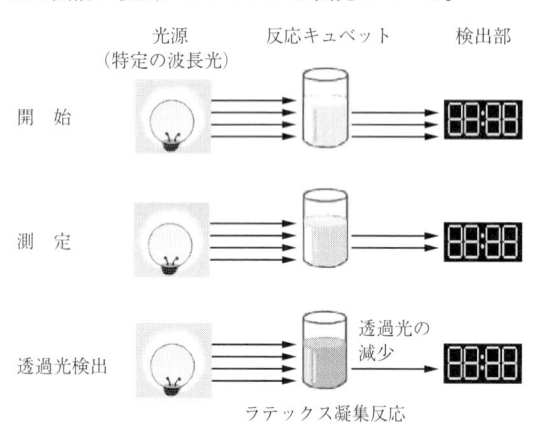

図3.60 ラテックス免疫比濁法の測定原理

〔3〕 測 定 項 目

血液凝固検査は，手術前後の止血機能検査，血友病などの凝固異常の発見や止血・血栓傾向のモニタリングや肝機能検査に利用されている。

凝固法のおもな測定項目としては，外因系および共通系凝固因子の欠乏・低下を検索するプロトロンビン時間（PT），内因系および共通系凝固因子の欠乏・低下を検索する活性化部分トロンボプラスチン時間（APTT），フィブリノゲンの定量法であるトロンビン時間などがある。PT は，ワーファリン，APTT はヘパリンの治療モニタリングにも応用されている。

合成基質法のおもな測定項目には，アンチトロンビンIII，$α_2$-プラスミンインヒビターなどの種々のインヒビター活性やプラスミノゲン，プロテインCなど血栓傾向を検索する項目がある。

ラテックス免疫比濁法のおもな測定項目としては，線溶状態を把握する FDP/FgDP や D-Dimer 測定などがある。D-Dimer は，2次線溶測定の分子マーカーであり，FDP/FgDP と組み合わせることで，1次線溶と2次線溶を区別するのに有用である。

引用・参考文献

1) 最新臨床検査機器のすべて，Medical Technology，臨時増刊，**34**，13（2006）
2) 笠井和，本射滋己：CA-6000の測定原理，Sysmex Journal，**20**，1，70-76（1997）

3.4 病理検査装置——電子顕微鏡

電子顕微鏡（electron microscope：EM）は，光の代わりに電子線を試料に照射して，投影された像を拡大して形態を観察する装置である。真空中で電子源（電子銃）から放出された電子は電子波として光と同様な性質を示すが，その波長は 0.0037 nm（加速電圧が 100 kV の場合）と短いため，その分解能はきわめて高く，微細形態を原子オーダで観察できる。そのため現在では医学・生物学だけでなく，材料研究分野でも不可欠な装置として広く利用されている[1]。

電子顕微鏡には，光学顕微鏡と同様に試料面に均一な強度の電子線を照射しながら，その透過像を観察する透過電子顕微鏡（transmission electron microscope：TEM）と，電子線を細く絞り，試料面上を走査することにより試料から発生する2次電子を検出する走査電子顕微鏡（scanning electron microscope：SEM）に大別されるが，本稿では TEM について解説する。

〔1〕 装 置 の 概 要

図3.61 は医学・生物学分野で広く用いられている汎用型の TEM の外観を示している。装置の中央には鏡筒と呼ばれる円筒形の柱があり，最上部に電子銃，内部には電磁石でできた電子レンズが，最下部には像

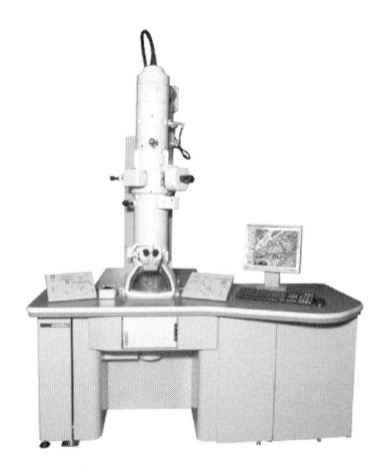

加速電圧：120 kV，分解能：0.2 nm，倍率：×50～×800 000 倍

図3.61 汎用型透過電子顕微鏡の外観

を観察する蛍光スクリーンが組み込まれている。試料は鏡筒中央部の対物レンズの中に装着し，鏡筒内部は加速した電子を通すために真空に保持されている。操作はテーブルに設置された左右の操作盤で行われるが，最近の装置ではWindows PCなどによる操作モードが採用されている。このため，複雑な操作がPCによりプログラム化され，従来熟練を要した操作が，初心者にも容易に高精度のデータが得られるようになってきた。

〔2〕 電子顕微鏡の機能と特徴

医学・生物学分野のTEMでは，生体組織を薄切したり，バクテリアやウイルスなどの微小固体を支持膜上に分散させ，それらの形態を観察することなどが広く応用されている。また，生体を急速に凍結させて凍結状態で観察するクライオ技法や，組織内部の元素分析などを行う分析技法も応用されている。この節では医学・生物学分野用汎用TEMの特徴を紹介する。

1) **極低倍率と広い視野** TEMで使用されている電子レンズでは，励磁の強さを変えることにより，焦点距離を自由に変えることができる。TEMの結像系では5段前後の電子レンズが組み合わせてあり，高い倍率を実現することは容易である。医学・生物学分野では，試料切片の形状や大きな組織の全視野の形態を観察するなどの目的で，むしろ低い倍率で十分な広い視野を観察することが求められる。図3.62は最低倍率（×50倍）で撮影した例である。切片の試料は直径3 mmの金属グリッドに載せられており，有効視野（2 mm）が観察されている。

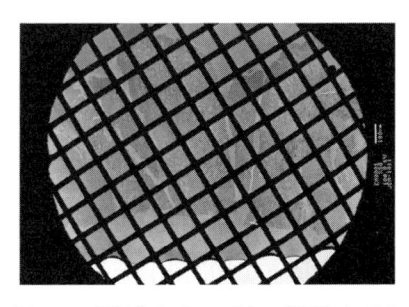

図3.62 極低倍率（×50倍）で撮影したグリッド（外形3 mm）の有効視野（直径2 mm）試料（切片）の分布が観察できる

2) **ローテーションフリー（像無回転）とイメージオリエンテーション（像回転）** 電子レンズでは，磁場によって電子の軌道が回転するので最終像も回転する性質がある。これは光学レンズと異なる性質であり，倍率を変えると像が回転を起こし，操作が不便であった。最近の汎用TEMの結像系では，倍率を変えても，結像系全体の磁場強度を一定に保ち，像回転を起こさないローテーションフリー結像系が採用され，操作性が向上している。一方，データ（顕微鏡像）撮影の際には，視野の構図などの点で，像の向きを回転できるように，倍率を一定に保ったまま結像系全体の磁場強度を変えて像の向きを回転できるイメージオリエンテーション機能も付加されている（図3.63）。

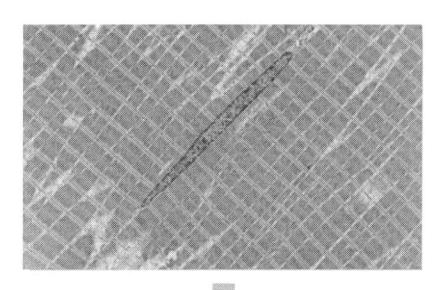

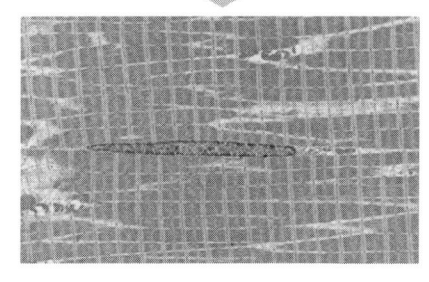

倍率を変えずにTEM像を回転させることができる。試料はラットの筋肉。この図では45°右回転をした例を示している

図3.63 イメージオリエンテーション（像回転）機能

3) **電子線トモグラフィ** TEMでは試料の透過像を観察するため，試料の厚み方向（高さ方向）の情報が得られないことが欠点とされていた。最近のTEMでは，X線CT（computer tomography）の原理を応用して，電子線トモグラフィが実現した[2]。この方法では，試料をゴニオメータで傾斜しながら多数のTEM像を撮影し，これらの一連のデータから立体構築を行う。PCによって制御されたTEMのゴニオメータやCCDカメラなどの組合せにより自動撮影ができ，操作性向上や撮影時間の短縮がはかられている。

〔3〕 電子顕微鏡の応用（ウイルス様粒子の精子ミトコンドリアからの出芽機構の観察と解析）

図3.64は，ウイルス様粒子が精子のミトコンドリアから出芽する過程を時間経過に従って観察し，その機構を解析した例である。試料は厚さ120 nmに薄切され，TEM像の観察およびTEMトモグラフィ手法を用いて立体構造が解析された[3]。

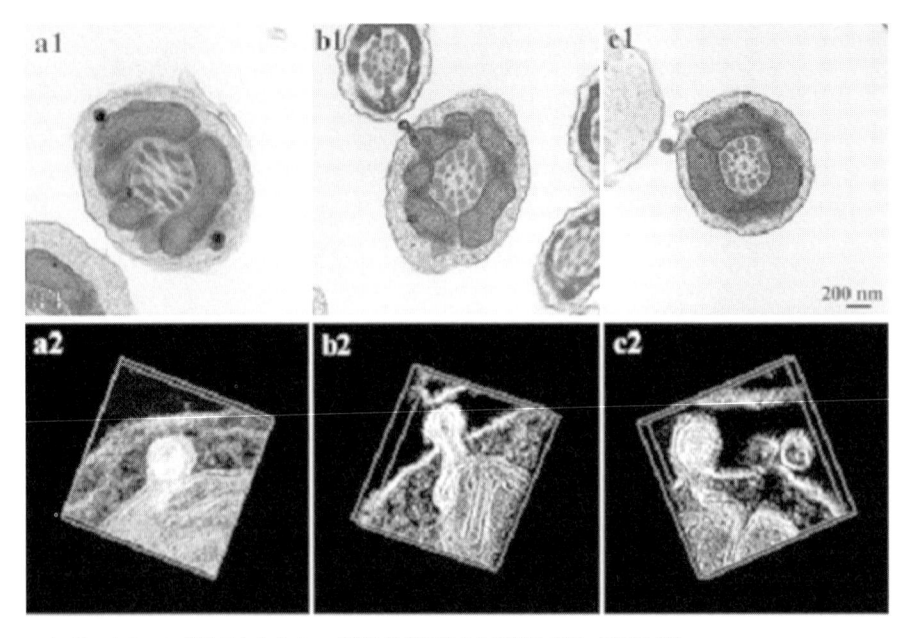

(a1) ミトコンドリアからウイルス様粒子が出芽する初期の様子（TEM像）
(a2) （a1）のウイルス様粒子部分の立体構築データからの透視図（ボリュームレンダリング表示）
(b1) ウイルス様粒子が細胞膜に達した段階
この段階では，粒子はミトコンドリアの膜構造とつながっている。
(b2) （b1）のウイルス様粒子部分の立体構築データからの透視図
(c1) ミトコンドリアの膜構造から遊離したウイルス様粒子
(c2) （c1）のウイルス様粒子部分の立体構築データからの透視図

図3.64 ウイルス様粒子の精子ミトコンドリアからの出芽機構の観察

〔4〕ま と め

電子顕微鏡ではパソコンによる制御での操作性と機能の向上に加え，近代的なCCDカメラによるディジタル画像記録方式やデータ解析ソフトなど，複合的機能や性能が向上を続けている。臨床医学の分野においても電子顕微鏡によるデータ撮影や解析の精度の向上と大幅な合理化が期待でき，電子顕微鏡の役割も高まるものと期待される。

引用・参考文献

1) 多目的電子顕微鏡編集委員会編：多目的電子顕微鏡，共立出版（1989）
2) 馬場則男：電子線トモグラフィー再構成の原理，顕微鏡，**39**，4（1004）
3) Y. Sato, S. Kondo, M. Shimizu, H. Furukawa and T. Oikawa：4-Dimensional Observation of Virus-like Particles Budding from Mitochondria of Sperms by TEM-Tomography, In Proc. 16 th International Congress on Microscopy, Vol. 1, 497 (2006)

3.5 尿検査装置

3.5.1 測定項目と臨床

尿検査は，臨床検査では通常「一般検査」と呼ばれ，簡易性，迅速性，非侵襲検査であることにより，スクリーニング検査として必要不可欠な検査として普及している。

尿を検体とする検査は，大きく分けて物理的性状（色，比重など），化学成分（低分子物質，タンパク質など），沈渣成分（細胞，結晶など）の検査に分類することができる。尿検査により腎・尿路系や各代謝系の異常を検出することが可能となり，各種疾患のスクリーニング検査としての有用性が高い。

表3.5に，おもな尿検査項目をあげる。

尿検査が普及した大きな要因は，いわゆる「Dip & Read」方式の尿検査試験紙の簡便性があげられる。尿試験紙はプラスチック製の支持体（スティック）上に，各種反応試薬を浸み込ませ乾燥させた濾紙片を貼付したもので，測定項目の数に応じて，単項目用から複数項目用まで多くの種類が市販されている。

表3.5 おもな尿検査項目

区　分	おもな項目
物理的性状	量，色，外観，におい，pH，比重，浸透圧
化学成分	糖，タンパク，ビリルビン，ケトン体，ウロビリノーゲン，ホルモン，ヘモグロビン，尿素，アンモニア，クレアチニン，Ca，P，Na，K，Cl，アミラーゼ，HCG ほか
負荷試験	PSD，PFD，パラアミノ馬尿酸
沈　渣	血球，細胞，細菌，結晶

使用方法は，試験紙を尿中に数秒間浸漬した後，数十秒から1分程度の反応時間の経過を待って，目視により色見本（カラーチャート）と比較し，変化した色調からおよその濃度（定性，半定量）を読み取るものである．図3.65に一般的な試験紙の形状を示す．

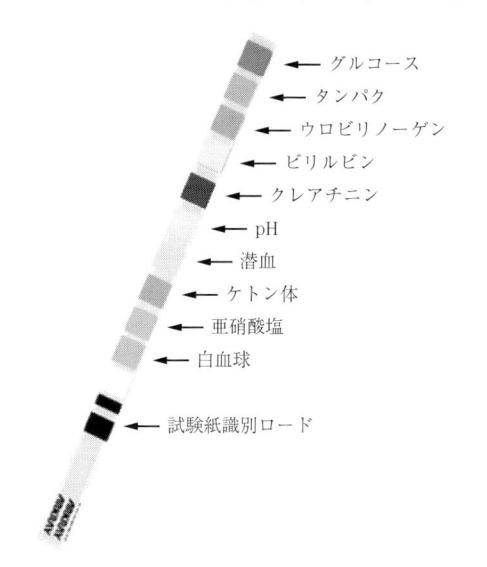

図3.65 尿試験紙の一例[1]

試験紙が開発された当初は目視判定だけであったが，試験片の色調変化を光学的に電子機器で計測する装置が生まれ，目視検査による主観的な判定から，より客観性の高い反射率測定へと移行し装置化が進行した．

初期の測定機では，光学的な読取り部分だけを機械化したものが主流で，試験紙の浸漬や読取り時間の制御などの工程は人間のコントロールに任せた半自動測定であったが，やがて全工程の自動化がなされ，オートサンプラや試験紙のオートフィーダが具備された全自動型の測定機へと発展している．

自動化された装置では，ノズルで検体を吸引し，試験紙片上に点着するノズル吸引型と，用手法のように試験紙を検体に浸漬し測定するロボットアーム型の装置がある．

試験紙法による測定では，色調の変化から定性（−，±，＋，＋＋などのランク表示）あるいは半定量（段階的 mg/dl の濃度値表示）検査に限られるが，スクリーニングの結果，定量検査が必要な場合には，血液生化学検査装置のように溶液試薬による試験管内反応などによって検査を行う湿式測定装置が用いられる．

試験紙による測定項目は，グルコース，タンパク，ケトン体など10項目ほどが測定されているが，比重や白血球，クレアチニンなど多彩な項目を有する試験紙も登場している．表3.6は，尿検査項目と検査に用いられるおもな装置を示したものである．

表3.6 尿検査項目と検査に用いられるおもな装置

	検査項目		おもな装置
物理的性状	pH 比重 浸透圧		乾式尿分析機 尿比重計 浸透圧計（オスモメータ）
化学成分	全般	定性・半定量・定量	乾式尿分析機 フィルム式乾式分析機 生化学自動分析装置
負荷試験	PSP PFD		PSD自動測定装置 PFD自動測定装置
沈　渣	有形成分		顕微鏡 尿沈渣自動測定装置

定性・半定量検査では試験紙を用いる乾式尿分析機が使用され，定量検査では血液生化学自動分析装置を流用して用いるケースが多い．

ここでは代表的な尿検査装置として，乾式尿分析機，浸透圧測定機，および尿沈渣自動測定装置について解説する．

定量検査に流用される生化学自動分析装置については，別項を参照していただきたい．

3.5.2 尿化学分析装置
〔1〕 乾式尿分析機

尿検査試験紙を用い，各項目の試験片の発色に対応した波長の光を使って，反射率測定により色調の変化を光学的に検出する装置である．装置の規模により，小型・簡易なものでは試験紙を尿に浸漬するのは人が行い，反応後の色調を光学的に読み取る半自動タイプから，尿検体を検査容器に分取し，多数の検査容器を収納したオートサンプラを内蔵し，尿のサンプリングから呈色反応の読取りまでを自動的に行う全自動タイプまで多くの種類がある．

光学計測における反射率測定には積分球を用いた機器や，2波長測光により試験紙表面の乱反射の影響や着色尿の影響を少なくする技術が使われている．色調変化の検出には，反射率の測定に代えて，CCDカメ

ラにより色度座標系での変化をとらえる装置もある。

最近の全自動型の測定装置では，試験紙による測定項目以外に尿の色調や濁度，比重を測定する機器も多い。

尿比重は尿中に溶けている全溶質濃度に依存し，同時に尿の屈折率もまた溶質の量を反映しているため，尿の屈折率から比重を求めることができる。尿比重は温度および高濃度の糖やタンパク量の影響を受けるため，これらの影響は自動補正される。図3.66に透過型屈折率測定法による光学式比重測定の原理の一例を示す。

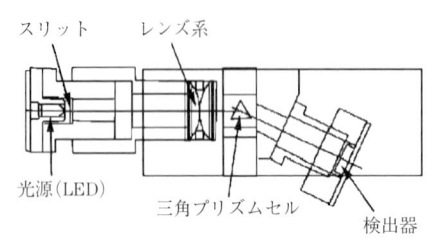

図3.66 光学式比重測定原理図[2]

一方，試験紙法の技術は濾紙を使用しない多層膜フィルム技術によるドライケミストリーへと発展し，従来の尿試験紙よりもさらに精度の高い乾式定量分析も可能となった。多層膜フィルム試薬は尿中化学成分の定量検査や，血液生化学項目の緊急検査や簡易分析機として使用されている。

〔2〕 浸透圧測定機

浸透圧の測定は腎臓病，電解質異常，糖尿病など，体液恒常性の変化をもたらす病態の診断に用いられる。

測定原理としては，氷点降下法，蒸気圧法などがあり，サンプリングから測定まで自動的に行う全自動タイプも市販されている。ここでは一例として，氷点降下法による測定原理を示す。

図3.67は測定セル部の概略図で，セル内に導かれた尿はサーモモジュールによって過冷却状態に保持され，さらにセルの一部（ブロックB）を急激に超過冷却にすることでセル内部を一気に氷結させ，このときの氷晶形成温度から氷点降下度を求めて浸透圧を計算する。このときのセル内の温度変化を図3.68に示す。

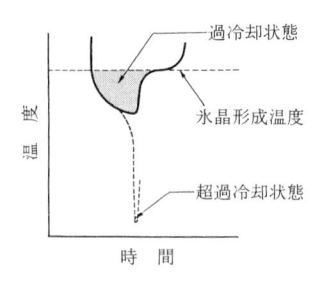

図3.68 氷点降下によるセル内温度変化[3]

〔3〕 尿沈渣自動測定装置

尿沈渣検査は尿中に存在する有形成分を顕微鏡により確認し分類する検査であり，腎・尿路系の炎症性疾患の診断に重要な役割を果たす。

目視法では尿を遠沈し，遠沈管の底にたまった沈渣をスライドガラスに塗布し，400倍程度の顕微鏡により鏡検し，赤血球，白血球，扁平上皮などの細胞や，円柱，細菌，塩類の結晶などを何視野に何個という表現で示していた。

最近はコンピュータと画像処理の進歩により，尿沈渣自動測定装置が開発され実用に供されている。その測定原理は，顕微鏡下の微細なシースフロー技術と高速画像処理技術により有形成分を分類するもので，パターン認識やフローサイトメトリを応用するものである。図3.69に尿沈渣自動測定装置の原理図を示す。

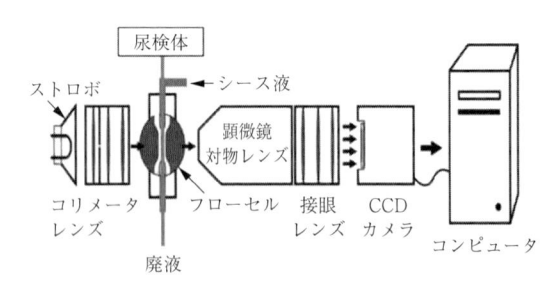

図3.69 尿沈渣自動測定装置の原理

吸引された尿検体はシースフローにより整流されフローセルに導入され，尿中有形成分が顕微鏡の視野内を順次通過する。これを高速ストロボフラッシュで照射し固定された画像としてCCDビデオカメラにより撮影する。撮影された粒子像はニューラルネットワークによる画像処理により解析され，分類計数される。

尿中有形成分はその種類や形態が非常に複雑であ

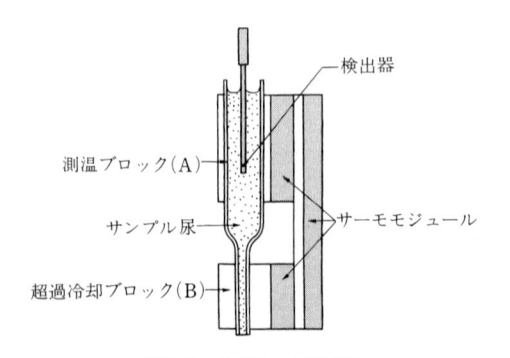

図3.67 測定セル部概略図

り，自動解析が困難な場合，粒子画像が個別に記憶されているので，必要に応じて測定者が一つ一つ確認しながら再分類することも可能である。

尿沈渣自動測定装置にはサンプルラック搬送部を乾式尿自動分析機のラック搬送部に接続できるタイプもあり，複数の測定機を並べて稼動し，尿定性検査で異常値が検出された検体は，尿中有形成分を測定するといったシステムを構成することが可能となっている。

3.5.3 尿沈渣分析装置

尿沈渣分析装置は，尿中に存在する有形成分を測定する装置である。そのため，尿中有形成分分析装置と呼ばれることもある。

尿沈渣を測定する装置はその原理上，大きく二つに分けることができる。一つはフローサイトメトリに基づく装置[4]，もう一方は尿沈渣画像を各メーカの独自の画像解析システムにより分析する装置[4]である。

〔1〕 **フローサイトメトリに基づく装置**

1) 原理 血球計数装置で用いられているフローサイトメトリと同様の原理を用いている。その一例[5],[6]を図3.70に示す。

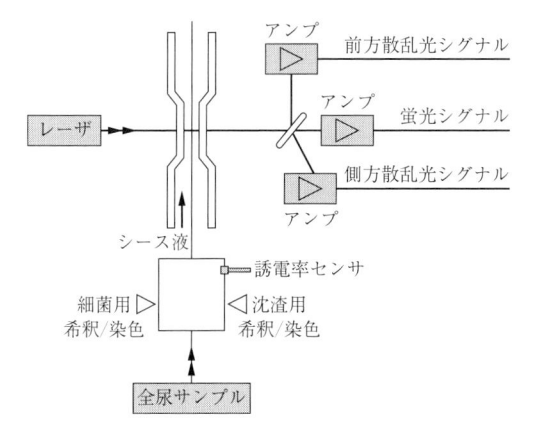

図3.70 フローサイトメトリの測定フロー

吸引されたサンプルが，専用の染色液あるいは希釈液で希釈され，シース液とともにフローセル中に流される。フローセル中のシース液に対し，レーザが照射され，沈渣成分粒子ごとに前方散乱光（Fsc）や蛍光（Fl）といった光学的なシグナルが計測され，それらが尿沈渣成分の分画に用いられる。

2) 計測されるシグナル 光学的に計測されるシグナルは，前方散乱光（Fsc），側方散乱光（Ssc），蛍光（Fl）である。フローセルの中を沈渣成分が一つずつ通過する際に，これらのシグナルが計測されていく。フローセル中の沈渣成分の通過に合わせてこれらのシグナルは増減するため，波形（図3.71）として

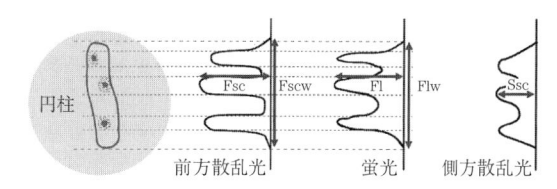

図3.71 沈渣成分の波形

とらえられる。その波形の最大値と波形の幅値を沈渣成分がもつシグナルとしてスキャッタグラムと呼ばれる分布図に描かれる。同じ沈渣成分は同様のシグナルを発するため，スキャッタグラム上では集塊状（クラスタ）となり，各沈渣成分を分画することが可能となっている。

概して，前方散乱光の最大値や幅値は沈渣成分の大きさを，側方散乱光は沈渣成分の表面状態や内部の状態を，蛍光はおもに核酸染色剤により発せられるので核酸の量などを反映するシグナルと考えることができる。

3) スキャッタグラム 散布図を意味する。縦軸および横軸にとる計測シグナルはそれぞれの沈渣成分が最も分画しやすいように選ばれている（図3.72）。

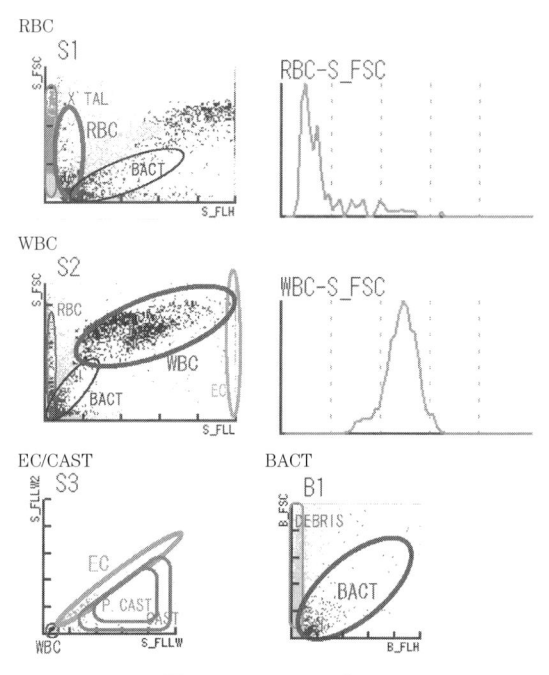

図3.72 スキャッタグラム

4) 測定項目など 定量測定項目として，赤血球，白血球，上皮細胞，円柱，細菌，また，フラグ項目（定性項目）として，酵母様真菌，精子，小型円形細胞，細胞成分などを含む病的な円柱，粘液糸，結晶を判定できる装置がある。

その他，血尿時の赤血球形態情報として，非糸球体由来（腎以外の由来）の赤血球であることを示唆するisomorphic，糸球体由来（腎由来）の赤血球であることを示唆するdysmorphic，糸球体由来なのか非糸球体由来なのか判別することが困難な際に表示されるmixedのメッセージを表示する装置もある。これらのメッセージは赤血球が20個/μl以上認められた場合に表示させることができる。

図3.70で紹介した装置から得られる赤血球形態情報は，二つのパラメータを用いて判定される。それらは，RBC-P 70 FscとRBC-Fsc-DWと呼ばれるものである。前者は，RBCのFscヒストグラムにおいて，小さいほうから数えて70%の赤血球が位置するFscのチャネル数であり（図3.73），これはその検体の赤血球の大きさを示す指標として考えることができる。後者は，同じく赤血球のFscヒストグラムで中央の60%の赤血球が存在するFscの範囲値（ch数）であり，赤血球の多彩性を示す指標と考えることができる（図3.74）。これら二つのパラメータを用いて，図3.75に示したように赤血球形態情報が得られる。

〔2〕 **画像解析方式に基づく装置**

1） 原 理　画像解析方式に基づく装置の原理[7]としては，顕微鏡による尿沈渣鏡検を自動化した技術と考えることができる。染色液などの分注および染色といったサンプル調製から沈渣成分の分類まで自動で行われる（図3.76）。

沈渣成分の染色には，専用のスライドが用いられ，検体は自動でこのスライドに分注，染色される。スライド中の染色された検体は，オートフォーカス機能をもったCCDカメラで撮像され，画像解析プログラム

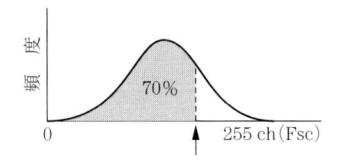

図3.73　RBC-P 70 Fsc（赤血球の大きさの指標）

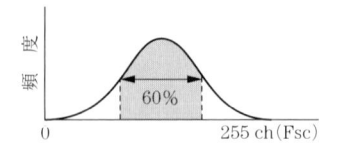

図3.74　RBC-Fsc-DW（赤血球の多様性の指標）

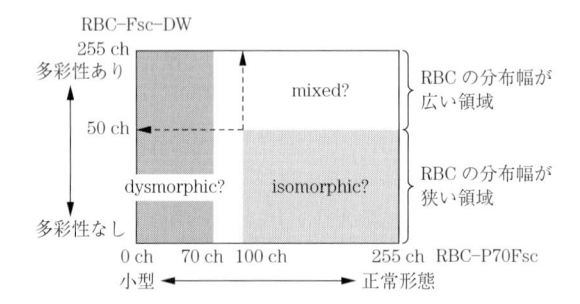

RBCの計数値が20個/μl以上存在する場合，図3.73, 図3.74のパラメータより，本図の判定法に基づき赤血球形態情報を判定する（RBCが分画異常により低信頼性マーク（＊）が付いている場合は，RBC-Infoの判定は行わない）

図3.75　赤血球形態情報の判定方法の一例

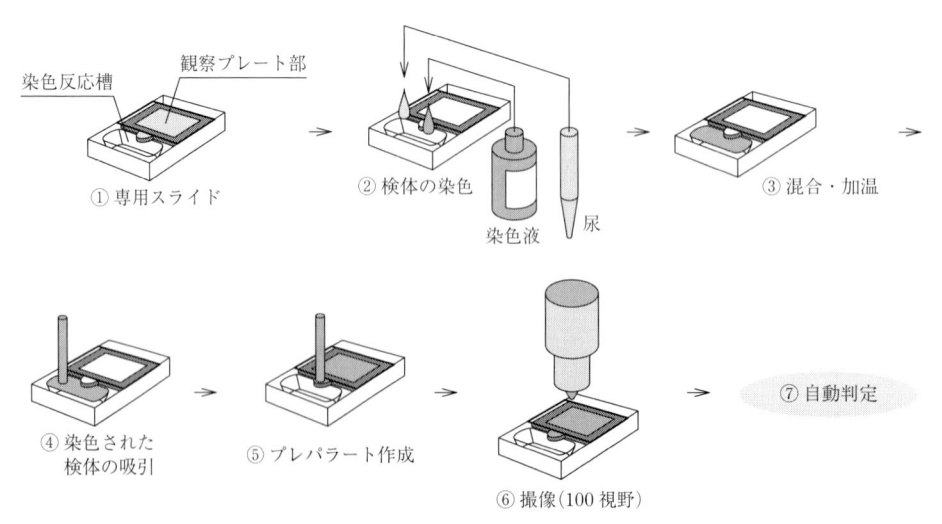

図3.76　画像解析方式に基づく作業工程の一例

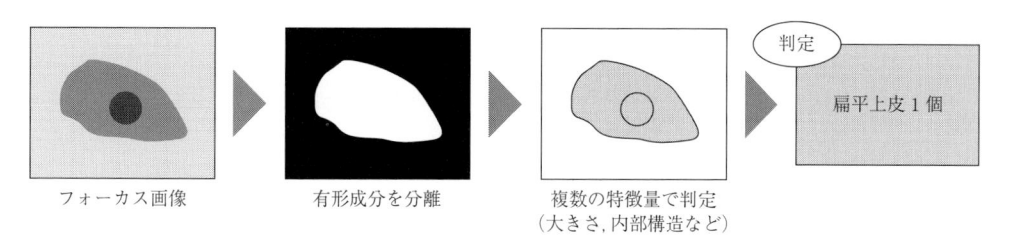

図3.77 尿沈渣成分の判定方法

が尿沈渣成分を分類する仕組みになっている。

画像解析プログラムは、個々の沈渣成分の画像に対し、その成分がもつ大きさや内部構造から尿沈渣成分を分画するようになっている（図3.77）。

2）測定項目　自動測定項目として、赤血球、白血球、上皮細胞、円柱、細菌、結晶、酵母様真菌、精子、詳細分類項目として、上皮細胞（扁平、移行、腎尿細管）、円柱（硝子、顆粒、ろう様）、赤血球（均一、変形）がある。

そのほかに、フローサイトメトリと画像解析方式を組み合わせた装置[8]もある。いずれの装置についても、詳細な点については各メーカのカタログや資料およびホームページを参考にされたい。

引用・参考文献

1) 全自動尿分析装置資料：アークレイ（株）
2) 自動浸透圧測定装置資料：アークレイ（株）
3) 全自動尿中有形成分分析装置資料：アークレイ（株）
4) 油野友二：全自動尿中有形成分測定装置, Medical Technology, **34**, 13, 1506-1511 (2006)
5) 田中庸介, 井上淳也, 東野良昭：全自動尿中有形成分分析装置 UF-1000i の概要について, Sysmex Journal, **29**, 119-125 (2006)
6) シスメックス株式会社のホームページ：http://www.sysmex.co.jp
7) 東洋紡績株式会社のホームページ：http://www.toyobo.co.jp/
8) アークレイ株式会社のホームページ：http://www.arkray.co.jp/

3.6　血液ガス分析装置[1〜4]

3.6.1　測定項目と臨床

血液ガス分析とは、動脈血の酸素、炭酸ガスさらにpHを測定して呼吸機能、循環器機能、腎機能などの異常を把握するための検査である。

血液ガス分析装置が測定する項目は、動脈血のpH（水素イオン濃度指標）、pCO_2（二酸化炭素分圧, partial pressure of carbon dioxide）、pO_2（酸素分圧, partial pressure of oxygen）である。

また、ヘモグロビンが酸素とどのくらいの割合で結合をしているかを示す指標として、SO_2（酸素飽和度）という項目がある。

血液ガス分析装置で測定される項目はpH, pO_2, pCO_2 のみであるが、臨床に用いられる際には計算で得られる項目も多く、ここではそれらを含めた項目について説明する。

〔1〕pH, pO_2, pCO_2

血液は、ポンプである心臓から肺に運ばれ、肺でヘモグロビンが酸素と結合するか、あるいは血液中に酸素を溶け込ませることにより生命活動に必要な酸素を取り込む。一方、各組織の代謝活動により生じた二酸化炭素は血液に溶け込み、肺で体外に放出される。これが呼吸である。呼吸により血液中には酸素および二酸化炭素が溶け込んでいるが、その溶け込んでいる酸素あるいは二酸化炭素がもつ圧力を示したものが酸素分圧あるいは二酸化炭素分圧である。ヘンリーの法則により、液体に溶解するガスの量は液体にさらされたガスの分圧に比例するため、分圧を測定することにより血液中に溶解している酸素あるいは二酸化炭素の量を知ることができる。

pO_2 は健常人で 95 mmHg 以上が普通であるが、肺の換気異常あるいは心臓の拍出力の低下などが生じた際には低下し、一般に 70 mmHg 以下の酸素分圧は低酸素血症と呼ばれ、60 mmHg 以下では呼吸不全状態となる。反対に高値の酸素分圧は高酸素血症による酸素中毒の可能性がある。

pCO_2 は健常人でおよそ 40 mmHg、肺での換気低下により上昇し、過換気下では低下する。また、pCO_2 の増減は、血液のアルカローシス、アシドーシスにも関与する。

血液は、恒常性を保つため性状的に非常に安定しており、pHは健常人では7.4という弱アルカリ性の性状をもっている。しかし、重炭酸イオン濃度の変動や血液中の電解質値が異常になると、酸性やアルカリ性に傾く。

〔2〕酸素飽和度

酸素飽和度を意味する略号は SO_2 (hemoglobin

oxygen saturation の略）と表記される。CLSI (Clinical and Laboratory Standards Institute) のガイドライン[5]によれば，酸素飽和度の定義は以下の酸素を結合することができる Hb の中で，酸素を結合している Hb の量を百分率で示したものであり，式としては以下のように表される。

$$SO_2 = \frac{cO_2Hb}{cO_2Hb + cHHb} \times 100 \quad (3.9)$$

cO_2Hb：オキシヘモグロビン含量，$cHHb$：デオキシヘモグロビン含量。

患者の酸素化状態を診る際には，ctO_2（酸素含量，concentration of total oxygen の略）や pO_2 や SO_2 が用いられる。pO_2 がおもに肺の酸素の取込みを反映するのに対し，SO_2 は動脈血中の酸素と結合したヘモグロビンの量を表す指標であるため酸素を運ぶ能力を示す指標となる。SO_2 が高値でも低ヘモグロビン血症の際は ctO_2 が低いことが考えられるため，他の項目とも組み合わせて，患者の酸素化状態を診る必要がある。

測定は，オキシメータを用いて測定される場合と，pO_2 などの測定項目を用いて計算で得られる場合がある。一般的にはオキシメータでの実測と計算値を区別するために，計算値の場合はアルファベットのcが小文字で添えられたりする。

〔3〕 $AaDO_2$（肺胞気動脈血酸素分圧較差，$A-aDO_2$）

肺胞気酸素分圧（P_AO_2）と動脈血の酸素分圧の差を表す指標である。差が大きくなることは，肺胞と肺動脈でのガスの交換時の異常が考えられる。一般には，この較差は室内吸気で 8 mmHg 程度であり 0 ではない（肺胞と肺動脈でのガス交換にロスがまったくないわけではなく，これは生理学的シャントと呼ばれている）。また，加齢により $AaDO_2$ 値は上昇するが，30 mmHg 以上の際はガスの交換異常と考えられる。

大気圧 760 mmHg，水蒸気圧 47 mmHg，酸素投与を行われていない場合は，下式で示したように測定した pO_2 および pCO_2 の値から計算される。

$$AaDO_2 = P_AO_2 - P_aO_2$$
$$= 713 \times 0.21 - \frac{pCO_2}{0.8} - pO_2 \quad (3.10)$$

なお，$AaDO_2$ および P_AO_2 の大文字の "A" は alveolar（"肺胞の" という意味）の頭文字であり，動脈を意味する "arterial" は，小文字の "a" で表される。

3.6.2 血液ガス分析装置

〔1〕 pH 電 極

pH 電極は，pH 感応ガラス膜をもつ電極と比較電極からなる（図 3.78）。感応ガラス膜を挟み，検体と内部緩衝液との間で電位が生じる。生じた電位を比較電極との電位差としてとらえることにより，検体の pH を測定する。

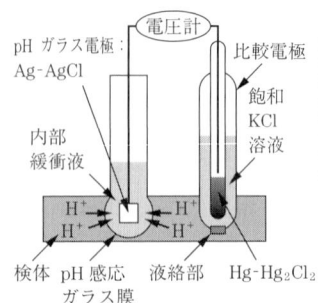

図 3.78 pH 電 極

〔2〕 pO_2 電 極

Clark 電極とも呼ばれる。検体中の酸素が酸素透過膜を通過，陰極内部に到達し，下記図中の化学式で示したように，陽極で発生した電子が陰極側で酸素と反応することにより電流が流れる仕組みである（図 3.79）。電流量は酸素の量に比例するため，定量測定ができる仕組みになっている。

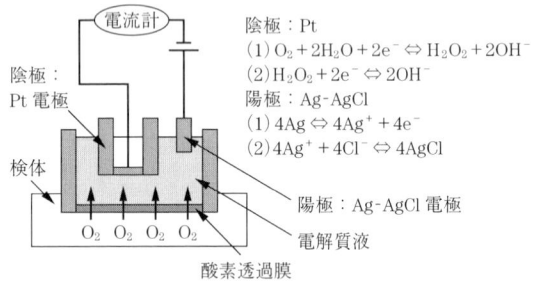

図 3.79 pO_2 電 極

〔3〕 pCO_2 電 極

Severinghaus 電極とも呼ばれる。電極の構造は，pH 電極構造をさらに二酸化炭素透過膜で覆った構造である（図 3.80）。

検体中の二酸化炭素は，二酸化炭素透過膜を通して電極内部に侵入する。侵入した二酸化炭素は電解質液中で重炭酸となり，電離し水素と重炭酸イオンになる。この水素イオン濃度を pH 電極原理に基づき，電位差を測定することにより，pCO_2 を測定する原理である。

二酸化炭素の水溶液中で化学平衡式は図 3.80 中に

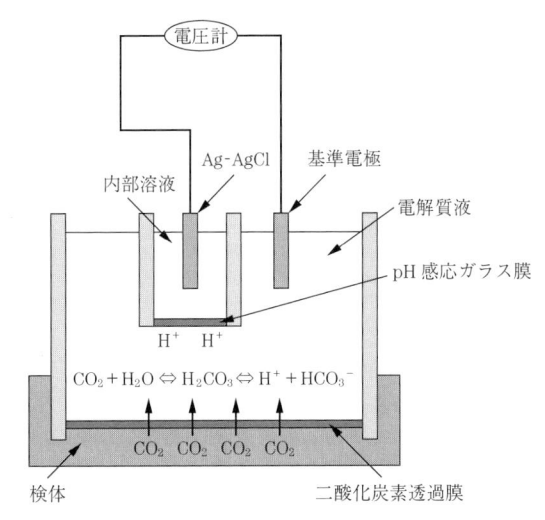

図 3.80 pCO_2 電極

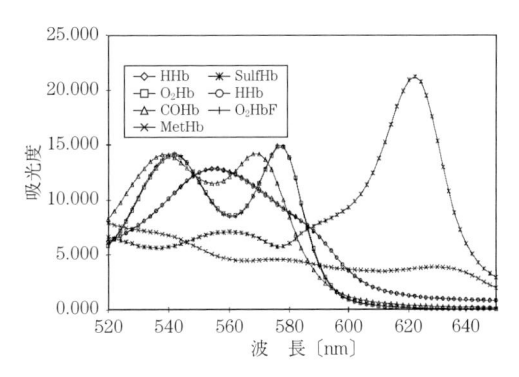

図 3.81 ヘモグロビン吸収スペクトル

示したとおりであるが，これを化学量論式で表すと以下のようになる．

$$K_a = \frac{[HCO_3^-][H^+]}{[CO_2]} \quad (3.11)$$

ヘンリーの法則により $CO_2 = \alpha \times pCO_2$ であり，37℃での α（溶解定数）を代入し，対数をとり変形すると，下記の式（3.12）になる．

$$\log \frac{[HCO_3^-][H^+]}{pCO_2} = \log K_a$$
$$\log[pCO_2] = \log[H^+] + \log[HCO_3^-] - \log \alpha - \log K_a \quad (3.12)$$

式（3.12）において，$\log[H^+] = -pH$，$\log \alpha$ と $\log K_a$ は定数であり，また電極内部溶液での重炭酸イオンは多量にあるため，変動を無視し定数に置き換えることができる．そのため，最終的には式（3.13）のようになり，電極内部の pH がわかれば pCO_2 が測定できることになる．

$$\log[pCO_2] = C - pH \quad (C \text{ は定数}) \quad (3.13)$$

〔4〕 **CO オキシメータ**[6]

オキシメータとは，ヘモグロビン酸素飽和度を測定することができる装置の総称である．その中で，COHb（一酸化炭素ヘモグロビン，CO ヘモグロビン）の存在比率も測定できるものは CO オキシメータと呼ばれている．

ヘモグロビンには，オキシヘモグロビン（O_2Hb），還元ヘモグロビン（HHb），一酸化炭素ヘモグロビン（COHb），スルフヘモグロビン（SulfHb），メトヘモグロビン（MetHb），胎児性ヘモグロビン（HbF）がある．これらは図 3.81 に示すように，それぞれ固有の吸光スペクトルをもっている．多波長で吸光度を測定することにより，これらのヘモグロビンの存在比率を分光学的に測定することができる．

前項で述べたように，オキシメータで SO_2 が測定される場合は，O_2Hb と HHb を測定することにより求められる．ただし，オキシメータはその特性から色のついた夾雑物あるいは光を散乱させるものの影響を受けやすい．例えば，メチレンブルーやインドシアニングリーンなどの静脈注射用の染色検査薬は近赤外から赤外領域にかけて光の吸収が強い．また，不完全に溶血した赤血球や検体中の脂質は光を散乱し，誤差を生じさせることがある．

引用・参考文献

1) 飯野靖彦：一目でわかる血液ガス，メディカル・サイエンス・インターナショナル（2000）
2) 工藤翔二：血液ガステキスト，文光堂（1990）
3) 血液ガス わかりやすい基礎知識と臨床応用（第3版），医学書院（1995）
4) A. P. Adams 著，塚本玲三訳：血液ガスの測定原理と実際，医学書院（1985）
5) CLSI：Blood Gas and pH Analysis and Related Measurements；Approved Guideline（C 46-P）
6) バリー A.シャピロら：シャピロ血液ガスの臨床，メディカル・サイエンス・インターナショナル（1995）

3.7 遺伝子診断装置

3.7.1 測定項目と臨床

遺伝子関連検査機器とは，①細菌やウイルスなど主として外来性遺伝子を扱う核酸検査，②ヒト遺伝子の体細胞遺伝子変異や RNA の発現レベルなどを調べる遺伝子検査，および③遺伝病の原因遺伝子を確認する遺伝学的検査などを実施するために用いる機器の総称である．

細胞中に存在する微量な核酸（RNA および DNA）を抽出し，各種酵素を用いて核酸を増幅して検査する方法が最も一般的に行われている．主として核酸を抽

出する機器，核酸を増幅するために使用する機器と増幅した核酸を検出する機器に分類できる。核酸を増幅する方法としてはPCR（polymerase chain reaction）法[1]が最も広く普及している。高感度な検査であるため試料間のクロスコンタミネーションや増幅産物のキャリオーバコンタミネーションへの対策が重要となっている。なお，遺伝子関連検査では，ごく少ない頻度ではあるものの，検査に用いるプライマやプローブ領域に変異や欠失が生じ，測定に影響を与える可能性があることを理解して検査を行う必要がある。

検査は，一般に標的となる核酸を検出する定性検査と，その存在量を測定する定量検査の2種類に分類できる。定性検査では数コピーの遺伝子までの検出が可能である。しかしながら，検出感度限界付近では増幅反応系に標的核酸分子を採取する際に確率論的な効果（例：数十コピーのDNAを含む100 μl の試料から10 μl ずつ10本のチューブに採取した場合，それぞれのチューブの中に均等にDNAが採取できるか）が働くため，実際に何コピーを増幅系にもち込むことができたかが感度に影響する。このため，システムの感度は抽出系にも依存することになる。また，定量システムでは核酸抽出，増幅および検出といった複数かつ微量試料を扱う工程を経ることから，一般の分析化学検査と同等な高い測定精度を期待することができない。このため十分に精度管理された器具・機器を用いても，定量値は±2～3倍の測定値幅を含んでいる。

〔1〕 核酸（微生物・ウイルス）検査項目

細菌・ウイルスの検査は主として培養法により実施されてきたが，結果が得られるまでに時間がかかること，培養が困難な事例が存在することなどから，核酸検査が利用されている。迅速性を必要とする結核菌群の検査には核酸検査がその威力を発揮している。ウイルス検査では抗原や抗体を用いる検査と比べ，その感染初期のウィンドウ期を短縮することが可能となっている。HBV/HCVなどの肝炎ウイルスの定量試薬が開発されており，ウイルス治療効果のモニタリングも実施されている。また，AIDSの原因となるHIVウイルスの高感度定量法も開発されており，HIV感染を知る重要な検査項目となっている。

CMV/EBVなどのウイルスを定量できるシステムも開発されており，臓器移植などにおけるこれらウイルスの再燃を早期に感知し，免疫抑制剤の投与を調整することも可能となりつつある。

〔2〕 遺伝子検査項目

がんはヒトの遺伝子が変異することにより誘発されると考えられている。白血病では血液細胞の増殖や分化に関与するさまざまな遺伝子の変異が報告されている。近年，これら遺伝子を標的とした白血病の治療が可能となり，変異遺伝子の発現量のモニタリングがその治療効果の判定に重要となっている。また，がん細胞と正常細胞の遺伝子発現の違いを調べることで，がん特異的な遺伝子マーカーを複数同定することが可能である。DNAチップを利用することにより，ヒト遺伝子の網羅的な発現解析が可能となり，がんに特異的な遺伝子の発現パターンが解析されている。これらの解析から得られたマーカー遺伝子セットががん治療の効果予測や予後の推定などに応用されようとしている。

〔3〕 遺伝学的検査項目

単一遺伝子の変異により重篤な疾患が誘発されることが知られている。いわゆる遺伝病である。筋ジストロフィなど，多数の遺伝学的検査が汎用性の高いPCR法を用いて実施されている。

遺伝病の原因となる変異とは別に，ヒト遺伝子には多型と呼ばれる配列の変化が知られている。この多型のうち，1塩基の変化はSNPと呼ばれている。最近，ヒトゲノムのSNP解析が実施され，ヒトの各種遺伝子にSNPの存在が報告されている。これらのSNPはその遺伝子がもつ機能を変化させる場合があることが知られており，ヒトの体質や生活習慣病の発症にも影響すると考えられている。このようなSNPを検査することが重要である項目としては，薬物代謝酵素の遺伝子型を調べる例がある。薬物代謝酵素の遺伝子型を知ることで医薬品の副作用を軽減することが可能となりつつある。チトクロームP450 2D6は多くの薬物の代謝に関与しており，その遺伝子型により，特定の薬物に対する代謝速度が大きく異なることが知られている。これらの情報をあらかじめ調べてから薬物を投与することで，より安全な治療であるオーダメイド医療が実施されつつある。

3.7.2 遺伝子診断装置

〔1〕 核酸抽出装置

核酸はその抽出工程において細胞中に存在する各種分解酵素により分解されてしまう。したがって，これらの酵素活性を抑制した状態で核酸を抽出精製する必要がある。一般には，強力なタンパク質変性試薬存在下で細胞を溶解し，核酸を抽出する。可溶化した核酸はシリカへの吸着性を利用して精製することが可能となる[2]。磁性粒子にシリカをコーティングしたビーズやシリカ膜を装着したカラムが核酸の精製に利用されている。ビーズを用いた場合，磁石により核酸とシリカの複合体を容易に回収することが可能である。核酸・シリカ複合体は界面活性剤を含む緩衝液で洗浄し，不純物を容易に除去することができる。その後，

ビーズを再び磁石で回収し，水と懸濁することで核酸を水溶液として回収することができる。この方法で回収した核酸は純度も高く，遺伝子増幅反応に利用することが可能である。一般には用手法による核酸の精製が実施されているが，ビーズを用いることによって，これら一連の工程を自動抽出装置により実施することが可能となっている。また，数検体〜100検体程度まで検体処理数に応じた自動抽出機があり，目的に応じて利用されている。しかしながら，その多くの機器は研究用機器であり医療機器として登録されているものはわずかである。医療機器として登録されている装置の一例を示す（**図3.82**）。

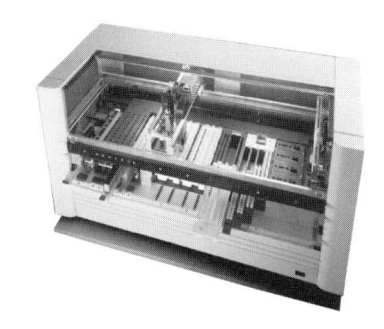

図3.82 検体前処理装置（自動抽出機）の一例

〔2〕 **核酸増幅・検出装置**

PCRによる核酸の増幅は変性（90〜100℃），アニーリング（50〜70℃），伸張（60〜75℃）の3温度の繰返しで実施される。この反応はサーマルサイクラ（PCR装置）により実施される。サーマルサイクラは開発当初ヒータと冷媒による温度制御システムが採用されたが，現在ではペルチェ方式による温度制御に変わっている。これに伴い，温度の変化スピードも速くなっている。設定した一定温度に対する温度変動幅や加熱または冷却による目的温度への到達速度の時間幅などにより機器の性能が管理されている。最近では各種等温核酸増幅法が開発されており，単純なヒートブロックが利用される場合もある。増幅されたDNAはアガロースゲルやポリアクリルアミドゲルを用いた電気泳動により分離され，その結果が解釈されてきた。しかし，その工程は煩雑であり，泳動後のDNA染色画像から，それぞれのDNA量を数値化することはなかなか困難であった。このため，DNAを酵素免疫学的に検出し，マイクロプレートリーダによりDNA量を計測するシステムが開発された[3]。

PCRを行うプライマをその化学合成の段階でビオチン標識しておく。ビオチン化プライマを用いて増幅されたDNAは，その末端がビオチン化されていることになる。マイクロタイタープレートの各ウェルの底に増幅産物と結合できるオリゴヌクレオチドをあらかじめコーティングしておく。アルカリ変性した一本鎖ビオチン化DNAをこのオリゴヌクレオチドと溶液中で反応させ，特異的にウェルにトラップする。トラップされた増幅産物のビオチン標識を利用して，アビジン酵素発色系により，分解された基質の吸光度を測定し，DNAの存在を数値化する。陽性試料を増幅して得られた吸光度と陰性試料を用いて得られた吸光度より，陽性/陰性判定のカットオフ値を設定することが可能となる。この方法により感染症の核酸検査が広く一般の病院でも実施されるようになっている[3]。なお，測光に用いるプレートリーダは医療機器として登録されている。

このようなPCR増幅から吸光度測定までの一連の工程，すなわち，サーマルサイクラ，試薬分注，加温，洗浄および分光光度計を備え，専用試薬と専用消耗品を用い，完全に自動化して実施するシステムも，すでに医療機器として登録されている（**図3.83**）[4]。

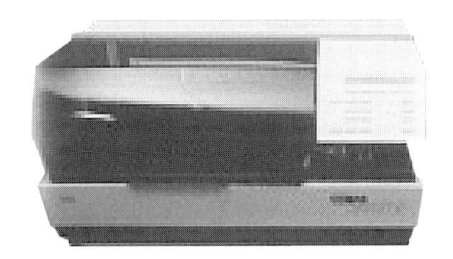

図3.83 自動遺伝子増幅検出装置の一例

〔3〕 **リアルタイム核酸増幅検出装置**

これまでの遺伝子関連検査では，増幅した核酸を別途電気泳動やプレートリーダを利用して検出する必要があった。しかしながら，蛍光物質を利用することにより核酸増幅反応をリアルタイムにモニタし，増幅産物の量を数値化することが可能となった[5]。増幅されたDNAは，その量に比例してサイバーグリーンなどの蛍光物質を取り込むことがわかっている。また，TaqMan PCR法などでは，PCRの反応が進行するとともに増幅された特異的DNAの量に比例して蛍光強度が増加する。核酸増幅反応中に励起光をあて，その結果生じる蛍光を光ファイバによりCCDカメラに導き，蛍光強度をモニタすることで増幅産物の量を記録することが可能である。このようなリアルタイム核酸増幅検出装置もそのほとんどが研究用機器であるが，最近一部の機器が医療機器登録されはじめている（**図3.84**）。

〔4〕 **DNAチップ解析装置**

目的とするDNAやRNAを増幅後，さまざまな方

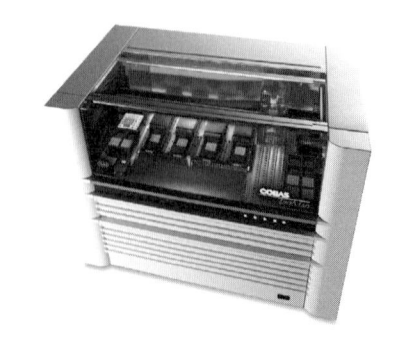

図3.84 リアルタイム核酸増幅検出装置の一例

法で標識した増幅産物をDNAチップ上の特定の領域に固定した複数種類のオリゴヌクレオチドと同時に結合させる。その結果得られた蛍光発色パターンをスキャナにより読み取り，その発光パターンを分析することにより，目的とする遺伝子の配列情報や発現情報を得ることができる。このような一連の工程はハイブリダイゼーション装置，スキャナおよび専用の解析ソフトウェアによって処理される。

〔5〕 **DNA塩基配列決定装置（DNAシーケンサ）**

シーケンス反応における基質となるdNTPに，一定の割合でddNTPを添加して反応を行うサンガー法が広く一般的に実施されている[6]。各種DNAポリメラーゼとシーケンス用DNAプライマを混合し，シーケンシング反応を行うと，鋳型配列に依存して一定の割合でダイデオキシ体が取り込まれる。蛍光標識されたddNTPを末端に取り込んだ一本鎖DNAは，DNAシーケンサ本体のキャピラリ電気泳動により，その大きさで分離され，1塩基長ずつ順番にレーザ光などで励起される。各ddNTPを別の蛍光色素により標識しておくことで，AGCTからなるDNA配列を読み取ることができる。最近では，このような電気泳動を必要としない，新しいDNAシーケンス法としてパイロシーケンサも利用されている。特殊なPCR条件とパイロシーケンサの原理を応用したゲノムサイズ（メガサイズ）のDNA塩基配列解析装置も研究用として利用され始めている[7]。

〔6〕 **小型遺伝子解析装置**

核酸の抽出から増幅・検出までを完全自動で実施できる，POCTを目指した各種小型遺伝子解析装置が開発されている。将来的にはこれらの装置により簡便な遺伝子関連検査が可能になると考えられる[8]。

引用・参考文献

1) R. Saiki et al.：Enzymatic amplification of beta-globin genomic sequences and restriction site analysis for diagnosis of sickle cell anemia, Science, **230**, 1350-1354（1985）
2) R. Boom et al.：Rapid and simple method for purification of nucleic acids, J. Clin. Microbiol., **28**, 495-503（1990）
3) 林 邦彦：バイオ検査薬と機器・装置，218-231，シーエムシー（1996）
4) N. DiDomenico et al.：COBAS AMPLICOR：fully automated RNA and DNA amplification and detection system for routine diagnostic PCR, Clin. Chem., **42**, 1915-1923（1996）
5) 小野佳一，ほか：コバス TaqMan HCV「オート」の基礎検討，日本臨床検査自動化学会会誌，**31**，4，611（2006）
6) F. Sanger et al.：DNA sequencing with chain-terminating inhibitors, Proc. Natl. Acad. Sci. U S A, **74**, 12, 5463-5467（1977）
7) M. Margulies et al.：Genome sequencing in microfabricated high-density picolitre reactors, Nature, **437**, 7057, 376-80（2005）
8) 佐々木政人，坂倉康彦：臨床病理 レビュー特集，**138**, 64-72（2006）

3.8 検体搬送システム

3.8.1 目　　的

〔1〕 **はじめに**

厳しい医療環境の変化に伴い，病院経営の観点からも検査部門においてはさらなる業務効率向上を目指し，正確さ，迅速さ，安全性の確保，省力化のため自動化が進められてきた。

自動化の中心は分析装置であったが，1980年代後半より，分析の前処理および後処理工程を自動化した検体搬送システムが大学病院を中心に導入され，普及拡大するに至った。

また，近年においては，システムの小型化も行われ，大学病院などの大規模病院だけでなく，中規模病院にまで拡大するに至っている。

さらに，国内での検体搬送システムを含めた検査部門のシステム化の実用性が海外においても認知され，米国，欧州，アジアと全世界へ展開されている様相にある。

〔2〕 **目　　的**

検体検査の仕事量は，分析系，情報系，前処理系，搬送系，その他（採血，保管など）の五つに分類される。

検体検査の中心は分析系であり，分析系を中心に自動化が進められ，自動分析装置は処理能力の高速化，多機能化と目覚しい発展をとげてきた。

一方，情報系においても，自動分析装置から分析結果として出力されるデータが増加するに伴い，処理の

3.8 検体搬送システム

迅速化，データの信頼性確保から各種開発が行われ，施設に積極的に導入されてきた。

このような検体検査の自動化の流れの中，以下のようなユーザニーズから前処理系，搬送系の自動化が行われるようになった。

① 人手不足の対応
② 検査結果の迅速報告
③ 検体取扱い時の感染防止

このように検体検査全体を自動化する流れの中，検体搬送システムがスタートしている。

3.8.2 検体検査システム
〔1〕 システム構成

図3.85に検体検査システムの構成例を示す。
分析装置をシステム化する検体搬送システムのおもな構成装置（モジュール）は以下のようになる。

① 遠心分離
② 開栓
③ 分注
④ バーコードラベル貼付
⑤ 閉栓
⑥ 分類

システム構築においては，つぎの二つに大別される。
（1） 前記装置を自動搬送ラインで接続するもの。
（2） 一体型として前記装置が機構部となっているもの。

各施設にあった規模，配置および流れが要求に合うシステムを構築することが可能である。つぎに構成装置の概要を示す。

1) **遠心機** 採血管がセットされたラック，もしくはラックから採血管を取り出し，自動的に遠心機へ装着する。
システムでは唯一バッチ処理となるため，処理能力を上げたい場合は，複数台でシステムを構成する場合が多い。

2) **開栓** 採血管の栓を自動的に開ける。したがって，栓を開ける際の人手に対する血液の飛散り汚染がなく，感染防止に効果を発揮する。
開ける栓はゴム栓，シール栓，ヘモガード栓に対応されているものがメーカから発売されているが，一つの装置で扱えるのは1種類の栓となっている。

3) **分注**
a) **オンライン分注** オンライン接続された自動分析装置への検体の分注を行う。
b) **オフライン分注** オンライン接続されていない自動分析装置用の検体をシーケンス順に分注する。

4) **バーコードラベル貼付** 前記オンライン分注された容器に次工程の分析装置に合わせたバーコードラベル，もしくは保存用としてのバーコードラベルを自動的に貼り付ける。

5) **閉栓** 前記オンライン分注，およびバーコードラベル貼付された容器に，蒸発を防ぐためキャップをかぶせる。

6) **分類** 項目別，検体種別など行き先ごとに検体を自動分類する。

〔2〕 導入効果

検体搬送システムの導入は，以下のような効果をもたらす。

1) **検査の迅速化** 検体受付から分析装置でのデータ出力まで約30～50分での処理が可能となる。

2) **検体識別** バーコードラベルによる検体管理をベースにしたシステムでは，検体識別は自動的に制

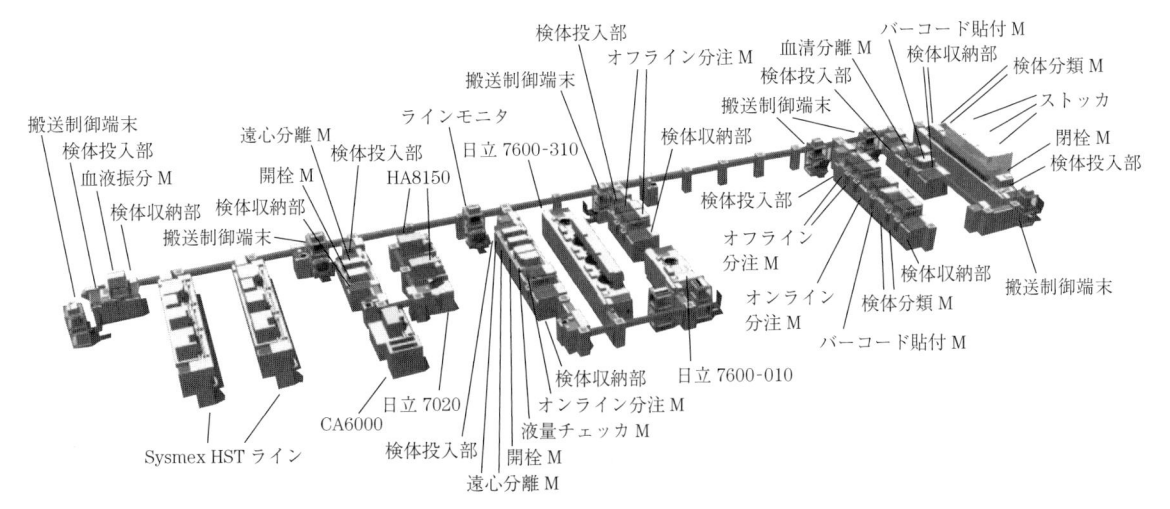

図3.85 検体検査システムの構成例

御される。したがって，遠心分離，分注，仕分け，分析装置への搬送，保存など前処理，後処理が自動化され，検体識別のミスを防止することができる。

3) 感染防止 採血管の開栓，ピペッタによる仕分け分注など人手が直接患者検体に触れないよう感染への安全を確保することができる。

4) 省力化 前記2)により日常業務を省力化でき，オペレータの業務満足度向上をはかれるとともに，新たに創出されたマンパワーは新しい検査項目の導入など検査室の事業価値向上をはかることができる。

5) 検体検査の一元管理 システムの制御コンピュータ，ホストコンピュータシステムの組合せなどにより検体の処理と分析データの一元管理を行うことができる。

6) 検体の確認，検索 前記2)により医師からの問合せや追加分析依頼などオペレータの欲しい患者の検体がシステム内のどこにあるかを容易に検索することが可能となる。

3.8.3 テレパソロジーシステム

テレパソロジーシステム（telepathology system）は，病理標本画像を通信手段により送受することにより病理診断の支援を行うシステムである。

広義には，電子メールに病理標本画像を添付してコンサルテーションを依頼する仕組みもテレパソロジーシステムといえるが，以下では静止画像伝送タイプのテレパソロジーシステムを例にとり，その構成・機能・用途を説明する。その後，他のテレパソロジーシステムについて簡単に説明する。

〔1〕 **システムの構成**

1) 全体システム 図3.86にシステム構成を示す。依頼システムと観察システムが，通信回線により接続されている。

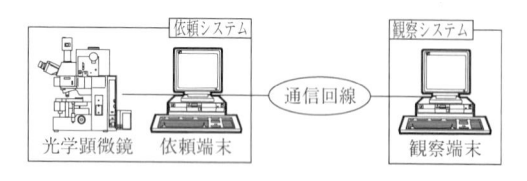

図3.86 システム構成

通信回線としては一般的にISDN, ADSL, 光ファイバなどの公衆回線が用いられるが，専用回線への対応も可能である。

また，図には記されていないが，双方の施設間で会話を行うための電話システムが併用される場合が多い。

2) 依頼システム 依頼システムの外観例を図3.87に示す。依頼システムは，光学顕微鏡と依頼端末から構成されている。

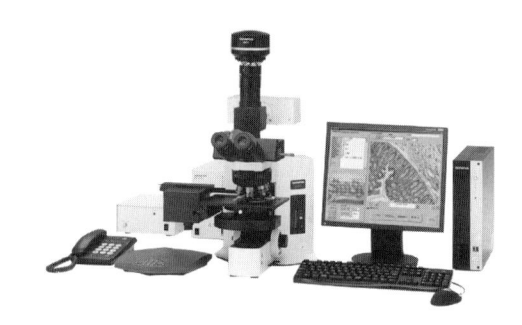

図3.87 依頼システム外観例（オリンパス「OLMICOS/WX」）

光学顕微鏡は，電動XYステージと電動対物レンズ変換機構を備えており，標本を観察する場合の観察位置と観察倍率のコンピュータ制御が可能になっている。また，オートフォーカス機構により，標本の焦点合せが自動で行える。標本の画像は光学顕微鏡に搭載したデジタルカメラにより撮像される。デジタルカメラは，例えば150万画素クラスの顕微鏡専用デジタルカメラが用いられている。

依頼端末は，コンピュータとそれにインストールされたソフトウェアからなる。依頼端末により光学顕微鏡がコントロールされ，デジタルカメラで撮像された静止画像を観察システムへ伝送する。

3) 観察システム 観察システムは，観察端末で構成されている。観察端末は，コンピュータとそれにインストールされたソフトウェアからなる。観察端末と依頼端末の間で種々のコマンドの送受が行われ，依頼システムから伝送された静止画像を観察システムが受信する。

〔2〕 **システムの機能**

図3.88にシステムの操作画面を示す。以下，操作手順を追いながらシステムの機能を説明する。

1) 標本全体像の伝送 依頼システム側で，スライドガラス標本となった病理標本を光学顕微鏡のXYステージ上にセットし，デジタルカメラにより標本全体像（ルーペ像）を取得する。取得された標本全体像に必要な標本テキスト情報を付加し，観察システム側へ伝送する。光学顕微鏡画像とテキストデータ以外に，X線画像や摘出臓器のマクロ画像などを関連画像として伝送することも可能である。

標本全体像の送受が依頼システムと観察システムの間で行われると，双方のシステムの操作画面は図3.88に示すような同一の画面になる。

2) 観察視野の変更 標本全体像が観察システムに伝送された後は，標本を詳細に観察するために観察視野の変更を行う。

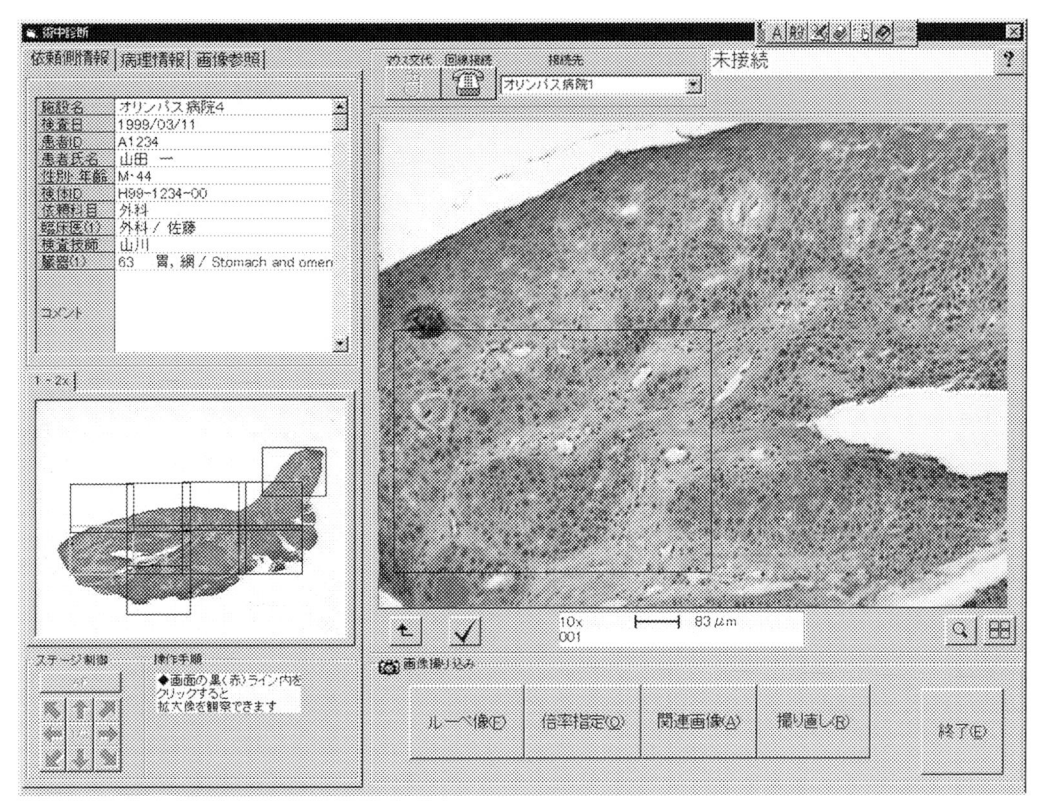

図 3.88 システムの操作画面

観察視野の変更は，以下の手順による。
① 観察する倍率を選択する。
② 現在観察している画像に選択した観察倍率の観察範囲を表す四角形がマウスポインタとともに移動するため，それを観察したい位置にセットする。
③ 複数箇所を詳細に観察したい場合は，①と②の操作を繰り返す。
④ 画像入力を指示すると，依頼システム側の光学顕微鏡が制御され，セットした観察視野に対応する対物レンズへの変換，XYステージの移動，オートフォーカスが動作後，デジタルカメラで撮像する。
⑤ 撮像された画像が依頼システムから観察システムに伝送される。
⑥ 観察端末で入力された観察結果に関するコメントが，テキストデータとして依頼端末に伝送される。

さらに観察倍率を上げたい場合は，伝送されてきた画像に対し，①の手順から繰り返す。

3）**観察データの切換え**　伝送された画像データとテキストデータは，依頼端末，観察端末のそれぞれに保存される。

保存された顕微鏡画像は，標本全体像の中に四角で表示されるため，そこをクリックすれば保存された拡大画像を観察できる。また，操作画面上のタブを切り換えれば，保存された関連画像データやテキストデータを見ることができる。

〔3〕 **システムの用途**

テレパソロジーシステムは，遠隔地間における術中迅速病理診断，コンサルテーション，カンファレンスなどに用いられる。

術中迅速診断とは，手術中の切除部位に対する病理診断を行い，その後の術式を検討する診断手法である。この場合，依頼システムは術中迅速診断を依頼する臨床医のいる施設に設置され，観察システムは病理診断を行う病理医のいる施設に設置される。病理医は観察端末から依頼システム側の光学顕微鏡を遠隔操作して観察を行う。

コンサルテーションやカンファレンスは病理医どうしで行われる場合が多い。この場合，依頼システムは病理標本のある施設に，観察システムは関連する施設にそれぞれ設置される。光学顕微鏡の操作は相互で行われる。例えば，コンサルテーションを依頼する病理医が，顕微鏡を遠隔操作して注目する画像を提示しな

がら依頼内容を説明した後に，今度は依頼を受ける側が顕微鏡を遠隔操作して観察したい視野を設定しながらコンサルティングを行う．

〔4〕 その他のテレパソロジーシステム

1) **TV会議システム** 　TV会議システムの仕組みをテレパソロジーに応用したシステムである．動画像の伝送を行うことが特徴である．

システム構成は図3.86に類似しているが，依頼端末と観察端末がそれぞれTV会議システムになっている．これにより光学顕微鏡に搭載されたTVカメラの動画像を依頼システムから観察システムに伝送する．

通信回線は公衆の光ファイバ回線の利用が可能だが，追加でTV会議システム用の契約が必要である．また，光学顕微鏡の遠隔操作のために，TV会議システム用の回線とは別の通信回線を用いる場合もある．

双方の端末では光学顕微鏡の動画像が常時表示されている．光学顕微鏡の遠隔操作により対物レンズの変換や観察位置の変更が行われると，それに準じて動画像が変化する．

2) **バーチャルスライドシステム** 　スライドガラス全体を光学顕微鏡の高倍率で入力・保存・観察するシステムがバーチャルスライドシステムである．バーチャルスライドシステムで得られた画像を遠隔地で観察できれば，テレパソロジーシステムとしての利用が可能である．図3.89にバーチャルスライドシステムの外観例を示す．

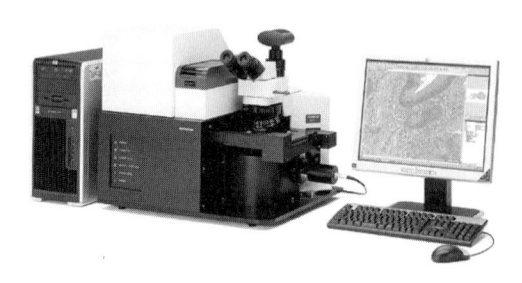

図3.89　バーチャルスライドシステム外観例
（オリンパス「VS-100」）

システムの構成は，コンピュータ部と顕微鏡部からなっている．顕微鏡部は光学顕微鏡とデジタルカメラに加えスライドガラスローダをもち，複数のスライドガラス標本の画像を一括して入力することが可能である．

顕微鏡のステージを走査しながらデジタルカメラで撮像を行うことにより，スライドガラス全体の画像を入力する．

入力された画像はコンピュータ部に保存され，専用の閲覧ソフトウェアで観察することが可能である．また，これらの画像を専用サーバに保管すれば，複数人数での閲覧やインターネット経由での閲覧なども可能となる．インターネットでの閲覧の仕組みにより，遠隔地での画像観察が可能となるため，テレパソロジーシステムとしての利用が可能になる．

部門4　画像診断システムおよび医用テレビジョン

4.1　概　　　説

　医用画像検査装置は，ME機器の中では高額なものが多いが，医療現場ではそれらほとんどの機器はなくてはならないものとなってきている。しかし，そのいずれの装置も機能，性能が日進月歩であることも事実であり，医療現場では，財政面，一方ではそれらを十分に使いこなしていくことの能力面，などで大きな問題をかかえていることも忘れてはならない。

　一般的な病院ではさまざまな医用画像診断装置をむやみに使用するのではなく，ある決まったルール（プロトコル）に従って臨床検査を実施しているのが現実である。これは国の包括医療制度の観点からも大事なことであり，医療保険制度の破綻を防ぐために今後も守らなくてはならないことである。

　医用画像検査装置は，1960年代に入って急激な発展を見た。これはエレクトロニクス技術，特にIC（集積回路）技術の進歩に負うところが多い。IC自体の進展ばかりでなく，IC技術はセンサにも大きな影響を与えた。さらに，ICはコンピュータを飛躍的に発展させ，それによって，画像処理技術などの新技術が生まれた。これらが相まって画像検査装置の進歩をもたらした。

　医用機器は，工業機器の医用への応用という形がとられて発展してきたが，医用ニーズが高まって開発が行われた結果，成果を逆に工業機器に影響を与えるようなものも現れるようになった。X線コンピュータ断層撮影装置（CT）などは，その一例としてあげられる。

　医用画像検査装置の進歩を年代的に眺めてみると，1960年前後には，生体に投与されたラジオアイソトープから放射されるγ線を検出し，電子的に信号処理して臓器や機能を画像とするシンチレーションカメラや，超音波エコー法により無侵襲で生体内断層像が得られる超音波診断装置が相ついで製品化された。

　1965年ごろには，人体が放射する赤外線を検出して体表面の温度分布図を描くサーモグラフィが開発された。

　1970年代前半には，コンピュータ技術を駆使して断層像を描出したCTが実用化された。この方式の成功に影響されて，超音波や電磁波などいろいろな線種を用いてさまざまなCTが研究されたが，実用化されたのは核磁気共鳴を利用したMRイメージング装置（MRI）だけであり，1980年代に商品化された。

　さらに，近年，光を利用したものが研究されている。同じころ，X線投影像を演算処理し，映像の必要部分だけを強調したりするディジタルラジオグラフィ（DR）が開発された。一方，臓器を直接に見るという内視鏡技術というものは，1980年代にその息吹をあげた。ファイバスコープとは，人間の目でファイバを介して直接見るということからスタートし，現在では先端にCCD（固体撮像素子）を装備した電子内視鏡が開発，実用化されている。

　さらに，近赤外線を使用したOCT技術により，表皮内部の構造も観察できるようになり，網膜内部の構造情報が得られる眼底カメラなどが商品化されている。

　1990年代にはPET，SPECTなどが日本でも導入されはじめ，X線CTやMRIではわからなかったがん病巣の検索，脳梗塞や心筋梗塞などの診断にきわめて高い能力を発揮している。

　しかしながら，施設内では膨大になっていくこれらの画像情報をどのように管理，保存していくかも重要な課題となってきた。現在では，X線CTやMRI，DR，内視鏡画像，超音波画像などはその画像情報がディジタル化されており，コンピュータやネットワーク機器の高速化によって，それら大容量の医用画像を一つのデータとして扱えるようになった。そこで，それらのデータの整理，保存の解決法の一つとしてPACSが導入されつつある。

　X線CTはチャネル数を増やすことによって，心臓の循環動態などもリアルタイムで観察できるようになり，超音波診断装置も画像処理技術の高速化などで心臓の動きを四次元情報として映像化できる装置も製品化されている。

　このように，医用画像検査装置はそれぞれに技術革新し進化を遂げているものの，万能なものは存在していない。病気の種類によっては一つのモダリティで確定診断が可能なものもあるが，多くの場合は，適切な

表4.1 医用画像検査装置の概略

線種 (エネルギー)	X 線			γ 線 (RI)		音波	可視光	電磁波	(近) 赤外線
装置	従来の X 線	DR	CT	ガンマカメラ	PET ECT	超音波診断装置	内視鏡	MRI	サーモグラフィ (OCT)
画像の種類	投影像	投影像	断層像	分布像	断層像 (分布像)	断層像	表面像	断層像	表面像 (断層像)
使用する薬剤	不要	造影剤	造影剤	識別薬剤	識別薬剤	不要 (超音波造影剤)	不要	不要 (造影剤)	不要
得られる情報	形態	形態	形態	形態機能	形態機能	形態	形態	形態	温度分布 (形態)
エネルギー,造影剤 などによる侵襲性	放射線被曝			放射線被曝		なし	なし	なし	なし

モダリティの組合せおよび病理,組織所見などと比較することで最終判断を下している。

ところで,核医学装置で得られる機能画像は解剖学的情報に乏しく,病変部位の外科的特定が困難であり,また生体組織自身による吸収の影響を強く受けてしまう問題を抱えている。そこで通常は患者を移動させ,つぎのMRI/CT検査へと進み患部の同定を行う。しかし,これでは正確な患部の座標はわからない。この問題を解決するにはモダリティを重ね合わせてしまえば,患者の移動はしないですむわけであり,患部の正確な位置同定が同時にできる。これがハイブリッド装置の基本的な考え方であり,PET/CT,SPECT/CT,CT/超音波などの組合せが進められている。すでに,この手法は手術室においても実用が始まっている。

すべての医用画像検査装置は画像表示部を備えている。つまり,この部分の性能はとても大事な要素である。最近はブラウン管から液晶モニタへ移行してきているが,医療情報を表示するうえでの解像能力,明るさ特性(γ特性)などそれぞれのモダリティに適合させる作業はブラウン管時代と同様に重要である。

医用画像検査装置の概略を表4.1に示す。

4.2 診断用X線装置

4.2.1 汎用X線診断装置
〔1〕 装置概要

X線診断装置はX線を利用して体内の透過陰影像を得る画像診断装置であり,その歴史は,1985年のレントゲン博士によるX線発見の直後から,その利用が医用分野で始まったことに端を発する。X線を利用する基本的な形態は100年前と変わりはないが,診断用途が多用化,高度化に伴い,X線診断装置の機能,形態も多様に分化して発展してきた。

体内を透過したX線像を可視化する手段は,大きく分けて撮影 (radiography) と透視 (fluoroscopy) の二つの方法がある。前者はX線像をフィルムに写し込む方法であり,空間分解能と鮮鋭度に優れる画像が得られるが,現像が必要なため即時性には欠ける。一方後者は,イメージインテンシファイア(以下,I.I.) と呼ばれる光電子増倍管でとらえたX線像をテレビカメラで写してモニタに表示するものであり,X線像をリアルタイムに動画として観察することができる。また最近では,撮影と透視の両方が可能な平面検出器 (以下,FPD) が導入され始め,X線診断装置の形態が大きく変わろうとしている。

〔2〕 診断用途別の装置概要

X線診断装置を診断用途で分けると,一般診断用,消化器診断用,循環器診断用などに分類される。これ以外にも,外科手術用や,泌尿器,乳房診断用など種々あるが,ここでは代表的な3システムについて概説する。

1) 一般診断用システム　患者に造影剤を注入するといった特別な処置をせずに単純な撮影を行うシステムであり,胸腹部や骨格系の診断に広く用いられている。比較的簡単な撮影で豊富な診断情報が得られることや,検査に苦痛を伴わないこと,胸腹部に異常を訴える患者が多いことなどから,検査数の非常に多いことが特徴の一つである。

造影剤の流れをリアルタイムに追うような機能は必要ないため普通は透視機能をもたず,患者を所定の状態に位置決めする,X線の照射範囲と位置を定める,X線を曝射して撮影像を得る,といったX線装置にとって最も基本的な機能のみを備えた装置が多い。

一般診断用システムの一例を図4.1に示す。図はFPDを使った最新システムである。

2) 消化器診断用システム　食道,胃,十二指腸,大腸などの消化管を診断対象とするシステムである。胃の検査に硫酸バリウム製剤などの陽性造影剤と空気,二酸化炭素などの陰性造影剤を同時に用いる二

重造影法が，わが国で開発されて普及するのに伴い，著しく発展，普及してきたシステムである。

二重造影法では，バリウムを管状の臓器の内壁に薄く付着させて微小な病変を描出するため，患者の体の位置や傾きを迅速に変える透視撮影台，バリウムの流れを観察するI.I.あるいはFPD，描出された病変部をタイミングを逃さずフィルム撮影する速射撮影装置などで構成される。一例を**図4.2**に示す。

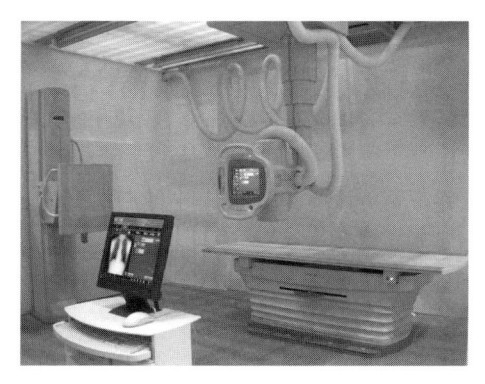

図4.1　一般診断用システム

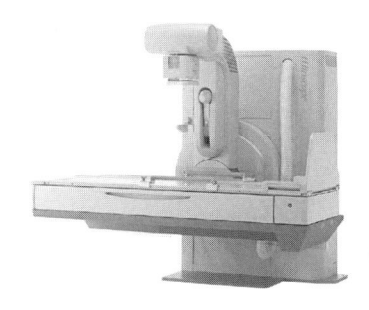

図4.2　消化器診断用システム

最近のFPDを使ったシステムでは，撮影にフィルムを使わず，透視・撮影の両方をFPDで実施することが普及しつつある。

わが国においては，胃がんに代表される消化器系疾患が多いこともあって，このシステムの普及率と利用頻度は他の諸国に比べて際立って高い特徴がある。またこれらの検査を，検査室に隣接した操作室から遠隔操作で行うこともわが国の特徴であり，装置の機能，形態もその手法に合わせて発展してきた。

近年では，消化管以外の胆道や膵臓などを対象に，内視鏡や直接穿刺針とこのシステムを併用する検査も多く行われるようになってきている。

3）循環器診断用システム　血管内に挿入したカテーテルから造影剤を注入して血管の走行状態や血管壁の形態を描出する診断装置であり，脳内出血や虚血性心疾患などの循環器系疾患の増加に伴って普及するとともに，DSA（digital subtraction angiography）をはじめとする画像処理技術の発達により高度化してきたシステムである。

また，カテーテルの先で風船を膨らませて血管の狭窄部分を広げたり，ステントと呼ばれる狭窄部を広げる金属を留置するなどの治療手技（interventional radiology：IVR）の適用が広がってきており，このシステムの重要性はますます高くなってきている。

装置の形態としては，**図4.3**のように，患者を動かすことなく任意の方向から血管像を観察できるようにC形のアームの両端にX線管装置とFPDを取り付けた支持装置，患者の位置を定める患者テーブル，およびX線画像の収拾・処理装置などを中心に構成されている。

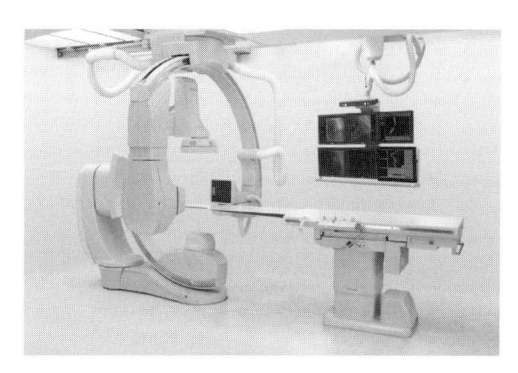

図4.3　循環器診断用システム

4.2.2　DR装置

ディジタル画像処理技術の進歩に伴い，1970年代から1980年代にかけて，X線画像のディジタル化の試みが行われ，DSA装置の製品化，CR装置の製品化などが行われた。

その後，IVRの進歩，普及，さらに医用画像のディジタル保管，通信（PACS）技術の発展と，近年のFPD導入などにより，各種DR（digital radiography）装置に対する要求は近年，急速に変化しつつある。

最近では，病院全体がディジタル化されていくのに伴って，すべてのX線画像をディジタル化したいという要求も強まっている。以下に述べる装置が，このような期待に沿って開発されてきた。

〔1〕**DF装置**

DF（digital fluorography）装置は，基本的に従来のX線テレビ装置のビデオ信号をディジタル化するオンライン型のDR装置で，その用途により，DSA装置，DA装置，およびFPD搭載DR装置に分類さ

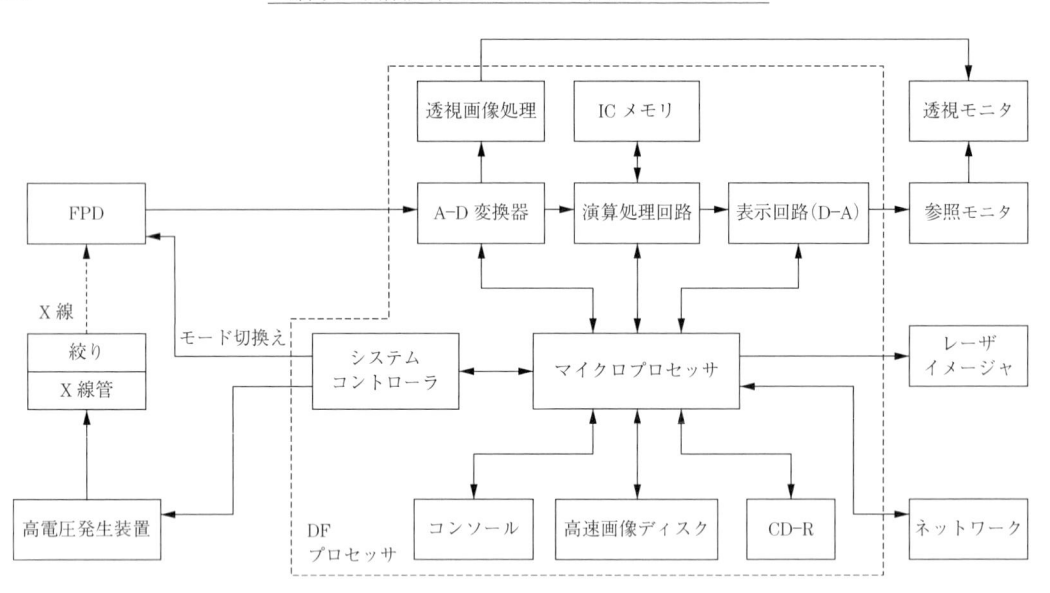

図4.4 DR装置の原理

1) DF装置の原理 DF装置は，図4.4に示すように，X線撮影像の検出器出力像をビデオ信号に変換し，プロセッサに入力しA-D変換後，画像処理を行い，画像メモリや磁気ディスクなどへ記録するとともに，D-A変換し，テレビモニタに表示する。現在では，10～40 MHz，12～14ビットのA-D変換器が使用され，1 024×1 024画素で秒30フレーム程度の画像収集が可能である。DF装置の特徴は，検査時にリアルタイムに処理画像が観察できることであり，例えば血管造影検査などの場合，病変部を確認しながら検査を組み立てることが可能である。また，透視画像をリアルタイムで処理し表示することにより，透視画質の向上などをはかることも可能である。

ディジタル化した画像は，磁気ディスクなどに記録され，容易に撮影済みの画像の検索・参照が可能であり，さらに各種電子保管媒体への記録や，ネットワークを通じたPACSシステムやワークステーションへの画像転送も可能となる。

2) DSA装置 DSA（digital subtraction angiography）装置は，DF装置を血管造影検査に用いたもので，最初のDF装置として広く開発され，現在はカットフィルムに代わり，頭腹部や四肢の血管造影検査の主流となった。

特徴は，テンポラルサブトラクション手法を用いて造影血管のみを描出し，コントラスト分解能のよい画像を提供できることで，静脈注入による血管造影法への応用や，濃染像の観察に優れた効果をもつ。

テンポラルサブトラクション手法は，造影剤注入前の画像をマスク像とし，造影剤注入後の画像との間でサブトラクションを行うもので，撮影中にリアルタイムで処理し，鮮明な血管像を表示することが可能である。さらに，DSA装置では，収集した画像に対してモーションアーチファクトを補正するためのピクセルシフト処理やマスク画像を置き換えるリマスキング処理，SN比改善のためのテンポラルフィルタ処理，空間フィルタ処理などが可能である。

DSA装置の応用として，カテーテル寝台やCアーム保持装置と連動したステッピングDSA，回転DSAなどの臨床アプリケーションの実用化が進んでいる。

さらに，IVRの発展に伴い，ピークピクセル法などを用いた透視ロードマップ処理などのカテーテル操作支援機能の発達が見られ，近年では，CT再構成技術を応用して，回転DSA像から3次元の血管構造を画像化する技術も進歩している。

3) DA装置 DA（digital angiography）装置は，DSA装置の心臓分野への応用として，1986年ごろから臨床応用が始まり，IVRの発展に伴って急速に性能向上が行われ，冠動脈造影検査にとって必要不可欠の装置となり，従来使われてきたシネカメラにほぼ完全に置き替わった。

原理はDSA装置と同様であるが，DA装置ではサブトラクションは行わず，動きの速い部位を動態ボケなく鮮鋭に描出するため，短時間パルスX線での高速撮影，撮像デバイスの残像低減，高速大容量磁気ディスクへの記録・再生，リアルタイム空間フィルタリング処理などの性能を有する。

また，IVR支援として各種参照画像表示機能や，

冠動脈狭窄の定量化，駆出率（ejection fraction）などの計測機能なども標準機能となっている。

ディジタル画像の保管と通信の標準化については，DICOM（Digital Imaging and Communication In Medicine）という標準規格が世界的に確立しているので，この規格に準拠する限り，異なるベンダ間でのデータのやりとりが可能となっている。

4） FPD 搭載 DR 装置　DSA 装置，DA 装置は循環器診断用に開発が行われてきたが，これを消化器などの非血管系に応用したのが FPD 搭載 DR 装置であり，通常（狭義の）DR 装置と呼ばれる。従来は検出器として I.I.が使われてきたが，最近では FPD に置き換わりつつある。この DR 装置は DA 装置などと同じ時期から各種研究，臨床応用が行われてきた。消化器への応用としては高精細化および簡便さが必須であり，当初より 1 024×1 024，さらに 2 048×2 048 などのマトリックスをもつ装置が開発されており，オートウィンドウやオートフィルミング機能などを一般的にもつ。

DR 装置では，画質向上のために各種フィルタリング処理，階調変換処理機能などを有する。さらに散乱線補正処理などの研究も進められており，増感紙-フィルム系に置き換わるための基本性能，各種処理機能などの研究，標準化が進んできている。

また，従来 X 線テレビ寝台での透視は位置決めに限定されていたが，DR 装置により，動画像診断の可能性の研究が行われるようになった。

〔2〕CR 装 置

CR（computed radiography）装置は，増感紙-フィルム系の性能を維持したまま画像のディジタル化を実現することを目的とした装置で，増感紙-フィルムに代わる 2 次元 X 線センサである IP を用いたオフライン型の DR 装置である。

IP は，ハロゲン化バリウムなどの輝尽性蛍光体を利用したもので，X 線照射エネルギーを結晶内に蓄積することが可能で，その後，He-Ne レーザなどの輝尽励起光を照射することにより，蓄積した X 線エネルギーが輝尽発光として取り出せる。

この IP の性質を利用し，増感紙-フィルムの代わりに IP を設置し撮影を行い，その IP を取り出し，画像読取り装置にかけて X 線像を電気信号に変換し，画像処理を行うことで X 線画像のディジタル化を実現できる。

CR 装置の画質性能は，IP の性能，読取り精度により決定されるが，IP の出力光の X 線照射量に対する特性は 5 けた近い直線性をもっているため，CR 装置は撮影に対して高い自由度（撮影部位，診断目的などに応じた自由な感度設定など）をもっている。

一般に IP は半切，大角，四ツ切，六ツ切のサイズが用意され，読取り装置で 20～5 画素/mm でサンプリングされる。さらに，処理装置で階調処理，周波数処理を基本処理とした画像処理がプリセットで行われる。

一般撮影をすべて CR 装置に置き換える施設もあり，完全ディジタル化のキーコンポーネントの一つである。

最近ではこの分野にも FPD の導入が進んでいる。FPD では撮影直後に画像観察が可能なのに対して，CR では読取りに 30 秒程度の時間がかかる点が欠点であるが，コスト的には FPD に対して分がある。今後用途に応じて両者の使い分けが進むことが予想される。

〔3〕DR 装置の今後

1980 年代に臨床応用が始まった DR 装置は，その後，ディジタル処理技術の発展に伴い，画像処理速度の飛躍的な向上，画像記録媒体としての磁気ディスクの高速・大容量化，FPD に代表される撮像デバイスの高性能化，さらにテレビモニタの高精細・高コントラスト化やレーザイメージャの普及に伴う最終診断画像の画質向上など，飛躍的に性能向上がはかられ，X 線診断分野の発展に貢献している。

特に，DF 装置の場合はリアルタイムに画像観察ができるため，むだな撮影を減らし，患部を観察しながらつぎの撮影方法を決定するなど，診断・治療方法自体の改革に役立っている。その反面，余計な造影検査を増加させたり，より高画質を求めて高線量撮影・透視を行うことにより，被曝線量増加につながる可能性もある。これらを鑑み，DR 装置の今後の課題をあげると

① 被曝線量低減への貢献
② X 線システム全体の QC（quality control）管理機能の充実
③ ネットワーク対応（診断画像のオンライン化，フィルムレス，PACS 化）
④ 定量解析の標準化
⑤ 装置自体の信頼性向上（RAID ディスクなどの採用，フォールトトレラントなど）

DR 装置は，今後ますますディジタル化が進む病院の中で，ディジタル X 線画像の生成，入力手段として必須の装置になってきている。今後，FPD の発展に伴って，ほとんどすべての X 線画像がディジタルに置き換わっていくと予想される。

4.2.3　乳房用X線診断装置

乳房用X線診断装置は，乳がん死亡率の低減を目的として，画像特性，医療生産性，機能拡張性などを中心に，さまざまなコンセプトと合理的な技術選択で，各社から特長あるシステムが開発されている。

〔1〕**アナログ乳房用X線装置**

フィルムスクリーンシステムを用いた乳房用X線装置は，数十年の歴史を経て高画質を提供できるようになり，最近20年は幅広い支持を得て普及している。

1）　要求性能と構成の特長　一般診断用X線撮影装置と大きく異なる点を中心にあげる。

高品質の乳房画像を低被曝で得るためには，狭いレンジでの低エネルギーX線（実効エネルギー 20 keV 程度，X線管電圧 25～32 kV 程度）と高コントラスト片面乳剤スクリーンフィルムシステム，そして，乳房圧迫機構が必要である。それは，他の部位に比較して，乳房の対象疾患が，きわめて低いX線吸収差かつ微細構造であり，さらに乳房の個体差が大きく，特殊な解剖学的構造を有するためである。

X線管装置には，モリブデン，ロジウム，タングステンなどの材料をターゲットやフィルタに用い，K特性X線を中心としたナロースペクトルが利用される。

微小実効焦点（密着撮影時 0.3 mm，拡大撮影時 0.1 mm）であることも特徴である。

乳房圧迫機構（最大圧迫力 200 N）が安全な設計のもとで工夫され，装備されている。乳房厚を薄く均一化すると同時に動きを固定するためである。

さらに，グリッドの使用が密着撮影時には一般的である。被写体厚は 2～5 cm 程度であるが，高いコントラスト画像を得るために必要で，さまざまな特殊グリッドや機構が開発されている。

そして，自動露出制御の技術も特殊である。線量の制御にとどまらず，管電圧，ターゲット，フィルタ材質など線質の自動制御や乳腺などのX線解剖学的な位置検出の自動制御などを行うものもある。

2）　システムの限界　このシステムは，技術的には完成されたレベルに達している。一方で，現像処理に伴う化学薬品の環境負荷が大きいこと，画像処理操作ができないことやフィルム保管・運用の困難などの課題がある。

〔2〕**ディジタル乳房用X線装置**

乳房画像や乳房用X線装置のディジタル化は，乳がん死亡率の低減に新たな可能性を開いた。

それは，画像収集，処理，表示，データ保管・運用の機能分離とシステム化によって，最適設計と統合そして機能拡張が可能になったことによる。

画像収集では，X線情報をディジタルデータとして取り込む。MTF，WSを含めたDQE(f)の空間周波数特性や線量特性，ダイナミックレンジ，標本化（ピクセルサイズ：25～100 μm），量子化（bit 数：12～14 bit 程度）などの最適化が重要となる。また，X線線質・線量の自動制御パラメータとしては，画像情報のCNRが重要となる。

画像処理では，生データ画像をより見やすくするために，検診や診断，腫瘤や石灰化などに応じたフォーマットやアルゴリズム（自動ウィンドウ処理，乳房辺縁部均等化処理，ボケマスク処理など）などが取り入れられている。

画像表示として，ハードコピーでは最高濃度 4.0 のドライフィルムプリンタや高輝度シャウカステン（3 500 cd/m^2 以上），ソフトコピーでは 5 M ピクセルなどの高精細・高輝度LCDモニタなどが乳房画像診断に用いられている。石灰化などの淡い微細病変などを読影対象とするために，特に高性能になっている。読影用ワークステーションも画像表示部と画像処理部の統合が重要である。

データ保管・運用面では，検診バス，DICOMネットワーク，遠隔診断などで期待されている一方，乳房画像のデータサイズが大きい点（1画像当り 8～100 MB 以上）が特徴である。診療価値，生産性，経済性などのバランスに注意を要する。

ディジタル乳房用X線システムの代表的なものとしては，以下がある。

1）　CRシステム　CR（computed radiography）システムは，従来のフィルムスクリーンシステムに代わって，輝尽性蛍光体を用いてディジタル画像を得るものである。1980年代から一般撮影領域で広く使用され，乳房撮影分野では読取りレーザスポットサイズをより小さくしたり，両面読取りを行うものや，CR専用乳房X線装置でX線位相コントラスト技術などが開発されている（図 4.5）。

CRシステムでは，アナログ乳房用X線装置を調整することで，輝尽性蛍光体スクリーンを装てんしたCRカセットを使用して乳房ディジタル画像を得ることができる。

2）　DRシステム　DR（digital radiography）システムは，X線受像器としてX線平面検出器（digital detector, flat panel detector，以下FPD）を備え，X線発生装置からディジタル処理まで統合化された乳房用X線装置で，FPDから直接にディジタルデータを取得できる。米国FDAが2000年に認可以降，世界中に普及してきた。

FPDの方式としては，以下のものが代表的である。
・CCD（charge coupled device）方式：ヨウ化セシ

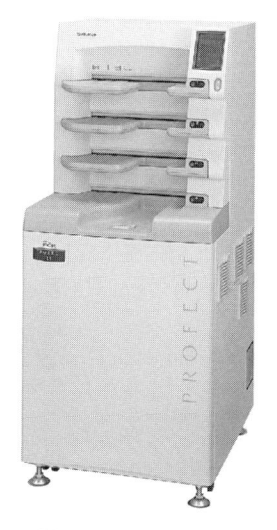

図4.5 CRシステム

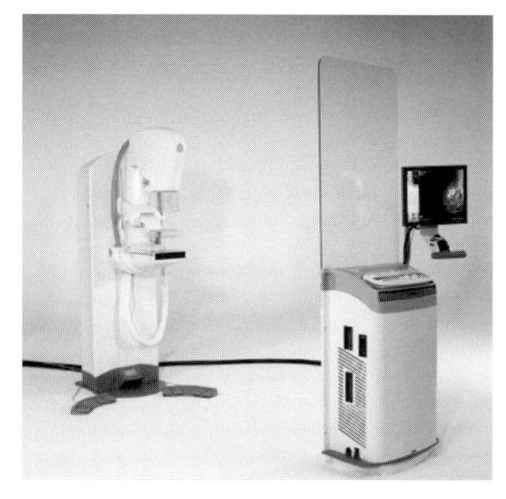

図4.6 DRシステム

ウム（CsI）蛍光体からの光をCCDで電荷として蓄え，読み取る方式である。小視野のシステムに用いられている。
・直接変換方式：セレン（Se）などでX線をとらえて電荷を発生させ，そこに高電圧電界をかけて画素が配列したアモルファスシリコンパネルにその電荷を収集する方式である。
・間接変換方式：ヨウ化セシウム（CsI）結晶などでX線をとらえて光を発生させ，それを画素が配列したアモルファスシリコンパネルで光電変換により電荷として取り込む方式である。

これらの方式は，おもに，視野の広さ，$DQE(f)$の諸特性，温度特性など，各社の保有技術などにより選択され，製品に特長をもたせている（図4.6）。

〔3〕 品質・性能管理など

医療水準と乳房用X線装置の高度化・システム化に伴って，受入れ試験や不変性試験など，性能の維持・管理の重要性がますます高まった。

アナログ乳房用X線装置については，装置や画像などの基準が制度的に整った。

ディジタル乳房用X線装置は，複雑化・高性能化・システム化がさらに進んでいるため，幅広い品質・性能管理の必要性が認識されており，検討が活発である。

〔4〕 周辺機器，その他の機能

1） バイオプシ　乳がん検診が普及するにつれて，精密検査時の確定診断精度がいっそう求められるようになった。そうした中で近年では，組織生検が増加しつつある。

乳房用X線装置においては，乳房撮影定位装置と組織生検銃との組合せで用いられ，近年，ステレオガイド下吸引方式乳房組織生検などが広がってきている。これは，乳房のステレオ撮影（±15°程度）で病変位置を3次元的に同定して，11G程度の針で穿刺し，穿刺針の内腔を経由して真空ポンプで組織を吸引して採取するものなどがある。

DRシステムとの組合せにおいて，検査時間の短縮などの効果がある。

2） コンピュータ検出支援　乳がん検診の普及に伴い，読影の効率化で期待されているのが，コンピュータ検出支援（computer aided detection：CAD）である。

とりわけ，DRシステムとの組合せでは検診の生産性改善効果が大きいなどと期待されている。

アルゴリズムは，乳がんに関連した特徴部分（石灰化や腫瘤）をコンピュータが検出し，ディスプレイ上にマーカーをつける。

石灰化の大きさ・密集度などや，腫瘤の大きさ・辺縁・コントラストなどからマーカーを判断している。

現在のCADの役割は，1次読影を医師が行った後にCADマーカーをチェックすることで，所見の見落としを減らすために注意を喚起するものである。

〔5〕 今後の動向

現在，早期乳がん発見のため，新たにさまざまな技術的検討が行われている。

中でも，遠隔読影（telemammography）で，さまざまな地域での乳がん検診受診者の画像を，マンモグラフィ読影専門医の高度な読影を効率的に行うシステムや，トモシンセシス（tomosynthesis）で，乳房の3次元画像構築を行うシステム，さらにエネルギーサブトラクションや造影マンモグラフィなどの臨床試験

が繰り返されている．

4.2.4 骨塩量測定装置

骨塩量測定装置とは，人体の骨中に含まれるカルシウムなどのミネラル成分（骨量）を非侵襲的に測定する装置であり，骨粗鬆症の診断などに広く用いられている．本装置は骨中を放射線が透過する際の減弱を論拠としており，使用する放射線のエネルギー数により以下の2種類の方式に大別することができる．

① SXA（single energy X-ray absorptiometry）
② DXA（dual energy X-ray absorptiometry）

SXA は，単一エネルギーの X 線を使用しており，軟組織の厚さによる骨塩量への影響を回避する目的から，被検体を水槽などの中に置き，厚さを一定にする必要がある．このため，踵骨や前腕骨のような末梢骨に適用が限定される．

これに対し DXA では二重エネルギーの X 線を使用するため，骨と軟組織を演算上で弁別することができる．したがって，末梢骨だけでなく腰椎や大腿骨などの軀幹骨への適用が可能である．

前述の理由から，現在最も普及しているのは DXA であり，末梢骨を対象とした小型機から全身を対象とした大型機まで，多数の機種が臨床に供されている．

〔1〕 **DXA の基本原理**

人体は，放射線（X 線）の吸収能という観点で見たとき，骨と軟組織からなる2成分系として考えることができる．これら各成分は，線吸収係数が相互に異なり，その程度は放射線のエネルギーに依存して変化する．この性質に着目するとエネルギーの異なる2種類の放射線を交互もしくは同時に人体に照射し，透過した放射線量を個別に測定することによっておのおのの成分量を定量することができる（図4.7）．

すなわち，おのおのエネルギーについて式（4.1），（4.2）の2元連立方程式を解くことにより，骨の成分量を定量することができる．

$$R_L = \ln\left(\frac{I_{0L}}{I_L}\right) = \mu_{LB}X_B + \mu_{LS}X_S \quad (4.1)$$

$$R_H = \ln\left(\frac{I_{0H}}{I_H}\right) = \mu_{HB}X_B + \mu_{HS}X_S \quad (4.2)$$

ここで，I：放射線量，μ：線吸収係数，X：おのおのの成分の厚み，B：骨成分であることを表す添字，S：軟組織成分であることを表す添字，0：検体が存在しない状態を表す添字，L：低エネルギー放射線を表す添字，H：高エネルギー放射線を表す添字である．

前記の連立方程式を骨の厚さ X_B について解くと式（4.3）が得られる．

$$X_B = C(R_L - \alpha R_H) \quad (4.3)$$

ここで，α および C は式（4.4），（4.5）で表される．

$$\alpha = \frac{\mu_{LS}}{\mu_{HS}} \quad (4.4)$$

$$C = \frac{1}{\mu_{LB} - \alpha\mu_{HB}} \quad (4.5)$$

式（4.4），（4.5）で得られる X_B を2次元走査により投影情報として平面画素ごとに取得し，さらに骨部関心領域内で積分した後に骨の密度 ρ_B を乗ずることにより，骨量（bone mineral content：BMC）が式（4.6）により算出できる．

$$\text{BMC} = \iint X_B(x,y)\rho_B dxdy \; [\text{g}] \quad (4.6)$$

一方，骨面積である AREA は

$$\text{AREA} = \iint dxdy \; [\text{cm}^2] \quad (4.7)$$

として算出できるため，最も一般的に用いられる骨塩量の指標である骨密度（bone mineral density：BMD）は

$$\text{BMD} = \frac{\text{BMC}}{\text{AREA}} \; [\text{g/cm}^2] \quad (4.8)$$

として求めることができる．

〔2〕 **装置の構成**

DXA 装置の外観を図4.8および図4.9に例示する．ほとんどの装置は，図に示されるようにスキャナ部とコンソール部で構成され，装置の操作・制御には

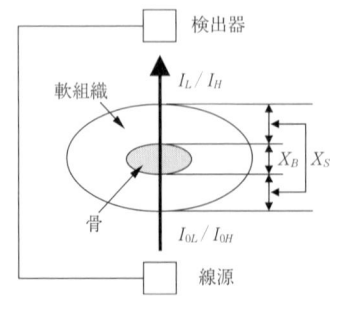

図 4.7 DXA の原理

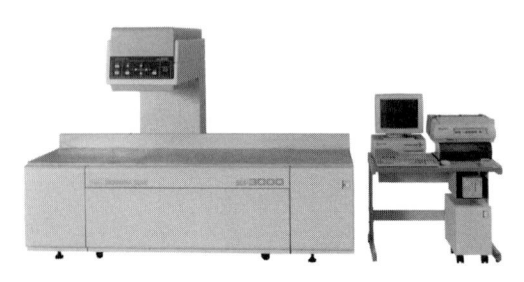

図 4.8 全身用 DXA 装置の例

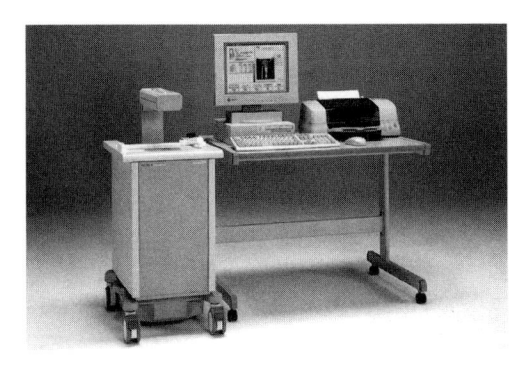

図 4.9 末梢骨用 DXA 装置の例

汎用のパーソナルコンピュータが用いられる場合が多い。スキャナ部はおもに X 線発生部と検出器によって構成されるが，X 線ビームの形状によって，ペンシルビーム型，ファンビーム型およびコーンビーム型に大別され，それぞれ走査時間に大きな差がある。

〔3〕 装置の精度管理

骨塩量測定装置は本質的に画像診断装置ではなく定量装置であるため，日常の保守による精度管理が重要である。多くの装置においては，このための校正用ファントムが付属している。したがって，定期的に校正を実施して，つねに最新の校正ファクタを得ておくことが望ましい。

〔4〕 使用上の注意事項

測定精度を決定する要因としては，装置自身に起因するもののほかに運用面に起因するものも少なくない。したがって，下記の事項にも十分注意する必要がある。
① 検査中の被検者の体動を抑制する。
② 繰返し検査においては被検者の体位をつねに一定に保つ。
③ 収集範囲，解析範囲をつねに一定にする。

〔5〕 その他の骨塩量測定装置

骨塩量測定装置は，狭義には SXA 装置，DXA 装置などをさすが，広義には下記にあげる種々の装置が含まれる。これらの装置は SXA，DXA などと相補的関係にある。
① 改良型 MD（micro densitometry）法による装置
② 定量的 CT 装置（quantitative CT：QCT）
③ 超音波法による装置（quantitative ultrasound：QUS）

4.3 医用 X 線 CT 装置

4.3.1 臨床での利用分野と目的

医用 X 線 CT 装置（computed tomography：CT）は，臓器など，人体の内部構造を非侵襲的に描出する装置である。最新の装置では，撮影時間の短縮，解像度の向上に伴い，短時間で多くの情報を得ることができるようになり，あらゆる領域において，スクリーニングから精査まで適用されている。

造影剤を使用せずに撮影する単純 CT は，骨，肺などの形状を観察するために用いられる。

X 線を吸収する造影剤を血管などに注入しながら撮影する造影 CT は，血流と周囲の臓器とのコントラストを明瞭に描出できるという特徴から，一般的に血流が豊富となる腫瘍の観察，診断を目的とした検査で使用される。

CT の性能向上に伴い，リアルタイム性も進歩し，穿刺（体内の組織を取り出したり，病変部に直接薬剤を注入したりするために針を刺す手技）を，CT で針先の位置を確認しながら行うことも可能となっている。

また，心臓など動きの速い臓器は，CT の適用しにくい部位であったが，時間分解能の向上により，これらの領域への適応も広がりつつある。

4.3.2 動 作 原 理

最も一般的な CT では，X 線源と X 線センサとが，被検体を挟んで対向して配置され，被検体周囲を連続的に回転しながら，投影データを収集する。こうして得られた 360 度の方向からの投影データをもとに，対象領域の X 線吸収係数をコンピュータにより計算し，水を 0，空気を $-1\,000$ とする HU（Hounsfield unit）を用いて画像として再構成，表示する。

CT の登場（1970 年代初頭）から約 20 年は，1 断面の撮影時間の短縮，1 断面内の解像度の向上に費やされた。当初 1 断面の撮影に約 5 分近く必要で，得られる解像度も約 1.5 mm 程度であったが，1980 年代末には，それぞれ 1 秒，0.35 mm まで改良された。

その後，1990 年ごろに実用化されたヘリカルスキャンにより，人体を立体としてとらえるようになってきた。

ヘリカルスキャンは，連続回転の最中に被検体をスライドさせながら撮影する方法で，被検体に対して線源の軌跡がらせん状になることから，らせん型 CT とも呼ばれている。被検体の移動，停止を繰り返す従来の撮影方法に対し，検査全体の時間を短縮することが

できる。

さらに1990年代後半には，体軸方向に複数のセンサを備え，同時に複数の断面に対する投影データを収集できるマルチスライスCTが実用化された。図4.10では，最初に実用化された4スライスCTを例に，従来のシングルスライスCTと，マルチスライスCTとを比較している。

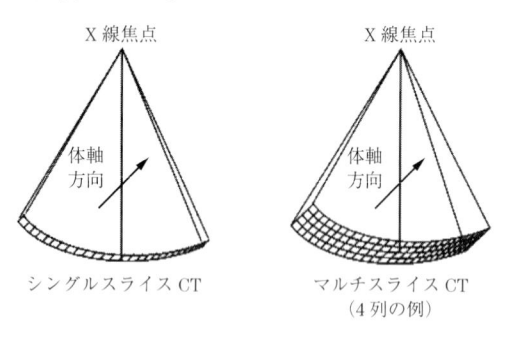

図4.10 シングルとマルチとの比較

マルチスライスCTでのヘリカルスキャンでは，従来のシングルスライスCTに対して，より大きなヘリカルピッチが使えるようになり，全体のスキャン時間が短縮されるとともに，より薄いスライスで撮影することも可能となった。薄いスライスが一般的に使えるようになったことから，体軸方向についても断面内と同等な解像度をもつ，等方的な解像度の3次元データを得られるようになった。図4.11は，厚いスライスによる非等方的な3次元データと，薄いスライスによる非等方的な3次元データの違いを示す概念図である。

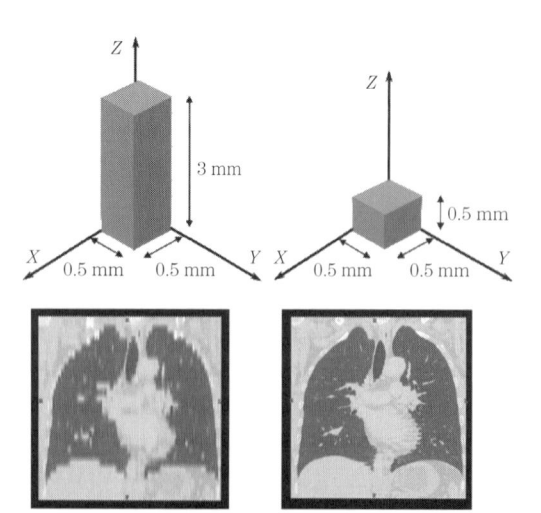

図4.11 等方的解像度の説明図

この結果，輪切りの断面だけでなく，任意の断面での観察が可能となった。体軸方向に延びた血管など，従来の輪切り画像の積み重ねでは把握しにくかった病変の診断を可能にした。

4.3.3 X線CT装置

現在の一般的なCTの基本構成を図4.12に，構成の例を図4.13に示す。初期のCTでは，高電圧発生装置，機構制御装置など多くのユニットが必要であったが，最新のCTでは，スキャナ本体である架台，被検体を載せる寝台，コンソールの三つのユニットに集約されている。

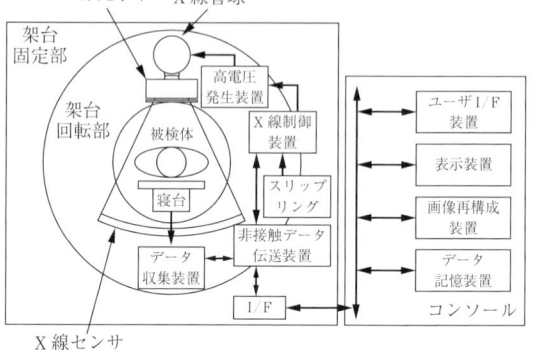

図4.12 CTの基本構成

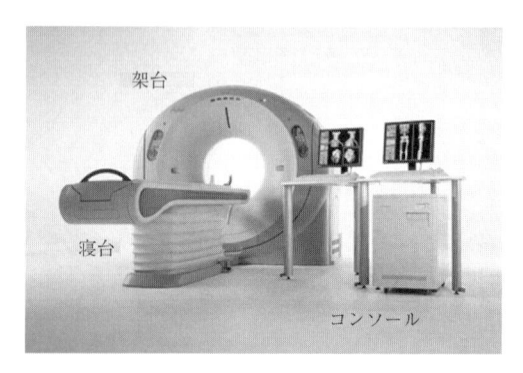

図4.13 構 成 例

架台は，回転部と固定部とからなり，回転部には，X線管球と，これに電力を供給する高電圧発生装置，X線を必要な形状に整えるX線光学系（コリメータ，フィルタ），被検体透過後のX線を電気信号に変換するセンサ，センサから得られたアナログ信号を増幅し，ディジタル信号に変換するデータ収集装置などが搭載される。架台固定部には，機構制御装置，コンソールとのインタフェース装置などが実装される。固定部から回転部にはスリップリングなどにより電力が供給され，双方向の非接触データ伝送装置により，制御

信号，収集データの通信が行われている．

コンソールは，データ記憶装置，画像再構成装置，表示装置，ユーザインタフェース装置などからなり，収集データの保存，画像再構成，画像保存，解析などを行う．

最初に実用化されたマルチスライス CT は 4 列のものであったが，その後 2006 年時点で 8 列，16 列，32 列，64 列までが実用化されている．さらに 2007 年には，320 列の検出器を備えた面検出器 CT が発表された．ヘリカルスキャンを行わずに，同時に 10 cm を超える領域のデータを収集することが可能となり，診断精度のさらなる向上が期待されている．

4.3.4 CT アンジオグラフィ

造影剤を静脈に注入したあと，動脈の造影剤濃度がピークになるタイミングで CT スキャンを行う方法である．動脈を明瞭に描出することが可能であることから，動脈瘤や，狭窄などの診断に用いられている．

ヘリカルスキャン，さらにはマルチスライス CT の実用化以降，体軸方向の広い範囲を高速に，高精細に撮影する技術が進歩したため，造影された血管を立体的（3 次元的）に描出する 3D-CT アンジオグラフィが一般的になってきた．

以前から脳動脈瘤などの脳血管障害の診断などに用いられてきたが，最近では，スキャン時間の短縮が進み，例えば，骨盤から足の底までの 1 回の造影での撮影が可能となるなど，全身の血管系への適用が進んでいる．

さらに，最新の 64 列マルチスライス CT では，その対象が冠動脈などの循環器系にも広がってきている．現状では，空間分解能，時間分解能において，血管造影には及ばないものの，低侵襲的に冠動脈を観察することが可能であるため，血管造影前のスクリーニングや，治療後の再狭窄の診断にも用いられる．

また，256 列 CT では，CT アンジオグラフィ画像を経時的に観察することが可能になると期待されている．

4.4 磁気共鳴画像診断装置

4.4.1 臨床での利用分野と目的

磁気共鳴画像診断装置は，生体内に存在する原子核（おもに水素原子核）が一定の磁場環境において特異的な振舞い（核磁気共鳴，nuclear magnetic resonance）を示し，それにより発生する微弱な電磁波をもとに生体内を画像化する装置である．これにより X 線や超音波を用いた従来の画像診断装置との比較において，本装置は下記の特徴を有する．

[長 所]
① 人体各組織のコントラストが明瞭．
② 撮影条件によりコントラストを変化させることができる．
③ 任意の方向の断面を撮影可能．
④ 生化学的情報を得ることができる．
⑤ 骨や石灰化によるアーチファクトが発生しない．
⑥ 空気によるアーチファクトが発生しない．
⑦ 血液などの体液の流れに関する情報を得ることができる（CT との比較）．

[短 所]
① 撮影時間が長い．
② 動きによるアーチファクトが発生しやすい．
③ 体内あるいは体外に金属を装着しての検査は危険．
④ 撮影時に騒音が発生する．
⑤ 狭い空間で検査を受けなければならない．

ここでは，これらの特徴をもとに，臨床での利用分野ならびに検査目的について概説する（表 4.2）．

表 4.2 検査部位と MRI でのおもな検査目的（画像化手法）

検査部位	検査目的（特徴的な画像化手法）
脳	血管疾患（MR アンジオグラフィ，DWI（拡散強調画像）），変性疾患（T2 FLAIR（フレア，脳脊髄液の信号を抑制した T2 強調画像）），炎症疾患，腫瘍
脊髄・脊椎	変形性脊椎症，椎間板ヘルニア（MR ミエログラフィ），脊柱管狭窄症，後縦靱帯骨化症（プロトン密度強調画像），脊椎分離症，脊椎すべり症，脊椎外傷，脊髄・脊椎腫瘍
胸 部	乳がん（造影 3D ダイナミックスキャン），肺がん，食道がん，心臓の先天性疾患（心電図同期スキャン，シネスキャン），心内・心外成分の評価，心筋梗塞（心筋パーフュージョン，ディレイドエンハンスメント），大動脈瘤
腹 部	肝細胞がん/肝血管腫（造影 3D ダイナミックスキャン），胆道系疾患（MRCP），膵臓がん，腎細胞がん，副腎腫瘍，尿路系疾患（MR ウログラフィ）
骨盤腔	子宮筋腫，子宮体がん，子宮頸がん，嚢胞性疾患，前立腺がん
骨・関節	半月板損傷，靱帯損傷，腱板断裂（関節造影 MRI），骨腫瘍，炎症性疾患

開発当初の比較的磁場強度の低い常伝導磁石を用いた装置においては，観測される電磁波の信号強度が弱く，撮影に非常に長い時間を必要とするとともに生体の動きによる画像の劣化が問題となっていた．そのため，当初本装置は生理的な動きの少ない脳脊髄領域の画像診断におもに用いられた．しかし，高磁場を安定的に提供できる超伝導磁石が用いられるようになった

現在では，撮影時間の短縮と空間分解能の改善ならびに種々のアーチファクト抑制法の考案に伴い，ほぼすべての人体各部位の検査が可能となった。

4.4.2 動 作 原 理

核磁気共鳴現象の原理的発見は比較的新しく，1945〜46年に物質による電磁波の吸収を直接観測する実験が Purcell[1]，Bloch[2] らにより別々に行われ，成功を収めた。

その後，Arnold らによるエタノールの化学シフトの発見により，おもに有機化合物の分子構造を同定する分光法として発展し，静磁場の高均一化と強度の強化を追及し，構造解析用の高分解能分析計として今日でも広い分野で利用されている。

一方，医学分野への応用の試みは，核磁気共鳴の特性を応用した無侵襲血流計測の研究などが進められていたにすぎなかったが，1971年に Damadian[3] によってがん組織の緩和時間が計測され，この値が正常組織のそれに比べ長いという報告がなされ，悪性腫瘍を診断できる可能性を示唆した。このことは，映像法とは異なるが，これを契機として核磁気共鳴による生体計測の研究が活発化し，その後の発展につながったといえよう。1972〜73年に阿部らによる磁場焦点法，Lauterbur[4] による NMR zeumatography の映像化手法の提示があり，特に Lauterbur の手法は，線形磁場こう配を用いることにより X 線 CT と同様の画像を得ることができるようになり，今日の磁気共鳴画像装置発展の基礎を築いた。

その後，現在に至るまで磁気共鳴画像装置の研究は，さまざまな高速＋高分解能撮像法の開発，血流や水分子の拡散，脳機能の賦活などの画像化，さらにリンなどの水素原子核以外の核種を対象にしたものまで多様にわたり，核磁気共鳴が本来有する可能性を背景にますますその応用分野を拡大しつつある。

ここでは，磁気共鳴画像装置の基本的な原理と測定法ならびに装置の構成などについて概略を示す。

〔1〕 核磁気共鳴現象

磁気共鳴画像装置の原理は，核磁気共鳴現象によって得られる信号計測を基礎としている。

以下に核磁気共鳴現象について概説する。

原子は，電荷とスピンをもつ原子核と電子により構成されている。このうち原子核は，核種によりおのおの固有の核スピンと磁気モーメントをもっている。外部に磁気モーメントが見られるのは ^{1}H, ^{2}H, ^{19}F, ^{31}P など陽子か中性子が奇数のときのみで，核磁気共鳴の対象となるのはこのような原子核のみである。

表 4.3 に生体内で NMR の対象となるおもな核種を示す。

ここでは水素原子核（プロトン）の例について磁気共鳴画像装置の原理について述べる。プロトンの磁気モーメントは静磁場 H_0 内に置かれると，H_0 を示す z 軸と同方向の核スピン系（核スピンの集団）と逆方向の核スピン系に配向され，静磁場の強さに比例して

$$\omega_0 = \gamma H_0 \quad (4.9)$$

で定まる周波数 ω_0 でラーモアの歳差運動（傾いたコマが首を振って回転する運動）を行う。ここで，γ は原子核に固有の定数（磁気回転比），ω は歳差運動の角周波数である。

プロトンの核スピン系はこの 2 種の方向の異なる代数和であり，この磁気モーメントの一定体積当りの値を巨視的磁化と称し，これを M_0 で表す。M_0 は熱平衡状態のときエネルギーの低いほうに多くのプロトンが集まるため，M_0 は磁場 H_0（z 軸方向）と同じ方向を向き，$M_z = M_0$, $M_{x-y} = 0$ となる（図 4.14（a））。

M_0 は，x-y 平面で $\omega_1 = \omega_0$ の周波数をもつ回転磁場 H_1 を印加すると，エネルギーを吸収して x-y 平面方向へ傾斜する。その結果 M_z は減少し，M_{x-y} は増大する。このようにエネルギーの低いレベルから高いレベルに変遷することを励起と称している。励起後に回転磁場 H_1 を取り除けば，核スピン系はエネルギーを放出しながらもとの状態に復帰する（図 4.14（b））。

これら一連の現象を核磁気共鳴現象といい，ω_0 を

表 4.3 生体内で NMR の対象となるおもな核種

核 種	磁気回転比 $\gamma/(2\pi)$〔MHz/T〕	自然存在比〔%〕	相対感度比	共鳴周波数〔MHz〕		
				0.5 T	1.0 T	1.5 T
^{1}H	42.576	99.98	1.00	21.29	42.58	63.86
^{2}H	6.536	1.5×10^{-2}	9.65×10^{-3}	3.268	6.536	9.804
^{13}C	10.705	1.108	1.59×10^{-2}	5.353	10.71	16.06
^{14}N	3.076	99.63	1.01×10^{-3}	1.538	3.076	4.614
^{15}N	4.314	0.37	1.04×10^{-3}	2.157	4.314	6.471
^{19}F	40.054	100	0.833	20.03	40.05	60.08
^{23}Na	11.262	100	9.25×10^{-2}	5.631	11.26	16.89
^{31}P	17.235	100	6.63×10^{-2}	8.618	17.24	25.85

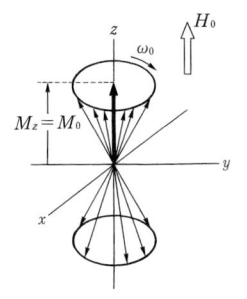

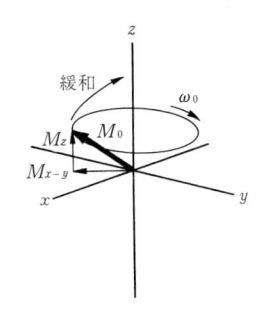

(a) 静磁場 H_0 に置かれた磁気モーメント M_0

(b) H_1 印加後の磁気モーメント M_0 の緩和

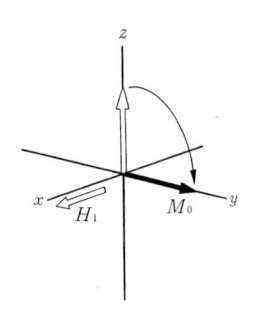

(c) 回転座標系における H_1 の作用

図 4.14　巨視的磁化 M_0 の挙動

共鳴周波数という．x-y 平面に受信コイルを配置しておくと，M_0 の引き倒された割合，すなわち M_{x-y} の大きさに応じた強さの信号がコイルに誘起される．この際，静磁場 H_0 以外の磁場がなにも印加されていない場合，M_0 は ω_0 の周波数で歳差運動しているため，検出される信号も ω_0 の周波数をもつ交流となる．

核磁気共鳴現象を引き起こす回転磁場 H_1 の作用は，共鳴周波数で回転する回転座標系を用いることにより容易に理解できる．回転座標系で x 軸方向に H_1 を印加した場合（図 4.14（c）），M_0 は H_1 に対しても歳差運動を開始するため，M_0 はしだいに x-y 平面に傾斜していく．その角速度 ω_1 は H_1 の強さに比例するため，傾斜角度（flip angle）θ は

$$\theta = \omega_1 t, \quad \omega_1 = \gamma H_1 \tag{4.10}$$

となる．ここで t は H_1 を印加した時間である．通常，t は非常に短時間であるため，H_1 は励起パルスと呼ばれ，$\theta = 90°$ のときの励起パルスを 90°パルス，$\theta = 180°$ のとき 180°パルスと称している．

〔2〕 緩和現象

励起パルス印加後に M_0 は時間とともにエネルギーを放出しながら一定の時定数で変遷し，最終的に初期の熱平衡状態へ回復する．90°励起パルスを用いるスピンエコー（spin echo）法において M_0 の z 軸成分 M_z の時間変化は

$$M_z(t) = M_0 \left[1 - \exp\left(-\frac{t}{T_1}\right) \right] \tag{4.11}$$

で示される．ここで t は励起パルス印加からの経過時間である．

また，180°励起パルスを用いる反転回復（inversion recovery）法では

$$M_z(t) = M_0 \left[1 - 2\exp\left(-\frac{t}{T_1}\right) \right] \tag{4.12}$$

で示される．M_z の変化は，格子系へのエネルギー放出によるものと考えられている．この過程はスピン-格子緩和と称され，時定数 T_1 はスピン-格子緩和時間または縦緩和時間と称している．

一方，M_0 の x-y 平面における成分 M_{x-y} の時間変化は

$$M_{x-y}(t) = M_0 \exp\left(-\frac{t}{T_2}\right) \tag{4.13}$$

で示される．この過程はスピン-スピン緩和と称され，時定数 T_2 はスピン-スピン緩和時間または横緩和時間と称している．

人体の各組織はおのおの異なる緩和時間を有しており，核磁気共鳴現象により得られる信号（MR信号）にはこれらの緩和時間が複合的に反映される．したがって，磁気共鳴画像のコントラストは，緩和時間の違いと信号を計測するタイミングの違いにより変化する．

〔3〕 核磁気共鳴による画像化について

分析計のように均一な静磁場での MR 信号の計測では励起されたすべての方向（部位）の総和として信号が検出され，位置に関する情報は得られない．磁気共鳴画像装置では，場所に応じてほんのわずか磁場の強さに差異を生じさせることにより，位置情報を取得している．場所に応じて線形的に磁場の強さに差異を生じさせるために用いる磁場を傾斜磁場あるいはこう配磁場と称している．ここでは各種傾斜磁場を用いた位置情報の取得方法について概略する．

1）選択照射　共鳴条件は式（4.9）で与えられるので，図 4.15 に示す位置に置かれた A，B が同一物質，同一環境下であれば，ω_0 は一義的に決まり，励起パルスにより双方が励起される．この状態では双方の和として MR 信号が計測され，位置情報は得られない．

そこで，例えば励起パルスを印加する際に z 軸方向に傾斜磁場を重畳する．このとき z 軸方向の各点における磁場強度 H_z は

$$H_z = H_0 + \Delta G_z \cdot z \tag{4.14}$$

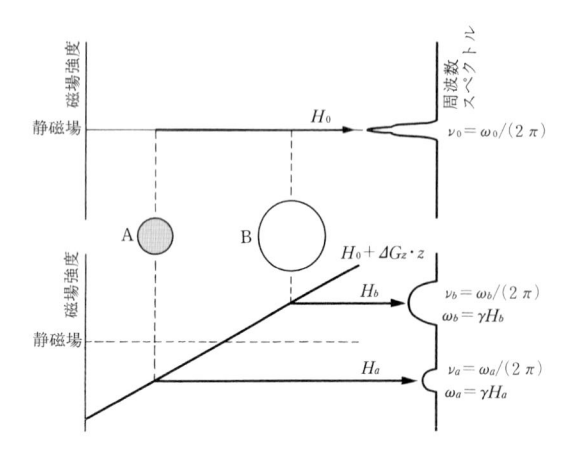

図4.15 線形傾斜磁場による位置情報の付与
x軸への投影スペクトル

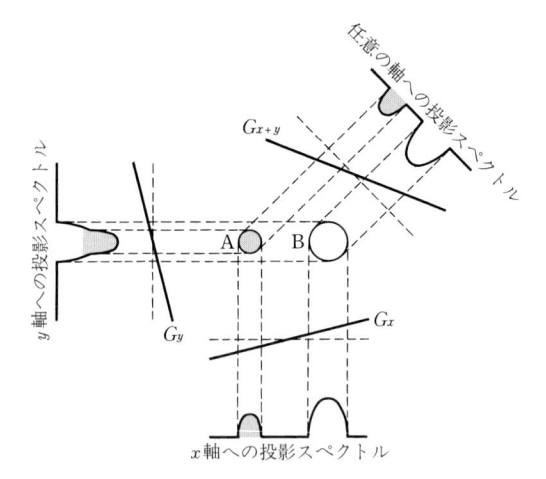

図4.16 ズーマトグラフィ法の原理

となり，共鳴周波数 ν_z は

$$\nu_z = \frac{\omega_z}{2\pi}, \quad \omega_z = \gamma H_z \tag{4.15}$$

で与えられる。ここで ΔG_z は印加した傾斜磁場の傾き，z は z 軸上の位置である。したがって，印加する ΔG_z の磁場こう配があらかじめわかっていれば，共鳴を引き起こす原子核の位置を知ることができる。

このことは傾斜磁場を重畳して，ある周波数を中心に帯域制限された電磁波を照射すると，それに対応する磁場内にある核スピン系のみを選択的に励起することができることを意味する。この方法は選択照射法と呼ばれ，映像化技術の一手法であるが，磁気共鳴画像装置ではもっぱらスライス面の選択に使用されている。また，ω_z を中心として制限される周波数帯域の幅あるいは ΔG_z をコントロールすることにより，スライスの厚さを制限することが可能となる。

2) **画像再構成法**　1972年に Damadian により磁気共鳴画像装置の可能性が示唆され，翌1973年には Lauterbur らによりズーマトグラフィ（zeumatography）法が考案された。また，1975年には Kumar ら[5]によりフーリエ変換（Fourier transformation）法が考案され，さらに1980年に Edelstein ら[6]によるスピンワープ法へと発展した。現在，このスピンワープ法が一般的な手法として用いられている。ここではこれらの基本原理について述べる。

a) **ズーマトグラフィ法**　傾斜磁場を用いることにより，被写体の位置に依存して共鳴周波数を変化させられることは，4.4.2項〔3〕1)で述べた。これはスライス面の選択励起のみならず，MR信号の計測時にも応用することができる。選択照射で励起されたスライス面内の核スピン系に，図4.16のように x 軸方向に傾斜磁場（G_x）を印加しながらMR信号を測定すると，x 座標に従って異なる周波数のMR信号が観測される。この周波数スペクトルは，被写体の x 軸への投影データといえる。このように，MR信号の周波数の違いを利用して1次元の位置情報を得る手法を周波数エンコードと称する。また，同様に y 軸方向に傾斜磁場（G_y）を用いることにより y 軸への投影データを得ることができ，G_x と G_y を種々の強さで組み合わせて用いることにより，任意の方向への投影データを得ることができる。

得られた投影データを，X線CTと同様のアルゴリズムで逆投影演算することにより2次元画像を得ることができる。

b) **フーリエ変換法**　フーリエ変換法はズーマトグラフィ法と同様に，スライス面を選択励起して周波数エンコードを行いながらMR信号を計測する。しかし，フーリエ変換法ではつねに同じ方向に投影データを取得する点と，核スピンの位相を位置情報として利用する点がズーマトグラフィ法と異なる。

MR信号には，信号強度と周波数のほかに観測時点での周波数積分情報として位相情報が含まれている。したがって，位置に関する情報を周波数と位相の双方に付与することが可能で，x，y 軸方向におのおの周波数と位相で符号化すれば2次元画像を得ることができる。例えば，図4.17のように，z 軸方向に選択照射で励起されたスライス面内の核スピン系に，G_y を時間 t_y 間印加した後に G_x を印加しながらMR信号を測定することにより，$G_y \cdot t_y \cdot y$ の積分位相を付与し，y 軸方向に位相情報を付加したスペクトルを得ることができる。t_y を系統的に変えて計測した2次元データを，2次元フーリエ変換を行うことにより2次元画像を得ることができる。Kumar らは位相エンコードの方法として，振幅が一定で印加時間の異なる傾

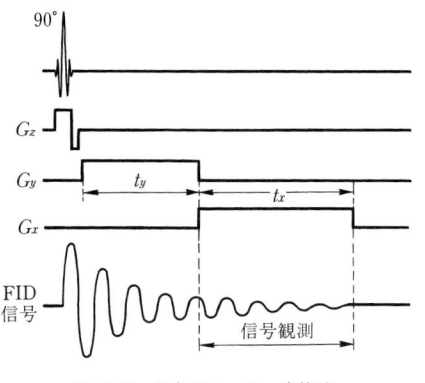

図 4.17 2次元フーリエ変換法

斜磁場を用いたが，Edelstein らは傾斜磁場の印加時間を一定にし，振幅を系統的に変化させるスピンワープ法（**図 4.18**）を開発した．

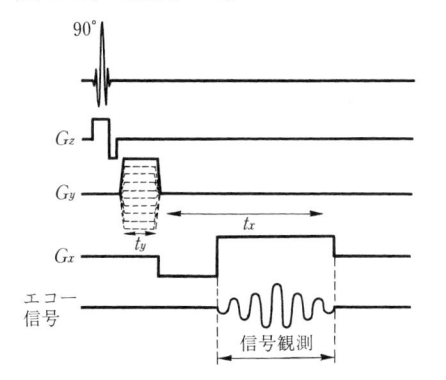

図 4.18 スピンワープ法

〔4〕 装置の構成について

MR イメージング装置の構成概念図を**図 4.19** に，市販 MRI 装置の外観を**図 4.20** に示す．ここでは各構成部の役割について述べる．

1） 磁石部 主磁場を発生させる強力な磁石で，一般的に磁気共鳴画像装置では全身が入る十分な開口部（ボア）を必要とし，ボア径 60〜100 cm で磁場強度 0.1〜7.0 T（テスラ）程度の常伝導磁石，永久磁石，超伝導磁石が使用される．常伝導磁石あるいは永久磁石は，技術的な制約より 0.4 T 以下の装置で多く使用され，それ以上は超伝導磁石が使用される．核磁気共鳴の原理上からは高磁場ほど信号強度が高く，磁場の安定性にも優れているため，現在では超伝導磁石が多くの装置に採用されている．

常伝導磁石は軽量安価であるが，大量の電力を必要とする．永久磁石は電源不要であるが，重量が大きくならざるをえない．超伝導磁石は，磁石性能は優れているが，液体ヘリウムを冷媒として消費する．

磁石は全身の測定に必要な約 40 cm の球形空間で 10^{-5}〜10^{-6} オーダの均一性を有し，かつ長時間その均一性を保持することが最も重要で，磁気共鳴画像装置の本質的な情報を決定づける．

2） 傾斜磁場部 イメージングのための位置情報を付与するために静磁場に傾斜磁場を重畳させるシステムで，磁石内部に組み込まれた x, y, z 方向の 3 対のコイルとそれに電力を供給する電源よりなる．傾斜磁場は，矩形波状に高速にスイッチングする必要があるが，これは同時に磁石開口部内壁の金属部分に渦

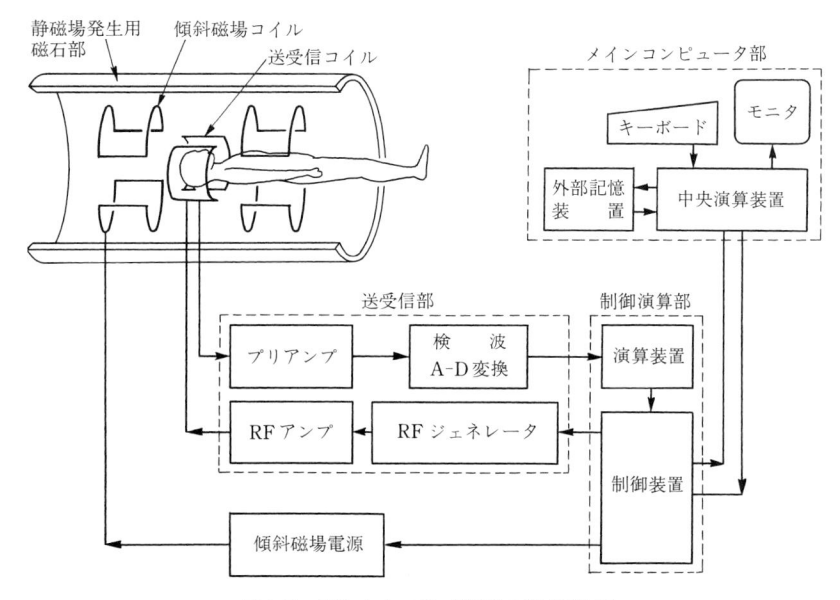

図 4.19 MR イメージング装置の構成概念図

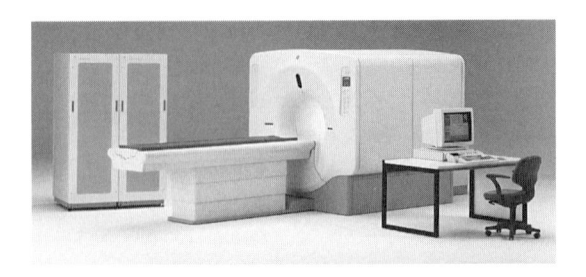

図4.20 市販 MRI 装置の外観（0.5 T 超伝導方式）

電流を発生させ，正確な矩形波状スイッチングの妨げとなる。この渦電流の影響を抑制するため，傾斜磁場コイルと磁石開口部内壁との間にシールド用コイルを装着したシステムもある。電源部は駆動電流数十 A を 1 ms 以下で作動させ，10～50 mT/m 程度の傾斜磁場を作る。

3) 送受信部 送信部は，スライス面の位置と厚さに応じてプロトンを励起するための高周波（RF）パルスを生成する RF ジェネレータ部と，それを増幅して送信コイルに供給する RF アンプ部から構成される。RF ジェネレータ部は，周波数と位相の制御に高い精度と安定性が要求されるため，最近ではディジタルオシレータが用いられている。送信コイルは，磁石内部あるいは被写体に近接して設置され，ボリュームコイルと呼ばれるスライス面を均一に励起することのできるコイルが一般的に用いられる。

受信部は，受信コイルで検出した MR 信号を増幅するプリアンプ部と MR 信号を検波してアナログ信号からディジタル信号に変換する A-D 変換部から構成される。受信コイルは，MR 信号を検出する最も重要な部分で，コイル感度と被写体にいかに近接して設置できるか否かが MR 画像の SN 比を決定づける。受信部も MR 画像の SN 比を大きく左右する重要な部分で，ディジタル技術を用いた種々の方式が実用化されている。

4) 制御演算部 制御部は，メインコンピュータから指示された撮影パラメータをもとに傾斜磁場部と送受信部を制御して MR 信号を取得し，演算部にディジタルデータを送る。演算部は，フーリエ変換などの膨大な量の演算処理を行い，作成した画像をメインコンピュータに送る。磁気共鳴画像装置の高速化に伴い，この演算部には高速な演算処理能力が要求されるため，専用の高速演算装置が用いられることが多い。

5) メインコンピュータ部 メインコンピュータ部は，オペレータから撮影パラメータとスキャンの指示を受け取るとともに画像の表示や保管を行う。最近では磁気共鳴画像装置の高速化や臨床上有用な画像処理法の開発に伴い，光磁気ディスクなどの大容量記憶装置や高速画像処理などのシステムの充実が行われている。

〔5〕 **イメージング情報について**

1) 観測されるパラメータ 核磁気共鳴で得られる信号には，核スピン密度 ρ，化学シフト δ，スピン結合定数 J，スピン-格子緩和時間 T_1，スピン-スピン緩和時間 T_2，および核スピンの移動（流れ）の情報などが含まれる。

核スピン密度の差異による MR 信号の変化は，被写体に含まれる単位体積当りの対象核種の量に比例する。化学シフトとは，対象とする核種の化学結合の違いによって核を囲む電子の分布が変化し，電子による核の遮へいの程度が変化することによって生じる共鳴周波数のずれをいう。

例えば，脂肪のメチレン基に含まれるプロトンは水（H_2O）に対し約 3.5 ppm の差異を示す。これを利用すれば，体内の水分と脂肪をおのおの独立した画像として得ることができる。スピン結合定数は，分子内のスピンの相互作用によりスペクトルが分裂する現象で，磁場に無関係な分子固有の大きさを有する。これは，プロトンの場合数十 Hz 以下で，ppm オーダの磁場均一性では観測できない。緩和時間は 4.4.2 項〔2〕で述べたように，スピンの存在する環境に相関をもっており，体内の水の状態を反映するパラメータとなる。また，流れている核スピン系は，傾斜磁場に対して線形的な位相の変化を示さないため，静止部分に対して位相の差異を生じる。これは，血流などの画像化や流速測定などに応用されている。

以上のパラメータが画像化可能であるが，種々の制約により一般的には核スピン密度と緩和時間（T_1, T_2）の差異を反映した画像が最も多く診断に用いられている。

2) パルス系列 MR 信号を得るための高周波パルスや傾斜磁場の制御，信号観測のタイミングなどを時系列に定義したものをパルス系列という。現在までに種々のパルス系列が考案されているが，画像コントラストの基本をなすものはスピンエコー（spin echo：SE）法，反転回復（inversion recovery：IR）法，グラディエントエコー（gradient echo：GRE）法である。ここではこれらのパルス系列を示し，撮影パラメータと画像コントラストの関係について概略する。

a) スピンエコー法（SE 法） 90°パルスでプロトンを励起し，信号を計測するまでの時間（TE）の 1/2 のタイミングで 180°パルスを用いて磁場の不均一による位相の乱れを補正した後に MR 信号を計測するパルス系列である（図4.21）。また 180°パルス

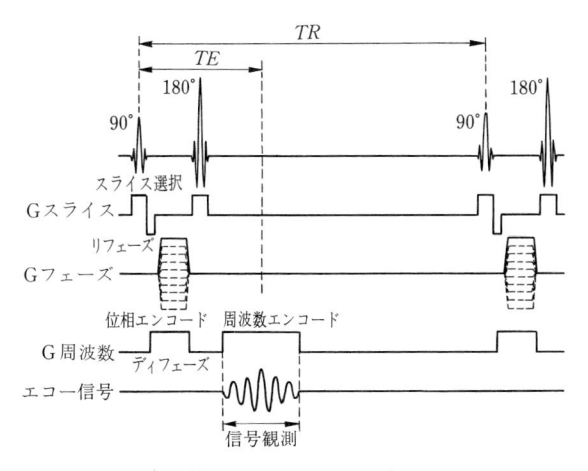

図 4.21 スピンエコー法

を複数回用いることにより，異なる TE の画像を一度のスキャンで得ることが可能である。

この際180°パルスは，ある信号計測とつぎの計測の1/2のタイミングで用いなければならない。このパルス系列で得られる画像の信号強度（intensity, $I(\text{SE})$）は

$$I(\text{SE}) = K\rho\left[1+\exp\left(-\frac{TR}{T_1}\right)\right.\\\left.-2\exp\left\{-\frac{(TR-TE)/2}{T_1}\right\}\right] \times X\exp\left(-\frac{TE}{T_2}\right) \quad (4.16)$$

で表される。ここに，TR は一連のパルス系列を繰り返し用いる時間間隔で，繰返し時間と称する。また，K はシステムや受信アンプの増幅率などの違いにより変化する定数である。一般には $TR \gg TE/2$ の条件が満たされるので式 (4.16) は

$$I(\text{SE}) \fallingdotseq K\rho\left[1-\exp\left(-\frac{TR}{T_1}\right)\right] \times \exp\left(-\frac{TE}{T_2}\right) \quad (4.17)$$

と近似できる。この式から $TE \ll T_2$, $TR \gg T_1$ と設定した場合，$\exp(-TE/T_2) \fallingdotseq 1$, $\exp(-TR/T_1) \fallingdotseq 0$ となるため，プロトン密度 ρ の違いを反映した画像（プロトン密度強調像）が得られることが理解できる。同様に $TE \ll T_2$, $TR \fallingdotseq T_1$ とした場合，T_1 値の違いを反映した画像（T_1 強調像）が，$TR \gg T_1$, $TE \fallingdotseq T_2$ とした場合，T_2 値の違いを反映した画像（T_2 強調像）が得られることが理解できる。

b) 反転回復法（IR 法） 180°パルスでプロトンを励起し，TI 時間後に90°パルスを印加して縦磁化 M_z を x-y 平面に移行させ，さらに180°パルスを用いて磁場の不均一による位相の乱れを補正した後にMR信号を計測するパルス系列である（図 4.22）。

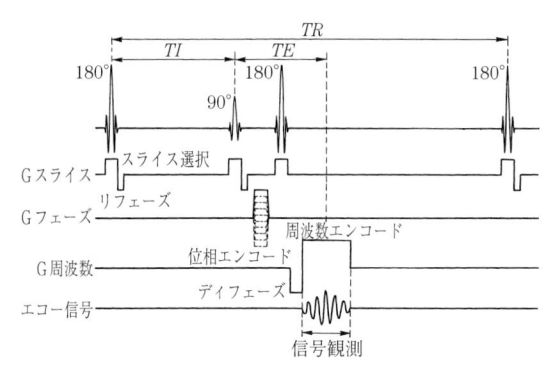

図 4.22 反転回復法

このパルス系列で得られる画像の信号強度は

$$I(\text{IR}) = K\rho\left[1+2\exp\left\{-\frac{(TR-TE)/2}{T_1}\right\}\right.\\\left.-\exp\left(-\frac{TR}{T_1}\right)-2\exp\left(-\frac{TI}{T_1}\right)\right]\\\times\exp\left(-\frac{TE}{T_2}\right) \quad (4.18)$$

で表される。一般には $TR \gg TE/2$, $TR \gg T_1$ の条件が満たされるので，式 (4.18) は

$$I(\text{IR}) \fallingdotseq K\rho\left[1-2\exp\left(-\frac{TI}{T_1}\right)\right]\\\times\exp\left(-\frac{TE}{T_2}\right) \quad (4.19)$$

と近似できる。この式から $TE \ll T_2$, $TI \fallingdotseq T_1$ と設定することにより，T_1 値の違いが画像コントラストに強く反映されることが理解できる。また，このパルス系列を用いて脂肪の信号を抑制する STIR（short TI IR）法および脳脊髄液の信号を抑制する FLAIR（fluid attenuated IR）法が考案されている。式 (4.19) より TI に対して信号強度は図 4.23 のように変化する。ここで脂肪あるいは脳脊髄液の信号がゼロとなる TI を設定することにより，それぞれの画像を得ることができる。

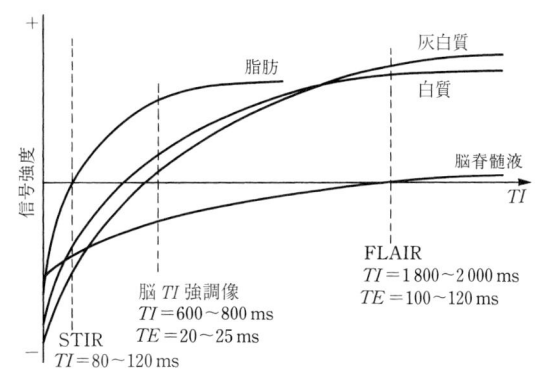

図 4.23 反転回復法の信号強度

c) **グラディエントエコー法** 90°以下の任意のフリップ角（flip angle）の励起パルスを用いてプロトンを励起した後に，180°パルスを用いずに傾斜磁場のみの操作でMR信号を計測するパルス系列である（図4.24）。180°パルスを用いないため，横緩和に磁場の不均一による影響が含まれる点がSE法と大きく異なる。磁場の不均一を含む横緩和時間をT_2^*と称する。また，フリップ角が小さいためTRを短く設定しても磁化が回復することから，高速イメージング法に多く用いられている。

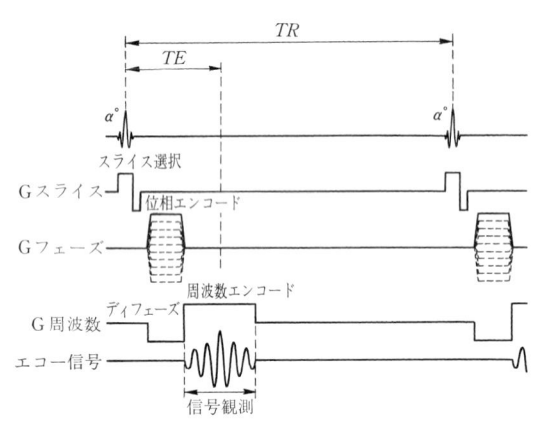

図4.24 グラディエントエコー法

グラディエントエコー法は，MRI装置の製造会社により細部が微妙に異なり，画像コントラストもそれぞれに異なっている。しかし，画像コントラストを考えるうえでは，TRが極端に短い場合に発生する残留横磁化（TR内で回復しなかった磁化のx-y平面の成分）の影響を除去（スポイル，spoil）する工夫がなされているか否かに大別される。残留横磁化をスポイルするパルス系列では，TRが100 ms以下の場合でもTEを短く設定してフリップ角を比較的大きく設定することによりT_1強調像を得ることができる。これに対しスポイルしないパルス系列では，T_1値が非常に長い浮腫などで残留横磁化が大きくなるため，T_2強調像に似た画像を得ることができる。TRが比較的長い場合は，いずれの方法でもフリップ角とTEにより画像コントラストが変化する。この場合，フリップ角が大きくTEが短いほどT_1値の違いが画像コントラストに強く反映され，フリップ角が小さくTEが長いほどT_2^*値の違いが画像コントラストに強く反映される。

4.4.3 MRA（MR angiography）

ここでは，磁気共鳴画像診断装置が血液などの体液の流れに関する情報を得ることができるという特徴を利用した，血管の画像化の各種手法ならびにその利点と欠点について述べる。なお，それぞれの手法で得られた画像は，MIP（maximum intensity projection）法などの画像処理により，種々の方向から観察可能な3次元の血管像として表示することが可能となる。

〔1〕 **タイムオブフライト法**

タイムオブフライト（time of flight）法は，撮影領域内に流れ込む血液が静止組織より強い信号を発する現象（in-flow効果）を応用し，比較的早い流速の血流を画像化する手法である。In-flow効果は，撮影領域に流入する未励起のプロトンの縦磁化が，撮影領域内につねにとどまり，短い繰返し時間（TR）で用いられる励起パルスにより定常状態にあるプロトンに比べて大きいために強い信号を示す現象である。

図4.25は，最初の励起パルスが加えられてから比較的短いTRで用いられる励起パルスに対するプロトンの信号強度の変化を示した概念図である。静止組織のプロトンは，撮影開始直後に用いられる数回のアイドリングパルスによりじきに定常状態に達し，その信号は減弱する。これに対し，撮影領域に流入したプロトンは，流入直後の1～2回の励起パルスに対して非常に強い信号を発する。また，in-flow効果とは反対に，撮影領域から流出するプロトンにより信号が減衰する効果をout of flow効果という。これはおもに，励起パルスを用いた後に撮影領域に選択的に種々のパルスを用いる場合に発生する。例えば，spin echo法やfast spin echo法では磁場の不均一を補正してより強い信号を発生させるために180°パルスを用いるが，out of flow効果により血流信号は減少する。このため，タイムオブフライト法にはグラディエントエコー法あるいは類似のパルス系列が用いられる。また，流れによる位相の変化を補正するフローコンペンセーションなどの手法が併用される。さらに，比較的早い静脈の信号を減弱するため，静脈の流入側にプリサチュレーションパルスを用いることが有用とされている。

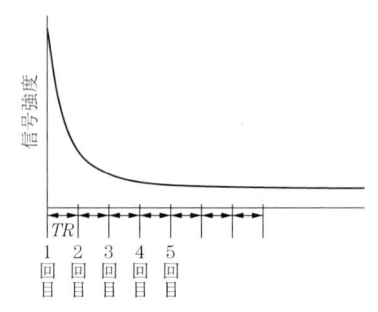

図4.25 励起回数と信号強度の変化（概念図）

〔2〕 フェーズコントラスト法

フェーズコントラスト（phase contrast）法は，正負に変化するこう配磁場（フローエンコードこう配磁場）に対するプロトンの位相の変化が，静止しているプロトンと流れにより移動するプロトンで異なる現象を応用し，種々の流速の血流を画像化する手法である。静止しているプロトンは，正と負のこう配磁場によって発生する位相の変化が等しいため，フローエンコードこう配磁場により位相の変化は生じない。これに対し，撮影領域内で移動するプロトンは，その移動方向と同じ方向にフローエンコードこう配磁場を用いた場合，正のこう配磁場の影響を受ける位置と負のこう配磁場の影響を受ける位置が異なり，その強さが変化するために位相の変化を生じる（**図4.26**）。

この特性を利用し，正負のこう配磁場を用いて観測した信号と，反転の順序を逆にしたこう配磁場を加えて観測した信号を引き算することにより，移動しているプロトンのみを取り出して画像化することができる。また，フェーズコントラスト法は，用いるフローエンコードこう配磁場の強さを変化させることにより，画像化の対象となる血管の流速を特定することができる。これは，**図4.27**に示すように，強いこう配磁場を用いることにより遅い血流の位相変化を増大させることができるためである。

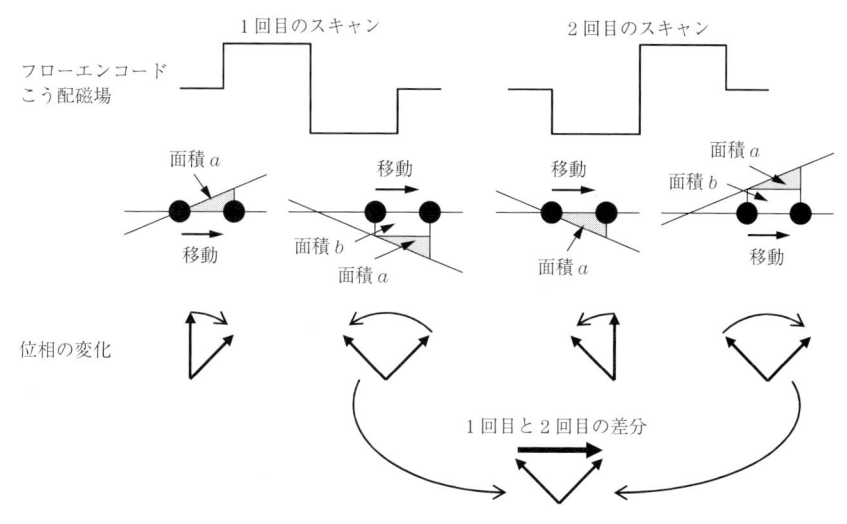

図4.26 フェーズコントラスト法の概念図

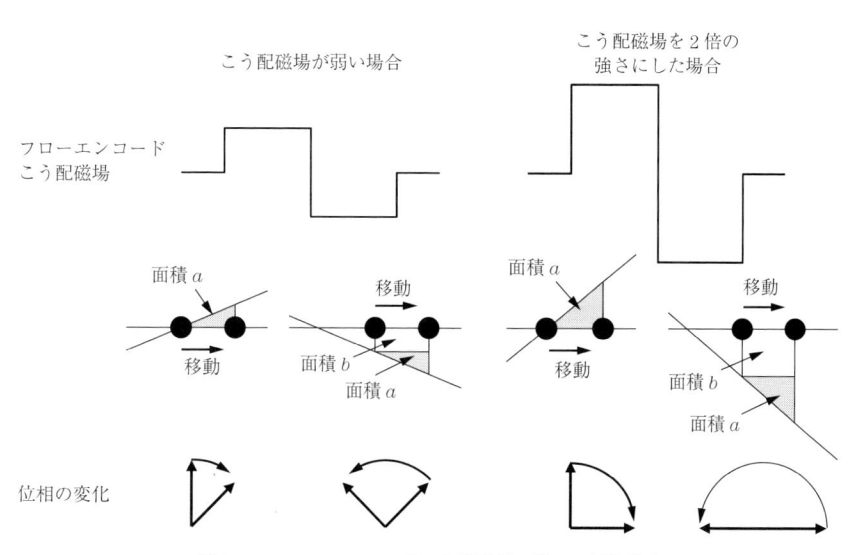

図4.27 フローエンコードこう配磁場の強さと信号強度

さらに，フェーズコントラスト法で得られるベクトルとフローエンコードこう配磁場の強さより，血流の流速を求めることができる点は他の手法にない特徴である。なお，フェーズコントラスト法にもタイムオブフライト法と同様の理由により，グラディエントエコー法あるいは類似のパルス系列が用いられている。

〔3〕 ディジタルサブトラクション法

ディジタルサブトラクション法は，造影剤の急速注入による血液の T_1 短縮による血管系の造影効果を利用し，造影前後の画像を引き算することにより血管系を画像化する手法である。本法は，造影剤注入の速度を適切に調整することにより造影剤の移動に追随し，撮影範囲を移動させることにより広範囲の血管像を得ることができる。図4.28に三つの部位を撮影する際の一例を示す。

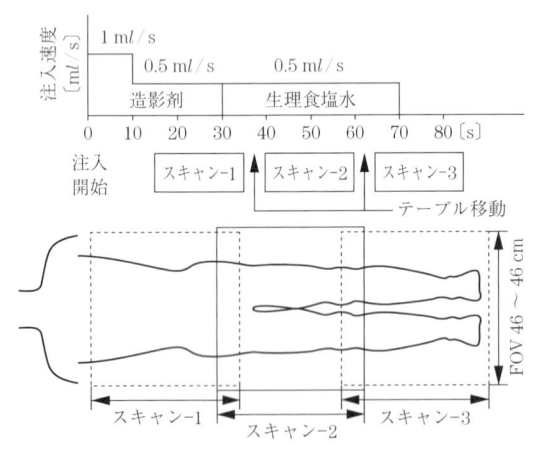

図4.28 造影剤の注入速度とタイミングの例

造影剤の注入速度を途中から遅くし，造影剤の血中濃度を長い時間持続させるとともに生理食塩水により造影剤が下肢に効率よく到達することにより，腹部から下肢の撮影を可能としている。ただし，造影剤の注入速度は各スキャンの撮影時間ならびにテーブルの移動速度により，最適化が必要である。

〔4〕 MIP法

MIP法は，先に述べた各手法で撮影された画像を3次元処理することにより，種々の方向から見た血管像を作成するMRAで用いられる最も基本的な画像処理方法である。原理は，図4.29に示すように，各画像のスライス位置より3次元的に配置された各ピクセルの値をもとに，視線方向に沿って一番高い信号強度を求め，2次元の投影像を得ることができる。

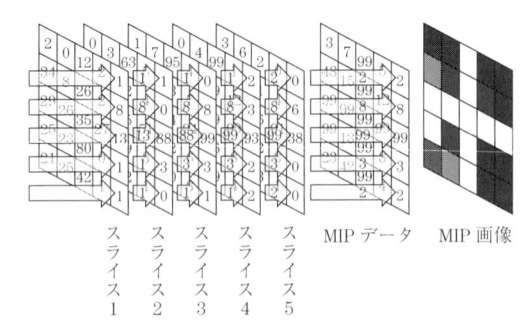

図4.29 MIP法の原理図

それぞれの手法の利点と欠点ならびにおもに用いられる撮影部位を表4.4にまとめる。

4.4.4 MRI

磁気共鳴画像診断装置の基本原理は前に述べたが，ここでは，画質改善に用いられる種々のテクニックについて解説する。

〔1〕 3Dボリュームスキャン

3Dボリュームスキャンは，高画質の連続したスライスデータを得るために開発されたデータ収集方法である。この手法は，多くのパルスシーケンスに適応でき，今日の高分解能MRI（MR imaging）検査において主流となりつつある。

3Dボリュームスキャンは，通常のパルスシーケンスにスライス方向のエンコードこう配磁場（図4.30）を付加することにより，励起された領域から発生する信号をスライス方向に異なる画像に分離する手法である。

表4.4 各種手法の利点と欠点

	タイムオブフライト法	フェーズコントラスト法	ディジタルサブトラクション法
おもな撮影部位	頭部，頸部	腎動脈，各部位の流速測定	全身，心臓以外の各部位
利　点	造影剤不要 撮影時間は比較的短い	造影剤不要 撮影領域内を流れる血流の画像化が可能 広範囲の撮影が可能 流速を求めることができる	血管系の循環についてのダイナミックな情報を得ることができる 撮影領域内を流れる血流の画像化が可能 撮影時間が短い 広範囲の撮影が可能
欠　点	流速の遅い血管あるいは撮影領域内を流れる血管は描出されない 広範囲の撮影には時間がかかる	撮影時間が長い SN比が低いため空間分解能の高い画像を得ることが難しい	造影剤の急速注入が必要 多時相の撮影を行った場合，画像計算に時間を要する

4.4 磁気共鳴画像診断装置

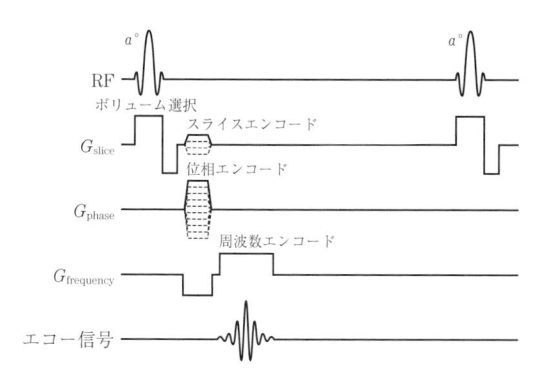

図4.30 3Dボリュームスキャンのパルスシーケンス（3Dグラディエントエコー）

例えば，励起した領域を4スライスに分離する場合，スライス方向に4回のエンコードを行う．各エンコードで得られたエコー信号を2次元フーリエ変換して得られたデータの各信号は，スライス方向のエンコードによりスライス方向に異なる重み付けされている．これをフーリエ変換することにより，4スライスのそれぞれの信号強度に分離することができる（図4.31）．実際の装置では，3次元フーリエ変換により高速に画像演算されている．

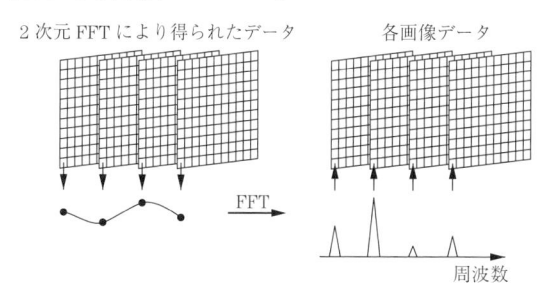

図4.31 スライス情報の分離の概念図

〔2〕 折返しアーチファクトの抑制

FOVから被写体がはみ出している場合，はみ出している部分の画像がFOVの反対方向の端に画像として現れる現象を折返しアーチファクト（wrap around artifact）という．このアーチファクト（偽像）は，周波数エンコード方向および位相エンコード方向いずれにも発生するが，周波数エンコード方向のアーチファクトは，ほとんどの装置で受信帯域フィルタにより自動的に除去されるため，このアーチファクトはおもに位相エンコード方向に被写体がはみ出している場合に現れる．これは，FOVよりはみ出した部分に，位相エンコードこう配が強く（反対側では弱く）作用しすぎるために，位相が±180°以上回転するために発生する．例えば，+190°位相が回転した場合，-170°と同じ位相となるため，FOVの反対側に回り込んで

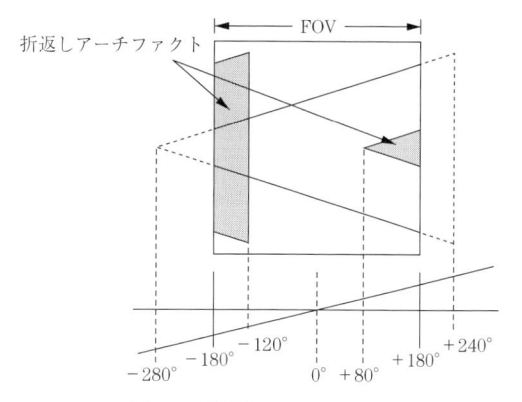

図4.32 折返しアーチファクト

しまうこととなる（図4.32）．

このアーチファクトを除去するためには，ノーフェーズラップ（no phase wrap）法が用いられる．この手法では，設定されたFOVの2倍のFOVとマトリックスが位相エンコード方向に適応される．これにより，収集された画像データは，中央部分の正方形領域のみが画像として保存されるため，設定されたFOVの3倍までの被写体であれば折返しアーチファクトを防ぐことができる（図4.33）．

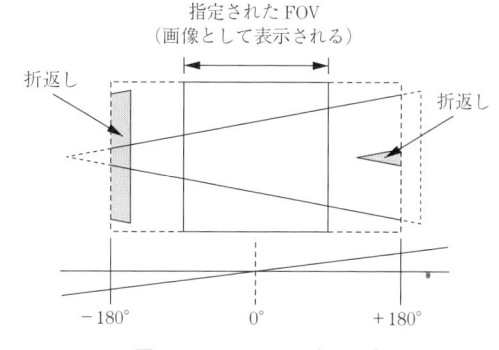

図4.33 ノーフェーズラップ

また，位相エンコード数が2倍になるため，撮影時間は2倍となるが，同時にSN比が$\sqrt{2}$倍となるため，多くの装置ではNEX（average）を自動的に半分にすることにより，撮影時間と画質をノーフェーズラップを用いない場合と同じに保つ工夫がなされている．

〔3〕 血液や体液の流れによるアーチファクトの抑制

磁気共鳴画像診断装置では，種々のこう配磁場を用いることで信号源の3次元的な位置情報を得ている．しかし，撮影中にプロトンがこう配磁場と同じ方向に移動した場合，図4.34のように，本来は正負のこう配磁場により位相が修正されるべきものが，移動に伴い想定とは異なった量の影響をこう配磁場より受ける

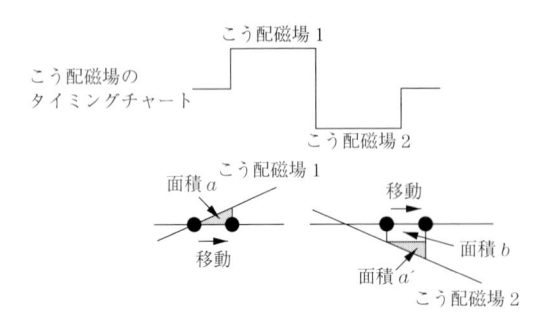

このため，移動しているプロトンの信号も本来の位置に反映され，アーチファクトが抑制される。

2) **プリサチュレーション法**　プリサチュレーション法は，あらかじめ撮影領域外に励起パルスを加えることにより，その方向から流入する血液の信号を低下させ，アーチファクトを軽減する（図4.36）。これは，血液などの液体の T_1 値が長いため，一度励起されると信号がなかなか回復しないという特性を利用した手法である。

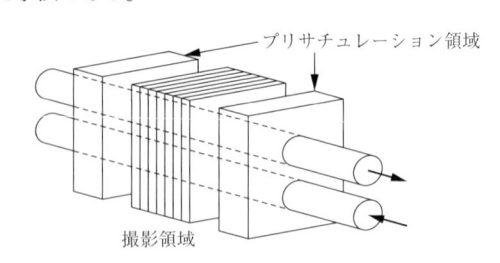

図4.34　移動するプロトンに発生する位相誤差

ため，位相誤差を生じ，結果として位相方向に本来の位置ではないところにアーチファクトとして現れてしまう。これをフローアーチファクトと呼んでいる。

フローアーチファクトの抑制には，フローコンペンセーション法，プリサチュレーション法，ゲーティング法などが用いられる。

1) **フローコンペンセーション法**　フローコンペンセーション法は，プロトンが移動することにより発生する位相誤差を補正することにより，アーチファクトを抑制する。フローコンペンセーション法に用いられるこう配磁場の概念図を図4.35に示す。

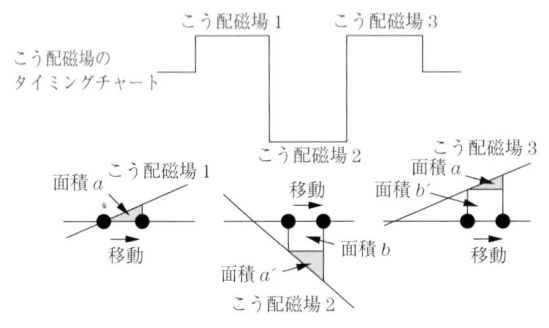

図4.36　プリサチュレーション法

3) **ゲーティング法**　ゲーティング法は，つねに一定した速度で移動するプロトンが，位相エンコードこう配磁場に対してつねに一定の位相をバイアスとしてもつのみで，各位相エンコードに静止しているプロトンと同じ位相変化を示すことを応用し，血液や体液の流れ，あるいは呼吸などの周期的な変化によるアーチファクトを軽減する手法である。

図4.37は，位相エンコードこう配磁場がつねに同じ速度で移動しているプロトンに与える影響を示した図である。

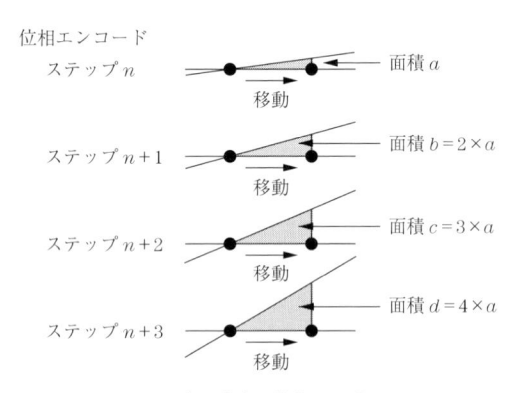

図4.35　フローコンペンセーション法

静止しているプロトンについては，正負同じ量のこう配磁場が作用するため，位相誤差は生じないことは容易に理解できる。移動しているプロトンについては，こう配磁場1が作用している間に面積 a に相当する位相変化を生じ，続いてこう配磁場2および3により，それぞれ面積 $a'+b$ ならびに面積 $b'+a$ に相当する位相変化を生じる。ここで，こう配磁場2の傾きがこう配磁場1および3の2倍とすると，面積 a' は面積 a の2倍となるため，$a-a'-b+a+b'=0$ となり，移動しているプロトンにも位相誤差を生じない。

図4.37　一定の速度で移動するプロトンと位相エンコード

一定した速度で移動しているプロトンの位相は，こう配磁場が作用している間に移動したそれぞれの位置でのこう配の強さの積（面積 a, b, c, d）に比例する。これは，ちょうど移動の中間点に静止しているプロトンの位相の振舞いと同じとなるため，位相エンコー

ド方向に一定の速度で移動するプロトンは，移動の中間点に画像化され，アーチファクトとならない。なお，周波数エンコード方向に移動するプロトンは，移動速度に対してこう配磁場が作用している時間がきわめて短いため，ほんのわずかなボケとなって画像に表れる。

ゲーティング法は，心拍や呼吸の周期を検出し，同じタイミングでデータ収集することにより，つねに一定した速度でプロトンが移動している状態を作り出している。

4） 高速スピンエコー法 高速スピンエコー法はもともと RARE 法（rapid acquisition with relaxation enhancement）と呼ばれ，スピンエコー法で得られる複数のエコー信号にそれぞれ異なる位相エンコードを与えることにより，撮影時間を短縮するとともに画像の SN 比を改善するパルス系列である。

通常のスピンエコー法では，一度の励起で k-space の一つのラインのみが充てんされる。これに対し，高速スピンエコー法では，k-space をエコー数に応じて複数のセグメントに分割し，一度の励起で得られるそれぞれのエコーに異なる位相エンコードを与えることにより，複数のラインを充てんする。図 4.38 は 4 エコーの例で，これにより撮影時間が 4 分の 1 に短縮される。なお，画像コントラストは，おもに k-space の中心部分に充てんされるエコーの TE で決定される。

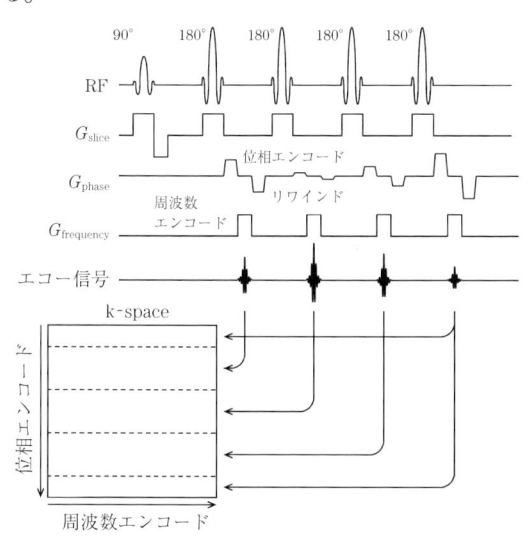

図 4.38 ファーストスピンエコー法

また，高速スピンエコー法では高い受信周波数帯域（bandwidth）が用いられるため，脂肪のケミカルシフトアーチファクトの抑制にも効果的である。

引用・参考文献

1) E. M. Purcell, H. C. Torry and R. V. Pound：Phys. Rev., **69**, 37（1946）
2) F. Bloch, W. W. Hansen and M.Packard：Phys. Rev., **69**, 127（1946）
3) R. Damadian：Science, **171**, 1151（1971）
4) P. C. Lauterbur：Nature, **242**, 190（1973）
5) A. Kumar, D. Welti and P. R. Ernst：J. Mag. Res., **18**, 69（1975）
6) W. A. Edelstein, J. M. S. Hutchison, G. Johnson and T. W. Redpath：Phys. Med. Biol., **25**, 751（1980）

4.5 診断用核医学装置

4.5.1 ガンマカメラ[1]

ガンマカメラはシンチレーションカメラとも呼ばれ，被検者に投与された放射性核種から放出される γ 線を 2 次元的に検出し，体内の放射性核種の分布を作成する装置である。核医学の画像診断の装置の中では現在最も多く使用されている。得られた画像は専用コンピュータにより表示，処理あるいは解析される。さらに，被検者の周りを回転しながらデータ収集し，断層画像を作成する SPECT を兼ねる場合がほとんどである。

〔1〕 **動 作 原 理**

ガンマカメラは 1956 年に H.O.Anger により発明された。その後，改良が重ねられ性能は大幅に向上した。

図 4.39 にガンマカメラ検出器の原理図を示す。ガンマカメラの検出器はコリメータ，シンチレータ，光電子増倍管（PMT）などで構成され，全体は鉛の遮へい容器に納められている。被検者に投与された放射性医薬品は，その化学的性質により特定部位に集積する。その部位から等方的に放出される γ 線はコリメータに到着する。コリメータはガンマカメラにおいてはレンズの働きをするが，γ 線は光と異なり屈折できないため独特の構造となる。図では最もよく用いられる平行孔コリメータを示している。平行孔コリメータは鉛製の小さい孔を積層した構造で，γ 線のうち平行な成分のみを通過させる。コリメータを通過した γ 線

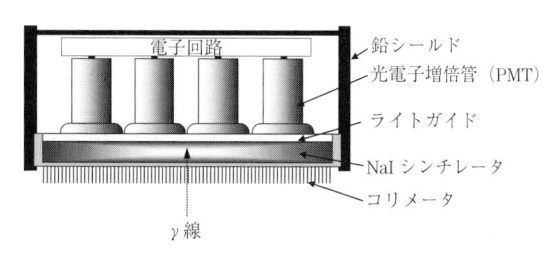

図 4.39 ガンマカメラ検出器の原理

分布は，被検者内の放射性医薬品の集積状態を示す。

コリメータに隣接して大面積のNaI（Tl）シンチレータが配列される。NaI（Tl）シンチレータは潮解性があること，遮光の必要があることから，γ線入射面は薄いアルミニウムの容器に封入されている。反対面は機械的強度をもたせるようガラス板で保持されている。シンチレータに入射したγ線は光に変換され等方的に広がる。シンチレータのγ線入射面には反射剤が塗布されているので，すべて発光はガラス板の方向に広がることになる。ガラス板に隣接してライトガイドが配置されることもある。ライトガイドは発光を適当な範囲に広げる働きをする。

この発光を電気信号に変えるPMTは，通常ガラス板またはライトガイド上に六角形の配置で光学結合される。シンチレータの面積とPMTの直径により，PMTの本数は決まり，数十本が用いられる。

ガンマカメラでは複数のPMTで検出された電気信号を用いて位置演算し，γ線の入射位置を決定する。

図4.40にガンマカメラの位置計算回路の概念図を示す。PMTからの信号はプリアンプで増幅され，検出器のx方向，y方向それぞれに対し重み付け加算される。重みは，例えば視野中心を0とし中心からの距離に比例して大きくなるように設定する。距離が負の場合は負の重みを用いる。

これで，加算された値はγ線の位置と関連した数値となる。またプリアンプの信号を同一の重みで加算した信号も作成する。この信号（z）はシンチレータの発光の総量に比例しているので，エネルギー信号として用いることができる。

重み付け加算された信号波高は，そのままではエネルギー信号の大きさに影響を受けるため，視野周辺部で空間分解能が劣化する。この問題点を解決するために，位置信号をエネルギー信号で割り算する比回路をxおよびy信号に設ける。

エネルギー信号はシングルチャネルアナライザに入力し，一定波高値の範囲に入ったときのみストローブ信号を出すようにする。x，yの位置信号は，エネルギー信号が一定範囲に入ったときのみアナログ-ディジタル（A-D）変換し，データ収集メモリに加算される。

位置信号はA-D変換され，データ収集メモリに送られる。データ収集メモリでは1事象に対し，位置信号のアドレスで示されるメモリの値を1カウント加算する。データ収集メモリに一定時間収集した後，コンピュータに転送され，画像表示や画像処理が行われる。

最近ではディジタル技術が進みプリアンプのあたり，あるいは重み付けのあたりでA-D変換されるものが一般化した。前者の装置をデジタルカメラと呼んでいるのに対し，一般に後者をフルデジタルカメラと呼ぶ。

〔2〕構　　　成

ガンマカメラの構成の一例を図4.41，図4.42に示す。ガンマカメラシステムは検出器，スタンド，ベッド，データ収集および処理用コンピュータなどで構成される。

1）検出器　従来は直径40cm程度の丸形視野のガンマカメラが多かったが，最近は全身スキャンやSPECTの検査の場合に有利な50cm×40cm程度の

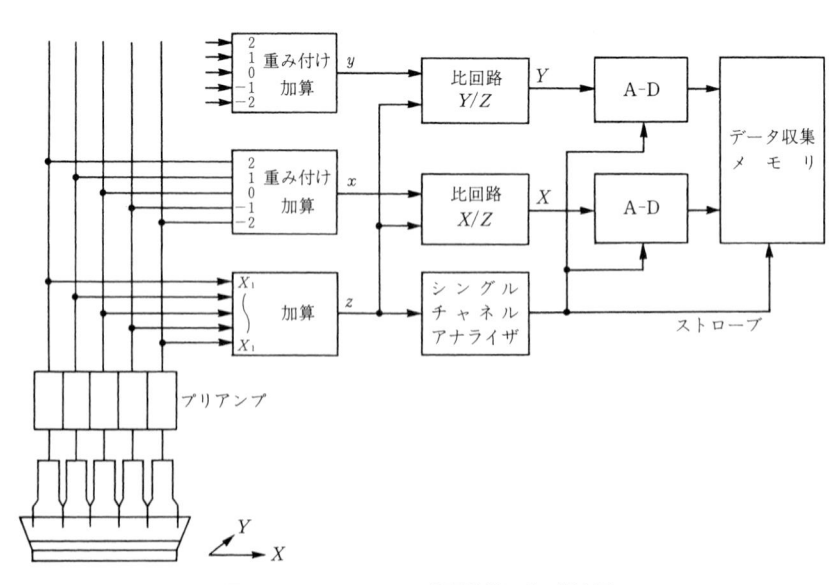

図4.40　ガンマカメラの位置計算回路の概念図

4.5 診断用核医学装置

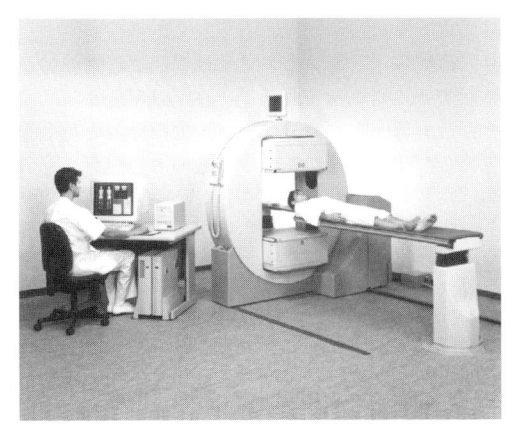

図4.41 2検出器型ガンマカメラ

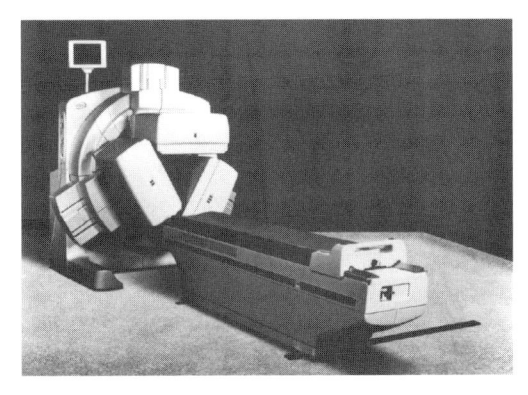

図4.42 3検出器型ガンマカメラ

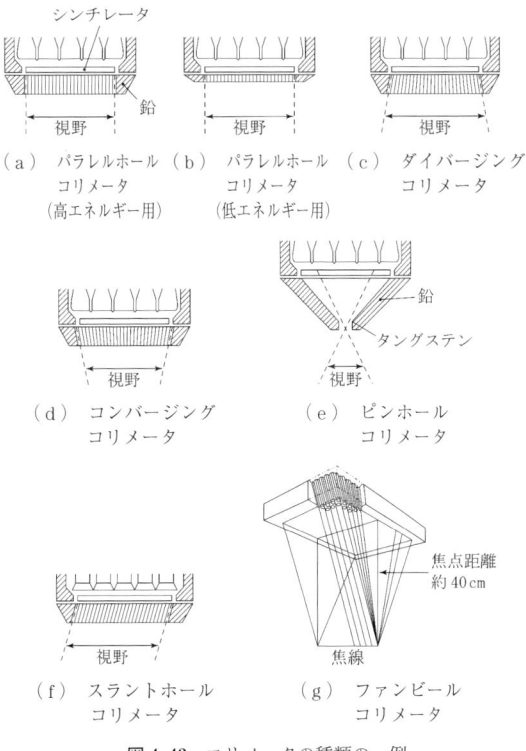

(a) パラレルホール コリメータ (高エネルギー用)
(b) パラレルホール コリメータ (低エネルギー用)
(c) ダイバージング コリメータ
(d) コンバージング コリメータ
(e) ピンホール コリメータ
(f) スラントホール コリメータ
(g) ファンビーム コリメータ

図4.43 コリメータの種類の一例

角形のものが主流となっている。検出器数も従来は1個であったが，全身測定やSPECT測定の効率を上げるため，検出器2個を対向して配置したシステム（図4.41）が，現在主流である。3個を正三角形に配置したシステム（図4.42）もある。また，これらの検出器の取付け角度を変更できるシステムも増えてきた。

検出器の前面に装着するコリメータには，使用する放射性核種のエネルギーや診断目的に応じて交換可能となっている。低エネルギーパラレルホールコリメータには汎用，高分解能，高感度などの種類がある。また中エネルギー，高エネルギー，ピンホール，スラントホール，SPECTの高感度化のためにファンビームなどの多くの種類のコリメータが用意されている。

図4.43にはコリメータの種類の一例を示す。

通常検出器の直線性・均一性を向上するため，直線性補正回路，エネルギー補正回路が設けられている。直線性補正は，あらかじめスリットを有する鉛マスクなどで，検出器位置のひずみを測定して補正テーブルを作成しておく。測定時に，事象ごとに補正テーブルから補正計数を読み出し位置を補正する。エネルギー補正回路は，検出位置によるエネルギー信号の波高値ばらつきを補正する。そのため，あらかじめ検出器の位置ごとにエネルギー信号の波高値を測定し，補正テーブルを作成しておき，測定時には事象ごとにエネルギー信号の補正を行う。PMTの利得の経時的変化を，自動的にコンピュータで最適値に調整する自動調整機構を有する装置もある。

2) スタンド 検出器スタンドは検出器を保持するとともに，位置決め運動，SPECT回転運動，全身測定の水平運動を行う。位置決めは検出器の上下動（回転半径運動），回転動，前後回転動（チルト回転）を組み合わせて行い，検出器に設けられたスイッチやハンドコントローラにより手動や電動で行われる。

SPECT検査の場合は回転動により被検者の周りを回転させ測定する。検出器と被検者の距離を小さくし，空間分解能を向上させるため，回転動に回転半径動を組み合わせ，だ円回転を行う場合もある。

全身測定は，レールの上を検出器スタンドが連続的にスライド運動しながら全身を撮像する。

検出器の配列は，2検出器では対向型から，180° SPECT検査のために90°や102°に検出器配列されたり，正三角形の配列の3検出器では，全身測定やポジトロン測定を行うため対向配列になるような機構が追

加されたり，大視野検出器を被検者により近づけることができるように，SPECT 回転に対し，接線方向に検出器が移動する機構を備える装置も登場した．

3) ベッド 従来は SPECT 検査用と全身検査用の 2 種類のベッドが用意されていたが，省スペースなどの関係で一つのベッドによりすべての検査を行うものが主流となってきた．全身検査用が SPECT 検査用を兼ねる場合は，ベッドの両端を支える方式が多い．

4) データ処理およびコンピュータ データ収集の条件は通常コンピュータから設定される．設定された条件はデータ処理メモリやスタンド制御用のマイクロコントローラに送られ，条件に従い収集を行う．収集メモリに蓄積された画像データは，データ表示，処理および解析用のコンピュータに転送される．コンピュータは高い処理能力や表示能力が要求されるので，高速のワークステーションが用いられる．

〔3〕 **性　　　能**

ガンマカメラの性能評価項目としては，空間分解能，均一性，直線性，エネルギー分解能，計数率特性，SPECT の回転中心ずれがあげられる．検査方法や評価方法は日本画像医療システム工業会規格や NEMA 規格で制定されている．

1) 均一性 ガンマカメラでは画像の濃度差で診断を行うため，均一性は重要な性能である．コリメータを装着しないで測定する固有均一性と，コリメータを装着して測定する総合均一性がある．固有均一性は，シンチレータ面から有効視野の 5 倍以上離れた位置の点線源から検出器面を一様に照射する．得られた画像の平均値に対し，何パーセントの不均一性を有するかを評価する．エネルギー補正や直線性補正により 3.5％ 程度の均一性が得られている．総合均一性は，コリメータ表面に置いた均一な面線源により同様に評価する．

2) 空間分解能 近接した小さい対象をどの程度別々に認識できるかを示す指標である．コリメータを装着しないで測定した固有空間分解能と，コリメータを装着して測定する総合空間分解能がある．固有空間分解能は検出器固有の空間分解能を評価するので，シンチレータ面上に細かいスリットを有する鉛マスクを装着しγ線を照射し測定する．得られる画像の広がり幅を半値幅（FWHM）で評価する．^{99m}Tc のγ線に対し 3.5 mm 程度が得られている．

総合空間分解能は検出器の空間分解能とコリメータの空間分解能を合わせた空間分解能を評価している．コリメータ表面と，表面から 10 cm 離れた位置に線状線源を配置し，得られる画像の広がりの半値幅で評価する．コリメータ表面から距離に比例して空間分解能は劣化する．

3) 直線性 ガンマカメラは構造上，画面にひずみを有する．これは位置のひずみだけでなく，均一性にも影響を与える．直線性は検出器自体の固有直線性を意味し，コリメータを装着しないで，固有空間分解能測定に用いたスリットをもった鉛マスクを用いて測定する．スリット画像に対し理想値からの変位を mm で評価する．直線性補正により 0.5 mm 程度が得られる．

4) エネルギー分解能 エネルギーウィンドウ幅に関係し，エネルギー分解能がよいとエネルギーウィンドウを狭めることにより散乱線を減少できる．コリメータを装着しないでエネルギースペクトルを測定する．得られた分布に対し光電ピークの半値幅を求め評価する．エネルギー補正により ^{99m}Tc のγ線に対し 10％ 程度が得られる．

5) 計数率特性 計数率がきわめ高くなる検査（例えば，心プールのファーストパス）に対しても，計数損失を抑える必要がある．計数率特性は最高計数率で評価することが多い．そのため，高放射線源により装置が達成できる最高の計数率を求める．最近の装置では 200 kcps 以上の最高計数率を有する装置が多い．計数損失が 20％ になる計数率を求める方法もある．

6) SPECT の回転中心ずれ SPECT 検査における，各投影像は，機械的・電気的なずれにより再構成画像にアーチファクトが現れる．この回転中心ずれの管理には，点線源を SPECT 測定し，専用のソフトや，サイノグラム，再構成画像などで確認できる．サイノグラムで 0.5 ピクセル以下であることが望ましい．

ガンマカメラの多検出器化やスタンド動作の複雑化により軸ずれの可能性が増えたこと，SPECT 検査数が多くなったことにより，SPECT 回転中心ずれを確認する必要性が高くなった．

〔4〕 **安全性と保守管理**

1) 安全性 ガンマカメラでは，全身検査や SPECT 検査などの機械的運動を伴う測定がある．測定中に被検者に検出器が接触する事故を避けるために，コリメータ表面にタッチセンサを配置し，検出器が動作中に被検者に触れた場合に即座に停止する機構が設けられている．機械的部分を異常動作時に緊急停止させるために，複数の緊急停止スイッチも配置されている．

2) 設置条件 ガンマカメラのシンチレータは，急激な温度変化で破損することがあるため，使用温度範囲および温度変化に制限がある．ガンマカメラの設置室の環境は一般に以下の条件を満たす必要がある．

温度：15〜25℃
温度変化：3.3℃/h 以内（検出器付近）
湿度：35〜70%（結露しないこと）

3) 保守管理 装置の安全性を維持する，また性能を維持するためには保守管理が必要である。

安全性を維持するには，機械制御のハンドコントローラなどの正常動作，緊急停止スイッチの正常動作，コリメータ着脱の確実性，などを点検する。

性能を維持するためには，使用者が性能評価を定期的に行うこと，必要に応じて定期的にサービス会社による点検を行うことが必要である。

4.5.2 ECT（SPECT）

ECT（emission computed tomography）装置は，投与された放射性医薬品の分布を断層像として画像化する装置である。対象部位の放射能分布を投影像として得ると，その前後の部位からのγ線も同時に検出されるので，その投影像から対象部位のみの情報は得られない。投影像から断層像に再構成することにより，不要なγ線の影響を排除し，画像のコントラストが向上する。また，多数スライスの断層像は3次元像として扱うことができ，γ線減弱補正など定量的な処理も可能となる。核医学検査による画像診断は，機能診断が可能なことに特長があるが，ECT 装置から得られる断層像は，この特長を最も反映している。

ECT 装置は，ガンマカメラの検査で用いる核種（^{99m}Tc，^{201}Tl，^{123}I など）に対応する SPECT（single photon emission computed tomography）装置と，陽電子放出核種（^{18}F，^{11}C など）に対応する PET（positron emission tomography）装置に大別される。

〔1〕**動 作 原 理**

SPECT 装置の断層像を得る原理は，X 線 CT 装置と基本的に同じである。図 4.44 に示すように，被検者の断層面から放射されたγ線を，その周囲の多方向からの投影像として測定し，その多くの投影を断層面内に逆投影し，重畳させて断層像を再構成する。

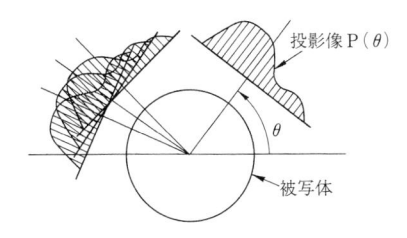

図 4.44 画像再構成の原理

再構成の計算手法には，フーリエ変換法，フィルタ逆投影法，逐次近似法など種々の方式がある。

また，再構成画像の画質改善のためには，投影像に2次元フィルタ処理（pre-filter）を行ったり，再構成画像に対して3次元フィルタ処理（post-filter）を行う。

ECT 装置では被検者体内におけるγ線の減弱が定量性の問題になる。PET 装置では，被検者の周りに外部密封線源を回転させ，X 線 CT のように被検者の減弱係数分布を求めて補正を行う。SPECT 装置でも，均一吸収体の円やだ円体で仮定して補正していたが，定量性の向上のために，外部線源により減弱補正を行う方法も試みられている。

同様に被検者体内におけるγ線の散乱の影響についても，投影像にデコンボリューションして散乱成分を除去する方法や，光電ピークのウィンドウの上下にサブウィンドウを設けて散乱成分を計測し補正する方法が用いられている。

〔2〕**構　　　　成**

検出器をリング状に配置したリング型 SPECT 装置と，検出器を被検者の周りに回転させる機構をもたせたガンマカメラ回転型 SPECT 装置に大別されるが，現在は後者が主流である。

ガンマカメラ回転型 SPECT 装置は，2次元の検出器を回転させ収集を行い，体軸方向に連続した多数スライスの断層像を得る。そのため，多数スライスの断層像から任意方向の断面イメージをほぼ等しい分解能で作成できる。1検出器カメラと多検出器カメラに分類されるが，最近は検出器の数に比例して感度が高い多検出器カメラが主流である。2検出器カメラは被検者の前後に 50 cm 程度の角形大視野検出器を対向させる構成で，平面画像や全身像にも対応できる。3検出器カメラは，40 cm 程度の角形中視野の検出器が被検者の周囲に検出器を正三角形に配置し，頭部や体幹部の断層像の測定を行う。ほかに2検出器を直角に配置し，180°スキャンで心臓 SPECT を高速に検査できる装置もある。最近の装置は，用途に応じてさまざまな動きが可能となっている。

検出器回転型 SPECT 装置は，被検者との距離に反比例してコリメータの幾何学的分解能が向上するため，被検者に近接して検出器を回転させるよう，非円軌道（だ円軌道など）で被検者の周りを回転する方法もとられる。

パラレルホールコリメータが一般的に使われるが，頭部や心臓のなどの小さな部位の検査には，体軸方向に平行で断層方向に焦点をもつファンビームコリメータがよく利用される。ファンビームコリメータは，同じ分解能のパラレルホールコリメータの 1.5〜2 倍の感度をもつ。

4.5.3 PET

PET（positron emission tomography）は一般的にポジトロンCTと呼ばれる診断装置で，「被検者に投与された放射性核種から放出されるγ線を検出して画像化する」ことではガンマカメラと同じである。ガンマカメラとの相違点は，①使用する核種，②γ線の検出方法，である。

〔1〕動作原理

PETに用いられる代表的な核種を表4.5に示す。

これらの核種は，ガンマカメラで使用する核種に比べ，生体を構成する元素が中心で，短半減期のものが多いため，一般的にはサイクロトロン施設を有する施設でPET検査は行われる。

表4.5 PETの代表的な核種

核種	半減期〔min〕
^{11}C	20.2
^{13}N	10.0
^{15}O	2.04
^{18}F	110.0

PETで使用する核種はポジトロン核種と呼ばれ，被検者に投与するポジトロン核種の標識薬剤（あるいは化合物）から放出された陽電子が，近傍の自由電子と結合して消滅したときに180°対向して2本の511 keV γ線（消滅γ線）を放出する。この2本の消滅γ線をある時間（タイムウィンドウ）内に，対向した検出器で同時に計数する（同時計数）することで，2本の消滅γ線の入射方向を電気的に決定するのが，PETの検出方法である（図4.45）。

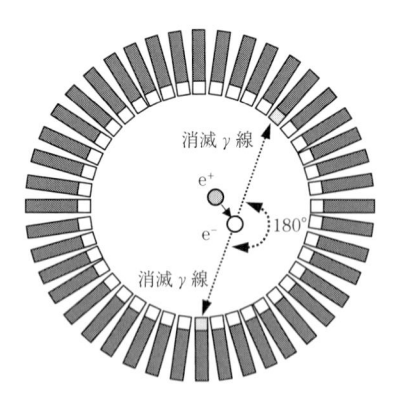

図4.45 PETの検出原理

近年，PETの検出器に用いる新しい器素材の登場や，同時計数回路の進歩に伴い，γ線の到達時間の差を利用するTOF-PET（time of flight：TOF）も実用化されている。

PET装置ではこの同時計数によって機械的なコリメータが不要となり，これがSPECT装置との本質的な違いとなる。

〔2〕構成

PET装置は検出器，ガントリー，ベッド，電子回路，データ処理部などで構成される。PET装置の外観例を図4.46に示す。

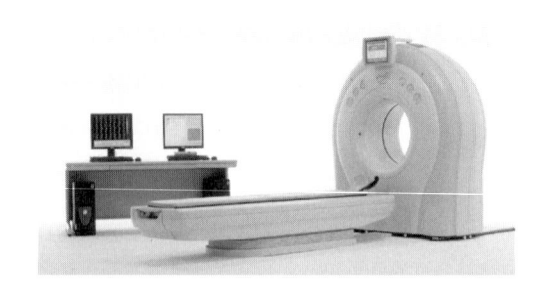

図4.46 PET装置の外観

1）検出器 PETでは装置の空間分解能が検出器の大きさに，感度が検出効率の2乗に比例するため，検出器には消滅γ線の511 keVのエネルギーに対して高い検出効率を有することが要求される。また同時計数を精度よく行うために高い時間分解能も要求される。

従来は，BGO（$Bi_4Ge_3O_{12}$）結晶がシンチレータとして用いられてきたが，最近では，GSO（Gd_2SiO_5）やLSO（Lu_2SiO_5）などを用いることが多い。GSOやLSOはBGOよりstopping power（γ線を受け止める能力）が若干劣る反面，発光量が多く発光減衰時間が短い。これらの特長は，高分解能や高計数率特性を実現するのに適している。PETで用いる代表的なシンチレータの特性を表4.6に示す。

表4.6 PETの代表的シンチレータの特性

	NaI	BGO	LSO	GSO
実効原子番号	51	75	65	59
密度〔g/cm²〕	3.67	7.13	7.35	6.71
減弱係数〔cm^{-1}〕	0.34	0.95	0.87	0.67
減衰時間〔ns〕	230	300	40	56
相対発光量	100	15	75	18
エネルギー分解能〔%〕	10	25	25	14

位置検出の原理は，一般的にシンチレータの発光場所に応じてそれぞれのPMT（光電子増倍管）に到達する光量が変わるような設計により，発光場所を位置演算で求めることができる。シンチレータに深さの違う切れ込みを入れたり，反射フィルムなどで光量を調整することで，シンチレータ内で発生した光を適切に分散させている。位置を検出した後に，位置補正，エネルギー補正を行う。

2) 電子回路 同時計数回路は多数の検出器の出力信号から，一定時間のタイムウィンドウに入った信号ペアを見つけ出す回路である．すべての信号についてこの回路を構成すると複雑になり，処理時間がかかるため，あらかじめ検出器をグループ化（グルーピング）する．グループごとに同時計数をとり，グループが確定したらつぎにグループ内のどのシンチレータに入射したのかを決定する．隣り合うグループ間による不要な同時計数はとらないようになっている．

また，偶発同時計数（2か所で同時に発生した2対の消滅γ線のそれぞれ片方のみが検出器に入り，間違って1対の消滅γ線ペアと認識される）を補正するために，遅延同時計数を計測する回路を設けることが多い．偶発同時計数は，放射能濃度や分布が変化しない短い時間内では確率的に一定の比率で含まれることから，遅延回路を用いて得られた同時計数を差し引くことによって補正することができる．

3) ガントリーとベッド PET装置はベッドを自動で送り，全身の断層像を測定することができる．PETのガントリー部分で可動部分はガンマカメラに比べてほとんどなく，減弱補正あるいは校正用の外部線源が回転する機構程度である．

4) データ処理装置 ガンマカメラと同様であるが，ガンマカメラより扱うデータ量が多いことから，高速ワークステーションの利用が進んでいる．

〔3〕**性　　　能**

PETの基本的な性能評価項目としては空間分解能，均一性，直線性，エネルギー分解能，計数率特性があげられる．測定方法や評価方法は日本放射線工業会規格やNEMA規格で制定されている．

1) 空間分解能 画像平面内での空間分解能と体軸方向空間分解能で示され，内径1 mm以下，外径2 mm以下のガラス管に入れた点線源を計測し，再構成画像の広がりの半値幅で評価される．

2) 感　　　度 与えられた放射能の強度に対して1秒ごとに計数される割合である．計数するにはポジトロン消滅の必要があるが，ある程度吸収のある材料で囲う必要があり正確な測定ができない．そのため，囲いを変化させながら測定した値から，囲いのない状態の真の感度を外挿して求める．そのため，プラスチックチューブに線源を封入し，アルミ管に通して視野中心に配置して測定する．径の異なるアルミ管を5層にまで重ねながら測定を繰り返し，得られた結果から外挿して求めたアルミ管のない状態での単位放射能当りの計数率を感度とする．

3) 計数率特性 どれほど高い放射能量まで正確に測定する能力があるかの指標である．高濃度の線源を視野内に配置し，減衰して低い濃度になるまで連続的に多数点の測定をして求める．計数が飽和している状態から，十分減衰するまで測定を行い，各放射能濃度での計数値を求める．得られた計数から真の同時計数と雑音等価計数の最大値とそのときの放射能濃度を求める．

計数率特性は，検出器や回路の不感時間に依存するが，検出器径や体軸方向視野幅などの幾何学的要因にも影響される．

4) 散乱フラクション 偶発同時計数がない状態での全計数に対する散乱同時計数の割合である．計数率特性の測定と同時に行うことができ，計数率特性のデータのうち，十分に計数率の下がった最後のデータを使用する．データのサイノグラムのうち，線源を中心とした一定範囲のみに真の同時計数があるとして裾野部分を散乱線計数とみなし，全計数に対する散乱線計数の割合を散乱線フラクションとする．

〔4〕**安全性と保守管理**

1) 安全性 PET装置にはガンマカメラのような機械的運動を伴う検査は少ない．全身検査の際にベッドが移動する程度であるが，異常動作時に緊急停止させるために，複数の緊急停止スイッチも配置されている．

2) 設置条件 シンチレータ素材には，感度が温度に依存したり，水冷で冷却を行う装置もあるので，装置の設置には室内温度変化の制限が厳しい場合があるので，製造業者の示す設置条件を守ることで必要である．

3) 保守管理 PETにより得られるデータは，ガンマカメラと異なり，その画素値が定量値〔Bq/cc〕そのものであるため，使用者における日常点検や，定期的な補正データ収集の必要がある．またPET装置の性能を維持するためには，使用者が性能評価を定期的に行うこと，必要に応じて定期的にサービス会社による点検を行うことが必要である．

4.5.4　PET/CT

PETは，放射性薬剤が集積する部位により，機能情報の画像化に優れているものの，体内におけるその部位を特定する形態情報に乏しい．そのため，機能情報に優れたPETと，形態情報に優れたCTのおのおのの長所を融合したPET/CT（X線CT組合せ型ポジトロンCT）が開発され，急速に普及している．

PET/CTはPETとCTを並べて配置した構造で，共通のベッドでそれぞれの撮像を行う．PETとCTの配置は，ベッド側にCTを配したものが多い．

PET/CTにおける撮像は

① CTのスカウト画像によりPET撮像範囲を決定
② CTの撮像
③ PETの撮像

の順に行われる。

撮像されたCT画像は，PETの減弱補正用データとして利用されるほか，PET画像をCT画像に融合（fusion）して診断能を上げることに利用される。

図4.47はPET画像とCT画像を重ね合わせた例である。

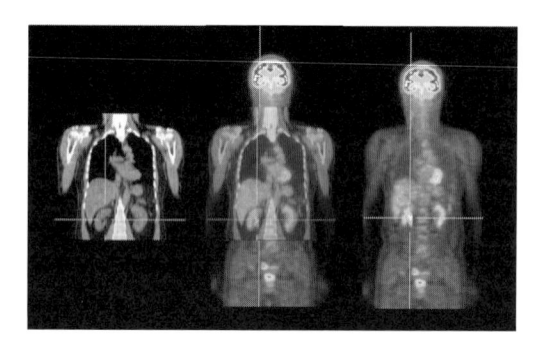

図4.47 PET画像とCT画像の重ね合せ

引用・参考文献

1) （社）日本画像医療システム工業会：JESRA X 51
 ＊A ガンマカメラの性能測定法と表示法，日本画像医療システム工業会（1997）

4.6 超音波画像診断装置

超音波を利用した診断装置，治療装置の普及はめざましいものである。1900年のはじめごろ，強い超音波音場内の魚がその照射により激しく泳ぎまわって最後には死ぬことを研究者たちは明らかにしている。

時は，第一次大戦の最中ということもあり，超音波の軍事利用という側面があったに違いない。その後もしばらくの間は超音波が生物に及ぼす影響に関する多くの研究がなされている。

わが国ではこのころ，超音波を照射するとインフルエンザウイルス，狂犬病ウイルスなどが無毒化，不活性化され，これは超音波の酸化作用によるものであることを突き止め，不活性化したウイルスからワクチンを製造し，実際に使用した。それらの研究の進展ぶりは欧米をしのいでいたという。しかしながら，太平洋戦争勃発，戦況悪化とともに多くの研究は途絶えることになる。

1950年ごろになると，超音波診断装置の創始者とされているK.T.Dussik（オーストリア）をはじめT.F. Heuter（米国），H.T.Ballantine（米国）などは，超音波透過法を用い，脳の投影画像を得ている。しかし，現在では特殊な研究以外ではこの透過法による超音波画像は用いられていない。

これに対して，超音波パルス反射法は現在の超音波診断装置の礎となっている。わが国で本格的な診断装置の研究が始まったのは，1952年，田中らの病院研究者が，金属探傷機を製造していたメーカに脳標本を持ち込み，水浸法による反射波の検出を成し遂げた。米国でもほぼ同時期，反射法によって脳腫瘍エコーの検出に成功している。

そして1960年代には，反射法による超音波診断装置が商品化され，シングルビームではあるもののさまざまな診断領域へ臨床応用されていった（図4.48）。

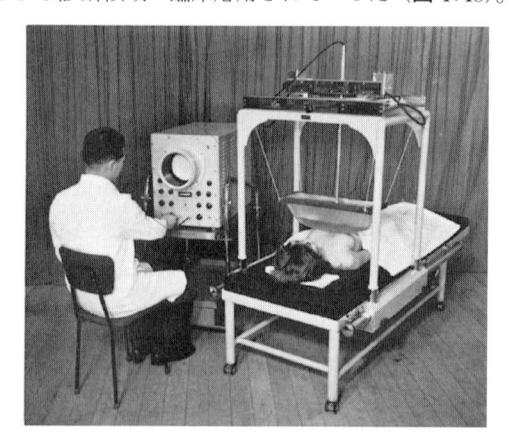

図4.48 最初の超音波診断装置

1970年代，半導体の発達とともに，小型化，安価化が非常な速度で進行し，以前では考えられなかった多くの振動子を並べた，電子走査による超音波診断装置が開発，製品化され，これを契機に臨床分野への爆発的な普及が始まった。（図4.49）。

また，1980年代には心臓内の血流をリアルタイムに映像化することが可能になり，現在での循環器領域における診断には欠かせないものになっている（図4.50）。

現在の超音波診断装置および接続可能な超音波探触子にはさまざまな種類があり，ほぼすべての臨床領域で使用されている。

その検査法には以下のような特徴があげられる。

・可搬性：移動可能，ベッドサイド，手術室，その他バッテリー駆動のものはさらに用途が広がる。
・リアルタイム性：断層画像のみならず，血流情報をリアルタイム観察可能。
・低ランニングコスト：映像はDICOM規格の出力

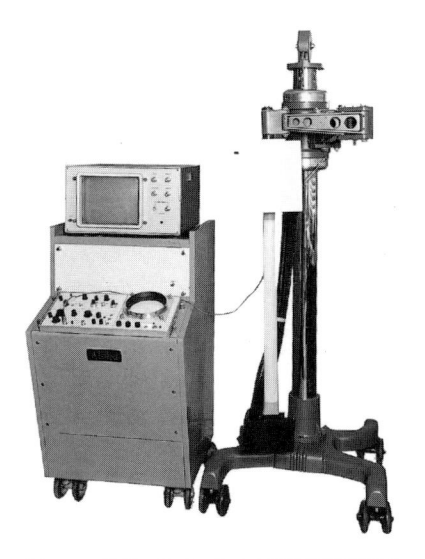

図 4.49 最初のリアルタイム超音波診断装置

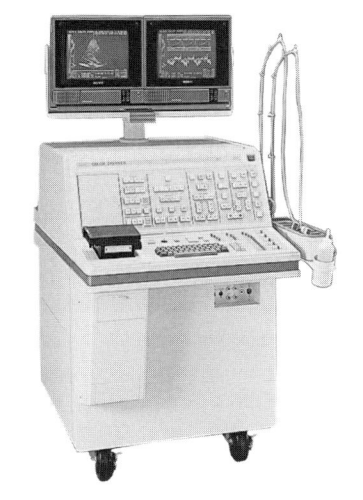

図 4.50 最初のカラードプラ超音波診断装置

も対応しているが，一般の紙プリンタに記録可能。
・短い検査時間。
・穿刺が容易：リアルタイムで挿入針が描出でき，がんなどの組織検査を容易とする。
・3次元画像処理が可能：胎児の動きが立体視で観察可能。
・非侵襲：微弱な音響出力の照射であるために生体組織などへの影響は皆無である。

一方，超音波診断装置，超音波プローブなどの多様化に伴い，各診断領域における検査技術の指針も発表されてきている。昨今のエレクトロニクスは高性能，高集積化がますます盛んになっており，超音波画像診断装置においても，より高性能，小型化が進んでいく

ものと考えられる。

4.6.1 臨床での利用分野と目的
〔1〕超音波の性質

岩波書店の広辞苑第五版によると，音波とは"ふつう，可聴周波数のものを指す。"超音波とは"約2万ヘルツ以上で，定常音として耳に聞こえない音波"と定義されている。要するに，超音波と音波はその周波数帯域が違うだけであり，それらの性質に違いはないということである（図 4.51）。

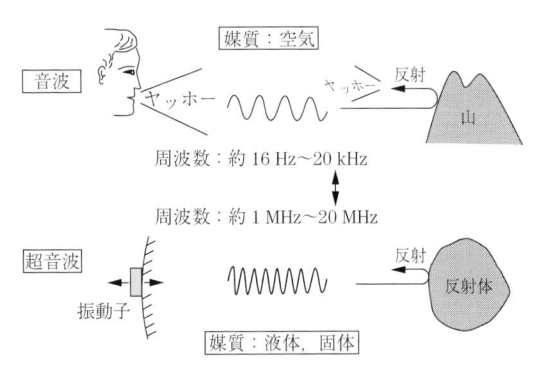

図 4.51 音波と超音波

超音波診断装置が反射法によって生体臓器の画像を描出していることは，自然界の中で体験している山彦現象とまったく同じ原理で説明可能である。まず，振動子に電気信号を与えることでその固有の振動が発生する。そして，その振動が媒質である生体組織を減衰しながら通過していき，臓器の壁などに当たるとそこの位置から今度は逆方向，つまり振動子に向かって反射超音波信号が戻っていく。この反射信号の強度と位置情報，さらには位相情報などを加味することによって，生体臓器の形態，血流速度を画像上に再構築したものが超音波診断装置である。

超音波診断装置には，通常 2～15 MHz（メガヘルツ）の探触子が準備されているが，目的の診断距離により使用する周波数を選択している。その理由をつぎに説明する。

超音波が生体内部を伝搬する際には必ず減衰を伴う。そのおもな原因として，吸収，拡散，散乱の三つがあげられる。超音波エネルギーが媒質中を伝搬していく際に，媒体固有の粘性や熱伝導によって，音のもっている振動エネルギーが熱損失となって失われ，結果として振幅が小さくなる。これが吸収である。

吸収係数は，周波数の2乗に比例するため，波数の高い超音波ほど減衰が多くなる。拡散による減衰は次ページのように説明される。

点音源から発生した超音波は，池に小石が投げ込まれたときに発生する波紋のように拡散しながら伝搬していく。この場合，音源からの距離の2乗に反比例して減衰する。これが拡散減衰であるが，超音波診断装置では振動子から放射される音を収束することによって拡散減衰を抑えている。最後の散乱による減衰とは，超音波が不均一な媒質中を伝搬する際，その一部が散乱され振動エネルギーがいろいろな方向に散らばっていくことにより生じるものである。

〔2〕 **検査対象とアプローチ方法**

検査対象部位は，頭部，頸部，胸部，腹部（上・下腹部），そして，四肢とほぼ全身を網羅している。また，アプローチ方法も体表アプローチばかりでなく，体腔内アプローチも多く利用されている。

対象臓器別に体表以外のアプローチ方法を表4.7に示す。

表4.7 体腔内走査

対象臓器	アプローチ方法	備考
脳	新生児：大泉門（小泉門） 新生児以外：開頭術，経頭蓋	
心臓	経食道，心腔内	
胆嚢	経胃，経十二指腸	内視鏡超音波探触子，細径探触子
膵臓	経胃，経十二指腸	内視鏡超音波探触子，細径探触子
前立腺	経直腸	
子宮，卵巣	経腟	
膀胱	経尿道	
消化管	体腔内	内視鏡超音波探触子，細径探触子

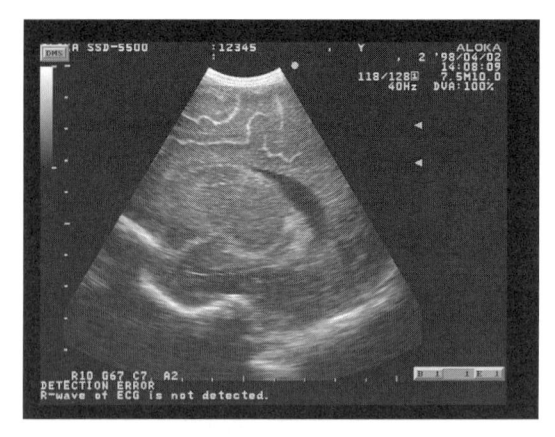

図4.52 頭部の超音波画像（新生児，大泉門からの画像）

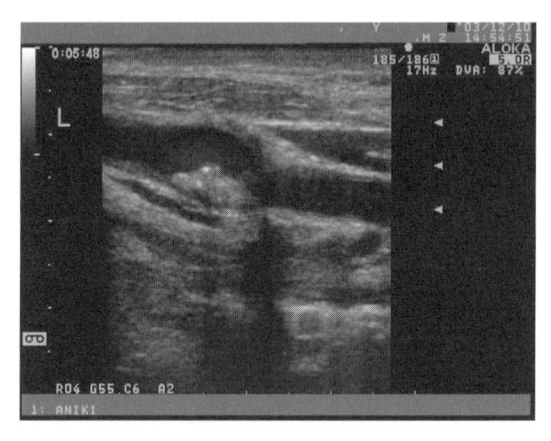

図4.53 頸動脈の超音波画像（石灰化）

超音波検査の対象臓器となり，心臓では超音波検査の特長であるリアルタイム表示が可能なことから，動きに対する評価，さらにドプラ法を利用して，血流の評価も一般的に行われている（図4.54～図4.56）。

〔3〕 **用　　途**

超音波診断装置には，下記の用途がある。
① 超音波画像を描写し，病変の有無，病変の性状を画像診断法の一つとして使用する。
② 目的部位を正確に穿刺するためのガイドとして使用する。
③ 手術時に切除範囲を正確に把握するために使用する。

〔4〕 **各部の超音波検査と対象臓器**

1) **頭部の超音波検査**　頭部の超音波検査では，脳がおもな対象臓器となり，新生児，手術時に検査を行うことが多い（図4.52）。

2) **頸部の超音波検査**　頸部では，甲状腺，頸動脈，動脈周囲のリンパ腺，その他の分泌腺が対象臓器となる（図4.53）。

3) **胸部の超音波検査**　胸部では，心臓，乳腺が

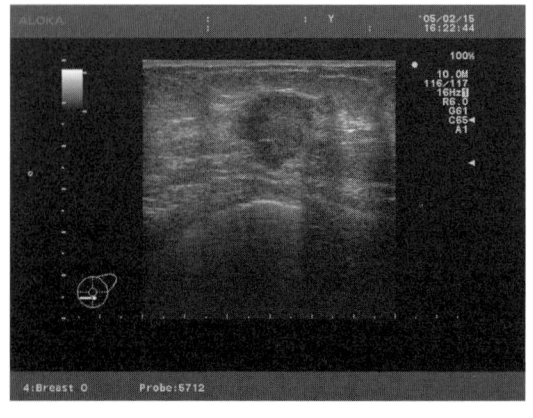

図4.54 乳腺の超音波画像（乳がん）

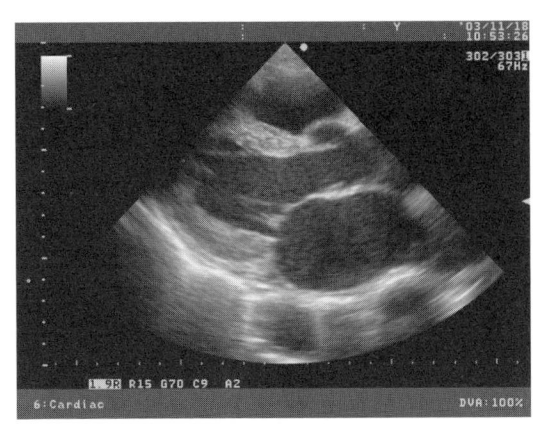

図 4.55 心臓の超音波画像（胸骨傍長軸断面）

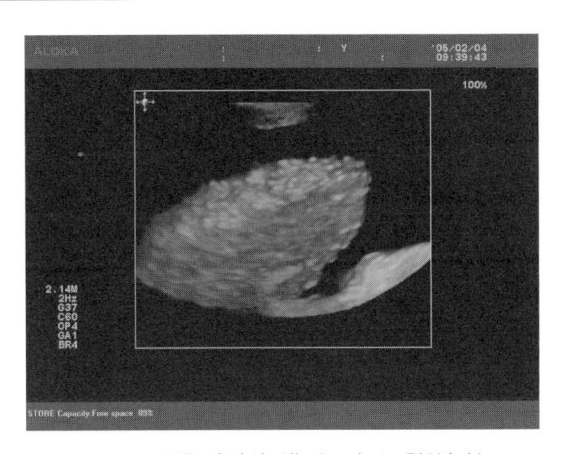

図 4.58 肝臓の超音波画像（3D 表示，肝硬変症）

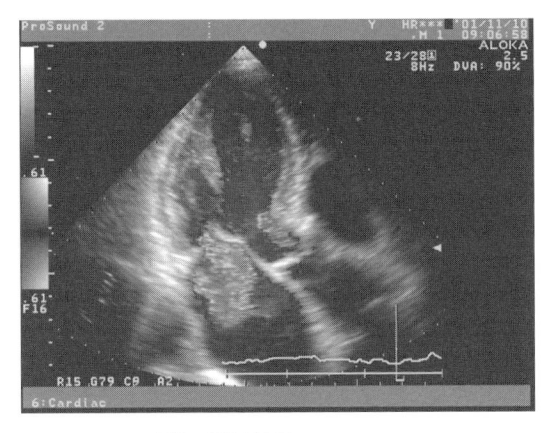

図 4.56 心臓の超音波画像
（カラードプラ表示，僧帽弁閉鎖不全症）

4） 上腹部の超音波検査 上腹部では，肝臓・胆嚢・膵臓・脾臓・左右の腎臓と腹部大動脈周囲のリンパ節などが検査対象臓器となる．上腹部臓器の腫瘍の検出，腫瘍の性状評価を目的に検査が行われる（図 4.57，図 4.58）．

5） 消化管の超音波検査 食道・胃・十二指腸・大腸が対象臓器となる．体表からのアプローチも利用されているが，一般には内視鏡超音波検査が利用される（図 4.59）．

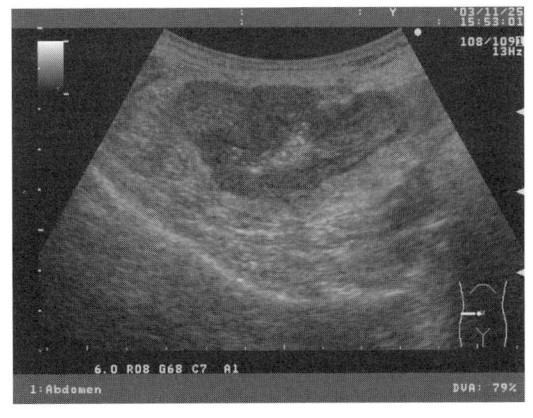

図 4.59 大腸の超音波画像（体表アプローチ，大腸がん）

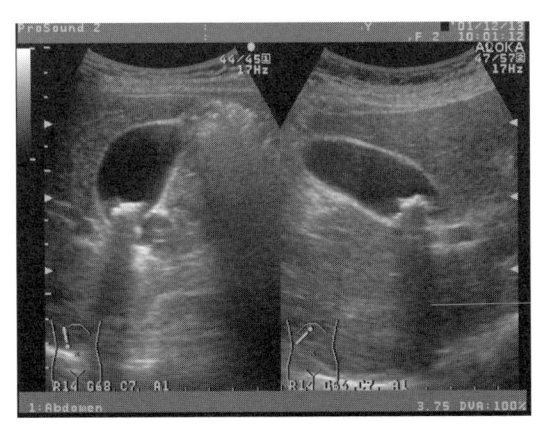

図 4.57 胆嚢の超音波画像（胆石症）

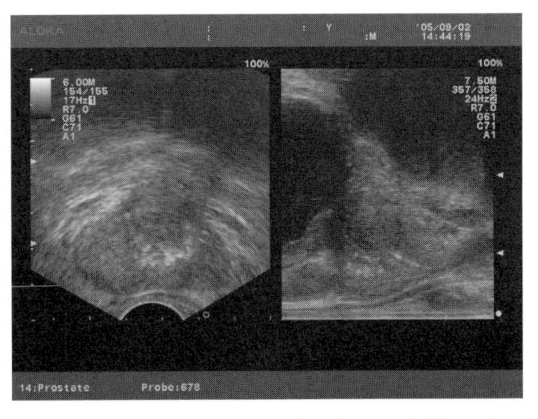

図 4.60 前立腺の超音波画像（経直腸走査，前立腺がん）

6) **下腹部の超音波検査** 膀胱，男性では，前立腺・精囊，女性では，子宮・卵巣が検査対象となる（図4.60，図4.61）。

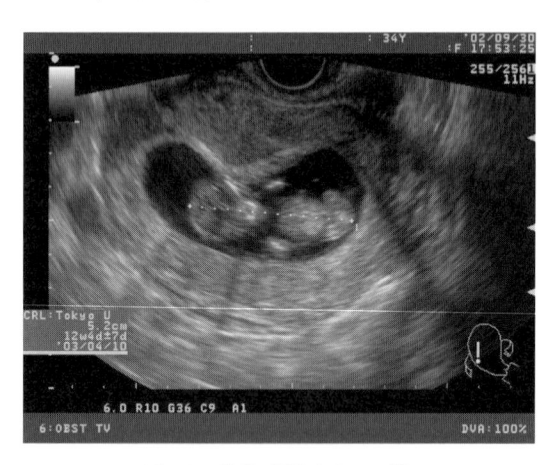

図4.61 胎児（経腟走査，12週）

4.6.2 動作原理

生体内を伝搬する超音波は，音響インピーダンスが変化する部分で，その一部が反射する。この反射波を診断に利用する方法が反射法である。今日の超音波画像診断装置では反射波の振幅情報を利用するパルス反射法，および反射波の周波数偏位を利用するドプラ法が広く利用されている。ここではこれらの原理について説明する。

〔1〕**パルス反射法（エコー法）**
生体内に超音波パルスを送波すると，この内部で反射または散乱された超音波パルス（これをエコーという）が返ってくる。これを送受信兼用の探触子で受信して，電気信号に変換する。

パルス反射法は，このエコー信号の振幅を画像化して臓器の形状や動きなどを診断する方法であり，エコー法とも呼ばれている。エコー信号は生体内での往復の伝搬時間の時系列信号として得られる。

音速がc，往復伝搬時間がtであるときに，生体内距離lは下記で換算できる。

$$l = t\frac{c}{2} \tag{4.20}$$

パルス反射法は，エコー信号の表示方式によってAモード，BモードおよびMモードに分類されている。

Aモードはamplitudeの頭文字をとったもので，エコー信号の振幅すなわち包絡線をそのまま表示する。図4.62（a），（b）に示すように，超音波ビームに沿った位置とその位置から返ってくるエコー信号の振幅を表しており，特定の方向に関する情報しか表現できない。現在ではAモード専用の装置はほとんどないが，Aモードでは反射体の位置を識別しやすいため，つぎに述べるBモードと同時に表示できる装置もある。

Bモードはbrightnessに由来するものであり，Aモードにおける振幅を輝度に変え，エコー信号を輝度変調のかかった1本の輝線で表示する。この輝線の表示位置を超音波ビームの走査に合わせて移動させることにより，断層画像を形成する（図4.62（c），（d））。これは超音波断層法と呼ばれ，最も基本となる表示方式である。

Mモードはmotionの意味であり，反射体の位置の時間的変化を表示する方法である。Bモードと同じように，エコー信号に輝度変調をかけた1本の輝線で表すが，Mモードでは超音波ビームを走査せず，一定

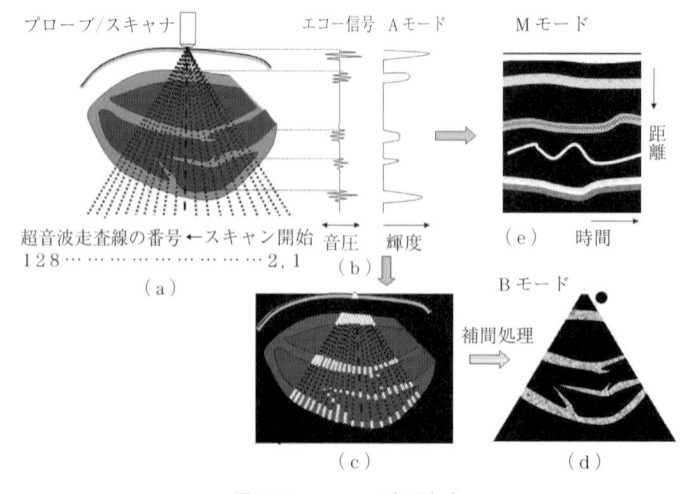

図4.62 エコーの表示方式

方向に繰り返し送受信する。時間経過に従って，輝線の表示位置を横方向に平行移動することによって，反射体位置の時間的変化，すなわち動きがわかりやすく表示される（図4.62（e））。Mモード表示は心疾患の診断によく利用され，心エコー法と呼ばれてきた。しかし最近では，心臓のBモード表示が広く普及しており，これら二つの表示法をまとめて心エコー法と呼ばれている。Bモードの断層画像を形成する際の音波ビームの走査方式は，機械的と電子的に大別できる。機械走査ではスキャナに振動子を取り付け，それを機械的に動かし，同時に振動子の位置情報を電気信号としてスキャナより発生させる。リニア，セクタ，アーク，ラジアル，サーキュラなど，検査対象部位によってさまざまな動かし方があるが，セクタとラジアル走査を除いてあまり利用されない。

セクタ走査では超音波ビームを扇状に走査するため，人体への接触部が小さく遠距離での視野が広いという特色があり，肋骨間の狭い間ぎきから超音波を送信する必要のある心臓の検査に利用される。

ラジアル走査では，ビーム方向を回転走査しており，直腸内から前立腺の断層像を得るような体腔内走査に利用されている。

一方，電子走査は電子的に超音波ビームを走査させるので，機械的に比べて高速な走査ができるだけでなく，音波ビームの位置を自由に設定できるため，BモードとMモードを同時に表示する複合モードが容易に実現できる。さらに，超音波ビームの収束を容易に制御できる利点もある。このためリアルタイムの超音波画像診断装置の重要な技術となっている。代表的な走査方式を**図4.63**に示す。

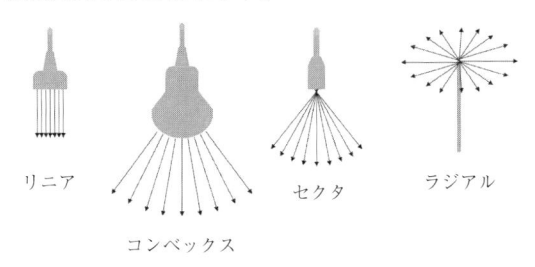

図4.63 代表的な走査方式

リニア走査では，電子リニア探触子中の連続するいくつかの微小振動子をスイッチ群で選択して超音波を送受信するとともに，選択される微小振動子を一つずつずらすことにより超音波ビームを形成する（**図4.64**）。

コンベックス走査は，微小振動子を凸面上に配置したコンベックス探触子を使用するもので，走査原理は図4.64に示したリニア走査と同じである。

電子式セクタ走査では，電子リニア探触子の場合よりさらに狭い間隔で配列された微小振動子すべてを同時に使用する。

図4.65のように左右非対称の遅延時間を制御し，斜めに超音波ビームを発生させるのが特徴である。

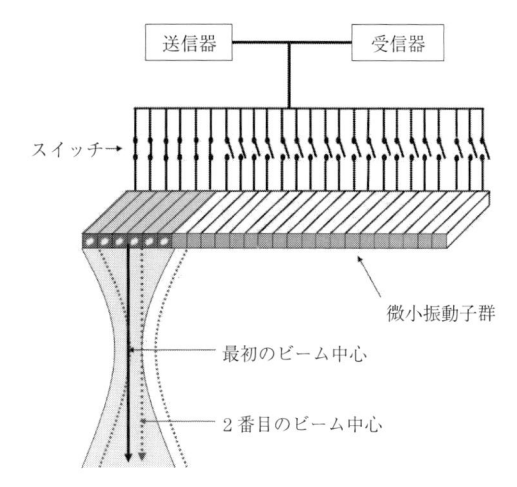

図4.64 リニア走査の原理

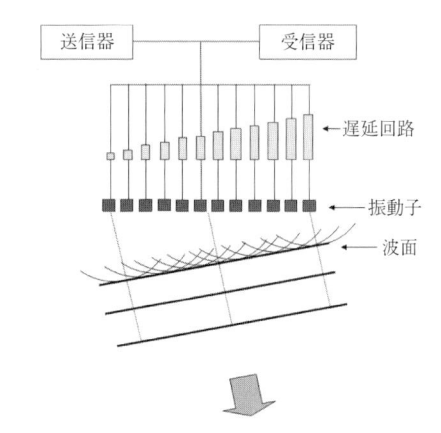

図4.65 セクタ走査の原理

図4.64にも示したように電子走査では，超音波ビームの走査機構と同時に電子フォーカス機構が加えられている。図4.64では遅延時間発生部を省略したが，たくさんの微小振動子を用いて送信する場合，両端の振動子からは早く送信し，最後に中央の振動子から送信すると，波面合成により収束ビームが形成できる。

送信時と同様に各微小振動子で受信されたエコー信号を，中央部を大きな遅延量で，両端部を小さな遅延量で加算すれば受信時に電子フォーカスが可能となる。なお，電子セクタの場合にはビームを振るためとフォーカスをするための二つを合わせた遅延時間をそれぞれの振動子に与えることになる。さらに，このフォーカス技術は，送信時と受信時に分けて動作させることが可能である（**図4.66**，**図4.67**）。

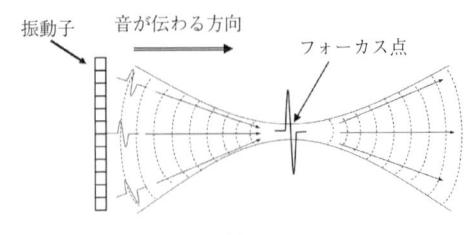

図4.66 送信フォーカス

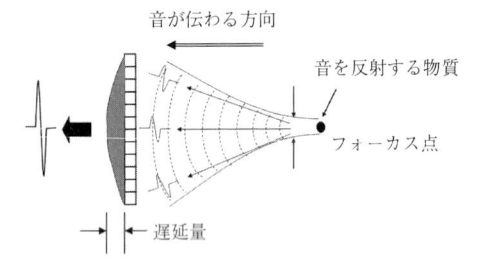

図4.67 受信フォーカス

送信時に走査線上に複数個の送信フォーカス点を作り，それぞれのフォーカスごとに送受信を行って，各フォーカス点近傍のエコー信号をつなぎあわせて一つのエコー信号を合成する。これを送信ダイナミックフォーカスと呼んでいる（**図4.68**）。

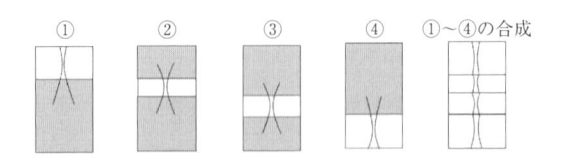

図4.68 送信ダイナミックフォーカス

一方，受信時では，超音波の往復伝搬時間に応じて遅延時間をリアルタイムに可変することができる。これを受信ダイナミックフォーカスと呼んでいる。

最近の装置ではフォーカス制御がディジタル化され，連続した最適な制御が可能となった結果，超音波ビームはより細くなり方位分解能が改善されている。

多段の送信ダイナミックフォーカスを行うと，送受信を焦点の数だけ繰り返すことになり，フレームレートが遅くなる欠点があるが，動きの少ない腹部臓器の診断などでは最高の分解能を得るために有効である。

〔2〕 ド プ ラ 法

反射体，散乱体などのエコー源が動いていると，そこから返ってくるエコー信号の周波数はドプラ効果により偏位し，送信周波数とは異なったものになる（**図4.69**）。この性質を利用すれば，エコー源の運動情報を得ることができ，心臓や血管内を流れる血液の方向と速さを知ることができる。

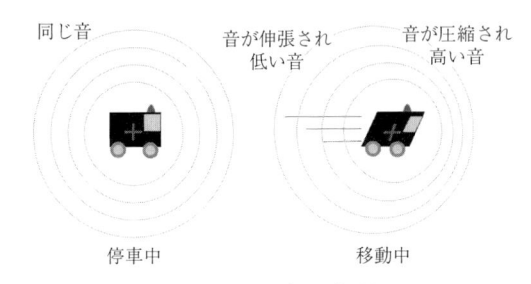

図4.69 ドプラ効果

ドプラ法は，連続波を用いる連続波ドプラ法から始まり，空間分解能をもつパルスドプラ法，さらに流速分布をリアルタイムで映像化するカラードプラ法へと発展を遂げ，循環器の診断に不可欠なものとなっている。また最近では，心臓壁などの組織自体の動きを映像化したTDI（tissue Doppler imaging）により，心筋の運動能力に関しても診断できるようになってきた。

ドプラ効果は，音源に対して相対速度をもつ観測者が音源とは異なる周波数の音を感じるという現象である。例えば，移動する音源から放射される音波は，音源の移動速度には関係のない一定の速度で伝搬するため，静止している観測者から見ると音の周波数が変わる。

周波数 f_0 の超音波を，速さ v で流れる血流に θ 方向から送波すると，エコー信号の周波数は f_0+f_d となる。f_d はドプラ効果による偏移周波数であり，超音波の伝搬速度を c とすると

$$f_d = \frac{2vf_0 \cos\theta}{c} \qquad (4.21)$$

で与えられる。上式からわかるように，血流が探触子に向かって流れているとき（$\theta<90°$）は，受信周波数は送信周波数より高くなり，逆に探触子から遠ざかっているとき（$\theta>90°$）は低くなる。また，θ が $90°$ のときはドプラ偏位周波数が0となり，血流をとらえることができないことを示している。

実際には多数の血球からの散乱波の合成としてエコー信号が形成されるため，ドプラ信号のパワースペクトル（以下，ドプラ偏位スペクトルと呼ぶ）は，各血球の移動速度を反映して分布をもつことになる。例えば，狭窄直後の血管内では血流が乱されるため，ドプラ偏位スペクトルは健常部に比べて広くなる。このように，ドプラ偏位スペクトルが表す血流速分布は，診断に有用な情報を提供する。

連続波ドプラ法，パルスドプラ法，カラードプラ法のいずれもドプラ信号を周波数解析する点では同じであるが，4.6.3項で説明するように，ドプラ信号の処理または解析方式が異なる。

4.6.3 基本構成

世の中にはたくさんの種類の超音波画像診断装置があるが、これらは組み込まれている機能とチャネル数などの規模が異なるだけであり、基本構成には大きな違いはない。ここでは、主要な機能がすべて組み込まれた超音波画像診断装置を対象にして説明する。

超音波画像診断装置の基本構成は、図4.70に示すように、探触子、送受信部、ドプラ演算部、カラードプラ演算部、ディジタルスキャンコンバータ（DSC）、制御部、表示部などで構成されている。おもな構成要素と関連機器についてその概略を述べる。

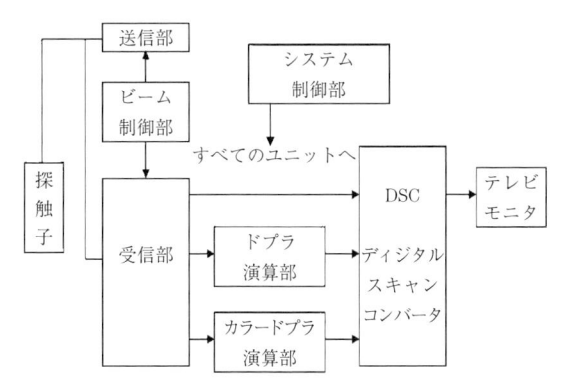

図4.70 超音波画像診断装置の基本構成

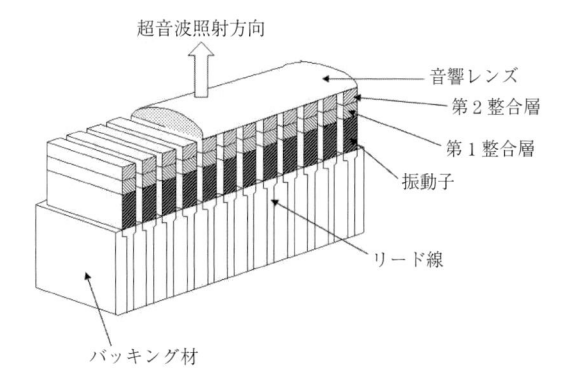

図4.71 振動子の構造

〔1〕探触子

探触子は、電気信号を超音波に（送信）、また超音波を電気信号に（受信）変換する変換器であり、プローブとも呼ばれる。探触子には、この中核をなす振動子（トランスデューサ）と、これに付随する電気的回路の一部および機械走査機構などが含まれる。探触子の形状は診断部位および目的に合わせて種々開発されているが、基本的構造には大きな差はない。

探触子には、短い超音波パルスが送信でき距離分解能がよいこと、すなわち周波数特性が広帯域であること、超音波ビームが細く方位分解能がよいこと、送信および受信時の感度がよいこと、使いやすい形状であることなどが求められる。このような要求を実現するため、電子走査式の探触子は、音響レンズ、音響整合層、振動子、バッキング材などから構成される（図4.71）。

探触子の前面にある音響レンズは、スライス方向の分解能をよくするために設けられている。音響レンズの材質には、音響インピーダンスが生体に近く、音速が生体より遅い材質が使われる。

音響整合層は、生体と振動子の間で音響的なインピーダンスの整合をとり、生体内に超音波が効率よく伝わっていくためと、超音波の帯域を広げるために役立っている。以前は単層整合が多かったが、現在では2層整合層が主流となっている。

振動子には、圧電セラミックス（PZT）と複合圧電材が広く使われている。振動子の裏面にあるバッキング材は振動子を機械的に支持するとともに、振動子を強制的に制動することによって超音波パルスを短くする効果がある。

電子走査式探触子では、超音波ビームを電子的に走査するため、図4.71に示すように短冊状の微小振動子を配列した配列型振動子が使われる。微小振動子は圧電セラミックスの厚み振動を利用するが、厚み振動以外の不要な振動も同時に生じる。これを抑えるために、微小振動子の厚さtと横幅wとの比w/tに制約があり、これを満たすように分割されている。このため、微小振動子数個を電気的に接続し、一つの振動子（ブロック）として使用している。カタログなどに記載される振動子数はこのブロック数を表し、探触子の種類により、数素子で1ブロックを構成しているのが一般的である。

配列型探触子の方位分解能は、送受信時に使用する振動子の個数すなわち開口長と、電子フォーカスに依存する。最近の診断装置では、以前の装置に比べこの個数が増えており、分解能の向上、画質の改善に寄与している。

また、最近の探触子では周波数帯域幅が広くなっており、一つの探触子でも使用目的に応じて周波数を切り換えることができる。このため、探触子固有の周波数を明記しないか、もしくは幅をもって表示することが多くなってきた。

探触子を体内に挿入して検査する体腔内走査も広く行われるようになってきたが、体表からの検査と違い、探触子の向きを自由に変えることができない。このためリニア、コンベックス、セクタなどの配列型振動子を二つ組み合わせて配置し、一つの探触子で直交

する二つの断層画像が得られるバイプレーン探触子の種類が豊富になってきている。また、図4.72に示すような経食道用途のセクタ探触子では、先端振動子を手元の操作で往復回転させることができる。

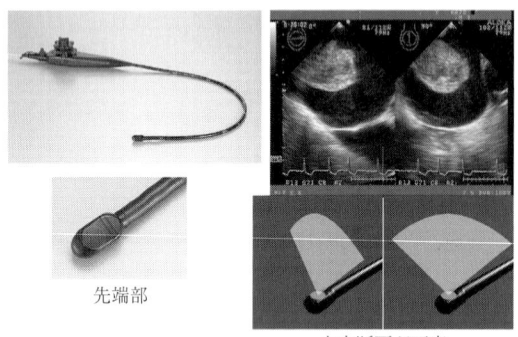

図4.72 経食道マルチプレーンセクタ探触子

機械走査式探触子でも、振動子の形状以外は、大きな違いはない。この走査方式では振動子を機械的に走査するため音響レンズはなく、振動子の表面を凹面にした円形振動子が使われる。電子走査のダイナミックフォーカスに対応するものとして、円形振動子をいくつかのリングに分割して、振動子の焦点位置を電子的に制御できるようにしたアニュラアレイ振動子が用いられることもある。

機械走査式探触子は、フレームレートを高くすることが難しく、振動や音を発生し、形状が大きくて重く、B/M、B/Dモードの同時表示もできないなどの欠点をもっている。しかし、送受信回路が1系統でよく、振動子の微細加工が不要であるため高周波化が容易であり、また、ビームの指向性もよい。これらの長所を生かしたメカニカルセクタ探触子、ラジアル探触子として今日でも広く使われている。

〔2〕 送受信部

送信部では振動子を励振するためのパルス電圧を発生する。配列型振動子の場合には、電子フォーカスと超音波ビームの偏向（セクタ走査の場合）のために、パルス電圧を適宜遅延させた後、振動子に加えられる。これによって振動子が機械的な厚み振動を起こし、その振動つまり超音波が生体に送波される。生体内で反射された超音波は振動子によって電圧に変換され、受信部に送られる。機械走査式の場合には、走査機構の制御器が付加される。

受信部では、電子フォーカスと超音波ビームの偏向のために、適宜遅延させて位相を合わせてから加算（整相加算）される。整相加算後のエコー信号は、帯域通過フィルタ、高周波増幅器、対数増幅器、検波器で処理されて、振幅信号となる。生体内では、伝搬距離が長くなるほど、また周波数が高くなるほど超音波の減衰が大きくなるため、深部から返ってくるエコー信号は、振幅が小さくなるとともに高周波成分が少なくなる。帯域通過フィルタでは、超音波の伝搬時間に応じて通過帯域を変化させ、SN比を向上させている。高周波増幅器では、伝搬時間に応じて利得を制御するSTC（sensitivity time control）という機能が含まれている。また、エコー信号の振幅は、広い範囲にわたって変動するため、この変動範囲を圧縮する目的で対数増幅器が用いられる。対数増幅器で圧縮増幅された後に検波器で全波整流され、振幅信号となる。

上述した受信部の処理は、以前はアナログ回路で行われてきたが、最近ではこれらをディジタル回路に置き換えた診断装置が一般的になってきた。整相加算器をディジタル回路で構成したものをディジタルビームフォーマと呼ぶ。また、一度の送信に対して異なるいくつかの方向からのエコー信号を時分割で処理を行い、フレームレートを向上させる方法も製品化されている。近年のディジタル回路の高集積化により、このような並列処理が容易に実現できるという利点がある。

〔3〕 ドプラ演算部

ドプラ法には、連続波ドプラとパルスドプラの二つの方法がある。連続波ドプラは4.6.2項で述べた原理をそのまま実現している。図4.73に示すように、直交検波後のドプラ信号は、帯域通過フィルタにかけられる。

ここで血管壁などの反射体から返ってくる大振幅の信号が除去された後、FFT（高速フーリエ変換、fast Fourier transform）によって周波数が解析される。

血流信号は心臓の動きに応じて変化するため、ドプラ信号を20 ms程度の区間に分割し、この区間内で周波数解析が行われる。その結果得られたドプラ偏位スペクトルを、Mモードと同様な方法で表示する。

連続波ドプラ法では連続波を送受信するため、送信用と受信用振動子とを兼用できない。このため、連続波ドプラ専用の探触子のほか、セクタ探触子の一部を送信用、他を受信用として使う共用型などさまざまな形式がある。また、連続波を送受信するため、送信ビームと受信ビームとが重なった部分の血流すべてが検出される（図4.73）。しかし、広い領域中の最大血流速だけを知りたいときは、空間分解能をもたないほうが有利となる。

パルスドプラ法では空間分解能があり、どこの血管の血流速度を測っているかがわかる。この方法では、

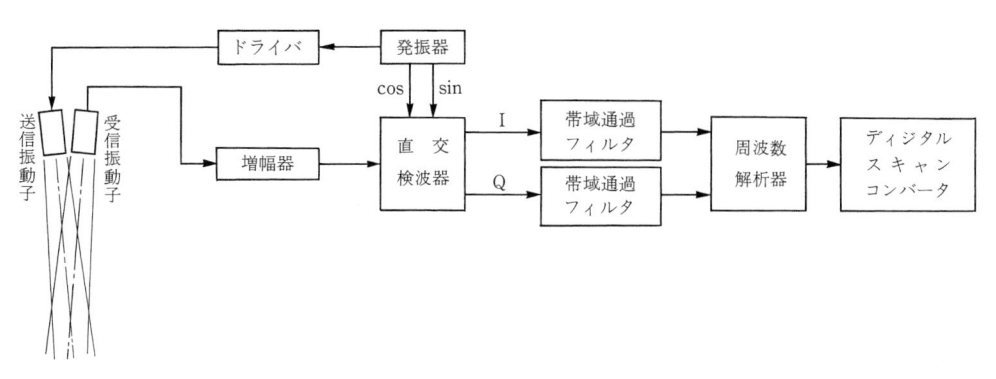

図 4.73 連続波ドプラ演算部

パルス反射法と同様に，超音波バースト波を送信し，同じ探触子でエコー信号を受信する。演算部の構成は図示しないが，図 4.73 に示した直交検波器と帯域通過フィルタとの間にサンプルホールド回路が追加される。サンプルホールド回路では，特定の位置におけるドプラ信号が取り出される。位置の指定は，B モード画像上で行われる。サンプルホールド以降の処理は連続波ドプラと同じである。

超音波の送信繰返し周波数を PRF（pulse repetition frequency）と呼ぶが，サンプルホールド後のドプラ信号は PRF でサンプリングされたことになる。このため，サンプリング定理に従って，ドプラ偏位周波数の最大値は PRF/2 以下となる。すなわち，これより大きい周波数では折返し現象が現れ，見掛け上反対方向の流れとして表示される。

このようにパルスドプラ法では計測できる最大流速に制限がある。また，送信波自体にスペクトルの広がりがあるため，連続波ドプラに比べると精度が悪い。しかし，空間分解能をもつことは大きな利点となっている。

〔4〕 **カラードプラ演算部**

2 次元断層像上で血流をリアルタイムに描出するカラードプラ法は，周波数解析法が上述のドプラ法とはまったく異なる。この演算部では，ドプラ偏位スペクトルの平均周波数と分散を求めている。最近では平均周波数の種々の求め方が提案されているが，ここで説明する自己相関法が使われることが多い。

カラードプラでも超音波バースト波を送信しており，パルスドプラの一種と考えられるが，上述したように特定の位置のドプラ信号を取り出すことはしない。直交検波後のドプラ信号は A-D 変換され，MTI（moving target indicator）と呼ばれるフィルタを通した後，複素自己相関器に入力される（図 4.74）。MTI は，固定物から返ってくるエコー信号を除去するもので，帯域通過フィルタに相当する。カラードプラでは，超音波ビームを走査して種々の方向での平均周波数，分散を求め，B モード画像と同様に映像化している。

平均周波数，分散さらに B モード画像を一つの画面に表示するには，表示情報をカラーコーディングする以外にない。このため，カラードプラと呼ばれてきた。

最近では，カラードプラの技術を，血流ではなく心臓壁に応用し，組織の動きを映像化しようとする試み

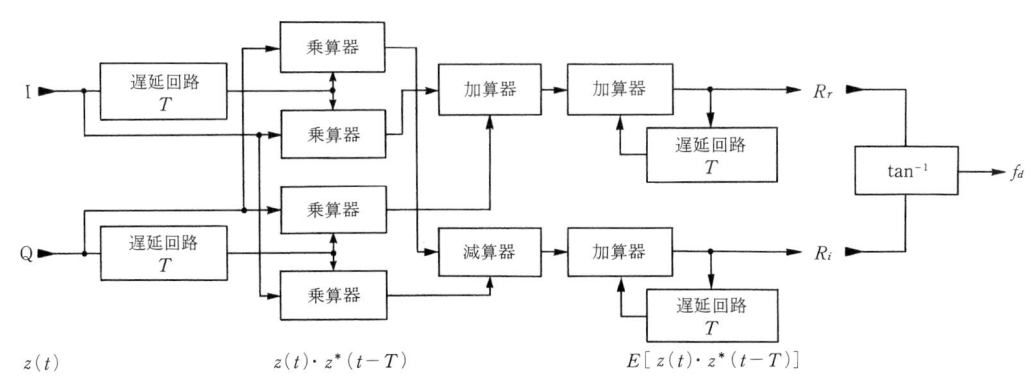

図 4.74 複素自己相関器

もある。また，平均周波数ではなく，ドプラ信号の強度自体を映像化することによって，ドプラ感度を向上させるpowerモード，さらに広帯域でパルス幅の短い送信波を使い，分解能をより高めた表示モードも装備するようになってきた（図4.75）。

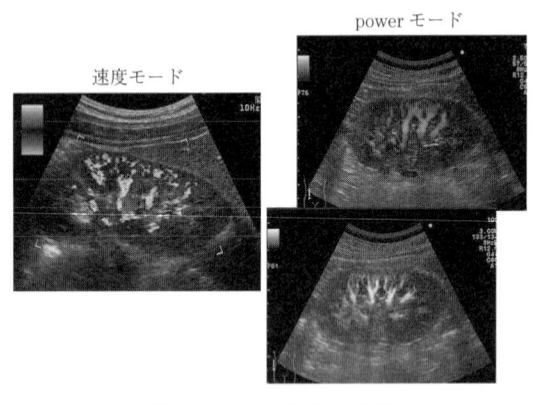

図4.75 カラードプラ画像例

〔5〕 **DSC**（ディジタルスキャンコンバータ）

DSC（digital scan converter）では，エコー信号または血流情報を画像化し，標準テレビジョン（以下，テレビと略記する）信号として出力する。つまり超音波の走査線を，これと非同期のテレビ走査線に変換する。画像化に際して，DSCでは超音波走査線間に位置する画素の補間，フレーム相関などの処理も行われる。

DSCの基本構成は，入力のA-D変換器，フレームメモリ，および出力のD-A変換器からなる。A-D変換器は6から8ビットのものが使われる。フレームメモリは書込みと読出しが独立して行われ，書込みアドレスは超音波ビームの位置情報から作られる。読出しはテレビの走査に同期して順次行われる（図4.76）。

超音波診断装置の特徴はリアルタイム表示であるが，そのフレームレートを速くするには，超音波ビームを少なくして1枚の断層像を作ることになる。このため，ビーム間にある画素の補間が必要となる。ラインバッファメモリに保持された連続する2本の超音波ビームからビーム間の画素値を補間した後，フレームメモリに書き込む。この書込みの際に，すでに書かれているデータを呼び出し，これと新しいデータとを適当な重み付けをして加算する処理が加えられる。この処理はフレーム相関と呼ばれ，ランダムなノイズが低減されて滑らかな画像となる。

ポストプロセスでγ補正，ハイライト抽出を加えた後，テレビの同期信号が混合され，標準テレビ信号として出力される。数秒間のリアルタイム画像が記憶できるようにフレームメモリの容量を増やしたシネメモリも普及している。

〔6〕 **表示・記録部**

DSCから標準のテレビ信号が出力されるため，表示装置にはテレビモニタが使われる。また，動画像の記録には，ビデオが広く使われている。静止画像のハードコピーには，以前はインスタント写真が使われていたが，いまでは取扱いが安易でランニングコストの安いビデオプリンタが一般的である。

何台もの超音波画像診断装置を所有する大きな病院では，ネットワーク技術を利用したファイリングシステムを設置しているところが多くなってきた。

そこで，メーカの異なる診断装置を同時に接続するために，CTなどの他のモダリティで先行していたDICOM規格に，現在では超音波画像診断装置のほとんどが対応している。DICOM規格自体も改訂が進められ，画像そのもの以外の，さまざまな情報も一元管理ができるようになってきている。

〔7〕 **関連機器**

診断装置に付随して用いられるものとして，カプラ，穿刺器具などがあげられる。体表面近くを診断する場合は，探触子の焦点領域外を使うことになり，診断装置本来の性能を発揮できないことが多い。診断部位を探触子の焦点領域に移動させるために，超音波カプラが探触子に付加される。

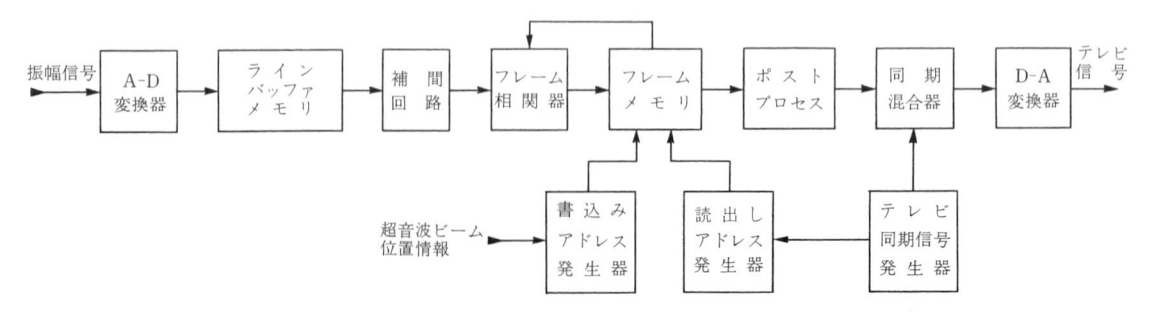

図4.76 ディジタルスキャンコンバータ基本構成

超音波断層像を監視しながら穿刺を行う超音波穿刺術は，腹部臓器だけでなく，脳外科，泌尿器科，産婦人科などで広く利用されている．穿刺針は穿刺用アダプタを介して探触子に取り付けられる．アダプタは穿刺針を目標に向かって正確に刺入するためのものであり，穿刺後の着脱操作も容易にできるように考慮されている．

4.6.4 超音波画像診断装置の動向

超音波診断の臨床応用については4.6.1項ですでに説明しているが，ここでは，その代表的な超音波診断装置の最新技術の解説，および管腔内超音波検査などの特殊用途で使用されているものについて紹介する．

〔1〕 汎用超音波診断装置

最新の超音波診断装置では，画像性能の向上を目的にディジタルビームフォーマ，ハーモニックイメージング技術が採用され，画像データの管理を目的に画像データのディジタル出力が可能になっている（図4.77）．

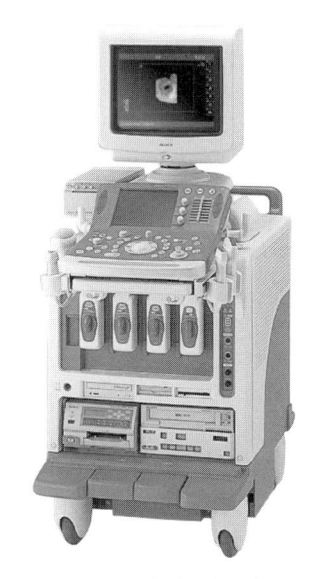

図4.77 外観写真

1) **ディジタルビームフォーマ** 1980年代から超音波診断装置でもディジタル化が行われ，画像データのメモリといったことでのディジタル化が行われた．このことにより，超音波画像を静止画像として表示することが可能になり，画像上での計測も簡便に実施できるようになった．

1990年代後半からは，このディジタル化がさらに進み，受信超音波信号自体をディジタル化することで，固定素子で実施していたビームフォーミング（ビーム形成）をディジタル化でき，従来は，診断範囲内を16分割し，受信フォーカスを設定していたが，連続的に受信フォーカスを最良の状態に設定できるようになり，フォーカス精度の向上が可能となった．また，メモリされた受信信号を離散的に扱うことが可能となり，時間分解能が高い超音波画像を実現できるようになった．

2) **ハーモニックイメージング** ハーモニックイメージングとは，組織を観察する目的で開発された技術で，組織ハーモニックイメージング（tissue harmonic imaging）と超音波用造影剤を映像化するコントラストハーモニックイメージング（contrast harmonic imaging）がある．

a) **組織ハーモニックイメージング** 超音波が非線形媒質中を伝搬する過程で起こる超音波の伝搬ひずみにより発生する高調波を映像化する技術をいう（図4.78）．

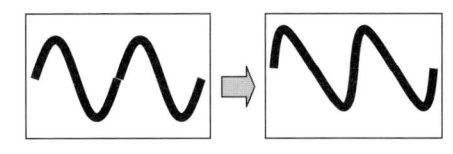

図4.78 超音波の伝搬による波形ひずみ

伝搬ひずみは
・伝搬距離に比例する．
・音圧の2乗に比例する．
・周波数に比例する．
・その他．
に応じて，発生する．

組織ハーモニックイメージの画像を利用する目的は，超音波画像に出現するサイドローブなどの音響雑音を低減するためであり，その効果はすべての診断部位で確認されている．特に心臓長軸断面での超音波画像では組織ハーモニックイメージの効果がわかりやすい．右心房内腔の不要な音響ノイズが低減し，心筋・弁といった構造物がより鮮明に描出されている（図4.79）．

b) **コントラストハーモニックイメージング** 経静脈的に超音波用造影剤を生体内に注入し，造影剤の主成分である気泡（マイクロバブル）からの強い反射エコーを利用することで，血流情報を映像化する技術である（図4.80）．

コントラストハーモニックイメージングは，カラードプラ以上に腫瘍への血流の有無，血流の状態がわかり腫瘍の存在診断，質診断，治療効果判定に利用されている．

3) **超音波診断装置のネットワーク化** 超音波画

医療機関での画像ファイリングでは，DICOM規格が広く利用され，この規格に準拠したディジタル出力を搭載する超音波診断装置が使用されるようになった。

〔2〕 **細径プローブを用いる超音波診断装置**(図4.82)

チューブ状でしなやかな内視鏡スコープを口から食道，胃，十二指腸へ，また肛門から大腸へ挿入し，消化管病変部の観察を直接的に行う現在の内視鏡診断法は，レントゲン診断による間接的な映像診断法に比べ，より正確な診断情報をもたらす。このため精密検査としてますます重要な検査となっている。しかし，この内視鏡診断は光による診断であり，体内の病変近くに挿入して観察する場合も，その表面状況からの診断情報でしかない。患部の表面より奥，深さ方向の診断情報を得るためには超音波による検査が必要となる。通常，超音波による内視鏡検査を行うには，挿入してある光学の内視鏡を抜き，超音波内視鏡スコープを挿入する。患者が内視鏡検査で最も苦痛を感じるのはなんといっても挿入時に喉を通過するときであり，内視鏡の入換え作業はしばしば患者にとって大きな負担となっている。

図4.79 正常心臓長軸断面での画像比較
（上：従来画像，下：ハーモニック画像）

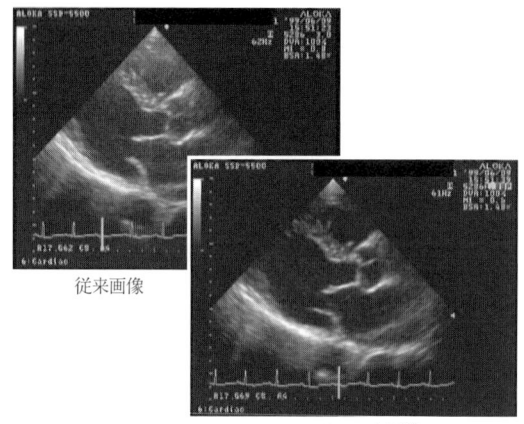

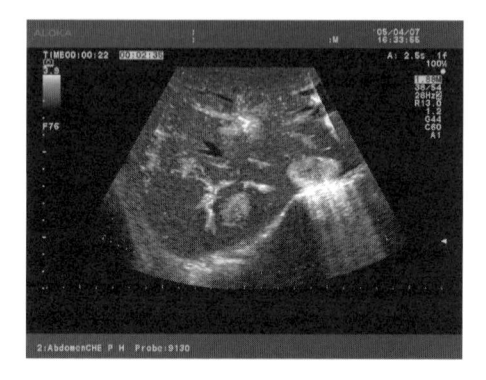

図4.80 Levovistを使用した画像

像の保管に関して，ペーパレス化が進んでいる。従来は，インスタントフィルム，専用のプリンタなどで印画された画像を報告書などに添付していたが，医療機関内のネットワーク化が進み，超音波画像をディジタルデータとして医療機関のサーバに送り，画像データの保管，閲覧が可能になった（図4.81）。

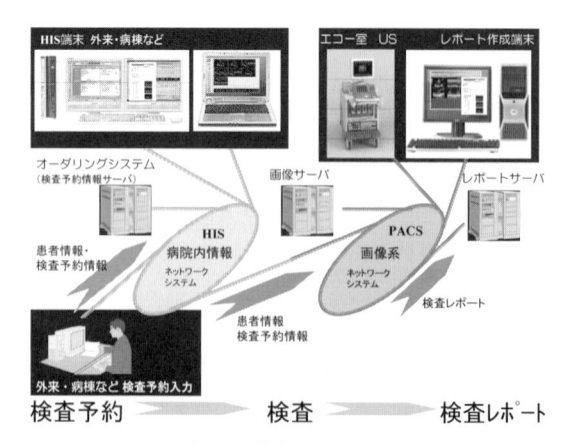

図4.81 院内ネットワーク

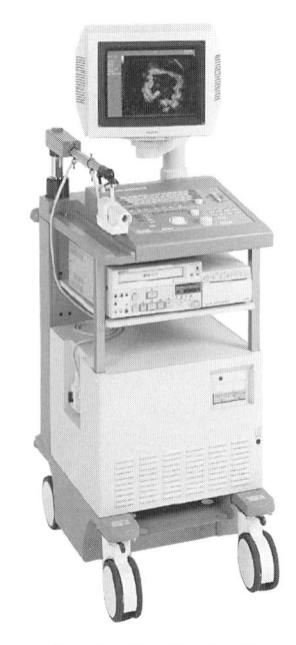

図4.82 装置本体

通常使われる内視鏡の処置鉗子用の穴（鉗子口）を通して超音波プローブを挿入すれば内視鏡の入換え作業を行わず，続けて超音波による内視鏡検査が行える。通常の内視鏡には2.8mm程度の鉗子口が開いている。直径がこれより細い超音波プローブであればこの内視鏡鉗子口経由で挿入できる。このような内視鏡の鉗子口を経由して超音波検査を行う「超音波細経プ

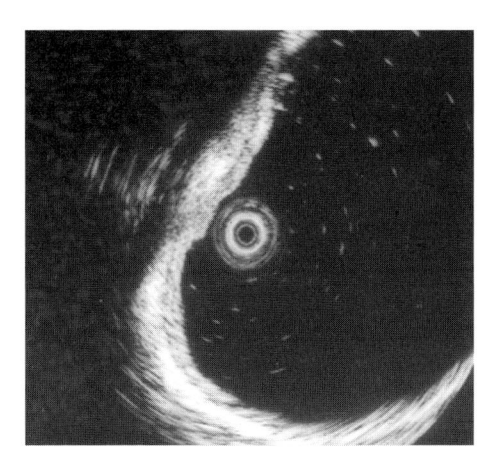

図 4.83 細径プローブによる胃がんの断層画像

ローブ」が近年普及しつつある（図 4.83）。

1）細径プローブの構造と原理　超音波細経プローブは細く長いカテーテル状の外観をしている。

図 4.84 に示すように，先端に小さな超音波振動子を組み込んだスプリング状ワイヤが薄い樹脂製の外被チューブの中で回転できるようになっており，外被チューブと振動子のすき間は水やオイルなどの液体で満たされた構造をしている（図 4.85）。このトルク伝達ワイヤに根元から回転力をかけると途中がどのような屈曲状態でも先端の振動子が追従して正確に回転する。

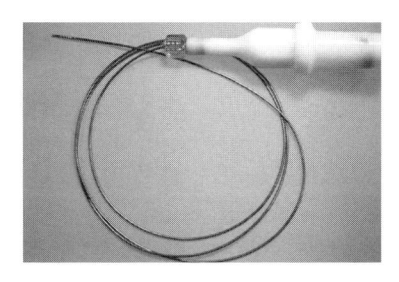

図 4.84　細径プローブの外観

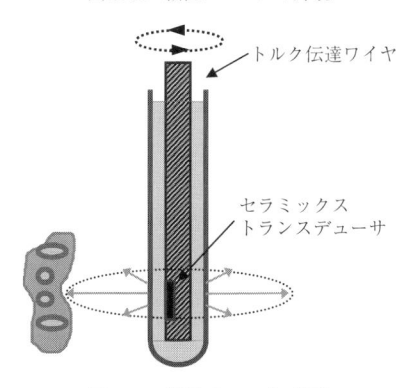

図 4.85　細径プローブの構造

このプローブを装置，駆動モータユニットに接続し，機械的に無限回転させる。先端の超音波振動子の回転走査角度情報は駆動モータユニット内にあるロータリエンコーダによって遠隔的に検出され，このエンコーダ信号をもとに装置内で超音波の送受信タイミングが作られる。このタイミングで先端の振動子から超音波の送信受信を全周にわたり繰り返すことにより，プローブ周囲組織の超音波反射による断層像を得ている。

2）今後の展開　超音波細径プローブはその細さゆえ，体内のあらゆる部位に挿入され，詳細な診断情報を提供する。さらに狭い部位への挿入を可能とするため，プローブのいっそうの細径化と高周波化が進みつつある。

いまでは直径 1 mm 以下の太さをもつ極細径プローブの実用化が期待されている。また，内視鏡と併用される細径プローブとほぼ同じプローブがカテーテルとして血管内に挿入され，血管壁内の情報を映像化する intravascular ultrasound（IVUS）法としても使われている。いままではほとんど可視化できなかった血管内部の沈殿物の状況や血管壁の状態を詳細に観察することができる。この IVUS 法は血管への侵襲的な検査であるが，得られる情報がレントゲン造影法での間接的な診断情報を補うものとして，血管内治療の治療効果判定などに重要な役割を果たすようになってきた。IVUS 法のプローブは完全滅菌された状態で使用され，使用後はディスポーザブルとして扱われる。今後はさらにプローブ部の太さ，操作性，感度などの改良が期待されるだけでなく，3 次元表示などの新しい機能も普及が期待されている。

4.7　赤外線画像診断装置

生体の温度分布を 2 次元の画像として表示し診断に供する装置には，生体の表面から放射されている赤外線を非接触で検知する赤外線サーモグラフィ法と生体に液晶フイルムを接触させ，体温に応じた液晶の色の変化を写真に撮る液晶サーモグラフィ法がある。ここでは赤外線サーモグラフィについて概説する。

赤外線サーモグラフィの歴史は古く，1968 年に国産の装置が開発されると同時に，現在の「日本サーモロジー学会」の前身である「医学・生物学サーモグラフィ研究会」が，東大の渥美和彦教授の主催のもとで開催された。1984 年に同研究会から「日本サーモグラフィ学会」となり，1987 年には学会名を「日本サーモロジー学会」と変え現在に至っている[1,2]。

この間，1981 年から健康保険に採用され，1984 年

には，医用赤外撮像装置の日本工業規格（JIS）も制定されるなど環境が整う中で，臨床応用が急速に進んだ。また1993（平成5）年には，厚生省の政令の改正によってサーモグラフィ検査法を「熱画像検査法」と名前を定め，臨床検査技師が取り扱うことができるようになった。

4.7.1 サーモグラフィ装置
〔1〕原　　　理

温度が，絶対0度（摂氏－273℃）以上のすべての物体は，赤外線を放射しており，その放射される赤外線の強度は，ステファン–ボルツマンの法則により，温度の4乗に比例することが知られている。したがって，物体から放射される赤外線エネルギーを検知することにより，その物体の温度を知ることができる。赤外線とは，図4.86に示すように，電磁波の一種であり，生体表面から放射される赤外線の波長は，プランクの放射法則により，10μm前後にピークをもっている。

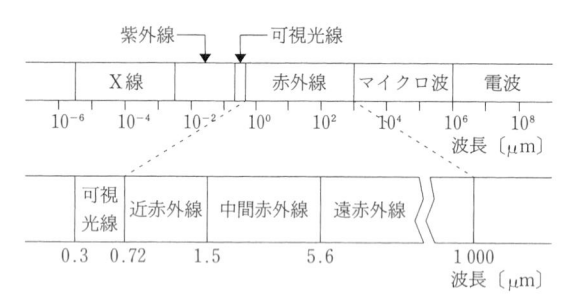

図4.86　電磁波と赤外線

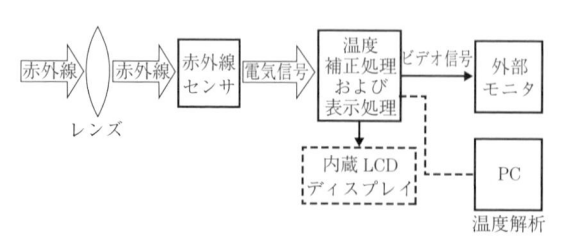

サーモグラフィ装置の基本概念図を，図4.87に示す。この図に示すように対象物から放射された赤外線は，赤外線の透過特性に優れたレンズにより集光され，2次元の赤外線センサの上に結像する。赤外線センサは，入射した赤外線をそのエネルギーの強弱に従って電気信号に変換する。この電気信号を増幅し，信号処理することにより，内蔵LCDディスプレイやテレビモニタなどの表示装置に2次元の温度分布画像（熱画像）として表示する。これがサーモグラフィ装置の原理である。

〔2〕特　　　長

赤外線サーモグラフィの特長には
① 非接触で生体に苦痛を与えず，無侵襲の計測である。
② 体表面の温度分布を熱画像として表現する。
③ 生体の生理機能を表現する唯一の医用計測機器である。
④ 測定時間が短く，また反復使用が可能で，経時的な検査が可能である。
⑤ 得られた熱画像はディジタル画像として扱え，画像処理による診断が可能である。

などがある。
中でも，非接触，無侵襲であること，熱画像が生体の生理機能を表現していることの認識が高まり，医療のあらゆる診療科にその応用分野が広がっている。

〔3〕構　　　成

赤外線サーモグラフィ装置の一例として，図4.88にその外観写真を示した。

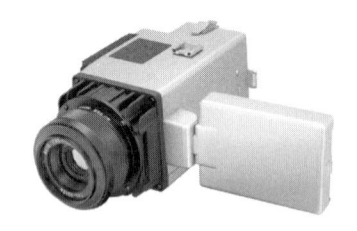

図4.88　赤外線サーモグラフィ装置の一例
（2次元センサ使用サーモグラフィ）

赤外線サーモグラフィ装置の代表的な2次元センサを使用した装置の構成図を図4.89に示す。

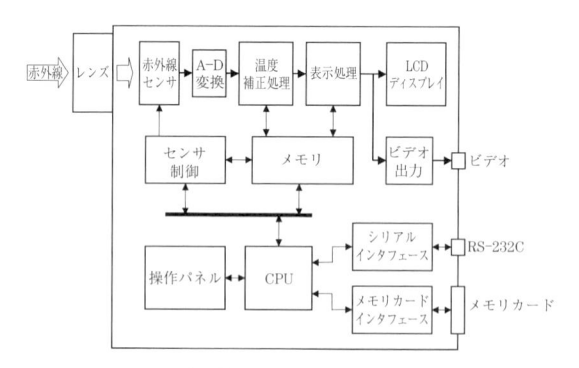

図4.89　赤外線サーモグラフィ装置の構成図
（2次元センサ使用サーモグラフィ）

入射した赤外線は，レンズで集光され，赤外線2次元センサで電気信号に変換される。光学系は，8～14μmの赤外線を効率よく透過させるため，ゲルマニウムなどを用いた特殊なレンズ系が採用されている。

図4.87　サーモグラフィ装置の基本概念図

また，赤外線センサも，生体から放射される赤外線は非常に微弱なため，マイクロボロメータなどを用いた高感度な2次元センサが採用されている。

一方，電気信号に変換された赤外線エネルギーは，A-D変換され，温度補正処理された後，画像メモリに記憶し，LCDディスプレイおよびNTSCなどのビデオのフレームレートで読み出すことにより，テレビモニタなどのディスプレイ装置に熱画像を表示することができる。

また，画像の記憶装置として，コンパクトフラッシュなどのメモリカードドライブが搭載され，大量の熱画像が記録，再生できるようになっている。加えて，IEEE 1394などの高速シリアルインタフェースを備えており，コンピュータと接続し，静止画や動画を転送して記録，再生することができる。

4.7.2 適応領域

サーモグラフィ検査の適用疾患として，日本サーモロジー学会基準[3]が公表されている。これを**表4.8**に示す。また，日本サーモロジー学会では皮膚温の異常分布（サーマトーム）の存在する病態生理[4]が示されている。これを**表4.9**に示す。さらに，臨床応用例として，**図4.90**にサーモグラフィ装置で撮った熱画像を示す。

4.7.3 計測上の留意点

赤外線診断装置は，体表の微小な皮膚温度を計測するため，体表面周辺の空気の流れや，熱源の影響を受

表4.8 サーモグラフィ検査適用疾患（日本サーモロジー学会基準）

適用領域	適 用 疾 患 例	診 断 原 理
血行障害	動脈狭窄・閉塞性疾患，静脈瘤，動脈瘤，血管奇形，リンパ浮腫などの疾患，血流に影響を及ぼす薬剤・治療法の効果の経過視察，移植皮膚片の活着状況の判定，インポテンツの病態分析	組織血流量の推定と血流分布異常または異常血管による温度分布異常の発見
異常代謝	多くの皮膚疾患，皮下組織疾患など	組織代謝率の異常，部位の発見
慢性疼痛	慢性疼痛性疾患，頭痛，後頭神経痛，三叉神経痛，内臓関連痛，脊髄神経根刺激症状（椎間板ヘルニアなど）などの筋神経疾患および間欠性跛行など	侵害受容器由来の慢性疼痛と血管性疼痛および筋肉虚血性の疼痛の存在部位の温度異常分布の発見
自律神経障害	自律神経疾患，脊髄神経疾患，および交感神経系に影響を及ぼすと思われる神経疾患神経ブロックの効果判定，麻酔深度および部位の判定，Raynaud疾患の各種負荷による分析，電気刺激の効果判定	自律神経系ことに交感神経系の活動度の神経皮節温度分布（thermatome）による分析，負荷反応分析
炎 症	各種表在性急性炎症，リュウマチ様関節炎慢性炎症の経過視察や消炎剤の治療効果の判定	炎症による高温の発見と指標化による炎症の程度の判定
腫 瘍	乳房腫瘍，甲状腺腫，皮膚腫瘍，骨肉腫，陰嚢水腫，その他の表在性腫瘍，転移，腫瘍の発見と悪性度の判定	代謝率の異常による鑑別診断，動静脈吻合による高温皮膚静脈の発見
体温異常	神経性食思不振，温度中枢の異常を思わせる疾患，ショックのモニタ	体温の異常と体温と末梢温の較差のモニタ

表4.9 皮膚温の異常分布（サーマトーム）の存在する病態生理（日本サーモロジー学会：熱画像診断テキスト）

サーマトームの種類	発見される病態と応用	主 要 診 断 手 法
血管性サーマトーム	抹梢動脈狭窄・閉塞，静脈瘤，血管奇形の機能診断，リンパ浮腫，血管性頭痛，インポテンツの判定，移植臓器・皮弁の血流判定	標準サーモグラム，時系列サーモグラム，熱こう配計測
神経性サーマトーム	脊髄根症候群，椎間板ヘルニア，末梢性疼痛の存在，神経節ブロックの効果測定，脊椎空洞症の発見	標準サーモグラム，左右温度差の抽出サーモグラム
筋肉性サーマトーム	筋肉腫，筋肉障害	標準サーモグラム，左右温度差の抽出サーモグラム
代謝性サーマトーム	炎症の治療効果の測定，腫瘍の鑑別診断	標準サーモグラム，サーモグラフィインデックスサーモグラム
時系列差分画像により発見されるサーマトーム	抹梢動脈狭窄・閉塞の程度と機能性・器質性の鑑別診断，治療手法の効果判定	差分サーモグラム，トレンド計測およびトレンドサーモグラム，サーマルレカバリー法

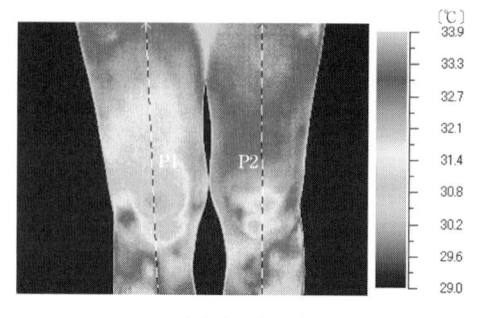

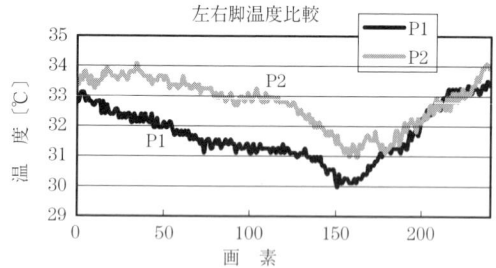

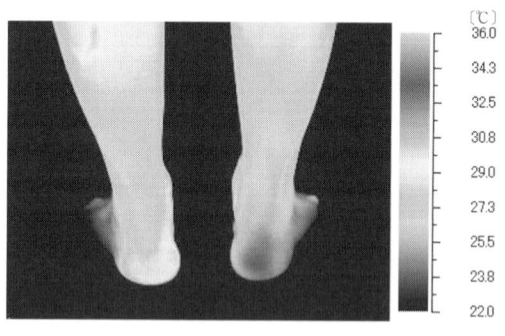

図4.90 臨床応用例

けない環境での計測を行う必要がある。皮膚温を決める内的因子としては，局所の血流，組織の熱発生と熱伝導，深部温，蒸散熱，概日周期，概月周期，季節差，薬物の投与，外皮の厚みなどが考えられ，物理的な因子としては，気温，気流，湿度，着衣の量，化粧品の塗布，周囲の熱源の影響などが考えられる。これらを考慮したうえで，適切な機器の使用および使用環境を整えるための検査室のレイアウトも必要となってくる。

これらの点を考慮に入れて，現在，日本サーモロジー学会では，1991年より熱画像検査基準の策定に精力的に取り組んでいる。

4.7.4 おわりに

サーモグラフィ装置は，体表の温度分布を熱画像としてとらえることができ，あらゆる診療科にその応用が広がっているという背景があり，今後ともいっそう発展する診断装置であろう。

装置のハードウェアの面では，従来は走査がミラーによるメカニカルなシステムが主流であったが，現在は赤外線センサの進歩により，非冷却2次元赤外線センサを使った方式が主流である。

引用・参考文献

1) 日本サーモグラフィ学会編：医用サーモグラフィ，3，中山書店（1984）
2) 日本サーモロジー学会編：熱画像検査法，日本サーモロジー学会（1995）
3) 藤正　巌編：生理機能画像診断サーモグラフィ，5，秀潤社（1988）
4) 藤正　巌監修，蟹江良一，石垣武男編：最新医用サーモグラフィ　熱画像診断テキスト，日本サーモロジー学会（1996）

4.8　内視鏡診断装置

4.8.1　臨床での利用分野と目的

内視鏡とは，体内，体腔内を診断，治療するなどの目的のために挿入する医療器械の総称で，英語では内部を見るという意味でendoscopeという単語が使われている。

内視鏡は大きく分けて，工場やビルの配管，飛行機のエンジン，遺跡発掘，災害救助などでも非破壊検査として使われる工業用内視鏡と医療用内視鏡の2種類がある。

医療用内視鏡はおもに外科の手術に用いられる硬性鏡と，消化管の診断，治療に用いられる軟性鏡に分類される。医療用軟性鏡の機能は，人体内に挿入して画像を見ながら目視および組織片採取による良性，悪性の診断と食道静脈瘤などの止血，早期がん病変などの摘出などの治療を行う。

軟性鏡は多くのファイバにより構成された，イメージガイドにより画像を伝送するファイバスコープとビデオ内視鏡装置に分類される。ビデオ内視鏡装置はファイバスコープのイメージガイドファイバをCCD（charge coupled device，固体撮像素子）に置き換えてスコープの先端に実装したもので，内視鏡画像を電気信号としてとらえて，観察モニタに表示するものである。ビデオ内視鏡システムの外観を**図4.91**に示す。

ビデオ内視鏡装置が開発されてから十数年を経た現在，ビデオ内視鏡は，上部消化管，下部消化管と気管支用が実用化されており，機器の改良とともに診断や処置になくてはならない装置として普及している。

現在の医用内視鏡の適応部位を**図4.92**に示す。また，現在は医療現場の効率化に役立つ画像ファイリングや看護業務支援システムとの連携がはかられている。

4.8 内視鏡診断装置

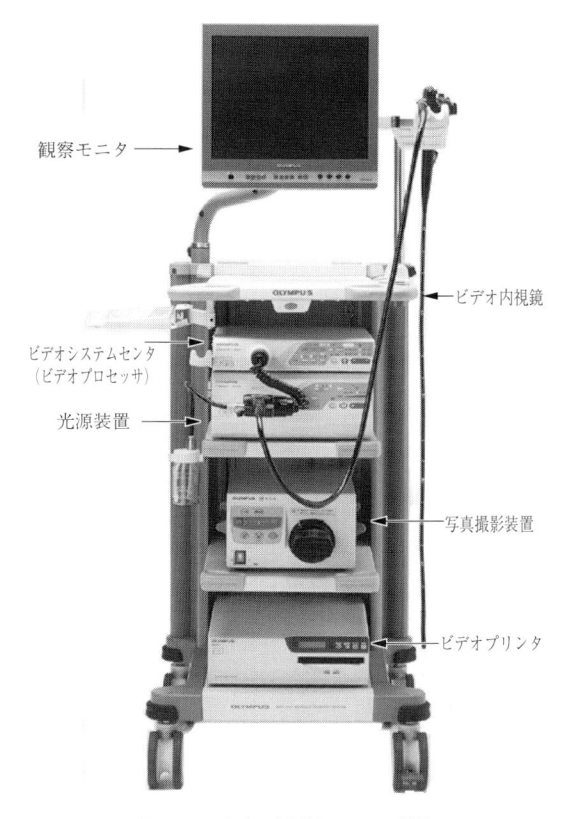

図4.91 ビデオ内視鏡システム外観

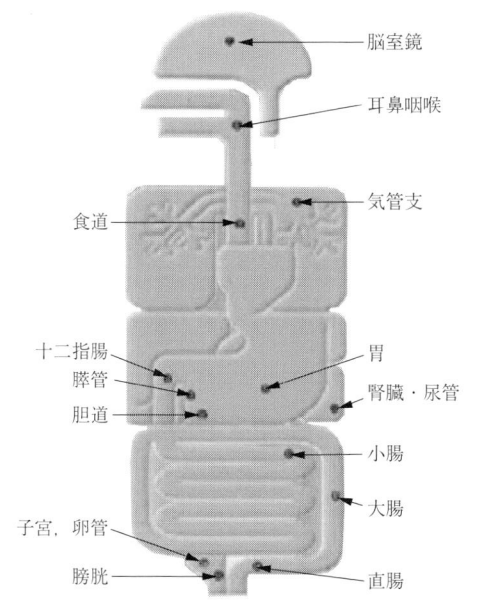

図4.92 医用内視鏡の適応部位

〔1〕 診断から治療へ

生体粘膜を直接観察できる内視鏡装置は確実な診断を行う機器として大きな進歩を遂げてきたが，スコープで鉗子チャネル（鉗子類の挿通用管路）が内蔵され，内視鏡下での生検（バイオプシ）が確定診断に大きく寄与したことで，内視鏡の価値を一段と高めることになった。さらにこの鉗子チャネルを用いて，各種機械的処置具，高周波処置具，レーザプローブほか多くの処置具が使えるようになったことで，ポリープ切除（ポリペクトミー），乳頭切開（パピロトミー）など数々の内視鏡的治療が行われるようになった。このように，内視鏡は診断だけでなく治療も行える唯一の医療機器として発展していった。1990年代には，早期がんを内視鏡的に治療するEMR（内視鏡的粘膜切除術）が盛んに行われるようになり，ここ数年ではより広範囲の粘膜を切開＋はく離するESD（内視鏡的粘膜下層はく離術）なども登場している。こうして従来は外科手術を必要としたものも，「人にやさしい医療」を求める動向に呼応し，内視鏡的治療へと適用が拡大し症例数の増加傾向はいまも続いている。

〔2〕 早期発見による早期治療の重要性

胃がんは胃壁の外側に向かって徐々に深く浸潤するにつれて転移しやすくなる。早期がんか進行がんの違いは，どこまで浸潤しているかで決定される。がんの浸潤が粘膜下組織層までにとどまっているものを早期がん，筋層より深く浸潤したものを進行がんと呼んでいる。胃がんの病期（ステージ）分類とは，がんの進行度合いを進達度，リンパ節転移，他の臓器への転移により決めたものである。

ステージⅠは，早期がんのすべてと，進行がんでも初期のもので，ステージⅣは肝臓，肺など離れた臓器に転移が認められるなど，最も進行している状態をいう。早期がん（ステージⅠ）であれば内視鏡治療や手術でなおる可能性が高く，治療の目安となる5年生存率も90％以上であり，がんの治療にとっての早期発見の重要性を示している。

〔3〕 内視鏡的粘膜切除法（EMR）

従来，早期がんは外科手術が主流であった。早期胃がんを内視鏡で治療できなかった理由は，ポリープは隆起しているのでスネアで切除できたが，早期がん（胃）は平らな病変が多いため，内視鏡的に切除する方法がなかったためである。

1980年代中ごろから，粘膜下組織層に生理食塩水を局所注入し粘膜下組織層を膨らませ粘膜と筋層の距離を広げた後，粘膜のみを把持鉗子で引き上げるなどでスネアをかけられるようにして切除する手技が行われ始めた。その後，いくつかの手技が開発され現在に至っている。

適応の原則は，リンパ節転移の可能性がほとんどな

く，腫瘍が一括切除できる大きさと部位にあること。具体的な適応条件としては，2 cm以下の肉眼的粘膜がんと診断される病変で，組織型か分化型，肉眼型は問わないが，陥凹型では UL（－）に限るとされている。

〔4〕 内視鏡的粘膜下層はく離術（ESD）

一括切除が確実な治療に必須と考えられており，また EMR による分割切除になると，がんを残さずに取ったかどうかという分割部分の診断に懸念があった。

一方，EMR で一括切除できる大きさは約 2 cm が限界とされ，これは平坦病変に一括でスネアが掛けられる大きさの限界でもある。このため，2 cm 以上の大きさでも，内視鏡的に治療できる病変があるが，EMR では切除できなかった。

この解決のため，生理食塩水を粘膜下組織層に注入した後，病変の周囲をナイフで切開し粘膜下組織層をナイフではく離した後，スネアが掛かる大きさにしてスネアで切除するという ESD という手技が考案された。

この手技により，2 cm 以上の病変でも一括切除でき，がんを完全に切除したかを確実にチェックできるとされている。

〔5〕 内視鏡下外科手術

腹部を切り開かずに，内視鏡を腹部に差し込んで行う手術。腹の中に炭酸ガスを注入して膨らませ腔を作り，内視鏡で腹腔内を確認しながらトロッカと呼ばれる筒を経由して細長い鉗子で手術を行う。

開腹手術よりも術後の痛みも少なく早く退院できるメリットがあり，1990 年以後，全世界で爆発的に普及した。

〔6〕 観察波長の変更による新たな内視鏡観察技術が登場

ビデオスコープはハイビジョン画質を実現したことで，通常の観察を行うには十分な解像度を実現するに至った。このため，新たな診断ツールとして，特定の波長の光を照射して肉眼では診断できない粘膜内の情報を画像化する技術が開発されている。がんなど微細病変の早期発見や術前の病変範囲の精密診断などを目的に，病変の特徴である粘膜表層の毛細血管やわずかな粘膜の肥厚，深部血管などを，光の波長を制御することによって画像強調表示する内視鏡ビデオスコープシステムが 2006 年に製品化された。これは，ハイビジョン画質による通常光観察に加え，粘膜表層の毛細血管や粘膜微細模様を強調表示する「狭帯域光観察（NBI）」，腫瘍性病変と正常粘膜を異なる色調で強調表示する「蛍光観察（AFI）」，粘膜深部の血管や血流情報を強調表示する「赤外光観察（IRI）」の三つの新しい観察技術を搭載している。

4.8.2 動 作 原 理

〔1〕 概　　要

内視鏡は，先端にマイクロカメラを納めた胃カメラ，光ファイバによる画像伝送を利用したファイバスコープ，CCD を利用したビデオ内視鏡とつぎつぎに技術革新を遂げてきた。

ファイバスコープの本質が「人間の目でグラスファイバを介して直接見る」ことであったのに対し，ビデオスコープは「CCD という新しい光学センサの目で見る」といえる。

ビデオ内視鏡システムは，より忠実な被写体の画像をテレビモニタに再現するための画質向上はもとより，人間の目ではとらえることのできなかった赤外線や特定波長による特殊光画像や，画像処理による特定情報の抽出などの新しい画像診断のための研究開発，ネットワーク技術とリンクした院内総合画像診断システムの開発など，広範囲の開発も期待されている。ここでは現在，主流となった消化管用ビデオ内視鏡システムを中心に述べる。

〔2〕 ビデオスコープの原理

一般によく知られているファイバスコープは，照明用ライトガイドと像を伝達するためのイメージガイドから構成されている。ビデオスコープは，このファイバスコープのイメージガイドに代わって CCD で光学像を電気信号に変換し，電子画像として像を伝送するようになっている。

図 4.93 にその基本的な構成を示す。ランプの光は集光レンズで集光され，ライトガイドに入射する。入射光束はライトガイドでビデオスコープ先端に導光され，被写体 A を照明する。照明された被写体 A はビデオスコープの対物レンズで CCD 受光部に結像され電子信号に変換し，ビデオプロセッサで処理を行い，観察用モニタに映像として映し出される。

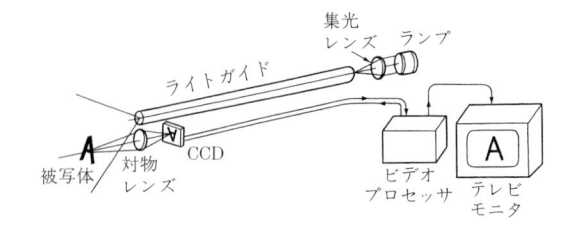

図 4.93　ビデオスコープの基本的な構成

〔3〕 ビデオスコープのカラー化方式

ビデオスコープのカラー化方式は，使用される CCD の種類によって 2 方式がある。三原色（赤，緑，

青）の照明光で順次照明し，白黒のCCDで各色の画像を取り出して組み合わせる面順次方式と，白色光で照明し色分離用のモザイク状またはストライプ状のカラーフィルタを付けたCCDで各色の画像を同時に作り出す同時方式の2方式である．

1） 面順次方式ビデオ内視鏡システム　図4.94に面順次方式のビデオスコープを示す．ビデオスコープを体腔内に挿入し，R，G，B光で順次照明されている被写体をビデオスコープの対物レンズでCCDへ結像し，画像を電気信号に変えてビデオプロセッサで処理し，テレビモニタに映像を取り出すことになるが，その構成は，ビデオスコープとビデオシステムセンタ（ビデオプロセッサ），両者間の信号を通信するスコープケーブル，照明用の光源および画像を観察するテレビモニタからなっている．光源内のランプから出射される光束は，回転RGBフィルタで，赤，緑，青の三原色になり，フィルタの回転に従って順次射出される．

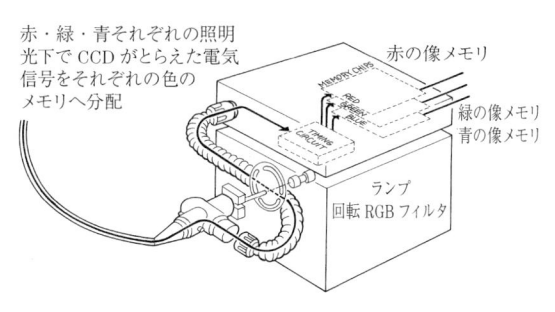

図4.94 面順次方式ビデオ内視鏡

ビデオスコープには照明用のライトガイドとビデオスコープ先端に白黒のCCDがあり，ビデオスコープを光源に接続すると赤，緑，青の三原色の光束が順次ライトガイドに入射し，ライトガイドでビデオスコープ先端に導光され，被写体を三原色の光で照明する．CCDはビデオスコープケーブルを介しビデオシステムセンタ内のCCD駆動回路でRGBフィルタの回転に同期して駆動し，1回転すると赤，緑，青の光束でそれぞれに照明されたときの像の映像信号すべてが呼び出されるようになっている．

呼び出されたCCDからの映像信号はA-D変換器でアナログ信号から輝度の高さに応じたディジタル量に変換される．同時に，タイミング回路により赤，緑，青の区別をして各色ごとに設けられたディジタルメモリに記憶される．

つぎに，記憶されている赤，緑，青の画像をテレビの水平同期信号，垂直同期信号に同期してそれぞれのメモリから同時に呼び出しを行う．呼び出された三つの信号はD-A変換器でアナログ信号に変換される．同時に，消去信号と同期信号を加えて観察モニタに伝送し，ビデオスコープ画像を描き出す．

図4.95に示すように赤，緑，青の各画像を同一のCCDで受光しているため，各三原色は特性が完全に合った三つのCCDで映像信号に変換されることになり，各三原色の画像をCCDの解像力いっぱいまで引き出せることとなる．

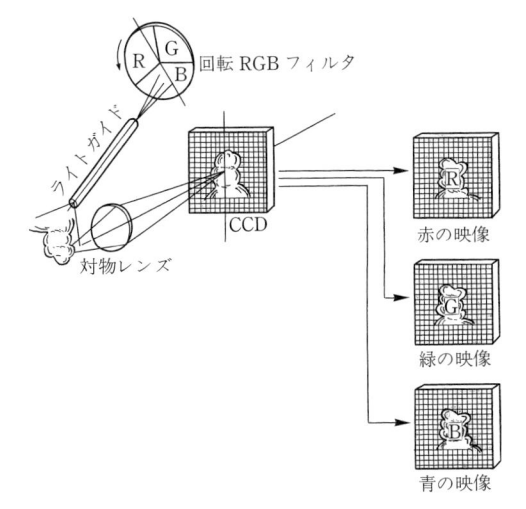

図4.95 面順次方式のカラー化原理

2） 同時方式ビデオ内視鏡システム　図4.96に同時方式のカラー化原理を示す．ビデオスコープで面順次方式との構造上の違いは，CCDの各画素に対応した色フィルタアレイがCCDの撮像面に貼ってあることである．

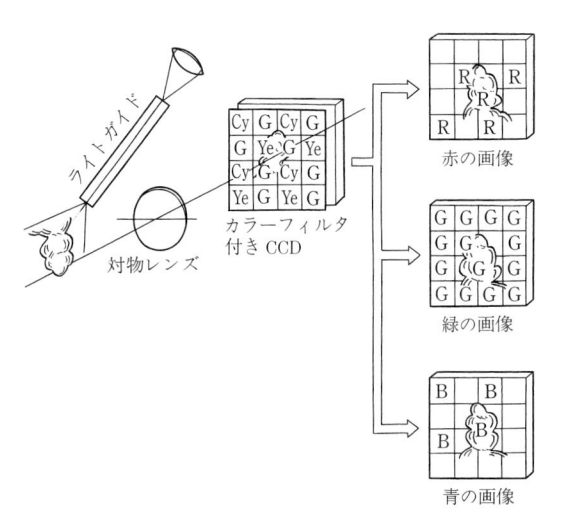

図4.96 同時方式のカラー化原理

光源装置からの白色光で被写体を照明し，その被写体像を対物レンズで色フィルタアレイを通してCCD撮像面に投影し，CCDから映像信号を得る。色フィルタアレイは各種検討されているが，図4.96に示す補色系のものが現在多く使用されている。Cyのフィルタを通った像の色成分は緑と青の成分を含み，Yeのフィルタを通った像の色成分は緑と赤の成分を含んでいる。したがって，色フィルタを通った画像はCCDの画素のすべてから得られる緑の画像と，4画素分の範囲の色を一つの画素で代表して表す赤および青の画像になっている。

画像を構成する情報は輝度（明るさ）と色に分けられ，各赤，緑，青三原色の輝度成分をE_R，E_G，E_Bとすると，画像全体の輝度E_Yは

$$E_Y = 0.3E_R + 0.59E_G + 0.11E_B$$

で表される。すなわち，緑の色情報はほかの色に比べて大きな輝度情報をもっている。したがって，図4.96に示すように大きな輝度情報をもつ緑の画像がCCDの全画素によって表される色フィルタアレイを使用することにより，輝度（白黒）の解像の向上を行っている。赤，青の色成分の解像はCCDの白黒の解像の1/4に劣化するが，人間の視覚の色解像能力が赤，青の色成分で落ちていることを考えて問題はないとしている。

4.8.3　内視鏡装置
〔1〕 ビデオ内視鏡システム概要

ビデオスコープにより良質の電子映像が得られることから，多くの周辺装置との組合せが行われている。その基本的なシステム構成を図4.97に示し，代表的な周辺装置について紹介する。同図はビデオスコープを中心に，各周辺装置を組み合わせたビデオ内視鏡システムである。

ビデオスコープを接続する光源装置およびビデオシステムセンタ，その画像を観察するモニタ，および収容箱の中に設置されたテレビモニタ画像をビデオスコープの操作部またはビデオシステムセンタのレリーズボタンを押して自動的に写真撮影するモニタ用自動撮影装置，ビデオスコープの操作部またはビデオシステムセンタのVTRスイッチで録画のstart/stopがリモートコントロールできる動画記録用のビデオテープレコーダ，さらにビデオスコープのテレビ画像と同時に患者データを記録し，ビデオシステムセンタから検索できるようにした内視鏡画像情報ファイリングシステム，などがある。

〔2〕 ビデオスコープ

図4.98に上部消化管用ビデオスコープを示す。

140°という広い視野で，汎用スコープとしての挿入性能の確保，オリエンテーションの容易さ，見落としの防止をねらっている。操作部にはスコープの先端部を必要に応じて自在に曲げるためのアングルノブ，

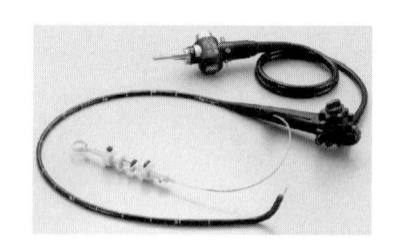

図4.98　上部消化管用ビデオスコープ

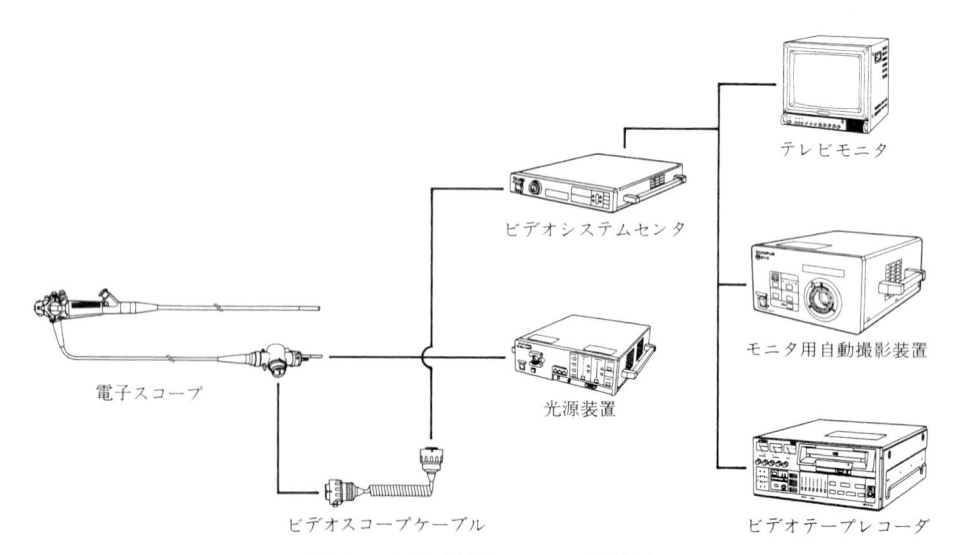

図4.97　ビデオ内視鏡システムの基本構成

それを固定，解除するアングル解除ノブ，消化管に空気を送って管壁を広げ観察視野を確保し，さらに汚れた対物レンズ面に空気と水を噴霧状に混合し吹きつけて洗浄する送気噴霧ボタン，消化管内の消化液などを必要に応じて吸引する吸引ボタンなどがあり，従来のファイバスコープと同じ機能をもっている。

さらに，ビデオシステムセンタでテレビ画像に変換された内視鏡像をテレビモニタ上で静止させ詳細に観察を行うためのフリーズスイッチ，VTRのstart/stopスイッチ，モニタ用自動撮影装置および内視鏡画像ファイリングシステムのレリーズスイッチがある。

〔3〕 拡大ビデオ内視鏡

拡大ビデオ内視鏡は，遠景領域から超近接した領域までの観察を1本の内視鏡で可能にするもので，特に近接側において，通常のビデオ内視鏡では観察不可能な距離まで接近させることができ，通常内視鏡と比較して大きな拡大率，高い解像度で観察することが可能となっている。

内視鏡操作部に設けたレバーを操作することにより，図4.99に示すように撮像光学系に組み込まれたアクチュエータにより対物レンズの焦点位置を変化させる可動レンズを光軸方向の前後に移動させ，内視鏡画像を光学的に広角な状態（WIDEと称す）と，狭角で拡大倍率の高い状態（TELEと称す）に切り換えることができる。

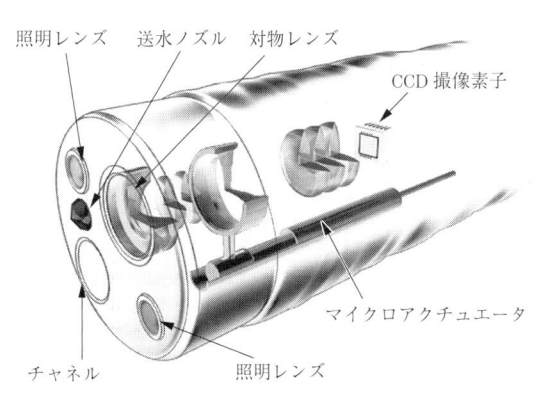

図4.99 拡大ビデオスコープ先端部の基本構造

ビデオ内視鏡の拡大倍率は，被写体の実際の大きさと，モニタ上に表示された被写体の大きさとの比率で表す。被写体と内視鏡の距離が変化すると拡大倍率も変化し，被写体が内視鏡の観察深度内の最も近接した状態にあるときに，拡大倍率が最大となる。また，モニタ上の表示サイズの大，小により被写体が表示される大きさが異なるため，ビデオ内視鏡で拡大倍率を論じる際には，モニタのサイズを限定する必要があり，拡大倍率は14インチのモニタに映し出された内視鏡画像で規定しているものが多い。

〔4〕 内視鏡形状の映像化技術

内視鏡は柔らかい管を胃の検査は口から，大腸検査は肛門から挿入するため，大腸のように長く曲がりくねった臓器に挿入する場合，スコープを押し込むだけでは大腸の形状に合わせ丸まってしまう現象が発生しやすい。

ループが形成されてしまった場合，大腸の奥まで挿入できなくなるおそれがあり，無理やり押し込むと腸が突っ張ってしまい，患者にとっては苦痛が伴うことになる。このように，大腸内視鏡はループ形成を回避しつつ挿入するため，テクニックに熟練が必要とされる。大腸内視鏡の挿入形状を検出しモニタ上にリアルタイムに画像化することで，医師の大腸内視鏡挿入を少しでも容易にするための技術が開発されている。

図4.100に示すように内視鏡の挿入部に磁気コイルを複数内蔵し，この信号を別途近傍の検出コイルを内蔵したアンテナで検出して挿入部の各位置を計算し，挿入部の3次元的形状データをリアルタイムで表示を行う。

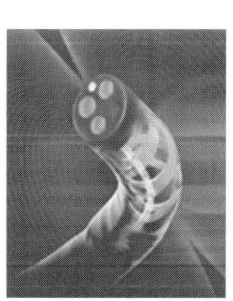

（a） 内視鏡形状検出用コイル内蔵スコープ（先端部）　　（b） 内視鏡形状検出装置

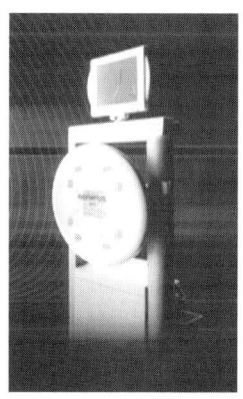

図4.100 内視鏡形状検出装置

図4.101にX線による画像と内視鏡形状検出装置で得られた画像を示す。ほぼ同様な画像がX線を用いないで得られるため，患者および医師への被曝の心配がまったくなくなり，安全性が高くなると考えられる。医師が内視鏡の挿入形状を正確に把握できるため，挿入時間を短縮できるなど，教育施設での効果も大きいと期待されている。

〔5〕 ビデオシステムセンタと光源装置

図4.102にビデオシステムセンタと光源装置の機能

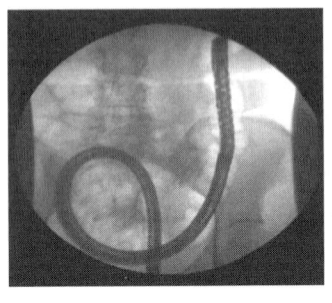

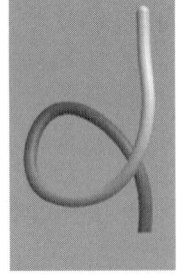

（a）X線装置による画像　　（b）内視鏡形状検出装置による画像

図 4.101　内視鏡形状の比較画像

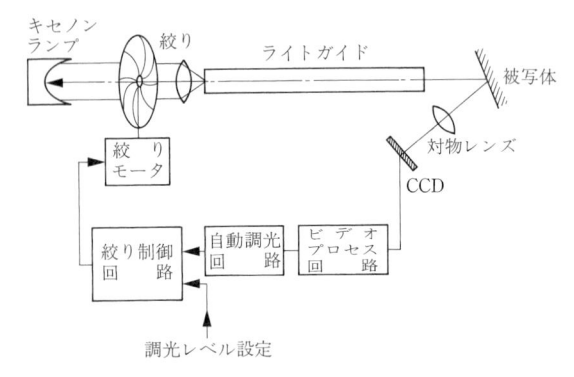

図 4.103　自動調光の仕組み

をブロック図で示す．なお，ここにあげたシステムは面順次方式を代表としている．

照明光は 300 W キセノン（Xe）ランプから出射された光束を絞りで適正な光量に絞り，集光レンズ，回転フィルタを介してライトガイドに入射する．CCDから順次出力される赤，緑，青の映像出力信号の平均値をビデオシステムセンタが算出し，絞り制御回路の入力とし，図 4.103 に示す自動調光フィードバック系を構成する．入力された映像信号は光源装置の操作パネルで設定された調光レベル設定値と比較し，その差信号を絞り制御回路で検知，増幅して絞りモータに加え，絞りを制御している．

図 4.104 にビデオプロセス回路の概要を示す．毎秒30 回転するフィルタに同期して赤，緑，青の映像信号が 90 フィールドで出力されると，ビデオプロセス回路ではその信号を A-D 変換した後 γ 補正し，後回転フィルタに同期して赤，緑，青の各メモリに記憶する．

順次記憶された各画像はテレビの同期信号に同期して各画像とも同時に読み出され，D-A 変換器でアナログ信号に変換され，R，G，Bのテレビ信号として出力される．

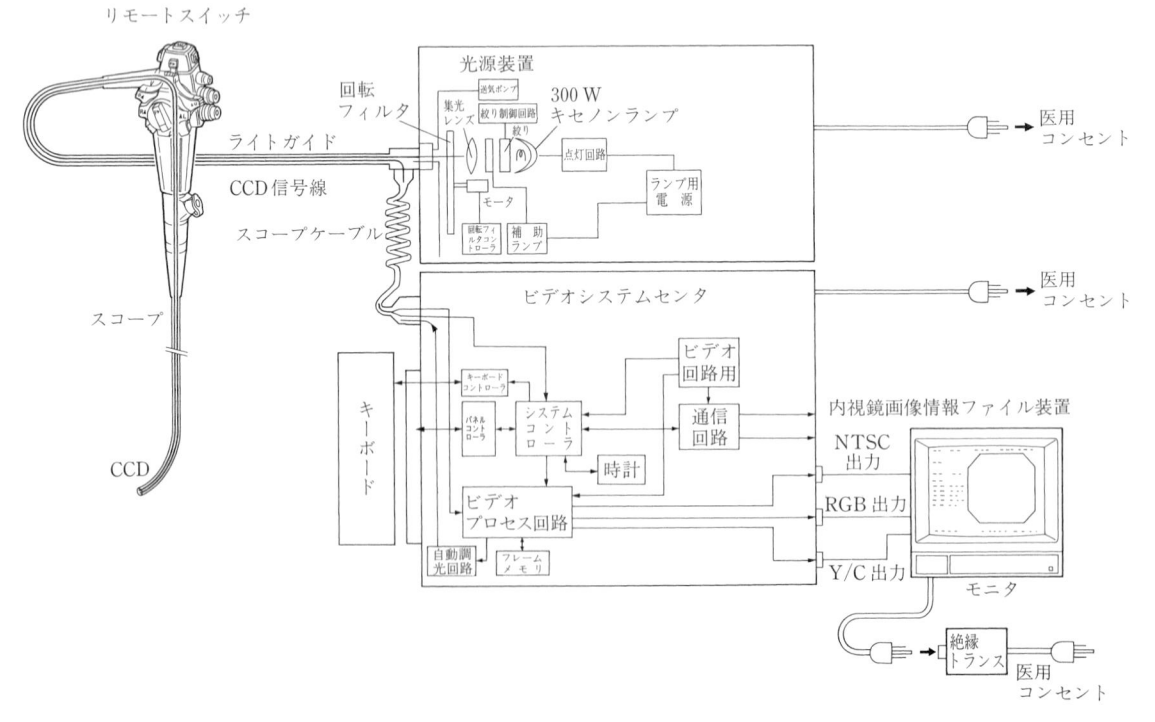

図 4.102　ビデオシステムセンタと光源装置の機能ブロック図

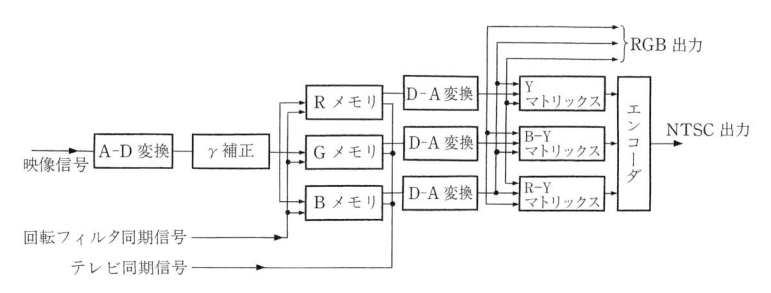

図 4.104 ビデオプロセス回路

つぎに, 各マトリックスを介して輝度信号と B-Y 信号, R-Y 信号に変換されエンコーダに入力される。エンコーダは, これを標準の NTSC コンポジット信号に合成し出力する。さらに, ビデオシステムセンタには操作パネル, キーボードからの入力データ, および周辺装置を制御するためのシステムコントローラがあって, キーボードから入力された患者データ, その他の各種データを映像信号にスーパーインポーズし, テレビモニタ画面に表示する。

患者データは, 患者 ID No., 患者名, 性別, 年齢, 生年月日などをキーボードから入力できるようになっている。ビデオスコープまたはビデオシステムセンタのレリーズスイッチを押すと, 内視鏡のテレビ画像と同時に患者 ID No., 患者名, 生年月日などのデータが通信ケーブルを介して内視鏡画像ファイリングシステムに伝送され, 内視鏡画像と組み合わせて検索データとしてファイリングされる。

〔6〕 **システム全体のハイビジョン方式対応**

ビデオスコープの CCD も数々の改良により高画素化が進み, 現在広く使われている総走査線数 525 本の NTSC 信号方式による映像伝送方式の原理的限界まできている。一方, ハイビジョン方式は総走査線数が 1125 本と NTSC 方式の 2 倍以上となっており, 次世代のビデオ内視鏡システムにふさわしい映像信号フォーマットといえる。

新しいビデオ内視鏡システムでは CCD, 信号処理方式, 信号伝送方式, 観察モニタをはじめ, 画像の記録までシステム全体をハイビジョン映像フォーマットに対応させることで, 内視鏡システム全体を高画質化している。

〔7〕 **「動画色ずれ」および静止画の色ずれを解消**

内視鏡として数々の長所をもつ面順次方式ではあるが, 被写体が動くと RGB 順次照明のため色ずれが発生するという原理的な欠陥を唯一有している。この問題を解決すべく, 最新のビデオ内視鏡システムでは「動画色ずれ」補正機能を開発し, 動画観察時の色ずれを大幅に軽減した。

この機能は, 色ずれの発生している部分の本来あるべき色を 1 画素ごとに推定し, 色ずれが発生している画素のみをリアルタイムに補正処理するもので, 目立つ色ずれほど補正量を多くしてあり, 激しい動きの動画観察時においても自然な色再現が可能となった。

一方, 静止画の撮影時は色ずれの最も少ない画像を自動的に選択する「色ずれ防止フリーズ」機能を従来機種では搭載していたが, 術者がフリーズスイッチを操作するまでの時間とフリーズスイッチが押されてから, 最適な画像をビデオプロセッサが選択するまでの双方の時間が加算され術者の意図とは異なるタイミングの静止画像となることがあった。特に, 拡大観察時には生体粘膜の動きにより術者が意図する静止画像を得ることが困難であった。

この問題の解決のため, 図 4.105 に示す「プリフリーズ」機能は, つねに最新の連続画像をメモリに記録してあり, 術者が観察モニタで最適な画像を確認した後にフリーズスイッチを操作することで, すでにメモリに記録されている画像から色ずれの最も少ない画像を瞬時に自動選択し最適な静止画像を得ることができる。

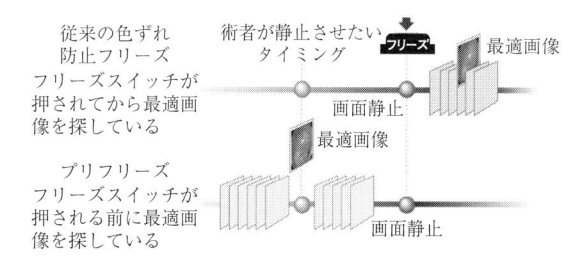

図 4.105 プリフリーズ機能の動作

従来の「色ずれ防止フリーズ」とは異なり, 術者が最適な画像を確認した後に, 被写体が動いてしまっても, 最長で 1 秒以内にフリーズスイッチを押せば, 色ずれのある画像を避け, 術者が確認した色ずれの最も少ない最適な画像にさかのぼってフリーズすることができる。

この機能により, すでに一般化しつつある拡大観察

においても色ずれのない最適な静止画像が得やすくなった。

〔8〕 医用ビデオ内視鏡装置の特殊性

1) 厳しい電気安全性の確保　患者および術者である医師に対して安全であること。CCDを実装した内視鏡を体内に挿入して観察および各種の処置を行うため，感電防止の観点から，特に耐圧と漏れ電流の規制が厳しくなっている。ビデオ内視鏡装置では，1次回路（AC）と2次回路（DC）とは別に，ビデオスコープとプロセッサの一部をこれらの回路と完全に絶縁した患者装着部回路を設けている。患者装着部回路と映像信号処理を行う2次回路の分離は，CCD駆動信号およびCCD出力信号をアイソレーションすることから，通常，高耐圧で高速なフォトカプラ，パルストランスが使用される。

2) 体腔内の環境でベストな画質を保証する　体内に挿入されたビデオスコープの周囲温度は体温の+36℃前後で，湿度はほぼ100%である。CCDは密閉された状態でビデオスコープに実装されているが，気密性の高いパッケージが求められることはいうまでもない。一般に，CCDの絶対最大定格動作温度は+55℃である。ビデオスコープ先端部のCCDの温度は，主としてCCD出力信号の伝送用バッファアンプによる発熱で，なにも対策を施さなければこの値を超えてしまう場合がある。いかに発熱を抑え，狭い空間で放熱を行うかが重要である。

3) 経内視鏡処置時にも画像の劣化を生じない　内視鏡を使って，ポリープの切除，止血などは日常的に行われる。一般的に電気メスが使われるが，これは内視鏡に設けられた処置用のチャネルにスネアと呼ばれる電極を通して行われる。電気メスの周波数は500 kHz前後で，高周波出力は数十W程度である。切除，止血，および双方の機能を有する混合などのモードがあり，出力波形もバースト状のものが多く，また，処置時の組織の状態は刻々と変化することから，放射されるノイズは数十MHz程度までの高調波を有している。

ノイズ対策としては，シールドを施す程度では十分でなく，電気的な補償手段がとられる。

〔9〕 観察波長の変更による新たな診断情報

1) 高コントラストな粘膜情報を得るNBI（narrow band imaging）技術　CCDの高画素化やハイビジョンシステムへの対応など各種の高解像度化の取組みを行ってきた。しかし，生体の波長特性に着目すると，原理的には粘膜表面の情報をより高解像度でとらえるためには，散乱が大きく，吸収のピークが存在する短波長領域の光を積極的に利用することにメリットがあることが示唆され，この点に着目しNBIの技術が開発された。

面順次照明方式に用いられているRGB3枚の光学フィルタの分光透過率特性をBフィルタはヘモグロビンの吸収極大を中心波長として，それより長波長側の光をカットするように狭帯域化することで，Bチャネル画像では，光の深達度を表層に限定することができる。

このように観察光を狭帯域化し画像処理を行うことで，粘膜表面の微細構造や毛細血管構築像の描出能力が向上し，CCDの高解像度化では達成できない早期がん診断技術向上への寄与が期待される。

2) 2波長赤外観察　短波長領域とは異なり長波長領域は生体の吸収と散乱が少ないため，より深部へ光が到達する。また，ビデオスコープ先端に設けたCCDが可視光領域のみならず近赤外領域にも感度を有するため，この近赤外領域を用いることで，通常観察では観察困難なより深部の観察が可能である。

赤外観察用のビデオ内視鏡システムはキセノンランプから発せられる可視から近赤外光をフィルタにより通常観察用の可視光と赤外観察用の近赤外光に選択し観察できるようになっている。

赤外観察時は805 nm，900 nmをそれぞれ中心波長とした2種類の近赤外光を面順次方式で，805 nmを赤色，900 nmを緑色，青色に表示するように信号処理を行い，得られた画像をカラー画像として表示している。赤外観察時の観察画像のコントラストを上げるための造影剤として肝機能の検査薬として用いられているICG色素を静脈注射することが多い。この色素は805 nmに強い吸収特性を示すため，ICG色素が多く存在する部分は青色として表示される。

通常観察では観察困難な深部血管を観察可能とすることで，診断能の向上が期待されている。

3) 蛍光観察　生体粘膜はごく微弱な蛍光を発することが知られている。この蛍光は非常に微弱であるため，超高感度の内視鏡システムの開発が不可欠であった。最新の技術を用いて，この自家蛍光をリアルタイムに観察できるビデオ内視鏡の技術が開発された。

生体粘膜のわずかな肥厚や色調の違いに対して自家蛍光の光量は大きく変化するので，粘膜のわずかな変化を的確にとらえることが可能であり，早期の病変の拾い上げの能力向上が期待される。

このような組織レベルのわずかな変化より病変をとらえるばかりでなく，今後さらに研究が進むであろうがん細胞のみに付着する薬剤やゲノム解析により，がん関連遺伝子を標識する薬剤を蛍光標識することで，がん組織を細胞レベルでとらえることはもとより，ゲ

[10] 硬性鏡用外付けテレビカメラ

主として外科の手術分野で使用される。手技によってはファイバスコープも使用されるが，ここでは硬性鏡用テレビカメラについて述べる。図4.106に代表的なシステム構成例を示す。

硬性鏡の光学系は超小型のリレーレンズの組合せで構成されており，解像度が非常に高い特徴をもつ。外付けテレビカメラでは単板カラー方式が主流であるが，3板（3 CCD）方式のカメラの割合も増えている。

硬性鏡へのカメラヘッドの取付けは，硬性鏡のアイピースにワンタッチで着脱できるアダプタを介して装着する場合と，アイピースを取り外して硬性鏡にアダプタを直接接続する方法がある。

図4.107に硬性鏡と組み合わせたテレビカメラヘッドを示す。

自動調光は，ファイバスコープ用テレビカメラと同じ専用光源を使用して光源内部の絞り機構を制御する方式と，CCDの露光時間と読出し時間を制御する電子シャッタを使用したものがある。自動調光の性能は前者が勝るが，電子シャッタによる方式では光源に絞り機構のない，比較的安価な光源と組み合わせて使用できる利点がある。

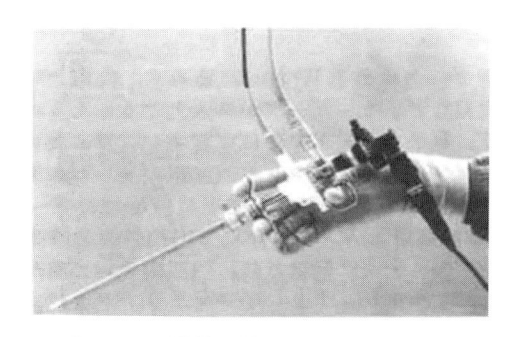

図4.107　硬性鏡用外付けテレビカメラヘッド

テレビカメラに要求される項目はファイバ用テレビカメラと基本的には同じであるが，下記の項目は消化管用ビデオスコープ以上の厳しさが求められている。

① 滅菌できることが絶対条件である。
② 画質に関しては，硬性鏡の画質のよさを損なわないように，解像度，色再現性はより忠実なものが求められている。

[11] 内視鏡画像ファイリングシステム

従来，画像の記憶には，記憶・再生速度および記録容量の点からアナログ記録方式のものが多く使われてきた。その後，画像圧縮技術の進歩や記録装置の大容量化・高速化が進み，ディジタル記録方式のものが実用化されている。ディジタル記録方式は，画質の劣化が少なく，各種画像処理に応用できるという特徴があ

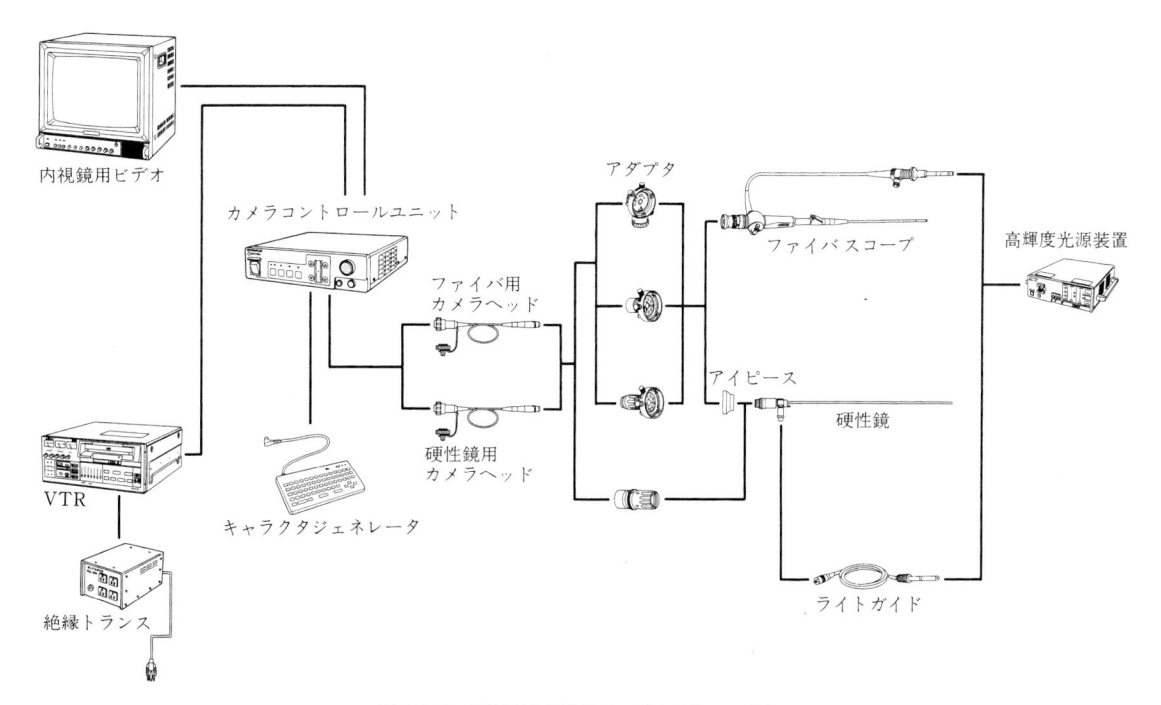

図4.106　硬性鏡用外付けテレビカメラシステム

る。また、ネットワーク技術と組み合わせることにより効率のよい管理や検索ができる。

医療画像情報ネットワークシステムの概要は図4.108のようなもので、内視鏡画像、病理画像、放射線画像などがDICOMサーバに記録される。これらの画像は院内に設置されたいずれのDICOMビューアでもこれを検索、参照、読影することができ、患者へのインフォームドコンセントや症例検討（カンファレンス）、治療方針の検討に使用することができる。

画像の記憶については検査中に、ビデオスコープ操作部のレリーズスイッチが押されると、画像がフリーズされ、同時に検索のためのID No.、患者名、生年月日とレリーズ信号がビデオシステムセンタから患者データとともにネットワークを介しサーバに記録される。画像を内視鏡装置で再生する場合はビデオシステムセンタの画像入力スイッチを、ディジタルファイル側に切り換え、キーボードより検索用のID No.などを入力する。入力後、画像入力ユニットに検索データと検索指示が送られ、目的の画像が内視鏡観察画面に表示される。

今後、より専門的な知識や経験が必要な画像は通信回線を通して外部に送られ、専門家によるコンサルテーションなどの機関連携が実現されてゆくと思われる。

〔12〕 **モニタ撮影装置**

内視鏡所見の保存手段として写真撮影が重要な役割を担っている。経過観察時の過去所見、検査後の症例検討など、その用途は多い。また、電子画像の記録媒体としては内視鏡画像ファイリングシステムやビデオプリンタがあるが、写真の有用性は変わっていない。

ファイバスコープでは、スコープの接眼部に専用の16 mmフィルムカメラを装置して使用されるが、ビデオスコープの写真撮影には図4.109に示す専用のモニタ撮影装置が使用される。

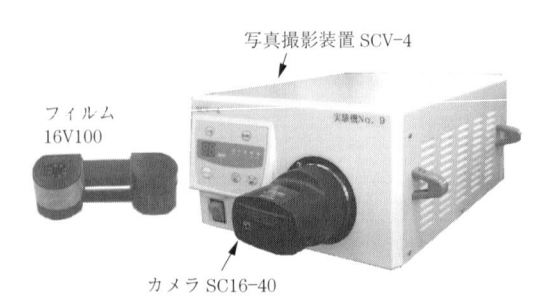

図4.109 写真撮影システムの概要

モニタ撮影装置の構成は、これまでは小型のカラーテレビモニタを使用していたが、現在は良好な色調で解像度の高い画像が得られる多重露光方式が採用されている。

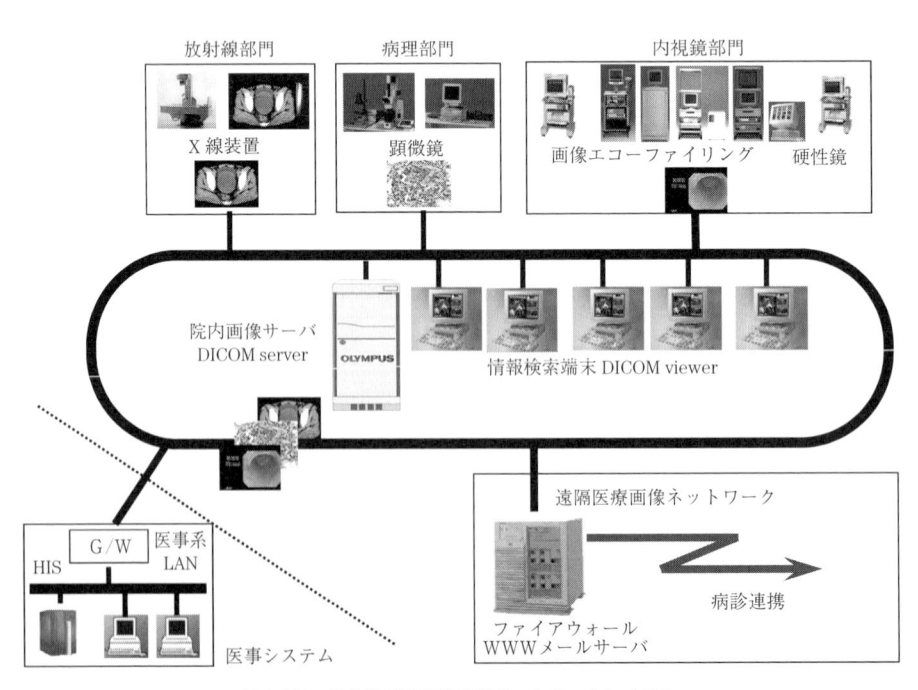

図4.108 統合的医療画像情報ネットワークシステム

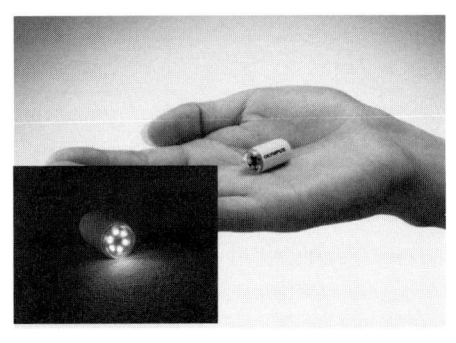

4.8.4 カプセル内視鏡
〔1〕 カプセル内視鏡の原理

カプセル内視鏡自体の概念は古くから存在するが，2001年8月にギブン・イメージング社（イスラエル）の米国のFDA認可を皮切りに，日本ではアールエフシステムズ社，オリンパスメディカルシステムズ社より発表が相ついだ。これは，無線通信の技術革新と撮像素子の低消費電力化がもたらした恩恵といえる。無線通信分野では携帯電話のWCDMAをはじめ，無線LAN，BluetoothやZigBeeなどのさまざまな通信技術が存在しているが，カプセル内視鏡の無線技術は人体の内外間を通信するということが特徴となっている。

人体は誘電体であり，電波の減衰は非常に大きい。電波は周波数が低いほど誘電体中を通過しやすく，高いほど減衰が激しいため，周波数は低いほうが有利となる。一方，電波を生成するには放射アンテナが必要になる。アンテナは1/2波長のダイポールアンテナを基準に評価されるが，カプセル内視鏡の大きさの中にこのような理想的なアンテナを内蔵することは困難である。例えば，アマチュア無線で使用されている430MHzの波長は69.76 cmにも及ぶ。アンテナ効率を考えると周波数は高いほうが有利である。よって，カプセル内視鏡の無線通信には，アンテナの効率と体内の減衰量から数百MHz帯の周波数が選択されているようである。

カプセル内視鏡のもう一つの特徴として，低消費電力化があげられる。電力は電池を使用するものと，体外から給電するものとに分けられる。体外から給電する方式はいまだ研究段階であり，電池を使ったものが実用化されている。電池は時計用のボタン型電池が主流となっているが，ボタン型電池は内部抵抗が大きく，電流を流そうとすると，電圧降下して回路を駆動することができない。

カプセル内視鏡は，大きな電流を流さない回路を小型の電池で動かし，その電力が許容する範囲内で無線通信する技術を確立することによって成しえたといえる。よって，カプセル内視鏡の電力を確保することによって，観察だけではなく処置をするカプセルや自走するカプセルといった新しい機能をもったカプセル内視鏡の開発が期待されている。

〔2〕 カプセル内視鏡の構成

カプセル内視鏡は各社で開発・研究がなされているが，2007年時点では小腸を観察するカプセル内視鏡のみが実用化に至っているため，ここでは小腸を観察するカプセル内視鏡について言及する。このカプセル内視鏡は軟性の内視鏡とは異なり，小型のカプセル状の内視鏡を飲み込み，消化管の蠕動運動により進むものである。基本的なシステムは，カプセル内視鏡，受信装置，ワークステーションから構成される。図4.110にその構成例を示す。

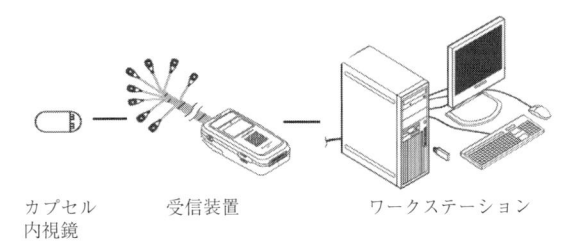

図4.110 カプセル内視鏡システムの構成例

カプセル内視鏡は照明，撮像，電子画像の無線伝送を繰り返しながら，被検者の体外に取り付けられた受信装置に電子画像を伝送する。受信装置は受信した画像データを記録する。所定時間経過すると検査が終了し，その後，被検者から受信装置を回収して，記録された画像データを表示装置に転送し，ワークステーション上で観察および診断がなされる。

1) **カプセル内視鏡** 図4.111にカプセル内視鏡の外観，図4.112にその機能をブロック図で示す。このカプセル内視鏡の大きさは径が11 mm，長さが26 mmとなっている。照明はLED（light eliminated diode）を点灯させることによって行っている。対物レンズによって撮像素子の撮像面に被写体像が結像される。撮像素子によって光電変換され電気信号に変換される。

この電気信号はA-D変換器でディジタル信号に変換される。A-D変換された信号はシリアル信号（1本の信号線）に変換されて無線回路で電波として送信される。電源は前述したボタン型電池を使用している。カプセル内視鏡は液密の樹脂外装によって覆われており，電源の投入は非接触スイッチによって行われる。

図4.111 カプセル内視鏡の外観

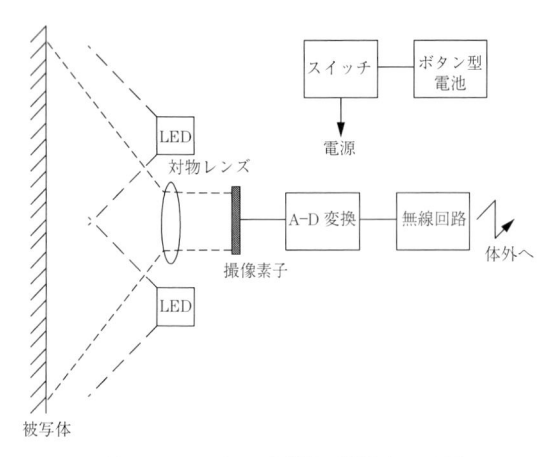

図 4.112　カプセル内視鏡の機能ブロック図

2) **受信装置**　受信装置を被検者に装着した外観を図 4.113 に示す。この装置では複数のアンテナを胴体前面に貼り付けるものである。アンテナから無線信号を受信し，無線信号は被検者の腰に取り付けられた受信装置に入力される。受信装置では無線信号の復調，画像処理，内部記録媒体への画像の蓄積が行われる。

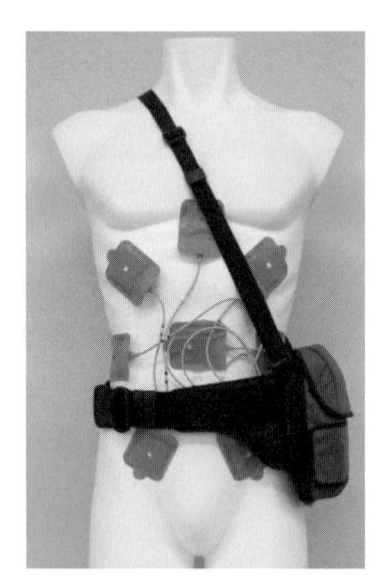

図 4.113　受信装置の装着例

3) **ワークステーション**　ワークステーションでは
① 受信装置の設定
② 受信装置に蓄積された画像信号の取込み
③ 画像信号の観察
④ レポート作成および管理
⑤ 画像データの外部出力

の機能をもっている。ワークステーションの観察画面では，動画編集ソフトのように，操作ボタンによって観察画面の再生や巻戻しなどの操作をすることができる。

4.8.5　超音波内視鏡

体腔内から超音波画像を取得するために用いられる超音波プローブを超音波内視鏡という。超音波内視鏡には，光学観察可能な内視鏡に超音波振動子を組み込み超音波観察も可能にした超音波内視鏡専用機（図 4.114）および汎用内視鏡に備えられた鉗子口から体腔内に挿入して超音波観察する細径超音波プローブ（図 4.115）がある。ここでは超音波内視鏡専用機と細径超音波プローブを合わせて超音波内視鏡と呼ぶ。

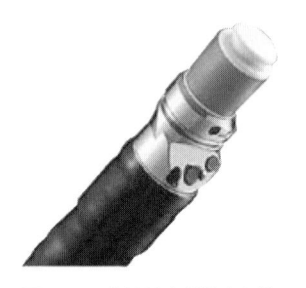

図 4.114　超音波内視鏡専用機
（電子式ラジアル走査）

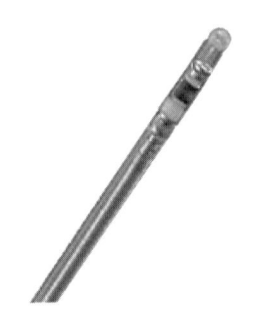

図 4.115　細径超音波プローブ
（機械式ラジアル走査）

〔1〕　**超音波内視鏡の特徴**

超音波内視鏡を用いて超音波画像を得るには，超音波振動子を体腔内に挿入する必要がある。体腔内に挿入された超音波振動子の位置は体外から直接見ることができないため，超音波振動子と周辺臓器との位置関係の把握や超音波画像の判読に熟練を必要とする。さらに，超音波振動子の向きは直接手でコントロールすることができないため，目的部位の超音波画像を得るには内視鏡のアングル操作に熟練する必要がある。

上記の短所はあるものの，超音波内視鏡を用いることで，以下の大きな医学的有用性が得られる．

第1に，超音波の反射の大きい骨，減衰の大きい脂肪層，ガスを含む胃・腸・肺のような超音波の伝搬の妨げになる臓器を避けて超音波を伝搬させることができ，例えば膵臓のような臓器を体外からのアプローチよりも明瞭に観察できる．

第2に，超音波振動子を体腔内の病変部に近接させることができるため，体外走査方式よりも高周波数の超音波振動子を使用でき，他の画像診断装置では発見できなかった微小病変をリアルタイムに観察・診断することができる．さらに，病変に近接できる特長を生かし，超音波画像ガイド下に組織，細胞を採取するFNA (fine needle aspiration) 手技をより簡便，安全に実施できるため，病理診断を得ることもできる．

第3に，内視鏡画像と超音波画像を比較することにより，病変の平面的広がりと，臓器への病変の深達度診断が同時にできる．これらの多くの長所により，超音波内視鏡は微小病変の早期発見・治療方法の決定になくてはならない診断手技になっている．

〔2〕 超音波内視鏡の概要

ここでは，超音波内視鏡専用機と細径超音波プローブを二つに分けて説明する．

1) 超音波内視鏡専用機　超音波内視鏡専用機には，機械式ラジアル走査方式，電子式ラジアル走査方式および電子式コンベックス走査方式（図4.116）がおもに用いられている．

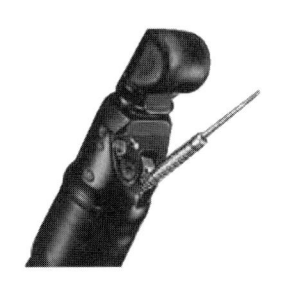

図4.116 超音波内視鏡専用機
（電子式コンベックス走査）

機械式ラジアル走査方式は，内視鏡の挿入部先端に組み込まれた振動子を体外の手元操作部に設けたモータにより回転制御して超音波画像を得る．走査順序を変更することができず，リアルタイム性もやや制約を受けるが，超音波音場は振動子の物理的形状と周波数にのみ依存するので，音場の設計が容易で良好な超音波画像を作成しやすく，高周波数の超音波画像化に適している．実用化されている機械式ラジアル走査方式の周波数は約5 MHzから20 MHzであり，体外走査方式の診断装置よりも高周波数化が進んでいる．また，得られる画像は内視鏡の挿入方向に対して垂直方向の断面を全周にわたって画像化でき，深部の視野が広く，臓器の位置関係の把握に優れている．

これに対し，電子式ラジアル走査方式および電子式コンベックス走査方式は，分割された振動子ごとに異なったタイミングで送受信を行うことで超音波を収束させ，送受信に用いる振動子を切り換えることで超音波の走査を行う．送受信を行う電気回路のタイミング精度や振動子の分割ピッチによって高周波数化の制約を受けるため，機械式ラジアル走査方式ほどの高周波数化は進んでおらず，製品化されているのは5 MHzから10 MHz前後の周波数までである．しかし，機械的に動く部分がないので走査順序を自由に変更でき，リアルタイム性に優れ，ドプラ信号による血流検出も可能である．さらに，近年は超音波振動子の高感度化，広帯域化が進み，体外走査方式の診断装置と比べて非常に小型の超音波振動子ながらもTHI（生体組織ハーモニック）画像が利用可能となってきた．

一般に，電子式ラジアル走査方式と電子式コンベックス走査方式では，超音波の走査断面が異なる．

電子式ラジアル走査方式は，機械式ラジアル走査方式と同様に内視鏡の挿入方向に対して垂直方向の断面を全周にわたって画像化できるため深部の視野が広く，臓器の位置関係の把握に優れており，画像診断に用いられる．

一方，電子式コンベックス走査方式の走査断面は，ラジアル走査方式の走査断面とは直交しており，鉗子口から出る針などのデバイスの進退方向を含む断面を画像化できる．そのため，電子式コンベックス走査方式は画像診断よりもFNAに用いられることが多い．

ところで，胃のように通常空気で満たされた臓器から超音波で観察する場合は超音波が伝搬できないため，超音波内視鏡専用機には空気を脱気水で置換する送水機能が必要である．また，胃の分泌粘液による浮遊物・胃壁に密着した泡や汚物を除去するための吸引機能も備える必要がある．検査対象が十二指腸・食道・大腸などの管状臓器の場合は脱気水を充満させることができないので，超音波振動子と管腔壁を密着するための水を満たしたバルーンが必要になる．

これらの管状臓器への挿入性を容易にするためには，内視鏡先端のアングル機能の充実や先端の硬性部長の短小化および細径化をする必要がある．ただし，汎用内視鏡の多くは直視の光学系をもつのに対し，超音波内視鏡専用機は一般に斜視の光学系をもつものが多いため，内視鏡の挿入性には多少の制約を受ける．

2) 細径超音波プローブ　超音波内視鏡専用機で

は到達できない膵胆管のような臓器の診断には，汎用内視鏡の鉗子口から体腔内に挿入する細径超音波プローブが使用される。

細径超音波プローブは，超音波内視鏡専用機よりもさらに患部に接近して病変近傍部を画像診断する際に用いられる。病変にきわめて近接できるため減衰の影響をあまり受けず，より高周波数の振動子を使用可能である。そのため，一般に超音波内視鏡専用機よりも高分解能の超音波画像を得ることができる。製品化されている細径超音波プローブの周波数は，12 MHz から 30 MHz 程度であり，直径は約 2 mm から 2.4 mm が主流である。

細径超音波プローブの走査方式は，機械式ラジアル走査方式と機械式ヘリカル走査方式がおもに用いられている。機械式ラジアル走査方式は，超音波内視鏡専用機に用いられているものと同じ方式である。機械式ヘリカル走査方式は，体腔内で振動子をラジアル回転させつつ直線的に移動させることで，移動範囲内の3次元画像データを取得できる。3次元画像データは，病変の体積の計測や任意断面の超音波画像の表示に用いられる。

細径超音波プローブは，胃・十二指腸・食道・大腸といった臓器には，通常内視鏡検査時に必要に応じて追加検査に使用することができる。また，食道に狭窄があり超音波内視鏡専用機を挿入することができない場合に，細径超音波プローブを挿入して超音波画像検査を行うこともできる。膵胆管内の超音波検査（IDUS）の場合は，ガイドワイヤ付きの細径超音波プローブを用いることで膵胆管への挿入性が向上する。また，機械式ヘリカル走査方式の細径超音波プローブを用いることで，3次元画像データを利用した膵胆管内の超音波検査（3D-IDUS）を行うことも可能である。

〔3〕 **超音波内視鏡の将来**

近年の電子走査方式の普及に伴い，超音波内視鏡の用途は拡大しつつある。第1にCHI（造影ハーモニック）画像による診断，第2に超音波ガイド下治療があげられる。

第1のCHI画像による診断は，血行動態の把握による腫瘍の鑑別，治療後の効果判定への適応が期待されている。第2の超音波ガイド下治療は，超音波のリアルタイム画像をガイドとして薬剤を病変に注入するFNI（fine needle injection）や，軟性の内視鏡を利用した体腔内からの治療法などの研究が進められている。

また，超音波内視鏡特有の課題である超音波振動子と周辺臓器との位置関係の把握の困難性を改善しようという試みもなされている。例えば，磁気センサを用いて超音波内視鏡の先端の位置，角度を検出し，体腔内における超音波画像の断面位置を推定するとともに，CTなどの放射線診断装置により取得した断層画像との対比関係をリアルタイムで表示するナビゲーション技術も研究されている。

4.8.6 血管内内視鏡
〔1〕 **概　　　要**

血管内内視鏡は先端にレンズのついたカテーテルの形状をしたもので，フルカラーの画像により血管内腔の色調や表面の性状が観察できる光学系の診断機器としておもにPCI（経皮的冠動脈インタベンション）の診断に用いられる。現在，血管内内視鏡はわが国の保険医療材料分類ではディスポーザブルの血管内視鏡カテーテルとされている（表4.10）。

表4.10　血管内観察の諸特性[1]

	血管造影	血管内内視鏡	血管内超音波
色	モノクロ	フルカラー	モノクロ
画像	2次元	3次元	2〜3次元
解像度	＋	＋＋＋	＋＋
定量化	＋＋＋	＋	＋＋＋
全体像	＋＋＋	－	－
組織評価			
血管表面	＋	＋＋＋	＋＋
血管壁	＋	－	＋＋＋
血栓	＋	＋＋＋	±
石灰化	＋＋	±	＋＋＋
プラーク	±	＋＋	＋＋

〔2〕 **構造原理・種類**

機器の構成は極細径の内視鏡であるアンジオスコープカテーテルと，CCDカメラと光源を内蔵したイメージングコンソールからなる。アンジオスコープカテーテルは対物レンズ，イメージファイバ，ライトファイバを外装チューブで一体化させた内視鏡（外径 φ 0.75 mm〜）である。原理はイメージングコンソールの光源から発せられた光をライトファイバから血管内腔の対象に照射し，対象となる画像は対物レンズを通してイメージファイバによってイメージングコンソールのCCDカメラに伝送される。イメージファイバにはフレキシブルな石英ガラスファイバが数千本用いられている（図4.117）。

アンジオスコープカテーテルには光学的には同様であるが形状の違いによっておもに2種類の形状のタイプがあり，血流遮断用のバルーンがついた血流遮断型と（図4.118），ついていない血流維持型とがある（図4.119）。血流遮断型は対物レンズの近位部に血流

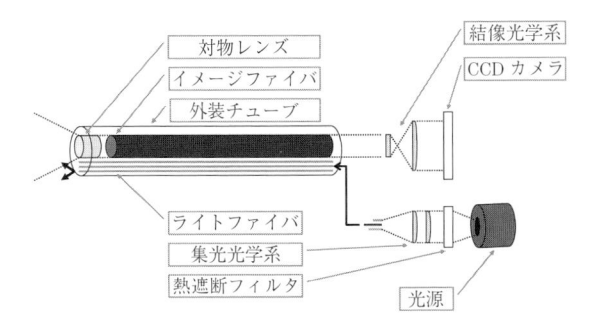

図 4.117　極細径内視鏡の構造

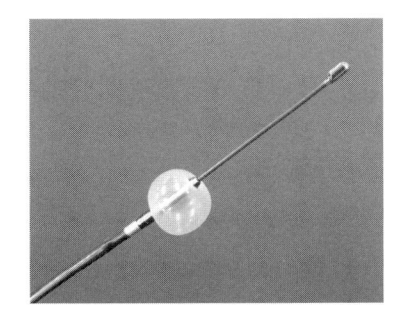

図 4.118　血流遮断型

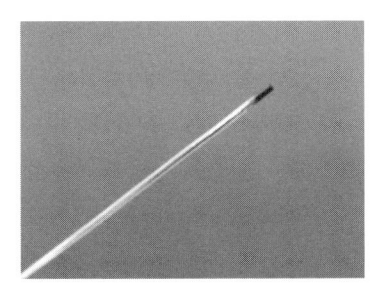

図 4.119　血流維持型

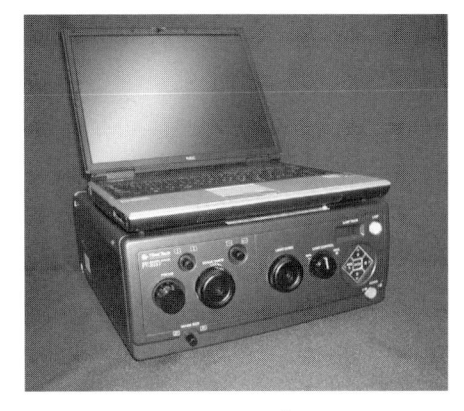

図 4.120　イメージングコンソール

遮断用のバルーンが付いており血流を途絶しながら，フラッシングにより血液を排除することで観察をするのに対して，血流維持型はフラッシングによる血液の排除のみで観察をする。前者は血管内腔に同軸な全周性の視野が得られやすいものの，血流遮断用のバルーンの留置位置により観察ができる血管部位の制限がある。後者は血管内腔の局所のみの視野となるが，観察ができる血管部位の制限は少ない（図4.120）。

〔3〕臨　　　床

現在，臨床における血管内内視鏡から得られる血管内腔の情報は，おもに色調と表面の性状がある。

動脈硬化や血栓において，黄色，赤色，白色，混合色などの色調により性質の分類がされている。動脈硬化の所見では黄色は薄い繊維性被膜，豊かな脂質，白色では薄くない繊維性被膜などに分類されている。血栓は色調の所見によって，赤血球，血小板やそれらの器質化などに分類されている。

血管内腔の表面の性状は，表面が平滑か不整，内腔への突出の有無などが観察できる。近年，PCIに多用されているDES（薬物溶出性ステント）によるステント留置術であるが，その留置後の慢性期において新生内膜による被覆の観察にも血管内内視鏡は用いられている。

DESは従来のステントと比べてきわめて低い再狭窄率が認められているが，抗血小板療法後における遅発性血栓閉塞の問題が指摘されている。DESの遅発性血栓閉塞は新生内膜による被覆との関連が考えられているものの，新生内膜は，きわめて薄い組織であるために観察が非常に困難とされており，光学系を用いた血管内内視鏡はその研究にも使われている。

今後，血管内内視鏡は光学系という特徴を生かし，診断のみならず治療の分野においてもその可能性が期待されている。

引用・参考文献

1) K. Mizuno, S. Sakai, S. Ohkuni, Z. Jing and H. Hayakawa：The Development and Clinical Feasibility of Percutaneous Transluminal Coronary Angioscopy, J. Nippon Med. Sch., 66, 1 (1999)

4.9　光コヒーレンストモグラフィ

4.9.1　はじめに

動脈硬化病変を主体とする冠動脈疾患の治療にあたり，狭窄度を評価するゴールドスタンダードである冠動脈造影法に加え，現在さまざまな補助診断法が開発され臨床応用されている。冠動脈の狭窄度だけではなく粥腫(じゅくしゅ)（プラーク）の組成，質的診断の重要性が認

識されつつある．光コヒーレンストモグラフィ（光干渉断層装置，optical coherence tomography：OCT）は冠動脈補助診断法の一つであり，最大の特徴は他の画像診断法に比べ解像度がきわめて高く，かつプラークの組織診断が正確に行える点にある．

4.9.2　原理ならびにシステム

血管内超音波が 20～40 MHz の超音波を利用した断層装置であるのに対し，OCT は 1 310 nm の近赤外線と光干渉計を用いた画像システムである．二つの同じ低干渉光（干渉性の悪い光）を干渉させた場合，わずかな時間の遅れが生じただけで干渉が観察されなくなり，重なった状態でのみ干渉し増強しあうという特性を利用し，対象物の反射率の干渉度合いを画像化したものである．

OCTシステムは光源，光ファイバ，ビームスプリッタ，光検知器で構成されている．光源から出た低干渉光はビームスプリッタで1対1の強度に分割され，一方は対象物に，他方は参照鏡に当てられる．

干渉が観察される反射光は，ビームスプリッタから参照鏡までの距離を d，コヒーレンス長を Δd とすると，ビームスプリッタからの距離が $d \pm \Delta d/2$ の位置に存在する反射面からの反射光のみとなる．つまりビームスプリッタから参照鏡までの距離を変えれば，その距離に応じた対象物内反射面からの反射光を選択的に検出することが可能で，対象物内部の反射率を求めることができる．

反射光はビームスプリッタで合流し，光検知器に入る．OCT はこの光の時間的ずれ，強度を計測し電気信号に変換し，空間的位置関係に換算することで画像化している（図4.121）．

LightLab 社製 OCT 画像システム（Model M2 Cardiology Imaging System），イメージカテーテル（ImageWire），閉塞バルーンカテーテル（Helios）の概要を図4.122に示す．

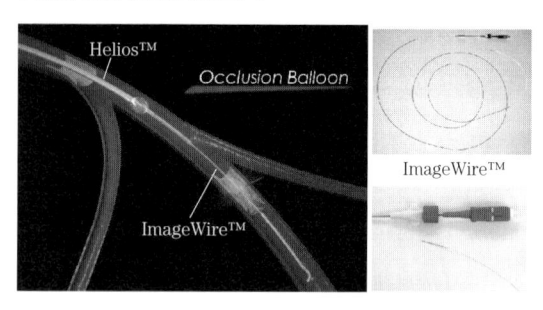

イメージカテーテル（ImageWire）を通したオーバザワイヤ型の閉塞用カテーテル（Helios）のバルーンを拡張させ血流を遮断する．乳酸加リンゲル液でフラッシュし血液を排除する．イメージカテーテルは外径0.016インチと細い

図4.122　OCT イメージカテーテルと閉塞バルーンカテーテル

OCT イメージカテーテル自体の径は 0.016 インチ（0.41 mm）と細いが，通常のガイドワイヤと異なり操作性が不良で壊れやすい．

OCT では赤血球による減衰が大きいため明瞭な画像を得るためには冠動脈内の血液の遮断ならびに排除が必要となるため，フラッシュルーメンならびに先端に閉塞バルーンを有するオーバザワイヤ型の専用カテーテルを用いる．

4.9.3　手　　　　技

あらかじめイメージカテーテルを接続し，カテーテルの不備がないかの確認，およびキャリブレーションを行っておく．前述のようにイメージカテーテルは操作性が不良で損傷しやすいために直接的に観察標的部まで導くのは困難であり，手技が多少煩雑となる．

まず，経皮的冠動脈カテーテルインタベンションに用いる 0.014 インチ，長さ 300 cm のガイドワイヤを観察標的部遠位部まで通過させる．この通過させたワイヤをガイドに閉塞バルーンカテーテル先端を観察標的部遠位部まで進める．ガイドワイヤを抜去し，慎重にイメージカテーテルに交換する．

イメージカテーテル先端は観察標的部遠位部に位置させたままで，外側の閉塞バルーンカテーテルの先端を観察標的部近位部まで引く．専用のインデフレータを用いて 0.5 気圧前後で閉塞バルーンを拡張させる．同時に，パワーインジェクタにより乳酸加リンゲル液を 0.5 ml/秒前後で閉塞バルーンカテーテルの注入口から注入し，記録を開始する．

良好な画像が得られたらプルバックを開始する．なお，閉塞バルーンの拡張圧，乳酸加リンゲル液の注入

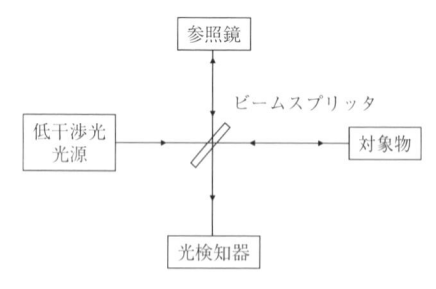

光源から生じた低干渉光はビームスプリッタで二分され半分は対象物へ，半分は参照鏡へ向かう．対象物からの反射光と参照鏡からの反射光を再結合させ，光の時間的ずれと強度が画像信号に変換される

図4.121　OCT の 原 理

速度は血管径などに応じて適宜調節する必要がある。

〔1〕 血管内超音波画像との対比

従来の血管内超音波，OCTにより得られる画像はともにモノクロの冠動脈断面画像である。血管内超音波は赤血球による減衰が小さいため血流の遮断が不要であるのに対し，OCTでは完全な血流の遮断，排除が必要となる。

画像解像度（分解能）は血管内超音波が100〜150 μm以上であるのに対し，OCTでは血管内超音波の約10倍の10 μmである。画像深達度は血管内超音波で約10 mm，OCTでは約2 mmであり，冠動脈壁全体の評価という点では血管内超音波に劣る。

OCTは冠動脈内腔に近接した表在性の微細な構造物の観察に効力を発揮する。プラークの組織診断において，脂質成分，線維成分に関して従来のグレースケールの血管内超音波に比べ，OCTではより正確な診断を行うことが可能である。

石灰化成分に関しては血管内超音波，OCTともに高い確率での診断が可能である[1]。

OCT画像は血管内超音波画像と同様に，短軸の冠動脈断面図に加え，1 mm/sでオートプルバックした画像の再構築により長軸方向の描出も可能である。また，距離や面積などの計測といった定量的評価が行える点も血管内超音波と類似している（**図4.123**）。

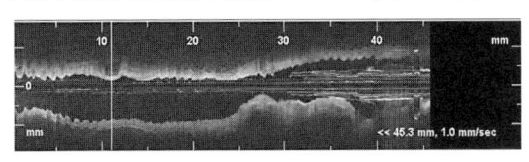

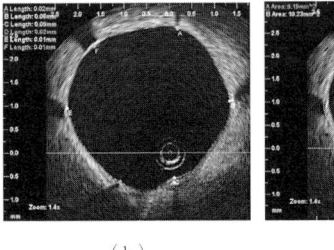

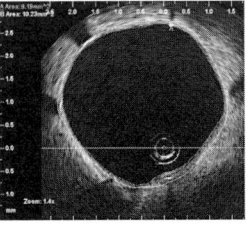

(a) オートプルバックにより再構築された冠動脈の長軸像
(b) 薬剤溶出性ステント留置3か月後の短軸像。ステント内の薄い新生内膜の厚さの計測
(c) 同じ画像での血管内腔面積，ステント断面積の計測。計測により定量的評価が可能である。他の画像診断では同定不可能な構造物も同定可能となる

図4.123 OCTによる長軸像と短軸（断面）像

〔2〕 OCT画像による診断

OCT画像による冠動脈プラークの構成成分はそのシグナル強度，深部減衰の程度，境界（辺縁）のパターンにより線維成分，脂質成分，石灰化成分に分類される（**図4.124**）。線維性プラークは深部減衰の小さい均一な高シグナルに（図（a）），脂質性プラークは深部減衰が大きく境界不明瞭に（図（b）），石灰化プラークは深部減衰が大きく境界明瞭に描出される（図（c））。

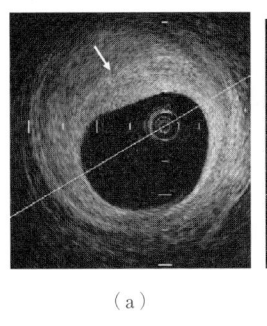

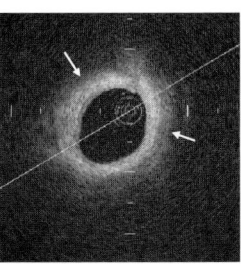

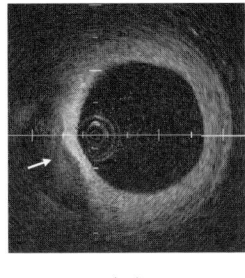

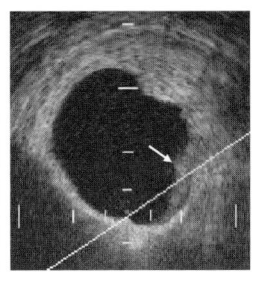

(a) 線維性プラーク（矢印）は深部減衰の小さい均一な高シグナルとして描出される
(b) 脂質性プラーク（矢印）は境界不明瞭で深部減衰が大きい。このため冠動脈全体の観察が不可能である。また脂質コアの面積も測定不可能である
(c) 石灰化プラーク（矢印）は深部減衰が大きいが境界は明瞭である
(d) 血栓（矢印）は内腔に突出する表面不整な層状構造物として認められる

図4.124 OCTによる冠動脈プラークの各種画像

OCT画像と病理組織標本とを対比した検討によると，脂質性プラークの脂質コアを覆う表在の線維性被膜の厚さはOCTにより正確に計測されうる[2]。血栓は血管内腔に突出する表面不整なマスとして認識され（図（d）），深部減衰が大きい赤色血栓と深部減衰が小さい白色血栓の鑑別も可能とされる[3]。その他，他の画像診断法では検出できないびらんやフラップといった小さな内膜の断裂も同定可能である。

〔3〕 OCTの利用

急性冠症候群を起こした責任冠動脈プラークの病理組織学的特徴として，菲薄な線維性被膜（厚さ<65 μm），豊富な脂質コア，多数の炎症性細胞浸潤を有

するという点があげられる。将来急性冠症候群を引き起こすかもしれない不安定プラークの病理学的特徴も同様と考えた場合，OCTはその同定に有用であろうか。

OCTにより菲薄な線維性被膜に覆われた脂質成分を高い精度で検出しうる。また，特殊な解析によるOCTシグナル強度のばらつきから，プラークの炎症性細胞浸潤の主体となるマクロファージの集積も同定可能とされる[4]。

脂質コアに関しては冠動脈内腔面の分布角度は計測可能であるが，脂質コア自体の正確な面積は脂質成分によりOCTシグナルが減衰するため測定不可能であるという限界もある（図4.124）。血管内超音波と異なりOCTでは冠動脈壁全体の観察は不可能ではあるが，冠動脈内腔表層の詳細な情報により不安定プラークの同定に有効である可能性が高く，今後の前向きな検討が望まれる。

近年冠動脈カテーテルインタベンションの際に薬剤溶出性ステントが用いられている。薬剤溶出性ステントはステント表面のポリマーから溶出する薬剤により，留置後の再狭窄の主因となる新生内膜増殖を抑制することで高い再狭窄予防効果をもつ。一方，新生内膜による被覆が遅延（または欠如）することでステントが露出した状態が続き，遅発性ステント血栓症を引き起こすのではという懸念もある。薬剤溶出性ステント留置部を血管内超音波や血管内視鏡を用いるとあたかもステントが露出しているかのように観察される[5]。実際に薬剤溶出性ステントが露出しているのか，あるいはきわめて薄い新生内膜で被覆されているのかを判定するうえで，画像分解能の高いOCTは有用である（図4.123）[6]。

4.9.4 おわりに

現在，MDCTやMRIなどの非侵襲的な冠動脈画像診断法は飛躍的に進歩している。OCTはカテーテルベースの侵襲的画像診断法ではあるが，冠動脈プラークの組織診断の正確さ，画像解像度の高さという点で他の画像診断法に勝る。OCTは冠動脈疾患の病態解明や治療効果の判定に重要な情報をもたらすものと考えられる。

引用・参考文献

1) M. Kawasaki et al.：Diagnostic accuracy of optical coherence tomography and integrated backscatter intravascular ultrasound images for tissue characterization of human coronary plaques, J. Am. Coll. Cardiol., 48, 81-88 (2006)
2) T. Kume et al.：Measurement of thickness of the fibrous cap by optical coherence tomography, Am. Heart. J., 152, 755, e1-e4 (2006)
3) T. Kume et al.：Assessment of coronary arterial thrombus by optical coherence tomography, Am. J. Cardiol., 97, 1713-1717 (2006)
4) G. J. Tearney et al.：Quantification of macrophage content in atherosclerotic plaques by optical coherence tomography, Circulation, 107, 113-119 (2003)
5) M. Takano et al.：Angioscopic differences in neointimal coverage and persistence of thrombus between sirolimus-eluting stents and bare metal stents after a 6-months implantation, Eur. Heart. J., 27, 2189-2195 (2006)
6) M. Takano et al.：Evaluation by optical coherence tomography of neointimal coverage of sirolimus-eluting stent 3 months after implantation, Am. J. Cardiol., 99, 1033, 1038 (2007)

4.10 医用画像管理システム

4.10.1 医用画像処理装置

医用画像処理装置のコンピュータへの応用として，X線フィルムからディジタイズした画像データによって臓器の輪郭の自動抽出や，抽出されたデータからの3次元表示，また顕微鏡画像データからの細胞や血球などのパターン認識などがあり，そのために種々のアルゴリズムや画像処理の研究が行われてきた。

核医学装置では，表示データのカラー化などにより観察しやすい画像への加工や，分析のための画像処理が行われてきた。X線CT装置の出現後，人体を連続の断層像として収集・表示することができ，画像をディジタルデータとして扱うことが一般的になった。画像の特徴としてデータ量が非常に大きく，例えばX線CT画像での512×512マトリックス/スライスのデータは約500Kバイトになり，通常1検査では数百から千スライスを超える画像を収集する。

コンピュータの高速化や専用プロセッサの進歩，メモリや磁気ディスクの大容量化により，以前では大型のコンピュータでなければ処理しきれなかったような画像処理も，小型のコンピュータにより実時間で行えるようになってきた。

画像処理装置においても，研究に適した画像処理がパッケージ化されている汎用な装置から，3次元画像処理などおのおののモダリティの診断に寄与するような専用の画像処理装置が開発され，普及してきている。X線CT装置で得られた連続断層像から，人体を任意方向の断面像として表示したり，臓器を立体的に見せたりして，診断や治療に利用されている。

さらに，MRI装置では人体に対して任意の角度のスライス像や，3次元のデータが得られるため，観察

に適した画像処理の必要性が増している。また，複数のモダリティの画像を合成することにより，それぞれがもっている特徴を合わせることができる。

例えば，MRI装置や核医学装置がよく示す器官の機能と，X線CT装置がよく描出する骨や臓器などの形態とを重ね合わせることにより，器官の機能と位置関係とを明らかにすることができる。また3次元データと，それらの経時的な変化を連続的に表示することにより，器官内の血液などの動きを容易に観察することが可能となる。これからも，検査方法や診断方法の発展により，それに適した画像処理が開発され，診断や治療への応用が増していくようになる。

4.10.2 医用画像管理システム
〔1〕は じ め に

X線CTやMRI，DRなどのディジタル化された画像診断装置の普及と，コンピュータやネットワーク機器などの高速化により，大容量のデータをもった医用画像をディジタルデータとして扱えるようになってきた。

カンザス大学のS.J.Dwyerは，大学病院内で発生するディジタル画像の管理とコストを分析し，ディジタル保管がフィルム保管に比べて有利であることから，画像診断機器のネットワークによる総合的な画像収集システムを研究し，1981年にPACS（picture archiving and communication systems，医用画像管理システム）を提唱した。

フィルムをディジタイズする方式により画像をディジタルデータとして取り込み，光ディスクへの保管，高精細モニタへ表示するような研究的なシステムが作られ，画像処理，ディジタル画像の保管の有用性，高精細モニタにおける画像の表示方法や画質の評価などが行われてきた。一部大規模PACSの試みもなされたが，コストパフォーマンスの点や運用面で実用に至らず，モダリティを限定したり，運用を絞り込んだりしたシステムが稼動した。

近年コンピュータの分散化やダウンサイジング，高速なネットワークの実用化，磁気ディスクや記録メディアの大容量化，低価格化など，ハードウェアとソフトウェアの技術が急速に進み，実験的なシステムに代わって，画像診断部門などにおいてルーチンで使用できるPACSが導入されている。

PACSの形態もいくつか考えられ，小規模なモダリティPACSや，画像診断部門全体をシステム化した部門PACS，また，病院全体や病院間をわたって画像を利用できるようにした大規模PACSがあり，段階的に導入されることが多い。

さらに，HIS（病院情報システム）や部門情報処理システムとの接続により，診察室などからのオーダ情報をもとにして，画像，レポートなどの情報を総合利用する病院全体のシステムへの展開がはかられつつある。

〔2〕目　　　的

PACSの導入により下記の効果が考えられる。
① 診療の質の向上
・過去画像との比較診断が容易（画像検索の迅速化，容易化による）
・画像の散逸，紛失の防止（大容量の記憶装置への保管による）
・画像処理による診断能の向上（画像のディジタル化による）
② 経済性の向上
・省力化，省人化（フィルムの搬送，取扱い作業の減少）
・省床面積（フィルムに比べ記録メディアのほうが省スペース）
③ 患者へのサービス
・待ち時間・病院滞在時間の短縮（画像伝送の迅速化，画像検索の高速化）
・撮影回数・被曝線量の低減（過去画像の利用，他部門で撮影した画像の利用）

〔3〕システムの構成

PACSは，画像入力，画像記録，画像表示，画像管理，ネットワークの要素から構成される。表4.11に示すように，中規模の病院における医用画像データの発生量例から見ると，画像データは数値データに比べ約1 000倍の大きさとなるため，すべての要素において高速化，大容量化が必要である。

画像の記録には光ディスクや，DVD-R，RAID型磁気ディスクなどがあり，それらを多数収納するライブラリ装置により大容量化をはかるとともに，画像圧縮により長期にわたる画像の保管が可能になった。画像の表示には，1 024×1 280〜2 048×2 560マトリックスサイズの高精細で高輝度な複数の白黒モニタより構成される画像観察装置がある。

画像管理では，記録したデータの患者IDやモダリティ名，検査日，部位などの画像の属性情報をデータベース化し，画像の検索を迅速に行うことができる。ネットワークには，伝送速度が100〜1 000 Mbps（メガビット/秒）のEthernetを代表とする高速なLANを使用している。

PACSの普及には，フィルムがもっている簡便性や，優れた記録機能，表示機能や管理方式と同等かそれに勝るものが求められる。さらに，システムの可用

表4.11 中規模病院における医用画像データの発生量例

画像の種類	画素サイズ	データ量/画像	枚数/検査	件数/日	データ量/日
単純撮影	1 760×1 760	6 MB	3	100	1 800 MB
造影撮影	1 024×1 024	2 MB	30	10	600 MB
X線CT	512×512	0.5 MB	500	25	625 MB
MRI	256×256	0.128 MB			
	512×512	0.5 MB	50	10	250 MB
NM	64×64				
	1 024×1 024	2 MB	5	5	50 MB
US	512×512	0.25 MB	20	30	150 MB
計					3 700 MB

性，データの保全，情報セキュリティ対策も重要である。

〔4〕 システムの形態

1) モダリティPACS X線CT装置などから発生した画像の保管，参照，処理などを行う，単一のモダリティを対象にした小規模なPACSである。数台の画像診断装置と光ディスクなどの画像保管装置，画像観察装置をLANで接続したシステムである。症例の研究や画像の再プリント，経過観察など過去画像との比較などを目的としている。

単一のモダリティを対象にしているため，装置の構成や処理，および機能が少なくてすみ，PACS導入のベースとなる。X線CTやMRI，超音波，内視鏡などのシステムがある。

また，特殊症例，特定部位健診用にX線フィルムをディジタイズしてディジタル画像として保管，画像処理，参照をするシステムもある。

2) 部門PACS X線CT，MR，DR，核医学など複数のモダリティの装置の画像の保管，画像の参照，画像処理などを行う中規模なPACSである。

多種複数の画像診断装置と，RAID型磁気ディスクや光ディスクライブラリ装置を備えた数テラバイト以上の大容量の保管装置，複数台の画像観察装置を高速のLANで接続したシステムである。複数のモダリティ画像での比較や，過去画像との比較などによる読影支援，画像の一元管理，保管の省スペースなどを目的としている。

画像の観察には複数のモダリティ画像を同時に扱うため，2台の高精細モニタが適している。放射線部門の情報処理システム（RIS）との連携により得られる患者の予約情報や検査情報に基づき，過去画像の準備や緊急度による優先配送処理が可能となる。また，レポートシステムとの連携により，過去のレポートの内容と画像を参照することができ，診断能の高まることが期待される。

3) 病院全体PACS 病院内における画像の利用形態は，表4.12に示すように異なるが，多くの部

表4.12 画像の利用形態

利用部門	目的	緊急度
診察室	診断，治療方針の決定	緊急
	治療経過の確認	
病棟	入院患者の経時的な確認	通常
カンファレンス室	診断，治療方針の決定	通常
	手術の方針の決定	
手術室	術前検査画像による確認	緊急
	手術実施後の確認	
ICU室	患者の定期的な確認	通常
検査室	検査部位，状態の確認	緊急

署で画像が使用されている。PACSの導入においては検査件数と画像の発生量，および保管期間と利用形態により保管装置の規模が選択される。また，利用部門での画像配送の緊急度，画像の配送量（関連する画像をどれだけ伝送するか），および建屋のレイアウトなどからLANの選択と設計がなされる。LANの障害対策や病院のすべての場所に敷設することが難しい場所では，画像をコンパクトな光磁気ディスクなどの可搬媒体に記録して持ち運び，画像を表示するようなオフラインによる構成も考えておく必要がある。

各部署における画像観察の形態と部屋のレイアウトの制約などにより，画像観察装置の表示精細度とモニタの数が決まる。

画像は検査データの一部であり，カルテやレポートなどと使用されるため，オーダ情報やレポートなどと関連づけて画像が表示されることが求められる。そのため，HISと部門情報処理システムと部門PACSとの連携が望まれる。

4.11 医用ビデオシステム

4.11.1 臨床での利用分野と目的

テレビやビデオレコーダに代表されるビデオ機器を用いたシステムは，今日医療の分野で幅広く利用されている。ビデオシステムを用いる目的は基本的にはPACSと類似しており，映像情報を取得（撮影）・保存/再生・表示することで，多大な情報量をもつ視覚

的な情報を時間的・空間的な制約を超えてさまざまな医療現場で共有することにある。

医用ビデオシステムの代表的な応用例である外科手術におけるシステム構成の概念を**図4.125**に示す。

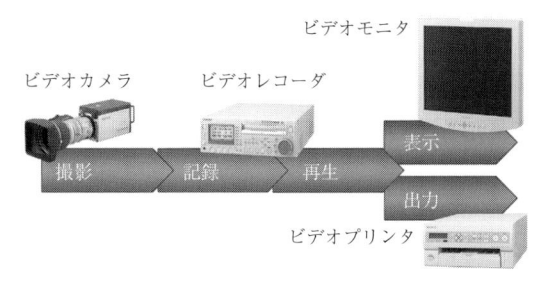

図4.125 ビデオシステム構成の概念

ビデオシステムがPACSと異なる点は，日常われわれが直接目視できる映像情報をその「動き」と合わせて扱うことにある。そのため，ビデオシステムでは扱う映像情報の鮮明度・再現性とともにリアルタイム性・応答性が重要視される。こうした技術的要求を満たすために，テレビ放送で用いられる技術を医用システムに応用することを目的に開発されてきたものがビデオシステムであるということができる。

したがって，ビデオシステムの医療における利用分野は，まずかつて目視という手段で取得していた映像（可視光画像と呼ばれる）を扱う下記のような分野があげられる。
- 消化器や呼吸器などの内視鏡下検査
- 腹腔や関節などにおける内視鏡下手術
- 脳神経などにおける顕微鏡下手術
- 顕微鏡による病理検査
- 眼底カメラ，スリットランプ，耳鏡，口腔鏡，皮膚鏡など

また，X線や超音波などの吸収特性を映像化して扱う下記のような分野でも，ビデオシステムは広く活用されている。
- 循環器，腹部，産婦人科などの超音波診断装置
- X線テレビ，血管造影などの放射線診断装置

4.11.2 構成機器

ビデオシステムの構成要素は，ハードウェアとしてはおもにカメラ・レコーダ・モニタ・プリンタからなるが，これらがシステムとして協調するうえで欠かせないデータフォーマットとインタフェースも構成要素として重要である。

〔1〕 データフォーマット

ビデオシステムの基本概念は，光学的な可視光画像と電気的な信号との間の相互変換のうえに成り立っている。1枚の光学画像（静止画像）は多数の光る点の集合であると解釈され，各点における光強度の目視上の最大値（白）〜最小値（黒）をそれぞれ定められた電気信号の最大値〜最小値に割り振ることでこの相互変換は成立している。こうした光る点の数や配置，割り振る電気信号の値などを定めたものがビデオシステムにおけるデータフォーマットに相当する。

また，われわれが目にする映像は時間とともにつねに変化するもの（動画像）であり，これを表現するためにビデオシステムでは多数の静止画像を短い時間間隔で断続的に表示する手法をとっている。これをどのように行うかの規定もデータフォーマットの一部である。

ビデオシステムの規格は，従来のブラウン管（CRT）の技術を反映した部分も多く，その代表的なものが走査線の概念である。日米における従来の標準放送方式（NTSC）では，525本の走査線からなる画像（フレーム）を1秒間に30枚送るという仕様が定められている。さらに，**図4.126**に示すように一つのフレームは奇数フィールドと偶数フィールドの2回に分かれて飛越し走査（インタレース走査）が行われる。

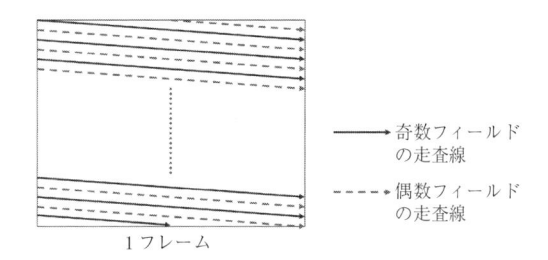

図4.126 インタレース走査

欧州における標準放送方式はPALと呼ばれ，走査線625本のフレームが1秒間に25枚送られる仕様になっており，NTSCとの互換性はない。これらのインタレース方式に対し，水平方向の走査を1本おきではなく順番に走査してゆく方式をノンインタレース方式またはプログレッシブ方式と呼ぶ。比較的高解像度の静止画表示を基本とする放射線診断装置などでは，1000本程度の走査線でのプログレッシブ方式を採用したものも比較的古くから存在している。

画像のアスペクト（横：縦）比は，NTSCやPALでは4：3と規定されているが，これも一部の放射線診断装置では1：1の独自仕様を採用しているものがある。

従来のNTSCやPALに代わり普及しているHDTV（ハイビジョン）放送には，1080 i・1080 p・

720pなどの複数の規格が存在している。これらの1080や720は走査線（垂直方向の画素）の数，iとpはインタレース・プログレッシブの区別を表す。走査線数が多いほど当然画像の鮮明度は高く，わが国で2000年12月1日に開始されたBSデジタル放送は1080iとなっている（画面のアスペクト比は16：9）。

こうした画面構成の仕様のほかに，データ伝送をより効率よく行うための圧縮方法の規定などもデータフォーマットの一種と考えることもできる。

現在主流となっている動画の圧縮方式はMPEGと呼ばれる方式で，1フレーム内の各画素間の相関および各フレーム間の相関関係を利用した効率よい圧縮を実現している。

〔2〕 **インタフェース**

ビデオ信号は映像の「色」という情報をどのように扱うかによって，下記のようないくつかの異なる規格が存在する。

・コンポジットビデオ信号

圧縮した色信号を周波数多重化で輝度信号に重畳し複合させ，一つの信号として伝送する。同軸ケーブル1本で接続が簡単な反面，色情報のひずみやノイズが発生しやすい短所をもつ。

・Y/C分離信号

輝度信号と色信号を別々に伝送する方式で，家庭用レコーダなどに搭載されるS端子はこの方式である。

・Y色差コンポーネント信号

一つの輝度信号と二つの色差信号を伝送する方式で，Y/I/Q，Y/R-Y/B-Yと表記される方式などがある。

・RGB信号

三つの白黒ビデオ信号にR，G，Bの三原色を対応させたもので，同期信号をG信号に乗せた3線のものと独立させた4線のものがある。カラーの医用画像診断装置ではこの方式を搭載したものが多い。

・SDI（serial digital interface）

上記4種類はアナログ方式のインタフェースだが，回路通過時の品質劣化がほとんどないディジタル方式の信号伝達方式としてSDIがある。これは標準画質（standard definition）の非圧縮ディジタル映像とディジタル音声を同軸ケーブル1本で伝送できるものである。

・HDSDI（high definition SDI）

HD画質の映像を伝送するSDIの上位規格である。放送局用のシステムやHD内視鏡システムなどで標準的に採用されている。

・DVI（digital visual interface）

コンピュータ関連機器（ディスプレイ）によく用いられるディジタル伝送方式で，実装されている信号線によって3種類のコネクタ形状がある。

〔3〕 **ビデオカメラ**

ビデオカメラはレンズなどの光学系を通して撮像素子の感光面に結像した光学像を光電変換してビデオ信号を出力する機器である。

撮像素子は光の強弱を電気信号の大小に変換するだけであるため，色情報を得るために入射光をRGBの三原色に分離して信号を取り出す必要がある。そのための方式として，**図4.127**に示すような三板式と単板式とがある。

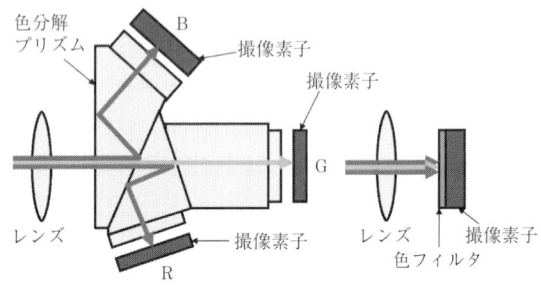

（a） 三板式カメラ　　（b） 単板式カメラ

図4.127 三板式カメラと単板式カメラ

三板式カメラは，入射光を色分解プリズムで三原色に分けて三つの撮像素子に配光する方式で，単板式に比べて解像度や色再現性に優れているが，複雑な構造によるサイズやコストで不利な面がある。一方，単板式カメラは撮像素子の1画素ごとに原色または補色のフィルタを配置することで，一つの撮像素子で色信号を取り出せるようにしたものである。

医療用途ではビデオカメラは，手術の際の術野カメラや病理顕微鏡などの高画質を要求される分野で使われることが多く，**図4.128**の例のようなHDビデオ信号を出力できるカメラの必要性が高まっている。

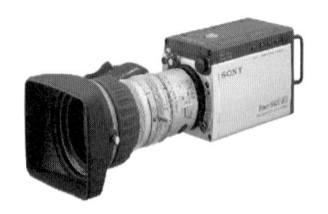

図4.128 三板式HDビデオカメラ

ビデオカメラの代表的な撮像素子にはCCD（charge coupled device）とCMOS（complementary metal oxide semiconductor）がある。CCDは画素情報（電荷）をバケツリレー式に順次転送する素子で，高感度でノイズが少なく，動画特性も優れている。

一方，CMOSは単位セルごとに増幅器をもつ方式で，消費電力が低く製造単価が安いという特徴がある。現在両者の特徴を生かした形での製品への搭載が進められている。

〔4〕 ビデオレコーダ

ビデオ信号を記録・再生する機器は，ビデオカセットを使用するVTR（video tape recorder）が家庭用・放送局用・医療用を問わず幅広く普及し，その後光ディスクをメディアとして使用するレコーダに進化した。ディスクを用いたレコーダは映像の任意の場所へのランダムアクセスが可能という大きな利点があり，合わせてディジタル記録方式を用いているために，画質の面でも従来のテープレコーダの性能を大きく凌駕している。

SD画像レコーダ用のディスクとしては，DVD-RW，DVD+RW，DVD-RAMといった書換え可能型のものが用いられ，それぞれ書換え可能回数や書込み完了時のファイナライズ作業要不要などのちがいがある。

また，記録・再生レスポンスや操作性の向上を目的にハードディスクと光ディスクを組み合わせたタイプの製品も多く，一部には万一光ディスクへの記録に失敗した場合にもハードディスクからのデータ復旧を可能としたものもある。

一方，HD画像の記録にはその画像データの大きさから，短波長（青紫色）レーザで記録する光ディスク技術が用いられる。家庭用HDレコーダ用のディスクにはブルーレイ（Blu-ray）という規格が普及しており，医療用ではブルーレイをベースにしてより信頼性を高めたフォーマット（XDCAM）のものが使用されている（図4.129）。また，HD画像記録では従来のSD画像記録用のディジタルビデオテープと同じ形のカセットを用い，HDVというフォーマットの製品も使用されている。

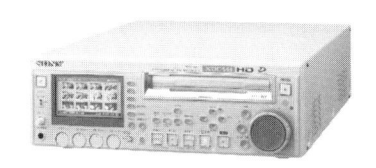

図4.129 医療用HDビデオレコーダ

〔5〕 ビデオモニタ

ビデオモニタは，映像信号をデコードし光画像として表示する機器であり，長らくCRT（ブラウン管）が表示デバイスとして用いられてきたが，その後液晶・プラズマ・有機EL（electro luminescence）などのデバイスがそれぞれの特徴を生かして用いられている。

観賞用として見た目の鮮やかさを重視する家庭用テレビでは，色の味付けやコントラスト・エッジ強調などの信号処理が行われる結果，機種などの違いにより画像の一貫性や信頼性に欠けることが多いが，医療用のビデオモニタでは，画像の信頼性・一貫性を重視して色温度などの仕様が精度（ばらつき）を含めて厳しく管理された専用の機種（図4.130）が多く利用されている。

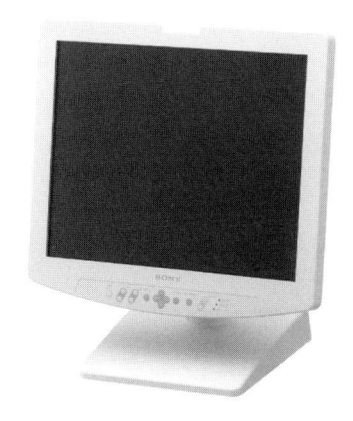

図4.130 医療用ビデオモニタ

ビデオモニタの色調整は，一般的に色相（hueまたはphase），色の飽和度（colorまたはchroma），明度（brightness），コントラスト（contrast）の値を上下させて行う。組織の境界部分などを明確に判別したい手術用内視鏡用のモニタでは，コントラストをかなり高めに調整するケースも見られる。色温度の設定が可能な機種もあり，色温度は単位として絶対温度のK（ケルビン）を用い，例えば6 500 K以上では若干青味がかった昼白色であることを表す。したがって，赤系の色再現を重視する消化器内視鏡用のモニタでは，やや低めの色温度の設定で使われることがある。

なお，内視鏡トロリなどに搭載されて使用されることの多い医療用モニタやレコーダ・プリンタなどの機器は，通常の業務用製品より厳しい絶縁距離・漏れ電流や放射の条件が要求される北米や欧州の医療用安全規格を取得することにより，現場での信頼性を確保しているものが主流である。

〔6〕 ビデオプリンタ

家庭用のビデオシステムと異なり，医療用のビデオシステムではビデオ画像を紙媒体に出力するビデオプリンタが広く利用されている。

モニタのように一過性の画像表示方法をソフトコピー，プリンタのように紙などの上に画像を定着する方法をハードコピーと呼ぶが，ハードコピーは色素によ

る光の吸収・反射の特性で色を表現する。モニタの場合，色はR，G，B三原色の足し合せ（加法混色）で再現するが，ハードコピーはRGBの補色であるC，M，Y三原色の色素による光吸収の組合せ（減法混色）である。モニタの色再現範囲は，三原色が単波長の純粋な色であるため，色度図上で単純な三角形を形成するが，プリンタでは各三原色色素の複雑な吸収特性のため色再現の制御も複雑で，医療用ビデオプリンタの開発にはかなりの技術的データの蓄積が必要になっている。

プリンタには，グレースケール画像を印刷する白黒プリンタと，カラー画像を印刷するカラープリンタがあり，前者は白黒超音波診断装置や放射線Cアーム撮影装置，後者（図4.131）は内視鏡やカラー超音波診断装置などでおもに使われている。

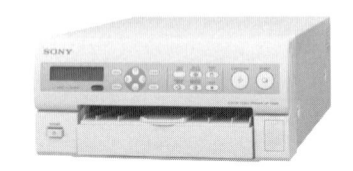

図4.131 医療用カラービデオプリンタ

医療用のビデオプリンタには厳密な階調性・色再現性制御による高画質再現に加えて，機器の小型化や速い印画速度までもが要求されるため，白黒では感熱方式，カラーでは昇華型熱転写方式のプリンタがおもに用いられる。オフィスで多く用いられるインクジェットやレーザ方式，あるいは銀塩写真方式は，上記要求のいずれかに弱点をもつため，ほとんど用いられることはない。

昇華熱転写方式のプリンタは，専用のインクリボンとペーパを使用する。出力画像にはその表面にラミネーション処理をして色素を保護し，耐候性・耐水性を飛躍的に向上させることが一般的になり，使用環境の厳しい医療現場での信頼度を高めている。

〔7〕 新しい動向

ビデオシステムの医療における応用の中には，学会での検討や医師の研修目的で，映画館にも匹敵する大画面・高解像度の映像を映写するシステムを用いることもある。こうした目的では，ディジタルシネマ上映用の高輝度・高精細プロジェクタをそのまま活用することも可能となった。

動画を主体とするビデオシステムと静止画を主体とするPACSの連携に関する技術開発も進められており，PACSにおける画像伝送の標準規格であるDICOM規格の中にも，ビデオシステムの標準的な動画圧縮・伝送方式であるMPEGに対応した規格が生まれている。

放射線診断画像が関係する部分では，多列CTなどで撮影した画像データをもとに3次元画像再構成を行ったCG画像と，実際の手術中のビデオ映像をオーバレイ表示して，外科手術の正確性をより高めようとする技術開発なども行われている。

4.11.3 顕微鏡用カメラシステム

〔1〕 生物顕微鏡用カメラシステムの概要

生物顕微鏡用カメラシステムは，光学アダプタを介して生物顕微鏡に搭載されたテレビカメラ，その映像を写しだすモニタで構成され，光学アダプタとは顕微鏡とテレビカメラに機械的および光学的に顕微鏡と合致したものとなっている。

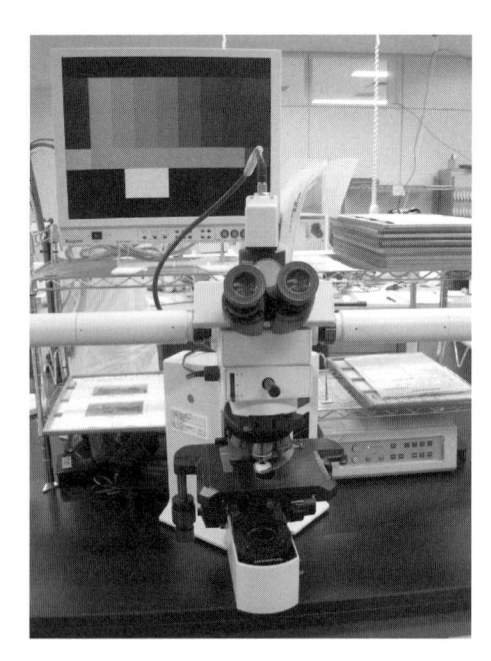

生物顕微鏡用カメラシステムの一例として，後述4) d) で説明する術中迅速診断システムとしてHDテレビカメラを用いた使用例を図4.132に示す。

図4.132 生物顕微鏡用カメラシステムの一例

1) 生物顕微鏡用カメラの方式　顕微鏡カメラの種類には大きく二つの方式があり，通常のテレビカメラを用いる方式とデジタルカメラを用いる方式に代表される。それぞれの特徴を後述する。

a) テレビカメラ方式　日本の標準テレビ方式NTSC 480iもしくは近年標準化されたHD 1080iのカメラを用いる方式である。特徴としては，HDカメラは後述するデジタルカメラに比較すると解像度は落ちるが感度が高く，動画観察が可能であることから病

理実習，カンファレンスやテレパソロジーの用途には適している。また蛍光顕微鏡用には感度が高く，動画観察が可能なことから最適である。

b）デジタルカメラ方式　顕微鏡用として製品化されたデジタルカメラや汎用のデジタルカメラを専用のアダプタを用いる方式である。200万〜500万画素という高精細であることが大きな特徴となっている。反面感度が低いため1秒間に15コマ程度の準動画となり完全な動画でないが，解像度が高く，画像データの保存という利点があり，静止画として用いるには最適である。

2）生物顕微鏡用カメラの自動調光　自動調光とは，カメラへ入る光量に応じてカメラや光学アダプタにより適切な映像が撮影できるようにする機能である。自動調光には大きく二つの方式があり，カメラ側で撮像素子から転送する時間を変化させ，撮像する感度を変化させることにより調光する方式と，光学アダプタにNDフィルタを用いて，カメラへの入射光量を変化させ調光する方式とがある。現在では，光学アダプタ方式はアダプタが特殊になることからほとんど使用されていない。

3）生物顕微鏡用カメラの撮像素子　生物顕微鏡用カメラに使用されている撮像素子にはCCDとCMOSがあり，CCDはCMOSに比べ感度とSN比が良い，CMOSはダイナミックレンジが広い。CCDはテレビ方式のカメラに多く使われ，CMOSはデジタルカメラに多く用いられている。

4）生物顕微鏡用システムの最新動向

a）HD方式の応用　HD方式は従来から使われているNTSC方式のテレビカメラに比較して2倍以上高精細であることや，一般のテレビ放送が地上波デジタル方式で放送が開始され，HD方式が一般的になりつつあることから，高精細の動画像を表示できるメリットを生かし，病理実習用途や術中迅速診断システムとして利用されることが多くなっている。

b）カメラ内蔵型顕微鏡　顕微鏡にカメラを搭載することが多くなったことから，すでにカメラが組み込まれている顕微鏡が製品化されている。これはアダプタが必要なく，小型化，低価格化がはかれるためである。

c）画像ファイリングシステムの利用　病理検査において，多くの標本を取り扱う必要性と画像の保存および検索などの便利な機能を利用する目的のため，映像をデータベース化する画像ファイリングシステムの普及が目覚ましい。システムはデジタルカメラやテレビカメラをパソコンに接続し，画像データ化しネットワークを介して画像サーバに保存する。

保存された画像データを標本番号，患者氏名，病名などのキーワードにより検索表示できるものとなっている。使われている画像データの形式はいろいろあるが，可逆圧縮のデータ形式がおもに用いられている。

最近では，DICOM形式を採用しているシステムが製品化されている。

d）術中迅速診断システムへの利用　手術により採取した患部を病理で専門の病理医が病理組織を検査診断を行い，病理組織のカメラ映像を手術室に伝送し，術者と病理医が同一な映像を見ながら検査結果の確認と手術の進行を協議決定することにより，確実で迅速な手術を行えるよう利用されている。

e）テレパソロジーシステムの利用　公衆回線や専用線などのインフラを使い，遠隔地にいる専門の病理医に映像を送ることにより，病理標本の映像を見ながら診断支援を受けるシステムが普及し始めている。システムとしては顕微鏡にテレビカメラを搭載し，映像信号を圧縮する専用の伝送装置を用い，公衆回線や専用線を利用して遠隔地にデータとして送り，伝送装置を用いデータ伸張を行いモニタに映像を映しだす。また，受信側で映像を見ながら見たい場所や倍率にするための顕微鏡倍率や，ステージの位置制御が行える機能がある。

〔2〕**手術顕微鏡用テレビカメラシステムの概要**

手術顕微鏡に取り付けるためのアダプタ，テレビカメラヘッドとカメラ制御器，DVDやVTRなどの記録機，液晶モニタ，ワゴンから構成される。

手術顕微鏡は外科用手術顕微鏡と眼科用顕微鏡に分類され，外科用は脳神経外科，耳鼻咽喉科，整形外科などで使用されている。そこに装着されるカメラへの要求は少し異なり，外科用においては手術顕微鏡の操作を容易に行うためカメラヘッドはより小型軽量が求められる。眼科においては患者に対する負担をより軽減されることから感度が高いことが求められている。

手術顕微鏡用カメラシステムの一例として，眼科手術顕微鏡へテレビカメラを用いた例を図4.133に示す。

1）手術顕微鏡の光学構造とテレビカメラの組合せ

手術顕微鏡の光学的構造とテレビカメラの組合せは図4.134に示すとおり，対物レンズからの光を左右二分割して変倍装置や分光器を通じ接眼レンズにより左右をそれぞれ見ることにより，立体視を可能にする構造となっている。接眼レンズと変倍装置の間にビームスプリッタというプリズムを使った分岐光学系により左右二つの光路を得ることができる。一般的に使用されているビームスプリッタは，接眼レンズ側と分岐側の光量比率は8：2が使用されている。左右いずれかの光路にアダプタを取り付けることにより，カメラに

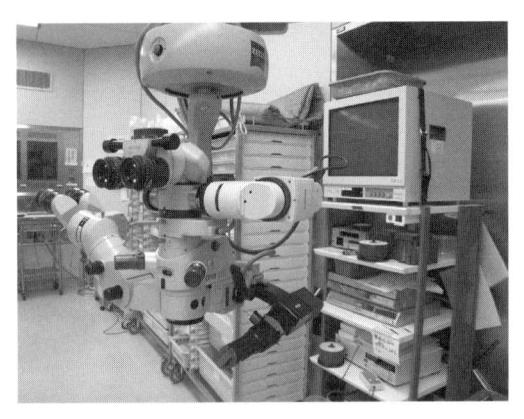

図 4.133　手術顕微鏡テレビカメラの一例

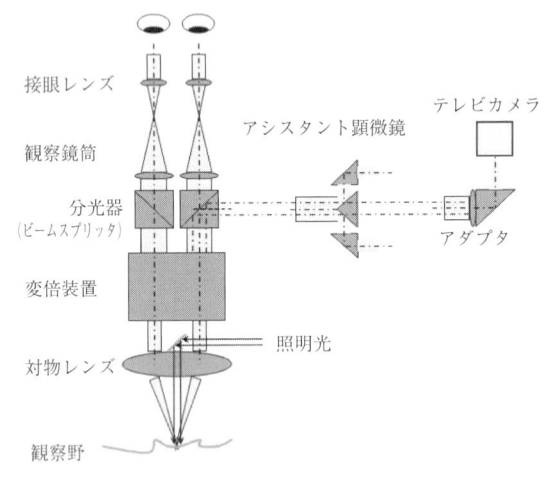

図 4.134　手術顕微鏡の光学的構造とテレビカメラの組合せ

像を映し出すことができる．しかし，そのままだと像は左右反転するため，アダプタの途中にミラーを挿入し，像を正像にする機能を有している．また，その他の機能としては光軸の中心を調整する機能，焦点距離を調整する機能，光量を調整する光学絞り機能を有する．特殊なものには，倍率を変えられるズーム機能，光量に応じ自動調光する機能，焦点距離をリモート制御できる機能をもっているものもある．

2）手術顕微鏡用テレビカメラの視野範囲　手術顕微鏡の視野は円形であり，その直径を視野径と呼び，NTSC 方式のテレビは横 4 縦 3 対角 5 の比率である．テレビ視野率は視野径に対しテレビの対角に映る比率のことであり，かりにテレビ視野率 100% を確保した場合でもカメラで映る面積は 61% になる．HD 方式のテレビの場合は，横 16 縦 9 対角 18.3 であるため映る範囲は 54.4% となる．このテレビ視野率を変えることによりモニタで見える範囲が狭くなったり，広くなったりする．あまりテレビ視野率を広くとりすぎると光学的ケラレが生じることとなる．そのため一般的なアダプタのテレビ視野率は 70〜100% である．

3）アダプタの焦点距離　アダプタの焦点距離の選択にはテレビカメラで使用される撮像素子サイズ，1/3 インチ，1/2 インチ，2/3 インチや手術顕微鏡で使用している接眼レンズの倍率 10 倍や 12.5 倍により変わるため考慮する必要がある．

焦点距離は，一般的には顕微鏡を覗いて見える範囲をなるべく大きな範囲で写せる焦点距離が望ましい．

4）手術顕微鏡用テレビに求められる特徴

a）テレビカメラの感度　一般的な手術顕微鏡のビームスプリッタは前述したとおり，テレビカメラへの光量は接眼レンズ側に対して 4 分の 1 の光量しかない．特に眼科手術顕微鏡においては，照明光量を大きくすることは患者の眼に悪影響を及ぼすことから，光量をなるべく減らして運用が行われるため，さらに高い感度のカメラが要求されることになる．

b）テレビカメラの小型化　手術顕微鏡用テレビカメラは，一般的には手術顕微鏡の操作性を重視することから，手術顕微鏡のバランスや操作性に大きく影響するカメラヘッドの小型軽量化をはかるため，カメラヘッドとカメラ制御器を接続するカメラケーブルから構成されている．通常，NTSC 方式のカメラヘッドでは普通 40 mm 角程度で，重量は 100 g 以下である．

c）術式に対応したカメラ機能　これまでのカメラには高精細化や色再現性を追及されていたが，新しい手術技法の開発に伴い，テレビカメラへ新しい機能付加の要求が高まっている．例えば，外科系手術顕微鏡用としては近赤外線領域の撮影や，スローシャッタ蓄積機能を使った高感度の撮影があげられる．眼科用手術顕微鏡用では上下左右反転機能があげられる．

5）手術顕微鏡用カメラの自動調光と深度　自動調光の方式は，前述の〔1〕2）項と同じで 2 種類ある．カメラ側による制御は同一であるので省略するが，もう一つの方式は ND フィルタを使わず光学絞りを使うことが異なる．カメラの感度がより高ければ光学絞りを絞れるため，光学深度がとれることになり，肉眼でのぞいたより深度の深い映像を得ることができる．

6）映像記録装置　映像の記録装置は一般的には手術の記録を目的とするため，動画像の記録装置が主流である．現状では，DVD レコーダへの記録がほとんどであるが，映像編集が簡便である理由からまだ VTR も使われている．また，特殊なものとしてテレビカメラにハードディスクを直接接続し，映像を記録

再生，記録したハードディスクをパソコンと接続して直接編集できる便利な機能をもっているテレビカメラもある。

7) 表示装置　いままではCRTが中心であったが，CRTが製造中止となったことにより液晶モニタが主流となっている。

表示サイズは，CRT主流当時から20～21インチが標準サイズであったこともあり，19インチが一般的になっている。液晶モニタが出始めたころは画質においてはCRTが圧倒的によかったが，液晶パネルと画像処理エンジンの性能向上により遜色のない程度となっている。

8) 手術顕微鏡用システムの最新動向
a) HD方式の応用　HDテレビカメラも従来に比べ小型軽量化され，価格もNTSC方式のカメラと比較し1.5倍程度となり，操作性についてもNTSC方式と同等となった。記録装置についても，HDに対応した民生用VTRやDVDレコーダが製品化されたことから，今後は急激に導入が増えていき，HD方式が標準になっていくことになろう。

b) 立体カメラ方式の応用　前述の〔2〕1）項のとおり，手術顕微鏡はそもそも立体視を基本としていることから，ビームスプリッタの左右にそれぞれカメラを取り付けることにより簡単に立体映像を得ることが可能である。立体テレビ方式にはいろいろな方式が存在するが，映像記録再生機と表示機材が特殊なものになることから，なかなか普及していなかった。しかし，最近では眼鏡を必要としない表示機が開発されたことにより，今後は多くなると考えられる。

c) 手術顕微鏡へのテレビカメラの内蔵化　前述の〔2〕4）a）にも述べたとおり，手術顕微鏡にはバランスや操作性能が求められている。このことから，テレビカメラを手術顕微鏡の中に組み込むことによりアダプタが不要，カメラも小型軽量がはかられることとなり，カメラケーブルの脱着が不要となることからカメラ内蔵型手術顕微鏡が製品化されている。

d) テレビカメラの映像伝送　医局や医師控室などの院内への映像配信の要求が強まっている，伝送の形式はさまざまな方式が使われているが，MPEG2やMPEG4が代表的なものとなっている。

導入の場合注意しないといけないのが，情報漏えいや間違いを起こさないよう，パスワードによる情報漏えい保護やヘッダ情報付加が必須項目となっている。

e) 遠隔医療システムの利用　最近の動向として手術顕微鏡用カメラの映像を特殊回線を利用して遠隔地に送り，そこからの指示により手術支援を受けられるようなものとなっている。特殊なシステムとしては

HD立体カメラシステムを応用しているものもある。これにより立体の前後奥行き感とHDによる高精細感まで伝送することにより，さらに的確で迅速な判断が可能になる。

4.11.4　手術室用システム
〔1〕**手術室で使われているカメラシステム**

手術室においては術野用カメラ，手術顕微鏡用カメラ，内視鏡用カメラ，手術室監視カメラ，回復室監視カメラが使用されている。手術顕微鏡カメラについては4.11.3項に，内視鏡用カメラについては4.8.3項に記述してあるため省略する。

〔2〕**術野用カメラ装置**

術野用カメラ装置とは，無影灯で照らされた術野を撮影するためのカメラ，ズームレンズ，雲台，記録機器，雲台制御器，ズームレンズ制御器，モニタ装置より構成される。術野用カメラ装置の種類は，カメラの取付方法により無影灯組込み式，サイドアーム式，移動アーム式の3種類がある。

1) 無影灯組込み式　無影灯の中心にズームレンズ付きテレビカメラを取り付ける方式であり，すでに無影灯にカメラが組み込まれているものもある。この方式は無影灯の照らしだす位置が術野の中心で，カメラ視野も中心ということで術野とカメラ視野が一致することから，カメラのアングル調整は無影灯位置調整によるため，術野の確保は容易に行われ操作は簡便である。しかし術野としては必ずしもよいアングルが確保できるわけではない。また，術者や助手の頭や手により術野を妨げる傾向がある。

2) サイドアーム式　天井の無影灯基盤に可動式アームを追加し，アームにズームレンズ付きテレビカメラを取り付ける方式である。

図4.135にサイドアームに術野カメラが取り付けら

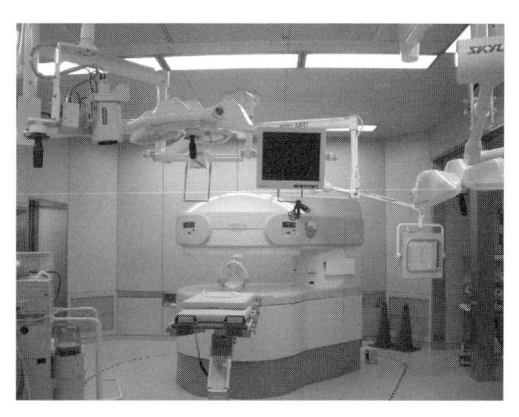

図4.135　サイドアーム式術野カメラの一例

れた一例を示す。

この方式は，無影灯組込み式に比較するとカメラ位置やアングルに自由度があるため，術者や助手の頭や手により術野を妨げない位置にカメラ設置が可能である。しかし，カメラの方向の調整が必要となるため電動雲台が必要となる。

3) 移動アーム式　移動アーム式術野カメラの一例を図4.136に示す。カメラを取り付けるアームに移動式のキャスタが取り付けられていて，手術室間の移動が可能である。

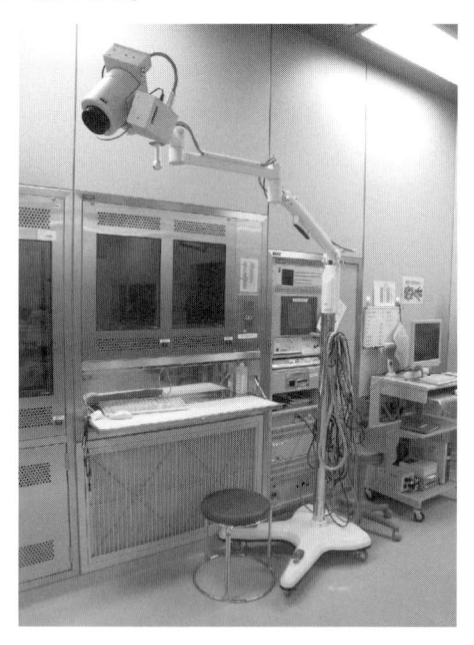

図4.136　移動アーム式術野カメラの一例

手術室数に対してテレビカメラが少ない場合には有効的な活用ができる。しかし床面積を占有するうえ，手術機材が手術台の周りに多く設置されていることから，移動アームの位置の確保が難しく，最良の術野確保が難しい。

4) ズームレンズの倍率と撮影範囲　術野テレビカメラに使用されているズームレンズはズーム，フォーカス，アイリスがリモコン制御できる構造となっている。ズームレンズの倍率は，広角の焦点距離に対し望遠側の焦点距離の比率で表示されている。そのためズーム倍率が高くとも必ずしも拡大率が高いことにはならない。拡大率はズームレンズの焦点距離が長いほど高く，使用するカメラの撮像素子サイズにより異なる。例えば，撮像素子サイズが1/3インチの場合，被写体までの距離1mにおいて焦点距離が120 mmあれば，被写体範囲は40 mm，30 mm程度が映ることになる。心臓外科手術においては，最低でもこの程度の焦点距離が必要となる。

5) 術野用カメラ装置の最新動向

a) 術野テレビカメラの導入率上昇　術野カメラの導入率は，4.11.3項〔2〕で説明した手術顕微鏡用テレビカメラに比較するとかなり低かったが，年々導入例が増えつつある。これは術野映像が，手術を進行するすべてのスタッフから見えることにより円滑な手術が可能となること，また手術の記録を残すことや，その映像を利用したインフォームドコンセントへの必要性が高まったためである。

b) 術野テレビカメラの映像回転　従来の術野テレビカメラを載せる雲台は，パン，チルト，左右上下のみの制御だけであったが，術野カメラを回転することにより映像の回転が可能なものが製品化されている。この特徴はカメラ位置を設定する際，カメラ位置が術野に対し必ずしも正方向となっていないことが多く，カメラを回転させることにより上下関係を合わせることが可能になった。そのためどのようなカメラ位置からも，正方向の状態で撮影できるので，かなり自由度が広がったことになる。

c) 術野テレビカメラの集中コントロール　近年の手術室においての環境制御は，照明や空調の制御に加え，無影灯，手術台まで制御を集中してコントロールできる仕組みとなっている。そこに術野カメラのズーム，フォーカス，パン，チルトの制御まで集中コントロールが可能となっている。

d) 画像ファイリングシステムの利用　手術情報として術野画像管理を目的として動画像や静止画像をデータとして保存する要求が強まり，画像ファイリングシステムの普及が目覚ましい。システム内容は，術野カメラの映像を画像データに変換してネットワークを介して画像サーバへ保存できるものとなっている。最近では，医療画像標準データ形式のDICOM方式で製品化されている。

〔3〕手術室監視カメラ

手術の進捗や手術スタッフの状況の把握を目的として，手術室内にドーム型の監視カメラを設置するケースが増えている。この監視映像は手術室受付で常時監視している。使用機材は通常の防犯用カメラが使われている。手術室にドームカメラを設置した一例を図4.137に示す。

〔4〕回復室/集中治療室監視カメラ

回復室や集中治療室における監視カメラはドーム型の監視カメラではあるが，手術室の監視カメラとは異なり，患者の状態を監視する目的で医師控室や麻酔医控室からリモートコントローラにより，上下左右やズームやフォーカスが可能である。

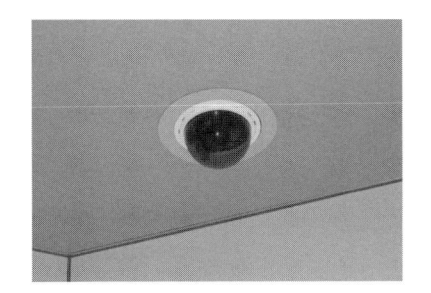

図 4.137 手術室監視カメラの一例

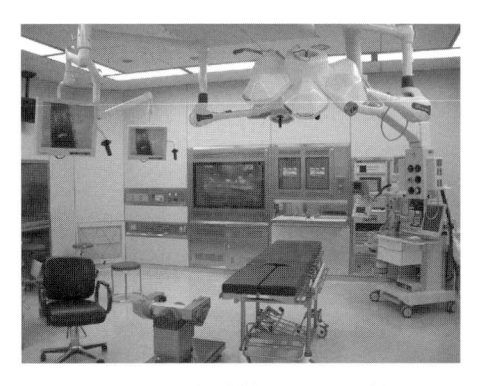

図 4.138 手術支援システムの一例

〔5〕 手術支援システム

最新の手術室に設備されている手術支援システムの一例を図 4.138 に示す。従来は手術室映像システムと呼ばれていて，術野カメラ，記録機，表示モニタで構成されたものが中心であった。しかし，近年では術野カメラや手術室監視カメラが円滑な手術を行ううえで重要視され，映像が一つの情報として取り扱われるようになり，医療機器との連携まで求められるようになった。

そのため，システムは術野カメラや手術顕微鏡用カメラや内視鏡カメラなどからの映像入力の切換え，記録，表示，手術室以外への伝送や保存をするような機能を有しているシステムが増えている。また，表示モニタは天井アームでつり下げられた 19 インチ程度の液晶モニタ 2 台，手術室壁面に設置された 40 インチ以上の大型液晶モニタもしくはプラズマディスプレイに術野カメラ映像だけでなく，病理術中迅速診断の映像や生体情報や X 線，MRI，CT などの画像表示が可能となっている。

部門5　治療装置および手術装置

5.1　概　　説

治療装置と手術装置の歴史は，麻酔器や保育器の開発にさかのぼる．1943年にKolffが世界で初めてドラム式人工腎臓を用いて人工透析を実施，1953年にGibbonが人工心肺を，そして1957年にWierichらが体外式心臓ペースメーカを臨床で初めて使用した．以来治療装置は，効果と効率の向上，安全性の追求，そしてより低侵襲化を目指して進化を続け，Kolff以来60年以上にわたり，医療の飛躍的進歩そして多くの命を救うことに大きく貢献してきた．特に1990年代以降は，低侵襲治療装置が発展し，放射線治療装置，結石破砕装置，内視鏡下手術システムそして血管内治療カテーテルが開発され，患者のQOL（quality of life）向上に貢献するとととともに，入院期間の短縮や日帰り手術の普及など医療の姿も変えてきている．

現在，世界の医療機器市場規模は約20兆円といわれている．治療装置と手術装置はその中核を占め，特に低侵襲治療装置や植込み型治療装置がその市場の伸びを牽引しており，この動きは今後も継続していくと予測される．厚生労働省の「薬事工業生産動態統計」によるとわが国の医療機器市場では，過去10年にわたり治療装置や手術装置の売上げがコンスタントに増加している．また，2005年度の厚生労働省薬事工業生産動態速報[1]によると，治療機器は約1兆700億円市場を形成し，国内全医療機器市場規模約2兆5800億円の約40％を占めるに至っている．その内訳を見ると，約60％が輸入品で占められており，この数字からわが国の先端医療や国民の健康は海外製品に大きく依存している姿がうかがえる．超高齢化社会を迎え，市場規模世界第2位の医療大国であるわが国，そして医療機器産業の将来を考えたとき，国際競争力の強化は重要課題といえる．

治療装置と手術装置は製品の幅が広いために，本部門では低周波治療装置といった家庭用治療装置から大型の無侵襲治療装置，体内植込み式治療装置，血管内治療装置そして手術用ロボット装置といった最新の治療装置や手術装置までをとりあげている．

MEは物理，化学そして生物の境界領域の学問であり，中でも治療装置は領域を超えた多くの技術と知恵の融合産物といえる．現在の治療装置では，放射線，光，熱，磁気，電気，機械エネルギーといった物理的エネルギーが用いられ，生体物性を考慮したエネルギーを与えることで，生体への刺激から切開，焼灼や凝固といった治療を行っている．また，光線力学療法のように薬物と光エネルギーの組合せで，生体内での化学反応による治療を行う治療方法と装置も開発されている．

分子イメージングや遺伝子診断といった診断技術の進歩に伴い，将来の治療装置や手術装置では，ますます低侵襲化や微小領域のピンポイント治療への要求が高まっていくことは容易に想像できる．近い将来には，ITやマイクロ・ナノテクノロジーを活用して，がんなどの重篤疾患の病変部位を診断し，高い精度で治療をすることが可能な診断・治療一体型のロボット手術装置が開発されることも期待できる．

このほかにも，バイオテクノロジー，ナノテクノロジーそしてコンピュータサイエンスの進化が高度な先進医療装置を生んでいくことであろう．さらに薬と医療機器の技術が融合した新しいコンセプトのDDS（drug delivery system）や再生医療に伴う新しい治療装置の登場も期待される．

2004年産・官・学の取組みとして，日本発の新しい医療機器開発を推進し，国際競争力強化の推進と研究から実用化までの戦略の検討，インフラ整備推進を目指しMETIS（医療技術産業戦略コンソーシアム）が設立された．METISでは，2005年に下記の重点7テーマを定め，具体的な戦略策定と開発に向けた活動を行っている[2]．

Ⅰ：ゲノム科学・タンパク質科学やIT分野技術などを活用した遺伝子チップなどの簡易診断機器

Ⅱ：画像診断機器の高度化やDDS分野の技術を活用した分子イメージングによる診断・治療

Ⅲ：超音波関連装置やカテーテルなどの医療機器を用いるDDS・標的治療

Ⅳ：内視鏡手術ロボットなどの高機能手術ロボットや画像技術を活用した低侵襲治療機器

Ⅴ：次世代除細動器などのバイオニック医療機器

Ⅵ：完全埋込み型人工心臓などの臓器機能補助機器

Ⅶ：骨・軟骨，血管，心筋などの再生医療

また，2006年内閣府は，新経済成長戦略を打ち出し，先進医療機器・医療技術産業を新世代自動車用電池産業とならび世界に向けたわが国の重要産業と位置づけ，国際競争力強化をはかっていくことを明確にしている。

患者や医療従事者そして医療経済のニーズに即した治療装置や手術装置の開発への期待は高い。わが国は世界をリードする電子技術，ロボット技術そして材料技術を保有していることから，これら要素技術の融合体である治療装置開発のポテンシャルは高いといえる。しかしながら，現状では医療機器産業と要素技術をもつ異分野企業とのコラボレーションが円滑に行われているとはいえない。今後，産・官・学が一体となってこの分野に取り組むことで，諸規制の改革が進むとともに医療機器への国民の理解が深まることが期待され，この動きがわが国発の治療装置，手術装置の原動力になっていくことであろう。

引用・参考文献

1) 薬事工業生産動態調査について（厚生労働省ホームページより）http://www.mhlw.go.jp/topics/yakuji.html （2006年12月29日現在）
2) 日本医療機器産業連合会のホームページより http://www.jfmda.gr.jp/metis/index.html （2006年12月29日現在）

5.2 放射線治療装置（リニアック）

5.2.1 目　　　的

放射線治療は放射線治療技術の向上に伴い，近年その有効性が認められ，おもに悪性腫瘍（がん）の治療に広く活用されている。

放射線治療装置はリニアクセラレータのほか，ベータトロン，マイクロトロン，ガンマナイフなどがあるが，本節では高エネルギー放射線治療装置として広く普及しているリニアクセラレータについて記述する。リニアクセラレータ（linear accelerator）は通常ライナック（linac）またはリニアック（lineac）と表現されている。ここでは以下リニアックと記述する。

5.2.2 リニアック（リニアアクセラレータ）

1960年代に，がんの治療器として開発されたリニアックは，放射線治療技術の向上に伴い，X線，電子線の出力が得られ，高精度技術を取り入れ，かつシステム化された実用的な治療機として，^{60}Co遠隔治療装置に代わって急速に普及した。

最近では，医療情報システムとの連携，イメージングシステム（imaging system），ゲーティングシステム（gating system）を装備し，呼吸性移動などに対応して患部により正確に照射できる高精度機器が普及している。図5.1に一例を示す。

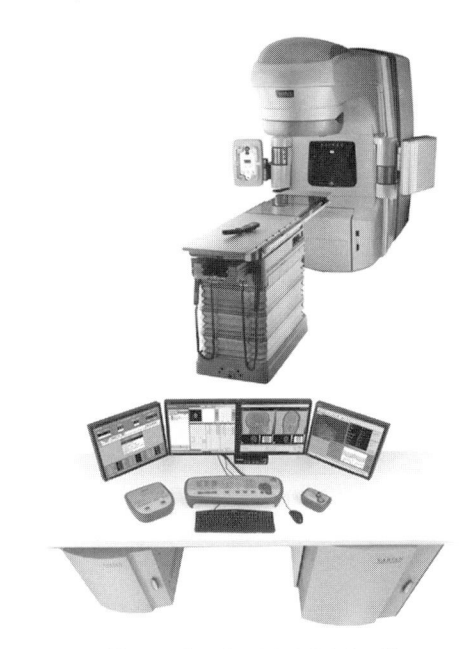

図5.1 リニアックシステムの一例
（© 2007 Varian Medical Systems, Inc. All rights reserved.）

5.2.3 動 作 原 理

リニアックは，マイクロ波源から供給されるマイクロ波電力によって加速管内に形成されるマイクロ波電界により，電子ビームを直線的に加速する装置である。マイクロ波源としては，一般的にマグネトロンあるいはクライストロンが使用される。

一方，加速管は進行波形および定在波形の2種類が代表的である。ここでは，現在最も多く使われている側面結合式定在波形加速管（side coupled standing wave type accelerating structure）を中心に記述する。図5.2に定在波形加速管の断面図を示す。

定在波形加速管は球面構造の加速空洞とリエントラント型の結合空洞で構成されており，マイクロ波電力は図5.2（a）のRF入力部より加速管に供給される。供給されたマイクロ波は，結合空洞を通じて伝搬され，加速空洞に定在波が形成される。

定在波形加速管は，マイクロ波電界位相とビーム速度が位相的に合うように，加速空洞およびドリフト空

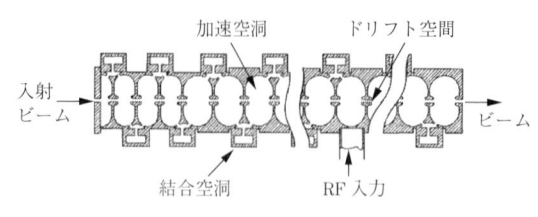

図5.2 加速管の断面図
(a) 構造図
(b) 定在波形加速管構造図 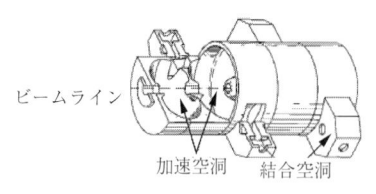

5.2.4 構 成 と 性 能

最新のリニアックの代表的な構造を図5.3に示す。

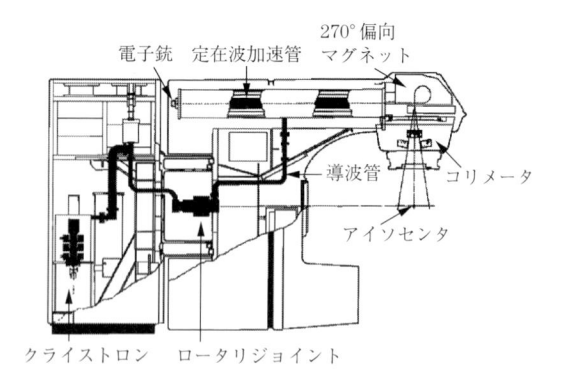

図5.3 医療用リニアック照射部本体構造図

医療用リニアックは，図5.3のように加速管をガントリー内に回転軸にほぼ平行に設置し，加速されたビームを偏向マグネットで270°偏向して，ビームをターゲット，あるいは電子散乱体に当てて，X線あるいは電子線を発生させる。

ヘッド部において，X線の場合はターゲットとX線フラットニングフィルタを，また電子線の場合は電子散乱体を自動的に切換えができるようになっている。

X線，電子線のエネルギー，出力，平坦度の安定性を保つことが特に重要であるが，各種のフィードバック制御機能が備えられており，長期間の安定性を保持できるようになっている。

X線のエネルギーは，低エネルギータイプで4または6 MV，高エネルギータイプで6～18 MVのものが多い。また，2種類のX線が選択できるデュアルフォトンリニアック，3種類のX線が選択できるトリプルフォトンリニアックが普及している。線量率は4 MVのX線では2.5 Gy/min，6 MVのX線では4 Gy/min，10～18 MVのX線では6 Gy/min程度で照射野も40 cm×40 cmが一般的である。

高エネルギータイプでは，電子線エネルギーは4～20 MeVが一般的である。患部の大きさや深さに応じて，5～7種類の電子線が選択できるように設計されている。線量率は，10 Gy/min程度まで使用できる。

5.2.5 今 後 の 課 題

昨今の放射線治療技術の加速度的な進歩とともに，医療用リニアックは，自動照合記録および自動セットアップ，画像診断装置であるMRやX線CTなどとのオンライン画像転送によるシステム化，多分割コリメータによる原体照射やIMRT，リニアックラジオ

間の長さが設計されている。電子の加速エネルギー $V(t)$ は，式 (5.1) で示される。なお，マイクロ波電力が加速管に伝搬され，加速管内にいきわたる時間 (τ) の間は，ほとんど電子は加速されないことから，実効エネルギー V は式 (5.2) で示される。

$$V(t) = \frac{1-e^{-at}}{1+\beta}[2\sqrt{\beta ZT^2 LP} - ZT^2 L \cdot i] \quad (5.1)$$

ここに，$a = \frac{\omega}{2Q_L}$, $\beta = \frac{Q_0}{Q_{ext}}$（結合係数），$ZT^2$：シャントインピーダンス〔MΩ/m〕，$L$：加速管の有効長〔m〕，$P$：マイクロ波入力〔MW〕。

$$V = \frac{1}{t_0 - \tau}\int_{\tau}^{t_0} V(t)\,dt \quad (5.2)$$

ここに，t_0：パルス幅，$\tau = \frac{1}{a}$：マイクロ波重力の build up time（filling time ともいう）。

定在波形加速管は，進行波形加速管に比べてエネルギーゲインが高いという大きな特長があり，かつ結合空洞にエネルギースイッチを設けることによりマイクロ波の伝搬を制御し，幅広いエネルギーの切換えが可能である。放射線治療においては，腫瘍の部位などに応じてエネルギーの切換えを必要とするため，医療用リニアックに広く採用されている。

医療用リニアックに使われているマイクロ波の周波数は，S-バンド帯の2 856 MHzと2 998 MHzが主流である。ほかにC-バンド帯，X-バンド帯の加速器もある。

マイクロ波電力は尖頭値2～7 MW，数マイクロ秒のパルス幅のものが多く使われている。したがって，得られるX線および電子線もパルス出力となっている。

サージェリ，イメージングシステム，CT機能を搭載して患部の位置を正確に同定し，さらにゲーティングシステムを装備して呼吸性移動に対応した高精度治療を実現するなど，さらなる治療効果改善のため，加速度的に進歩している。

一方，放射線治療の発展と医療用リニアックの普及とともに，安全性についての充実もはからなければならない。リニアックには各種の安全機能を装備しているが，医用電子加速装置の安全性が規定されている国際規格であるIEC 60601-2-1をJIS化（JIS Z 4705）し，機械的な安全性，不要または過剰な放射線に対する防護，電撃に対する保護などに関し，長期にわたり安全に使用するための日常の保守管理について，規定整備が進んでいる。

5.3 体外衝撃波結石破砕装置

5.3.1 目的

体外衝撃波砕石術（extracorporeal shockwave lithotripsy：ESWL）は，衝撃波のもつ物理的特性を利用した非観血的治療法である。すなわち，体外において発生させた衝撃波を体内の結石に伝搬集束させて破砕し，破砕された結石を自然排出させるものである。

この治療法は旧西ドイツ，ミュンヘンのDepartment of Urology, Hospital Munich-Harlaching, Munich, GermanyのProf. Christian Chaussy, Schmiedtらによって考案され，メーカとの共同開発により1983年9月に腎・尿管結石用の体外衝撃波結石破砕装置（ESWL）として商品化された。

それ以後，種々の臨床的要望にこたえた新世代の装置が旧西ドイツのほかにフランス，米国，日本で開発され，現在日本国内でおよそ900台が稼動している。

臨床的応用として，現在では一般的な腎・尿管結石についてはESWLが第1選択の治療手段となっており，その他では胆石，総胆管への適用が行われている。

5.3.2 動作原理

衝撃波は，音と同じく物質中の圧力の強弱として伝搬していく縦波である。音波や超音波が正弦波を繰り返して持続的であるのに対し，衝撃波は単一波であり持続的でない[1]（図5.4）。

衝撃波を発生させる原理としては
① 電磁誘導作用により金属膜を振動させる方法
② 電極を水中でスパークさせる方法
③ 圧電素子を発振させる方法
④ 微小爆薬を水中で爆発させる方法

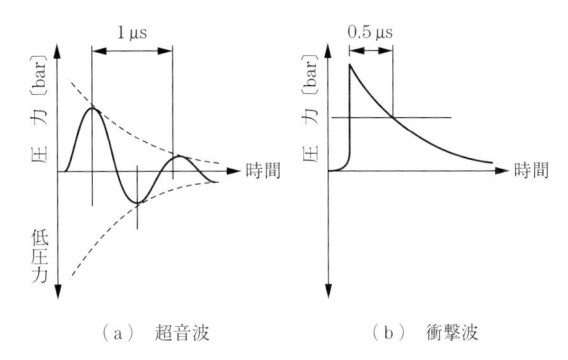

図5.4 超音波と衝撃波の波形の比較

(a) 超音波　　(b) 衝撃波

などがあげられるが，ここでは電磁誘導作用を用いた方法を説明する。

電磁誘導方式による原理[2]の場合，衝撃波の発生に，電磁音響源（electromagnetic acoustic source）を用いている（図5.5）。これはコイル，振動膜（金属膜）および衝撃波を集束させる音響レンズから構成され，それらを円筒形の衝撃波ヘッドと呼ばれる容器に収納したものである。

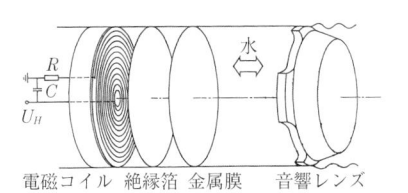

図5.5 衝撃波発生器の原理

電磁コイル　絶縁箔　金属膜　音響レンズ

コンデンサCに充電された高電圧のエネルギーが瞬間的にコイルに放電されると，磁界が発生し，この磁界により絶縁体を介して置かれた金属膜上に渦電流が誘導される。このとき，渦電流により生じる磁界がコイルで発生された磁界とは反対の向きをもつため，その結果コイルと金属膜の間に斥力が発生し，金属膜は瞬間的に偏位し圧力波（衝撃波）を発生する。

この金属膜で発生した平面衝撃波は水中を発生源から前方に伝搬し，これを音響レンズで集束させることにより最大で大気圧の約500倍（50 MPa）に達する衝撃波となる。

この衝撃波エネルギーが集中する部分は衝撃波エネルギー焦点と呼ばれており，体内の結石位置と焦点の中心位置を一致（照準）させることを位置決めと呼ぶ。

衝撃波のエネルギーは音響インピーダンス（波の伝搬に対する抵抗）の異なる物質が存在すると，その境界で放出される。衝撃波は，水とほぼ同じ音響インピーダンスをもつ人体の軟部組織内ではほとんどエネ

ギーを損失することなく伝搬するが、音響インピーダンスの異なる結石に当たると、はじめに圧縮力が働き、ついで、中へ入る波と反射する波によって引張力が働いて結石が徐々に破壊される。

衝撃波が骨に当たっても骨が破壊されることは基本的にないが、影響が出る可能性は否定できないため、衝撃波を結石以外に照射しないことが望ましい。

なお、空気は音響インピーダンスが大きく異なるため、人体と衝撃波発生器の間には空気が入らないような工夫が必要である。この目的のため、装置によって超音波ゼリーを衝撃波ヘッドと治療部位の密着面に塗布する（図5.6）。

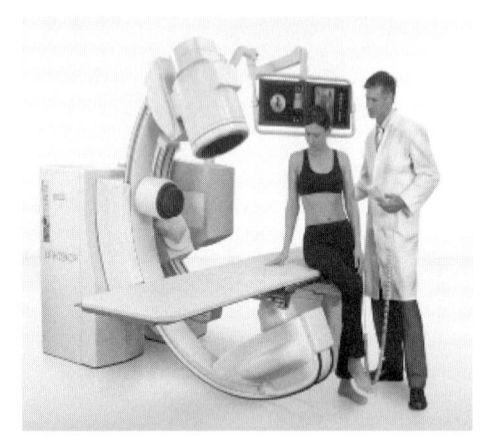

図5.6 ESWL装置例

5.3.3 装　　　置

〔1〕 結石の位置決めとモニタリング

結石の位置決めおよび破砕状態の確認は2方向（正面および斜方）X線透視または超音波のいずれかで行う。図5.6の体外式結石破砕装置は通常の連続透視のほかに、被曝を抑え、かつ、高鮮明な静止画像（ディジタル撮影：DR）が可能な機種である。さらに、画像処理としてノイズリダクションおよび輪郭強調を行うことにより、破砕状態をリアルタイムで正確に把握することが可能である。

また、DRによる最終確認、記録をその場で行える。

〔2〕 心電図同期法による結石の破砕

必要に応じて心電図（ECG）同期法を用い、衝撃波を心電波形に同期して照射することが可能である（図5.7）。

〔3〕 安定した衝撃波発生原理

電磁誘導方式の原理による衝撃波エネルギーは水中スパーク（放電）方式などに比較し安定しているため、一般的に患者に与える疼痛が少ない[3]。また、発

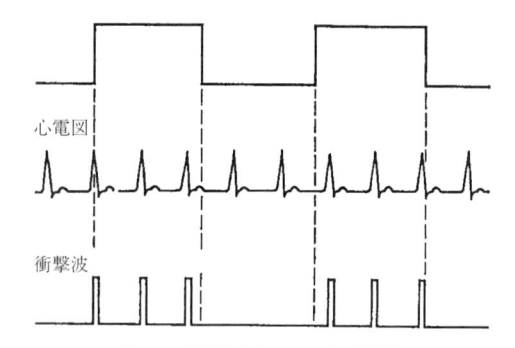

図5.7 衝撃波照射の心電図同期法

生エネルギーの強弱コントロールの微調整が可能であるため結石の大きさ、硬さによりきめの細かいコントロールが可能である。

補　足

ESWL療法は結石の外科学的治療法に根本的変革をもたらした画期的発明であり、結石で悩む多くの患者にとってこれほどの福音はない。単に「切らない」ということだけでなく、再発を繰り返す結石に対し、開腹手術では反復治療に制限があったが、再発結石に対しても施行可能であり侵襲が少なく、安全な治療法としての地位が確立している[4]。

1988（昭和63）年4月より腎・尿管結石については健康保険の適応となっており、ESWLは第1選択の治療手段となった。胆石についても1992（平成4年）4月から保険適応となっており、装置の性能は種々の要求を満たす必要が起きている。例えば、1台のESWL装置がX線装置と超音波診断装置を兼ね備え、結石の種類、部位に応じた使い分けができると装置稼動率が高くなる。

また、効率面からは、治療前後における補助的な手段および治療結果の記録がその場で行えることが望ましい。

今後ESWL装置がさらに向上するべきこととしては
① コンパクトである（省スペース）
② 経済的である（低価格、多目的）
③ 操作しやすい（迅速、確実、高能率）
④ 破砕効果が高い（治療効果）
⑤ 副作用が少ない（安全性）

などがあげられる。

引用・参考文献

1) 東原英二：体外衝撃波腎砕石法、臨床泌尿器科、**40**, 2, 101-102 (1986)
2) H.Reichenberger et al.：Electromagnetic Acoustic Source for the Extracorporeal Generation of

Shock Waves in Lithotripsy, Siemens Forsch. u. Entwickl. Ber. Bd. 15, Nr, 4, 187-194 (1986)
3) 原　徹：シーメンス社製尿路結石治療装置の特徴, 医学のあゆみ, **144**, 1, 18-20 (1988)
4) 入江　伸：リソスター（シーメンス社製結石破砕装置）の臨床使用経験, 新医療, **6**, 139-142 (1988)
5) 横山正夫, ほか：ESWL単独療法による上部尿路結石の治療経験, 日泌尿会誌, **78**, 2079-2086 (1987)

5.4　ガンマナイフ装置

5.4.1　目　　的

頭蓋内疾患に対し, 開頭手術を行うことなしに外部からガンマ線を照射し, 周囲の正常組織に与える影響を極力減らし, 病変のみを選択的に破壊するのが本装置の目的である. 適応になるおもな疾患は脳内血管障害（脳動静脈奇形など）, 脳腫瘍（聴神経鞘腫, 下垂体腺腫, 頭蓋咽頭腫, 松果体腫瘍, 髄膜腫など）である（**図5.8**）.

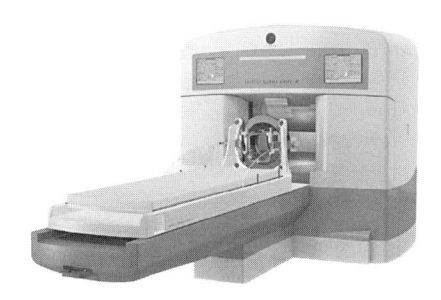

図5.8　レクセル ガンマナイフ 4C
（Elekta Instrument AB 提供）

5.4.2　動作原理

1949年, スウェーデンの脳外科医レクセルが脳内疾患部の定位的脳手術を可能にしたレクセルステレオタクティックシステムを確立させた. この原理は**図5.9**に示すように, アーク上を動く長さを一定にした針の先端はどの角度から侵入しても一点に集中する. この原理を取り入れ, アークをコリメータヘルメットに, また針をガンマ線ビームに置き換えたものが, ガンマナイフとして1968年に開発された. 実際のガンマナイフは201個のコバルト60線源が放射線ユニット内に装着されている.

半球上に設置された線源からのビームがすべて一点に集中するように設計されている（**図5.10**）. この固定された焦点に疾患部を位置させる. 光学レンズにたとえると, 太陽光線をレンズで集中させると一点が高温になるが, それ以外のところではほとんど温度は上昇しないのと同様である.

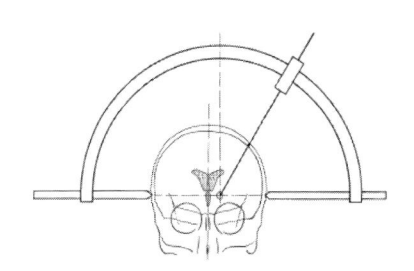

図5.9　定位的脳手術の原理
（Elekta Instrument AB 提供）

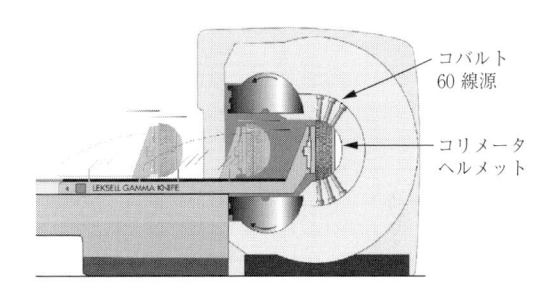

図5.10　ガンマナイフ断面図
（Elekta Instrument AB 提供）

5.4.3　装　　置

頭蓋内のターゲットに対し, 正確に絶対位置, 形状を把握するためにレクセル式定位脳フレームを局所麻酔下で患者の頭部に固定する. 脳血管造影やCT, MRIを用いフレームとともに頭部撮影を行い, 治療計画コンピュータシステムによって線量分布, 線量, ショット座標を決定する.

計画された治療プロトコルを実行するために, 定位脳フレームを装着した患者をコリメータヘルメットと呼ばれる201本の穴の開いたヘルメット内に固定する. 最近では複数ショットを照射するために, APS装置（自動位置決め装置）によりヘルメット内で患者の頭部を自動的に動かし, 適切に放射線が当たるように調節を行うことができる（**図5.11**）. コリメータヘルメットは4mm, 8mm, 14mm, 18mmの4種類が用意されており, ターゲットサイズにより選択でき, また組み合わせることにより複雑な形状をしたターゲットに対し適切な放射線分布を作ることができる.

操作卓からスタートボタンを押すと遮へい扉が開き, コリメータヘルメットとともにベッドが放射線ユニット内に移動し, 照射が開始され, 設定時間に達すると自動的にベッドが排出され, 遮へい扉が閉じる. 照射が終わると患者から定位脳フレームを取り外し, 治療終了となる. 患者は通常2泊3日で退院する.

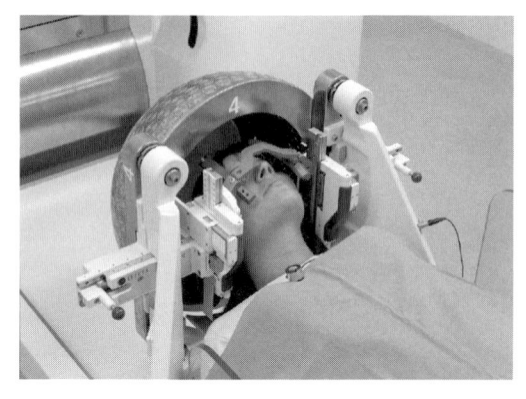

図5.11 APS装置に固定された患者
（Elekta Instrument AB 提供）

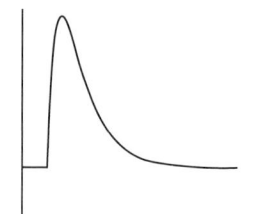

図5.12 単相性波形の例

5.5 体外式除細動装置

5.5.1 目　　　的

正常時の心臓では洞結節から発せられた刺激が房室結節，ヒス束，脚を伝導し，心臓全体を規則正しく拡張，収縮させ血液を絶え間なく体全体に送り出している。しかし，心室細動という心臓全体が痙攣しているような状態になると心臓はポンプ機能を失い，血液を拍出できなくなる。この状態では早急な心拍再開が求められ，蘇生が遅れると1分間に8～10％で蘇生率が下がっていくといわれている。突然死の多くは致死性不整脈である心室細動や無脈性心室頻拍により引き起こされる。心室細動に陥った心臓のリズムを取り戻す唯一の手段が電気的除細動である。

5.5.2 動 作 原 理

電気的除細動の原理は心臓全体に大電流を流し，心臓のさまざまな場所で発生している不規則な心筋の興奮をリセットさせる，というものである。そのため除細動器はコンデンサにエネルギーを蓄え，それを大電流として心臓を挟むように装着された電極を通して心臓に流す。この基本構成は従来より変わらないが，最近，放電波形に変化が現れた。

〔1〕　放　電　波　形

これまで体外式除細動器の放電波形には単相の波形が使用されてきた。単相性波形は電流を電極の一方から他方へ流す一方向性のものである（図5.12）。

1996年に米国で植込み式除細動器で用いられている二相性波形（バイフェージック波形）を採用した体外式除細動器が登場した。二相性波形の除細動器は1相目を出力した後，極性を逆にして連続して2相目を出力する。二相性波形では，エネルギー値が単相性波形に比べ，60～80％で同等以上の除細動効果が得られる。少ないエネルギーで除細動できるということは，人体に対するダメージを少なくできるだけでなく，使用する部品も小さくでき，製品を小型化できるというメリットがある。

〔2〕　二相性波形の回路原理

これまでの単相性除細動器では機械的なリレーを十分な時間オンして，コンデンサに蓄積したエネルギーを患者に流しきる方式であった。二相性除細動器では，コンデンサの放電制御をトランジスタやFETなどの半導体スイッチを用いて行っており，コンデンサから流し始めた電流をマイクロプロセッサが監視し，決められた時間や電圧あるいは患者回路の抵抗に応じて半導体スイッチを切り換える。約20 msの間に制御を行い，二相性波形を作り出している。以下に二相性波形の回路原理の例を紹介する。

1)　H-ブリッジ方式　　スイッチ4個がHの形に接続されており，1相目の放電開始で対角のスイッチをオンし決められた時間電流を流す。スイッチをオフし，2相目は反対の対角のスイッチをオンし，決められた時間放電する。すると1相目と2相目で電流が逆に流れる（図5.13，図5.14）。

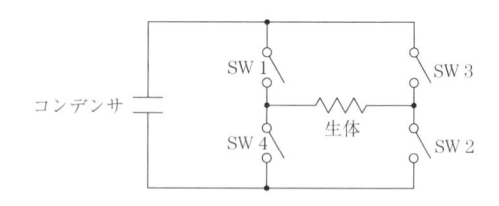

図5.13　H-ブリッジ方式の回路原理

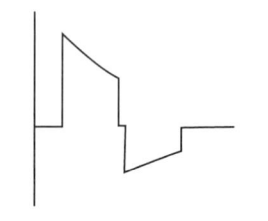

図5.14　H-ブリッジ方式による波形

2) スイッチング方式 1相目はSW1, SW2をオンし，決められた時間電流を流す。2相目はSW3をオン，SW2をオフにし，SW1をオン/オフ繰り返して逆方向の電流を作り出している（図5.15，図5.16）。

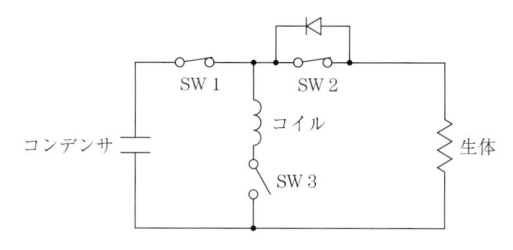

図5.15 スイッチング方式の回路原理

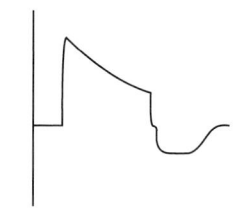

図5.16 スイッチング方式による波形

二相性波形の形状は除細動器メーカごとに少々違っており，ここで紹介した2例以外にも除細動器に使用されている波形形状はある。細動，除細動のメカニズムは完全に解明されていないこともあり，最も効果的な放電波形もわかっていない。また，二相性の波形が単相性と比べて少ないエネルギーで同等の効果があることはわかったが，ほかにどのような優位性があるかは，現在のところはっきりとわかってはいない。

5.5.3 体外式除細動器

病院内で医師が使用する除細動器は除細動機能のほかにさまざまな機能を有しており，ペーシング機能付き除細動器，マニュアル式除細動器などと呼ばれている。

〔1〕 電極の種類

体外式電極，体内式電極，使い捨てパッド電極が基本的なものである。体外式電極は操作者は電極板が取り付けられているパドルをもって，電極を患者の胸に押し当て除細動を行う。体内式電極は開胸手術時，直接心臓を電極で挟み除細動を行う。使い捨てパッド電極は自己粘着性の導電性ゲルがパッドに塗られており，体表に貼り付け使用する。操作者は電極を保持する必要がなく，感染にも優れている。

〔2〕 機 能

1) **同期式カルジオバージョン** 除細動器は心室細動/無脈性心室頻拍の治療以外に心房細動などの上室性不整脈にも使用される。これは同期式カルジオバージョンと呼ばれ，心電図のR波に同期し，R波のピークから60 ms以内に放電する。非同期で放電を行う心室細動と同等以下のエネルギー値で行う。

2) **体表ペーシング** これは極度の徐脈の際に，ペースメーカを用意するまでの間，体表に使い捨てパッド電極を貼り，そこから100 mA程度の電流を流し心臓を強制的に収縮させる機能である。

3) **その他の機能** ペーシング機能のほかに心電図モニタ，記録器なども備えている。高機能の機種では12誘導心電図やS_pO_2, $ETCO_2$, NIBPが測定できるものもある。

電源は交流電源とバッテリーの両方を使用でき，バッテリーを充電しておけば，停電などの非常時や交流電源のない場所でも除細動が行える（図5.17）。

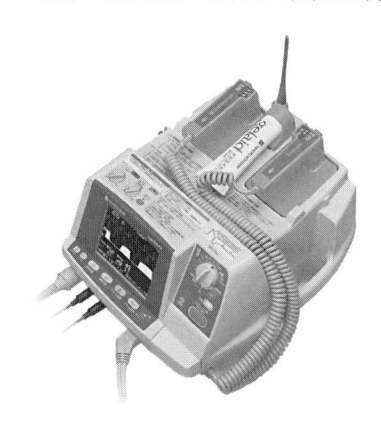

図5.17 ペーシング機能付き除細動器

5.5.4 AED

〔1〕 半自動除細動器

心室細動に陥った場合は一刻も早い電気的除細動が必要である。素早い電気的除細動を施すために，これまで医師のみが使用を許されていた除細動器を救急隊員でも使用できるようにと考えられたものが半自動除細動器である。

マニュアル式除細動器では除細動が必要かどうかは医師が心電図を判読して決めているが，1990年を過ぎるころよりマイクロコンピュータとソフトウェアの発達により心電図の判読を装置が行えるようになった。半自動除細動器（semi-automatic defibrillator）は心電図解析機能を装置が行い，エネルギーをコンデンサに自動で充電する。この機能により難しい心電図判読を装置が行うため，救急救命士も除細動を行えるようになった。

代表的な使用方法は，装置に電源を入れ，使い捨てパッド電極を患者の胸に装着する。解析ボタンを押すと装置は心電図の解析を開始する。装置が除細動必要と判断した場合はコンデンサにエネルギーを充電する。装置は充電が完了したことを音あるいは音声で知らせ，操作者はショックボタンを押し通電する。半自動除細動器の多くは心電図モニタ，音声指示，記録器を有し，心室細動の波形を確認できる。また，周囲の音を録音する機能もある。心電図のほかにS_pO_2，$ETCO_2$などをモニタできる機種もある。日本においてはほとんどの場合救急救命士が使用する。救急車内，屋外での使用も考慮し，電源は充電可能なバッテリー専用がほとんどである。

〔2〕 自動体外式除細動器

半自動除細動器の登場で病院到着前に除細動が行われるようになったが，細動発症からさらに早い時間で除細動を行うべきだという考えから作られたのが自動体外式除細動器（automated external defibrillator：AED）である。日本では救急隊への通報から現場到着まで平均6分かかることを考えると，救急隊到着前の除細動が必要である。心室細動発症後すぐに使用できるように，医療機関以外でも除細動器が設置されるようになった。まず人が多く集まる駅，空港，デパート，工場などから置かれ始めた。

AEDは一般人の使用を目的に作られているため，操作もできるだけ簡単に設計されており，ボタンもショックボタンのみ，あるいは電源ボタンとショックボタンしかない。通常心電図波形を表示する画面はなく，除細動時の心電図波形や周囲の音などの情報は装置内部にメモリされており，使用後パソコンを用いてその情報を取り出す。

操作はまず電源を入れ，使い捨てパッド電極を装置に接続する。あらかじめ電極が接続されており，ふたを開けると自動で電源が入るタイプもある。患者に電極を装着すると装置は自動で心電図解析を開始し，除細動が必要な波形を認識すると自動で充電を開始する。操作者は音声の指示に従いショックボタンを押すだけでよい。操作者は装置から発せられる音声の指示に従って操作すれば除細動を行えるようになっている（図5.18）。

AEDは簡単な講習を受ければだれでも使用できるように設計されている。

5.6 植込み型除細動装置

5.6.1 目 的

植込み型除細動器は，患者の体内に植え込んで心室頻拍あるいは心室細動などの致死性不整脈の発生を監視し，これらの発生を検出すると自動的に抗頻拍ペーシング治療や高電圧除細動ショックパルスなどの治療を発生する装置である。一般にはICD（implantable cardioverter defibrillator）と呼ばれている。

また，最近導入された治療法に，心臓再同期療法（cardiac resynchronization therapy：CRT）があるが，これは，重症心不全例において，心室間あるいは心室内の興奮伝導遅延が認められる患者の，左右，両心室を同時あるいは一定の時間差をもたせて刺激し，伝導遅延を補償することで症状を改善しようというものである。この刺激法のため「両室ペーシング」とも呼ばれている。

ここでは，これら植込み型治療器について述べる。

5.6.2 植込み型除細動装置
〔1〕 装置の概要

植込み型除細動器（以下，ICDと呼ぶ）の外観は図5.19に示すようなもので，最近の製品の大きさは30〜40 ccで，重量は70〜80 g程度で，4〜9年程度

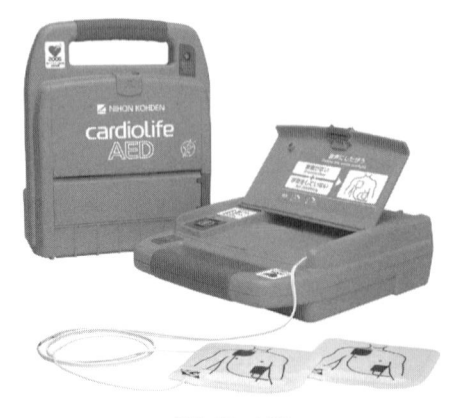

図5.18　AED

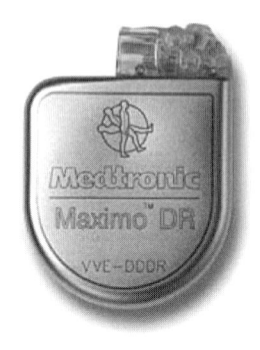

図5.19　植込み型除細動器の外観例

の寿命が期待できる。

最近のICDは，すべて心臓ペースメーカと同等のペーシング機能を有しており，その機能に応じて，シングルチャンバ型とデュアルチャンバ型がある。ICDがデュアルチャンバ型の場合，心房側には植込み型心臓ペースメーカの心房リードがそのまま用いられる。他方ICDの心室側には，図5.20に示すようなICD専用のリードが使用される。これらの電極の特徴は，ペーシング電極同等の構造に，右心室（RV）および上大静脈（SVC）に対応する部位の両方または片方に，ショックパルス通電のためのコイル電極が追加されていることである。

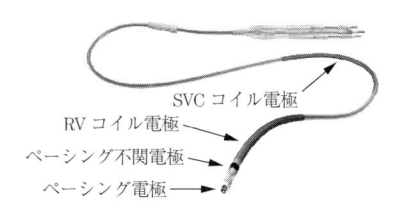

図5.20 植込み型除細動器専用の電極例

〔2〕 不整脈の検出方法

ICDが不整脈の発生を判定する，最も基本的な規準は心室側のペーシング電極から検出される心周期である。通常は，検出される心周期に対し，頻拍，細動の判定範囲が設定される。しかし，これだけの規準では，運動や発熱などで心拍数が上昇する生理的な頻脈や，心房細動が心室に伝導して生じる頻拍，あるいは上室性頻拍など，ICDの治療対象外の頻拍を識別できない。

そのため，心室の心周期しか感知できないシングルチャンバ型では，心周期以外に，① 生理的な頻脈の心周期は徐々に短縮する，② 心房細動発生時の心周期は不規則である，などの補助的規準を併用して除外している。また，体表心電図で見た場合，心室頻拍時のQRSの波形は幅が広がり，正常時の波形と異なる性質を利用して，コイル電極とICDの本体間などで誘導した波形から識別する規準が用いられたりする。

デュアルチャンバ型では，心房，心室両側の心電位が利用できるため，心房，心室両側の心電位の時相関係から判定する規準を用いて，心室頻拍のみに治療が施されるようにしている。

〔3〕 心室細動の治療方法

心室細動は，心周期のみから判定され，これが検出されると，5〜10秒以内に高電圧コンデンサが充電され，充電完了後に心室細動が確認されると，最大で27〜36ジュールのエネルギーのショックパルスが発生される。このパルスの波形は，図5.21のような二

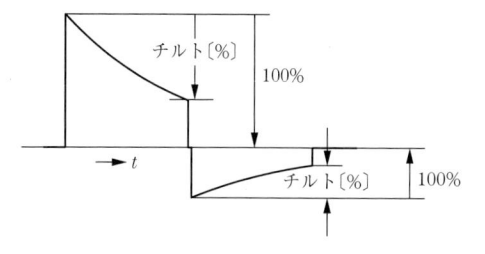

図5.21 植込み型除細動器のショックパルス波形

相性のものを用いている。これは，単相性の波形に比較して，除細動閾値（defibrillation threshold：DFT）を51〜35%に低減できるためである。

波形の位相を転換するタイミングには，ショックパルスの振幅が，パルス前縁から，一定の割合だけ低下（これをチルト（tilt）という）した時点とするもの，一定のパルス幅で転換させるものがある。

〔4〕 心室頻拍の治療方法

心室頻拍の治療には，抗頻拍ペーシング治療法（anti-tachy pacing：ATP）と，カルジオバージョンが使用できる。

ATPは，発生した頻拍の周期より短い周期で，指定したパルス数の高頻度刺激を発生する治療法で，頻度が一定のバースト，頻度がしだいに増加するランプなどの刺激方法を選択できる。

カルジオバージョンは，除細動治療と同様にショックパルスを発生するものであるが，この場合は，QRS波に同期してショックパルスを発生する。

5.6.3 心臓再同期心不全治療器（CRT，CRTD）

心臓再同期治療用の刺激装置の機能は，心房同期によって，たがいに時間差をもたせて左右の心室を刺激するというもので，従来のデュアルチャンバペースメーカの機能を拡張したものといえる。右心室の電極は，通常の植込み型心臓ペースメーカと同等の手技で装着されるが，左心室の電極は，冠静脈洞から冠静脈を逆行させる手技で冠静脈枝に到達させて左心室外壁に装着される。

〔1〕 装置の概要

心臓再同期心不全治療器の外観は図5.22に示すようなもので，左心室用電極のポートが増えた以外，デュアルチャンバペースメーカと大きな相違はない。

〔2〕 左心室刺激

本治療器の新しい機能は，従来の植込み型心臓ペースメーカの右心室刺激に，左心室刺激機能が加わったことである。

左心室の電極は，冠静脈洞から冠静脈枝に到達させ，冠静脈血管壁を介して左心室を外壁側から刺激す

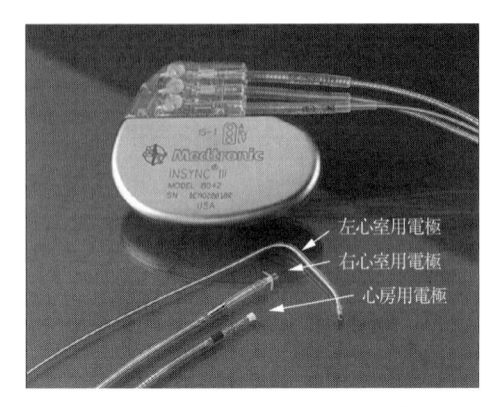

図 5.22　心臓再同期心不全治療器の外観

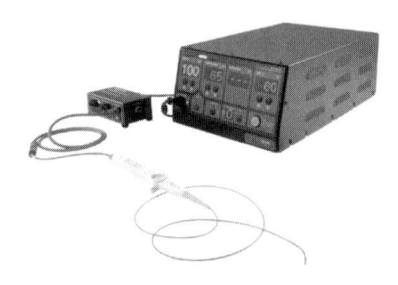

図 5.24　経皮的カテーテル心筋焼灼術用汎用電気手術ユニットとアブレーション向け循環器用カテーテル（＝経皮的カテーテル心筋焼灼術用カテーテル），接続ボックスの組合せ例

ることになる。このため，刺激閾値は高くなりやすく，心筋との接触を確実にするため，左心室用電極の形状は，図 5.22 に示すように，独特の形状をしたものが多い。

また冠静脈洞から冠静脈枝に至る途中の血管走行は，図 5.23 のように単純ではないため，電極の挿入時には，専用のガイディングカテーテルやガイドワイヤが併用される。

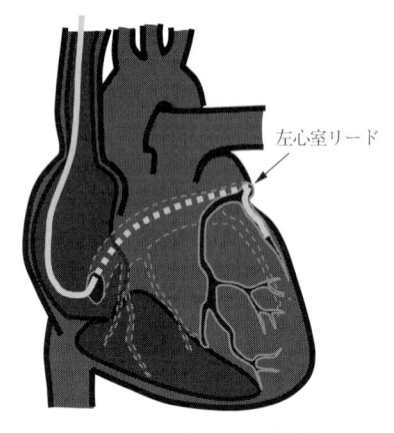

図 5.23　左心室リードの走行状況

〔3〕　除細動機能付き心臓再同期治療器

心臓再同期治療を受けている重症心不全患者では，心室性不整脈の発生がよく見かけられる。このため，心臓再同期治療装置に，除細動機能を付けたものも存在する。これを CRT-D と呼んでいる。適用患者層は異なるが，機能的には，一般の ICD と同等の除細動機能が付加されている。

5.7　心臓カテーテルアブレーション装置

5.7.1　目　　　的

当装置（図 5.24）は，正常な心臓拍動リズムより早い拍動リズム状態である「頻脈性不整脈」を有する患者の根治治療を目的として，近年広く行われている「経皮的カテーテル心筋焼灼術」施行の際に使用する装置である。

当該手技は，「アブレーション向け循環器用カテーテル（＝経皮的カテーテル心筋焼灼術用カテーテル）」を心腔内の標的部位に経皮的に挿入し，カテーテル先端電極部位と患者の背中側体表面部位に貼着した対極板間に，「経皮的カテーテル心筋焼灼術用電気手術ユニット」で発生させた高周波電流を通電させることで，頻脈性不整脈の原因となる異常興奮発生部位，異常興奮旋回路または異常興奮伝導路を選択的に変性・不活性化し，頻拍を根治させる治療法である。

「アブレーション向け循環器用カテーテル（＝経皮的カテーテル心筋焼灼術用カテーテル（図 5.25）」の先端電極には温度センサが内蔵されており，これにより高周波通電中の焼灼部位温度をつねに測定し続けることが可能となり，適切な出力の高周波通電による焼灼を行える。

この高周波通電出力は，「経皮的カテーテル心筋焼

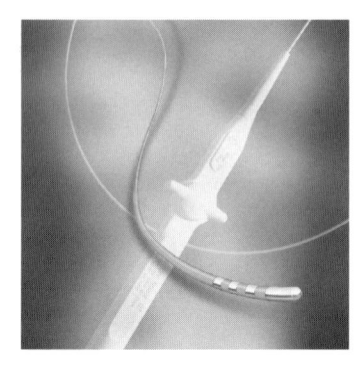

図 5.25　アブレーション向け循環器用カテーテル（＝経皮的カテーテル心筋焼灼術用カテーテル）の例

灼術用電気手術ユニット」内に装着された出力制御ロジックにより，適切にコントロールされる。この結果，過剰な熱エネルギーを焼灼部位に発生させることを回避させ，患者に対する重篤な合併症や不具合の発生リスクを著しく低減させる効果や利点がある。

「アブレーション向け循環器用カテーテル（＝経皮的カテーテル心筋焼灼術用カテーテル）」の後端手元部分にはカテーテル操作用のハンドルが装着されており（図5.26），このハンドルを操作することで，カテーテルの先端部分を自由に屈曲操作ができるので（図5.27），先端電極部分を心臓内の焼灼目標部位に対し，正確でピンポイントに密着させることができる。

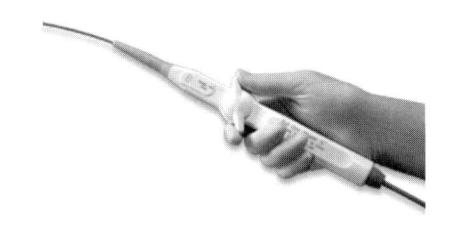

図5.26 手元ハンドル部分の拡大図

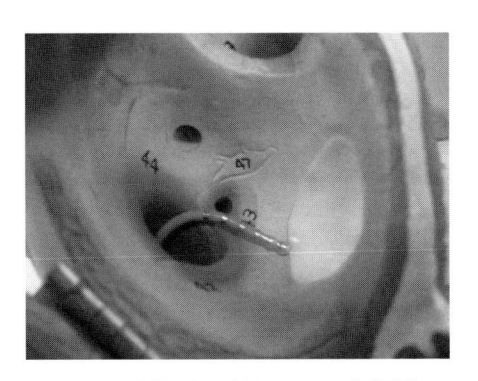

図5.27 心臓模型内で電極カテーテル先端部分を屈曲させた例

当該手技が対象とするのは，心房粗細動，心房頻拍，発作性上室性頻拍，心室頻拍，心室細動，WPW症候群，房室結節リエントリ性頻拍などの頻脈性不整脈である。

当該手技を実施する前には，「心臓電気生理学的検査」（electro physiologic study：EPS）を施行し，頻脈性不整脈の発生機序やメカニズムなどを正確に診断する必要がある。

「心臓電気生理学的検査」を施行するには，「心臓電気生理学的検査機能付加型」の電極カテーテルを，不整脈発生が疑われる部位周辺やそれに関連する左右心房/心室，冠状静脈洞，ヒス束などの周辺に数本留置し，それらの電極カテーテルを通じて習得される心内電位波形を，ポリグラフや心内心電図解析装置などによる解析や診断をすることにより，正確な不整脈診断を行うことができる。

5.7.2 動 作 原 理

（1） 高周波電流は電極に接触する組織（A）にイオン運動を起こし，ジュール熱を生成させる。

（2） 生成された熱は周囲組織（B），電極および心腔内血液に拡散し，おもに流血中に失われる。

（3） 熱の生成と拡散が通電開始後30〜40秒後に平衡状態に達し，約50℃以上に熱せられた組織が凝固壊死し，非可逆性変化を起こす（図5.28）。

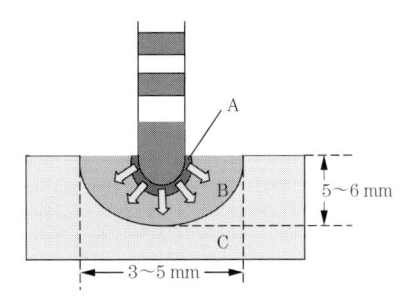

A：ジュール熱発生部位
B：壊死した心筋部位
C：影響を受けない心筋部位

図5.28 高周波通電の動作原理

5.7.3 装　　　置

図5.24で示した，経皮的カテーテル心筋焼灼術用電気手術ユニット，接続ボックス，アブレーション向け循環器用カテーテル（＝経皮的カテーテル心筋焼灼術用カテーテル）のほかに，表示装置，接続ケーブル類，接続ボックス，対極板，外部フットスイッチなどから構成される周辺機器類を接続することで，「経皮的カテーテル心筋焼灼術」施行が可能となる。

5.8　経皮的冠動脈血管形成術装置

5.8.1 目　　　的

現在の経皮的冠動脈形成術（PCI）はバルーンによる拡張術（POBA）およびステント留置術（経皮的冠動脈ステント留置術）が主流となっている。

しかしながらバルーンやステントだけでは治療が不可能な症例や十分な効果を得られない症例も少なからず存在する。それらの症例は複雑病変（症例）と呼ばれ，つぎのようなものが含まれる。

①石灰化病変，②分岐部病変，③偏心性病変，④血栓性病変，などである。

これら複雑病変を治療するためそれぞれの病変（症例）に適したデバイス/機器が開発されてきている。それらのデバイス（または手技）はアテレクトミー（動脈硬化組織の切除）やスロンベクトミー（血栓の吸引）などで，それぞれに適した病変（症例）に対して単独，もしくはバルーンやステントと併用することにより良好な治療効果が得られる可能性が示唆されている。アテレクトミー，スロンベクトミーの代表的なデバイス/機器としては，ロータブレータ，DCA，TECといったものがあげられる。

ここでは，特に高度石灰化病変を治療する目的で開発されたロータブレータ（高速回転式経皮経管アテレクトミーカテーテル）について簡単に説明する。

なお，TECについては2006年4月時点において本邦における取扱いはない。

5.8.2 高速回転式経皮経管アテレクトミーカテーテル（ロータブレータ）

・一般的適応　ロータブレータは経皮的冠動脈形成術，特に狭窄部が繊維化，石灰化して硬くなり，バルーンなどでは拡張が困難な病変を有する症例で有効とされる。

・システム　ロータブレータシステムはつぎの三つの主要コンポーネントから構成されている。切削用カテーテルとアドバンサのシステム，コントロールコンソールシステム，専用ガイドワイヤである。コントロールコンソールシステムにはコントロールコンソール，フットペダルおよび圧縮ガス供給装置が含まれる（図5.29）。

バーを回転させる駆動エネルギーには窒素ガスを使用する。ガスはコンソールからアドバンサへ導入され，ガスタービンで膨張しタービン（シャフト）を回転させ，アドバンサの底部より排出される。カテーテル先端にはバー（burr）と呼ばれるオリーブ型のチップがついており，その先端半分の表面に20～30 μm程度の工業用ダイヤモンドパーティクルが数千個コーティングされている。

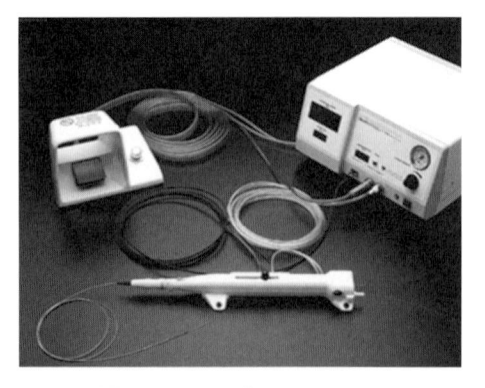

・原理　ディファレンシャルカッティング（区別した切削）の原理が応用されている。これは電動シェーバが髭を剃るが肌は傷つけることがないのと同様に，ロータバーは血管壁の弾性組織は削らず，非弾性組織のみを選択的に除去することができる。切削されたプラーク片は通常赤血球より小さなサイズ（5 μm）となり，生体の細網内系により摂取される（図5.30）。

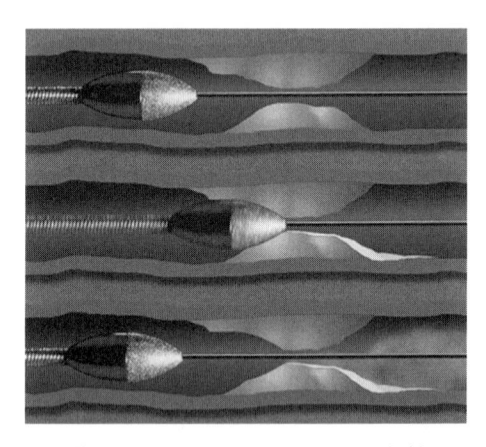

図5.30　ロータバーによるアテローム切削
（©2008 Boston Scientific Corporation and its affiliates. All rights reserved.）

・使用方法　①一般的経皮的冠動脈形成術の手技に則り，ガイドワイヤを狭窄部に通過させる。②冠動脈形成術用カテーテルや冠動脈狭窄部貫通用カテーテルなどを使用し，専用ロータワイヤに交換する。③切削用カテーテルとアドバンサシステムをロータワイ

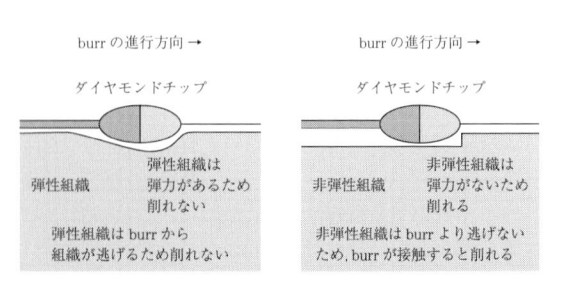

図5.29　ロータブレータシステム
（©2008 Boston Scientific Corporation and its affiliates. All rights reserved.）

図5.31　ディファレンシャルカッティングの原理
（©2008 Boston Scientific Corporation and its affiliates. All rights reserved.）

ヤに通し病変部手前まで進める。④回転数チェックの後，バーを回転させて狭窄部の切削を行う（図5.31）。

5.9 脳・脊髄電気刺激装置

5.9.1 目 的

脳・脊髄刺激装置（以下，刺激装置）は，微弱な電気を脳や脊髄に流すことによって，振戦や難治性慢性疼痛を緩和することを目的とした完全植込み型の医療機器である。

〔1〕 振戦軽減用 脳深部刺激療法

脳深部に一側電気刺激を与え，薬剤で効果が得られないパーキンソン病や本態性振戦などを伴う振戦に対して症状を軽減することを目的とし使用する。進行期パーキンソン病における日内変動やジスキネジアなどの問題症状の軽減に用いられることもある。手術は，定位脳手術装置を用いて脳内の視床下核，淡蒼球内節あるいは視床に刺激電極を留置して刺激を行う。

〔2〕 疼痛緩和用 脳・脊髄刺激療法

対象となる疼痛は薬物療法および神経ブロックなどにより十分な鎮痛，除痛効果が得られない，体幹および四肢の慢性難治性疼痛である。神経領域に限局した疼痛を緩和し，おもに脊柱管狭窄症や椎間板ヘルニアなどの腰椎手術後に残存する痛みやCRPS（複合性局所疼痛症候群）の痛み，ASOやバージャー病などの末梢血管障害による痛みなどに使用されることが多い。

5.9.2 動 作 原 理

〔1〕 振 戦 軽 減 用

1987年にフランスのDr.Alim-Louis Benabidがパーキンソン病の振戦の患者に対して，脳深部凝固術を行う際に，部位確認のため凝固部位に試験刺激を行った際，刺激を行うと振戦が消失し，刺激を中止すると振戦が始まる現象を経験し報告[1]したことがその動作原理の発端である。刺激装置からの電気刺激を，脳内に植え込んだリード先端部位に伝達し，微弱な電気刺激を局所に与えることで振戦などを抑制するのがその原理である。

〔2〕 疼 痛 緩 和 用

1965年にMelzakとWallが提唱したゲートコントロール理論[2]に基づき，1967年に脊髄刺激療法が始められた。この理論は末梢で感じられる痛みの信号の伝達経路である脊髄には疼痛伝達を抑制するゲート（関門）があり，関門である脊髄を刺激することによって痛みがブロックされるという理論である。

実際のところは，脊髄の正中にある後索に疼痛を支配するスイートスポットと呼ばれるエリアが存在するといわれ，そこに電気刺激を行うことにより，神経の支配領域に刺激感（パレステジア）が広がる。疼痛領域に刺激感が覆い重なるようにして痛みが感じにくくなるといわれている。2005年のTaylorらの脊髄刺激療法に関するメタアナリシス[3]によると，刺激装置の植込み患者の62%において50%以上の疼痛緩和があり，53%で鎮痛剤不要となり，40%が職場復帰をし，70%が治療に満足しているということがわかっている。

5.9.3 装 置

刺激装置は，脳や脊髄に電気刺激を送る電源である電池と，電気刺激のパラメータを制御する回路が内蔵された，ペースメーカに似た完全植込み型の装置である。リードは電極が先端に付いた導線であり，刺激を送るために脳や脊髄に植え込まれる。エクステンションは，リードを刺激装置に接続する。刺激装置，リード，エクステンションのこれら一式がシステムとして体内に植え込まれる。刺激条件の設定は医師が医師用プログラマを用いて刺激装置に設定を行い，患者は患者用プログラマを用いて刺激の入切などの操作をすることができる。

刺激装置を設定するためのパラメータは出力・周波数・パルス幅の三つがあり，出力は電気パルスの強さ，周波数は電気パルスの回数，パルス幅は電気パルスの持続時間を表す。

〔1〕 脳深部刺激療法の使用機器

リードは定位脳手術により視床下核，視床，淡蒼球内節に挿入される。エクステンションは頸部をトンネリングし，刺激装置は鎖骨下に植え込まれる。両側に植え込まれることが多い（図5.32）。患者は脳深部刺激装置による直接的刺激を感じることはない。振戦軽減用の刺激装置は4極用が現在承認されている。

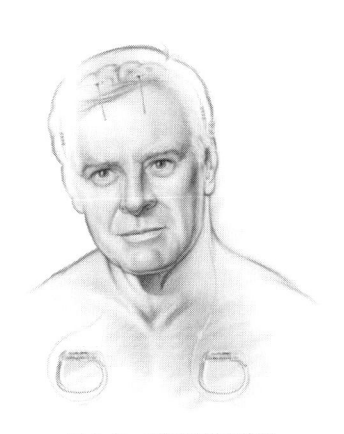

図5.32 脳深部刺激装置

〔2〕 脳・脊髄刺激療法の使用機器

リードは脊髄硬膜外腔に植え込まれ，刺激装置は通常は腹部に植え込まれる。リードが頸椎レベルに挿入される場合は，鎖骨下にも植え込まれることもある（図5.33）。

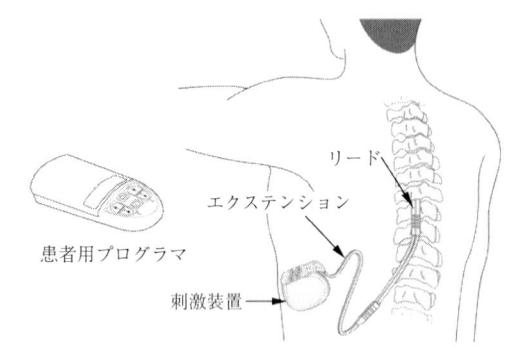

図5.33 脊髄刺激装置

疼痛緩和用の刺激装置は，4極用と8極用が現在承認されている。4極用の刺激装置には通常四つの電極が付いた4極リードを1本接続することができ，8極用の刺激装置には4極リードを2本まで接続することができる。

〔3〕 禁 忌 事 項

基本的にはペースメーカ同様，電磁障害（EMI）による影響を受けるが，刺激装置の停止によって死亡に至るということはない。

ジアテルミー†として総称される強力な電磁波を用いた温熱療法は禁忌であり，絶対に使用してはならない。強力な電磁波が刺激装置からリードへ伝わり，機器の損傷，電極の植込み部分が加熱し組織の損傷が引き起こされる可能性があり，昏睡や麻痺などの重篤かつ恒久的な損傷のほか，死亡に至るおそれがある。MRIも同様に機器の損傷，電極の植込み部分が加熱し組織の損傷が引き起こされる可能性があるため原則禁忌である。治療上CTなど他の方法で，検査が実施できる場合は他の方法を選択することが望ましいが，治療上やむをえずMRIが必要になった場合は機器によっては一定条件下で可能な場合がある。しかし規定の条件が満たせない場合は，植え込まれた刺激装置，リード，エクステンションをすべて抜去したうえで行う。

それ以外の医療機器における強めの電磁障害によっては，刺激装置の入切が変わってしまうことがあるため，電磁障害があると考えられる場合はあらかじめ切にしておくことが望ましい。

電気メスを使用する場合は，なるべくバイポーラ（双極）を使用し，刺激装置をあらかじめ切にしておき，植込み機器に触れないようにする。モノポーラ（単極）の電気メスしかない場合は，低電圧モードにして，最低限の電力設定で対極板をできるだけ機器から離して使う。

歯科ドリルやレーザ処置はあらかじめ刺激装置を切にして，刺激装置からなるべく離して使用する。

CTスキャン，X線，超音波診断法，MEG，PETは，刺激装置に及ぼす影響はほとんどない。ただし，超音波診断で画像がゆがむ可能性があるので，トランスデューサを15 cm離して使う。マンモグラフィは刺激装置をなるべく圧迫しないように圧力を制限する必要がある。手術や治療などで電磁障害が懸念される場合は，施行後に動作確認を行うことが望ましい。

引用・参考文献

1) A. L. Benabid, P. Pollak, A. Louveanu and S. de R. Henry：J. Appl. Neurophysiol., **50**, 1-6, 344-346 (1987)
2) R. Melzack and P. D. Wall：Pain mechanisms：a new theory, Science, **150**, 699, 971-979 (1965)
3) R. S. Taylor, J. P. Van Buyten and E. Buchser：Spinal cord stimulation for chronic back and leg pain and failed back surgery syndrome：a systematic review and analysis of prognostic factors, Spine, **30**, 1, 152-160 (2005)

5.10 前立腺治療装置

5.10.1 目 的

前立腺肥大症（benign prostatic hyperplasia：BPH）の治療法において薬物療法が無効な場合は，先端に内視鏡をつけた電気メスで前立腺を削り取る経尿道的前立腺切除術（transurethral resection of prostate：TURP）が一般的である。しかしながら患者の高齢化と全身的合併症が多い点を考えると，QOLを重視したより低侵襲な治療法が選択肢として求められる。

5.10.2 前立腺肥大症の低侵襲治療法と装置
〔1〕 前立腺高温療法

一般に細胞は45℃以上に加温すると凝固壊死するので，前立腺高温度療法は，前立腺の組織凝固により前立腺容積の減少を目的としている。経尿道的前立腺高温度療法はマイクロ波（900～2 450 MHzの高周波）を熱源とした（transurethral microwave ther-

---

† ジアテルミーとは，極超短波（マイクロ波）治療器，超短波治療器，超音波治療器と呼ばれる治療器で，整形外科やリハビリ科などで行う患部を暖めることによって痛みを緩和するものである。

motherapy：TUMT）と呼ばれる装置と，ラジオ波（100 kHz～1 MHz の高周波）で加温する（transurethral radiofrequency thermotherapy：TURF）と呼ばれる装置がある。これらの装置は，一般的に加温装置（マイクロ波またはラジオ波を発振するアンテナを尿道に留置するカテーテル内に装備している），冷却システム（カテーテル外縁を還流する冷却水により尿道粘膜の温度を40℃以下に下げて保護するタイプなどがある），温度モニタ（一般的に尿道カテーテル内に温度センサを装備しているが，直腸内にも温度センサを留置するタイプもある）およびこれらの制御システムで構成されている。治療時間は30分～1時間程度で患部の温度は設定した温度に加温されるよう自動制御される。

　マイクロ波を熱源としたおもな装置には，エンドサーム UMW（オリンパス社製），ウロウェーブ（ドルニエ社製）（図5.34～図5.36），プロスタトロン（エダップテクノメド社製）（図5.37，図5.38），Targis（ウロロジックス社製）などがある。

　ラジオ波を熱源としたおもな装置には，サーメックス（ダイレックス社製）（図5.39，図5.40）がある。この装置は，ラジオ波を発振する電極を尿道カテー

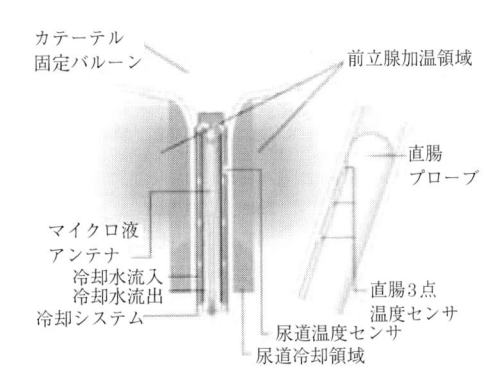

図5.36　ウロウェーブ原理イラスト

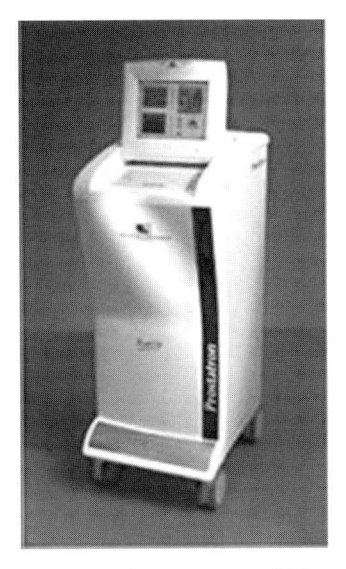

図5.37　プロスタトロン・プラクティス本体

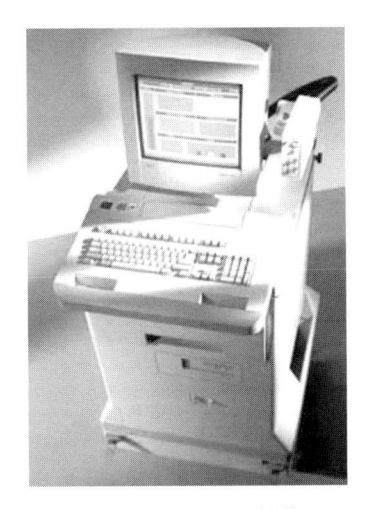

図5.34　ウロウェーブ本体

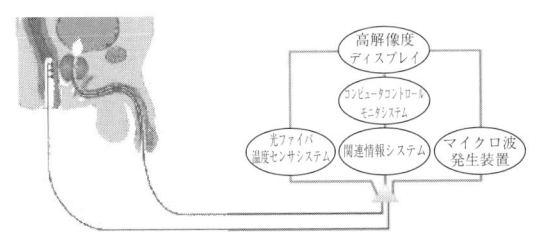

図5.35　ウロウェーブシステムイラスト

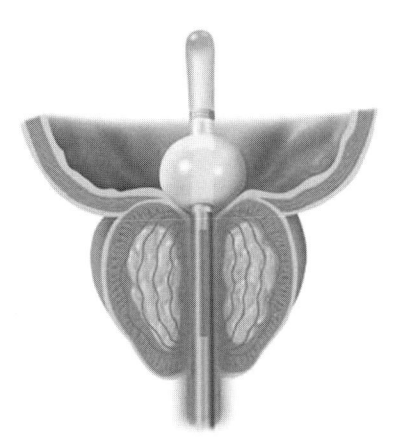

図5.38　プロスタトロン尿道留置図

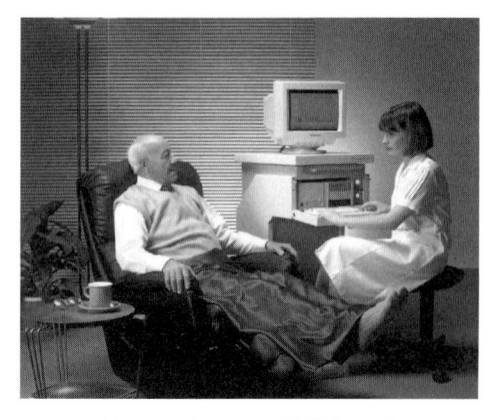

図5.39 サーメックス治療イメージ

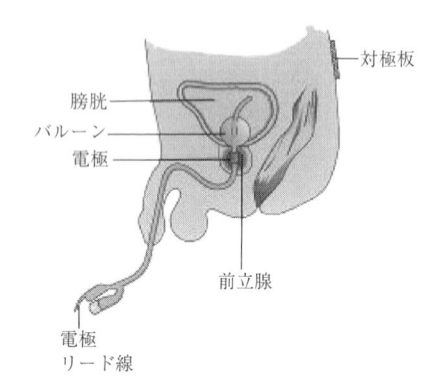

図5.40 サーメックス原理イラスト

ル内に装備し，対極板を腰部に貼り付けるタイプで，直腸内プローブや冷却装置が不要である。

〔2〕 レーザ治療法

前立腺肥大症が進み，50 g以上になってしまった場合は，高温度治療よりレーザ手術が適している。この治療法は従来の手術に比べ短時間で終わり，出血も少なく入院期間も短い。Nd：YAGレーザ，半導体レーザ，Ho：YAGレーザが一般的に使用されている。レーザ治療法を以下に紹介する。

内視鏡下前立腺レーザ蒸散療法（visual laser ablation of prostate：VLAP）は，レーザを発射する装置と内視鏡を尿道に挿入し，尿道からレーザを照射して，前立腺を焼いて取り去る方法である。特に，Ho：YAGレーザを使用した治療法は（holmium laser ablation of prostate：HoLAP）と呼ばれている。Ho：YAGレーザの吸収深度は0.4 mmと浅いので，ファイバ先端を前立腺組織に接触させると蒸散・切開でき，2～3 mm離すと凝固する。それ以上離すと水に吸収されるので組織への影響はない。

レーザ治療法は，組織が熱によって変化する原理は高温度治療と同じだが，レーザ照射は前立腺の中心部だけでなく，前立腺全体が変性し，小さくなっていく。従来行われていた電気メスによるTURPに比べると手術中や手術後の出血がほとんどなく，入院期間も短い。また手術時間が約30分と短く，侵襲も大幅に減っている。

前立腺組織内レーザ凝固療法（interstitial laser coagulation of prostate：ILCP）は，VLAPから進化した方法で，さらに侵襲が少なく出血量も少ない。プローブを尿道から前立腺組織内部に刺して組織深部でレーザを照射し，肥大組織の凝固壊死と2次的吸収収縮をさせる。その結果，組織が縮小して，肥大した前立腺に空洞を作る。この方法は前立腺内部でレーザを照射するため，尿道粘膜を傷つけることが少ないというメリットがある。また比較的大きな前立腺の治療も可能である。Nd：YAGレーザや半導体レーザが使用される。おもな製品に，半導体レーザの「インディゴ830」（Indigo社製）がある。

また前立腺組織（内腺）と外腺の境目にHo：YAGレーザを照射し左葉，右葉，中葉の三つの内腺のみを核出し，核出した内腺を一度膀胱内に移動させて，膀胱内で細断しながら吸引して体外に排出する前立腺核出術（holmium laser enucleation of prostate：HoLEP）も行われている。

〔3〕 超音波療法

高密度収束超音波療法（high intensity focused ultrasound：HIFU）は，コンピュータ制御により前立腺に高密度に超音波を照射し，早期の前立腺がんの治療にも使用される。

超音波を一点に集束させることにより，ピンポイントで高いエネルギーを集中することができる。この原理を利用して，正常の組織を温存して目的のがん病巣などの組織を破壊することが可能である。前立腺がんはHIFUによる治療効果が最も高いと考えられている。肛門から治療用プローブを挿入し，プローブから超音波を発振し，前立腺の特定の部位に高密度の超音波を集束させる。その焦点は60～90℃の高温になる。高温にさらされた組織は破壊され死滅する。この小さな焦点をコンピュータ制御により少しずつ前立腺内部で移動させる。治療時間は3時間程度で全身麻酔と硬膜外麻酔の併用で行われる。膀胱尿道にはカテーテルを留置する。入院期間は3日間程度である。

〔4〕 その他の療法

経尿道的ニードル蒸散療法（transurethral needle ablation：TUNA）は，専用の内視鏡で前立腺の病変部に針電極を刺して，これから460 kHzのラジオ波を照射して局部的に前立腺の温度を高温度（50℃以

上）にして肥大症部分を変性させる。穿刺の深さと回数は前立腺の大きさによって決める。ラジオ波の照射エネルギーは局所温度と抵抗値から自動制御される。

経尿道的前立腺電気的蒸散療法（transurethral electrovaporization of prostate：TUVP）は，thick-loop またはroller状の高周波電極を用いた療法で全般的な効果や経済性でもTURPにほぼ匹敵し，広く実施されている。

尿道バルーン拡張術は，治療効果を上げる目的で，各種療法と併用して前立腺部尿道バルーン拡張を同時に行うことがある。

尿道ステント，ファイバスコープを使って尿道からコイル状のステントを入れ，これを留置させて前立腺に挟まれている尿道を広げ，排尿を可能にする。尿道粘膜麻酔下で超音波またはX線ガイド下で前立腺部尿道へ留置するものもある。いずれも局所麻酔による外来治療で，速効性の治療効果が期待できる。高齢で手術に適した予備能力や体力がなく，さまざまな全身性合併症を有する症例などが対象となる。

5.11 血漿浄化装置

5.11.1 目 的

血漿浄化療法は，標準的な方法としての血漿交換療法（plasma exchange）をはじめとして，二重濾過血漿交換療法（double filtration plasmapheresis），血漿吸着療法（plasma adsorption）などがある。

いずれの治療方法も，体外に血液を導き出し，その血液を血球成分と血漿成分に分離し，血漿成分中の病因物質を取り除き，浄化された血漿成分と先に分離した血球成分を合流させ，患者体内に戻すことを基本としている。代表的な3種類の治療方法について簡単に解説をする。

5.11.2 動 作 原 理

〔1〕 血 漿 交 換 療 法

図5.41に原理フロー図を示す。血液ポンプで患者から導き出された血液に，抗凝固剤ポンプで抗凝固剤を加え，それを血漿分離器に送る。抗凝固剤を加えられた血液は血漿分離器で血球成分と血漿成分に分離される。分離された血漿成分は血漿ポンプで廃棄される。一方，廃棄された血漿と同量の置換液（FFP，アルブミン液など）は置換液ポンプで補充され，血球成分と合流し患者体内に戻される。

〔2〕 二重濾過血漿交換療法

図5.42に原理フロー図を示す。血液ポンプで患者から導き出された血液は，血漿交換療法と同じように

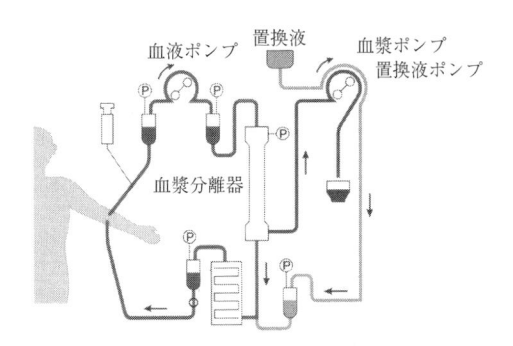

図5.41 血漿交換療法の原理フロー図

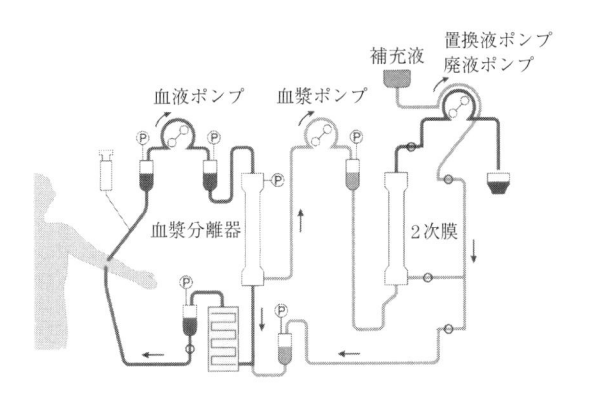

図5.42 二重濾過血漿交換療法の原理フロー図

処理され，血球成分と血漿成分に分離される。

分離された血漿成分は血漿ポンプで血漿成分分離器（血漿分画膜）に送られ，この膜で中小分子量物質と大分子量物質に分離される。中小分子量物質は，補充液（FFP，アルブミン液）とともに置換液ポンプで血球成分と合流し患者体内に戻される。

一方，病因関連物質を多く含んだ大分子量物質は廃液ポンプで廃棄される。置換液ポンプと廃液ポンプを合わせて一つにしたもの，血漿を血漿成分分離器側で再循環させるものもある。

血漿成分分離器は除去目標とする病因関連物質に合わせて選択使用される。

〔3〕 血 漿 吸 着 療 法

図5.43に原理フロー図を示す。血液ポンプで患者から導き出された血液は，血漿交換療法と同じように処理され，血球成分と血漿成分に分離される。

分離された血漿成分は血漿ポンプで吸着器に送られ，病因関連物質（LDLコレステロール，抗カルジオリピン，免疫複合体，抗DNA抗体，リュウマチ因子，抗AchR抗体，抗A，抗B抗体，ビリルビン，胆汁酸など）が吸着され取り除かれる。病因関連物質を取り除いた血漿は血球成分と合流し体内に戻される。

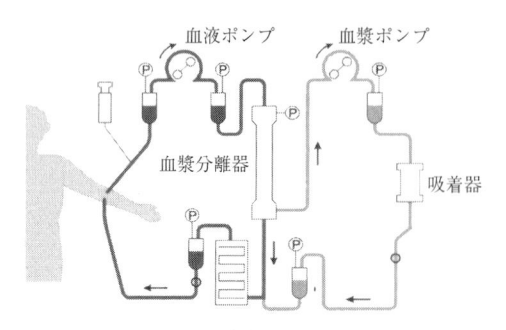

図5.43 血漿吸着療法の原理フロー図

図5.44に示す原理フロー図は上述のシステムを発展させ，体外循環血液量を増やさずに，吸着器の吸着能力を最大限発揮させるようにした賦活吸着システムである．

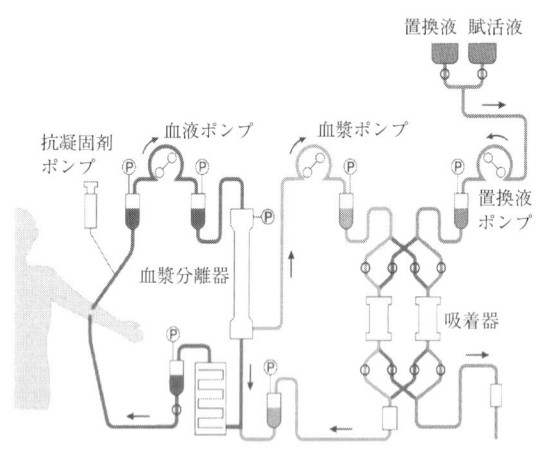

図5.44 賦活吸着療法の原理フロー図

血漿吸着ラインを2系統設け，吸着器の吸着能力が飽和する前に血漿流路をもう一方の吸着器側に切り換える．一方，吸着が終わった吸着器は賦活液で賦活（再生）され，さらに置換液で置換されてつぎの切換えに備える．この動作を繰り返すことにより，つねに最高の吸着能力を維持したまま連続的に吸着を行うことができる．

このシステムでは，切換え前の廃液の塩分濃度を測定し，十分に体液の塩分濃度レベルまで下がっているのを確認したうえで，血漿流路を切り換えることにより患者に対する安全を確保している．

5.11.3 装　　　置

専用機器として発売されているものをあげると，以下のようになる．
・血漿交換用装置　KPS-8800 Ce（クラレメディカル（株））
・血液浄化装置　プラソート iQ 21（旭化成クラレメディカル（株））
・血漿浄化装置　MA-03（（株）カネカ）

5.12　輸液ポンプ，シリンジポンプ

5.12.1　目　　　的

輸液ポンプ，シリンジポンプは，患者に対して薬剤を投与するために使用される装置である．自然落下による輸液やシリンジによるワンショット注入と比べ，単位時間当りの精密な投与や，持続的かつ定常的な投与が必要な場合には不可欠な医療機器となっている．また，投与ルートの閉塞や気泡の混入に対する警報などの安全機能を具備しており，安全・確実な輸液管理のためにも有効な装置となっている．このため，これらのポンプは，手術室，ICUから一般病棟まで広範囲の医療現場で使用され，使用台数も多い標準的な医療機器となっている．

一方，ポンプの使用台数・範囲が拡大するにつれ，操作間違いや，メンテナンス不良が原因となるインシデント事例が目立ってきたことも事実である．医療事故の防止を目的に，2003（平成15）年3月18日付け医薬発第0318001号「輸液ポンプ等に関する医療事故防止対策について」で，ポンプの構造・機能に対する事項と，適正使用に関する事項が定められ，その徹底が求められたことにより，新しい機種ではヒューマンエラー防止の工夫がされたものが増えている．

しかし，装置本体の改良は進んでいるが，安全使用のためには輸液ポンプ，シリンジポンプのおのおのの特性を理解したうえで適正に使用することが求められる．また，装置の安全機能や利便性に頼りきらず，定期的に薬剤投与状況の監視を行うなど，医療現場での対応も大切である．

5.12.2　輸液ポンプ

一般的に輸液ポンプは，大量の輸液を安全・確実に投与するための装置で，ベッドサイドや術中/術後の輸液管理に適している．輸液自体は，簡便な方法としてポンプを使用せずに自然落下で行うこともあるが，薬剤バッグ/ボトルと患者との落差の変化，薬剤の粘度などによって流量に誤差を生じやすい．これに対し輸液ポンプを使用する場合は，送液機構により圧力をかけながら送液するため，落差や薬剤の影響を抑え安定した輸液が可能となる．輸液ポンプの流量精度は，±10％以内というものが一般的であるが，±3～±5％以内の高精度な装置もある．

輸液ポンプには，単位時間当りの流量と，薬液の総

量にあたる予定量を入力する。輸液開始後，積算量が予定量に達すると輸液は完了する。移動中に使用されることも多いため小型・軽量であり，停電などの緊急時に備えて充電式のバッテリーを内蔵する（**図 5.45**）。

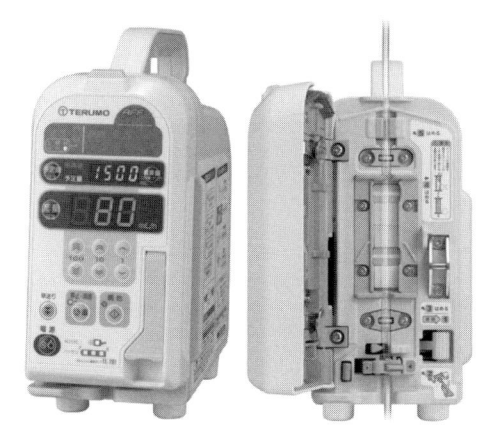

図 5.45 輸液ポンプ

輸液ポンプの薬液機構には大きく分けてつぎの三つの方式がある。
- 蠕動式フィンガポンプ　複数のフィンガ（クランプブロック）が，弾性のあるチューブを上流側から下流側に向かって順次押しつぶすことによって送液を行う機構。現在の輸液ポンプの主流はこの方式である。
- 蠕動式ローラポンプ　ローラの回転によって，弾性のあるチューブを上流側から下流側に向かってしごくことにより送液を行う機構。小型・単純な構造で流量を得やすいため，小型・携帯型の機器や高流量が必要な装置に採用されることが多い。
- 容積式ポンプ　拡張期と収縮期とで一定の容積差を有する容器と薬液の流れを制限するための弁を強調して動作させることによって送液を行う機構。輸液セットの一部にカセット式の容器（薬剤貯留部）をもち，この部分をポンプに装着して使用する。海外製ポンプの一部に採用されているが，比較的ランニングコストが高く，装置も複雑化するため，この方式が採用されるポンプはごく少数である。

これらの送液機構をもつポンプは，設定した流量を維持するための制御方式によって大きく二つに分類することができる。
- 容積制御方式（流量制御方式）　チューブの内外径寸法が厳しく管理された専用の輸液セットと組み合わせ，送液機構が吐出する容積の精度を上げることにより，設定流量に応じた一定の速さでチューブをしごくことで流量を制御する方式。長時間チューブの同じ部分をしごき続けるとチューブの疲労劣化により流量誤差を生ずることもあるので，定期的な輸液セットの交換や装着部位をずらすなどの対応が必要となるが，チューブの経時的なへたりを低減する工夫がされた機種も増えてきている。また，この方式のポンプは専用の輸液セット以外のものを使用すると流量精度や警報機能が正しく作動しない可能性があるため，注意が必要である。
- 滴下制御方式（点滴制御方式）　滴下検出器を輸液セットの点滴筒に装着し，検出した滴下と設定流量や点滴筒の滴数から求められる滴下間隔と一致するよう，チューブをしごく速さを調節して流量を制御する方式。一般用の輸液セットも使用できランニングコストの面で有利だが，薬剤によっては滴の大きさの変化による流量誤差が生じる場合があり，設定流量を補正しなければならない場合がある。また，滴下検出器の装着位置，点滴などの傾き，移動時のゆれなどで流量誤差や滴下異常の警報が発生する場合もあるので，注意が必要である。

輸液ポンプのおもな警報機能にはつぎのものがあり，警報発生時にはランプや液晶による表示とブザー音で知らせる安全機能を備えている。
- 閉塞警報：輸液回路の詰まりや三方活栓の開け忘れを検出した。
- 気泡検出：チューブ内の気泡を検出した。
- ドア警報：ドアが開いたことを検出した。
- 完了警報：輸液の積算量が予定量に達して，輸液が完了した。
- バッテリー警報：内蔵バッテリーの残量が少なくなった。
- 開始忘れ警報：輸液が開始されない状態で放置された。

輸液ポンプ使用時は薬剤バッグ/ボトルと患者間に落差があるため，ポンプからチューブを取り外すときにローラクレンメを閉め忘れるとフリーフローによる急速注入が発生する。安全機能として，ローラクレンメを閉じ忘れてドアを開けても，チューブを圧閉しフリーフローを防止するチューブクランプ機能が備えられている。さらにチューブクランプを解除してチューブを取り外しても，チューブ側に新たに装備されたクランプ手段を自動操作しフリーフローを防止する手段（アンチフリーフロー機構）を備えた機種も開発されている。

5.12.3　シリンジポンプ

シリンジポンプとは，薬液を充てんしたシリンジ（注射器）を装着して薬液を送液するポンプであり，

一般的に流量精度は±3％以内と，輸液ポンプに比較して流量精度が高く，血管作動薬や麻酔薬などの微量の薬剤を高精度に送液する用途に適している。シリンジポンプでは，機種によって異なるが5〜50 mlのシリンジを装着して使用することができ，投与する薬剤量がシリンジへの充てん量で決められることから，単位時間当りの「流量」のみを設定し，シリンジを押し切るまで注入するものが多い。一部の機種では「予定量」を入力することができ，この場合は輸液開始後，積算量が予定量に達すると輸液は完了する。手術室からICUへの移動や，停電などの緊急時に備えて充電式のバッテリーを内蔵する。

シリンジポンプは，シリンジの外筒をポンプ本体に固定し，押し子を把持する稼動部（スライダ）が一定の速度で押し子を押していく構造が一般的である。制御は輸液ポンプの容積制御方式と同様で，装着したシリンジの外筒からシリンジサイズを自動検出し，この内断面積のデータと設定流量から計算される速さで押し子を押していく。容積制御方式が専用セットを使用しないと流量誤差を生じるのと同様に，シリンジポンプの場合もポンプで指定されたシリンジと異なるものを使用すると流量誤差を生じたり，警報機能が正しく働かない場合が発生する。機種によっては使用するシリンジメーカが切り換えられるものもあるが，ポンプに設定されているメーカと，実際に使用しているシリンジのメーカを一致させて使用することが必要である（図5.46）。

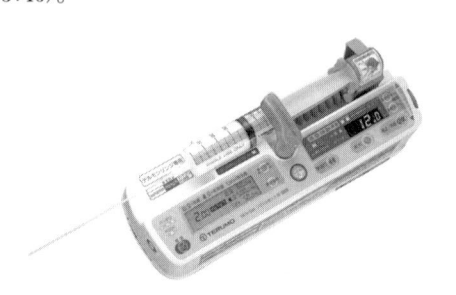

図5.46　シリンジポンプ

また，シリンジポンプでプレフィルド製剤を使用するケースが増加しているが，ポンプのメーカ設定と一致しない状態で使用され警報が正しく働かないケースが発生している。製剤容器についての情報が不足している場合もあるので，不明の場合は製剤メーカに確認し，ポンプのメーカ設定を合致させるなど，注意が必要である。

シリンジポンプのおもな警報機能にはつぎのものがあり，警報発生時にはランプや液晶による表示とブザー音で知らせる安全機能を備えている。

・閉塞警報：輸液回路の詰まりや三方活栓の開け忘れを検出した。
・残量警報：シリンジ内の薬液残量が少なくなった。
・押し子外れ警報：押し子がスライダに正しく装着されていない，または動作中に外れた。
・シリンジ外れ警報：シリンジ外筒が正しく装着されていない，または動作中に外れてしまった。
・バッテリー警報：内蔵バッテリーの残量が少なくなった。
・開始忘れ警報：輸液が開始されない状態で放置された。

シリンジポンプの場合，シリンジの装着，特に押し子の装着を誤ると，シリンジの動きを制限することが不可能となり，ポンプと患者の落差によってシリンジ内の薬剤が急速注入されるサイフォニング現象が発生する。このため，シリンジ装着作業は特に注意が必要である。また，微量持続投与に用いられることが多いため，シリンジ装着時のすき間（押し子とスライダの間や外筒フランジとその装着部の間）があると，送液を開始してから実際にシリンジが押されるまでのタイムラグが発生し，薬剤注入の立上りが遅れることになる。患者に接続する前に一度ポンプを動作させ，薬液が流れ出す状態になったことを確認後に接続・開始するといった手順が多用されている。また，シリンジ装着時に極力すき間がなくなるようさまざまな工夫がされた装置もある。

5.13　光線治療器

光はその波長や強さにより生体に与える影響が大きく異なる。光線治療器には赤外線や紫外線，可視光線，太陽光線など光線の特性を利用し，温熱治療や光刺激，光化学治療を行うさまざまな治療器が存在する。ここでは光線治療器の中でも代表的な赤外線治療器について説明を行う。

5.13.1　目　　的

赤外線は可視光線の赤色よりも波長が長く，ミリ波長の電波よりも波長が短い電磁波で，およそ0.7〜1000 μmの間に存在する。赤外線は非接触で物体を加温するのに適した電磁波の一つであるが，加温したい物質の吸収スペクトル特性に合わせた波長を選択しなければ，目的に合った効果が得られない。

皮膚表面を穏やかに暖めたい場合には，水分への吸収特性の高い遠赤外線を広い面積に照射できる図5.47のような赤外線治療器を使用する。

逆に皮下深部にまで温熱刺激を及ぼしたい場合に

図5.47 遠赤外線を照射する装置

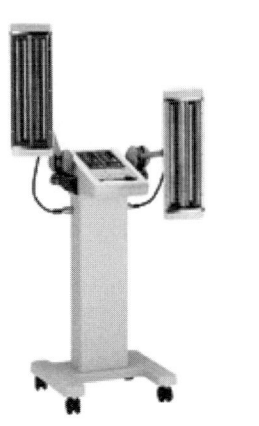

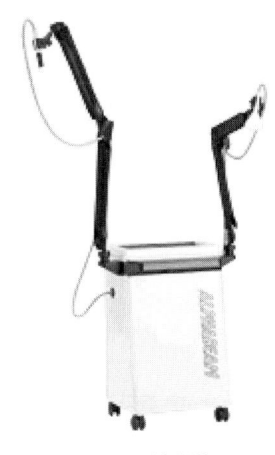

図5.49 近赤外線を照射する装置

は，図5.48のように皮膚表面の水分やヘモグロビンなどに吸収されにくい波長帯0.7～1.6 μmの近赤外線を照射できる図5.49のような赤外線治療器を使用する。

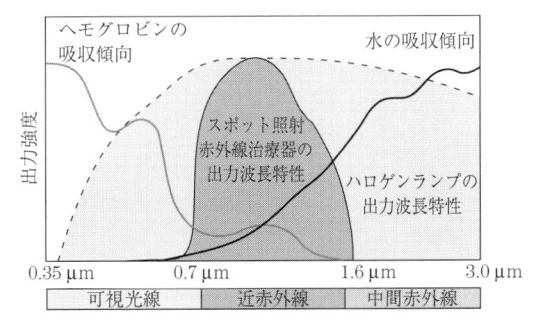

図5.48 出力波長特性図

5.13.2 動作原理

遠赤外線を照射する装置は，特殊なセラミックを用いたヒータへ電気を給電することにより，波長帯4～10 μmの遠赤外線を放射させ，背面に配置した反射板で一方向に照射する。

近赤外線を照射する装置は，光源にハロゲンランプを使用し，反射集光ミラーで光を集光して光ファイバへと導光する。この光ファイバを通過する際に約1.6 μmより波長の長い赤外線はカットされ，0.7 μmより短い波長の赤外線は，光ファイバ先端に取り付けた光学フィルタでカットすることにより，治療に最適な0.7～1.6 μmの波長帯のみを照射する。

5.13.3 装　　置

遠赤外線を照射する装置は，セラミックヒータの熱容量が大きく出力が立ち上がるまでに時間がかかるため，予熱や保温を行っている機械が多いが，最近では急速昇温ができる赤外線ヒータを使用することで，予熱を不要にした省エネタイプの装置もある。

近赤外線を照射する装置は，局所加温を目的に照射エネルギー密度を非常に高くしたものが多く，火傷に注意が必要であるが，火傷を予防するために時間経過とともに光線出力を漸減させていく，安全機能の付いた装置もある。また，患部に合わせて効率よく治療するため，図5.50のようにさまざまなアタッチメントが用意されている。このタイプの治療器を用いて頸部の星状神経節に赤外線を照射すると，注射による星状神経節ブロックと同様な治療効果が得られるため，上半身の難治性疼痛の治療に用いられることも多くなっている。

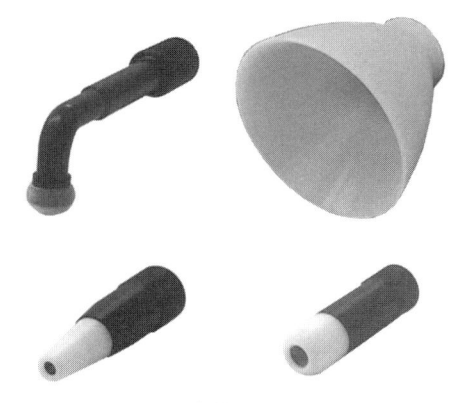

図5.50 各種アタッチメント

なお，アタッチメント先端を覗き込んだり，光線を直接目に照射したりすると危険である。また，黒子，体毛，毛髪などの赤外線が吸収されやすい部位（マジックなどでつけた黒印も含む）へは照射してはならない[1]。

- 効能効果：温熱効果
- 禁忌事項：膠原病，ポルフィリン症，大理石様紅斑など光線療法により増悪する疾患，光線過敏症の人，妊婦または妊娠している可能性のある人，悪性腫瘍のある人，心臓疾患のある人，出血要素の高い人，新生児，乳幼児，意思表示ができない人，皮膚疾患を有する人，高齢者およびその他の疾患などで体力が低下している人，有熱性疾患，急性炎症，化膿性疾患，低血圧，悪性貧血，血流障害の可能性がある人，その他，医師が不適当とみなした人。

引用・参考文献

1) JIS T 0601-2-203：2005　医用電気機器－第2-203部：赤外線治療器の安全に関する個別要求事項

5.14 光線力学的治療器

光線力学的治療（photodynamic therapy：PDT）とは，ポルフィリン関連化合物が有する腫瘍組織，粥状動脈硬化巣などへの特異的な集積性，ポルフィリン関連化合物の光の励起と組織溶存酸素とにより発生する一重項酸素による強い細胞破壊効果を利用した治療法である[1]。低エネルギーレーザ光で病変部を選択的に治療することができ，正常組織に大きな障害を与えることがなく，機能温存を考慮に入れた治療が期待できる[2]。今後高齢化社会を迎え，体力がなく手術に耐えることができない高齢がん患者の増加が予測されるために，いっそうの臨床応用が期待されている。

5.14.1 目的

現在，本邦では，光感受性物質ヘマトポルフィリン誘導体（HPD）によるPDTとして，早期肺がん，早期胃がん，早期食道がん，早期子宮頸がんが薬事認可されており，さらに，光感受性物質の副作用として問題であった光線過敏症を改善した，第2世代の光感受性物質が開発され，タラポルフィンナトリウムが早期肺がんに対して，ベルテポルフィンが滲出型加齢性黄斑変性症による脈絡膜新生血管に対して新たに厚生労働省より認可を受け，PDTは急速に普及している[3),4)]。

5.14.2 動作原理[5]

PDTの原理は，腫瘍に集積された光感受性物質にその物質固有の励起波長のレーザ光を照射することから始まる。図5.51に示すとおり，光感受性物質が光エネルギーを吸収し，励起一重項状態になる。この励起一重項状態は非常に不安定なため，その一部は励起エネルギーを蛍光として放出し，もとの基底状態に戻る。残りの大部分の励起一重項光感受性物質は，一部はエネルギーの項間交差により三重項状態に遷移し，その一部は，りん光を放出し基底状態に戻る。そして，残りの励起三重項光感受性物質は，組織内に存在する三重項酸素へエネルギー転移する。エネルギー転移を受けた三重項酸素は，励起されて活性度の高い一重項酸素となる。この一重項酸素の酸化作用による殺細胞効果が強いことから，光感受性物質を取り込んだ腫瘍や周囲の物質を酸化させ，細胞を変性・壊死へと導くことにより各種治療が行われる。

ちなみに，使用する薬剤に求められる性能は腫瘍集積性が高いこと，殺細胞効果が高いこと，排泄が早いこと，吸収帯域が組織深達性のよい帯域であることなどである。

5.14.3 装置

現在，本邦では光感受性物質とレーザ光源装置がセットになって厚生労働省から認可されている。すなわち，ヘマトポルフィリン誘導体に対しては630 nmの赤色光を発生するエキシマダイレーザ（EDL）とYAG-OPOレーザが認可されている。ベルテポルフィンに対しては689 nmの半導体レーザ，タラポルフィンナトリウムに対しては664 nmの半導体レーザ（PDレーザ）が認可されている[3]。図5.52に，気管支鏡を介した早期肺がん治療法（タラポルフィンナトリウム）を示す。

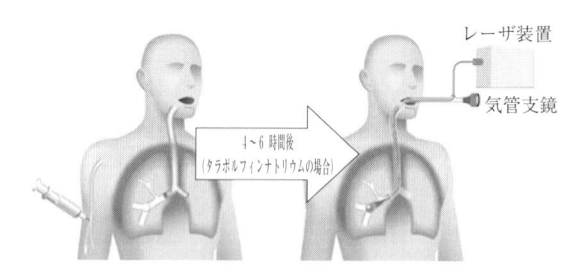

図5.52 早期肺がん治療方法

静脈注射による薬剤投与後，規定の時間後にレーザ光照射開始し，照射パワー密度と照射部位面積により総エネルギーをコントロールし，気管支内視鏡で患部を観察しながらレーザ光照射する。レーザ光の強度は150 mW/cm²であり照射部へ熱作用はない。このようにPDTに使用するレーザ光は，低出力であり熱さも感じないため，半導体レーザの出現により，図5.53

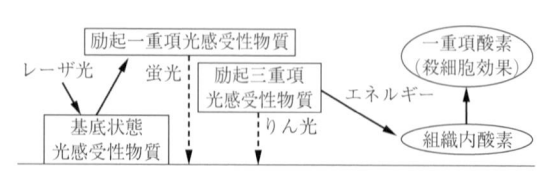

図5.51 PDTの原理

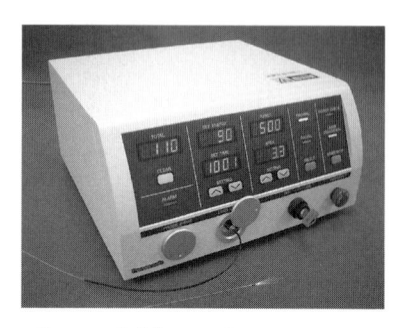

図5.53 半導体レーザ装置（PDレーザ）

に示すように，小型化がはかられ，低コストでベッドサイドや外来処置室でのPDTも可能となっている。

引用・参考文献

1) 金田　明，ほか：光線力学的治療法および光線力学的診断法の臨床応用，レーザー研究，**35**, 8, 493-497（2007）
2) 加藤治文監，奥仲哲弥（編）：PDTハンドブック，医学書院（2002）
3) 古川欣也：光線力学的治療の進歩，The Journal of the Japan Society for Respiratory Endoscopy, **26**, 6, 551-556（2004）
4) 平野　達：光線力学的療法（PDT）の現状，OPTRONICS, **3**, 101-105（2006）
5) 峰久次郎，金田　明：半導体レーザ装置を用いたPDT（光線力学的治療法），Matsushita Technical Journal, **49**, 4, 277-282（2003）

5.15　低周波治療器

5.15.1　目　的

低周波治療器の使用目的は，改正薬事法第23条の2第1項の規定により厚生労働大臣が基準を定めて指定する医療機器（厚生労働省告示第112号（平成17年3月25日制定））別表に示されており，以下のとおりである。

【低周波治療器使用目的，効能または効果】
経皮的に鎮痛および筋萎縮改善に用いられる神経および筋刺激を行うこと。

家庭用としては以下のような効能または効果が示されている（図5.54）。

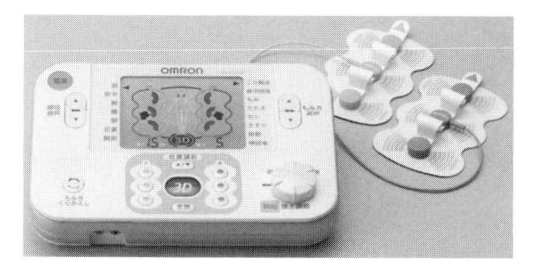

図5.54　家庭用低周波治療器機器例

① 肩こりの緩解
② 麻痺した筋肉の萎縮の予防
③ マッサージ効果

ここで低周波治療器と表現している機器は，医用の低周波治療器という意味である。以下，本文で使用する低周波治療器という語句は医用の低周波治療器をさす。

5.15.2　動作原理

低周波治療器および家庭用低周波治療器が生体に与える作用は大きく二つに分けることができる。

一つは興奮作用である。おもに筋肉に働きかけ，電気刺激により筋肉を収縮させることによる作用である。

筋肉は通常，中枢からの電気信号を受けて収縮運動を行うが，中枢からの電気信号がなくても神経の途中に電気刺激が加わると同じように収縮が発生する。

低周波治療器では筋肉にパルス状の電気刺激を与えることにより，収縮・弛緩を生じさせる。

筋肉が収縮すると，静脈・リンパ管が圧迫され体液の移動が促される。このポンプ作用により血行が促進され，老廃物や疲労物質の除去を促し，こりをほぐしたり，疲労回復効果を伴うマッサージ効果が得られる。また，筋肉麻痺に対して，麻痺神経や麻痺筋に電気刺激を与えることにより筋肉の廃用性萎縮の予防効果を得ることができる。

もう一つは鎮痛作用である。

電気刺激による鎮痛作用機序は，主としてつぎの四つが考えられている。

（1）ゲートコントロール理論（gate control theory）　1965年にMelzakとWallにより提唱された理論で，抹梢の太い脊髄線維は脊髄後角の膠様質ニューロン（substantia gelatinosa neuron）を介して，痛みを伝える細い脊髄線維や無髄線維にシナプス前抑制（presynaptic inhabitation）をかけることで，2次ニューロンへの伝達を制御できるとされている。

つまり，電気刺激により，1次疼痛が伝導されるAδ線維・C線維と並走するAβ線維を刺激することでAδ線維・C線維を経由する1次疼痛信号が脊髄に伝達されるのを抑制する効果があると考えられる（図5.55）。

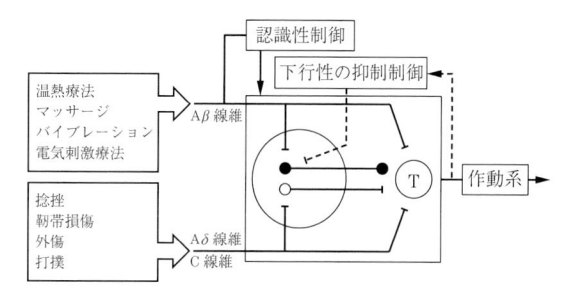

図5.55　ゲートコントロール理論

（2）血流の増加　電気刺激により筋肉の収縮・弛緩が行われると静脈・リンパ管へのポンプ作用により血行が促進され，老廃物・疲労物質とともに発痛物質の除去も促進される。また，ポンプ作用以外にも，

電気刺激により自律神経が刺激されることで血管の拡張が起こり血行が促進され、発痛物質の除去が促進される。

（3）下行性抑制機構（descending pain modulatory system）　人体が電気刺激を受けると中脳からセロトニン（serotonin）が分泌され脊髄での痛み信号の伝達が抑制される。

（4）内因性オピオイド（endogenous opioid）の分泌　電気刺激により、β-エンドルフィン（endorphin）やエンケファリン（enkephalin）などの内因性オピオイドが分泌され、疼痛が抑制される。

5.15.3　装　　　　置

〔1〕機器構成

低周波治療器および家庭用低周波治療器は一般に図5.56に示すような構成をとる。

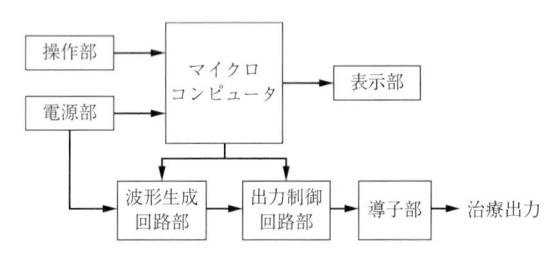

図5.56　低周波治療器機器構成例

低周波治療器はJIS C 6310により構造要件が示され、家庭用低周波治療器はJIS C 9335-2-209、JIS T 2003などにより構造要件が示されている。

低周波治療器および家庭用低周波治療器に共通して要求される構造要件として使用時間を限定するタイマの具備などがある。

また、家庭用低周波治療器では、侵襲式の導子は適切ではないため、針電極構造でないことが要求されており、導子部の構造として導電性の高分子ゲルを用いることが多くなっている。

〔2〕機器性能

低周波治療器・家庭用低周波治療器は皮膚表面に導子を装着して、パルス状の電気刺激を人体に印加して治療することを目的とした機器であり、その治療出力は出力電流・出力電圧・基本周波数・基本波形などのパラメータで表される。

低周波治療器と家庭用低周波治療器では最大出力電流の上限設定が異なり、低周波治療器が50 mA以下であるのに対して家庭用低周波治療器では20 mA以下となっている。

出力電圧は数十〜数百Vまで機器により異なる。

一般的に波形生成回路部で波形合成・昇圧・定電圧化などをはかり、任意の電圧出力を実現している。

基本周波数は家庭用低周波治療器では1 200 Hz以下と定められている。低周波治療器では5 Hz以下、5〜50 Hz、50〜500 Hz、500〜1 000 Hzの4種類の周波数帯において、いずれの周波数帯においても一つ以上の周波数が出力できる構成になっている。

低周波治療器および家庭用低周波治療器では基本周波数と群通電周期の組合せにより、さまざまな体感刺激が実現されている。

人体の筋収縮反応速度には個人差があるものの、基本周波数が高くなるほど、電気刺激に対する筋収縮が起こりにくくなる。そのため、筋収縮によるマッサージ効果を目的とする場合は比較的低い周波数の通電が行われ、鎮痛を目的とする場合は比較的高い周波数の通電が行われることが多い。

基本波形はメーカ・機種ごとに正弦波・三角波・台形波・方形波・変調波など、いろいろな波形が採用されており、それぞれ特有の生体作用をもっている。中でも、方形波は通電電流量が適度で、現在最も多くの機器で使用されている。

基本波形は無誘導抵抗を接続した場合の波形で定義されるが、実使用においては生体組織に接続されるため生体の状態により大きく影響を受ける。

生体は電気的には損失のある誘電体として考えることができ、一般的な等価回路としては図5.57に示すとおりC（コンデンサ）とR（抵抗）の並列回路で表現される。したがって、周波数によりインピーダンスが変化するとともに、基本波形のパルス幅により通電電流が変化する。

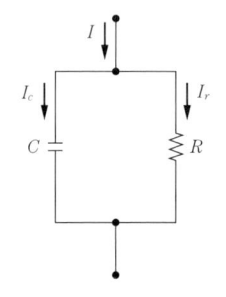

図5.57　人体等価回路モデル例

一般的に低周波治療器・家庭用低周波治療器では強さ調節機能が具備されており、基本周波数・基本波形（出力電圧・パルス幅）などを調整することにより通電電流を調整し体感強さを調整している（図5.58）。

引用・参考文献

1) R. Melzak and P. D. Wall：Pain Mechanism；New Therapy, Sience, **1**, 150, 971-979（1965）

くるぶし　　　　膝　　　　腰

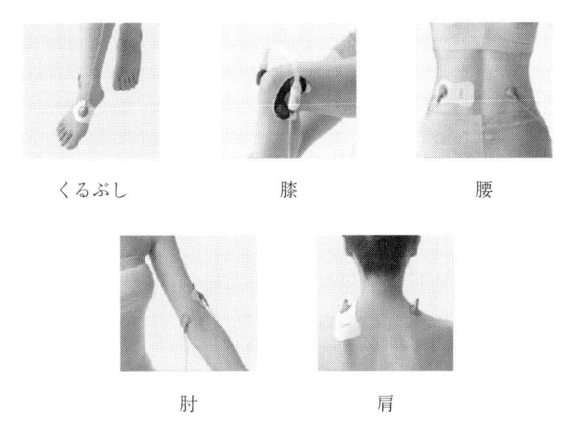

肘　　　　肩

図 5.58 低周波治療器通電例

2) 玉川鐡雄：電気治療学概論，健友館（1982）
3) 萩島秀男：物理療法のすべて，298-299，医歯薬出版（1973）
4) 杉元雅晴：痛みに対する物理療法の効果とその限界，理学療法，**18**，1（2001）

5.16 マイクロ波治療器

マイクロ波は，周波数が 300〜30 000 MHz（波長 1〜100 cm）の電磁波であり，医療用としては，2 400〜2 500 MHz（波長約 12 cm）が割り当てられている。波長が短いため光に似た性質（直進性）を有するので，治療では指向性をもった照射用アプリケータを患部に向けるだけでよく，皮膚をあまり加熱することなく深部の筋肉に温熱効果を与えることができる。

5.16.1 目　的

マイクロ波を人体に照射すると，一般に 3〜5 cm までの皮膚，脂肪，筋肉層に吸収され，そのエネルギーは熱に変換されて組織を加温する。照射時間に対する各組織の温度上昇の様子を図 5.59[1] に示す。

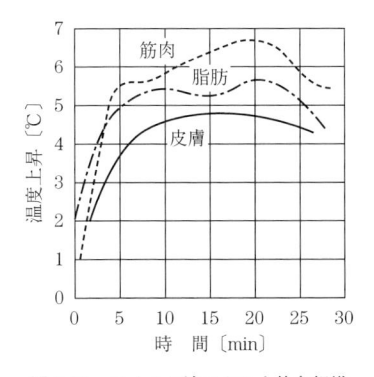

図 5.59 マイクロ波による人体各組織の温度上昇[1]

マイクロ波照射による生理学的効果のもう一つの面として循環の改善がある。これは温熱作用によって血管が拡張し，血流が増加し，血行が改善され，そのために新陳代謝が促進される。

この温熱効果を利用して，整形外科やリハビリテーション科のみならず，耳鼻咽喉科領域における突発性難聴，耳鳴り，顔面神経麻痺などの治療に用いられる。

なお，過度の照射は，皮膚になんら変化を認めないで内部に火傷を起こすことがあるので，注意を要する。特に血流量の少ない組織への照射は，血流によって運び去られる熱量が少ないため，異常な温度上昇に見舞われるおそれがあるので，十分に気をつけなければならない。

5.16.2 動 作 原 理

図 5.60 にマイクロ波治療器のブロック図を示す。

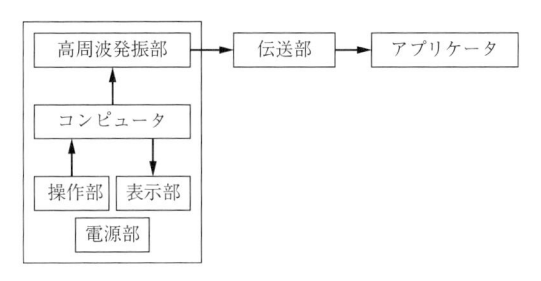

図 5.60 マイクロ波治療器のブロック図

構成は，機器内各ブロックに電源を供給する電源部，出力設定などを行う操作部とそれらを表示する表示部，高周波電力を発生させる高周波発振部（発振管：マグネトロン），これらを制御するコンピュータ部，および高周波電力を照射部に伝送する伝送部，マイクロ波を照射するアプリケータからなる。アプリケータ形状は治療部位によって選択できるように何種類か用意されている。

5.16.3 装　　　置

図 5.61 にマイクロ波治療器の外観の例を示す。操作方法は，マイクロ波出力〔W〕と治療時間〔min〕を設定し，照射アプリケータを患部に向けスタートボタンを押すだけである。

治療は一つのアプリケータで行うのが一般的であるが，膝などへの照射の場合，二つのアプリケータで膝全体を包み込んだ 3 次元的な治療を行いたい場合がある。しかし，この場合，たがいの出力が干渉してできるホットスポットが発生するため危険である。ホットスポットを回避するために二つのアプリケータから逆位相でマイクロ波を出力する機構をもつ装置もある。

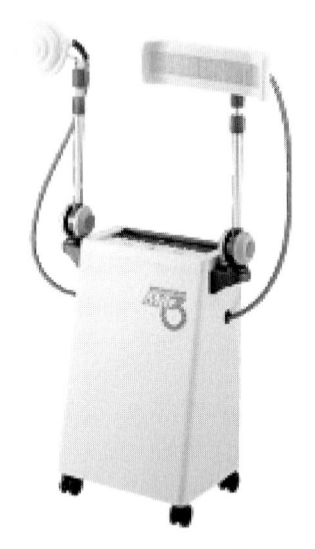

図 5.61 マイクロ波治療器

このような装置を使うことで二つのアプリケータから同時にマイクロ波を照射することが可能となり，患部を挟み込んで効率よく広範囲を治療することができる。

また，マイクロ波出力は基本的に連続照射であるが，間欠照射ができる装置もある。断続的にマイクロ波を照射することで，連続照射と比べ平均パワーは同じでも，よりピークパワーの高い照射を行うことができる。

・効能効果：温熱効果
・取扱い上の注意[2]
① 局部治療を行う場合は，アプリケータを患部にできるだけ近づけて，小出力で治療すること。
② 出力を出す前に，アプリケータの位置を決めること。
③ アプリケータを目や睾丸に照射しないこと。
④ 患者は，マイクロ波保護眼鏡で保護すること。
⑤ 金属製装身具または金属素材を含む衣服を着用している人（例えば，金属ボタン，クリップ，金糸）には，マイクロ波を照射しないこと。金属製埋込み物（例えば骨髄くぎ（釘））をもつ患者の体の部分は，医学的検知が得られない限り治療しないこと。補聴器は取り外すこと。
⑥ 手首のような体の小さな部位を治療する場合は，治療部位と一直線上に敏感な部分（例えば，目・こう丸）を配置させないこと。
⑦ 治療を受けない人は治療中のアプリケータから1.5 m以内にいてはならないこと。
⑧ 熱感知覚が鈍い患者には，マイクロ波治療を行わないこと。

・禁忌事項：植え込んだ心臓ペースメーカまたは電極を装着している人，体内植込み型医用電子機器を使用している人（植込み型医用電子機器に誤作動を招き重大事故につながる可能性がある），人工関節など体内に金属を埋め込んでいる人（埋め込んだ金属が発熱し火傷を起こすことがある），悪性腫瘍組織，阻血組織，結核患者，中程度以上の浮腫，出血性部位または血友病患者，無痛覚の部位，目，成長期の骨端，意思表示ができない人，6歳以下の幼児，妊婦もしくは妊娠が疑わしい場合，睾丸，炎症症状の強いとき，神経痛のきわめて急性の時期，その他，医師が不適当とみなす人。

引用・参考文献

1) 高橋晄正，ほか：物理療法の実際，南山堂（1970）
2) 日本規格協会：医用電気機器―第 2-6 部　マイクロ波治療器の安全に関する個別要求事項，JIS T 0601-2-6：2005

5.17　ハイパサーミア装置

5.17.1　目　　　的

ハイパサーミアはがんの温熱治療である。ハイパサーミアのがん治療効果が近年注目され，従来の治療法では治癒困難と判断された進行がんに対しても放射線や化学療法の併用でその治療効果が認められることから，わが国の医療機関において広く普及しつつある。

温熱のがん治療効果について，歴史的には古く紀元前にヒポクラテスによって記述され，19世紀になって発熱によるがん治療効果の報告もなされているが，実用化しようという試みは 20 世紀後半に入ってからである。

がん細胞と正常細胞で温熱感受性に差があることが in vitro（試験管内），in vivo（生体内）において証明され，腫瘍を約 43°C に加温することでがんの治療が可能であることが示唆されたことから，1970 年代に入って生物学的研究とともに加温技術についても本格的な研究が始まり，1975 年には米国ワシントンで第 1 回の国際シンポジウムが，また 1978 年にはわが国においても第 1 回ハイパサーミア研究会が開かれ，1984 年には日本ハイパーサーミア学会が誕生した。

5.17.2　動　作　原　理
〔1〕　医学・生物学的基礎

腫瘍細胞の生存率は図 5.62 に示すように 42.5°C 以上で大きく低下し加温温度が高いほど，また加温時間が長いほど細胞の生存率が低下する。

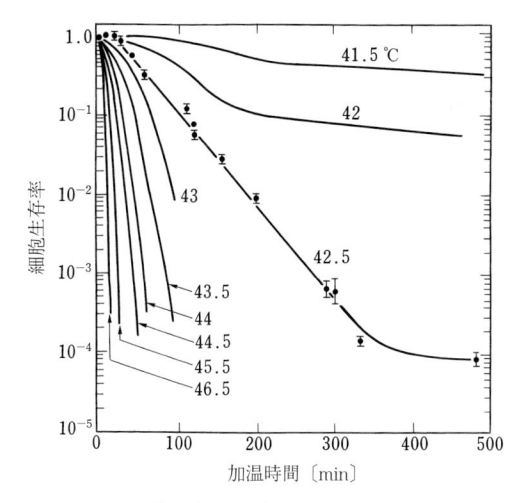

図 5.62 培養腫瘍細胞の加温時間-細胞生存率曲線

温熱の正常組織と腫瘍組織に対する影響を比較したとき，図 5.63 に示すようにどちらも温度上昇に依存して処理時間（細胞を死滅させる時間）が短くなるが，腫瘍のほうがつねに処理時間が短い．すなわち，同じ温度では正常組織よりも腫瘍組織のほうが短い時間で破壊される．このことから，温熱によって正常組織を死滅させずに治療が可能なことが示唆された．実際のハイパサーミア治療において，さらに都合のよいことは腫瘍内の血流が正常組織に比べ少なく，腫瘍の加温効率が高くなる．また，腫瘍内の pH が正常組織よりも低いことも細胞の熱感受性を高めるハイパサーミアに好都合な要因である．このことは放射線の感受性が低い低酸素濃度細胞に対する治療効果を，ハイパサーミアが高めることができる点でも臨床的に大きな意義をもつ．

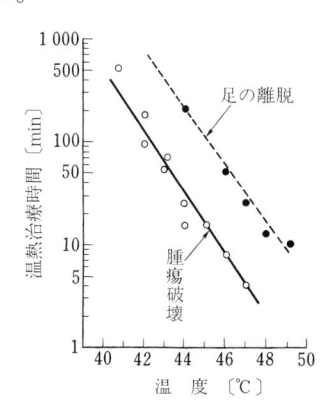

図 5.63 温熱処理の正常組織と腫瘍への影響

ハイパサーミア治療の特長は二つにまとめられる（図 5.64）．一つは 42℃以上の加温でのがん組織の直接的壊死効果であり，もう一つはがん周辺組織の 39～41℃のマイルド同時加温で，宿主免疫活性効果・QOL の向上効果および，放射線感受性の増感，薬剤取込み量の増大など，放射線療法，化学療法との併用による相乗効果が求められることである．

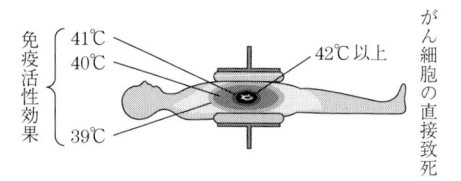

サーモトロン RF-8 はがん細胞を 42℃以上に加温し，直接致死させるとともにその周辺の健常組織も 40℃前後まで加温され，宿主免疫（樹状細胞の増加・T リンパ球のサイトカインの産生能が高まる）が活性される．また，β-エンドルフィンの促進も得られるといわれている

図 5.64 高周波式キャパシティブ式ハイパサーミアの特長

〔2〕加 温 原 理

ハイパサーミアの手法を分類すると大きくは全身加温と局所加温があるが，健康保険が適用になり商品化されているのは局所加温装置である．

局所加温装置として要求される要件は，① 腫瘍部をできる限り選択的かつ効果的に 42.5℃以上に加温できること，② 高周波に影響されず組織内温度を計測できること，③ 測温データをもとに加温出力を制御でき，治療部位の温度をコントロールできることなどである．その他加温方法によって固有の工夫がなされている．

5.17.3 装　　　　置

〔1〕マイクロ波（MW）放射電界加温

MW 領域（数百 MHz～数 GHz）の電磁波をアンテナから放射させ，生体内での誘電損失による発熱を利用して加温する方法である．周波数の増大とともに誘電損失が大きくなり発熱効率が増大するが，逆に深達度が低くなることから，表在や浅在腫瘍の加温には適している．

〔2〕高周波式誘電加温（外部加温法）

高周波式誘電加温は図 5.64 に示すように被加温部位を中心に外部から 2 枚の平板電極で挟むようにして，その電極間に数 MHz の高周波を流して，生体内を流れる誘電電流によるジュール熱で加温する方式である．この方式は生体の比較的広い範囲を深部まで加温できる優れた方法である．

高周波誘電加温では抵抗率 ρ の生体に i の電流を流したとき，$i^2\rho$ の電力が発生することで発熱する．

すなわち，電流 i の 2 乗と抵抗率 ρ の積が大きいほど発熱しやすく，実際の加温においては抵抗率 ρ と電流の 2 乗の積が大きい脂肪の発熱が大きくなるため，皮下脂肪の厚い患者の治療において困難を伴うことがある．

この皮下脂肪の発熱を抑制するため，電極表面に冷却水が循環するウォーターボーラスが取り付けられ，同時に電極と体表との密着度を高め，エッジ効果現象の発生をも防ぐ役割をしている．

この方式では人体と発振器が閉回路を形成するので発振器からの出力と人体のインピーダンスの整合が重要になり，そのための整合回路が必要となる．

高周波誘電加温を用いた外部加温法は，波長が長く原理的に腫瘍のみにエネルギーを集中することが難しい領域加温法であるが，深部まで加温でき，腫瘍内の血流が少ないことや臨床的工夫もあって，深在性腫瘍についても選択的加温が可能である．深部加温を行う場合には電極直径を電極間距離の 1.5 倍にすることが必要とされている．表在や浅在腫瘍については加温すべき部位に近い側の電極を小さくすることで加温部位や加温領域をコントロールできる．上述したように RF 誘電加温は表在，浅在そして深在性腫瘍まで比較的広く適用できるわが国で最も多く利用されている方法である．代表する装置の写真を図 5.65 に示す．この装置は 8 MHz の高周波を用いた装置でガントリーを用いて電極を体表に圧着する．

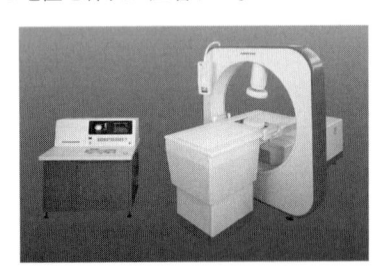

図 5.65 高周波式キャパシティブ式ハイパサーミア

〔3〕 **RF 誘電腔内加温（内部加温法）**

内部加温法のおもな方法の一つとして RF 誘電腔内加温がある．本方式は体表に装着した電極の面積に対して体腔内に挿入する電極の面積を十分に小さくし，食道や直腸，膣，子宮などの体腔内に挿入・固定し，体腔内の電極周囲の電流密度を高めることによって，体腔周辺に生じた腫瘍を局所的に加温する方法である．

〔4〕 **高周波電磁界加温**

生体に近接したコイルに 10 MHz 程度の高周波電流を流して高周波磁界を発生させ，その磁界により発生する渦電流により加温する方法である．この方式は非接触による加温が可能である長所をもつが，深部加温は困難であるといった問題があって，現在までわが国では商品化されていない．

〔5〕 **超音波加温**

超音波は生体内への深達度が大きく直進性も強く，音響レンズにより焦点を結ばせることも容易なことから，深部の局所加温手段として有利な特性をもつ．しかし，超音波は空気層や骨の影響を受け適用部位に制約を受けるなどの問題があり，これまで欧米では数社から商品化されたが，わが国では商品化されておらず研究的に見られる程度である．

1) **温度測定** 有効かつ安全なハイパサーミア治療を行うには正確な温度測定が不可欠である．現在臨床で用いられているものは侵襲的な測温方法であり，大半は銅・コンスタンタン熱電対である．体内温度シミュレーションなどの非侵襲的測温方法の研究も進められている．

2) **装置の安全性と設置条件，ならびに保守管理**

MW および RF ハイパサーミア装置の安全操作および保守管理については日本ハイパーサーミア学会 QA 委員会によってガイドラインがまとめられている．また，ハイパサーミア従事者の電磁防護についても同 QA 委員会によりガイドブックにまとめられている．

5.17.4 今後の課題と方向

がんのハイパサーミア治療の有効性についてはすでに広く認められているところであるが，本療法によるがん治療は副作用が少なく，さまざまな部位・進行度の腫瘍に適用でき，また QOL の向上や自己免疫能活性効果などのメリットがあることから，今後さらなる普及が期待される．

5.18 ネブライザ

5.18.1 目的

エアロゾル化した医薬品を喘息などの呼吸器系疾患患者に吸入させるための装置をネブライザといい，この療法を吸入療法という．近年，呼吸器系疾患患者が増加しつつある状況下，吸入療法が鼻，喉や肺疾患の治療に利用される機会が増えている．

吸入療法が見直されている理由として，吸入療法が注射や薬物の全身投与法に比べ，直接的に患部に薬剤を投与するため，体の他の部位に及ぼす影響が少なく，即効性の高い治療効果が得られるためである．

ネブライザの分類はその噴霧原理により，大きく分けて，非加熱式ネブライザと超音波式ネブライザに区

分される。以下，それぞれの特徴について述べる。

5.18.2 非加熱式ネブライザ

非加熱式ネブライザのほとんどが，コンプレッサ式（ジェット式と呼ばれる場合もある）で占められる。コンプレッサ式ネブライザの噴霧原理は，いわゆる「霧吹き」の原理と同様である。毛細管を噴霧液中に立て，毛細管の上端の真横から圧縮空気を吹きつけると，気流が吹きつけられた毛細管の出口は陰圧になり，毛細管中の液体は連続的に吸い上げられる。吸い上げられた液体は気流に吹き飛ばされ霧状になる。このようにして作られたエアロゾル粒子径はばらついているが，より小さな粒子径を発生させるため，エアロゾルの発生する先にバッフルを設置し，大きい粒子をバッフルに衝突させて粉砕している。

図5.66にその原理図を示す。コンプレッサポンプは，AC電源で駆動されるものと，DC電源で駆動されるものがある。一般的には，DC電源駆動のタイプのほうが小型で持ち運びに便利である。

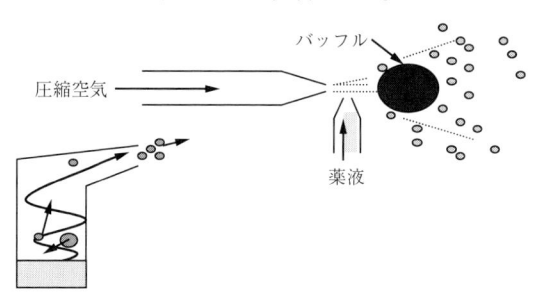

図5.66 コンプレッサ式ネブライザの噴霧原理

図5.67にコンプレッサ式ネブライザの例を示す。

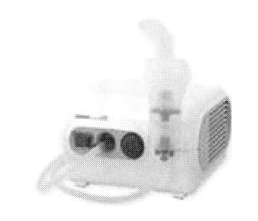

図5.67 コンプレッサ式ネブライザ（AC電源駆動タイプ）の例

5.18.3 超音波式ネブライザ

超音波式ネブライザには，比較的大きな超音波エネルギーでキャビテーション現象を利用した従来方式と，小さな超音波エネルギーと微細孔が多数あいたメッシュを用いて噴霧するメッシュ式がある。以下，それぞれの特徴について述べる。

〔1〕 超音波式ネブライザ

超音波式ネブライザはキャビテーション現象を利用している。以下その噴霧原理の概略について述べる。

キャビテーション（空洞現象，cavitation）とは，液体中に溶存している空気などが超音波の膨張力（または減圧力）によって膨張し，大きな負圧，すなわち真空または空洞が生じる現象である。底面に超音波振動子を設置し，液の表面に向かって超音波を放射すると超音波による疎密波が液体中を伝搬する。液界面では疎密波によって生じた空洞がはじけ，細かいエアロゾル粒子が発生する。

超音波振動子駆動のため数十Wの高周波電力が必要であり，超音波振動子の発熱を水冷し，かつ薬剤槽へ超音波を伝達させる目的で作用水が必要となる。薬剤槽の底部は音響的に透明なプラスチックフィルムで構成される。薬剤槽で発生したエアロゾルは送風機で発生した空気の流れとともに機外に搬出される。

超音波振動子は一般的にはジルコン酸鉛系の圧電材が用いられ，2 MHz前後の発振周波数が使用される場合が多い。

図5.68にその原理図を示す。

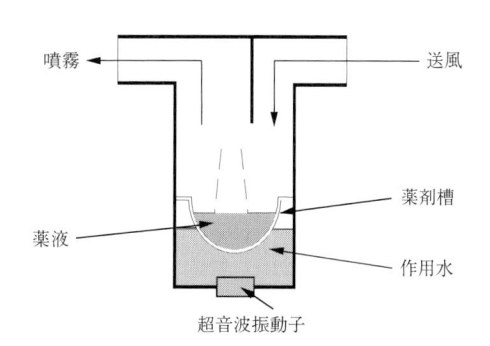

図5.68 超音波式ネブライザの噴霧原理

超音波振動によって発生するエアロゾル粒子径は超音波振動周波数に依存し，例えば1.7 MHzの振動周波数によって発生するエアロゾルの平均粒子径は約5 μmであるといわれている。均一な粒子径分布が多量に得られるため，術後の気道加湿にも使用される。

図5.69に超音波式ネブライザの例を示す。

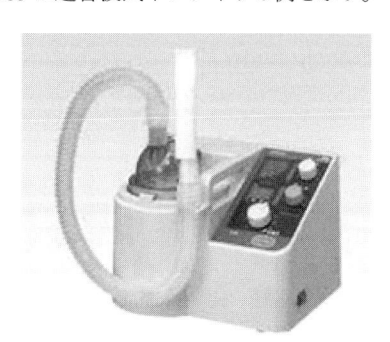

図5.69 超音波式ネブライザの例

〔2〕 メッシュ式ネブライザ

噴霧部は，ホーン振動子と呼ばれる振動を発生する部分と微細孔が多数あいたメッシュから構成される。低消費電力でコンプレッサ式ネブライザとほぼ同等な噴霧量が得られるため乾電池での動作が可能であり，従来にない小型で携帯可能なネブライザが実現できる。

図5.70にホーン振動子とメッシュの組合せによる噴霧の原理図を示す。ホーン振動子とメッシュの間げきにある薬液がホーン振動子の振動によってメッシュから押し出され霧が発生する。本方式は他方式にない特長をもっている。

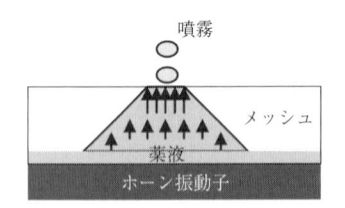

図5.70 メッシュ式の噴霧原理

① 単三型乾電池2本で使用が可能なため，他方式に比べ携帯性が飛躍的に向上し，いつでもどこでも吸入が可能となった。
② 薬液ボトル内の吸入薬液を最後の1滴までロスなく噴霧することが可能になった（ボトル内の残液量は0.1 ml以下）。
③ 操作音がしないため，夜間でもまわりを気にせず吸入できる。
④ 噴霧部が簡単に取り外せ簡単に洗浄ができる。
⑤ 吸入できる角度に自由度があり，乳幼児への吸入に便利である。

5.19 電 気 メ ス

5.19.1 目　　　的

電気メス（電気手術器）は，外科手術に使用され，生体組織の切開や凝固（止血）を行うために用いられる。装置が比較的安価である割には，優れた止血効果をもっているため，現在に至るまで長い間手術室で使用されるME機器となっている。

5.19.2 動 作 原 理

〔1〕 基 本 原 理

電気メスの基本原理を，図5.71に示す。電気メスは，生体を負荷として高周波電流を流して，このときの負荷もしくは接触抵抗の発生する熱を利用して，切開作用，凝固作用を得るものである。

対極板と呼ばれる生体に対して比較的広い接触面積

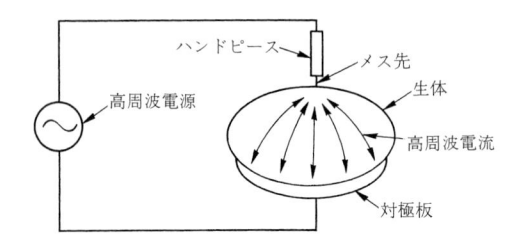

図5.71 電気メスの基本原理

で装着される電極と，メス先電極（能動電極，アクティブ電極）と呼ばれる金属製電極を対として，高周波電流を生体に通じさせる。これにより接触抵抗が小さく流れる電流密度も低い対極板側では熱は発生せず，他方，ある程度の接触抵抗をもち電流密度も高いメス先電極側では，ジュール熱やアーク放電により熱を生じる。この熱が瞬時に細胞を加熱し爆発・散逸させ，切開・凝固作用を生じる。

対極板とメス先電極を組み合わせて使用するものをモノポーラと呼んでいるが，このほかにピンセットのような形をした電極を使用し，ピンセットの先端部分を1対の電極として高周波電流を通じるものがあり，これはバイポーラと呼ばれている。

〔2〕 切 開 と 凝 固

多くの市販の電気メスには，切開目的の出力特性のモードと凝固目的の出力特性のモードを備えている。図5.72に示すように，これらのモードの基本的な違いは，出力波形のデューティサイクル（出力波形の持続時間と休止時間との時間比）にある。

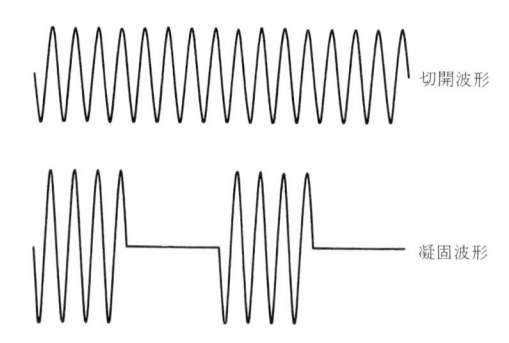

図5.72 切開波形と凝固波形

一般に切開目的の出力モードの波形には，連続波が用いられている。凝固目的の出力モードの波形には，クレストファクタ（出力波形のピーク値と実効値の比）が大きい波形が用いられている。

連続波（クレストファクタが小さい）のほうが，メス先電極に連続的にエネルギーが発生するため，切り進むことには適している。他方，クレストファクタが

大きい波形のほうは，メス先電極に連続的なエネルギーが供給されないため，切り進むことには適さないが処置部近傍に蓄熱しながら処置を行う傾向となるので，熱凝固の作用が発生し，凝固（止血）作用が得られやすくなる．

〔3〕 **生体の神経筋に対する影響**

一般的には，生体の神経や筋肉に交流電流が流れると，組織が刺激され細動を生じる．これが心筋で起こると，通常の収縮周期が乱され，生体は危険な状態にさらされることになる．

電気メスは，生体を負荷として生体に電流を流しているので，この危険が起こりうると考えられるが，この問題は生体に流す電流の周波数を高くすることで解消している．一般に筋肉が細動を起こすのに必要な電流は，周波数が高ければ高いほど大きな値となることが知られている．つまり，周波数が高くなると，電撃による心室・心房細動などを起こすことなく，大きな電流を生体に流すことができるということになる．

このことから，電気メスに使用される主要搬送周波数は，300 kHz 以上が用いられている．このことは，JIS などの安全規格でも決められている．

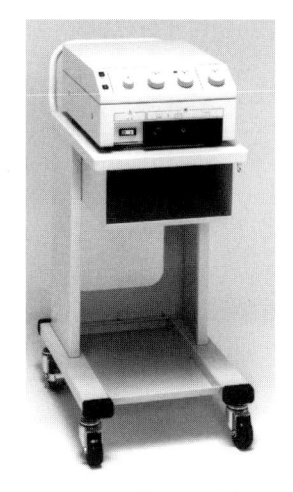

図 5.73 電気メスの外観

5.19.3 装　　置

〔1〕 **装 置 の 例**

図 5.73 に電気メスの外観例を示す．

市販されている電気メスは，専用台車などに載せられた可搬型機器である場合が多い．その他，内視鏡と組み合わせて使用する専用タイプや他の手術機器（例えば，超音波手術器）と組み合わせて使用する専用タイプの装置などもある．

〔2〕 **回　路　構　成**

図 5.74 に電気メスの回路構成の例を示す．

基本的には，安定化がはかられた高周波電源の回路構成となっている．一部の電気メスでは，負荷としての生体の動的インピーダンスを検出し，その検出結果から出力を最適にコントロールするものがある．こう

することにより，術野のインピーダンス変化による出力変動が軽減されるので，使用感が向上する．

〔3〕 **装着部の種類**

電気メスの装着部には，図 5.75 に示すように，その電気的分離の方法によって，非接地型と高周波接地型の 2 種類がある．

非接地型の装着部は，装着部と患者が，接地と電気的に分離された状態で使用されるので，装着部以外に流れる電流のインピーダンスは非常に高くなる．したがって，装着部以外に流れる可能性が非常に少なくなり，不用意な熱傷の発生などの危害を防止することになる．また，電気メスと併用されるほかの ME 機器の事故により，患者に電圧が印加された場合でも，接地と閉回路を形成しないため，安全性が高い．

〔4〕 **使用上の注意事項**

電気メスは，現在でも広く一般に使用されている ME 機器であるが，基本知識として注意する点を二つあげておく．

一つは患者と操作者の熱傷の問題である．取扱いが適切であれば熱傷が発生することはないが，対極板の

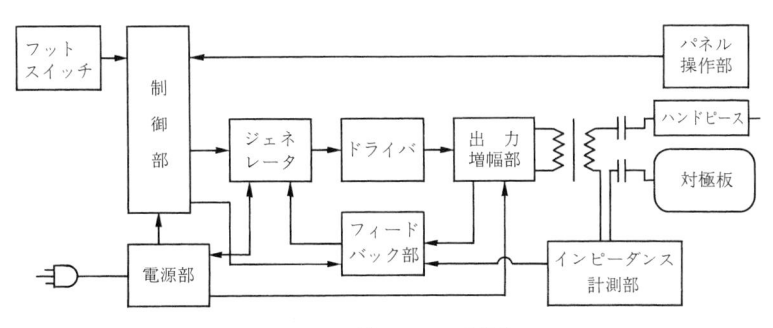

図 5.74 電気メスの回路構成

（a）非接地型　　　　　　（b）接地型

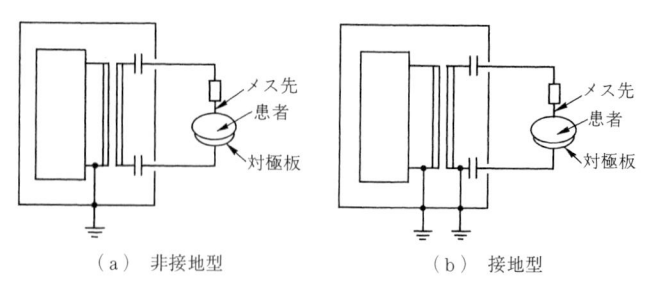

図5.75　非接地型と高周波接地型

装着が不完全な場合や他の機器との組合せ使用により予期しない分流が発生した場合などは，熱傷発生の原因となる可能性がある。すなわち，高周波電流が集中する部分があれば，この部分はメス先電極と同じ状況になるわけであり，熱傷を生じてしまうことになる。原理をよく理解し，このような状況を作り出さないように注意をする必要がある。

二つめは，ノイズによる障害の発生である。電気メスは，その原理上，出力中には放射ノイズを発生する。安全規格上は，電気メス出力中の放射ノイズについては，いまのところ規格が決まっていない。一般的には，電気メスの出力中は，通常の他のME機器よりも強いノイズが放射されている。したがって，電気メスを使用する場合，まわりにあるME機器はノイズによる影響を受ける可能性がある。電気メスを使用する際には，同時に使用するME機器の使用上の注意も参照し，影響の度合いなどをあらかじめ調査してから使用することが必要である。

5.20　レーザ手術装置

5.20.1　目的

レーザ手術装置は，さまざまな分野で応用されており，おもな使用目的は，腫瘍や変形部などの病変部の除去や止血である。レーザを使用することにより，周囲の健常部をできるだけ温存して病変部を除去したり，病変部までのアプローチの過程で内視鏡やカテーテルを併用して，侵襲の少ない治療を実現することができる。また，出血しやすい部位で術者の術野を確保しつつ処置が可能となる。

5.20.2　動作原理

「LASER」は，light amplification by stimulated emission of radiation（放射の誘導放出による光の増幅）の頭文字からとられた造語である。

一般的にレーザ発振器は，レーザ媒質と励起光源と共振ミラーで構成される。レーザ媒質は励起光源よりエネルギーを受け取り，媒質中の原子や分子が基底状態から励起状態に励起される過程で光を放出する（自然放出）。さらに，エネルギーを与えると不安定な励起状態のほうが安定な基底状態よりも分布が多くなり（反転分布），強い光を発生する（誘導放出）。この時点で光は，単一の波長になっているが，位相や方向はそろっていない。レーザ媒質に配置された1対の共振ミラーの一方は全反射，もう一方は部分透過にすると光は往復を繰り返し，部分透過側の共振ミラーより位相のそろった指向性の高いレーザ光が得られる。

レーザ光を生体に照射することにより起こる作用としては

① 光化学作用（PDT）
② 光刺激作用（疼痛緩和）
③ 熱作用（軟組織の止血・切開・凝固・蒸散）
④ アブレーション作用（歯，骨，角膜の除去）

があげられる。光化学・光刺激作用については，別項に譲るとして一般的には熱作用を用いる。生体に光が照射されると，反射・吸収・透過・散乱を起こす。光が吸収されると熱が発生し，止血，切開，凝固，蒸散の作用が得られる。吸収が高いほど組織表面に限局した除去が可能となる。光の吸収の度合いは，レーザの波長に依存するため，使用する組織の光吸収特性を知り，適した波長のレーザを選択することが重要である。アブレーション作用を得るには，パルスのレーザが用いられる。高いピークパワーを有するため，熱作用が少なく組織を破壊することができる。また，紫外線を発するエキシマレーザは分子間結合を切断するので，より熱の発生が少ないアブレーションが可能である。

5.20.3　装置

医療用として用いられるおもなレーザ手術装置の種類と特徴を以下に示す。なお，レーザ手術装置の種類は医療機器で用いられる一般的名称ではなく通称を用いた。

〔1〕 CO_2 レーザ（波長 10.6 μm）

水吸収が高いので組織表面を止血・蒸散するのに適している。導光路としては，マニピュレータと呼ばれる鏡と関節を組み合わせた方式が一般的であるが，近年では，中空導波路や銀ハライドを成分とした光ファイバも登場し，操作性が向上している。

〔2〕 Er：YAG レーザ（波長 2.94 μm）

医療用レーザの中では水吸収が最も高い波長を有する。パルスのレーザであるため，歯科では虫歯治療に用いられ痛みの少ない治療ができるとして注目されている。特に，小児に対しての治療では，従来の回転切削器具のような恐怖感を与えないので有用とされている（図 5.76）。

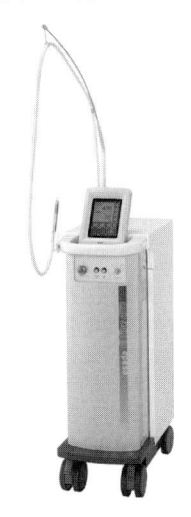

図 5.76 Er：YAG レーザ

〔3〕 Ho：YAG レーザ（波長 2.08 μm）

水の吸収が比較的高い波長であること，石英光ファイバを透過すること，パルスのレーザであることから，整形外科では半月板，滑膜の切除に関節鏡視下で用いられている。また，泌尿器科では前立腺肥大の治療に使用されている。

〔4〕 Nd：YAG レーザ（波長 1.06 μm）

水の吸収は低い波長のため，生体に透過しやすく止血・凝固用として用いられていた。コンタクトチップの登場により，切開においても効果を発揮するようになった。導光路としては，石英光ファイバを透過するため，鏡視下の治療に使用されている。また，出血しやすい部位の多い婦人科でも使用されている。

〔5〕 半導体レーザ（波長 810 nm，980 nm）

Nd：YAG レーザと同程度の波長であるため，生体に対しては同様の傾向を示す。レーザ発振の効率がよいため小型，軽量の装置が実現されている。今後の普及が期待される（図 5.77）。

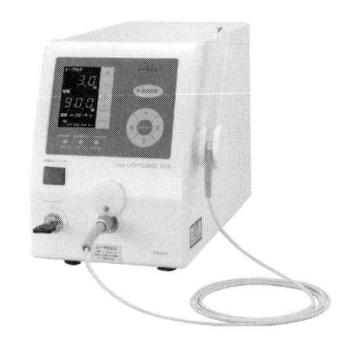

図 5.77 半導体レーザ

〔6〕 KTP/YAG レーザ（波長 532 nm）

Nd：YAG レーザに，非線形結晶（KTP など）を用いると第2高調波（半分の波長）を発生させることができる。532 nm はヘモグロビンの吸収が高いため，Nd：YAG レーザに比べ止血能力が高い。

〔7〕 エキシマレーザ（波長 193 nm）

紫外線のレーザで他のレーザと異なり光の吸収による熱作用ではなく，分子の結合を光で破壊していくため，周囲組織への熱影響がきわめて少ない。眼科では角膜に照射して視力矯正に応用されている。

〔8〕 その他のレーザ

形成外科・皮膚科では，おもに母斑に対して使用される。母斑の種類に応じて効率よく除去できる装置が選択されるためさまざまなレーザが用いられている（表 5.1）。

表 5.1 各科で使用されているおもなレーザ手術装置

	レーザ手術装置の種類
眼科	Ar，Nd：YAG，半導体，KTP/YAG，エキシマ
外科	CO_2，Nd：YAG，KTP/YAG
耳鼻咽喉科	CO_2，半導体，KTP/YAG
整形外科	Nd：YAG，Ho：YAG
泌尿器科	Nd：YAG，Ho：YAG，KTP/YAG
婦人科	CO_2，Nd：YAG，KTP/YAG
形成外科 皮膚科	Q スイッチルビー，色素，CO_2，Q スイッチ Nd：YAG，アレキサンドライト
歯科	CO_2，Nd：YAG，半導体，Er：YAG

〔注〕 外科には，脳外科・胸部外科・消化器外科を含む。

取扱い注意事項

最後に，レーザ治療にかかわる医療関係者の方々に安全に使用していただくための注意事項についてふれておきたい。レーザ光によって引き起こされる事故として重篤なものは眼への誤照射である。レーザの種類によってその障害を起こす部位が異なる。水吸収の少ないレーザは，眼底まで到達し，網膜の損傷を起こす可能性が高く，水吸収の高いレーザは角膜の損傷を引

き起こす可能性がある。これらの防止には保護めがねが有用であり，術者のみならず患者，周囲の人に対しても着用が必要とされている。ただし，レーザの種類により保護めがねは異なるので注意が必要である。その他の事故としては皮膚への誤照射，感電，火災などがあげられる。これらの防止のために厚生労働省よりの通達（薬審第524号）「レーザ手術装置の使用上の注意事項」，またレーザ医学会や医用レーザ協会より安全な使用についての指針が出されているので参考にしていただきたい。

5.21 超音波手術装置

5.21.1 目的

超音波手術装置とは，超音波メスとも呼ばれ，ホーンという金属の円管状のメス先を，超音波領域の周波数である数十 kHz で前後方向へ機械振動させ，その振動により腫瘍などの生体組織を破砕し，同時に，破砕した組織片を吸引する装置である（図 5.78）。

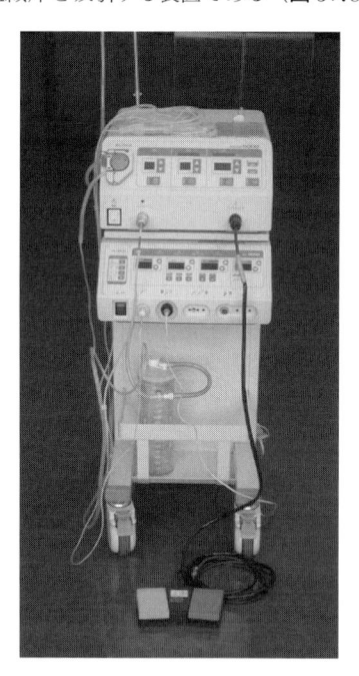

図 5.78 超音波手術装置本体

超音波手術装置は，白内障の手術で水晶体の破砕吸引に使用されたのが始まりである。その後，脳神経外科で脳腫瘍の破砕吸引に応用され，現在では，脳神経外科以外の領域の外科手術においても広く用いられている。一般外科での肝臓切除術や，各種臓器摘出術における血管の露出やリンパ節廓清に使用されている。腹腔鏡下外科手術でも超音波手術装置が利用されており，腹腔鏡下胆嚢摘出術における胆嚢管の露出などに用いられている。また，脳神経外科や整形外科では，頸椎や脊椎など骨の切削にも利用されている。

最近では，超音波手術器と電気手術器を組み合わせたシステムもある。超音波振動と高周波電流の両方を出力することができ，生体肝移植でドナーからの肝臓切除術などに使用されている。

5.21.2 動作原理

超音波手術装置は，装置本体とハンドピース（図5.79）と呼ばれる手術具より構成されている。

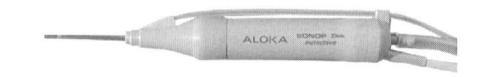

図 5.79 ハンドピース

〔1〕ハンドピース

図 5.80 に，ハンドピースの内部構造を示す。ハンドピースには，超音波振動を発生する超音波振動子と，その振動子にねじ接続されているホーンが収納されている。超音波振動子とは，電気エネルギーを超音波機械振動に変換する素子で，そこで発生した超音波振動はホーンに伝わり，ホーンの先端がホーンの長さ方向に縦振動する。つまり，ホーンの先端が前後運動するわけである。

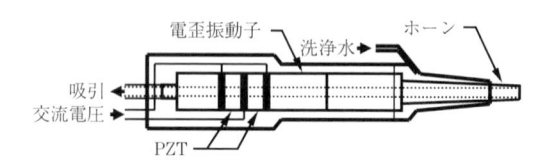

図 5.80 ハンドピースの内部構造

超音波振動しているホーンの先端を生体組織に接触させると，その振動の衝撃により組織を破砕する。超音波振動の周波数が 23 kHz の場合には，1秒間に2万3千回の衝撃を与える。振動振幅は，最大 300 μm，つまり，0.3 mm とたいへん小さいが，振動周波数が高いので，結果としての加速度はたいへん大きくなり，組織を破砕できるほどの衝撃が発生する。生体組織の中でも脳や肝臓などの軟組織はこの衝撃で破砕されるが，血管や神経などの弾力のある組織は超音波振動を吸収して破砕されない。このため超音波手術装置は，生体組織のうち実質部分のみを選択的に破砕吸引し，血管や神経を温存して，出血の少ない安全な手術が可能である。また，結石や骨などの硬組織は，硬いが弾力性は少ないので，超音波振動の出力を大きくすれば破砕される。

〔2〕 超音波振動子

超音波を発生する素子として，電歪振動子を用いている．電歪振動子はPZTと呼ばれるチタン酸ジルコン酸鉛などの強誘電体に交流電圧をかけると，その長さが伸び縮みする性質をもつ素子である．電歪振動子は，PZTを両側から金属ブロックで挟みボルトで締めた構造であるボルト締めランジュバン型振動子として使用する．

〔3〕 ホーン

振動子で発生した超音波振動は，振動子に接続したホーンに伝達されると，ホーン先端は超音波の周波数で振動する．振動子によって得られる振動振幅は，数 μm から数十 μm にすぎず，生体組織を破砕するには十分ではない．そこで，ホーンによって振動振幅を増幅する．ホーン先端では，最大 $300\ \mu m$ 程度になる．ホーンは，超音波振動による金属疲労を起こしやすいので，引張強度の大きいチタン合金を使用している．チタン合金は，医療材料として最も生体に対して安全な金属でもある．

ホーンは中空になっており，その後端は，装置本体に内蔵されている吸引ポンプにチューブにより接続されている．そのため，組織を破砕すると同時に，破砕された組織片を吸引することができる．さらに，ハンドピース先端には生理食塩水の噴出口があり，そこから生理食塩水を噴出して，ホーンの振動によって生じる組織との摩擦による発熱を冷却するとともに，破砕した組織片と生理食塩水とを混合してホーン中空口からの吸引を容易にしている．

最近では，超音波手術装置を使用する術式に合わせて，ホーン形状を変えたものがある．例えば，骨を削る目的で使用する骨削りホーンの先端はかぎ型のノミ形状をしており，骨を削るのに最適な形である．

5.21.3 装　　　置

装置本体は，操作パネル，発振回路，洗浄水供給部，吸引ポンプ部から構成されている．

操作パネルは，振動出力の設定および表示，洗浄水流量の設定，吸引圧の設定および表示，各種警報の表示を行う．

発振回路は，振動子を励振する励振電力を発生するとともに，共振周波数追尾および振動振幅制御を行う．

手術時には，ホーン先端の機械的な負荷が絶えず変動するから，負荷を含めた振動子およびホーンの振動系の共振周波数は変動する．したがって，ブリッジ回路からの信号により帰還発振させ，共振周波数追尾発振を行っている．また，負荷変動に伴うホーン先端の振動振幅を一定に保つように，帰還信号のレベルを一定に維持する振動振幅制御も同時に行っている．

洗浄水供給部は，生理食塩水の供給および流量制御，吸引ポンプ部は，破砕組織片の吸引および吸引圧の制御を行う．

5.22 マイクロ波手術装置

5.22.1 目　　　的

生体組織の止血，凝固および部分切除を行うための手術装置である．

5.22.2 動 作 原 理

〔1〕 マイクロ波の特性

焼灼術用電気手術ユニットとしてのマイクロ波手術器に使用しているマイクロ波周波数は2450 MHzであり，この周波数は特にISMバンドとして工業，科学，医学用として国際的に知られている．マイクロ波は一般に周波数1～30 GHz，波長30～1 cmの電磁波で，生体内では組織などによって伝達特性が変化し，波長が空気中に比べ約8分の1となる．また，伝達途中で減衰するため1～2 cmしか伝達しない．

〔2〕 マイクロ波の加熱原理

誘電物質を透過したマイクロ波は，その電界作用により荷電体である電子，原子核，イオンなどを激しく振動させ，これら物質間の衝突や摩擦により熱を生じさせる．この熱が誘電熱といわれ，マイクロ波の加熱原理である．

マイクロ波手術器は，この誘電熱を止血，凝固，部分切除などの手術に利用するもので，図 5.81 に加熱原理の概要を示す．生体には水分子のような有極性物質と呼ばれる極性（＋－）をもった物質が数多く存在する．マイクロ波照射中，有極性物質はマイクロ波によって形成される電界の方向に向くが，電界が超高速（毎秒 2450×10^6 回）で変化するため有極性物質の振動が追随しきれず，相互に衝突や摩擦を生じることに

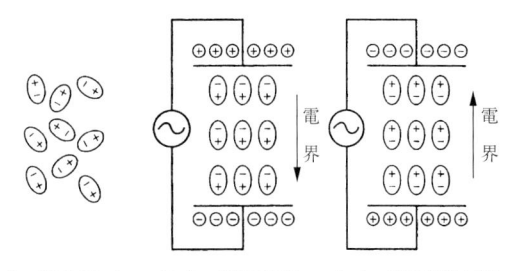

（a）電界が加わっていない状態　（b）電界が加わった状態　（c）逆の電界が加わった状態

図 5.81　加熱原理の概要[1]

より熱が発生する。

5.22.3 装置
〔1〕マイクロ波手術器の概要

図5.82は医療用マグネトロンを用いマイクロ波発振器を内蔵したマイクロ波手術器である。

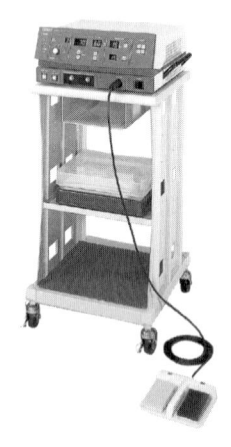

図5.82 マイクロターゼ AZM-550本体

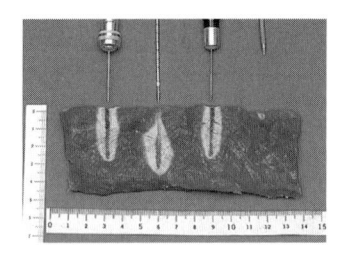

図5.83 各種電極での凝固例

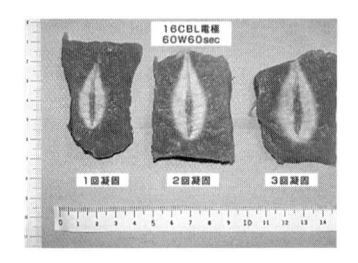

図5.84 深部凝固用電極の繰返し凝固例

この装置は，治療目的に対応する電極に応じ，手術に必要なマイクロ波照射条件である出力（W数），凝固時間，解離電流，解離時間，などが設定でき，照射条件を再設定できるメモリ機能，繰返し機能，組織凝固後電極への組織の固着を防止する組織解離機能（一部の電極で使用可能）などの操作性機能や不用意な放射を防止する不要放射防止機能，スイッチ操作による不用意な高出力の照射を防止する誤設定防止などの安全性機能や各種アラーム機能が備えられている。

〔2〕治療用電極

この装置は治療する用途に応じて使用する電極が異なり，その代表的な電極としてファイバスコープ下での止血凝固を行う内視鏡用電極，腹腔鏡手術での止血凝固を行う腹腔鏡用電極，経皮的に深部組織に刺入しての止血凝固を行う深部凝固用電極，開腹して止血凝固を行う開腹術用電極がある。そのほかに，電極先端部にフッ素樹脂コーティングを施した電極などがある。

図5.83，図5.84に凝固の様子を示す。図5.83は代表的な電極による凝固の形状と大きさで，針状電極（左端および左から3番目）はほぼ半紡錘形に，深部凝固用電極（左から2番目）は，ほぼだ円形に凝固される。

図5.84は深部凝固用電極の繰返しによる凝固例で，凝固範囲の拡大には凝固時間の延長が有効であることがわかる。凝固範囲は出力の増大と凝固時間の延長とともに拡大するが，過剰凝固状態が生じる。これは組織内の水分の蒸発・乾燥を生じ，誘電熱の発生の急激な低下を招くためである。逆に短時間で確実な凝固ができ，過大な凝固範囲の拡大に自動制御がかかり凝固範囲の拡大はきわめて緩慢になる。

引用・参考文献

1) 銭谷利男：マイクロ波とは「肝癌のマイクロ波凝固治療」，6-13，南江堂（1999）
2) 銭谷利男：マイクロ波の誘電加熱とマイクロ波手術器の安全対策，マイクロウェーブ・サージェリー，6，3-13（1988）

5.23 ウォータージェットメス

5.23.1 目的

ウォータージェットメスは，肝硬変や肝臓がんなどの際の肝臓組織の切除用に1989年にスギノマシンで開発された。水圧を適度に調整することにより，柔らかい肝組織は切断するが，組織内に埋没する血管には損傷を与えないといった特長をもつ。これにより残存した血管は，微小なものは電気凝固により切断し，太いものは結紮後に切離することで，出血の少ない手術が可能になる[1]。肝臓切除以外にも，腹腔鏡下手術や歯科領域，脳外科，形成外科，泌尿器科，産婦人科などでの利用が可能である（図5.85）。

5.23.2 動作原理

生体に対するウォータージェットの作用としては，

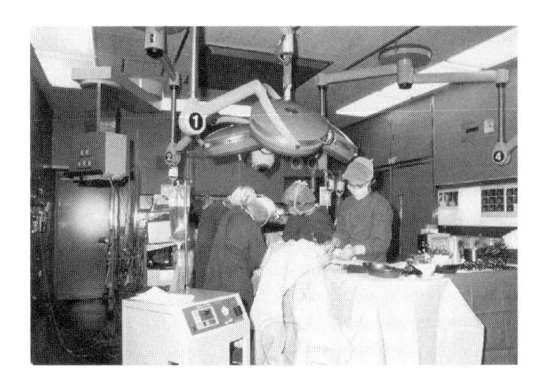

図 5.85 ウォータージェットメスによる手術

① ジェット流による組織の穿孔作用，② これに伴う組織の破砕・粉砕作用，③ 層状構造体に沿いジェット流が組織間に侵入することによるはく離作用，④ 創面の洗浄およびジェット溶液に含まれる薬剤の組織への散布・注入作用，に大別できる[2]。対象とする組織や噴射圧力により，これらの作用を組み合わせて目的の効果を得ることができる。

ウォータージェットメスは，ノズルから数 MPa の圧力で噴出するジェット水流の衝撃エネルギーで，切除したいものだけを選択的に除去でき，これは建設現場でウォータージェットにより鉄筋を残してコンクリートをはつりするのとよく似ている。

5.23.3 装　置

装置は，ハンドピース，ポンプユニット，吸入ホースなどより構成され（図 5.86），ハンドピース先端の $\phi 0.1 \sim 0.15$ mm のノズルから生理食塩水を 2 MPa 前後の圧力で噴射し，同時に噴射した液や組織片を吸引ヘッドで回収する機構としている。またポンプは可変型のピストンポンプを用い，噴射しないときにはリリーフして液を給液タンクに戻す。また，ハンドピースにはマイクロ弁が内蔵され，指先で任意にジェット流の噴射と停止を行える。

図 5.87 はウォータージェットメスにより切断した肝臓組織である。細い血管が残存しているのがわかる。

また近年，広く普及してきている腹腔鏡下手術は，数センチの小さな切口からカメラやメスを挿入して手術するものであり，通常の手術に比べて患者への負担が小さく入院期間が短縮できる特長がある。この際，ウォータージェットを用いれば，患部洗浄や切断のみならず，漿膜の膨潤など手術サポートの利用も可能である。ノズルとホースを挿入するだけなので，奥まった部位の限られたスペースでの手術に便利である。

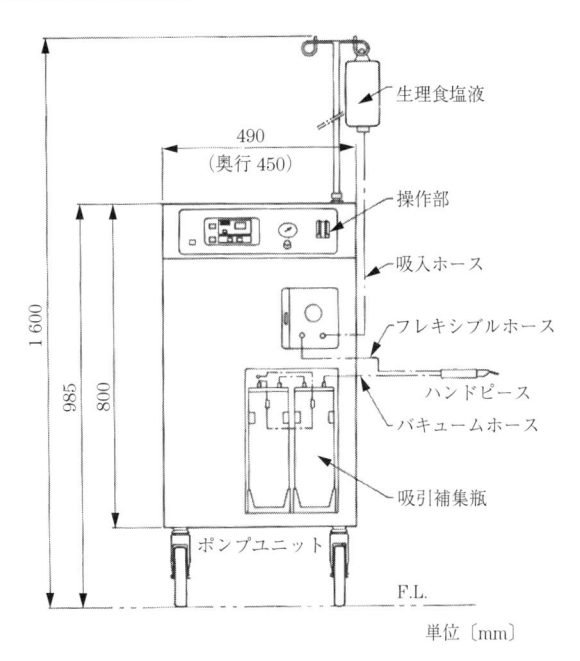

図 5.86 ウォータージェットメスの構成

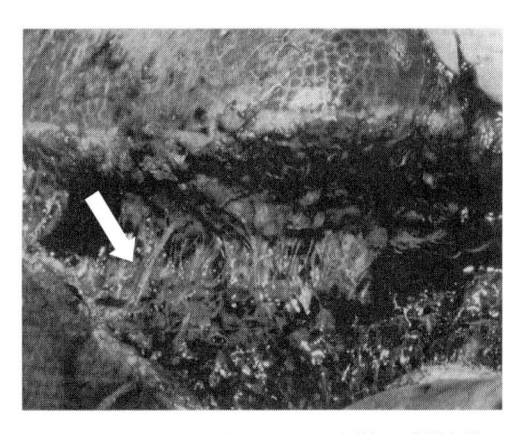

図 5.87 ウォータージェットメスで切断した肝臓組織

引用・参考文献

1) 日本ウォータージェット学会編：ウォータージェット技術事典，191，丸善 (1999)
2) 西坂　剛：BME, 8, 1, 1-6 (1994)

5.24 内視鏡外科手術支援ロボット

5.24.1 目　的

内視鏡外科手術は従来の開腹手術に比べ，患者に優しい手術として注目を集めている。この術式の特長は，従来の開腹手術が大きな切開を伴うのに対し，

5〜10 mmϕ の小さく切開された穴（ポート）が 3〜5 個ですむため術後の回復も早く，傷跡も小さく目立たなくなるなど患者にはメリットが多い。

しかしながら，小さな穴から術具（鉗子，内視鏡など）を挿入して行う手技のため，視野や鉗子操作に制限があり，直感的な操作性に難点がある。特に，一般に使用されている内視鏡外科手術用の鉗子は，開閉と回転の 2 自由度しかなく，体腔内での操作性が悪いため，縫合・結紮といった複雑な手技は困難である。このような難点を打開し，手術の安全性，精確性の向上，作業時間の短縮などを実現するため，コンピュータ技術を駆使したマスタスレーブ型の内視鏡外科手術支援ロボットが開発され，臨床応用されている。

本稿では，内視鏡外科手術を支援するマスタスレーブ型ロボットの構成と，現在，手術ロボットとして広く世界に普及している da Vinci® の概要を紹介する。

5.24.2 動 作 原 理

マスタスレーブ型の内視鏡外科手術支援装置は，マニピュレータ（スレーブ），ロボット制御部，治療部（手術用鉗子，電気メス，内視鏡システムなど），マンマシンインタフェース（マスタ）からなる（図 5.88）[1]。

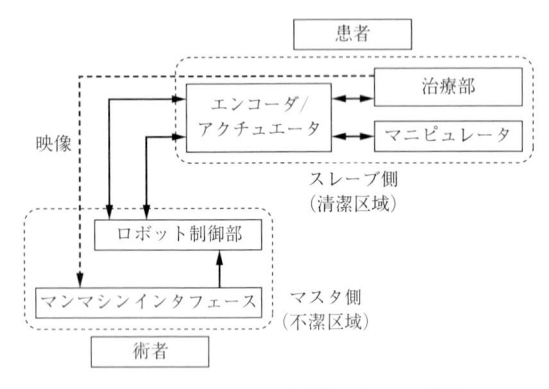

図 5.88 マスタスレーブ手術ロボットの構成

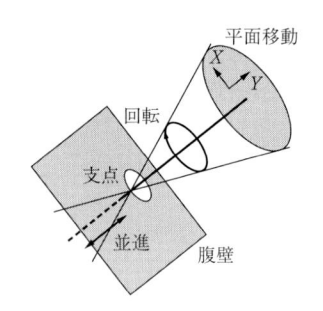

図 5.89 RCM 機構により実現される 4 自由度の運動

マニピュレータは，術野における治療部の精確な移動を実現する部位で，内視鏡外科手術では腹壁に設置されたポートを中心としたピボット運動を有するものがほとんどである。その実現方法は，パラレルリンク方式や 5 節リンク方式などさまざまであるが，ポートを中心とした平面移動，軸方向の並進，および軸に対する回転の 4 自由度の動作が可能である（図 5.89）。マニピュレータの駆動方式は患者の安全に配慮し，モータをマニピュレータから離し，伝達機構を通して駆動させる間接駆動が主流である。内視鏡用マニピュレータに必要とされる動作は，ピボット運動による内視鏡視野の移動だけにとどまらない。現在，よく使用されている斜視鏡では，内視鏡が移動しても視野の天地がくずれないようカメラヘッドを回転させる機構が求められる。

ロボット制御部は，マニピュレータの制御だけでなく，ロボット全体の安全性を確保するサーバの役目を負う。このためにソフトによる多くの処理が行われている。例えば，電源供給やケーブル状況の監視，エンコーダを通して得られるマニピュレータの各関節動作の推測などであり，これらのチェックを頻繁（約 0.005 秒ごと[1]）に実施することにより，ロボットの正常な動作が保証されている。

治療部には，把持鉗子，剪刀，持針器，電気メス，超音波メス，内視鏡など，内視鏡外科手術で必要とされる術具が備わっている。ただし，腹腔内での手術操作を簡便とするため，人間の手首に相当する自由度（または，それ以上）をもった関節が搭載されるなど，さらなる手術操作性の向上が検討されている[2]。

マンマシンインタフェースは，術者が内視鏡映像から現在の手術状況をリアルタイムに確認しマニピュレータを操る，リモート側との重要なコミュニケーションチャネルである。マニピュレータをコントロールする操作入力部としては，マウス，ジョイスティック，フットペダル，ハンドスイッチ，ヘッドマウントディスプレイ，音声認識，多関節マニピュレータなどの方式が採用されている。これらは手術の進行を妨げないことが重要であり，術者が煩雑さを感じず直感的な操作が可能となるようさまざまな方式が検討されてきた。近年では，より直感的な操作を実現するため，臓器の硬さ情報を知るため，力覚提示機能に関する研究が行われている[3]。

また，マスタは患者に接していないため不潔でもかまわないが，スレーブは清潔である必要がある。そのため，スレーブは滅菌が可能な機構であることが望ましいが，滅菌ができない場合はドレープで覆うこともある。

5.24.3 装　　　置

内視鏡外科手術支援装置 da Vinci® (Intuitive Surgical 社，米国)[4] (**図5.90**) は，微細な手術操作が求められる心臓外科手術用に開発された。da Vinci® は，従来の内視鏡外科手術と比較し，体腔の3次元映像を提供する内視鏡，関節自由度の高い鉗子を備えている。術者は従来手術のような無菌操作が施された高度の清潔度を保つ必要がなく，患者から離れたコンソールに座り，立体画面を見ながらマニピュレータを操作すると，手首の動きがコンピュータ制御によりほぼ同様に患者の腹腔内に挿入したロボットのアームに再現される。手術用鉗子は，機能によって，$8\,mm\phi$ もしくは $5\,mm\phi$ と非常に細く，先端位置姿勢および開閉の7自由度を有する。術者は臨場感あふれる立体画像を見ながら開腹手術と同様な操作が可能である。da Vinci® は2006年3月時点で，世界に430台導入されており，このうち約300台が米国，約50台が欧州に設置されている。

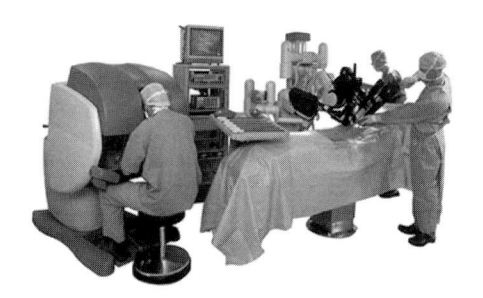

図5.90 内視鏡外科手術支援ロボット da Vinci
（Intuitive Surgical 社，米国）

引用・参考文献

1) R. H. Taylor et al.：A Telerobotic Assistant for Laparoscopic Surgery, IEEE Engineering Medicine and Biology, 279-288 (1995)
2) H. Yamashita et al.：Multi-slider linkage mechanism for endoscopic manipulator, In Proc. of the 16 th International Congress and Exhibition, Computer Assisted Radiology and Surgery, 1086 (2002)
3) 荒田純平，ほか：手術ロボットにおける操作者の感覚を考慮した力覚提示手法についての研究，第21回ロボット学会学術講演会，1H26 (2003)
4) Http://www.intuitivesurgical.com

5.25　輸血システム

5.25.1　回収式自己血輸血システム（洗浄式）
〔1〕定　　　義

手術に関連し，術中または術後に患者創部から出血した血液を回収し，生理食塩液などで洗浄，最終的に濃厚赤血球液を患者に輸血する（自己血輸血）一連のシステムをいう。血液の分離は遠心分離法で行い，間欠式と連続式に分類されるが，この項では広く普及している間欠式の自己血回収システム（**図5.91**）について説明する（「自己血」とは同一個体から入手された血液と定義されており，術前に貯血した血液と，術中または術後に回収した血液などがある）。

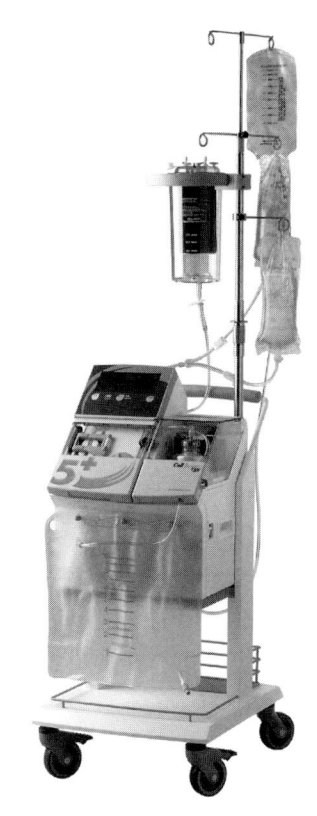

図5.91 自己血回収システム
（セルセーバー5プラス
（ヘモネティクス社製））

〔2〕目　　　的

術中術後の患者に対し自己血輸血を行うことである。メリットとして，同種血輸血の低減，感染リスクの低減，輸血副作用の低減，血液適合性試験の回避などがあげられる（ただし，血液製剤の検査精度の向上により，感染リスクや輸血副作用の可能性は年々少なくなってきている）。

〔3〕原　　　理

図5.92に原理フロー図を示す。用意するものは自己血回収システム装置本体，専用ディスポーザブルセット，ヘパリン加生理食塩液などである。

（1）患者の創部から回収した血液にヘパリン加生理食塩液を添加し，リザーバに一時貯留する（血液は

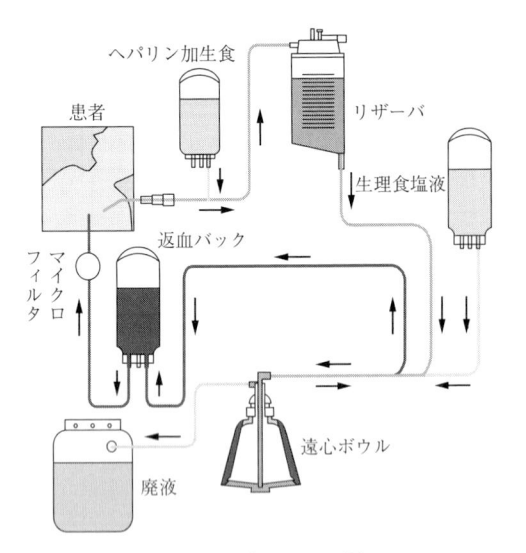

図5.92 原理フロー図

手術室の壁吸引もしくは専用の吸引器によりリザーバに吸引後，一時貯留される。ヘパリン加生理食塩液は血液の凝固を防止するために添加される）。

（2）リザーバ内の血液が設定量に達すると，装置のローラポンプが回転を始め，血液を遠心ボウルに導く。同時に遠心ボウルが回転を始め，ボウル内に流入する血液を遠心分離し，濃縮工程が開始される（装置はリザーバレベルセンサを搭載しており，リザーバに設定量の血液がたまると自動的に濃縮工程に移行する。遠心分離の回転数は5 650～7 000 rpmの可変）。

（3）遠心ボウル内では血液成分の比重により，赤血球と赤血球以外の成分（血小板，白血球，血漿）に分離される。装置の遠心槽には光学センサが搭載されており，赤血球が一定量に到達すると，光学センサが検知し，自動的に洗浄工程へと移行する。

（4）バルブの切換えにより，ボウルへの流入はリザーバ内の血液から生理食塩液へと切り換わり，洗浄工程が始まる。ボウル内に設定量の生理食塩水が流入し，赤血球が洗浄される。洗浄工程により赤血球以外の成分や遊離ヘモグロビン，活性化された凝固因子や抗凝固剤のような不要物は排液バッグに排出され，ボウル内には濃厚洗浄赤血球液が残る。

（5）洗浄工程が終了すると，ローラポンプと遠心器の回転が止まり，生理食塩液のバルブが閉じる。返血バッグのバルブが開き，ローラポンプが逆回転をすることでボウル内の濃厚赤血球液を返血バッグへ導く。

（6）返血バッグ内の血液は病院の輸血手順に従い患者に輸血される。患者への凝集塊の混入を防ぐた

め，輸血時には微小凝集塊除去フィルタを使用することが望ましい。

現在の保険適応は術中術後自己血回収術（自己血回収器具によるもの）として4 500点が請求できる（詳細は医科診療報酬点数表第10部術中術後自己血回収術を参照）。

5.25.2 採血装置

輸血医療で使用する血液製剤の多くは日本赤十字血液センターより供給され，輸血の安全性と十分な血液を献血で確保することが輸血医療と血液事業にとって重要な課題となっている。血液センターでは，輸血製剤を確保するために採血装置を使用した全血，血小板，および血漿採取が日常の採血業務として行われている。

また，同様の採血装置を使用して，病院輸血部門では血小板，リンパ球，顆粒球採取が行われているほか，自己血輸血としての採血も行われている。

〔1〕 吸引式採血装置

血液バッグ専用の吸引式の全血採血装置で，血液と血液バッグ内の抗凝固剤を混和するとともに，重量を測定し採血量をコントロールする装置である（図5.93）。

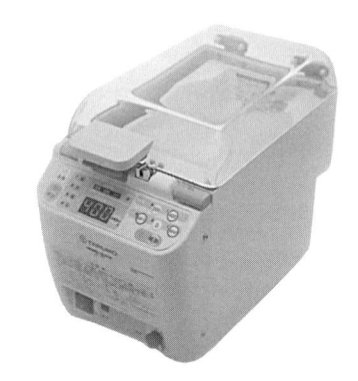

図5.93 吸引式採血装置

特徴は，以下のとおりである。

- ローラポンプなどの機構は使わず，血液バッグをセットしている容器内の陰圧状態をコントロールすることで，容易にドナーから採血できる。
- 採血中に，血液バッグを設置するトレイが揺動（回転）し，血液と血液バッグ内の抗凝固剤を混和することで，採取した血液の凝固を防ぐ。
- 血液バッグ内の血液量の増加を重量センサで測定し，所定量に到達すると採血を終了する。
- 採血量の設定は200 ml採血，400 ml採血をワンタッチで切り換えられる。

〔2〕 遠心分離型成分採血装置

血液を構成する成分はそれぞれ固有の比重をもっているため、この差を利用して遠心力により各血液成分が分離され、血漿、血小板、白血球、赤血球の分離が可能である。この原理を用いて必要な血液成分のみを採取するものが遠心分離型成分採血装置である。

成分採血装置は採血を行いながら遠心分離を行い、体外循環量は約200〜400 mlで、一定量の血漿あるいは血小板を採取した後、他の血球成分を返血する。間欠法と連続法があり、血漿採血で40〜60分、血小板採血で60〜90分の時間を要する。

1) 間欠法

血液は、分離ボウルの中で血漿、血小板、白血球、赤血球の順に分離され、分離ボウルのチューブを通り、比色センサ（または濁度センサ）で設定された血液成分を検出してバルブの自動開閉によりバッグに採取される。ついで返血サイクルに移り、ポンプが逆回転し、遠心容器内に残った血液成分は採血ラインと同じルートからドナーに返血される。間欠法は片腕（単針）採血方式であるため、ドナーや患者の負担が両腕採血操作の連続法より少ない。また、白血球除去フィルタを使用することで、白血球混入が少ない血小板製剤を採取することができる。体外循環量は、連続法に比べて多くなる（図5.94）。

2) 連続法

持続的に血液を採血ラインから採血し、連続的に遠心分離しながら必要分画を回収バッグへ誘導しつつ、残りの成分を返血ラインから返す方法である。連続法は一般的に両腕に採血ラインと返血ラインを1か所ずつ設定することが多く、両腕を拘束される負担がかかる。片腕から採血し、もう一方から返血しているため体内の血液量の変動が少なく、体外循環量が小さいため、体重が少なくヘマトクリット値が低値でも負担が少ない。最近、連続方式を片腕ラインで実現できる工夫がなされた。返血しながら回路内のリザーバにいったん保管した血液を採血側に誘導し、採取を継続できるシステムである。

引用・参考文献

1) 日本アフェレーシス協会編：クリニカルエンジニアリング別冊［新版］アフェレーシスマニュアル　難治疾患の治療革命
2) 小島　聡：遠心型血液成分分離装置，日本アフェレーシス学会誌，**20**，3（2001）
3) ヘモクイック AC-185 取扱説明書（2006年8月改訂），テルモ（株）
4) テルモアフェレーシス装置 AC-555「初流血採取対応」取扱説明書（2006年10月改訂），テルモ（株）

5.26 酸素濃縮装置（酸素濃縮器）

5.26.1 目的

肺機能が低下すると通常の呼吸だけでは十分な酸素を得ることができなくなる。改善策として吸気の酸素濃度を上げて投与する酸素療法が用いられる。その際、高濃度の酸素が必要になる。在宅で行う場合、院内と違って酸素配管がないため、空気中の酸素を濃縮して使用している。当初、透過膜を使用した膜型酸素濃縮装置が使用されていたが、今日では医療用酸素と同じような高濃度酸素が生成できる吸着型酸素濃縮装置が広く用いられている。

5.26.2 動作原理

空気には、窒素（N_2）78%、酸素（O_2）21%、アルゴン（Ar）1%がおもに含まれている。また、大気中には湿度が存在するので、数%の水蒸気（H_2O）を含んでいる。窒素を選択的に吸着させて取り除けば高い濃度の酸素が得られる。吸着剤としてゼオライト系吸着剤を使用する（図5.95）。

吸着したままだと連続的に取り出せないので窒素を脱着することも必要になる。圧力差による吸着量の違いによって吸脱着を繰り返し、酸素を連続的に取り出

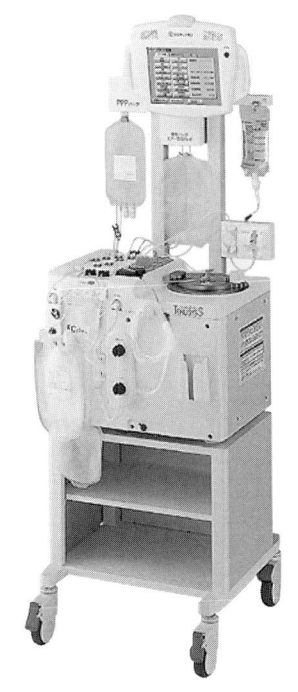

写真のテルモ社製成分採血装置は、血小板および血漿成分採取を目的として血液センター限定で販売しており、治療を目的とした医療機関向けには販売していない

図5.94　成分採血装置（間欠法）

図 5.95　吸着塔

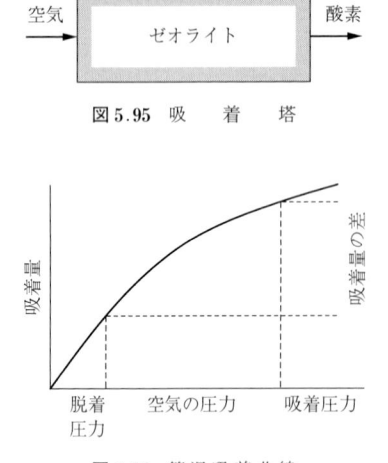

図 5.96　等温吸着曲線

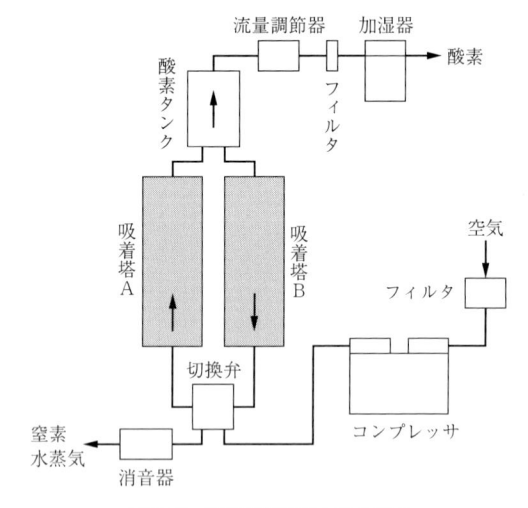

図 5.97　酸素濃縮装置の基本構成

している（図 5.96）。

この方法を PSA（pressure swing adsorption，圧力スイング吸着）と呼んでいる。また，吸着工程と脱着工程を同時に行う 2 塔式のものが一般的に使用されている。

5.26.3　装　　　置

酸素濃縮装置の基本構成を図 5.97 に示す。吸着塔 A に空気を吸着圧力まで送り込み窒素を吸着させて酸素タンクに酸素を送り込む。同時に吸着塔 B を大気開放して脱着圧力まで下げて消音器から窒素と水蒸気を放出させる。酸素タンクにたまった酸素は，流量調節器を通りフィルタを通って加湿器で加湿され，酸素出口から放出される。酸素出口に患者の鼻まで送るカニューラと呼ばれるチューブを接続して使用する。

酸素濃縮装置には，酸素センサが内蔵されていて濃度が低下した場合アラームが鳴るようになっている。また，停電時もアラームが鳴る。最近の機械では，効率のよいブラシレス DC モータが使用され，流量に応じた回転制御と組み合わされ，省電力化がはかられている。また，加湿器にもフッ素系陽イオン交換膜を使用した酸素が漏れない構造の加湿器が採用されている。なお，最大酸素流量の大きさで毎分 $2l$ から $7l$ までの器械が市販されている（図 5.98）。

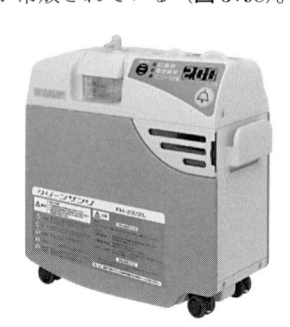

図 5.98　酸素濃縮装置の外観

部門6　人体機能補助装置

6.1　概　　説

　代表的な人体機能補助装置である人工腎臓の歴史は，1943年にKolffが世界で初めて臨床利用したドラム式人工腎臓にさかのぼる。その後，積層・プレート型の透析装置，ホローファイバ式の透析器が開発され現在に至っている。また，同年代に開発された腹膜透析も永年の改良を経て，1980年ごろより実用化されている。

　1953年にGibbonによって臨床利用が開始された人工心肺も代表的な人体機能補助装置である。当初は血液に酸素を直接吹き込む気泡型肺であり，血液の酸素化効率が悪いなどの問題点があったが，こちらもホローファイバの登場により現在の人工心肺が確立され，心臓の動きを停止させて行う心臓手術時の生命維持に不可欠な装置になっている。

　植込み型人体機能補助装置の歴史は，1958年にElmquistとSenneingによる植込み型心臓ペースメーカの臨床利用に端を発する。その後，電子技術の進歩とともに飛躍的な発展を遂げ，現在では植込み型除細動装置（ICD）が開発され，生命や身体機能を補助するうえで不可欠な治療装置として地位を築いている。

　人工心臓は1957年にKolff，阿久津によって開発され，1969年にCooleyにより初めて臨床利用された。その後幾多の開発が行われ，現在の人工心臓は心臓移植までのブリッジユースから永久使用できる生命維持装置として期待されている。2002年にはFDAより補助人工心臓の半永久使用が認められたことから，今後本格的な臨床利用が進むものと思われる。わが国でもサンメディカル社とテルモ社が国産の補助人工心臓の開発を進めており，国内外で臨床試験が行われている。このうち，テルモ社の補助人工心臓は，2007年8月にCEマークを取得して欧州で販売を開始した。

　今後期待される人体機能補助装置としてバイオニック技術を利用した医療機器があげられる。バイオニック技術とは，生体と医療機器を融合させる新しい医療機器技術であり，生体とのインタフェースを介し，生体機能に電子的に介入して，生体機能の積極的な正常化を目指すものである[1]。本技術は，次世代人工臓器開発，運動機能や感覚機能の回復へと幅広い分野で研究されている。ペースメーカ，脊髄電気刺激による疼痛緩和，人工視覚，人工内耳，そして四肢麻痺への機能的電気刺激などがこの技術範囲に含まれるが，近年神経への介入を中心に応用範囲が拡大しており，すでに迷走神経を電気刺激することでてんかん発作を防ぐ装置やうつ病を治療する植込み型装置が開発され，FDAの承認を得ている[2]。また近年の取組みでは，自律神経系に電気刺激を加えることで血圧を制御する研究[3]や，迷走神経を刺激することで突然死を抑止する装置の研究も行われている[4]。

　ロボットスーツも近い将来に実用化されるであろう人体機能補助装置である。現在開発中のロボットスーツは，脳からの生体信号を検出して人間の力を補助・増幅する機能を有しており，人間と機械が一体化するシステムである[5]。脊髄損傷や四肢麻痺患者の運動支援やリハビリなど医療・福祉・介護での活用が期待されている。

　科学技術の進歩に伴い，夢であったサイボーグ医療の世界が見えつつある。人体機能補助装置はその中心に位置する重要な分野であるが，生体の仕組みは未解明なことも多いために，今後も新しい技術や発想を取り入れた研究開発が必要である。

引用・参考文献

1) 川田　徹，砂川賢二：自律神経系の刺激による循環調節系を対象とした生体機能代行システムの開発―バイオニック医学―，日本エム・イー学会誌，**18**, 4, 21-28 (2004)
2) Cybronics社ホームページより http://www.cyberonics.com/ (2006年12月29日現在)
3) F. Yamasaki et al.：Artificial Baroreflex―Clinical Application of a Bionic Baroreflex System―Circulation, **113**, 634-639 (2006)
4) M. Li et al.：Vagal Nerve Stimulation Markedly Improves Long-Term Survival After Chronic Heart Failure in Rats, Circulation, **109**, 120-124 (2004)
5) Cyberdyne社ホームページより http://www.cyberdyne.jp/ (2007年1月4日現在)

6.2 人工心臓

6.2.1 目　　　的

わが国の人口10万人当りの心疾患死亡数は，平成7年度の112人から平成16年度の126.5人へと，年間1％以上の割合で増加している[1]。最も重症なNYHAクラスIVの末期的重症心不全患者は，内科的治療が困難となり，ペースメーカや植込み型除細動装置などの医療機器による治療を経て，最終的には心臓移植以外に選択肢がなくなるケースが多々あるが，1994年に全世界で約4 400例/年まで増加した心臓移植の症例数はその後ドナー不足などにより減少に転じている。現在は年3 000例（米国2 000，欧州1 000）程度で推移しており，本邦の1999年の再開後の移植数は29例（2006年12月現在）にとどまっている。心臓移植のための待機日数も長期化しており，待機中に，さまざまな形態の人工心臓ポンプを用いて心臓のポンプ機能を機械的に補助もしくは置換する必要が生じるケースが増加しているが，欧米ではさらに進んで，人工心臓ポンプによる血液循環の機械的補助を心臓移植に代わる最終治療手段として選択するケースも現れている。

このような，人工心臓には，全置換型人工心臓と補助人工心臓があり，以下のように定義される。

〔1〕 **全置換型人工心臓**（total artlficial heart : TAH）

荒廃した心臓の心室を切除して，もとの心臓と同じ場所に左右2個の血液ポンプを装着し，これで全身循環を維持するポンプシステムである。

〔2〕 **補助人工心臓**（ventricular assist system : VAS）

不全心の近傍に設置して，心臓ポンプ機能の一部または大部分を代行する機械的な血液ポンプシステムである。全身循環の維持と，不全に陥った心臓の負荷を軽減し，回復を促すことが目的となる。補助剖位に応じて，右心補助（RVAS），左心補助（LVAS），両心補助（BVAS）がある。

6.2.2 動　作　原　理

図6.1はこれまでに臨床応用がなされてきた人工心臓用の各種血液ポンプの模式図である[2),3)]。最も古くから検討されてきたのは，図6.1の上段に並ぶ，拍動型容積式ポンプと呼ばれるポンプ群であり，血液室の形状によりサック型，ダイヤフラム型，チューブ型，プッシャプレート型に分類することができる。いずれも，逆止弁を出入口に有する柔軟な血液室の隔壁を空気圧やソレノイドを用いて往復動させることにより，自然心と類似の拍動流を発生することができ，計測が容易な，隔壁の移動量もしくは空気の移動量と拍動数

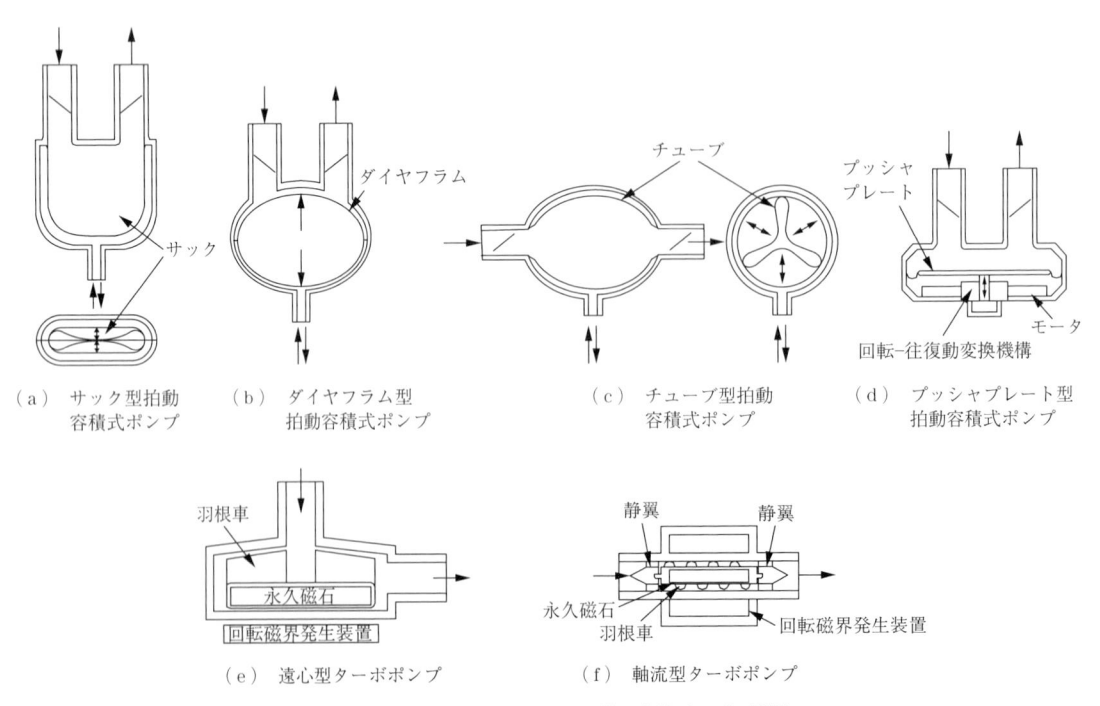

(a) サック型拍動容積式ポンプ
(b) ダイヤフラム型拍動容積式ポンプ
(c) チューブ型拍動容積式ポンプ
(d) プッシャプレート型拍動容積式ポンプ
(e) 遠心型ターボポンプ
(f) 軸流型ターボポンプ

図6.1　臨床応用されている人工心臓の血液ポンプの種類

から間接的にポンプ流量を計測することが可能である。

現状では，自然心の心筋に相当する隔壁部自身は，心筋のような収縮能力をもたず，別途，空気圧源，ソレノイド，電動モータといった駆動源が必要となる。小型化が最も困難な空気圧駆動型で実現されているのは，駆動部を体外に設置し，ポンプ部と駆動部を空気圧チューブで接続する形式のみであるが，他の駆動源では，駆動部も含めて体内に埋込み可能なものが実現されている。しかし，自然心と同等の大きさの血液室に加えて駆動部が必要になるという原理的な制約により，自然心より小型化することは不可能である。

1980年代までの臨床応用においては空気圧駆動が主流であったが，1980年代後半からソレノイドでサックを挟み込むタイプや，電動モータの回転運動をカムやボールねじで往復運動に変換するタイプが実用化されるようになった。ポンプを体外に装着するタイプでは，現在でも空気圧駆動が多用されているが，体内埋込み型ポンプではほとんどが電動型となっている。

これらの拍動型電動人工心臓は，大きさの問題以外にも，臨床応用が進むにつれ，1日10万回以上の繰返し変形による隔膜の疲労破壊や，多くの機械的可動部の存在に起因する装置故障の多さ，さらには，"血管への縫合を前提として設計された弁置換用人工弁を人工心臓用逆止弁に転用すると，血管よりはるかに硬い人工物内では弁閉鎖時に生じる衝撃波が大きくなり寿命が低下する"などの問題が明らかになってきた。

これらの問題を解決するために1990年代に登場してきたのが，図6.1の下段に2種類示されているターボポンプである。ターボポンプとは，高速回転する羽根車により流体にエネルギーを付与し，圧力を高めることでポンプ作用を行わせるポンプ形式の一般名称であり，回転数一定でも流量は前後の生体圧に応じて変化する。中央の流入口から吸い込み，遠心力で昇圧して外周から流出する遠心型と，扇風機のように，流れ方向に角度をもった羽根車に生じる揚力により，直線的な流れ方向に沿って昇圧する軸流型の2種がある。

逆止弁無用で，可動部品が少ない簡単な構造であり，信頼性の向上が期待されている。手術直後のような，自然心のポンプ作用が小さい場合はポンプ前後の生体圧の変化も小さいため，拍動性のない定常流となるが，ある程度自然心が回復してくると，心室圧の変化に同期した拍動流成分が認められるようになる。血液室内の密閉性を確保するために，羽根車内に埋設された永久磁石を外部にある回転磁界発生装置により磁気的結合を介して駆動する形式が主流であるが，血液室外に突き出した羽根の回転軸を外部のモータで駆動し，回転軸に備え付けたシール部材と，シール部に循環させる無菌純水がごく微量，血液室に押し込まれるようにすることで血液室の密閉性を確保しようとするタイプもある。

後者の場合，羽根車の駆動制御装置に加えて，無菌純水の循環システムが必要になる。前者の磁気結合を用いるタイプでは，血液室内に，羽根車の回転を支える軸受が必要になる。開心術用血液ポンプとして広く普及しているディスポタイプの遠心ポンプでは，回転磁界発生の手段としては血液室外部で羽根車内の永久磁石と同様の永久磁石を電動モータで回転させるマグネットカップリングが使用され，回転軸に取り付けられた工業用のボールベアリングをゴム製のシール部材で血液から分離する構造が一般的であるが，このような構造では，摩擦熱などによりシール部に数日程度で血栓が発生し，さらにはシール部材の劣化により血液がベアリングに進入，凝固することでポンプ停止に至る。

少なくとも月単位の長期使用を目指すターボ型血液ポンプの軸受構造としては，宝石軸受などの滑り軸受を血流そのもので冷却する構造が最も早く臨床応用に到達したが，数か月以上の長期使用で軸受部の血栓形成が問題となるケースが見られ，その限界も明らかとなった。

この問題を解決する手段としては，磁気軸受や，動圧軸受を用いて羽根車を血液室内の内壁のどこにも接触せずに"浮上"させて回転させる方法があり，すでに数種の浮上回転型ポンプの臨床応用が始まっている。

磁気軸受とは，電磁石や永久磁石を用いて回転体の位置を特定の空間範囲内に浮上制御する仕組みであり，通常位置制御用の電磁石と位置センサが必要になるが，羽根車と周囲の壁のすき間は数百 μm 程度まで大きくすることができる。動圧軸受とは，回転体と周囲の壁のすき間が回転方向に対して周期的に増減するように回転体もしくは周囲の壁の形状を設計し，狭いすき間に流体が押し込まれるときに生じる高い圧力により回転体を周囲から浮上させる仕組みである。電磁石やセンサは不要であるが，現状では，羽根車と周囲の壁のすき間は数十 μm 程度まで狭めなければ十分な浮上力が得られず，血液はつねに高いせん断力にさらされることになる。また，わずかな加工誤差が想定外の高いせん断力を生じる可能性があり，実際に溶血が問題となったケースが報告されている[4]。

6.2.3　装　　　　　置[5]

図6.2は，これまでに臨床応用がなされてきたおも

(a) 空気圧駆動全置換型人工心臓
(b) 空気圧駆動体外装着型左心補助人工心臓
(c) 電動埋込み型左心補助人工心臓
(d) 電動完全埋込み型左心補助人工心臓
(e) 電動完全埋込み型全置換型人工心臓

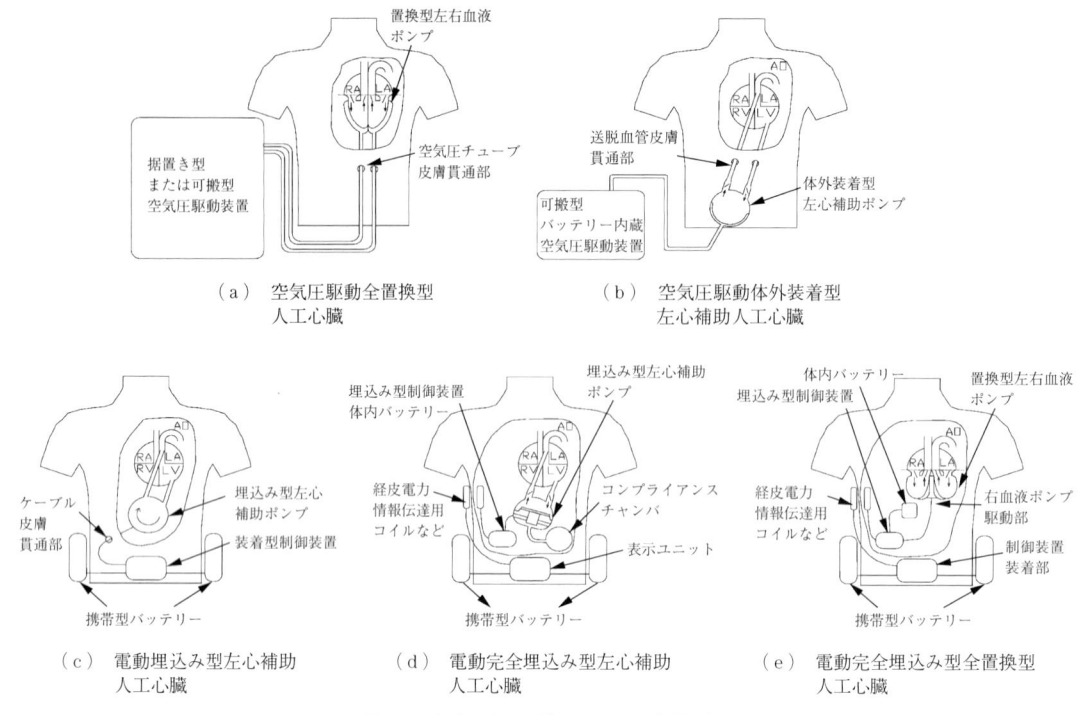

図6.2 臨床用人工心臓システムの各種形態

な人工心臓システムの各種形態を示す模式図である．

図6.2（a）は1980年代初頭に5例の永久使用を前提とした臨床が行われた空気圧駆動のダイヤフラム型全置換型人工心臓である．ポンプ内血栓による脳梗塞と皮膚貫通部やポンプ外周での感染が問題となり永久使用は禁止となったが，その後，患者管理のノウハウの蓄積や，製造会社変更後の品質向上があり，現在も心臓移植へのつなぎとしてのブリッジ使用が行われている．

図6.2（b）は1970年代後半から臨床応用が開始された体外装着型の空気圧駆動補助人工心臓であり，post-cardiotomy，急性心不全患者の回復などを目的とした比較的短期の補助循環に使用されているが，500日を超える長期の使用例もある．Thoratec社，Berlinheart社，Medos社，東洋紡，日本ゼオンなどの製品があり，右心補助，両心補助にも対応できる．

図6.2（c）は現在最も多数の製品がある電動埋込み型左心補助人工心臓であり，在宅時は壁電源を使用するが，4〜8時間程度の駆動が可能な携帯型バッテリーにより，外出も可能である．モータとカムを用いたプッシャプレート型のHeartMate，ソレノイドでサック型ポンプを挟み込んで駆動するNovacorの2種の拍動型は1980年代中ごろから臨床応用が始まり，欧州，米国ですでに商業化に成功している．2000年前後には，DeBakeyVAD，Jarvic 2000，HeartMateIIの3種の滑り軸受を用いた軸流型ポンプ，および磁気軸受を用いた軸流ポンプIncorの臨床が欧州で開始され，すべてCEマーク取得に至っている．2003年の初臨床で溶血の問題が生じた動圧軸受使用の遠心型ポンプCorAideは改良後，欧州での臨床治験が再開されたが，現在再度中断している．同じく動圧軸受を用いたVentraasitも同年，オーストラリアで予備臨床を開始後，欧州での治験を開始し，2006年末にCEマークを取得し，米国でも治験を実施中である．2004年にはテルモ社の磁気浮上型遠心血液ポンプ，Dura Heart（図6.3）が欧州で治験を開始し，CEマーク申請中となっており，本邦でもシール部材と冷却シス

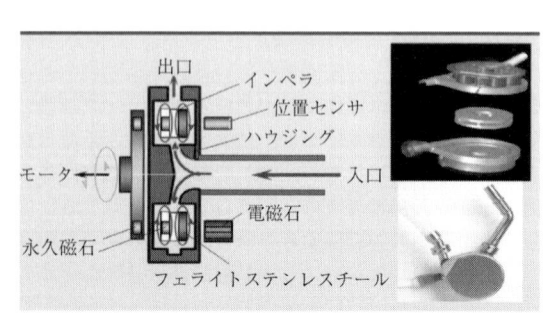

図6.3 磁気浮上型遠心血液ポンプの基本構造と外観

テムを用いたサンメディカル社のEvaHeartが2005年に治験を開始している。

図6.2（d）は電磁誘導の原理により，体外の1次コイルから体内の2次コイルに電力を伝送し，制御装置と2次電池を体内に埋め込むことにより，ケーブル類が皮膚を貫通することがないようにした電動完全埋込み型左心補助人工心臓である。通常は体外のバッテリーなどからの電力を用いるが，体内の2次電池による20分程度の駆動も可能である。拍動型ポンプを用いる場合，モータ部を硬い壁で密閉すると血液室の変形に伴って大きな陰圧が生じ，モータに対する大きな負荷となってしまうため，柔軟な素材でできたコンプライアンスチャンバを駆動装置に接続しなければならない。2003年にCEマークを取得したArrow International社のLionHeartが唯一実用化された本形態であるが，埋込みパーツが多いことから，対象患者が限られ，患者管理技術の向上により図6.2（c）の形態でも感染率が低下してきたため，需要がなくなり，2005年に製造中止となった。

図6.2（e）は図6.2（d）と同様の電磁誘導による電力伝送を用いた電動完全埋込み型全置換型人工心臓であり，中間にある駆動装置により左右二つの血液室が交互に駆動される形態が一般的である。小型遠心ポンプで駆動されるシリコーンオイルの液圧を駆動源とするAbiomed社のAbioCorは2001年から14例の臨床応用が実施され平均5か月程度の延命を記録した。FDAの諮問委員会は血栓や出血のリスクが高すぎるとして販売承認を支持しなかったが，最終的にはhumanitarian device exemptionの制限つきでの販売が認可された。

引用・参考文献

1) 体内埋め込み型能動型機器（高機能人工心臓システム）審査ガイドライン策定ワーキンググループ検討報告書
http://dmd.nihs.go.jp/jisedai/heart/heart_1.pdf
2) 野尻知里：埋め込み型人工心臓，日本外科学会誌，**106**, 11, 694-699（2005）
3) 木島利彦：血液ポンプ（井野隆史，安達秀雄編），最新体外循環，10-44，金原出版（1997）
4) K. Fukamachi : New technologies for mechanical circulatory support : current status and future prospects of CorAide and MagScrew technologies, J. Artif. Organs., **7**, 45-57（2004）
5) 木原信一郎：人工心臓（基礎），人工臓器，**33**, 3, 171-177（2004）

6.3 人 工 腎 臓

人工腎臓は腎機能の代行を目的とする。

腎は左右に一つずつあり，大きさは両側合わせて体重の約1/200（240～260 g）であるが，腎における血流量は1.0～1.2 l/min に及ぶ。腎の皮質，髄質の部位は腎単位（ネフロン）と呼ばれる微小な構造が規則正しく集合したもので，片側の腎に約100万個のネフロンがある。各ネフロンは腎小体と尿細管からなる。腎小体は糸球体とそれを包むボーマン氏嚢からなり直径 0.1～0.2 mm の微細な膜構造の集まりである[1]。

腎の主要な機能は，① 水および電解質（ナトリウム，カリウム，塩素など）の量の調節，② 体液pH（水素イオン濃度）の調節，③ 老廃物（尿素，クレアチニン，尿酸，色素，解毒物など）の排泄，④ 一部のホルモン酵素（レニン，プロスタグランジン，エリスロポエチンなど）の分泌であるが，現在の人工腎臓が代行できるのは上記 ①～③ にとどまる。

腎機能が働かなくなった腎不全状態は急性腎不全（腎機能の回復の可能性のあるもの）と慢性腎不全（長年にわたっての徐々の腎器質の破壊があり，損傷が不可逆なもの）に大別される。わが国の慢性腎不全患者は日本透析医学会の発表によれば，2005年末現在約25万7千人を超え毎年1万人程度の増加傾向を続けている。また，その原疾患として占める割合で最多のものは従来の慢性糸球体腎炎から近年では糖尿性腎症へと変化してきている[2]。

慢性腎不全患者では，おもに人工透析療法が行われ，これは，① 血液透析と，② 腹膜透析に大別される。

現在，人工腎臓は腎機能のすべてを代行できるものではない。今後，腎臓の機能に，より近づけるための研究としてバイオ人工腎臓などが期待されているが，一方で究極の人工腎臓としての可能性をもつ再生医療の発展も注目される。

6.3.1 血液透析装置

〔1〕 動 作 原 理

血液透析の原理は歴史的には1912年にAbelらによってウサギに適用されたのが最初といわれる。医学的，技術的に多くの問題があったが，抗凝固剤としてヘパリン，透析膜としてセロファンチューブが使えるようになったことで発展し，1943年Kolffが初めて人間に適用した[3]。

血液透析の主要な基本原理は，拡散と限外濾過である。拡散とは溶媒の中を分子が均等に広がっていく現象であり，分子は高濃度のところから低濃度のところへと移動していく。異なる濃度の二つの溶液を半透膜（選択透過性のある膜）で隔てると，膜を通過できる物質についてのみ拡散が起こり濃度平衡を目指す。血液透析では二つの溶液は血液と透析液である。透析液

は血漿からタンパク質を除いた組成に近いもので構成され，血球やタンパク質などは膜を通過できないが，その他の透析可能な物質は濃度平衡を目指して移動する。また，限外濾過とは機械的に作られた圧力差によって，水と透析可能物質が半透膜を通して膜の外へ運搬されることであり，血液透析では患者からの除水に主導的役割を果たす。限外濾過は対流という現象により物質移動にも貢献するが，これに関しては血液透析では補助的な役割である。

上記の半透膜を容器に収めたものがダイアライザであり，半透膜を介して血液と透析液が接する血液透析の中心部である。単に人工腎臓と呼ぶときダイアライザを指す場合も多い。ダイアライザの透析膜は構造的には中空糸型が主流であり，ストロー状の中空糸1万～2万本を円柱状に束ねて使用する。透析膜の素材には，セルロース系と合成高分子系のものがある。物質除去の観点からは，より分子量の大きいものの除去を目指すハイパフォーマンス化が進められている。

〔2〕装　　　　置

血液透析装置は，上記の原理に基づく治療を行うために必要な機能および各種安全装置を装備したものである。図6.4に個人用透析装置の外観，図6.5に個人用透析装置のシステム構成を示す。

ダイアライザを中心に，血液を扱う体外循環回路系には送血を担う血液ポンプを主機能構成品とし，体外循環に伴う血液の凝固を防止するための抗凝固薬（ヘパリン）注入ポンプを装備している。血液ポンプによって血液が血液回路を通って体外循環される（通常，血液流量は200 ml/min）。また，安全装置として体外循環回路内圧を測定することにより，体外循環動態を監視する静脈圧監視装置，体外循環回路中の気泡を検出し体内に入るのを防止するための気泡検出器を装備している。

一方，ダイアライザに透析液を供給する（通常，透析液流量は500 ml/min）透析液系は，透析液原液を水で希釈混合して透析液を作製し送液する機能と，この透析液を適度の温度に調整する温度制御回路，およびダイアライザを介して血液から除水する量を制御する除水制御回路などで構成される。透析液は重炭酸透析液が主流であり，2種類の透析液原液を水で35倍

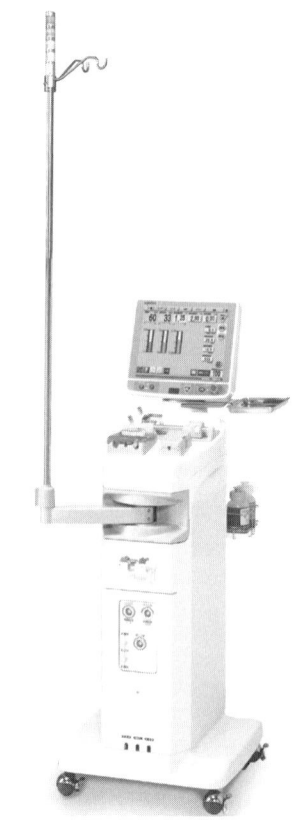

図6.4　個人用透析装置の外観

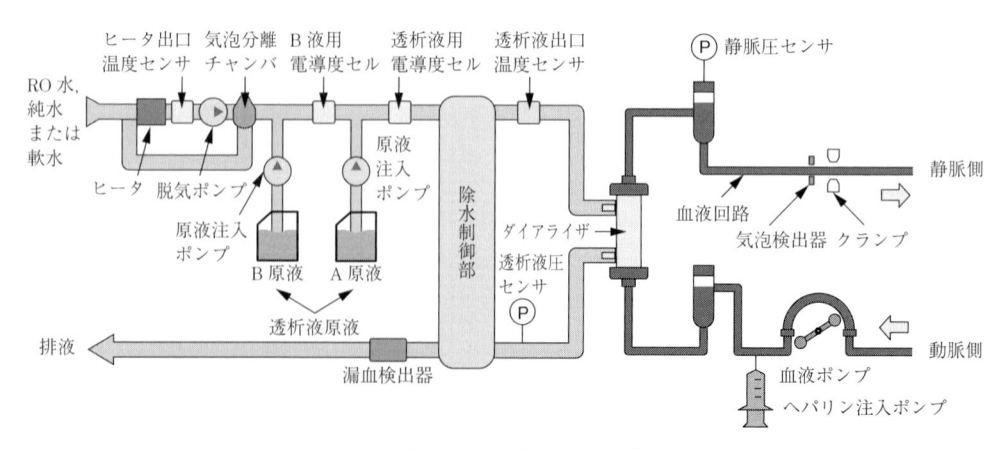

図6.5　個人用透析装置のシステム構成

希釈して透析液を作製する。

除水制御回路はダイアライザのハイパフォーマンス化に伴う高除水能化に対応するため容量制御方式が主流となり，①複式ポンプ方式，②チャンバ方式，③ビスカスチャンバ方式などが実用化されている。

透析液系の安全装置としては，希釈作製された透析液の濃度を監視する透析液濃度監視装置（透析液電導度を測定），透析液の温度を監視する透析液温度監視装置，透析液系の動態を監視する透析液圧監視装置，ダイアライザの膜が損傷し規定以上の血液が透析液に混入したときに，これを検出する漏血検出器などが装備されている。

人工腎臓としての中心的治療法は，血液透析法（HD）であるが，血液浄化療法としての観点では血液濾過法（HF），血液濾過透析法（HDF）も有用な方法であり，モード選択によりこれらも実施できるようにした装置もある。HF や HDF では限外濾過を推進力として物質移動を行うため除去される水を補うための補充液が必要となり，装置には補充液用ポンプと水のバランスに対する制御装置と監視装置が装備される。

個人用透析装置とは別に，多人数用透析液供給装置と複数台の透析用監視装置を組み合わせて血液透析を行う方式（多人数用透析システム）がある。多人数用透析液供給装置は個人用透析装置の透析液作製機能を担い，複数台分の透析液を一括作製して複数台の透析用監視装置に供給する。そして，透析用監視装置が個人用透析装置の透析液作製機能を除く他の機能のすべてを担う。個人用透析装置は患者個々に合わせた透析液を処方できることが特長となるが，多人数用透析システムは同一処方の透析液で治療効果が得られる患者に対しては効率的な方式であり，わが国では多人数用透析システムが主流である。

多人数用透析液供給装置には透析液原液から透析液を作製する希釈混合方式として，①定比例ポンプ方式，②定容量混合方式，③重力落下方式などがある。また透析液の清浄化，省力化などを目的として透析液原液を粉末から溶解して作製する装置も普及してきている。特に，多人数用透析液供給装置は同時に多人数の患者の治療に関与するため，安全性のみならず信頼性も重要な要素であり，故障率の低減や故障発生時の保守性，冗長性の確保などにも配慮がされている。

血液透析装置を取り巻く今後の課題には透析液の清浄化がある。現在，米国での透析液管理基準に関するガイドライン ANSI/AAMI RD 52 をもとに，これの ISO 基準への導入が検討されている。この基準案では従来わが国で基準としていたエンドトキシンに加えて生菌の基準値も盛り込まれている[4]。水処理装置などの透析関連周辺機器を含めた透析液の清浄化のための総合的な対策が必要となる。

6.3.2 腹膜透析装置
〔1〕 概　　　要

腹膜透析療法は，血液透析に比べて比較的長く腎機能を保持する治療法との報告がされている。昨今では，この腹膜透析療法の腎機能保持の利点を生かし，透析療法はまず腹膜透析療法から始めることが望ましいということを「PD (peritoneal dialysis, 腹膜透析) ファースト」という言葉で提唱されつつある。

腹膜透析療法は，ブドウ糖を浸透圧剤として調整した透析液を，入院して埋め込んだカテーテルを通じて注入（注液という）し，しばらく腹腔内に滞留（貯留という）させた後に，排出（排液という）することで，腹腔に入れた透析液とともに血中の余剰水分と老廃物質を体外に排泄する治療法である。腹腔に貯留している間，腹膜という生体膜を半透膜として，それを境に体液より高いブドウ糖を浸透圧物質として，透析液中に体内の余剰水分を除去し，一方，拡散の原理を用いて血中の老廃物，電解質を透析液中に排出することで腎臓が行うべき血液浄化を補っている。

腹膜透析療法は，従来は，CAPD (continuous ambulatory peritoneal dialysis) といって，1日に3〜4回，4〜8時間おきに腹腔に貯留してある透析液を手作業で交換していた。典型的なパターンでは朝起きて1回，昼休みに1回，夕飯前後に1回，寝る前に1回の計4回である。しかしながら，日中の交換作業の軽減，また，より透析効率を上げるために透析液の交換作業を自動化する自動腹膜透析装置（automatic peritoneal dialysis cycler：APD）が用いられるようになってきた。

自動で透析液の交換が行えるため，就寝中の約8時間を利用して3〜4回の透析液交換を行う。このため，CAPD に比べて，多くの老廃物質の除去が可能となったり，日中の透析液の交換作業が軽減されたりするので，QOL（生活の質）の向上にも役立つとされている。

しかしながら，腹膜透析療法では腹膜が経年とともに劣化してくるため，個人差はあるものの透析効率がしだいに低下していく。したがって，透析効率や腹膜の劣化の程度を見ながら，血液透析との併用または血液透析への治療の変更がなされている。

〔2〕 原　　　理

自動腹膜透析装置は慢性腎不全患者に使用し，腹腔に埋め込まれたカテーテルを介して透析液を医師の処

方設定に従って，安全に注液し，一定時間後排液を行う動作を繰り返す装置である．

自動腹膜透析装置には，透析液の流れを制御するため，1回のみ使用ができる滅菌済みの専用回路と滅菌封入された透析液（透析液バッグ），それに使用済み透析液を排液する容器を組み合わせて使用する（図6.6）．

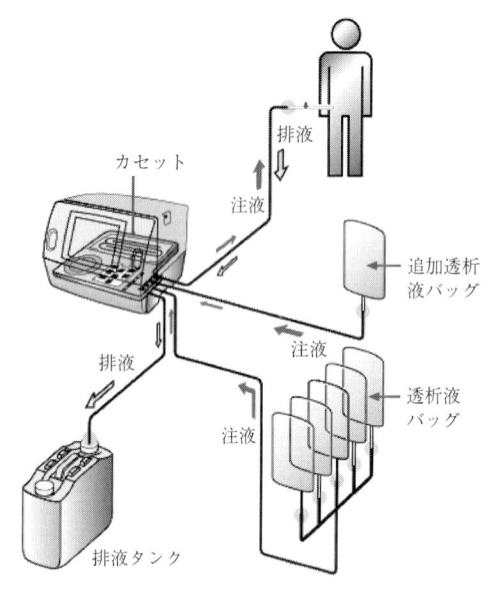

図6.6　腹膜透析装置のシステム図

自動腹膜透析装置には，一般に透析液を注液・排液を行うポンプ機能，室温で保管されていた透析液を患者の体温まで上昇させる加温機能をもち，医師の設定した処方を実現するための注液・排液のときの圧力，送液量，調整温度の監視を行う安全機能と処方設定機能（図6.7）をもっている．

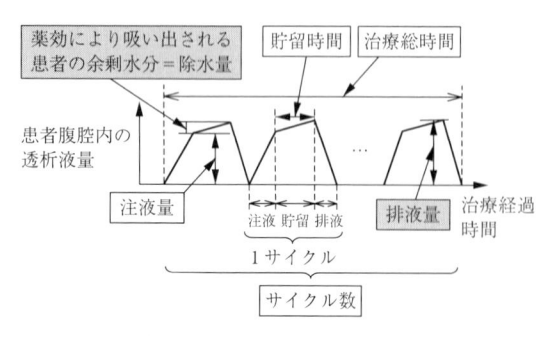

図6.7　腹膜透析装置への設定項目と透析液交換の基本的な動作パターン

CAPDでは透析液バッグを患者腹腔より1m程度高い位置に設置し，排液バッグ（使用済みの透析液を回収する容器）を患者腹腔より低い位置に設置することで落差圧により排液，注液操作を行っている．自動腹膜透析装置での設計思想もその考え方を踏襲しており，注液，排液に使用する圧力もCAPDの落差圧を基準に設計している．透析液1m落差での圧力で注液（排液）を行い，そこで透析液の流れが検出できなくなると，それは，腹膜カテーテルへのチューブで，閉塞が発生したことを意味する．自動腹膜透析装置の場合，患者の就寝中に稼動する装置なので透析液を流すチューブは折れ曲がったり，つぶれたりする場合があり，このチューブの閉塞を検出する機能は必須のものである．

〔3〕装　　　置

図6.8に自動腹膜透析装置の一例を示す．自動腹膜透析装置は，患者の腹にカテーテルを埋め込む手術をする必要があるため，手術前後の入院中に使用方法を訓練して，退院後には患者自身が自らの手で装置，専用回路，透析液バッグを準備して毎日在宅で行う．病院で専門のスタッフが治療を行う血液透析と異なり，患者に不安感があることも事実である．これを解消するために大きな画面表示，音声ガイドをもち，特にチューブが折れ曲がって閉塞を起こした場合などの警報が発生した場合に患者が「なにをしたらよいのか？」という疑問に答えるように点検ポイントを一つ一つガイドしている．

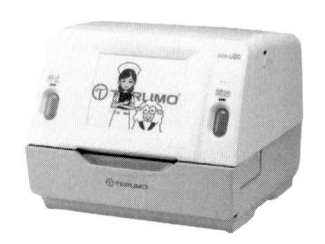

図6.8　マイホームぴこ

引用・参考文献

1) 長谷川　昭：血液浄化療法ハンドブック，29-37，協同医書出版 (1998)
2) わが国の慢性透析療法の現況，日本透析医学会
3) 太田和夫，峰島三千男，金子岩和：血液浄化療法ハンドブック，2，協同医書出版 (1998)
4) Commitee Draft ISO/CD 23500, 8-9
5) マイホームぴこ　取扱説明書（テルモ（株））
6) JIS規格　JIS T 0601-2-39 医用電気機器—第2-39部：自動腹膜かん（灌）流用装置の安全に関する個別要求事項

6.4 人工呼吸器

6.4.1 目的

呼吸とは生理学的には換気・拡散・血流のガス交換におけるすべての要素を総称する。

換気は横隔膜や肋間筋の収縮・弛緩により胸腔内圧を変化させることで，空気を肺胞に流入させることであり，拡散は肺胞毛細血管膜を介した血液と肺胞内ガスの間でのガス交換である。換気・拡散は一般的に外呼吸と呼ばれる。内呼吸にあたる血流とは血管を介して各組織に酸素，二酸化炭素が運ばれ，各組織と行われるガス交換をさす。

人工呼吸器はこのうち，換気の補助または代替を行うことで呼吸仕事量を減らし，拡散の補助により酸素化の改善をはかる装置である。

人工呼吸器が適用となる症例は呼吸不全の患者であり，呼吸不全は大きく低酸素血症と換気不全の二つに分けられる。

低酸素血症は肺胞自体に障害があるか，また気道抵抗の増大により換気のない肺胞（無気肺）が存在することにより動脈血酸素分圧が低下する。人工呼吸器を装着することで，高濃度の酸素を投与することや，また持続的に陽圧をかけることで気道を再開通させることができ，酸素化の改善がはかられる。

換気不全は呼吸筋または神経系の障害により適切な換気量が得られないため，動脈血酸素分圧が低下するだけでなく，炭素ガス分圧が上昇する。人工呼吸器を装着し適切な換気量を維持することで，改善する（**表 6.1**）。

表 6.1 人工呼吸器の開始基準[1]

酸素化の指標
$P_aO_2<70$ mmHg（$FIO_2=0.4$）または
$P_aO_2<300$ mmHg（$FIO_2=1.0$）
$A-aDO_2>350$ mmHg（$FIO_2=1.0$）
肺内シャント率$>20\%$
換気の指標
死腔換気量（$V_D/V_T>0.6$）
呼吸数<5 あるいは>40
$P_aCO_2>55$ mmHg（急性呼吸不全）
$P_aCO_2>70$ mmHg，CO_2ナルコーシス（慢性呼吸不全）
呼吸予備力の指標
1回換気量（V_T）<3 ml/kg
肺活量（V_C）<15 ml/kg
最大呼気力（MIF）<-25 cmH$_2$O
その他
著明な呼吸努力
循環不安定
大手術

6.4.2 動作原理

圧縮された空気と酸素は，本体内にある電磁弁を介して設定された酸素濃度に調整された後リザーバタンクに蓄積される。リザーバタンクに蓄積されたガスは，吸気時には吸気弁を介して設定された換気量，フロー，圧などで呼吸回路の吸気側回路に送り込む。

吸気のタイミングは設定された呼吸回数によるタイムサイクルと，患者の自発呼吸をトリガし，それに同期させて開始する場合がある。必要に応じて，呼吸回路の吸気側で加温加湿が可能である。

呼気ガスは呼吸回路の呼気側を通り，呼気弁を経て大気に排出される。呼気はあくまで吸気によりふくらんだ肺がもとに戻ろうとする弾性によって排出される（**図 6.9**）。

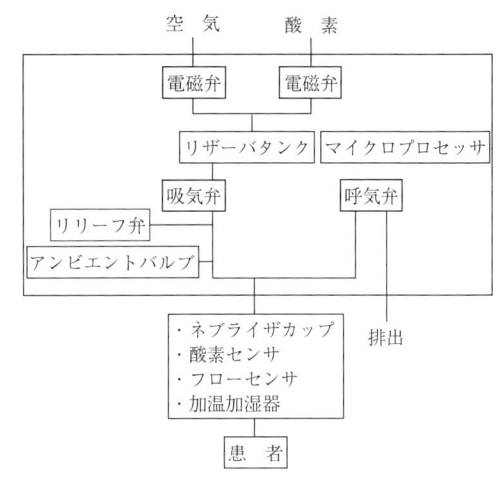

図 6.9 人工呼吸器略図

換気動作中に，あらかじめ設定したアラーム設定範囲を逸脱した場合には，可視および可聴アラームが作動する。機械式リリーフ弁は，過大圧力が呼吸回路にかからないように，気道内圧 100 cmH$_2$O で大気開放し，呼吸回路内圧を下げる。

6.4.3 装置

〔1〕 人工呼吸器の種類

人工呼吸器は小児用，成人用，麻酔器用に大別される。小児・新生児は肺容量が小さいうえに，一般的に肺コンプライアンスは低い。またチューブ刺激による気道狭窄・閉塞の予防のためカフ付きの挿管チューブが使用できないため，小児・新生児の呼吸管理ではリークの存在が前提であり，小児・新生児専用の人工呼吸器では，成人用のものとは動作原理から異なったものが作られてきた。しかし最近では小児・新生児まで使用可能な成人用人工呼吸器が存在する。小児・新生

児用人工呼吸器の動作原理は，リークしても使用できる圧制御方式がおもに採用されている．他にできるだけ圧を上げずに拡散効果を利用して肺内ガス交換を促進しようとする HFO（high frequency oscillation, 高頻度振動呼吸法）を搭載した機種もある．

成人用人工呼吸器は最も一般的で，多くの機種がある．呼吸管理において量制御方式が主であるが，最近では肺保護の観点から圧制御方式が注目されている．さらには規定した量を維持する適切な圧制御を自動で行う方式もある．このように最近の人工呼吸器はどちらにも対応できることから従量式，従圧式という機器区分は適切でなくなっている（図 6.10）．

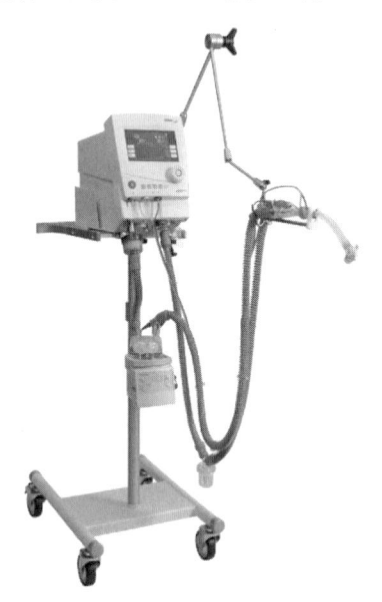

図 6.10 成人用人工呼吸器

またタービンを内蔵することで，圧縮空気を必要とせずに動作できる機種や，NPPV（noninvasive positive pressure ventilation, 非侵襲的陽圧換気）を行える機種もある．

麻酔用人工呼吸器は，麻酔器の一部として使われる．麻酔器は，一般的にガスを循環させながら酸素ガス，麻酔ガスの添加，炭酸ガスの吸収を行ったガスを患者に呼吸させる閉塞回路システムである．麻酔器用人工呼吸器は，一般的に自発呼吸に対しての動作は想定されておらず，自発呼吸に対しては切換えで手動バッグによる呼吸補助を行う．このように病棟・ICU で使用する自発呼吸補助を主眼において開発された人工呼吸器とは根本的に構造が異なり機能も限られており，病棟・ICU での呼吸管理には向かない．

ほかに，酸素ガスだけで動作できる搬送・救急用人工呼吸器もある．これは電源が確保できず，圧縮空気もない場所で緊急時に使用する目的に作られており，軽量・簡便である．

〔2〕 換 気 モ ー ド

CMV のような調節換気から SIMV・PSV に代表される補助換気，無呼吸時のバックアップ換気などは多くの人工呼吸器に搭載されている．最近では圧制御方式の PCV も可能な機種がほとんどである．上位機種では換気量を規定しておきながら，その換気量が維持される必要最低限の圧で換気を行う換気方式が搭載されている．最新機種では肺メカニクスを人工呼吸器が判断し，一回換気量や換気回数を患者に適応させることも可能になっている．

〔3〕 モ ニ タ リ ン グ

人工呼吸器の進歩に伴い，従来の患者の安全を確保するためのアラーム用モニタだけでなく，肺換気力学的モニタ項目も搭載されてきている．人工呼吸器に内蔵されるモニタとして，気道内圧，呼吸回数，フロー，吸気酸素濃度，肺コンプライアンス，気道抵抗がある．最新機種では，Auto-PEEP（吐ききれないガスによる意図しない PEEP）や RC（時定数），WOBimp（呼吸仕事量）まで計測でき，さらに肺のコンプライアンスや気道抵抗をグラフィックで視覚的に表現することでいち早く容態を把握できるものがある（図 6.11）．

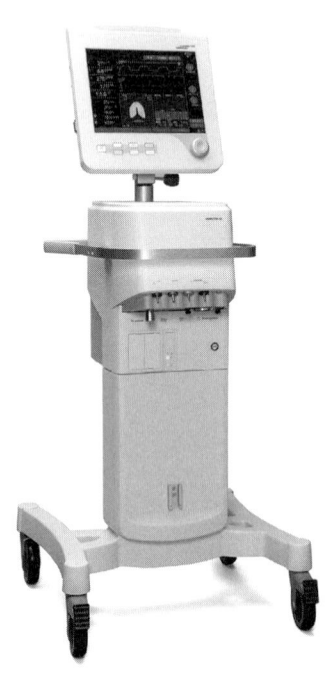

図 6.11 さまざまなモニタリングが可能な人工呼吸器

引用・参考文献

1) 釘宮豊城：最新人工呼吸器によるケア・マニュアル, 38, 医学芸術社 (2001)

6.5 人工心肺

〔1〕 人工心肺システム

心臓は全身に血液を送り続ける重要なポンプであり，血管は血液が循環するパイプである。血液の流れが停止すると，常温では4～6分で脳に低酸素による不可逆的な損傷が起こりはじめる。しかし，心臓や大動脈疾患の治療のためには，心臓を停止させて外科的処置を行う必要が生じる場合がある。このようなときに，全身から心臓に戻ろうとする血液を体外に導き出し，人工肺によって酸素加および脱二酸化炭素を行い，人工的な血液ポンプを用いて再び全身の血液循環に戻すシステムが人工心肺である。

1953年，米国のGibbonが自ら考案した人工心肺装置により，初めて体外循環を利用した心臓手術（心房中隔欠損症）に成功したのに続き，日本国内では1956年に初めての体外循環下の開心術が行われた。現在では世界で年間約100万例，国内で3万数千例の人工心肺を用いた心臓・大動脈手術が行われている。人工心肺システムは，血液と直接接触し1回限りの使用（ディスポーザブル）となる主としてプラスチックを素材とする医療機器と，ローラポンプや冷温水コントローラ，各種モニタ装置などのME機器とで構成される。血液に直接接触する医療機器は，人工肺と貯血槽，動脈フィルタなどと，これらを透明なチューブで接続した血液回路からなり，エチレンオキサイドガス（EOG）であらかじめ滅菌されている（図6.12）。

心臓手術においては，患者の大きさや症例（冠動脈疾患，弁疾患，大動脈疾患）により人工肺の大きさやチューブ径など，血液回路の構成が変更されるのが特徴である。

〔2〕 血液ポンプ

人工心肺システムにおいて心臓の役割を代行する血液ポンプは，歴史的にはさまざまな方式が試みられたが，現在ではローラポンプと遠心ポンプの二つの方式が主流である。

1) ローラポンプ ローラポンプは弾力性のあるチューブをローラで順にしごき，血液を送り出すポンプである。工業的には薬液やゼリー状食品の搬送など特殊用途のポンプであるが，人工心肺用としてはGibbonの装置でも使用されていた。その長所は①～③のとおりである（図6.13）。

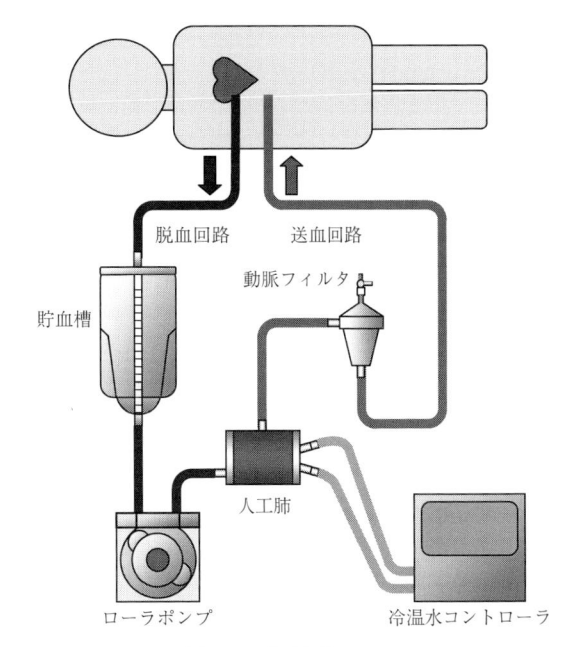

図6.12 人工心肺システム

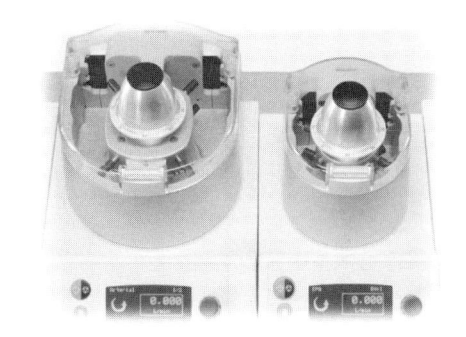

図6.13 ローラポンプ

① 血液接触部がチューブのみであり，ディスポーザブル化が容易である。
② 構造がきわめて簡単で，単回使用部分のコストが安い。
③ 回転数とチューブ内径から流量を容易に算出できる。

一方，短所としては以下のような点があげられる。

① 血液をローラでしごくことによる血液損傷（溶血）がある。
② チューブの吐出側が閉塞された場合，回路破裂の危険がある。
③ 長期間の運転ではチューブの弾力性低下による流量低下がある。

つぎに述べる遠心ポンプと比べて一長一短があるので，現在国内では併用して使用されている。送血用に

使用されるポンプチューブの内径は，成人用で3/8インチ（約10 mm），小児用で1/4インチ（約6 mm）が標準的である。ポンプチューブは血液回路チューブに使用されるものと同じく，ポリ塩化ビニル製のものが多い。通常は，送血用のメインポンプと，術野からの出血を血液回路に戻す吸引ポンプとが組み合わされて使用される。

2) 遠心ポンプ 工業的には広く使用されている形式であり，出口側の流れが主軸に垂直な平面上にあるものを遠心ポンプという。ローラポンプに比べると血液接触部の構造が複雑なため，医療用製品の実用化は遅れた。医療用遠心ポンプの条件として以下の2点があげられる。

① ディスポーザブル化が可能であること。
② 血液損傷が少ないこと。

ディスポーザブル化を可能にするため，血液側とモータ側を分離し，マグネットカップリングにより羽根車を回転させる方式が主流である。血液損傷を小さくするため，羽根のないコーン型のものが最初に製品化されたが，その後オープンインペラ型，クローズドインペラ型のものも製品化されてきている（図6.14）。

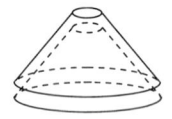

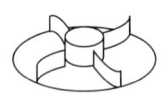

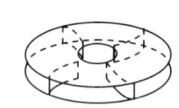

（a） コーン型　（b） オープンインペラ型　（c） クローズドインペラ型

図6.14 遠心ポンプの形式

遠心ポンプにはローラポンプに比べて以下のような長所がある。

① しごき部がないので，血液損傷が起きにくい。
② 極端な圧力上昇を起こさない。
③ 大量の気泡を送らない。

一方，以下のような短所もある。

① 血液に接触するディスポーザブル部分のコストが高い。
② 回転数と流量が比例しないため，流量計が必須である。

遠心ポンプはローラポンプに比べて長時間の使用に適しているため，羽根車を磁気的に浮上させて，血球破壊や発熱の原因となるしゅう動部をなくした磁気浮上型のものが，長期使用を目的とした埋込み型の補助人工心臓として開発されている（図6.15）。

〔3〕 **人 工 肺**

人工心肺システムにおいて肺の役割を代行するのが人工肺である。主たる機能は生体の肺と同様に静脈血に酸素を付加し，二酸化炭素を除去するガス交換であ

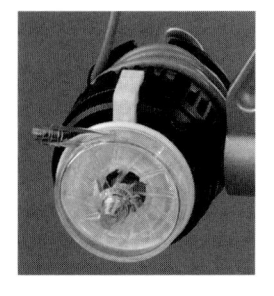

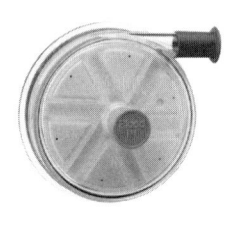

図6.15 オープンインペラ型（左：モータ取付け状態）とクローズドインペラ型（右）遠心ポンプ

るが，心臓手術中に患者の体温を冷却・加温するための熱交換器を備えたものが多い。

歴史的にはスクリーン状の平板や回転する円板に血液を流して薄膜化し，酸素ガスを流してガス交換を行うフィルム型人工肺や，血液中に酸素ガスの気泡を吹き込んでガス交換を行い，シリコーンを用いて気泡を除去する気泡型人工肺が使用された。現在日本国内では，膜型人工肺がおもに使用されている。

1) 膜型人工肺の構造 膜型人工肺は，ガス透過性のある膜を介して血液と酸素ガスを接触させ，ガス交換を行う。ガス透過性膜には，微細孔を通じてガス交換を行う多孔質ポリプロピレン中空糸が多く使用されているが，素材自体にガス透過性のあるシリコーン中空糸やポリプロピレン中空糸の微細孔にシリコーンを充てんした複合膜なども使用されている。

膜型人工肺は，初期には平膜を使用した積層型やコイル型のものがあったが，1982年に国産の中空糸膜型人工肺が製品化されて以来，世界的にも中空糸型が主流になった。中空糸の内径は約200 μm程度で，これを数万〜数十万本束ねたり編み込みによって外筒に収め，中空糸の内側に酸素ガスを，外側に血液を流す。成人用で約2〜2.5 m²程度の膜面積をもつものが使用されている。

図6.16の人工肺の場合，ステンレス製の熱交換器を内部に組み込んでいるが，ポリウレタンなどプラスチック製の細径パイプを多数束ねた熱交換器をもつものもある。図のように，静脈血貯血槽と一体型（オールインワン）のものが多い。

2) コーティング 血液と異物が接触すると，血液凝固や炎症系の活性化などの生体にとって好ましくないさまざまな反応が起こる。とりわけ膜型人工肺は血液接触面積が大きいため，コーティングにより異物反応を低減することは効果が大きい。そのため，人工肺と血液回路構成部品の血液接触部をヘパリンでコーティングする技術が開発された。ヘパリンコーティングにより，血小板損失や炎症反応の抑制などの効果が

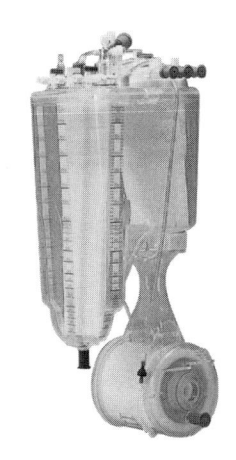

図6.16 オールインワン膜型人工肺

見られているが，ヘパリンは生物由来物質であるため，原材料および製造コストが高いこと，万が一の感染症のリスクの不安から，高分子材料によるコーティングが施された製品も普及してきている。

〔4〕 **PCPS（経皮的心肺補助）**

急性の心臓疾患などで呼吸も心臓も止まった，いわゆる心肺停止状態で病院に搬送された患者を救命するため，開胸することなく大腿動静脈に経皮的にカテーテルを挿入して循環補助を行う手技がPCPS（経皮的心肺補助）である。図6.17のように遠心ポンプと膜型人工肺，および単純な血液回路で構成されている。準備時間の短縮と充てん量削減のため，熱交換器のない人工肺が使われることも多い。

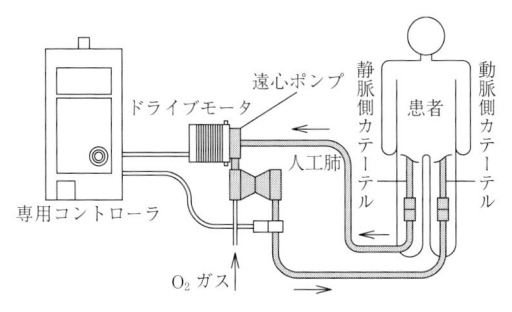

図6.17 PCPSシステム

通常の心臓手術ではACT（活性化凝固時間）が400秒以上にコントロールされるが，PCPSでは短め（200秒前後）に維持されるため，カテーテル，回路および人工肺をヘパリンコーティングした製品が多く使用されている。また，それぞれがあらかじめ接続して滅菌・包装されて準備時間を短縮させている。

PCPSが緊急時の救命目的に使用される場合，体外循環時間は数時間以内のことが多いが，重症心不全や心筋炎では数日〜数週間の補助循環を行うことがある。長時間の体外循環では，多孔質ポリプロピレン中空糸を使用した人工肺では膜表面が親水化され微細孔から血漿が漏出してくることがあるので，血液側表面に緻密層を設けた特殊ポリオレフィン膜を使用した人工肺が使用されることもある。

〔5〕 **人工心肺の将来**

酸素加装置としての人工肺は，フィルム型，気泡型，膜型と進歩してきた。次世代人工肺の技術的研究は，液体を介して血液を酸素加する液-液型人工肺や，埋込み型人工肺などの検討が行われているが，現在のところ実用化には至っていない。

一方，国内の心臓外科手術症例の約半数を占める冠動脈バイパス術（CABG）では，体外循環による合併症を避けるため，人工心肺を用いないで心拍動下に手術を行うoff-pump CABGが全体の約6割を占めるまでになってきた。また，カテーテルによる経皮的冠動脈形成術（PTCA）や薬剤放出性ステントの進歩により，CABG症例も減少傾向にある。

今後の人工心肺は，体外循環による侵襲を低減するため，血液と空気の接触を極力減らした閉鎖式回路など回路全体での改良や，気泡混入などの事故を未然に防ぐ各種安全装置の整備など，低侵襲でより安全なシステムの構築が求められている。

6.6 心臓ペースメーカ

心臓における電気的興奮は洞結節に始まり，心房，房室結節，心室と伝導し，血液を送り出すための一連の収縮を誘発している。この興奮発生に異常が生じるとか，伝導が途中で途絶えたり伝導様式に異常が発生したりすると，種々の血液循環不全の症状が出たり，ときに重篤な事態を生ずる場合がある。

このような原因によって徐脈になった場合に，血液血行動態を改善するために，心臓に刺激を与え，収縮をコントロールする装置が心臓ペースメーカ（cardiac pacemaker）である。

〔1〕 **ペーシングの適応**

一般的に，徐脈でアダムス-ストークス症候群や，めまいなどがあれば適応である。また，予防的にペーシングが行われる場合もある。

洞不全症候群（SSS），房室ブロック（AVB）などでは徐脈となって心拍出量が低下する。また脚ブロックでもその可能性がある。その結果，脳虚血の状態となり，失神，めまい，全体倦怠，易疲労性，思考力減退などの症状を示す。このような場合はペースメーカの適応となり，ペーシングにより心拍数を増し，心拍

出量を増加させる。

症状のない場合でも，電気生理的検査により，HV（ヒス束-心室）時間，洞結節回復時間（sinus node recovery time）などを測定して適応を決める。また，手術や心筋梗塞に合併する不整脈にも用いられる。

発作性上室性頻脈症（PSVT），心房粗動（AFL）などのなかには，オーバドライブペーシング（overdrive pacing）や期外刺激（extra stimulus）などを試みることにより，これを停止できるものもある。

〔2〕 種　類

ペースメーカは本体であるパルス発生器（pulse generator）と電気刺激を心筋に導く，先端に電極（electrode）があるリード（pacing lead）からなる。植込み型と体外式，使用条件，使用目的により使い分けられる。

1）**植込み型ペースメーカ**（implantable pacemaker）　植込み型では，本体は電池や電気回路を生体適合性と強度の高いチタンのケースに密封し，体液の進入を防ぐとともに外部からの電気的雑音もある程度防いでいる。植込みは通常胸部に，場合によっては腹部になされる（図6.18）。

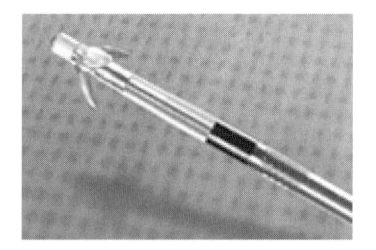

図6.19　心筋リード

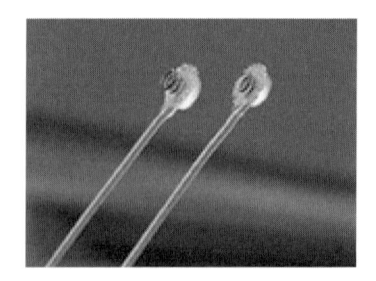

図6.20　心内膜リード

2）**体外式ペースメーカ**（external pacemaker）

一時的ペースメーカ（temporary pacemaker）ともいい，術中，一過性の房室ブロック，植込み型ペースメーカを入れるまでの処置などの目的で短期間用いられる。携帯型と据置型があるが，ほとんどが小型の携帯型で操作性がよい。また，パネルのつまみが誤操作しないようにプラスチックカバーが付けられている（図6.21）。

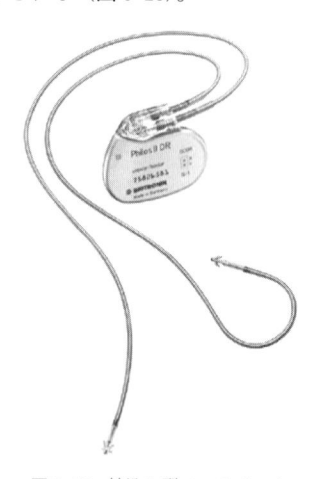

図6.18　植込み型ペースメーカ

電極には，静脈内を通して心室または心房に入れるカテーテル電極（catheter electrode）（心内膜リード）と直接心筋に取り付ける心筋電極（myocardial electrode）（心筋リード）がある。

刺激の方式として，リードの先端の電極を二つにした双極（bipolar）とペースメーカ本体を不関電極とした単極（unipolar）（図6.19，図6.20）とがある。単極では，心内電位感知の際ノイズの影響を受けやすく，植え込んだ本体近くの筋が刺激されてしまうことがある。その半面，リード内の電極が1本ですみ，リード径を細くできる長所がある。

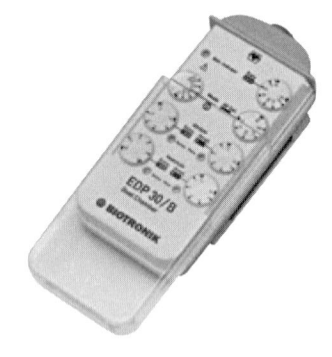

図6.21　体外式ペースメーカ

電源はアルカリ電池で商用電源は使われていない。通常の心室（または心房）のみを規則的にペーシングするもののほかに，心房と心室両方をシーケンシャルにペーシングするものや，頻回刺激（burst）で頻脈治療ができるものまで使われている。

〔3〕 機能と分類

機能が多様化し，種類が増えた心臓ペースメーカを分類するコードがある（**表6.2**）。

表 6.2　NBG コード

ポジション	1	2	3
カテゴリー	刺激部位	感知部位	反応様式
使用される文字	V：心室 A：心房 D：心房・心室	V：心室 A：心房 D：心房・心室 O：感知しない	I：抑制 T：同期 D：心房同期と心房・心室抑制 O：反応しない

これは，ICHD (Inter Society Commission for Disease Resources) コードと NBG (The NASPE/BPEG Generic Pacemaker) コードがあるが，最初の3文字については同じである。

最初の文字は刺激する場所，2番目は自己心拍の電気的信号を感知する場所，3番目は感知した信号に対する反応様式（デマンド機構）を表す。

後述するレート応答の場合は，4文字目にRの文字を付加する方法が広く使われている。

最もよく使われているペースメーカはDDDで，心房内と心室内両方にリードを挿入して使用されるペースメーカであり，ある時間内に自発の心房の活動電位が検出されなければ，心房ペーシングし，その後一定時間内に心室の活動電位が検出されなければ，心室ペーシングを行う。また，ある時間内に自発の心房活動電位が検出されれば，心房ペーシングは抑制され，さらにその後の一定時間内に心室の活動電位が検出されなければ，検出された心房活動電位に同期し心室ペーシングし，検出されれば，心室ペーシングは抑制されるもので，従来デュアルチャンバ（二腔型）ペースメーカと呼ばれる。

VVIは，DDDとは違い，心室のみにリードを挿入して使用される。ある時間内に自発の心室の活動電位が検出されなければ，心室ペーシングし，検出されれば心室ペーシングを抑制されるもので，シングルチャンバ（一腔型）ペースメーカと呼ばれる。

〔4〕　ペースメーカの進歩

1) 小型軽量化，長寿命化　植込みペースメーカは，一度植え込まれたあとも，電池の消耗などによる本体の交換（電池交換術）の際には再手術が必要となるため，一度の植込みで，できるだけ長期にわたる使用ができることが望まれる。また，患者の肉体的負担から，できるだけ小型，軽量であることが必要である。

電源として水銀電池が使われていた時代は，その寿命は1～2年しかなかったが，現在はリチウム電池に置き換わり，寿命は5～10年と飛躍的に伸び，なおかつ小型になった。これにより，米国，フランスなどで臨床応用されていたプルトニウム238などを使った原子力ペースメーカの必要性がなくなり，まったく使われなくなった。また，かつて充電方式のものも開発されたが，それも使われなくなった。

電気回路部分もLSI技術の発達により，回路が高度に集積化し，コンピュータ化され回路自体の消費電流も少なく小型になっている。VVIペースメーカでは，大きさ4cm×5cm，厚さ6mm，寿命は8年前後，重さは25g以下である。

2) テレメトリ　ペースメーカ植込み後の心内電位の変化，刺激閾値の変化などに対応して刺激条件やセンシングの条件を変える必要が出てくる。パラメータとしては，刺激レート，パルス振幅，パルス幅，センシング感度，ペーシングモード（VVIやDDDなどの刺激方式）などがある。

植込み型ペースメーカのプログラミングは，ペースメーカ本体とは別に用意されている装置（プログラマ，programmer）によりテレメトリ（telemetry）でなされる。さらに，電池が消耗してきて植換え時期を表す指標なども，ペースメーカ側からテレメトリで，プログラマに表示される。

最近では，心内心電図，不整脈が起きたときの波形，ペーシングおよびセンシングした数とそのトレンドグラフ，電池電圧，リードの状態など各情報をテレメトリできるものもあり，より確かな患者の管理ができるようになってきた（**図6.22**）。

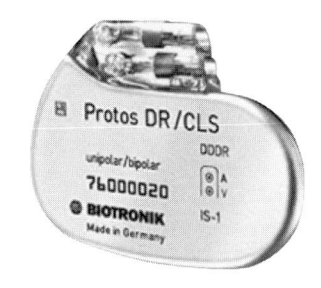

図 6.22　植込み型心臓ペースメーカ

3) 生理的ペーシング（physiological pacing）心臓は，絶えず心房と心室の交互の収縮で効率よく血液を送り出している。房室連続型ペースメーカは，電極リードを2本もち，おのおのを心房心室に固定し，房室伝導時間に相当する遅延時間をおいて房室連続刺激，また自発の心房波に同期させて心室刺激をするもので，生理的ペーシングと呼ばれている。

洞不全症候群（SSS），房室ブロックを有している場合は，DDDモードで心房刺激と心室刺激もしくは抑制の組合せでペースメーカを動作させ，房室の同期を保ち，洞結節が正常で，房室ブロックのみを有する

場合は，心房の自己波に同期して心室刺激を行う，VDDモードを使うことで房室の同期を保持し，生理的ペーシングを行う．

4）レート応答ペーシング（rate adaptive pacing）

前述の洞結節が正常であり，VDDモードで作動しているペースメーカ以外は，ペースメーカは基本的にペーシングレートの上昇，下降を行うことができず，レートは設定された刺激レートでペーシングパルスを出力する．つまり，徐脈性の洞不全症候群を有する患者においては，体の需要が上がったときに心拍出量が不十分となる可能性がある．そこで開発されたのが，刺激レートを変更することができるレート応答型ペースメーカ（Rモード）である．レートを応答させる方式には，加速度センサ，中心静脈圧，pH，QT時間，分時換気量，心筋インピーダンスなど，さまざまな方式が試みられてきた．

現在ほとんどのペースメーカに搭載されているセンサとしては，加速度センサがあげられる．体動を加速度として検出し，加速がかかった場合は，刺激レートを上昇させ，加速がかからない場合は，刺激レートを設定の基本レートまで減少させる方法である．方式としてはシンプルであるものの，設定方法が煩雑であるという欠点を有している．

興味深い応答方式としては，心筋インピーダンスによるレート応答というのがある．心拍出量は心拍数（変時性）と心筋の収縮力（変力性）によって成り立っている．したがって，徐脈性の洞不全症候群を有する心拍数が増加しない患者においては，心筋の収縮性をモニタリングしレートに反映することで，レート応答をする方式である．モニタリングにはリード先端電極近傍のインピーダンスを測定する方式が用いられる．

6.7 大動脈内バルーンパンピング装置

6.7.1 目　的

大動脈内バルーンパンピング（以下，IABP）は補助循環法の一つであり，急性心筋梗塞後の心原性ショック，低心拍出量症候群，体外循環からの離脱困難時などの血行動態改善を目的として用いられる．本法は下行大動脈内にバルーン付きのカテーテルを留置し，IABP装置によりバルーンの拡張・収縮を心周期に同期させて繰り返すことによって冠状動脈血流量の増加および心仕事量の軽減をもたらす．1968年にKantrowitzらが臨床に適応したことに始まり，以来IABP装置，バルーンカテーテルともに技術的な進化を遂げてきており，比較的容易な手順で大きな効果が得られることから広く普及している．カウンタパルセーション法とも呼ばれる．

6.7.2 動 作 原 理

バルーンカテーテルを大腿動脈より経皮的に挿入し，バルーン部を下行大動脈内，左鎖骨下動脈の直下に留置する．IABP装置は心拡張期の初期（大動脈弁の閉鎖時点）にバルーンを膨らませ，心収縮期初期（大動脈弁開放直前）に収縮させる（図6.23）．バルーンの拡張により volume displacement（バルーン容量と同量の血液がバルーンの近位および遠位に移動すること）が起こり，大動脈拡張期圧の上昇をもたらし冠状動脈血流量および末梢血流量が増加する（diastolic augmentation）．一方，バルーンの収縮時には，大動脈内を占めていたバルーン容量が急速に減少することにより大動脈拡張末期圧が低下し，後負荷が軽減されるため，結果として心仕事量および心筋酸素消費量が減少する（systolic unloading）．

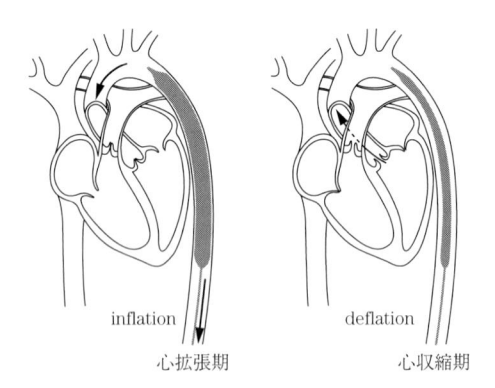

図6.23　バルーンの駆動イメージ

IABP装置は心電図波形および動脈圧波形に基づき患者の心周期を認識するが，バルーンの拡張・収縮にはその正確なタイミング設定がきわめて重要である．バルーンの駆動タイミングは動脈圧波形を指標にして行う．タイミングの設定を誤ると，IABPの効果が減少するばかりか，逆に心臓の負荷を高めてしまう危険がある．

IABPのタイミングは大動脈圧波形を指標に，心拡張期の血圧増大（オーグメンテーション）と心収縮期の血圧降下が最も優勢になるポイントに合わせる．図6.24は，IABP駆動時の大動脈圧波形のイメージである．

IABPの効果は左心室内圧-容量曲線でも見ることができる．図6.25はIABP駆動前と駆動開始後の左心室内圧および容量（収縮末期容量および拡張末期容量）を示している．IABPの駆動開始により左心室内

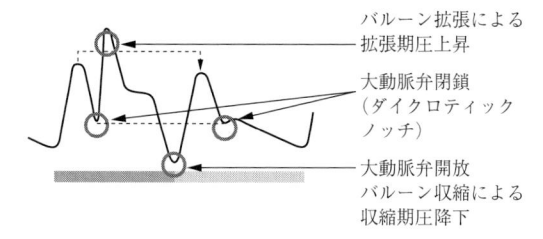

図6.24 IABP駆動時の大動脈圧波形

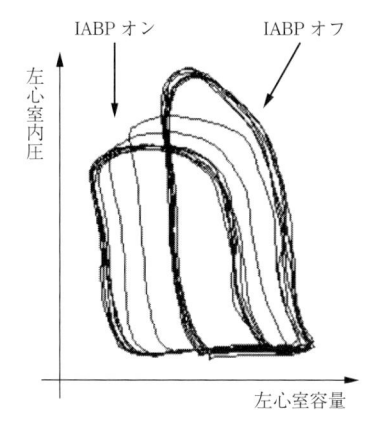

図6.25 左心室内圧-容量曲線

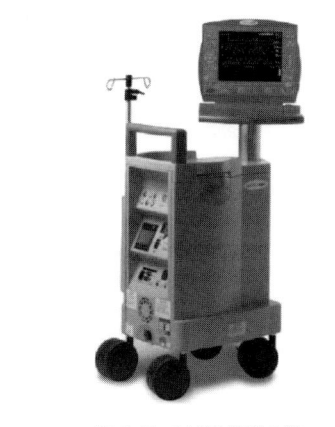

図6.26 IABP装置の例

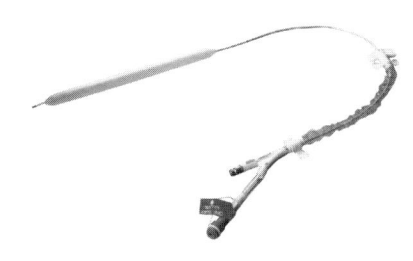

図6.27 バルーンカテーテルの例

圧の低下（曲線の縦幅が低いほど左心室内圧が低い），すなわち後負荷の軽減が確認できる。また1回拍出量の増加，EFの改善も認められ，結果として前負荷も軽減される（曲線の横幅が広いほど1回拍出量が多い）。

適応と禁忌はつぎのとおりである。
適応：急性心筋梗塞時の心原性ショック
　　　人工心肺からの離脱困難症例
　　　低心拍出量症候群
　　　虚血性心疾患（急性心筋梗塞，不安定狭心症など）　など
禁忌：重度の大動脈弁閉鎖不全症
　　　胸部大動脈瘤，腹部大動脈瘤
　　　重度の末梢血管疾患　など

6.7.3 装　　置

IABPにはIABP装置（図6.26）およびバルーンカテーテル（図6.27）を用いる。駆動を患者の心周期に同期させるために，IABP装置には心電図および動脈圧の信号（波形）を入力する。これらの波形を指標に装置は心周期を認識し，バルーンの拡張・収縮を行う。近年ではソフトウェアの機能も向上し，装置の自動化が進んでおり，細かなタイミング設定に至るまで自動制御を行う装置が登場してきている。バルーンの駆動に用いられるのは，分子量が小さく駆動速度に優れるヘリウムガスである。バルーンカテーテルは，ガス駆動用のルーメンとガイドワイヤ挿入および動脈圧測定ラインを兼ねるルーメンからなるダブルルーメン構造のものが一般的である。バルーン容量は20～60 mlのものが成人用として販売されており，小児用カテーテルを扱うメーカもある。

引用・参考文献

1) S. J. Quaal : Comprehensive Intraaortic Balloon Counterpulsation, Second Edition, Mosby（1993）
2) 岡田昌義，安田慶秀：先端医療シリーズ1・人工臓器「21世紀への人工臓器」，先端医療技術研究所（1998）

6.8　機能的電気刺激装置

機能的電気刺激（functional electrical stimulation：FES）は，神経・筋系へ電気刺激を加え，刺激部位を機能させることで生活上の不便を軽減することを目的として行う。上・下肢や呼吸あるいは排尿などの補助・制御，そして視・聴覚や触覚の感覚代行などに広く用いられている。

広義の電気刺激装置の代表的なものとしては心臓ペースメーカ，最近では横隔神経を刺激し呼吸を維持す

る横隔膜ペーシング，蝸牛内の聴神経を電気刺激し聴覚を得る人工内耳が実用化されている．

ここでは整形外科，リハビリテーションなどの分野で，おもに上・下肢の運動機能再建に用いられている経皮的FES装置について記述する．

〔1〕 原　　　理

脳卒中・頭部外傷・脊髄損傷，その他の中枢神経疾患を原因とする上位運動ニューロン障害では，脳からの命令が手足などの神経に伝わらず，正常な運動ができなくなる．しかし，脊髄前角細胞を含む末梢神経系およびそれに支配される筋が障害されていない限り，電気刺激で筋の収縮が可能である．

したがって，脳からの命令を模した刺激パターンで手足の動きを再建することができる．

ここでの再建とは，障害を受けた脊髄内の神経を回復させるのではなく，麻痺した手足の神経・筋系を直接電気刺激し，手足を動かすことである．

FESの刺激方法には表面電極法と埋め込み電極法の2種類がある．前者は，手術の必要がなく簡便に使用できるが，刺激に伴う疼痛や不快感がときに見られる．後者は各筋を選択的にしかも小さなエネルギーで刺激でき，刺激効果も安定している．

〔2〕 構　　　成

電極のみ体内に埋め込む経皮的FESシステムのブロック図を示す（図6.28）．

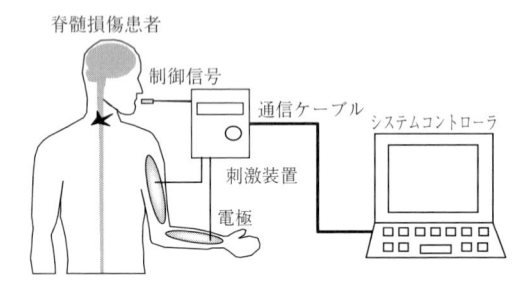

図6.28　経皮的FESシステムブロック図

〔3〕 機　　　能

刺激電極は直径25 μmのSUS 316 L線材を19本より線にし，テフロンコーティングで絶縁し，ヘリカル加工している（図6.29）．

必要な本数の電極を手足に埋め込む．埋め込み方法は，電極を注射針の中に入れた状態で皮膚から目的の手足の神経筋枝に刺入し，注射針のみ引き抜き，電極を留置する．

電極を介して手足の神経・筋系に刺激を与える刺激装置は電池式で，携帯して使用できる．

刺激周波数20 Hz，パルス幅0.2 msは固定で，パルス電圧の大きさを変える（0～−15 V）ことにより

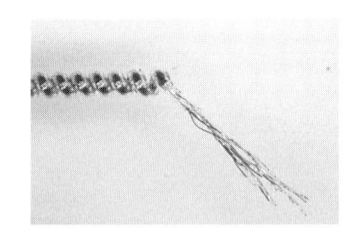

図6.29　刺激電極先端部

刺激の強さを制御している．

1台で30チャネルの刺激信号を出力できるため，手指のような複雑で巧妙な動きも，筋を選択的に刺激し動作の再建ができる．

障害者が刺激装置を制御するインタフェース部（制御入力装置）としては無理なく動かせる体の部分（残存機能）で操作できるセンサを選択し，使用している．

システムコントローラで障害者の疾患，障害の程度，再建目的に合った再建方式のプログラムの選択をし，刺激パターンを障害者の筋収縮特性に合わせた後，通信ラインで刺激装置内のメモリに書き込む．

刺激パターンは，健常者が日常生活動作（activities of daily living：ADL）をしたときに発生する筋電図をもとに生成している．

〔4〕 適　　　応

神経・筋系への電気刺激は，遠心性の筋収縮のみならず中枢神経系も刺激を受け，これらを経由し，末梢運動神経や自律神経に，促通的あるいは抑制的な求心性効果も期待される．

適応は麻痺部位の運動機能再建，機能障害予防・改善，痙性抑制/廃用性筋収縮予防・改善/随意性改善/筋力改善，循環障害改善などである．

〔5〕 今後の展開

今後の展開として，患者の動作を刺激装置にフィードバックし，よりスムーズな動作をするような刺激ができるようにすることや，刺激装置自体を体内に埋め込み，電極が皮膚を貫通しないインプラント化[1]に向けた技術開発が課題である．

引用・参考文献

1) 下斗米　敬：高齢者と障害者のための先端的補助方法としての神経・筋系制御（完全体内埋込型FESシステムの高機能化），NEDO新規産業創造型提案公募事業成果報告書，産業科学技術，97S24-002-03

6.9 人工内耳

6.9.1 目 的

人工内耳は，補聴器を装用しても聞こえを回復できない重度の聴覚障害者に対する唯一の治療法として，わずか20数年前に登場した医療機器である。補聴器のように入力信号を増幅して障害された機能をカバーするのではなく聴神経を直接電気刺激することで，100 dB以上の音も聞こえない最重度の聾患者でも救えるようになった。

しかし，臨床応用が始まった当初は患者は弁当箱のような重い音声信号処理装置を保持していなければならず，性能も口の動きでことばを類推する読話という補助的コミュニケーション手段程度のものでしかなかった。それが聴覚電気生理学の研究の発展とエレクトロニクス技術の応用により，現在ではめざましい性能の進歩と小型化を実現させている。

世界で最も普及しているのがオーストラリアのメルボルン大学で開発され，コクレア社で製造されているニュークレアス人工内耳だが，ほかにも米国のアドバンスドバイオニクス社のクラリオン人工内耳，オーストリアのメドエル社の人工内耳などがある。中途失聴の成人からスタートした適用も小児に広がり，特に先天聾の小児に対する適用は，その適用年齢が下がるに従い聾教育の分野に画期的な変革を及ぼした。

脳の可塑性から年齢が低ければ低いほど，人工内耳の装用効果が高いことが考えられるが，①手術年齢が低いほど聴取能は高い，②先天性聴覚障害児は2歳前に手術したほうが音声表出や言語習得能力が高いが，条件として聴覚活用法による教育が有効である，③2歳代で手術した子どもは装用年数5年後も聴取能の改善が期待できる，などの報告が相ついでいる[1]。

これら聴覚障害児への臨床応用は画期的であり，現在では人工内耳の手術を受ける小児症例の7割が4歳未満の小児であり，小児人工内耳の年齢についてのガイドラインも2歳から1歳6か月にまで引き下げられた[2]。全体の患者数も日本では最初の千人に達するまで12年を要したが，2千人にはその後3年半，さらに5年で4千人に達した。また，1994年から健康保険が適用となり，患者負担も軽減している。なお，世界では全体で12万人以上が人工内耳を装用している。

6.9.2 動 作 原 理

〔1〕 **システムの作動手順**（図6.30）

1）インプラント⑤を，患者の耳後部に手術によって設置する。本体は乳突骨を削って皮下に埋め込み，

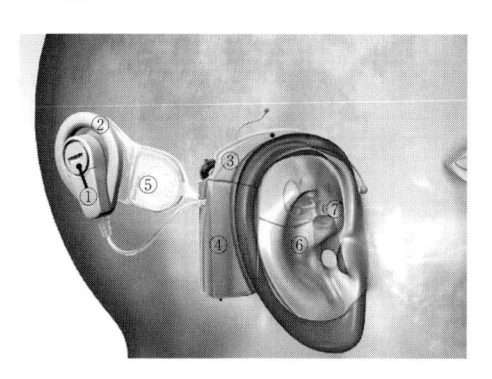

図6.30 人工内耳の装着と動作原理

電極⑥を鼓室階内部⑦に挿入し固定する。術後2～3週間で傷口が癒えるので，音声信号処理装置によりインプラントを機能させることが可能となる。2）音声信号処理装置④に内蔵したマイクロホン③で拾った音をプログラムされた音声処理法に従いディジタル信号に変換して，送信コイル②に送る。3）送信コイルからディジタル信号を皮膚を介して内部のインプラントに電磁誘導で送る。送信コイルにはインプラントの受信コイルに対向するようマグネット①が取り付けられている。4）信号を受け取ったインプラントは，音声信号に応じた電流を電極に送る。刺激に選ばれる電極と刺激の強さは音声信号の周波数と音の大きさに対応している。5）電極間に電流が流れると近くの聴神経が発火し，その刺激が大脳に伝えられると患者は音声として認識でき，聴覚を取り戻すものである。

〔2〕 **音声処理のアルゴリズム**

音声信号は周波数ごとに電極に振り分けられるが，正常蝸牛での周波数応答に合わせ，基本的に挿入電極の尖端部（蝸牛頂回転）で低い周波数を受け持ち，電極の根本の部分（蝸牛基底回転）が高い周波数を受け持つ。音声スペクトルの周波数は電極番号に，スペクトルの高さ（強さ）は電流値に置き換える音声処理法は，スペクトルピーク（SPEAK）コード化法と呼ばれる。少数の固定電極に14 400 Hzもの高速刺激を行うCISコード化法もある。さらに，この高刺激レートと，SPEAKコード化法の特長である豊富な刺激電極を組み合わせた「アドバンストコンビネーションエンコーダ（ACE）」という新しいコード化法も生まれた[3]。臨床研究では，各被験者が3種類のコード化法の中から自分に最適なものを選択できた場合に最も高い成績を獲得した[4]。この結果，複数のコード化法を使用できることと，柔軟にパラメータが選択できることは装用者の聴取能力を向上させることが証明された。

〔3〕マッピング

電極刺激のプログラムを実行するためには，すべての電極ごとに最小可聴閾値（Tレベル）と，最大快適レベル（Cレベル）を患者の反応から設定する必要がある。この設定値をマップといい，マップを作ったり調整したりする作業をマッピングと呼んでいる。音声信号処理装置のメモリには各装用者に応じて作成されたマップが記憶されている。このマップ情報に従い，音情報が電極の電気刺激に対応するコード信号に変換される。T・Cレベルは人工内耳装用後，電気刺激に慣れるに従い変化するため，正確なマッピングは人工内耳を最適化するために重要な作業である。しかし，先天聾の乳幼児の場合はこのマッピングは困難を極めるため，電極から電気刺激による神経細胞のきわめて微小な電気誘発反応を外部に取り出すことで，マップに必要な刺激レベルを客観的に測定するNRT（neural response telemetry）という技術が応用されている[5]。

6.9.3 装　　　置

人工内耳の基本構成としては，体外部としてマイクロホンを内蔵した音声信号処理装置と送信コイル，そして体内部には手術により埋め込まれるインプラントがある（図6.31）。インプラントへは音声を変換したディジタル信号だけでなく電源も供給する。インプラントの電気回路部はカスタムICといくつかの受動素子で構成されており，チタン製の密封容器に収められている。さらにその外側をシリコーンでモールドしている。電極リードの尖端部には長さ20 mmにわたり22個の活性電極が並んでいる。

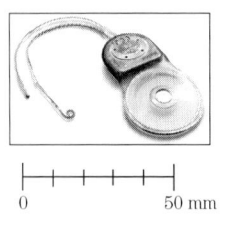

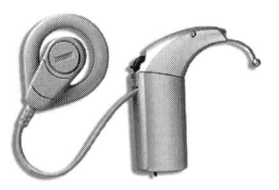

図6.31　人工内耳の基本構成（インプラント，送信コイル付き音声処理装置）

電極は，蝸牛基底部の正円窓近くに削開された直径1 mm程度の穴から約1回転半挿入される。さらに挿入後にスタイレットを引き抜くことで形状がもとの湾曲形状となり，蝸牛の内壁も外壁も圧迫しない状態で，刺激対象ニューロン（ラセン神経節細胞と神経突起）に近接して設置される。電極はリング状ではなく内側だけに設置されるハーフバンドであり，挿入中に外壁に接する面は平滑なシリコーンであるため蝸牛への挿入は容易で，しかも外壁を傷つけることがない（図6.32）。インプラントは，外部から送られた制御信号を受けて電極間に最大1.75 mAの双方向型の定電流パルスを発生させることができるが，通常の刺激電流値は持続時間25 μsでおよそ100～400 μAの大きさである。この刺激のための電流値，すなわち電気パルスの幅と波高値は，プログラムにより自由に変化させることができる。

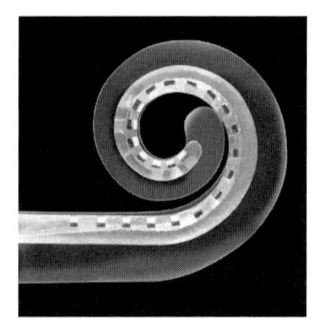

図6.32　蝸牛に設置されたインプラントの模式図

引用・参考文献

1) 城間将江，山岨達也，加我君孝：小児人工内耳の長期的言語聴取能力に寄与する要因―文献考察，ENTONI 27，46-63，全日本病院出版会（2003）
2) 人工内耳友の会ACITAホームページ：http://www.normanet.ne.jp/~acita/news/2006news/syounitekiou2006.4.htm（2007年1月2日現在）
3) 渡辺真一：聴神経刺激による聴覚機能代行機器―人工内耳，BME，18，4，11-20（2004）
4) P. Arndt et al.：Within-subject comparison of advanced coding strategies in the Nucleus 24 cochlear implant, Cochlear Corporation（1999）
5) P. J. Abbas et al.：Summary of results using the Nucleus CI24M implant to record the electrically evoked compound action potential, Ear and Hearing, 20, 45-59（1999）

6.10　補　聴　器

6.10.1　目　　　的

人のコミュニケーションをつかさどる大事な要素は言語の習得とその活用であり，そのための基本は「聞く」ことにある。人が音を聞き，それを認識するまでの過程には，空気の振動としての音の物理的段階と，空気の振動を鼓膜でとらえ，中耳を経て内耳の細胞で電気信号に変換し脳に伝達する生理的段階，そして，音や声の内容を分析し，知識と照合，蓄積し，適応する心理的段階の三段階がある。

このように，「聞く」ことは，乳幼児期からの成長

過程における言語の聞き取り・発声，知識の習得などをつかさどり，その後の人間形成に重要な影響をもっている。したがって，難聴においては早期に積極的な補聴器の装用が望まれる。

補聴器は，難聴の聞こえを補う目的で音を増幅し，必要に応じて音の処理を行い，身体に装着して使用し，内蔵する電池を電源として動作する装置である。

6.10.2 補聴器の構造

補聴器の基本構成を図6.33に示す。図のように補聴器は，①音をとらえて電気信号に変換するマイクロホン，②この電気信号を増幅する増幅器，③増幅器に電力を供給する電池，④増幅された電気信号を再び音に変換するイヤホンで構成される。

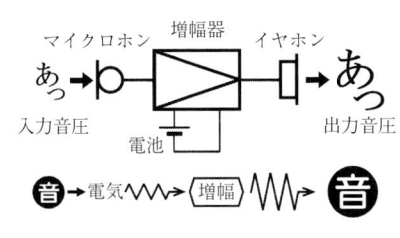

図6.33 補聴器の基本構成

通常はこの基本構成に，音質調整器，利得調整器（ボリューム），出力制限装置などの機能が付加され（図6.34），いろいろな難聴に適応できるようになっている。

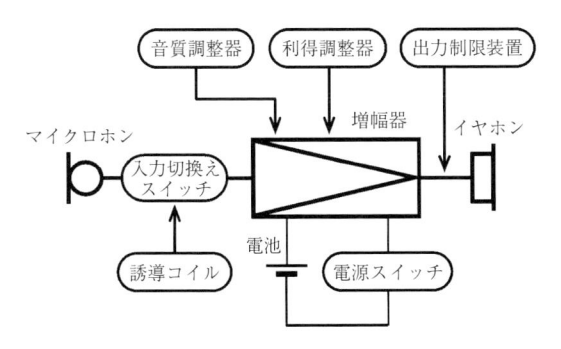

図6.34 補聴器の基本構成に各種の機能を加えた図

6.10.3 補聴器のタイプと特徴
〔1〕 補聴器のタイプ

補聴器は使用者のニーズに合わせて各種のタイプがある。今日，一般的に使用されている代表的なタイプは，①ポケット型（図6.35），②耳かけ型（behind the ear：BTE（図6.36）），③耳あな型（図6.37），④オーダメイド耳あな型（図6.38）の4種類である。

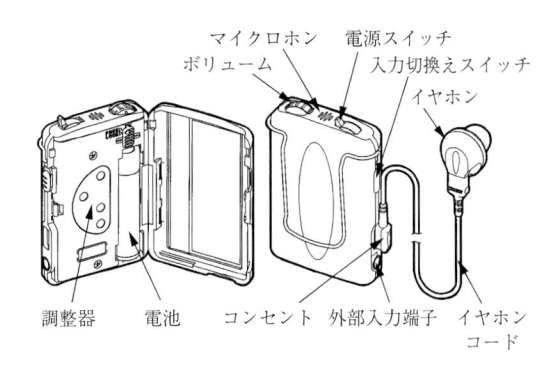

図6.35 ポケット型補聴器の各部名称

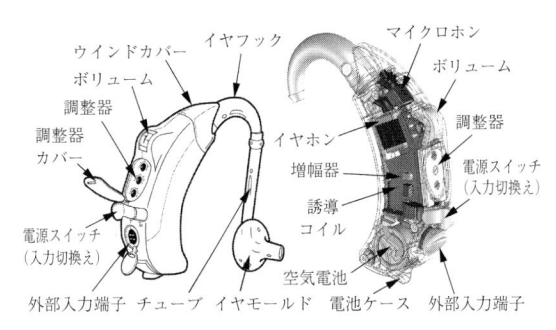

図6.36 耳かけ型補聴器の各部名称と内部構造

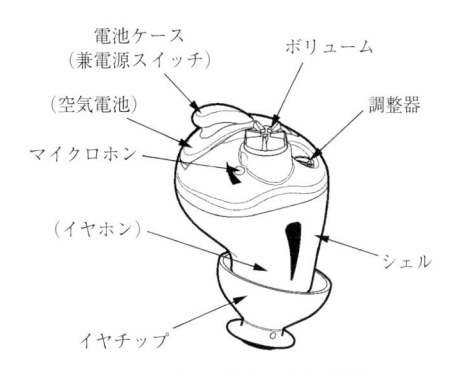

図6.37 耳あな型補聴器の各部名称

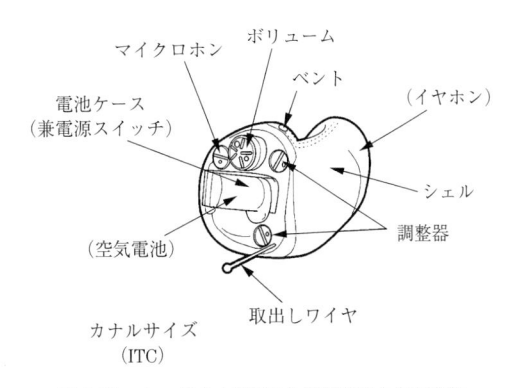

図6.38 オーダメイド耳あな型補聴器の各部名称

オーダメイド耳あな型は，さらにサイズによる種類があり，その代表的なものは
① フルサイズ（full shell または in the ear：ITE）
② カナルサイズ（in the canal：ITC）
③ CIC サイズ（completely in the canal：CIC）
の3種類（図6.39）である．括弧内のアルファベット表示は，それぞれの略号とその英語名である．

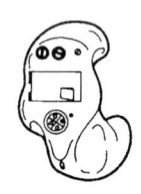

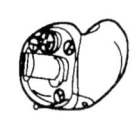

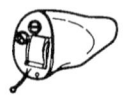

（a） フルサイズ （b） カナルサイズ （c） CIC サイズ
　　　 （ITE）　　　　　　　 （ITC）

図6.39　オーダメイド耳あな型補聴器サイズの種類

〔2〕 各タイプの特徴

ポケット型は，本体とイヤホンがコードで接続されていて，本体を洋服のポケットに入れて使用する．ほかの型と比べて形状が大きいので，スイッチやボリュームの操作性に優れ，軽度難聴から重度難聴の適用まで十分な音響利得や最大出力音圧を有している．また，経済性にも優れるが，反面イヤホンコードのわずらわしさや，見た目の目立ちやすさなどの難点もある．

耳かけ型は，小さなバナナのような形状で，耳介の上にかけるようにフックがついており，導音チューブを通して音を聞くようになっている．超小型の軽度難聴用からポケット型に劣らぬ音響性能を有する重度難聴用まで幅広くそろっている．

耳あな型，およびオーダメイド耳あな型は，全体を耳介および外耳道に挿入するようにして使用する．マイクロホンが耳介内または外耳道内に位置するため，耳介の集音効果を有効に生かすことができる．特にオーダメイド耳あな型は，装用者個々の耳型や聞こえの特性を示すオージオグラムなどの個人データをもとに，ケースの形状や音響的性能を決めて製作され，外耳道内に完全に収まるタイプ（CIC）から，耳介の容積をフルに利用して重度難聴に適用できるようにしたフルサイズ（ITE）まで幅広くそろっている．

〔3〕 補聴器への入力信号

補聴器へ入力される信号は，内蔵のマイクロホンがとらえる音波が基本であるが，このほかに，いろいろな形の入力信号を取り込むためのシステムがあり，その代表的なものとして，①誘導コイル，②外部入力端子がある．図6.40に補聴器への入力信号を示す．

1） 誘導コイル　　補聴器の内部に誘導コイル（鉄

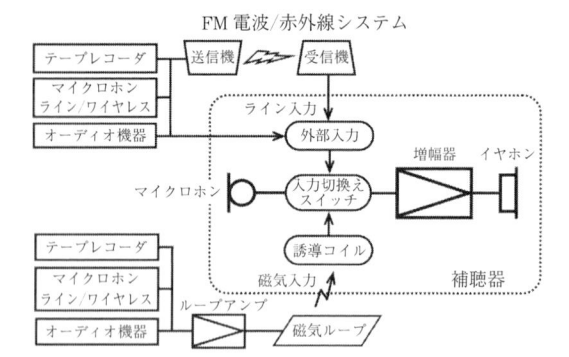

図6.40　補聴器への入力信号

心にコイルを巻いたもの）を搭載し，磁気誘導作用で周囲の音声磁界を音声電流として補聴器に取り込むシステムである．音波を拾うことがないので，周囲雑音に邪魔されずに必要な音声情報のみを補聴器に取り込むことができる．

音声磁界は，敷設された「磁気ループ」に専用の増幅器を使用して音声などの信号電流を流すことで発生するようになっており，この磁界を補聴器の誘導コイルが拾う．このシステムは，学校の教室，集会所，博物館，劇場などで広く活用されている．

2） 外部入力端子　　補聴器に「外部入力端子」あるいは「オーディオインプット端子」という，補聴器の入力を外部に接続できる端子を設け，この端子と外部信号を直接結んで補聴器に外部信号を取り込むシステムである．すなわち，外部入力端子はライン入力端子である．誘導コイルシステムと同様，周囲雑音の影響を受けずに必要な音声情報のみを補聴器に取り込むことができる．したがって，特に騒音や残響のある場所で話者との距離が離れている場合には，FM電波／赤外線システムを外部入力端子へ接続する手段が有効である．

6.10.4　補聴器の入出力部（トランスデューサ）

〔1〕 マイクロホン

補聴器に使用されるマイクロホンは，変換効率がよく，小型軽量にできるエレクトレットマイクロホンがおもに用いられる．

〔2〕 イヤホン

補聴器に使用されるイヤホンは，変換効率がよく，小型軽量にできるマグネチック型がおもに用いられる．

補聴器用マグネチックイヤホンは，おもにポケット型補聴器に用いるアンバランス型と，おもに耳かけ型や耳あな型補聴器に用いるバランス型がある．

6.10.5 出力制限装置

補聴器の最大出力音圧を一定の限度に制限するものである。通常，一定の限度とは，難聴者の不快レベル（不快閾値）以下に保つことである。図 6.41 に出力制限装置の効果の例を示す。この図は，強大音の場合に補聴器から出力される音の上限の周波数特性を示している。図の例では約 29 dB の可変幅がある。

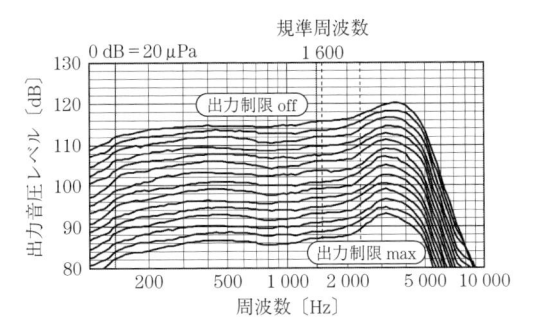

図 6.41 出力制限装置の効果の例

6.10.6 ディジタル補聴器

補聴器は，難聴者のコミュニケーションを補うことを目的に，おもに言葉の聞き取りやすさと装用の快適性に重点を置いた技術開発が行われてきたことで，従来に比べてさまざまな機能が盛り込まれるようになった。現在，世界で開発される補聴器はそのほとんどがディジタル信号処理を搭載した「ディジタル補聴器」であり，従来のアナログ補聴器では十分に実現できなかったさまざまな生活環境における言葉の聞き取りを優先した各種の信号処理が盛り込まれている。

〔1〕 アナログからディジタルへ

1920 年ごろに真空管による増幅器をもった現在の補聴器の基本といえる構成（図 6.42）が誕生してから約 70 年間，補聴器はアナログ回路で「音を増幅する」ことを基本に，さまざまな進歩を遂げてきた。ところが難聴者にとってよりよい聞こえを追求してゆくと，単に音を増幅するだけではなく，音を加工すること，すなわち，音の強さや成分を分析して，難聴者が言葉を聞き取りやすい音に作り変えることが求められ

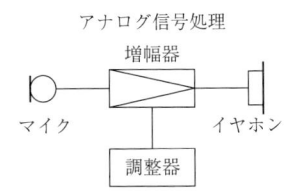

図 6.42 アナログ補聴器の構成

るようになり，1990 年代にこれを実現する手段としてディジタル回路の採用が始まった。

図 6.43 にディジタル補聴器の構成を示す。

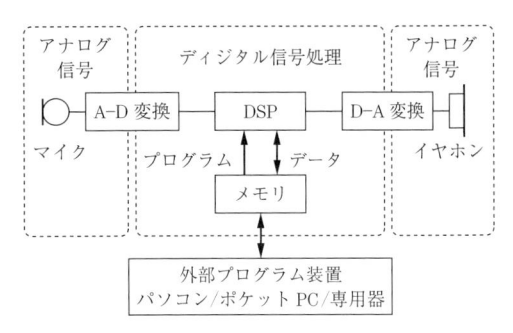

図 6.43 ディジタル補聴器の構成

補聴器のディジタル化は大きく分けて二つの項目になる。それは，補聴器本体の信号処理のディジタル化と，この信号処理の内容をさまざまに調整する調整制御のディジタル化である。

〔2〕 信号処理のディジタル化

図 6.43 に示すように，ディジタル補聴器本体は，マイクロホンから出力されたアナログ信号を A-D 変換器でディジタル信号に変換（数値化）し，この信号に対して DSP（digital signal processor）装置がさまざまな信号処理を行い，D-A 変換器で再びアナログ信号に戻して，イヤホンから音として出力する。

以下に，近年の代表的なディジタル信号処理機能四つをとりあげ，それぞれについて解説する。

1） マルチチャネル信号処理　補聴器に入力された音を周波数ごとに複数のチャネルに分割したうえで，各種の信号処理とその増幅をチャネルごとに行う処理で，ディジタル補聴器の基本的機能といえる（図 6.44）。

以降で解説するほとんどのディジタル処理は，このマルチチャネル信号処理により成り立つといってよい

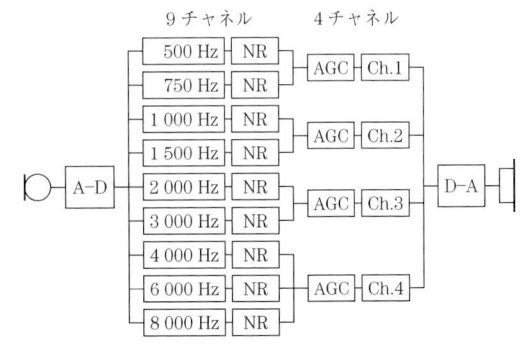

図 6.44 マルチチャネル信号処理

ものである．分割されたチャネルごとに独立して作用することで，他の周波数帯域の影響を受けることなく，その周波数帯域ごとに相応しい処理を可能にする．

2) **ノンリニア増幅処理**　感音難聴の聞こえに対応するために，補聴器は小さな音の増幅は十分に行い，大きな音の増幅は出力が大きすぎて不快にならないように適度に抑えた増幅が求められる．このために補聴器は入力音の大きさに応じて増幅度を制御するノンリニア増幅を行うことが多い．図 6.45 にリニア増幅とノンリニア増幅の入力-出力特性の例を示す．

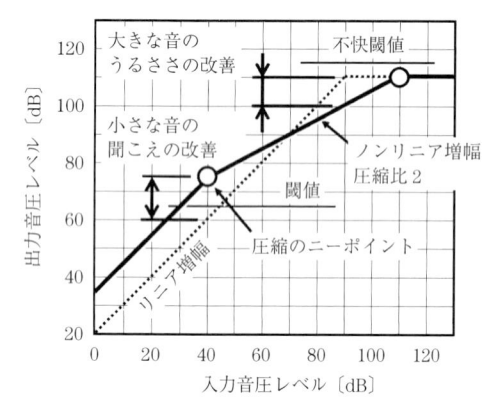

図 6.45　リニア増幅とノンリニア増幅

リニア増幅では入力レベルの変化に無関係に一定の利得で増幅を行うので，出力が飽和あるいは制限されたレベルに達するまでは，入力レベルの変化量がそのまま出力レベルの変化量になる．したがって，入力-出力特性は傾斜 45°の直線となる．

一方，入力レベルの変化量に対して出力レベルの変化量を少なくする，すなわち入力レベルが高くなるにつれて利得を減少させるノンリニア増幅では，傾斜 45°のリニア増幅よりなだらかな傾斜の入力-出力特性となる．ノンリニア増幅の入力対出力の関係度合いは，その変化量の比で表現される．図の例では，入力音圧 20 dB の変化に対して出力音圧は 10 dB の変化を示しているので，圧縮比 2 の増幅という表現が用いられる．

ノンリニア増幅は入力レベルが低い場合に利得を高くするので，小さな音の聞こえの改善が見込め，入力レベルが高い場合に利得を低くするので，大きな音のうるささの改善が見込める．

3) **騒音抑制処理（ノイズリダクション）**　難聴者の言葉の聞き取りを阻害する環境騒音を低減する騒音抑制処理（ノイズリダクション）はディジタル補聴器ならではの代表的処理といえる．

現在，補聴器の騒音抑制処理にはおもにつぎの四つの機能がある．

a) 定常雑音を低減する機能　細かく分割した周波数チャネルごとに，音の大きさが変動しているかどうかを監視し，変動していない場合は音声が含まれていないと判断してそのチャネルの増幅を低減する．この仕組みでエアコンやファンの音，乗り物内の走行音，人が大勢いる広い空間の雑踏騒音などが低減される（図 6.46）．

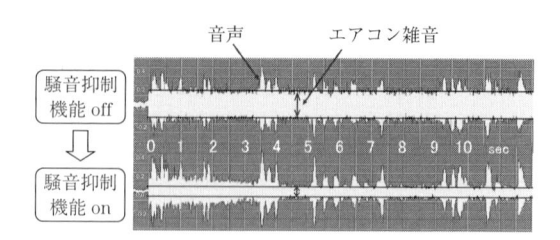

図 6.46　定常雑音の低減例（エアコン雑音）

音の大きさの変動が少ないこのような騒音を定常雑音といい，ここには人が聞き取るべき情報は存在しないので，補聴器はこの音を低減する．

b) 変動している雑音を低減する機能　a) と同様に，周波数チャネルごとに，音の大きさが変動しているかどうかを監視し，変動している場合にその変動が音声によるものかどうかを分析する．音声による変動の特徴に合致しない場合は，そのチャネルには音声が含まれていないと判断してその増幅を低減する．

c) 指向性機能　特定の方向からの音を優先して聴取する仕組みを指向性処理と呼ぶが，この目的も騒音抑制の一つに含まれる．補聴器にこの処理を適用する目的は，コミュニケーションの基本は顔の正面方向からの音声や音を聞き取ることを第一優先として，正面以外の方向からの音声や音に対する感度を低減することにある．

ディジタル補聴器に用いる指向性技術は，二つ以上のマイクを用いて，そのレベル差や時間差から演算を行ってそれぞれの音の方向を特定すると同時に，任意の方向の感度を低減する指向特性を形成する（図 6.47）．

前方の音を優先的に増幅し，前方以外の音を減衰させることで，周りに会話や雑音があっても正面の人との音声を優先的に聞き取りやすくする（図 6.48）．

さらに，正面からの音声の聞き取りを阻害するような大きな音が周囲にある場合，その音の方向を特定して，その方向の感度を低減させることもできる．この処理を連続的に動作させることで方向が動いている雑音も低減させることができる．

a)，b) で解説したチャネルごとの騒音抑制処理と併用することで，周りに会話や騒音がある環境でも，

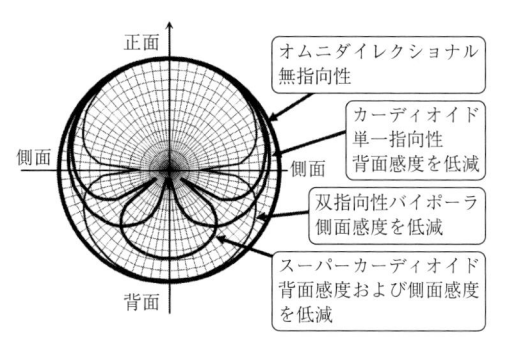

図 6.47 指向性ポーラパターン

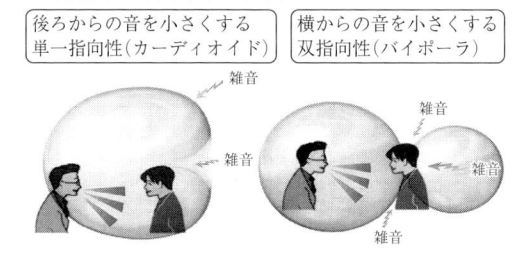

図 6.48 指向性補聴器の聞こえ

全方向の騒音と正面以外の会話音は低減され，正面方向の会話相手の音声を最優先で聞き取ることが可能になる。

d） 内部雑音を低減する機能　静かな環境で会話もないような場面では，補聴器自体の内部雑音や周囲の静かな騒音だけが聞こえる。特に，ノンリニア増幅処理の場合，補聴器に入力される音のレベルが小さい静かな環境ほど，増幅器の増幅度を高めるので，内部雑音や静かな騒音も高く増幅されて耳障りに感じる。これを防ぐために，一定レベル以上の音の入力がないときには補聴器の増幅度を下げる処理を行う。この機能を伸張増幅（エクスパンション）と呼ぶ。この結果，静かな環境において，補聴器はより静かになる効果がある。

騒音抑制機能を有する補聴器は以上の四つの機能のうち，いくつの機能を搭載しているかは機種により異なるが，四つの機能の効果を総合的に表したのが図 6.49 になる。

4） ハウリング抑制処理　補聴器のハウリングは，出力された音の一部がマイクロホンに帰還するために安定な増幅動作が阻害される不快な現象で，聞き取りに必要な音量の確保や安定な聴取を制限してしまう。ハウリングを抑制する処理は，a）と b）の 2 種類に分類できる。

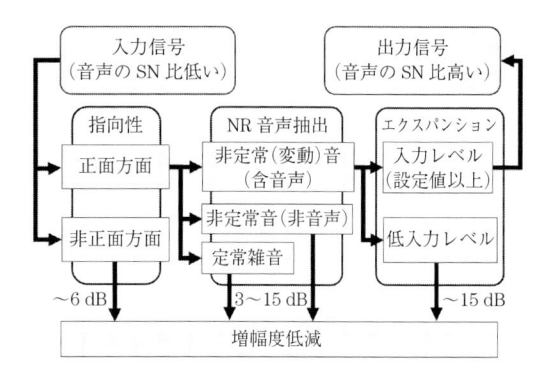

図 6.49 騒音抑制機能の動作

a） ハウリングマネージャ　ハウリングの限界は，個々人の聴力に合わせた音響特性や，外耳形状に合わせたイヤモールドやオーダメイド補聴器のシェル形状の出来具合などに依存する。そこで，フィッティングが終了する段階に，装用状態でハウリングを起こす限界の音響利得を検知して，増幅度をつねにその限界の音響利得以下に維持するよう制御することでハウリングの発生を防止することができる。このように，ハウリングが生じないように音響利得を制御する処理をハウリングマネージャと呼ぶ。

ハウリングマネージャは，ハウリングの発生を抑制するが，ハウリングが生じない限界の音響利得をより高いところに改善するものではない。

b） ハウリングキャンセラ　ハウリングは，出力された音の一部がマイクロホンに戻り（帰還），再増幅が繰り返されることで正常な増幅ができなくなる現象である。そこで，つねに増幅器の入力信号と出力信号を比較監視し，帰還成分を除去（キャンセル）することでハウリングの発生を抑制し，安定した増幅を維持することができる。

このようにハウリングが生じないようにキャンセル信号を適用して，その発生を抑制する処理をハウリングキャンセラと呼ぶ（図 6.50）。

ハウリングキャンセラは，ハウリングの発生を抑制

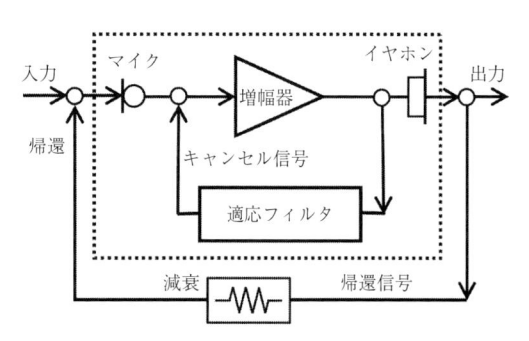

図 6.50 ハウリングキャンセラ

すると同時に，ハウリングが生じない限界の音響利得をより高いところに改善することができる．

〔3〕 調整制御のディジタル化

1) 外部プログラム装置 ディジタル補聴器本体のDSPが処理する信号処理の内容を調整制御するのが外部プログラム装置である．この装置はそれぞれのディジタル補聴器の各機能の細かい設定を行うためのプログラムを搭載していて，調整結果を補聴器のメモリ（記憶装置）に書き込むことができる（図6.51）．

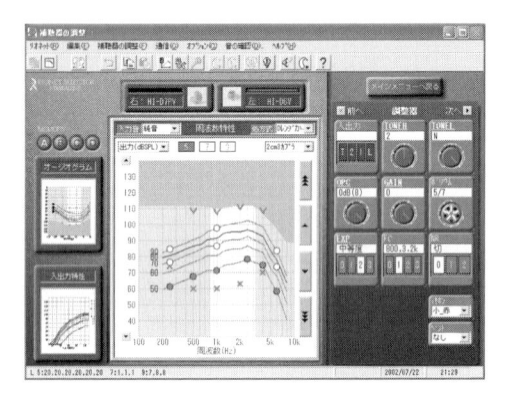

図6.51 外部プログラム装置の調整画面例

通常はパソコンやポケット型PC，あるいは専用のプログラミング装置を使用し，補聴器との接続には専用のインタフェース装置を用いる．

ディジタル調整制御による利点のおもな点は，以下のとおりである．

a) プログラマブル コンピュータなどを用いた正確で確実な調整を可能にする．

b) マルチプログラムメモリ 複数の調整状態を適宜切り換えて使用することを可能にする．この機能はプログラム調整時に利用できる場合と補聴器本体にもって使用中に利用できる場合とがある．

c) 聴力型に応じた自動調整 オージオグラムからの自動調整機能を可能にする．

d) 自己音源による聞こえの確認 内蔵音源による調整結果の確認を可能にする．

e) 機能搭載を本体から分離 機能の調整を外部プログラム装置で行って補聴器のメモリに記憶させることで，補聴器本体に調整トリマやスイッチが不要になる．その結果，CICなどの小型のタイプでも多くの調整機能を搭載できる．

2) ソフトウェアの共通プラットフォーム化 ディジタル補聴器を調整するソフトウェアは補聴器のメーカごとに異なることになるが，補聴器販売店における顧客のデータ（氏名や住所，オージオグラムなど各社補聴器の調整に共通したデータ）は各社のソフトウェアに依存しない共通な扱いが望ましい．このために，「共通プラットフォームソフトウェア」であるNOAHシステムが運用され，各社の補聴器調整用ソフトウェアである「メーカモジュール」がこのNOAHシステム上で管理運用される（図6.52）．

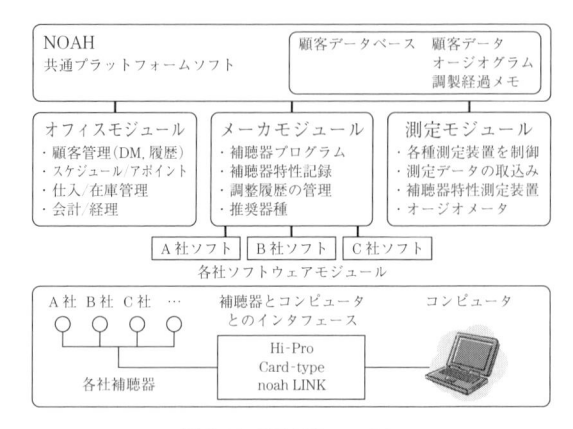

図6.52 NOAHシステム

NOAHシステムを利用しない場合のために，単独で運用できるスタンドアローンタイプの補聴器調整用ソフトウェアが用意されることも多い．

調整に使用するパソコンと補聴器を接続する際に電圧や信号条件の整合性を保つためのインタフェース装置は専用の「Hi-Pro」や「noah LINK」が用いられる．

6.10.7 補聴器のJIS規格

補聴器の性能とその測定法および構造は，骨導受話器を使用する特殊なものを除いて日本工業規格「JIS C 5512：2000（補聴器）」で規定されている．この規格は，補聴器が具備しなければならない一般的構造の規定および補聴器の性能を一定の試験条件の下で規定するものであって，必ずしも実際の使用状態での性能を示すものではないが，この規格で表現される補聴器の特性は，実際の使用状況での性能を知るために重要な役割をもつものである．

6.10.8 補聴器の電池

〔1〕 補聴器用電池の種類

補聴器には増幅器を駆動するための電力を供給する電源が必要である．このため補聴器は身体に装着して携帯することから通常，小型の電池を電源として内蔵し，これを交換可能としている．

現在，ポケット型補聴器には「筒型電池」のマンガン電池またはアルカリ電池が使用され，サイズタイプは単3形または単4形である．その他の補聴器には

「ボタン電池」の空気電池が使用され，サイズタイプは5種類ある。補聴器用電池の仕様一覧を**表6.3**に示す。

表6.3 補聴器用電池の仕様一覧

種類	タイプ	型式	サイズ (直径×高さmm)	電圧 〔V〕	容量 〔mAH〕	使用例
空気電池	675	PR44 PR44P	φ11.6×5.4	1.3	620 560	耳かけ型
	13	PR48 PR48P	φ7.9×5.4		270	耳かけ型 耳あな型 (ITE)
	312	PR41	φ7.9×3.6		150	耳あな型 (ITC)
	10A	PR536	φ5.8×3.9		80	耳あな型 (ITC/CIC)
	5A	PR521	φ5.8×2.2		40	耳あな型 (CIC)
アルカリマンガン	単3形	LR6 R6P	φ14.5×50.4	1.5	2 000 相当 1 400 相当	ポケット型
アルカリ	単4形	LR03	φ10.5×44.5		900 相当	

〔注〕 容量の値は参考代表値

〔2〕 空気電池について

空気電池は，空気中の酸素を取り入れて発電する原理から，以下の使用上の注意がある。

（1） 使用前にシールをはがす必要がある。シールをはがすことで，電池の空気穴から酸素が取り込まれて発電する。規定の電圧になるまで若干の時間を要する。

（2） いったんシールをはがすと，放電が始まり，使わなくても電池の容量は消耗する。補聴器の動作を停止（電源オフ）していても，空気電池は酸素を取り込んで反応しているのでわずかに電池の容量は消耗する。このため，間欠的に使用していても，期待された電池寿命が得られないことがある。

（3） 乾燥と炭酸ガスに弱いので注意が必要である。原理の性質上，電池内部の水分蒸発や，炭酸ガスとの反応で電池寿命が極端に短くなることがある。

6.10.9 イヤモールド，シェル

個々人の耳型により作成するイヤモールドやオーダメイド補聴器用シェルは，音響的な安定性を確保することはもちろんのこと，形状が合わずにきつすぎて痛みや炎症が起こらないように，あるいはゆるすぎて音漏れや，脱落しやすいことがないように注意が必要である。

イヤモールドやシェルの材料は，補聴器を装用中は常時外耳道に接触するので，人体へ及ぼす影響の少ないものが使用される。

生体に安全とされる材料であっても，まれにアレルギー反応などで皮膚に炎症が起こることがある。このような場合は耳鼻科医師の診断/治療を受けるよう促し，アレルギー反応を回避できる材料への変更などを製造メーカなどに相談して対処することが望ましい。

引用・参考文献

1) 財団法人テクノエイド協会：補聴器技能者講習会テキスト（2006）
2) 財団法人日本規格協会：JIS C 5512：2000（補聴器）
3) 岡本途也監：補聴器コンサルタントの手引き（第6版），リオン株式会社
4) 耳と補聴器早わかり，リオン株式会社
5) 有限責任中間法人日本補聴器工業会：補聴器用語集（2006）

部門7 医用システム

7.1 概　　　説

　病院において高度医療システムを効率的に運用し，患者サービスの向上と安全性の向上，業務の効率化などをはかるため，コンピュータネットワークによる情報化が進んでいる。また，昨今のメタボリックシンドロームに代表される現代病に対しての予防においても，コンピュータ化によりトレンド（経時的な変化）データの表示や画像データの取込み，またヘリカルCTを使用した肺ドック，MRIを使用した脳ドックなどが普及してきている。

　また，高齢者や地域住民への医療と福祉サービスでは，在宅医療の推進や地域健康医療情報システムの充実が求められている。救急時や災害時における医療の対応として，病院間や行政機関と医療機関との連携も必須になっている。

　コンピュータの世界では大型のコンピュータによる集中的な処理形態から，コンピュータの小型化と高性能化により，複数のコンピュータ（サーバ）を分散的に配置し，それぞれに適した処理を行うダウンサイジング化と，分散化されたコンピュータ資源の共有と情報伝達のため，各サーバの間を高速のLANで接続するネットワーク化（**表7.1**）が進み，その規模も全世界に広がりつつある。

　また，オープンシステムにより，多くの異なったコンピュータにおいてハードウェアベンダによらず，国際標準や業界標準（デファクトスタンダード）のネットワーク，OS（オペレーティングシステム）の環境下でソフトウェアが動作できることにより，多くのソフトウェアやデータの利用が容易になる。コンピュータが日常のいろいろな場面で使われ，扱える内容も文字や数値データだけでなく，図形や画像，音声も処理できるようになっている。世界に張り巡らされたネットワークにより，電子郵便（電子mail）や電子掲示板，電子会議のようなコミュニケーションの機能と，多くのメディアをリアルタイムで使用することにより，時間と距離を意識させることなく扱うことができるようになった。

　医療の場においてもオープンシステムの流れを受け，標準化が進められている。医療システム業務間（医事業務，診療支援業務，検査室業務，給食業務など）の情報交換の標準化としてHL7（Health Level Seven[1]）規約が作られており，普及化と規約の充実がはかられている。

　医用画像の伝送方式の標準化では，DICOM（Digital Imaging and Communications In Medicine[2]）規格が制定されている。DICOM規格では画像の登録，参照，ハードコピーなどのサービスクラスが定義され，装置間でネットワークにより接続ができるように

表7.1 医用システム一覧

- 病院情報システム
  - 診療支援システム
    - オーダシステム
    - 臨床検査システム
    - 患者監視システム
    - 放射線科情報処理システム
    - 病棟システム
  - 診療関連システム
    - 患者予約・案内システム
    - 調剤システム
    - 給食管理システム
    - 病歴管理システム
  - 医事会計システム
    - レセプト作成システム
    - 医事統計システム
  - 病院管理システム
    - 物品管理システム
    - 薬剤管理システム
    - 財務管理システム
    - 経営管理システム
  - 研究・教育システム
    - ティーチングファイルシステム
- 地域医療情報システム
  - 結核・感染症サーベイランスシステム
  - 救急医療情報システム
  - 僻地医療情報システム
  - 病診連携システム
  - 在宅医療支援システム
  - 住民検診システム
- その他
  - 健康管理システム
    - 総合健診システム
    - 専門ドックシステム
    - 健康増進システム
  - テレメディシン
    - テレカンファレンスシステム
    - テレラジオロジーシステム
    - テレパソロジーシステム

なる．規格を採用することによりそれぞれ異なったメーカや装置を問わず，例えばX線CT装置からの画像を表示装置や，ハードコピー用プリンタへ伝送することが容易に行える．また，HIS（病院情報システム）やRIS（放射線科情報処理システム）などの関連システムとのデータ交換を想定し，患者情報，検査予約情報，実施情報を定義している．

オフライン方式で画像データやすべての医療情報（心電図，臨床検査データ，レポートなど）を記録媒体へ電子的に保管し，かつ有効利用するための規格作りも自治体単位で施行されている．可搬型大容量の記録媒体を使用し，専用のメディア（記録媒体）とドライブ装置の組合せにより，セキュリティ機構と改ざんができないようになっている．

ICカードを個人にもたせ，基本情報や診療記録，検診データなどを記録し，総合的に管理する地域医療情報システムもいくつかの自治体で施行されている．

医療情報は生化学検査の数値データや心電図などの波形データ，X線や内視鏡，超音波検査などの画像データ，レポートなど多種多様な情報を患者単位に統合することが診療の質の向上につながるため，マルチメディアとして扱うことが適している．標準化やシステム化によりオープンな環境になりつつあるが，病院内外での医療情報の活用においては，プライバシーの保護の面からセキュリティの確保が重要である．

引用・参考文献

1) 木村道男，ほか：HL7をベースにしたメッセージ通信による病院情報システムの構築（経過報告），平成5年度国立大学附属病院医療情報部門連絡会議プログラム及び医療情報システムシンポジウム論文集，37-39（1994）
2) Digital Imaging and Communications in Medicine, NEMA（1994）

7.2 総合健診システム

〔1〕 は じ め に

2005（平成17）年の厚生労働省「人口動態統計」によると，日本の三大死因は，がん，心臓病（狭心症，心筋梗塞など），脳卒中（脳梗塞，脳出血など）の順で，これらは三大生活習慣病と呼ばれ，死亡割合全体の約58.4%[1]に達している．この生活習慣病には高血圧症，糖尿病，肝疾患，動脈硬化，高脂血症，痛風なども含まれ，壮年期や老年期に多く発症し，初期では自覚症状がほとんどないため見過ごされやすく，また完治しにくいという共通点がある．そこでまず早期発見が重要視されている．この早期発見をターゲットに，生活習慣病のスクリーニング（ふるい分けのことで，1次健診ともいう）をするのが総合健診である．

さて，健診という用語については，「健診」と「検診」があり，この使い分けは一般的にはつぎのように定義される[2]．この項で扱う「健診」は健康診断の略であり，「総合健診」は総合的に健康状態を検査して診断する場合に使用される．また「検診」は，特定の臓器などについて病気にかかっているか検査して診断する場合（肺がん検診など）や，特定地域の多人数を対象に健康診断を実施する場合（集団検診）に使用される．さらに「2次検診」という言葉は，スクリーニング（1次健診，検診）をして，異常と判断された場合，確定診断のために2次的に受ける精密検査を意味する．

〔2〕 沿　　革

日本の健診の最初は，1954（昭和29）年国立東京第一病院（現在の国立国際医療センター）で6日間の「短期入院総合精密身体検査」という名称で開始された．このとき，船がドック入りして点検・補修後つぎの航海に備えることにたとえて，「人間ドック」という名称で新聞に紹介されたため，一般化した．その後検査期間を短縮して，経済的な1泊2日の「短期人間ドック」が1958（昭和33）年に聖路加国際病院で開始された．さらに「日帰り人間ドック」も誕生し，これらの人間ドックに情報処理機能が加えられ，発展して現在に至っている．

一方，総合健診システムの母体となったのは，米国のKaiser Foundation Health Planである．カリフォルニア州オークランド市にあるKaiser財団は，健診にシステム工学の考えを導入し，コンピュータに自動化した検体検査機器を接続して，データ処理を行うシステムを構築した．1964（昭和39）年，世界で最初のシステムがOakland Clinicで事業化され，1日100人以上に40項目の検査を行い，飛躍的な処理能力を実証した．このシステムは，AMHTS（Automated Multiphasic Health Testing & Services）の名称で米国において普及した[3]．日本ではこのシステムを手本にした「自動化健診システム」が，1970（昭和45）年5月に初めて運用を開始し，これは「3時間人間ドック」とも呼ばれた．その後，医用機器やME機器の進歩，コンピュータ技術，画像診断技術の向上などにより改良が加えられ，現在の「総合健診システム」が築き上げられた．

また，受診者数も増加の一途をたどっており，（社）日本病院会の予防医学委員会報告[4]によると，2003（平成15）年現在，一日人間ドック（総合健診）受診者は約174万人であり，これは1994（平成6）年の約1.5倍にあたる．一日病院外来ドックは約126万

人，一泊人間ドックは約34万人が受診しており，日本病院会の一日人間ドック指定の健診施設は292か所，一泊人間ドック指定施設は628か所である。なお日本総合健診医学会は，1985（昭和60）年から「自動化健診」を「総合健診」と改称している。

〔3〕 総合健診の目的

コンピュータを利用して多項目の検査を効率よく短時間で行い，疾病の早期発見・早期治療（2次予防）と疾病の予防（1次予防）が目的である。従来はおもに2次予防に重点がおかれていた。近年は，予防医学的な面を重視した1次予防に重点が移行しつつある。特に生活習慣病は生活習慣（食事，運動，ストレス，飲酒，喫煙など）と深い関係があるため，これらのデータ（問診情報）と検査データを合わせて評価することが重視されてきている。この評価をもとに生活習慣を指導・改善することは1次予防となり，受診者のQOL（quality of life，生活の質）の向上につながる。

〔4〕 総合健診システムの構成

システム構成は，データの処理・保管を行うコンピュータを中心に，予約・受付・データ入力・面接などのための端末，宛名ラベル・成績表・請求書などを発行するプリンタが基本である。さらに規模が大きい場合には，問診入力や判定入力用の光学式文字／マーク読取り装置，成績表出力は視覚的に見やすくするためにカラープリンタなどが追加される。なお，機能的に見た場合には，自動化された各種ME機器（血圧計や身長体重計など）とコンピュータをオンライン接続してデータ収集を行う部分，収集したデータを処理する部分（判定支援，料金計算，統計など），データを保管する部分，保管したデータを出力する部分（各種データの表示や成績表・統計表の発行など）から成り立っている。

〔5〕 総合健診施設内業務の流れ

運用により業務の流れも異なり，また施設によりコンピュータの使われ方も違うが，大規模でコンピュータを駆使した施設における業務の流れの例を図7.1に示す。図に示すように，「準備業務」，「当日業務」，「後日業務」の三つに大別される。「準備業務」には受

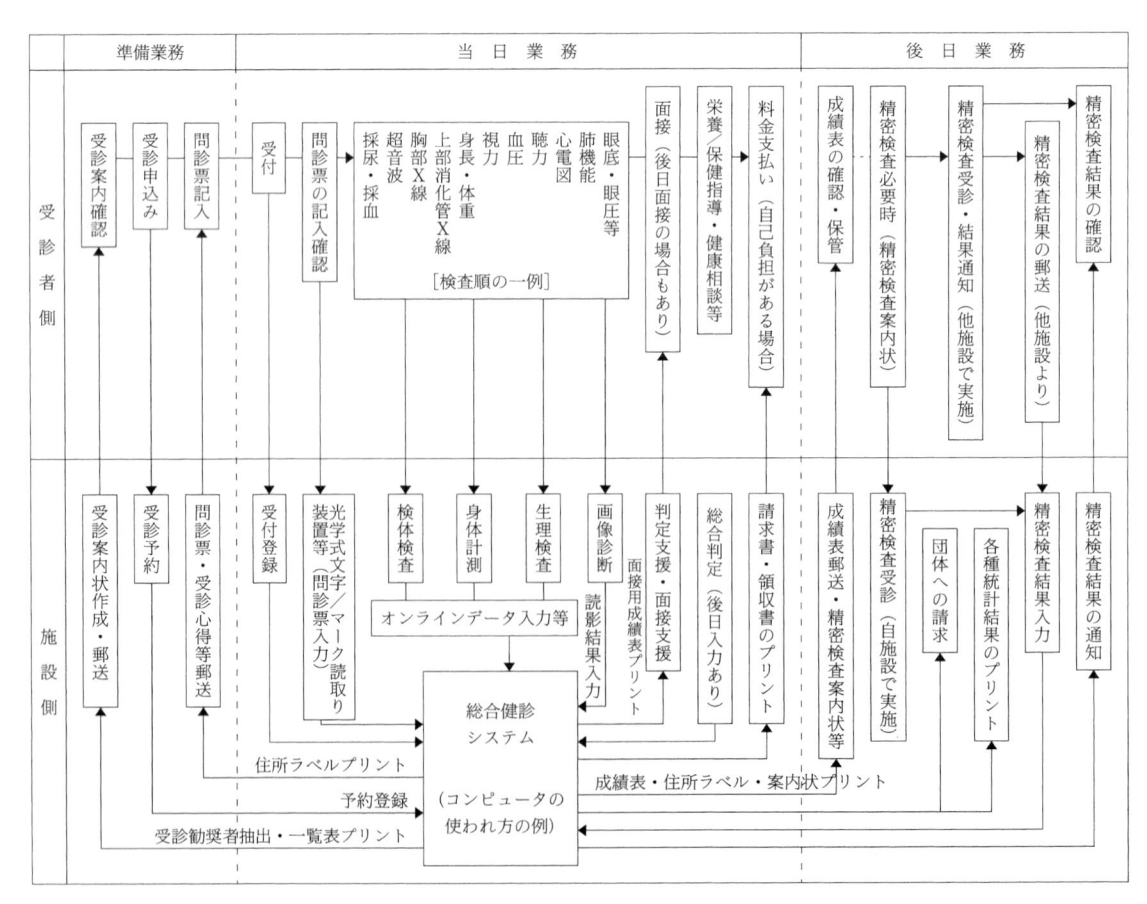

図7.1 施設内健診業務の流れの例

診を勧奨するための受診者抽出，案内状の発送，予約業務などがある。「当日業務」には，受付，問診データの入力，各種検査データのオンライン収集，判定支援，総合判定とその入力（後日業務となる場合がある），請求業務などがあり，当日の午後に受診者に対し面接が行われる。「後日業務」には，成績表の郵送，精密検査（2次検診）の指示・管理，各種統計表の出力などがある。

〔6〕 検 査 項 目

総合健診で実施される検査項目は，施設の特長を出すため施設により多少異なる場合があるが，日本総合健診医学会の基準検査項目[5]を表7.2に示す。

検査には身体を直接調べる生体検査部門と，受診者から採取した血液・尿・便を調べる検体検査部門に大別される。基準範囲（正常値，参考値，健常値，認容値，正常範囲などといわれてきた）は，健常人集団について求めた測定値の分布を正規分布とみなして，統計学的に処理した中央部分の95％（平均値±2SDが一般的な慣習として用いられる）の範囲をいい，選定基準をもとにして求める[6]。

〔7〕 判 定 支 援

検査結果に対して医師が判定を行うが，検体検査や生理学的検査などの検査項目については，基準範囲（上限値，下限値）をあらかじめコンピュータに登録しておき，この基準範囲と検査結果を比較する。判定支援の方法は施設により異なる。例えば，基準範囲外の検査値には表示画面や成績表にマークで明示する場合や，基準範囲からのずれに応じて，自動的に判定コードや所見メッセージをかりに導出する場合などがある。

このような判定支援は，判定基準の統一，見落としの防止，医師の負担軽減などに役立つ。なおX線検査などの読影結果は，端末または光学式文字/マーク読取り装置などから入力される。

成績表に出力された判定結果は，医師が確認・修正する。判定コードの分類は，日本人間ドック学会[7]の基準では，A＝異常なし，B＝軽度異常あるも日常生活に支障なし，C＝軽度異常あり生活習慣改善を要す，D1＝要医療，D2＝要精密検査，E＝現在治療中の6種である。総合判定が行われる場合は，当日または後日医師により行われ，結果はコンピュータに入力されるとともに保管される。

〔8〕 面接・後日業務

判定が行われた後，問診回答表や成績表（比較のため過去の検査結果を含む場合もある）がプリントされ，午後の面接の準備が行われる。これらのプリントされた結果をもとに，医師は受診者に対して説明・指導を行う。コンピュータに蓄積された検査履歴を時系列的に画面に表示して経過を受診者に説明したり，栄養・保健指導，健康相談や健康教育を行ったり，体力測定の結果表をもとに運動指導を行う施設もある。検査の結果や判定，総合判定などがすべて入力された後

表7.2 基準検査項目

区　　分	検　査　項　目
身体計測	身長 体重 肥満度 BMI
生　理	血圧測定 心電図 心拍数 眼底検査 眼圧検査 視力検査 聴力検査 肺機能検査
X線・超音波	胸部X線 上部消化管X線 腹部超音波
生化学	総タンパク A/G アルブミン クレアチニン 尿酸 総コレステロール HDLコレステロール LDLコレステロール 中性脂肪 総ビリルビン AST（GOT） ALT（GPT） γ-GTP ALP 血糖（空腹時） HbA$_{1c}$
血液学	赤血球 白血球 血色素 ヘマトクリット 血小板数 MCV MCH MCHC
血清学	CRP 血液型（ABO） 血液型（Rh） ガラス板法または凝集法 HBs抗原
尿	タンパク 尿糖 沈渣 潜血 比重
便	潜血
問診・診察	内科
説明・教育・指導	

に成績表などがプリントされ，医師が内容を最終的に確認して受診者に郵送する。なお，検査でなんらかの異常が判明した場合には，確定診断のために精密検査案内状もいっしょに送付する。精密検査の結果は，総合健診システムでフォローされる。

さて，総合健診で重要なことは，まず毎年受診することである。これにより健康であることが確認でき，また健康時の値も把握することができる。さらに同一施設で受診することにより，データの経年変化がわかる。健康状態からのわずかな変化もキャッチできるため，疾病予防の対策を早めに立てたり，生活習慣改善の効果を時系列的に確認することができる。

〔9〕 専門ドック

社会環境の変化，CTやMRIなど画像診断装置の進歩，高齢化社会への急進などを反映して，いろいろな専門ドックが誕生している。心の健康を評価・指導する「ストレスドック」，マルチスライスCTを利用した「肺ドック」，脳卒中や老人性認知症の早期発見・予防のための「脳ドック」，閉経期以降の女性に多い骨粗鬆症の早期発見・予防のための「骨ドック」，虫歯・歯周病・口腔内の健康状態などを検査する「歯科口腔ドック」，心臓や大腸などに特化して詳細に検査する「臓器別ドック」，女性特有の臓器（乳房，子宮など）の健康診断を中心に骨ドックを組み合わせた「レディスドック」，PET（陽電子放出断層撮影）装置を利用してがんを早期発見する「PET（-CT）健診」，加齢による老化を総合的に検査する「アンチエージング（老化度判定）ドック」など，専門ドックも多種多様化してきている。将来的には，遺伝子診断の分野も期待が大きい。

〔10〕 特定健診・特定健康指導について

2005（平成17）年12月の厚生労働省の「医療制度改革大綱」において，中長期的な医療費適性化の方策として「生活習慣病の予防」に主眼をおくことが決定された。また，2006（平成18）年1月に政府の高度情報通信ネットワーク社会推進（IT）戦略本部が策定した「IT新改革戦略」でも，「個人の健康情報の生涯にわたる管理の推進」が，「レセプトのオンライン化」と並んで重要テーマとして策定された[8]。

さらに，それらを具体的に進めるために，2006（平成18）年6月に高齢者医療法が成立し，2008（平成20）年度より各保険者（国民健康保険，健康保健組合，政府管掌健康保険組合など）に対し，40歳から74歳のすべての組合員の健診，その中でリスクを含む対象者への健康指導を行い，最終的にその集団の有病率を下げていくことが義務化された。ここで行われる健診，指導は「特定健診」，「特定健康指導」と呼ばれ，その項目，検査の内容，判定の基準，データのフォーマットなどが標準化され，「標準的な健診プログラム」としてまとめられているところである[9]。

人間ドックで実施している検査にとって，ここで規定されていく項目は，腹囲などの新しい項目もあるが，その他はサブセットとなると考えられる。ただ，掲記「標準的な健診プログラム」によると，データを保険者に送付する際に標準的なフォーマットを使用すること，個人情報の取扱いに留意することなど，過去病院情報システムに対して適用されてきた安全管理に関するガイドライン[10]なみのセキュリティが要求されていくことが十分に考えられるため，システムの構築基盤に関しては，大きな変革点を迎えていくと考えられる。

〔11〕 今後の展望

今後，つぎのような健診システムの変化が見込まれる。

まず，面接時に受診者へのインフォームドコンセントを充実させるために，画像や，過去の健診結果を参照しながら医師が結果を説明することが求められる。このためには，X線診断装置などをフィルムレス化し，PACSと組み合わせて読影するための読影支援システム，その結果を面接時に表示する面接支援システム（**図7.2**）などの普及が進んでいくと思われる。

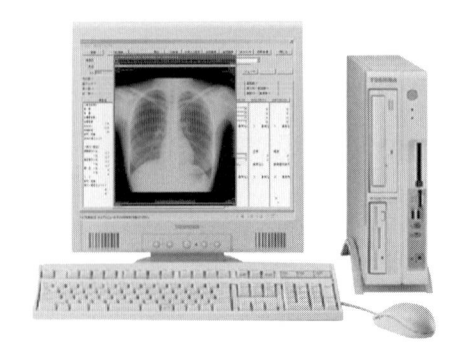

図7.2 面接支援システム

つぎに，受診者が安心して受診できるように健診施設の機能を評価し，質の向上を目指す総合健診施設機能評価機構[5]や人間ドック・健診施設機能評価[12]による認定がさらに進んでいく。この重要な要素が，「安全・安心な」データ管理であり，健診システムにも「医療情報システム」として必要かつ十分な安全管理対策が必要となる。

さらに，今後保険者による健康管理が進むに従い，ネットワークを利用し地域，職域の健康管理を行うシステムが必要となり，健診施設どうしや複数の医療機関と提携が進む。

このため，施設ごとの精度管理，交換するデータの標準化が必要となる．例えば，施設による検査方法や単位が異なると基準範囲の比較が難しいが，SDI（Standard Deviation Index）という共通尺度を用いて，検査結果のSDI表示[11]の取組みが行われている．

加えて，国家レベルの取組みとしては，問診および生活習慣と健診の検査データなどをもとに，疫学的な統計データを活用して，国民レベルの健康管理に資することが期待される．例えば，健康危険度を評価・予測するシステムとしてHRA（Health Risk Appraisal）があるが，生活習慣病の1次予防のための積極的な生活習慣改善の動機づけの健康教育であり，その成果が注目されている．

最後に，総合健診システムを病院情報システムやPACSと接続して，個人の生涯にわたる記録をとり，個人の健康管理に資することが予測される．今後のEHR（Electronic Health Records）の発展に大きく期待するところである．

引用・参考文献

1) 厚生労働省：平成17年人口動態統計月報年報（概数）の概況　主な死因別死亡数の割合（2005）
2) 三輪卓爾：メディカルレビュー，**49**，59-64，東芝メディカル（1993）
3) 岩塚　徹：日本総合健診医学会誌，**20**-suppl., 9-14（1993）
4) （社）日本病院会：予防医学委員会報告（人間ドックの現況）（平成16年3月現在），1-8（2004）
5) 総合健診施設機能評価機構：優良総合健診施設認定基準と手続き要領，日本総合健診医学会誌，**33**，6，587-591（2006）
6) 河合　忠，ほか：広範囲　血液・尿化学検査　免疫学的検査―その数値をどう読むか―（上巻），日本臨床，**53**，9-41（1995）
7) 後藤由夫，ほか：健診判定基準ガイドライン，19-21，文光堂（2003）
8) 高度情報通信ネットワーク社会推進（IT）戦略本部：IT新改革戦略（2006）
9) 標準的な健診・保健指導プログラム（暫定版）：第1回保険者による健診・保健指導の円滑な実施方策に関する検討会，配布資料3（2006）
10) 厚生労働省：医療情報システムの安全管理に関するガイドライン（2005）
11) 総合健診での一次予防における予知予防へのアプローチ：日本総合健診医学会誌，**29**，2，522-529（2002）
12) 人間ドック・健診施設機能評価実施要項（案）：健康医学，日本人間ドック学会誌，**18**，4，547-578（2004）

7.3　病院情報システム

病院におけるシステム化は，一般の企業と同じく会計に関する管理から行われ始めた．その中で現在最も普及しているシステムは，医事会計システムと呼ばれるもので，このシステムは，患者の負担割合に応じた会計処理を行う窓口会計業務と，審査機関へ請求する診療報酬請求明細書を作成する請求業務が主である．

また，診察券発行機，再来受付機，カルテ検索機，薬袋発行機，自動錠剤分包機などとオンライン化，トータル化することで，効率化や患者サービスの向上に役立てている．

病院におけるその他のシステムとしては，放射線部門システム，臨床検査部門システム，薬剤部門システム，病棟システム，診療/検査予約システム，病歴管理システム，給食管理システム，物品管理システムなどがある．大・中規模病院においては，オーダシステムと呼ばれる，医師が処方・検査などのオーダ（指示）を直接端末から入力するシステムが導入されてきている．最新のシステムとしては，カルテ情報を端末から入力して管理できる電子カルテシステムや，医用画像を診察室に設置した端末の画面に表示できるシステムが大規模病院を中心に導入されている．

最近の病院の情報化は急速に進んできており，第1世代の医療事務を中心としたシステムから，第2世代のオーダを中心としたシステム，第3世代の電子カルテを中心としたシステムへと発展してきている．最近では情報システムへの診療側への期待も高まり，発展期を迎えている．

病院情報システムの目的は，院内の各部門における情報を有機的に結合し，情報の流れを円滑化することによって，診療の水準と効率の向上に寄与することにある．

病院情報システムにおけるサブシステムを**表7.3**に，外来業務の流れと病棟業務の流れをおのおの**図7.3**，**図7.4**に示す．

表7.3　病院情報システムにおけるサブシステム

1．オーダシステム	8．医療事務システム
2．電子カルテシステム	9．診療検査予約システム
3．放射線部門システム	10．病歴管理システム
4．臨床検査部門システム	11．給食管理システム
5．患者監視システム	12．物品管理システム
6．薬剤部門システム	13．財務管理システム
7．病棟システム	14．経営管理システム

7.3.1　オーダシステム

オーダシステムは，医師が診察時に発生する薬や検査などのオーダを，処方箋や検査依頼伝票を作成する代わりに，医師が直接，コンピュータに入力することにより，相手部門に迅速かつ正確に伝達するシステムである．看護師が医師の指示の下でオーダを入力する

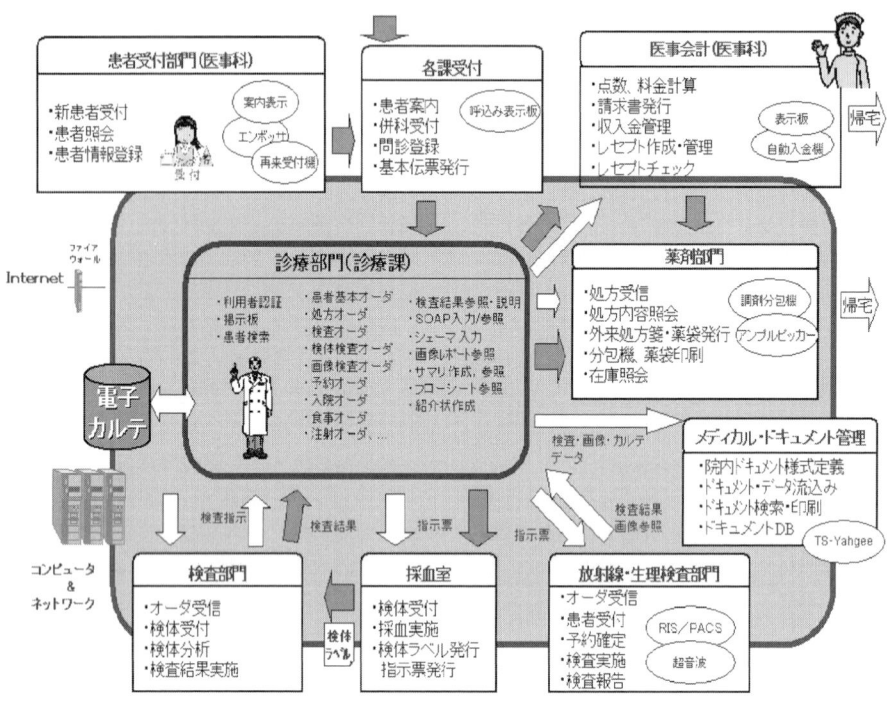

図7.3 外来業務の流れの例

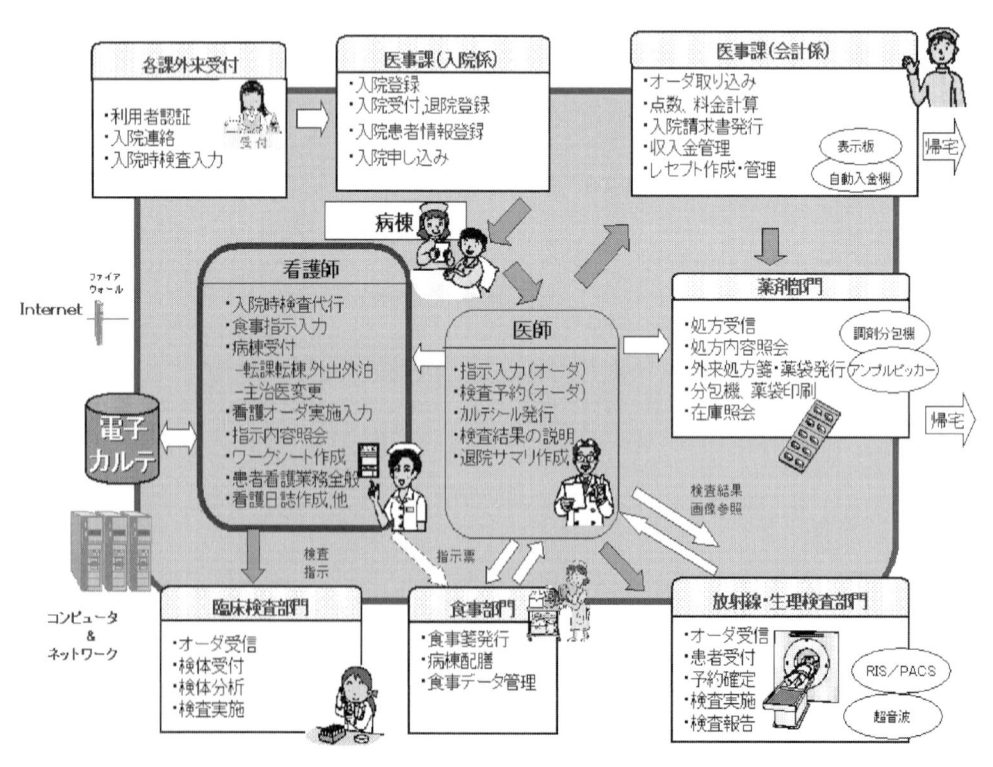

図7.4 病棟業務の流れの例

場合もある．診察時に医師が入力した薬の処方の妥当性チェック，検査の重複チェックなどを行うとともに，検査結果を迅速に医師に返送することなどにより診療の質の向上に寄与するシステムである．オーダの発生時に情報を受け取ることができる薬剤部門，検査部門では調剤，検査に早く着手できるので，患者の待ち時間が短縮できる．また，会計部門では，医療行為が医師によりすでに発生時点で入力されているので，処理が大幅に減少し，会計の待ち時間が短縮できる．

オーダシステムと他の部門（薬剤，検査，看護，給食，会計など）システムとリンクすることによりデータの一元化がはかられ，総合病院情報システムの構築が可能となる．オーダシステムは，これまでの病院情報システムが事務部門対象から診療部門対象に発展し，質的変化を遂げるのに寄与した．図 7.5 にオーダの指示編集/表示画面を示す．

7.3.2 電子カルテシステム

電子カルテシステムは，患者の診療情報すべてを電子化することで医師，看護師をはじめとした病院内のすべての医療スタッフが参加できるメリットがある．

入力するカルテ情報としては，オーダシステムで扱う投薬，検査の情報に加えて，所見，心電図などのチャート，X線，超音波，内視鏡などの画像，眼底写真などが考えられ，システムの構築は容易ではないが，完成すればペーパレス，フィルムレスとなり，運用上，保管上の多大なメリットが生ずる．また，電子カルテの作成時に POMR（problem oriented medical record），SOAP（subject, object, assess-ment, plan）などの手法を使って情報を体系化することも可能となる．図 7.6 に SOAP 手法を使った所見表示画面例を示す．

7.3.3 放射線部門システム

放射線部門システムは放射線部門内の業務を支援するシステムで，検査予約受付，当日検査受付，検査データ入力，実施結果の転送，検査記録管理，フィルム貸出管理，読影レポート作成，帳票出力，在庫管理な

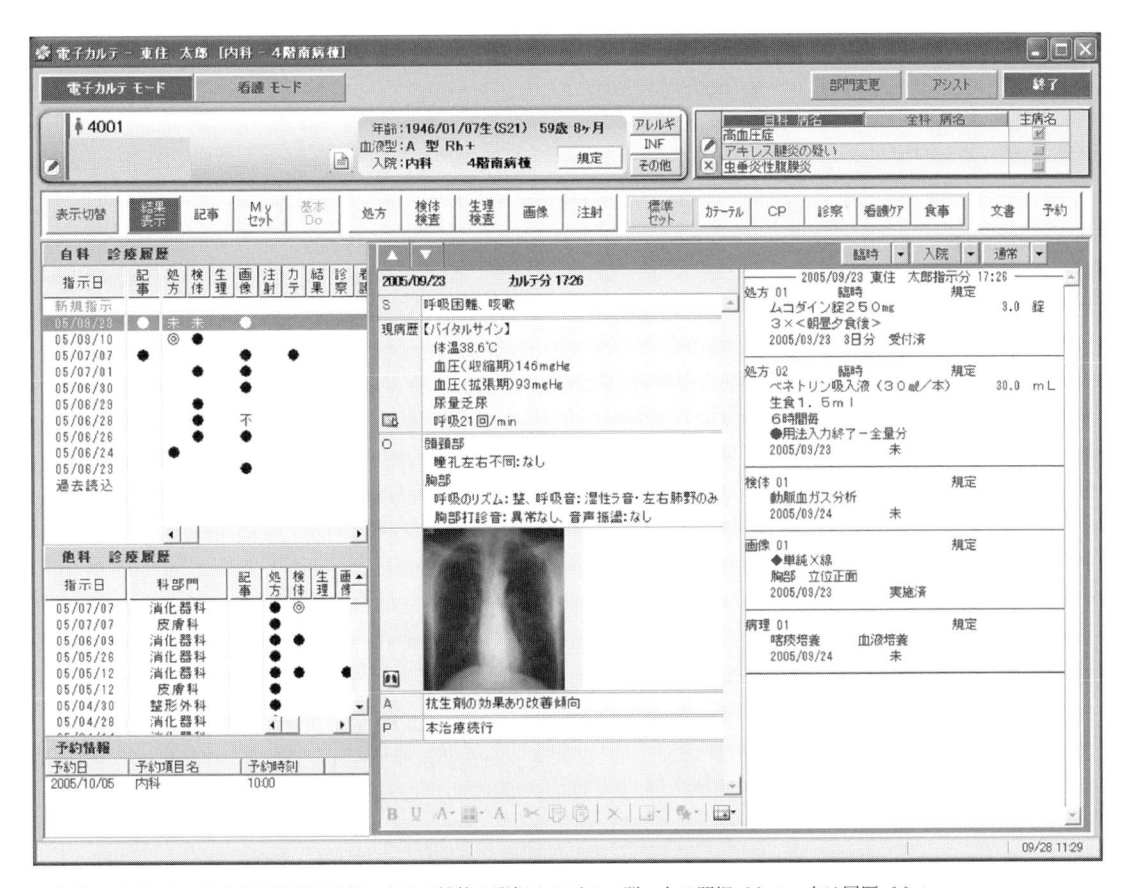

〔注〕 画面左上が患者基本情報表示部，右上が機能を選択するボタン群，左は明細パネル，右は履歴パネル

図 7.5　指示編集/表示画面

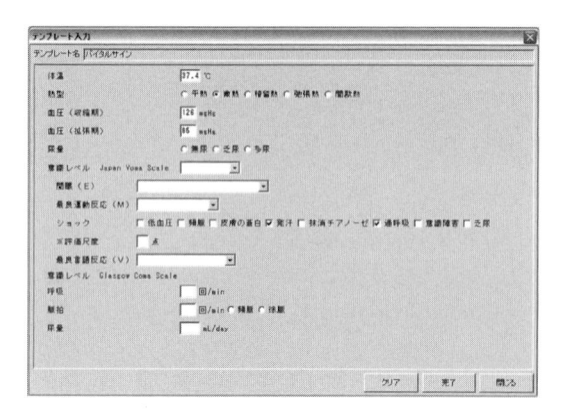

図7.6 SOAP手法を使ったテンプレート画面例

どの機能がある。

7.3.4 臨床検査部門システム

臨床検査部門には検体検査部門と生理検査部門とがある。コンピュータ化が進んでいるのは検体検査、心電図検査、肺機能検査などであり、検体検査の中でも生化学検査、血液学検査と尿検査は自動化率が高い。

コンピュータ化の内容としては、検査過程での情報処理の自動化と他部門とのデータ交換の両面がある。結果を迅速（例：30分以内）に出して、早期診断、治療に寄与しているシステムもある。図7.7に臨床検査部門システムの目的と効果を示す。

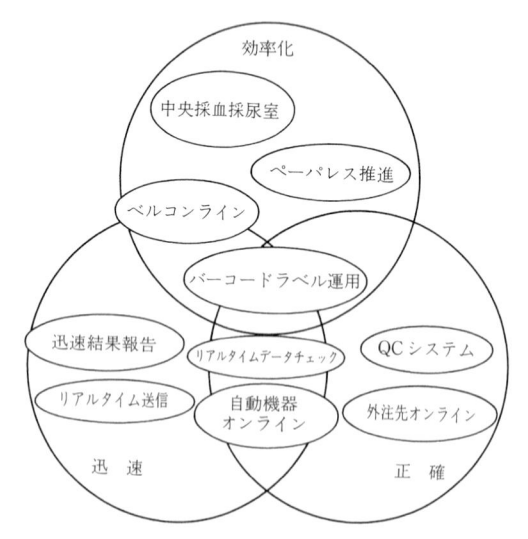

図7.7 臨床検査部門システムの目的と効果

7.3.5 患者監視システム

患者監視システムは、主として重症患者のバイタルサイン（心電図、血圧、心拍数、体温、呼吸数など）を自動的、かつ連続的に計測し、危険になると医師や看護師に警報を発するシステムである。このうち、重症心疾患患者の心電図の不整脈を主体として監視するCCUは効果が評価され、普及している。詳細は本書の部門2「生体情報モニタ」を参照されたい。

7.3.6 薬剤部門システム

薬剤部門システムには、調剤支援システムと医薬品管理システムとがある。調剤支援システムは調剤業務を支援するもので、処方監査、進捗管理、投薬表示機能などがある。医薬品管理システムは薬品の在庫管理を行うシステムで、病棟、診療科への払出し、問屋への発注、薬品の入庫を主として取り扱う。

7.3.7 病棟システム

病棟システムは、主として病棟の看護業務情報を扱い、指示・看護記録表、看護業務一覧表などのワークシートの発行、温度板（検温表）の自動作成などを行う。看護スケジュール作成、看護勤務スケジュール作成支援機能もある。図7.8に指示・看護記録表の例を、図7.9に温度板の作成例を示す。

7.3.8 医事会計システム

病院事務においてコンピュータ化の効果が大きいのが、窓口会計業務と診療報酬請求業務である。その理由として、作業内容は複雑であるが、保険制度、診療報酬請求制度に基づいているため、制度の改正がない限りは処理方式は固定的であること、作業量は膨大であるが処理は患者ごとに繰り返す、繰返し作業であることなどがあげられる。制度の改正は2年ごとに行われる場合が多く、そのつどソフトの修正を行っている。対象部門として、医科、歯科、調剤、施設があり、医科部門で、病院ではほぼ100％が、診療所でも70％強で導入されている。

医事会計システムは病院情報システムの中核に位置し、これから導入してトータルシステムへと拡張するケースが多い。また、診察券発行機、再来受付機、薬袋発行機、自動錠剤分包機などと接続することでさらに効率化がはかれる。図7.10に業務の流れを示す。

7.3.9 診療/検査予約システム

診療待ち時間の短縮と検査業務の効率化を目的としたシステムである。予約時間と実際の時間とのずれは避けられないが、予約に基づくカルテの事前配布が可能となるなど、予約制度がない場合に比べてはるかに効率がよい。

7.3 病院情報システム

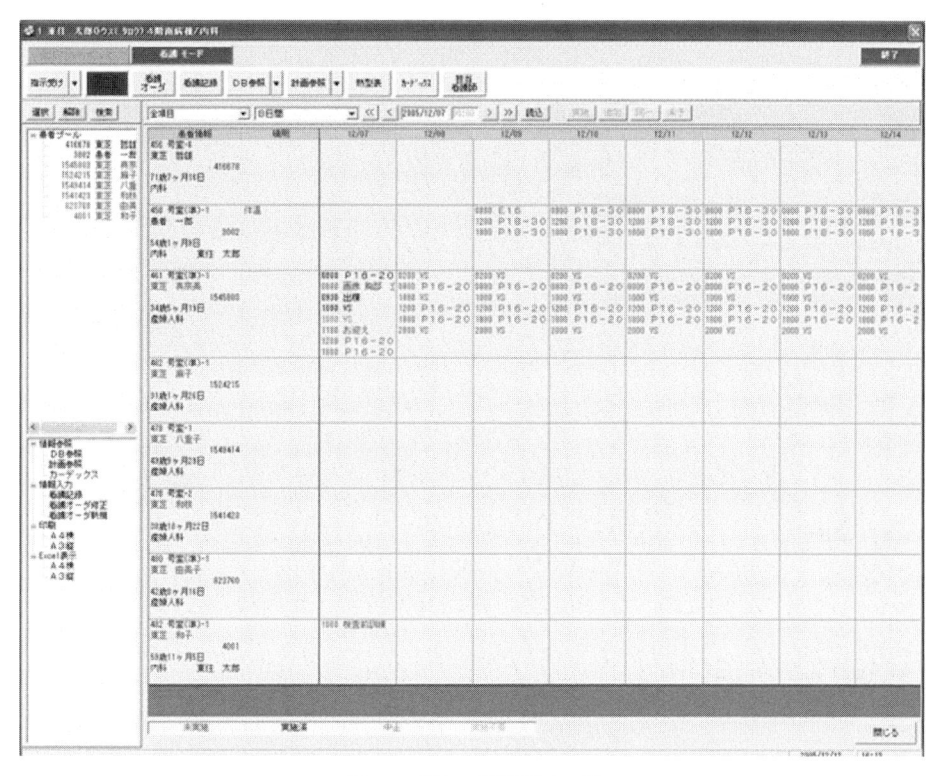

図7.8 指示・看護記録表の例

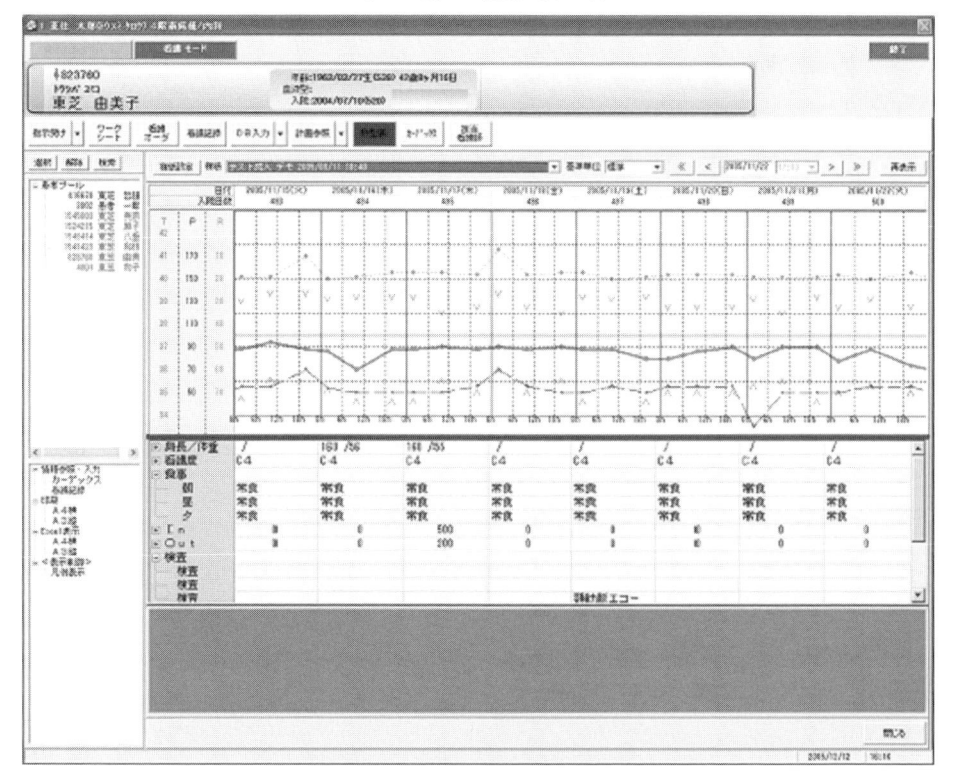

図7.9 温度板の作成例

図7.10 医療事務システム業務の流れ

7.3.10 病歴管理システム

カルテ・フィルムを管理するシステムで，要求に基づく払出し，不在証明管理などを行い，自動搬送系との統合システムもある。

7.3.11 給食管理システム

病棟での食事指示システム，栄養科での給食システム（食数管理，献立表管理），食材発注システム，食材管理システム，栄養指導室での栄養指導システムなどがあり，患者の好みに合わせた配膳，適切な栄養指導，栄養科業務の省力化に寄与する。

7.3.12 物品管理システム

物品の発注から，購入・貯蔵・消費までを一元管理するもので，省力化，問合せへの迅速な対応，病院経営に有効な統計資料の提供，物品情報の一元管理が可能となる。

7.3.13 財務管理システム

一般会計システム，公営企業会計システム，固定資産管理システムなどがある。

一般会計システムには，総勘定元帳，貸借対照表などの月次財務諸表作成と，貸借推移表，損益推移表などの管理資料作成と，給与計算機能などがある。公営企業会計システムには一般会計システムに加えて予算管理機能が加わる。

7.3.14 経営管理システム

病院の経営分析を行うのに有効な情報を提供するもので，医業損益，医業収益，医業費用，来院状況，入院状況などの分析を行う。医業情報としては，保険収入，施設収入，給与・材料費，光熱・給水・燃料費，減価償却費，研究費などがあり，来院・入院情報としては，地区別来院情報，病棟・病室情報などがある。

図7.11に病院情報システムの構成概要例を示す。

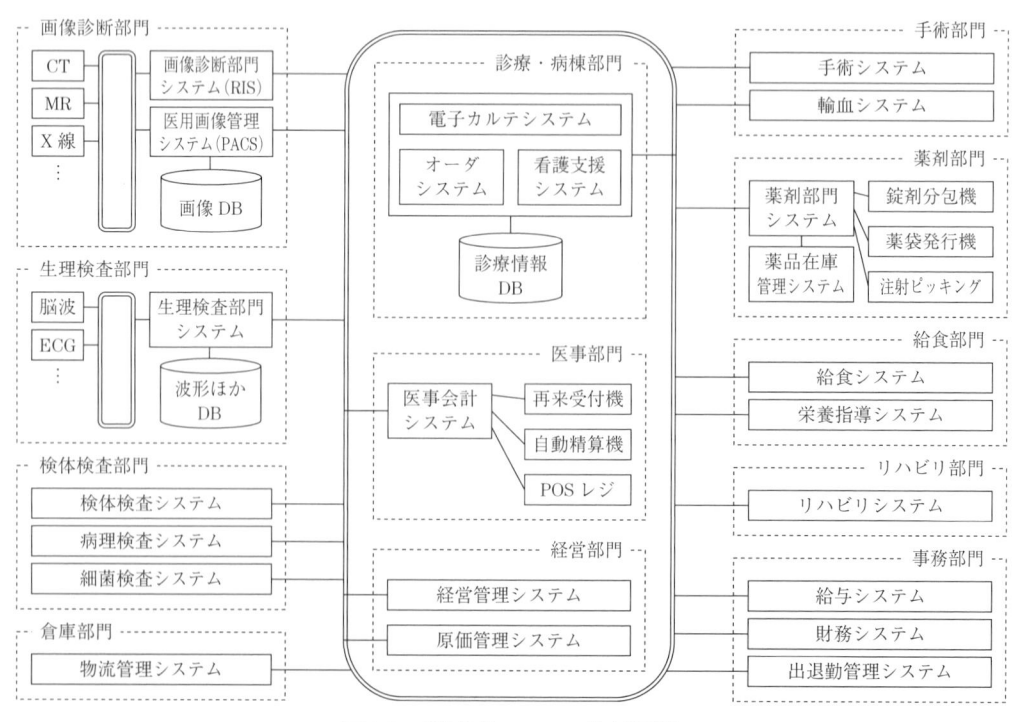

図7.11 病院情報システムの構成概要例

7.4 地域医療情報システム

これまでの医療情報システムは，病院，診療所，薬局などの医療機関ごとに導入され，発展するという経過を歩んできた。それぞれの医療機関内での効率化や医療の質向上が，医療情報システム導入のおもな目的であり，その範囲で効果を実現してきた。

しかし，21世紀を迎えてから，医療情報システムは急速に変化し始めた。医療IT化を国家の重要戦略と位置づけるようになったからである。

2006（平成18）年1月，内閣から「IT新改革戦略」が発表され，その重要施策の筆頭に「ITによる医療の構造改革」が掲げられた。医療が抱える課題を医療IT化を通じて解決していこうとするものである。

重要な施策は以下の5点である。

① レセプトの完全オンライン化による事務経費削減と予防医療への活用
② 生涯を通じた健康情報の活用基盤作り
③ 遠隔医療サービスの推進
④ 電子カルテの普及と医療機関間における診療情報連携の推進
⑤ 医療・健康・介護・福祉分野全般での情報化推進

医療機関内のシステム化を中心とした医療情報システムから，ネットワークに結ばれた広がりのある医療情報システムへと変貌し始めている。近い将来は，図7.12に示す医療情報ネットワーク社会が完成されていくと予想する。その中の重要な要素として地域医療情報システムが位置づけられる。

地域医療情報システムは，医療機関の情報システムが中心となり，複数の病院・診療所などがネットワークで結ばれ，タイムリーに情報をやりとりするシステムである。

基幹病院とその周辺病院とを結ぶ病病連携システム，診療所と結ばれる病診連携システム，離島・山間部を結ぶ遠隔医療システム，自宅と結ばれる在宅医療システム，緊急時に救急車とも連携される救急医療システムなど，さまざまなシステムが地域医療情報システムを構成する。

このような情報連携を実現するには，いくつかの課題がある。システムで取り扱われる用語・コード，および情報交換規格の標準化が必須であり，医療情報の秘匿性から高度なセキュリティ要件も必要とされる。また，医療機関相互に円滑に連携できるかという運用面の課題もある。

行政においてもこれらを主導すべく，実証実験事業の企画，推進を実施しているところである。また，NPO，コンソーシアムなども活発に設立され，この実証実験にも参加している。将来は，このような先進取組み事例をベースに，全国各地に横展開され，地域医療情報システムが確立していく見通しである。

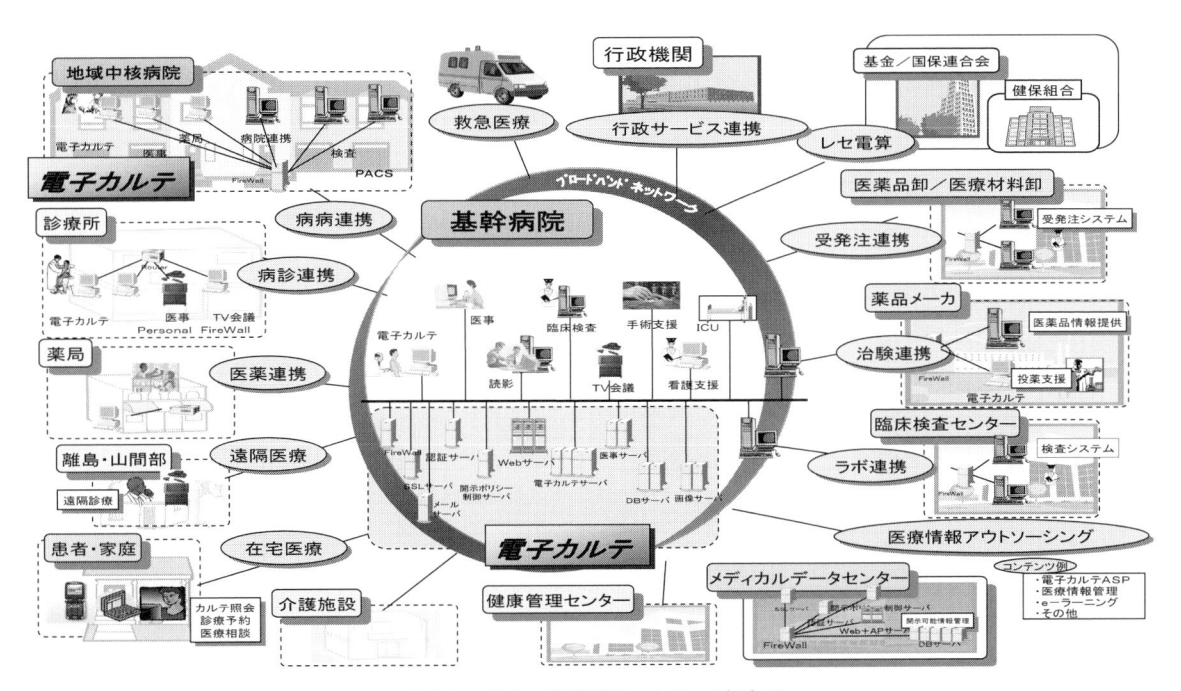

図7.12 将来の医療情報ネットワーク概念図

7.4.1 病診連携システム/病病連携システム

病診連携とは，病院と診療所が連携して医療を担うことであり，病病連携とは，基幹病院，地域中核病院とその周辺病院とが連携して医療を担うことである。

このような医療連携には，医療機関や医療資源の効率的運用という背景がある。従来は，一つの医療機関の中での完結型医療が中心であった。発症から治癒に至るまで，患者は同じ医療機関にかかっていた。大学病院などの高度化，専門化する大規模先進病院に患者が集中するという傾向があった。

しかし，これでは医療機関や医療資源が効率的に運用されているとはいえない。そこで行政は，医療機関の機能分担・役割分担を推進している。症状によって，急性期・療養期・在宅期に分け，それぞれの専門医療機関が，その患者の医療を担うというものである。

すなわち，患者の症状が快方に向かうのに従い，あるいは症状が悪化するのに従い，患者は最適な医療機関を選択することになる。その際，患者を他の医療機関に紹介すること，あるいは他の医療機関から受け入れるということが前提になる。その患者の病名・検査結果・薬歴などの医療情報を紹介元医療機関から受入れ先医療機関に提供することが求められる。不可能な場合，はじめから同じ検査や問診を繰り返すことになり，患者の負担が大きくなるとともに医療費の無駄使いにもなってしまう。

このような場面で利用されるシステムが病診連携システムおよび病病連携システムである（一般的には病診連携システムと総称されるため，以降は，病診連携システムと表現する）。

病診連携システムでのポイントは，複数医療機関どうしでの医療情報の共有である。そのためシステムには，つぎのような機能が必要となる（図7.13）。
① 紹介状・返書データ送受信
② 診療情報データ送受信
③ 診療予約取得

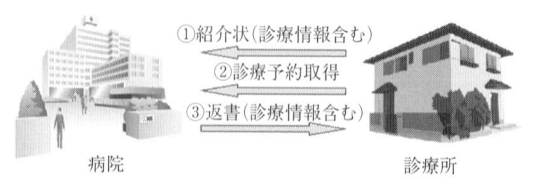

図7.13 システム化後の診療所から病院への患者紹介

病診連携システムを構築・運用するには，いくつかの条件がある。その条件整備・確立に向けて，医療機関に加え，医療情報システムに関係する行政・学会・地域・産業界がともに協力することが必要である。

まず，用語・コードの標準化がある。財団法人医療情報システム開発センター（MEDIS-DC）が中心となって整備した病名・薬品・検査などのマスタが，標準マスタとして採用されている。

つぎに，情報交換規格の標準化がある。医療情報交換規格（HL7）や医用ディジタル画像・通信標準規格（DICOM）が標準規格として広く利用されている。

また，医療情報システムのセキュリティ要件も重要である。2005（平成17）年4月に個人情報保護法が施行され，ほぼ時期を同じにして医療機関向けに具体化した二つのガイドラインが厚生労働省から示された。医療情報全般に関する「医療・介護関係事業者における個人情報の適切な取扱いのためのガイドライン」，および医療情報システムのセキュリティ要件として「医療情報システムの安全管理に関するガイドライン」である（図7.14）。

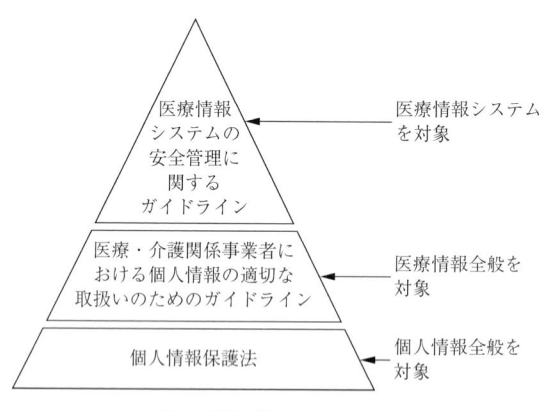

図7.14 個人情報保護法とガイドラインの関係

ガイドラインにおいては，システム機能面だけでなく，システム運用面を重視しており，その両者が満たされてはじめて医療情報の交換が実現可能となる。

7.4.2 救急医療システム

救急医療システムとは，患者救命に猶予がない場面で利活用されるシステムである。

出動した救急車から搬送先医療機関へ携帯電話を介して患者の状態画像データや心電図・呼吸・心拍数などの生体データを搬送前に相手先に送信することにより，搬送先医療機関が最適な患者受入準備に役立つシステムである（図7.15）。

救急医療システムは，特にITの高度化が期待されている分野である。動画の高精細カメラおよびモニタ，ハンドフリーカメラ，搬送先医療機関の医師が遠隔から制御可能なカメラなどの入出力デバイス，また，それを支える高速無線ネットワークなどの発展

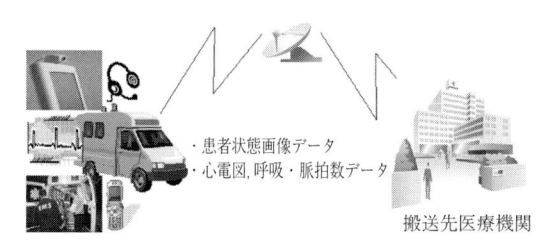

図7.15 救急医療システムイメージ

が，救急医療システムを成長させる鍵となっている。

7.4.3 遠隔医療システム

遠隔医療システムとは，医師と患者が離れた場所にいながらも，診断・治療を可能とするシステムである。遠隔画像診断・遠隔病理診断・遠隔手術などが実施されている。

おもな利用シーンは，離島・山間部診療所から画像，病理データを読影医・病理医などの専門医に送信し，的確な診断を求めるといった場合や，熟練していない医師の手術時に動画を送信し，専門医がリアルタイムで手術指導するなどの場合がある。文字・音声データだけでなく，画像データのやりとりを行うことがその特徴である。また近年では，ロボット技術を活用した手術も行われはじめた（図7.16）。

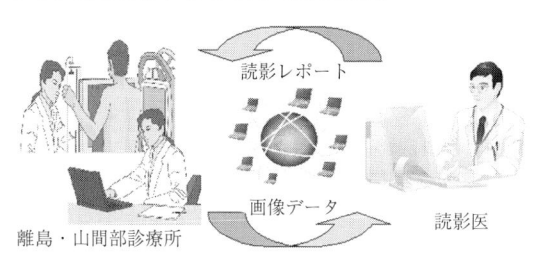

図7.16 遠隔地からの画像診断依頼

遠隔医療システムには，以下のようなメリットがある。
① 専門医を配置できない僻地で生じている地域間医療格差の解消。
② 多くの地域に専門医を配置しなくても高度な診断ができる。
③ 患者が遠地まで移動することなく高度な医療を受けられる。

一方，遠隔医療システムの普及には課題もある。今後さらなる実用・普及のためには，診療報酬でのインセンティブの考慮などが課題である。

7.4.4 在宅医療システム

在宅医療システムとは，自宅と医療機関をネットワークで結び，診断・治療を受けたり，自己の診療情報を参照できるシステムである。自宅で心拍数・血圧・血糖などのバイタルデータ測定装置とパソコンを接続して身体データを医療機関に送信する。また，在宅医療システムを遠隔医療システムの一つに分類する場合もある（図7.17）。

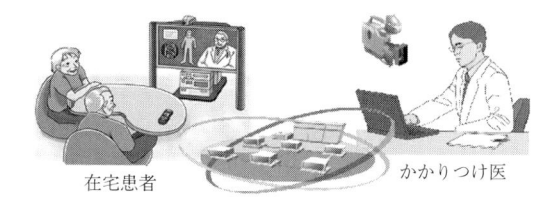

図7.17 在宅医療イメージ

在宅医療システムは，自己の健康管理，あるいは看護・介護のあり方に大きな変化をもたらすものである。通院することなく，医療サービスを受けることができるため，患者にとっては大きなメリットがある。一方，医療機関側にとっても高齢者の増加によってもたらされる医療従事者の相対的不足を補うものとして期待される。

在宅医療システムの実用・普及のキーポイントは，自宅に設置するバイタルデータ測定装置の性能・機能の向上と低価格化である。

7.4.5 具体的システム事例

病診連携システムにはさまざまなシステム形態や取組みが各地域で実施されている。

各医療機関の電子カルテシステムから，標準規約に準じたデータの入出力が行われ，センタサーバを介して交換される形態が考えられる。この方式を採用するには，技術的・運用的に考慮しなくてはならないことがあるが，経済産業省の委託事業として平成18年度～20年度にかけて実施される「地域医療情報連携システムの標準化及び実証事業」により，これらの課題が解決されることが期待されている。ただし，現時点では，中核病院がセンタとなって連携用のサーバを構築し，インターネットブラウザ上で紹介状，返書の入力や参照，中核病院のカルテ参照などのアプリケーションを動かすことによって診療所との連携を実現していることが多い。またインターネットに接続できる診療所は増えてきてはいるが，従来どおりFAXを利用した情報交換が行えることも重要である。

図7.18の病診連携システム（事例）の概要は，上で述べた中核病院がインターネットやFAXによるサービスを提供するシステム事例である。

診療所側に提供される機能としては，①〜④のよ

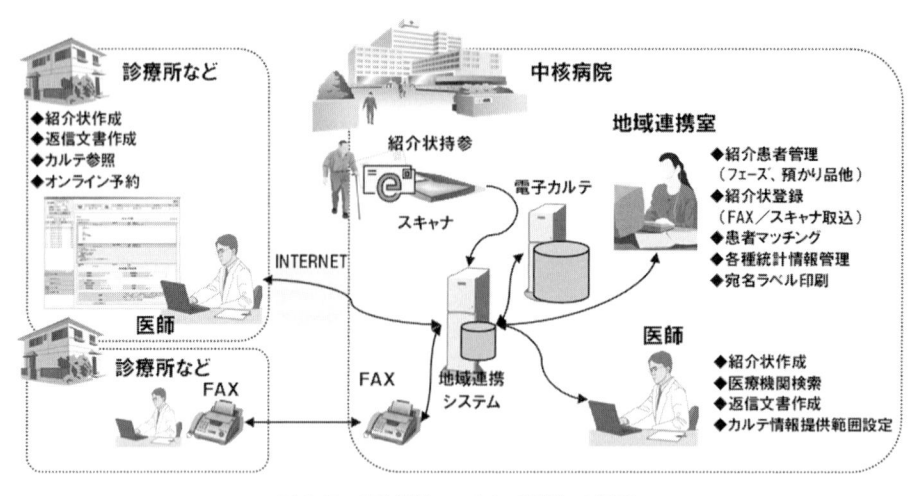

図 7.18 病診連携システム（事例）の概要

うなものがあげられる．
① 紹介状作成・参照・印刷機能
② 返書作成・参照機能
③ 中核病院の予約取得機能
④ 中核病院のカルテ参照機能

診療所の医師は，患者をより専門の医師に紹介したいと判断すると，図 7.19 の紹介状作成画面を用いて紹介状を作成する．また必要であれば診察予約の取得も行う．紹介を受けた医師は，それに対して返信を書くやりとりが行われる．

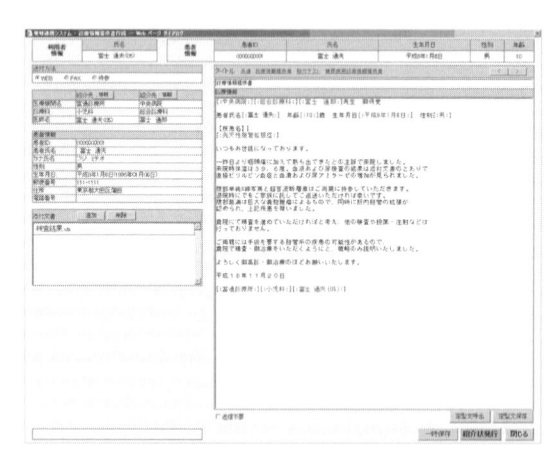

図 7.19 紹介状作成画面

また患者の同意に基づき，カルテ情報を診療所側に公開することが可能となる（中核病院側で公開する範囲を設定）．これにより中核病院に紹介された患者が再び診療所へ戻ってきたときにどのような診療が行われたかを把握し，継続的な診療をスムーズに行うことができたり，患者に説明を行うインフォームドコンセ

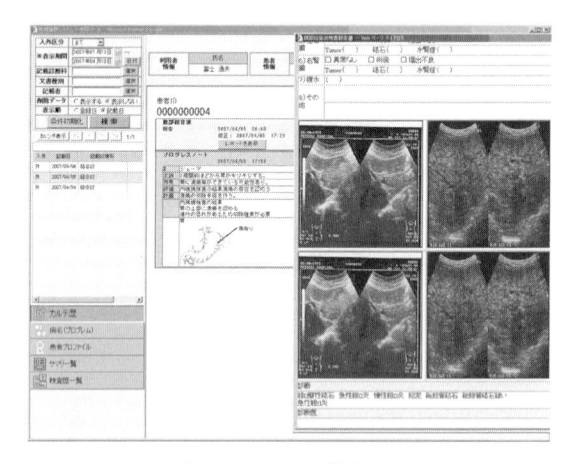

図 7.20 カルテ参照画面

ントに役立てることができる（図 7.20）．
つぎに中核病院側の機能としては，大きく二つに分けられる．
① 地域連携室支援機能
② 診療情報連携機能

地域連携室には以下のような業務を行っている場合が多い．
① 紹介患者に関する業務（受付，返書管理ほか）
② 地域医療機関の情報収集
③ 地域医療機関への情報提供，広報活動
④ 病診・病病・在宅のコーディネート
⑤ 統計業務
⑥ その他

この中でも，① 紹介患者に関する業務での返書管理は，地域連携室の主要な業務である．地域連携室は地域の診療所に対しての窓口となるわけであるが，診

7.4 地域医療情報システム

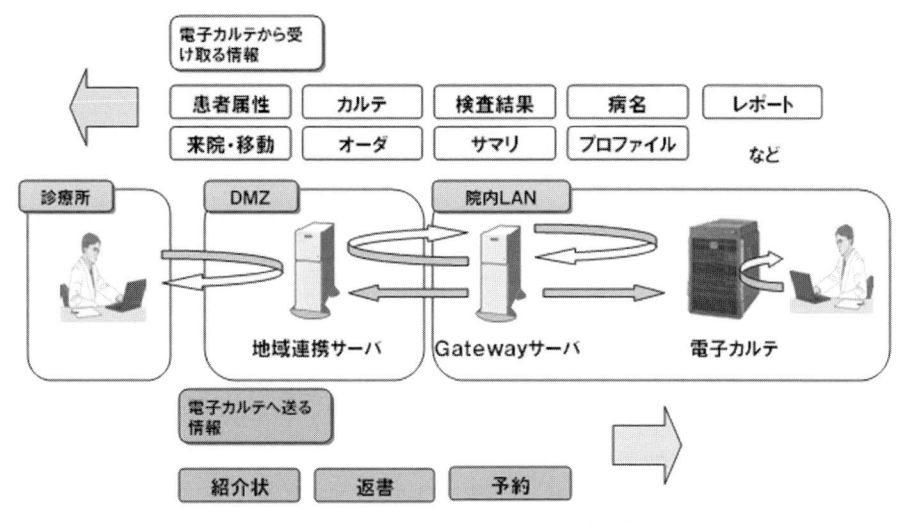

図7.21 電子カルテとの連携の方式と連携内容

療所から患者を紹介されても返事を返すことができないようであれば，診療所側に悪い印象を与えてしまう。よって紹介状を管理し，医師に確実に返書を書いてもらうことが地域連携室の命題となる。

すべての医療機関がネットワークにつながっているということは現実的に難しいので

① 紙，FAX，ネットワークをまとめて扱えること。
② 返信が必要な紹介患者が一目でわかること。
③ 電子カルテと密接に連携し，医師は電子カルテ上で簡単に紹介情報を扱えること（図7.21）。
④ 書かれた返書がネットワークやFAXを通じて診療所に送信されることにより，発送業務が省力化されること。

以上が地域連携室を支援する機能として求められており，多くのシステムで実現されている。

また，①は前方連携と呼ばれるものだが，病院から診療所への後方連携においては④にあげるコーディネート業務が発生する。急性期病院の平均在院日数が短くなるにつれ，いかに的確に受入先を見つけるかというのが新たな課題となってくる。これには，住所・診察日・受け入れられる疾患・所有している機器などさまざまな情報をもとに，医療機関検索を行う機能が求められる（図7.22）。

最後にセキュリティであるが，個人情報保護法への関心の高まりから，医療機関は，ネットワークで院外と接続することについて慎重な対応が必要である。

しかし，高いセキュリティを求めるために高額な費用が必要になると，連携ネットワークの普及の阻害要因となる。特に，診療所にかかる費用負担は普及の大

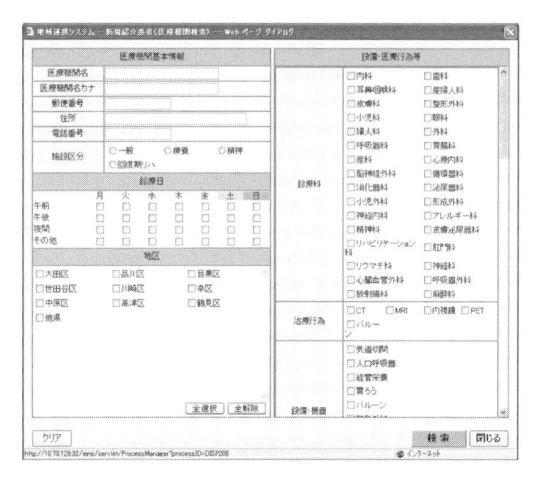

図7.22 医療機関検索機能

きなポイントとなる。そのため，安価でかつセキュリティの高いネットワーク構成，アプリケーション機能が求められている。

図7.23は，今回紹介している事例でのネットワークセキュリティ構成である。

ネットワークでのセキュリティ対策としては，以下の内容を考慮する必要がある。

① 証明書による認証
② 通信の暗号化
③ アクセス制御により，外部から院内への経路を遮断
④ セグメント分割により，アプリケーションサーバとデータベースサーバとの分離

また，アプリケーション的な対応としては，①〜⑤の対策が必要である。

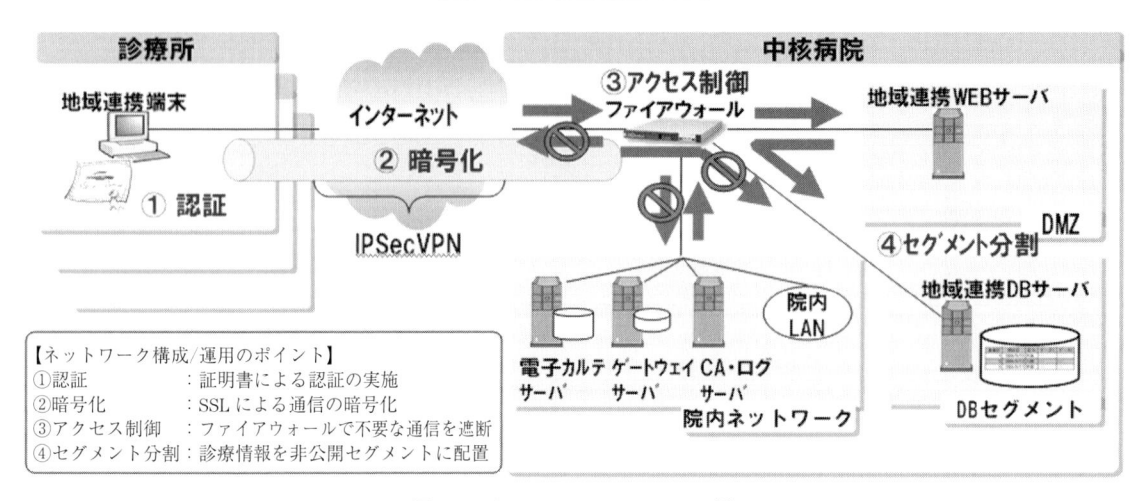

図7.23　ネットワークセキュリティ例

① 利用者認証
② 個人情報の暗号化（データベース）
③ 患者の同意に基づいた公開制御
④ 監査証跡機能
⑤ 各種脆弱性への対応

これに運用的な対策を合わせることでセキュリティの堅ろう性を保つことができる。セキュリティ対策については「医療情報システムの安全管理に関するガイドライン」で求められるレベルが規定されており，今後，改版に合わせて必要な対策が変化していくものと思われる。

付録1　医用電子機器関連の標準化と規制

1. 国際的な動向

1.1　概　　　説

　医療機器は，安全性，有効性および品質の確保のため各国/地域で厳しく規制されている。しかし，関連する法令が各国/地域で異なっているために，製造業者および規制当局は多大の資源および時間を費やしていた。1990年，世界の医療機器業界は，米国のワシントンで医療機器市場のグローバル化に向けて最初の国際医療機器会議を開催した。この会議の主題が各国法令の整合化であった。1992年，フランスのニースで開催された第3回世界医療機器会議で医療機器規制の国際整合化について協議する場を設けることが提案され，各国/地域の規制当局および産業界の代表で構成する医療機器規制国際整合化会議（Global Harmonization Task Force：GHTF）を創設することが合意された。

　一方，産業革命を契機に，機械部品の互換性，工業製品の寸法統合などの国際標準化の必要が生まれ，1926年，万国規格統一協会（ISA）が設立された。その活動を引き継いで1926年に設立されたのが国際標準化機構（ISO）である。その時点の技術委員会（TC）の数は67であった。その後ISOは発展を続け，通信会員および購読会員を含む会員の合計は約150，発行規格数は15 000近くに達している。わが国はISAのメンバーであったが，1952年，日本工業調査会（JISC）がISOに加入し，英，米，フランス，ドイツとともに常任理事国に選出された。

　電磁気の分野では，1881年に開催された第1回国際電気会議以来，標準化が検討され，1904年の決議に基づいて，1906年，国際電気標準会議（IEC）が設立された。発足当時の加盟国は8か国で，わが国は，1910年に加盟した。発行規格数は約5 000，技術報告などは約500に達している。

　1976年，ISOとIECとの間で協定が締結され，1987年，ISO/IEC合同専門委員会が設立された。また，1989年，ISO/IEC専門業務用指針が発行され，標準化の手順が共通化された。さらに，ISOおよびIECに国際連合機関の一部である国際電気通信連合（ITU）を含め，2001年，三者の協調体制強化のために世界標準協力（WSC）が設立された。各国際規格担当機関は相互の提携を強化するとともに，GHTFとの関係も深めている。

　また，GATT東京ラウンドTBT協定で，非関税障壁排除のために国際規格を尊重することおよびメンバー各国の国際標準化事業への参加が強調された。1995年，GATTはWTOに引き継がれ，WTO/TBT協定が締結された。それには，国家規格は国際規格をもとに制定すること，適合性評価は国際標準化機関の指針および勧告によることが規定されている。WTOは，規制の国際整合化および国際規格に対して，大きな影響力をもっている。

1.2　GHTF

1.2.1　概　　　説

　医療機器の規制には，①市販前審査，②市販後監視，③品質マネジメントシステム（QMS）とその監査の3分野がある。規制には，文化，宗教，政治などの要素もかかわり，国際的に同一化することは至難である。GHTFは各国/地域の医療機器規制の国際整合化のために設立され，そのための指針文書を開発している。GHTFメンバーに対して指針文書の採用が強く推奨されているが，強制はされていない。

〔1〕　GHTFの組織

　GHTFは，日，米，EUおよびカナダによって創設され，後にオーストラリアが加盟した。この5か国を創設メンバーといい，メンバーそれぞれの規制当局および医療機器業界の代表が活動にかかわっている。ほかに参画メンバーおよび連携メンバーがある。GHTFには運営委員会（SC）がおかれ，その下に五つの研究班（SG）が設けられている。最近，臨時グループの制度が追加され，指針開発の機動性および迅速性が強化された。

〔2〕 GHTF基本3文書

基本3文書とは，①指導原理，②役割および責任，③運営手順の指針であり，2000年に初版が完成し，2005年に改正された．

1) 指導原理（GHTF/SC N 1） GHTFのゴールは，①医療機器の安全性，有効性および品質の向上，②技術革新の促進，③国際貿易の支援，④発展途上国との情報交換である．目標は，①整合化された規制環境の開発，最新技術の活用，②GHTF指針文書の推奨手順の開発，③コモンデータセット開発，その規制当局による受入れ促進，④不具合事象の再発防止，監視制度開発の促進，⑤規制当局間の情報交換基盤の整備，⑥国際協力の強化である．行動原理は，①規制当局と産業界との国際協力，②合意による決定および行動，③適切な段階を踏む方針および指針の開発，④実施の最終責任は規制当局にあること，⑤経験共有のための外部との協力，⑥活動の透明性，指針開発時のコメント受入れ，⑦GHTFウェブサイトの維持，⑧指針文書の定期的見直し/改正である．

2) 役割と責任（GHTF/SC N 2） 3種のメンバーについて規定している．参画メンバーは創設メンバー以外の規制当局および産業界代表であり，連携メンバーは，WHO，ISOおよびIECなどである．五つの創設メンバーは，欧州，北米，アジアパシフィックの3地域に分けられ，GHTF議長は3地域の規制当局で回り持ちし，SCの議長を兼務する．また，副議長は産業界が担当する．担当期間は3年間であるが，同一地域の日豪は1.5年ずつ分担してもよい．事務局は議長国が担当し議長を支援するが，文書およびウェブサイトの管理は，恒久事務局であるFDAが担当している．

SCは各地域の創設メンバー官民各4名で構成する．担当は，戦略の提示，新作業項目の割当て，指針文書の採択および実施の監視，教育・訓練の承認/推進である．SGの設立，終結，更新はSCが決定する．SGの議長は規制当局が担当する．SGメンバーは議長が編成し，地域および官民の人数の均衡が重視され，専門性などの資格を要する．SGは，規制モデルおよび指針文書開発を担当する．GHTFの会議には，18か月に1回開催する総会，18か月に2回以上開催するSC会議のほか，地域会議および年間に2，3回開催するSG会議がある．

3) 運営手順（GHTF/SC N 3） この指針では，GHTFの使用言語を英語と規定している．指針文書開発は，①新作業項目の割当ておよび作業文書（WD），②提案文書（PD），③最終文書（FD）の段階を踏む．提案文書の段階からGHTFウェブサイトに掲載され，一般からのコメントを受け入れる．最終文書のSCによる承認の後，ウェブサイト（http://www/ghtf.org）に掲載される．指針文書は，3年後または必要なつど見直す．

〔3〕 GHTF戦略指令

GHTFのビジョンとして，人々の健康増進，規制環境の整合化および革新促進を掲げている．戦略目標は，①新技術導入，②GHTF指針文書の履行，③コモンデータの受入れ，規制の収束，④規制モデル採用，⑤包括的コミュニケーション戦略の開発/実施，⑥持続性がある機構の確立である．2006年につぎの5年間に向け見直しに着手したが，六つの戦略目標の適切さは変わらず，それを維持するとの方針が確認されている．見直しの優先順位は，①GHTF指針文書の履行，②ウェブサイト維持，③技術文書（STED）の相互受入れ促進，④QMS法的監査報告の相互受入れ促進，⑤教育・訓練用教材の開発/集中管理である．また，メンバー拡大および臨時グループの活用ならびに既存SGの終結による指針文書の開発促進が提案されている．

〔4〕 外部組織との協力

GHTFは，日本を除くアジア諸国によるAsia Harmonization Working Party（AHWP）を参画メンバーとして承認している．AHWPは，GHTFの指針文書に基づいてアジア諸国の医療機器規制の整合化を推進する．一方，GHTFは，教育・訓練などの面で協力している．連携メンバーには，ISO，IECおよびWHOがある．医療機器規制に援用される規格が増加し，GHTFは，ISO/TC 210，ISO/TC 194と覚書（MoU）を締結し，IECのTC 62とも相互協力を行っている．

〔5〕 日本の医療機器規制におけるGHTF指針文書

2005（平成17）年に発効した改正薬事法の下に採用されているGHTF指針文書は，SG 1による基本要件，ラベリング，STED，クラス分類など，SG 2による製造業者の規制当局への不具合事象報告，不具合事象の傾向報告，規制当局間の報告交換，SG 3によるISO 13485 : 2003および品質マネジメントシステム指針文書類，SG 4による法的監査に関する一般要求事項および監査戦略などである．

1.2.2 SG 1

市販前審査を中心に，医療機器規制の枠組みの整合化を担当している．最終文書として発行されている指針に，クラス分類，基本要件，適合性評価，医療機器の定義，規格の役割，ラベリングがある．

〔1〕 クラス分類の原則（SG 1/N 15）

医療機器をリスクに基づいて，低リスクのA，低/中リスクのB，中/高リスクのC，高リスクのDの四つに分類している。日本の高度管理医療機器，管理医療機器，一般医療機器の分類は，それをもとにしている。クラス分類は，非侵襲型，侵襲型，能動型および追加の機器別に設けられた合計16のルールによる。医療機器の規制は，クラス分類に基づく。クラスが高いほど規制は厳しくなる。

〔2〕 安全性および性能の基本要件（SG 1/N 41）

医療機器の設計および製造に関する安全性/性能に対する要求事項を規定している。それらには，①化学的・物理的・生物学的特性，②感染および微生物による汚染，③製造および環境的特性，④診断または測定機能，⑤放射線防護，⑥エネルギー源に接続する，またはエネルギー源を有する機器，⑦機械的リスクの防護，⑧エネルギー源または物質が患者に及ぼすリスクの防護，⑨検査機器または投薬機器が患者に及ぼすリスクの防護，⑩製造業者の提供する情報，⑪臨床評価を含む性能評価に関する事項がある。

〔3〕 適合性評価（SG 1/N 40）

医療機器の適合性評価の手順を，医療機器のクラス分類別に規定している。適合性評価の要素は，①市販後の管理を含む品質マネジメントシステム（QMS）の適合性評価，②機器の安全性および性能の適合性評価（STEDおよび適合性宣言書）および③登録である。それらの要素別に，製造業者，規制当局/適合性評価機関の責任を規定している。製造業者に対して，QMSの確立および維持，不具合事象報告制度の確立および維持，整合化された様式による技術文書（STED）の作成および審査への利用などを要求している。

〔4〕 用語"医療機器"の定義（SG 1/N 29）

医療機器の定義は，つぎのとおりである。

あらゆる計器，器械，用具，機械，器具，埋込み用具，体外診断薬，検定物質，ソフトウェア，材料またはその他の同類のものもしくは関連する物質であって，単独使用か組合せ使用かを問わず，製造業者が人体への使用を意図し，その使用目的が以下の一つ以上である。①疾病の診断，予防，監視，治療，または緩和，②負傷の診断，監視，治療，緩和，または補助，③解剖学的または生理学的なプロセスの検査，代替，または修復，④生命支援または維持，⑤受胎調整，⑥医療機器の殺菌，⑦人体から採取される標本の体外試験法による医療目的のための情報提供。薬学，免疫学，または新陳代謝の手段によって体内または体表において意図したその主機能を達成することはないが，それらの手段によって機能の実現を補助するもの。

以上が規制の対象になるが，日本では，ソフトウェアおよび体外診断薬を医療機器に含めていない。

〔5〕 そ の 他

ラベリングは，機器への表示の規定である。

1.2.3 SG 2

医療機器の市販後監視にかかわる事項を担当している。多くの指針を発行しているが，①製造業者から規制当局に提出する不具合事象報告の指針，および②規制当局間報告交換制度の指針に大別される。

〔1〕 製造業者が規制当局に提出する不具合事象報告

製造業者による不具合事象報告にかかわる最終文書には，①製造業者または法定代理人の不具合事象報告指針（SG 2/N 21），②製造業者の不具合事象報告様式（SG 2/N 32），③不具合事象の報告時期（SG 2/N 33），④ユースエラー（SG 2/N 31），⑤不具合事象の傾向報告（SG 2/N 36）がある。このように分散していることは利用者にとって不便であり，単一の指針"製造業者又は法定代理人による不具合事象報告（SG 2/N 54）"に統合された。

製造業者が報告すべき不具合事象とは，医療機器が，患者，使用者または他の人の死亡または重度の障害を招いた場合である。重度な障害とは，①生命を脅かす疾病または障害，②人体機能または構造の回復不可能な障害，③身体構造の回復不可能な障害またはそれを防ぐために医療または外科的な介入を必要とする状態をいう。

不具合事象には，①機能または性能の異常（故障）または劣化，②不十分な設計または製造，③不正確なラベリング，取扱説明書および/または販売促進用資料，④重大な公衆衛生上の懸念，⑤入手されるその他の情報（試験の結果，文献またはその他の科学資料による情報など）が含まれる。

報告を免除される事象には，①使用者が発見した機器の欠陥，②患者の容態が不具合の原因である場合，③製造業者が定めた機器の使用寿命を過ぎていた場合，④正常に機能した故障の保護，⑤死亡または発生確率がきわめて低い場合，⑥予測および予知できる副作用，⑦勧告書に記述された事象，⑧その他，規制当局が認めた報告免除である。

報告の内容には，①報告書の管理番号，②報告書のタイプ（最初/フォローアップ/最終），③報告日，④製造業者が知った日，⑤フォローアップまたは最終報告予定日，⑥報告者名/社名/電話/Fax/住所，⑦事象情報（医療施設/名称および住所，事象発生

日，事象の内容，対策など），⑧機器情報（製造業者，機器の種類，機器の名称および識別番号，機器の処置，分析の結果，救済措置など）が含まれる。

〔2〕 **規制当局間報告交換制度**

関連する最終文書には，規制当局間情報交換基準（SG 2/N 20），規制当局交換様式（SG 2/N 9），医療機器に関連するビジランス報告に関する情報をいかに扱うかの指針（SG 2/N 8）などがある。規制当局間情報交換の事務局はカナダが担当し，2001年に試行完了が報告されたが，なお継続中である。

交換する情報の内容は，①秘密情報か公開情報かの区分，②参照事項と報告者の情報，③機器情報，④事象情報などである。

1.2.4 SG 3

QMSの整合化を担当している。各国が異なるQMS規則を制定し法的監査を行っていたため，規制当局および製造業者は多大の資源および時間を費やしていた。SG 3はQMS規則整合化のための指針を開発し，ISO/TC 210はISO 9001/9002に基づいて13485および13488を発行した。その後，GHTFとISO/TC 210との間で覚書（MoU）が締結され，共同開発されたのが規制目的の国際規格であるISO 13485：2003である。ISO 9001：2000をもとにしており，多くの要求事項は同一であるが，医療機器固有の事項を含む。QMS規則をISO 13485：2003に整合化することを推奨するGHTF宣言が発行され，日本を含め各国のQMS規則は，ほぼ整合化された。

SG 3の最終文書には，そのほかに，QMS内でリスクマネジメントを実施するための指針がある。ISO 13485：2003が要求しているリスクマネジメントについて解説した指針である。ISO 13485：2003にリスクマネジメントの具体的要求事項の規定はないが，その主要素は，ハザードの明確化を含むリスク分析，リスク評価，リスクコントロール，残留リスクへの対応である。SG 4による法的監査戦略は，それらの主要素をQMS法的監査の対象としている。また，製造プロセスに適用されるプロセスバリデーションの指針がある。ISO 13485：2003では，プロセスバリデーションを，製品が十分には検証できないプロセス（特殊工程）に対して要求している。

1.2.5 SG 4

QMSの法的監査のための指針開発を担当している。設立当初，GHTFにはSG 1〜3が設置されていたが，1993年，SG 4が新設された。QMS法的監査の指針は，パート1"一般要求事項"，パート2"監査戦略"，パート3"監査報告"およびそれらの補足文書で構成されている。

〔1〕 **パート1 法的監査の一般要求事項**

医療機器製造業者に適用されるQMS法的要求事項に適合させる目的でQMS法的監査を確立し，計画し，および文書化に責任をもつ監査機関のための指針である。監査チームの能力に関する事項を含む。法的監査の一般原則には，①独立性，②目的の明確化，③役割，責任および権限の明確化，④資源提供の確約，⑤監査チームの教育，技能および訓練，⑥監査方法および深さの一貫性，⑦監査文書の適切性，⑧機密性の保持，倫理，⑨監査結果/結論の一貫性，⑩単一のQMSの実施および維持が含まれる。その他，監査の目的，範囲，種類（初回，定期，特別，無告知），関係者（監査機関，主任監査員，製造業者，被監査者）の役割と責任，監査チームおよびプロセスについて規定している。この指針は最終文書として発行されたが，その後，関連する国際規格，すなわち，ISO 17000, ISO 17021, ISO 9000：2005, ISO 19011などが発行された。それらとの整合化をはかるため，見直しが行われた。

〔2〕 **パート2 法的監査戦略**

QMS法的監査はプロセスアプローチによる。FDAの査察（QMS監査のFDA用語）の方法であるQSITの影響が大きく，主要プロセスに重点をおく。それらのプロセスをサブシステムという。製品実現にかかわる，設計・開発，製品設計文書化，製造およびプロセス管理，支援プロセスである是正処置および予防処置が主要サブシステムである。また，リスクマネジメントの主要素は法的監査の対象になる。

〔3〕 **パート3 法的監査報告**

QMS法的監査の結果を各国の規制当局が相互に受け入れることが究極的目的であり，そのための布石としての監査報告整合化のための指針である。内容は，製造業者および被監査者の一般的情報および監査結果の記述に大別される。監査報告のおもな項目は，①適用範囲，②目的，③開発理由，④参考資料，⑤定義，⑥目標および使用者のニーズ，⑦報告書の主要記載項目である。

〔4〕 **そ の 他**

SG 4による最終文書として，法的監査の一般要求事項の補足文書である，監査言語の要求事項，監査員の訓練要求事項，監査文書の編集，適合性評価機関における立会監査の指針などが発行されている。

1.2.6 SG 5

2004年6月のSC会議で設立が決定された最も新

しい SG であり，臨床評価および臨床証拠の指針開発を担当している．指針には，つぎの臨床証拠および臨床評価がある．

〔1〕 **臨床証拠（SG 5/N 1）**

臨床証拠は，医療機器に関連する臨床データおよび臨床評価報告書である．臨床証拠は，医療機器の技術文書（例えば STED）の構成要素になり，基本要件への適合性を実証するために必要である．製造業者が規制当局または適合性評価機関に提出し，審査が行われる．

〔2〕 **臨床評価（SG 5/N 2）**

臨床評価は，意図したとおりに医療機器を使用した場合の，臨床上の安全性および性能の検証を目的とする，当該医療機器に関する臨床データの評価および分析である．機器の基本要件への適合性を実証することを支援するためのプロセスであり，それに対するインプットは，臨床データ，文献報告/レビューおよび臨床経験である．臨床データとは，医療機器の臨床上の使用から収集された安全性および/または性能の情報である．その情報源は，市販前および市販後の臨床試験ならびに妥当性を説明できる文献および報告書である．臨床試験は，医療機器の安全性および/または性能を評価するための単数または複数の被検者による，系統的調査または試験である．

1.3 ISO

1.3.1 概　　　説

〔1〕 **ISO の 歩 み**

ISO は，International Organization for Standardization の略称で，日本語では"国際標準化機構"と訳されている．1946 年 10 月 14 日に発足し，146 か国が加盟している．日本は 1952 年に JISC（日本工業標準調査会）が加盟し，現在常任理事国となっている．

ISO は非電気分野の国際標準化機関で，スイスの法人で非政府組織であるが，国連などとの関連で，その地位は重要である．

〔2〕 **ISO の 組 織**

ISO の組織の中で，実際の規格を検討するのが技術管理評議会（TMB）の下にある専門委員会（Technical Committee：TC）である．ISO の専門業務は TC によって行われる．TC を設置するための決定は TMB が行い，その活動範囲も承認する．各 TC は，その業務の種々を扱う分科委員会（Sub Committee：SC）および，作業グループ部会（Working Group：WG）を設置できる．2004 年 1 月現在，188 の TC，546 の SC，2 224 の WG がある（ISO Memento 2004 より）．また，作成された ISO 規格は 2003 年 12 月末現在，14 251 規格を数えている．

〔3〕 **規格制定までのプロセス**

国際規格が制定されるまでのプロセスは表 A1.1 のようなものである．

表 A1.1　国際規格が制定されるまでのプロセス

プロジェクトの段階	関連文書 名称	略号
0. 予備段階	予備業務項目（Preliminary Work Item）	PWI
1. 提案段階	新業務項目提案（New Work Item Proposal）	NP
2. 作成段階	作業原案（Working Draft）	WD
3. 委員会段階	委員会原案（Committee Draft）	CD
4. 照会段階	国際規格案（Draft International Standard）	DIS
5. 承認段階	最終国際規格案（Final Draft International Standard）	FDIS
6. 発行段階	国際規格（International Standard）	IS

〔4〕 **医療分野の ISO**

医療に関して，つぎのような多くの技術委員会（TC）があり，規格が検討されてきた．

- TC 76　医療用輸血装置
- TC 84　医療用注射器および注射針
- TC 106　歯科
- TC 121　麻酔装置および医療用呼吸器
- TC 150　外科用埋込み機器
- TC 157　避妊具
- TC 170　外科用器具
- TC 173　身体障害者用技術システムと補助用具
- TC 194　医用・歯科用材料および機器の生物学的評価
- TC 198　ヘルスケア製品の滅菌
- TC 210　医療機器の品質管理と関連する一般事項
- TC 212　臨床検査および対外診断検査システム
- TC 215　医療情報

1.3.2 TC 210

ISO/TC 210「医療機器の品質管理と関連する一般事項」は，1994 年 10 月に発足した．この幹事国は米国で，米国規格協会（ANSI）から委嘱された米国医科器械学会（AAMI）が事務局を担当している．いまの議長は英国の Dr. Eamonn Hoxey である．初代の議長は元英国保健省（DH）の Dr. Gorden Higson（故人）であり，2 代目は英国医療機器局（MDA）の Mr. Robert Allen が担当した．現在 P メンバーは 28 か国，O メンバーは 18 か国で構成されている．

作業範囲は医療機器の品質管理分野の標準化であり，つぎのようなワーキンググループで構成されている．
- WG 1　品質システムの医療機器への適用
- WG 2　品質原則の医療機器への適用から生じる一般事項（現在活動停止）
- WG 3　医療機器の図記号および名称
- JWG 1　リスクマネジメントの医療機器への適用
- JWG 2　医療機器のソフトウェア
- JWG 3　医療機器のユーザビリティ
- JWG 4　小口径コネクタ（small bore connectors）

ISO/TC 210 総会は，2006 年 4 月パリで開催され，12 回目を数えた．2001 年 4 月には，第 8 回目の総会が，東京で行われた．

〔1〕　TC 210 の目的

ここで作られる規格は，製造業者を対象としたもので，参加メンバーは製造業者，行政，試験機関などである．特に医療機器の規制に使われる規格に関与しており，医療機器規制国際整合化会議（GHTF）と 1999 年に MoU が結ばれ，協力関係が確立されている．

TC 210 が掲げる戦略目的は，つぎのようなものがある．
- 医療機器品質マネジメントシステムの役割と適用を理解させる．
- 規制当局および製造業者にニーズにあった規格および指針を作成すること．
- ISO プロセスを通して，他の品質マネジメントシステムとの両立性をはかること．
- 患者の健康と安全を守ること．
- 非関税障壁を除去すること．
- 国際整合化を促進すること．

〔2〕　わが国の取組み

TC 210 の引受団体は，日本工業標準調査会（JISC）から委嘱を受けた日本医療機器産業連合会（医機連，JFMDA）であり，ISO/TC 210 国内対策委員会および ISO/TC 210 活動推進委員会がその活動を支援している．またそれぞれのワーキンググループに対応した作業班により，個別の対応を行っている．また各ワーキングの国際会議には専門化（エキスパート）が参加し，積極的な対応をはかっている．

われわれがこの活動に参加しているのは，医療機器の規制に使われている品質マネジメントシステムの相互受入れが可能となり，各国の重複した品質マネジメントシステム監査の重複をさせることが期待される．また，わが国の医療機器産業における品質確保の意識が高まり，ひいては国際競争力の強化をはかることができると考えられるからである．

医機連は，TC 210 の活動を通して得られた情報を提供し，国内企業に対して規格に対する啓蒙・教育活動に力を入れている．またここで作成された規格の JIS 化に力を注いでいる．

〔3〕　各ワーキンググループの活動状況

つぎに各ワーキンググループの活動状況を説明する．

1）　**WG 1　品質システムの医療機器への適用**

a）　**ISO 13485/13488：1996**　もともと，医療機器の分野で国際整合化が最も可能な分野は，品質システムであり，GHTF 活動の支援のために，この活動が開始された．当初は，ISO 9001/9002：1994 に基づき医用機器の特別要求事項を明確にした規格を作成した．これが ISO 13485/13488：1996 である．この規格は，当時欧州の整合規格であった EN 46001/46002「ISO 9001/9002 に基づく医療機器の特別要求事項」をベースに検討された．ISO 13485/13488：1996 は医療機器の品質システムとして確立され，カナダおよびオーストラリアではこの規格をそのまま規制で強制規格として利用された．その後，欧州でも EN ISO 13485/13488：2000 として発行された．また米国の医療機器品質システム規則（QSR）および日本の GMP 制定にも大きな影響を与えた．

b）　**ISO 13485：2003**　ISO 9001 の改訂が行われ，2000 年の発行とともに，ISO 13485 の改訂作業が行われた．この改訂では，規格の性格を，医療機器の規制目的のための品質マネジメントと標題にしるし，さらに鮮明にした．ISO 9001 をベースにしているが，規制になじまない"顧客満足"および"継続的改善"は除外されている．したがって，この規格は，旧版とは異なり，独立規格となっている．ISO 13488 は ISO 13485 に統合された．3 年間の検討の後，2003 年 7 月 15 日に規格として発行された．この規格は，わが国の改定薬事法の QMS 省令として原則的に採用されている．

c）　**ISO/TR 14969：2004**　ISO 13485 の 2003 年版の発行に伴い，その適用指針である ISO TR 14969：2004 が発行された．この指針は，ISO 13485：2003 の逐条ごとの解説が加えられている．

2）　**WG 2　品質原則の医療機器への適用から生じる一般事項**　医療機器の国際規格を作成するにあたって盛り込むべき安全の一般概念の検討が，この WG 最初の作業であった．これを ISO 14970 とする予定であった．しかしすでに他のグループ JTAG 1（医療技術）で同様な作業が進められており，ISO/IEC Guide 63「医療機器に関する国際規格の作成お

よび安全項目を含めるための手引」が作られたため，ISO 14970の作業は中止となった。

つぎに，ISO TR 16142「医療機器の基本要件を支援する規格選択の指針」の検討を行った。これはGHTFで作成された安全性および性能の基本要件(essential principles)に適合させるための国際規格をリスト化したものである。この考え方は，医療機器の市販前適合性評価において国際的に支持されている。2006年1月に，このTRの第2版が発行され，この時点でWGの活動が停止されることとなった。

3) WG 3 医療機器の図記号および名称 このWGの作業項目は，医療機器の図記号，一般名称システム，および有害事象報告用語システムである。

a) 図記号 数多くの公式言語をもつ欧州では，医療機器のラベル，ラベリングおよび提供すべき情報に図記号を利用する要求が強い。2000年にISO 15223が発行され，その後2002年および2004年に一部修正が行われてきた。2回の修正後，改訂作業が行われ，ISO 15223-1として2006年に検討が終わった。しかし欧州のEN 980との整合化を行うため，検討を行っており，2007年10月にはCDとなった。

新しい図記号を採用する場合，図記号のバリデーションを行い，適正なものを登録すべきとのことから，ISO 15223-2の検討が行われている。2007年10月にはDISとなった。

b) 一般名称システム 国際的な規制データの交換のためには，世界共通の医療機器の一般名称が必要である。この一般名称の付け方を定めたものがISO 15225であり，2000年に発行された。この規格作成と平行して，欧州では，国際統一名称(GMDN)プロジェクトが立ち上がり，日米の専門家を加えて，具体的な機器の一般名称の検討が行われた。約4年にわたる検討の結果，約7 000の基本語と約9 000の同義語が完成し，ISO TS 20225：2001として発行された。GMDNの活動はMAPGを中心に現在も続けられており，ISO 15225の改訂が今後行われる。

c) 有害事象報告用語システム 2001年から，医療機器の有害事象報告で用いられる用語の標準化に取り組んできた。これにはベースになるものがなく，なかなかまとまらなかったが，2005年11月にISO TS 19218として基本的な用語と定義をまとめて発行した。しかし国際的な有害事象報告の交換に使えるほど充実しておらず，2007年から改訂作業に入っている。

4) JWG 1 リスクマネジメントの医療機器への適用 設立当初はWG 4として，EN 1441(リスク分析)をベースに検討を開始した。その後，IEC SC 62 Aと共同で作業を行うことになり，JWG 1と改称された。最初に設計開発段階におけるリスク分析を中心とした規格ISO 14971-1を発行した。その後，医療機器のライフサイクルをカバーするISO 14971：2000「リスクマネジメントの医療機器への適用」が出された。2001年から改訂作業(2版)に入り，2007年国際規格として発行された。今後はリスクマネジメントを実施する指針の検討が望まれる。

5) JWG 2 医療機器のソフトウェア 医療機器に使われるソフトウェアの品質管理およびリスクマネジメントの規格IEC 62304は，2002年から精力的に議論され，すでに国際規格として発行された。この規格は，米国のANSI/AAMI SW 68をベースに検討されており，FDAの考え方も反映されている。

6) JWG 3 医療機器のユーザビリティ IEC SC 62 Aでは，すでに医用電気機器のユーザビリティの検討が進められていたが，それとジョイントで医療機器全体の規格として議論されてきた。2007年1月には東京で会議が行われ，問題点の解決が行われた。2007年10月にIEC 62366として発行された。人間中心の使いやすい機器を作れば，有害事象につながるユースエラーは防ぐことができると考えられる。

7) JWG 4 小口径コネクタ(small bore connectors) 2006年4月のパリで行われたTC 210総会の際，Ad Hocで検討され，IEC TC 62とジョイントで検討を開始することとなった。背景はIVラインと経腸栄養ラインなどのルアーコネクタの誤接続で医療事故が発生している。これらの問題を解決するため，CENが検討してきた案を考慮して国際規格を作っていこうというものである。活動はこれからであり，2009年に国際規格の発行を目指している。

〔4〕 今後の方向

医用電気機器の安全性に関する規格作りは30年以上も前に始まっており，ここでの動きが，TC 210にも生かされてきた。プロセス規格，製品規格などが整備されてきたが，ここ10年ほどは，リスクマネジメントの考え方が浸透してきている。ソフトウェアの問題，ユースエラーの問題などが注目されており，今後ソフトウェアの品質管理およびリスクマネジメント，ネットワークのセキュリティなどの議論が高まっていくものと思われる。またユースエラー防止の観点から，ユーザビリティ規格の充実がはかられていくものと考えられる。

1.3.3 ISO/TC 121/SC 3

ISOとはInternational Organization for Standardization「国際標準化機構」であり，国際的な標準規

格を審議・制定している機関である。ISO 9000, ISO 14000などの製造・環境一般則や, ISO 13485, ISO 14971医療機器の開発・生産・リスクマネジメント全般にかかわる規格を作成している。その中にTC 121技術委員会があり，麻酔と集中治療領域に関して取り扱っている。さらに，その下部委員会SC 3は医療用人工呼吸器および関連機器を審議している。ここ数年SC 3においては人工呼吸器に限らず，いわゆる生体情報のモニタリングに関連する機器についてIECとの合同委員会を構成し，パルスオキシメータや非観血血圧計などの審議が活発にされてきた。委員会には麻酔・集中治療に関連する医師委員も参加され，臨床機器の安全性・基本性能に対して，臨床現場からの要求事項を審議している。国内ではJAMEI（日本医用機器工業会）が幹事工業会となっている。

〔1〕 国際規格の考え方

最近発行される国際規格には，基本的安全性以外に必須性能についても記載されるようになった。またISO 14971に記載されているリスクマネジメントの考え方が必ず含まれるようになった。リクスマネジメントが重要視されるのは，基本性能だけを満足するのでは真の安全性を確保したことにならないという考え方からきている。医療機器は正しく使われるとは限らず誤用もある。故障とか取扱いミスが発生しても安全でなければいけないという考え方が徹底されてきた。

このことを実現するために医療機器を開発する時点から，リスクマネジメントを取り入れていくことが求められる。これは単にハードウェアだけに限らず，機器の操作方法・アラームなどを動かすソフトウェアに対しても求められる。リスクはその重要性と発生するかもしれない頻度の積として評価される。このリスクの重さに対して対策を施し，リスクを下げ許容できるレベルにすることが求められる。一方，リスクマネジメントにかかわる情報は公開しなければならない。リスクマネジメントと公開（ディスクローズ）はセットで考えなければならない。

〔2〕 最近制定されたおもな国際規格

① IEC 60601-1-8：2003「アラームについての一般通則」であり，マルチパラメータモニタをはじめとする各種の医療機器のアラームの考え方に大きな影響を与えていくと思われる。本規格ではアラーム offの機能を管理者設定に限定されているものの，許容する考え方になった。その後，再度委員会で審議されIEC 60601-1-8 2nd ed.：2006改訂版が発行され，アラーム off動作のときにはアラームリマインダを設けることとなった。

② ISO 9919 2nd ed.：2005「パルスオキシメータ」に関する新たな規格が定められた。この規格は装着部温度，精度の検証，体動・末梢循環不全時の動作・シミュレータなどに対して詳細に定められている。今後の規格動向を見るためには参考になる。

③ ISO 21647：2004「呼吸ガスモニタ」に関して，CO_2だけでなく麻酔ガス濃度について定められた。また最小肺胞濃度とアラームプライオリティの関係も定められ，安全な麻酔のモニタリングに助けとなる。

〔3〕 今後制定予定のおもな国際規格

① ISO 8185「加湿器」 挿管中の加湿レベルも定められる予定。

② ISO 81060「非自動式非観血血圧計」 家庭で使用する血圧計にも規格が定まる予定。さらに病院で使用する自動式血圧計（IEC 80601-2-30）についての規格も改訂される予定。

③ IEC 60601-1-10「生体閉ループ制御に関する一般則」が審議されている。人工呼吸器や輸液などの制御をモニタからの出力によって行うことなどが，この規格の範囲となる。従来FDA 510（k）が取得できなかった機器接続について，本規格が制定されることにより承認できるようになることから，FDAが規格化を推進している。海外他社も強い関心をもって規格作成に関係しており，日本としてもこの成り行きを注視していきたい。

④ IEC 0601-2-12「人工呼吸器」について大幅な修正が審議されている。生命維持装置に関連する機器も最近の技術革新に合わせた規格になっていく。

⑤ これ以外に体温計（棒状体温計や電子体温計なども含む），家庭用医療機器なども審議されており，従来規格の範囲でなかったものも規格化されようとしてきている。

1.3.4 ISO/TC 150/SC 6

ISO/TC 150は外科用埋込み医療機器の標準化を担当しており，サブコミティは以下の六つで構成される。

・SC 1：材料全般
・SC 2：人工血管および体外循環システム
・SC 3：脳外科用埋込み医療器
・SC 4：人工骨および人工関節
・SC 5：接骨および背骨用デバイス
・SC 6：能動型埋込み医療器

この中のSC 6で能動型埋込み医療器を担当しており，以下の五つのWGと一つのIECとのJWGで構

成される。
- WG 1：能動型埋込み医療器の基本規格
- JWG 1：心臓ペースメーカおよび埋込み型除細動器
- WG 3：人工内耳
- WG 4：埋込み型輸液ポンプ
- WG 5：脳神経刺激装置
- WG 6：左心補助人工心臓

WG 1はさまざまな能動型埋込み医療器に共通する基本規格を扱っており，他のWGおよびJWGは各個別の規格を扱っている。能動型埋込み医療器に関してこれまでに制定されたISO規格，および現在作成中の規格は以下のとおりである。

- ISO 5841-2：2000　外科用インプラント—心臓ペースメーカ—第2部：パルス発生器又はリードの母集団に関する臨床性能の報告
- ISO 5841-3：2000　外科用インプラント—心臓ペースメーカ—第3部：移植可能なペースメーカ用ロープロファイルコネクタ（IS-1）
- ISO 10310：1995　脳外科インプラント—埋込み型神経刺激装置のマーキング及び包装
- ISO 11318：2002　心臓除細動器—埋込み型除細動器用コネクタアセンブリDF-1—寸法及び試験要求事項
- ISO 14708-1：2000　外科用インプラント—移植可能な能動型医療器—第1部：安全性，表示及び製造業者によって提供される情報に関する一般要求事項
- ISO 14708-2：2005　外科用インプラント—移植可能な能動型医療器—第2部：心臓ペースメーカ
- ISO/CD 14708-3　外科用インプラント—移植可能な能動型医療器—第3部：埋込み型脳神経刺激装置
- ISO/CD 14708-4　外科用インプラント—移植可能な能動型医療器—第4部：埋込み型輸液ポンプ
- ISO/CD 14708-5　外科用インプラント—移植可能な能動型医療器—第5部：補助循環装置
- ISO/AWI 27185　移植可能な能動型医療器—心臓用装置に用いられるラベルの記号，ラベリング及び製造業者によって供給される情報
- ISO/AWI 27186　移植可能な能動型医療器—埋込み型不整脈治療装置のための4極コネクタ—寸法及び試験要求事項

能動型埋込み医療器は治療器としてたいへん重要であるにもかかわらず，日本はこの分野において最も遅れをとっており，国の施策としてもその研究開発振興が叫ばれているところである。

1.3.5　ISO/TC 172/SC 5

内視鏡のISO規格化活動は，現在のISO/TC 172/SC 5の下で活動するようになった1995年以前は，ISO/TC 172/SC 7の下で活動していた。現在は幹事国ドイツの下にWG 3「顕微鏡用語」，WG 6「内視鏡」，WG 8「顕微鏡用液浸媒質」，WG 9「顕微鏡構成要素の光学性能」，およびWG 10「顕微鏡ディジタル画像データ」の五つのWGが活動している。ここでは医用電気機器に関係するWG 6「内視鏡」について紹介する。

制定済みの内視鏡関連ISO規格をそれぞれ紹介する。

（1）　ISO 8600-1「光学及び光学器械—医用内視鏡及び内視鏡用処置具—第1部：一般的要求事項」

1997年に発行された初版が2005年に改訂された。医用内視鏡および内視鏡用処置具について共通する事項としておもに性能および試験法に関する一般的要求事項を定めている。2005年版では，内視鏡および内視鏡用処置具に接続して用いられる他の関連機器との誤接続について，ISO 14971「医療機器—医療機器へのリスクマネジメントの適用」に従って評価する必要のあること，および附属書Aに内視鏡システムとの接続についてのリスクマネジメント適用のガイドライン」が追加された。ISO 8600-1：1997版は和訳され一部変更されJIS T 1553：2005の本体になっている。JIS T 1553：2005は，ほかに後述のISO 8600-3，およびISO 8600-4の和訳が附属書（規定）となっている。また，JIS T 1553：2005では以下の規格が引用され，規格の一部となっている。ISO 10993-1「医療機器の生物学的評価—第1部：評価及び試験」，およびIEC 60601-2-18「医用電気機器—第2-18部：内視鏡機器の安全に関する個別要求事項」

（2）　ISO 8600-2：2002「光学及び光学器械—医用内視鏡及び内視鏡用処置具—第2部：硬性気管支鏡の個別要求事項」

おもに麻酔分野で使用される換気機能付きの硬性気管支鏡の要求事項を定めた規格であるが，現在その対象となる硬性気管支鏡は，多く流通はしていない。

（3）　ISO 8600-3：1997「光学及び光学器械—医用内視鏡及び内視鏡用処置具—第3部：光学内視鏡の視野角及び視野方向の試験法」

内視鏡の主要な仕様の一つである，視野角および視野方向の公表値についてメーカ間でのばらつきが医療に混乱をもたらさないようにするため，試験法について定められた規格である。

（4）　ISO 8600-4：1997「光学及び光学器械—医用内視鏡及び内視鏡用処置具—第4部：挿入部最大径

の試験法」

内視鏡にはさまざまな断面形状をもつものがあるが，内視鏡を通すシースなどとの組合せ使用されるものも多い。そこで組合せ使用を考えたときに必要になる内視鏡の人体へ挿入される部分の最大径の定義と測定法を定めたのが本規格である。

（5）ISO 8600-5：2005「光学及び光学器械—医用内視鏡及び内視鏡用処置具—第5部：光学硬性鏡の光学解像度の試験法」

イメージファイバおよび固体撮像素子以外のレンズなどの一般的な光学系をもつ硬性鏡の光学解像度の試験法を定めた規格である。イメージファイバ束および固体撮像素子を用いた内視鏡の解像度はファイバ束または固体撮像素子の要因によるところが大きいため，測定法は定められていない。

（6）ISO 8600-6：2005「光学及び光学器械—医用内視鏡及び内視鏡用処置具—第6部：用語と定義」

内視鏡および内視鏡用処置具で使われる用語とそれらの定義を定め，国，メーカの違いによらず共通な言語をもつことで，医療の混乱を未然に防ぐために発行された規格である。

つぎに現在検討中の内視鏡関連規格案の概要について紹介する。

（1）ISO 8600-1 改定案（日本提案）

翻訳規格 JIS T 1553：2005 作成時に明確化のために加えた変更を ISO 8600-1 に反映させるための提案が検討されている。

（2）軟性内視鏡用処置具の用語と定義（日本提案）

多種多様の軟性内視鏡用処置具が存在するが，これらについて，国やメーカによってまちまちになりかねない呼称に対して，定義を明確にし，医療機関，メーカ，行政間で混乱をきたさないようにするための規格化が検討されている。

（3）硬性鏡用処置具の用語と定義（ドイツ提案）

軟性内視鏡用処置具の用語と定義と同様，多種多様の硬性内視鏡用処置具の定義の規格化が検討されている。

（4）内視鏡のメンテナンス「防水型内視鏡の要求事項」（日本提案）

医療機関が行う日常および使用前のメンテナンスにおいては，患者感染防止上重要な意味をもつ洗浄，消毒，滅菌があるが，これに耐える内視鏡に必要な要求事項として，防水性の評価および要求についての規格化が検討されている。

日本薬事法において，「医療機器の認証基準」における技術基準として ISO 8600-1，ISO 8600-3，ISO 8600-4 の翻訳規格である JIS T 1553 が引用されていることからもわかるように，内視鏡に限らずつねに JIS 規格化を意識した ISO 規格作りへの参画が重要になると同時に，日本発の国際規格として日本のもつ役割と日本への期待は今後も続くテーマであると考えられる。

1.3.6 ISO/TC 215

ISO/TC 215「Health Informatics」は1998年に発足した医療機器を含む医療情報に関する規格化を行っている。TC 215 には，以下の九つの作業グループ（WG）および関連団体とのリエゾンで構成されている。TC 215 は医療情報に関して多くの標準を必要としているにもかかわらず，密接な連携が必須であるためにサブコミティ（SC）を設置せず，そのため，それぞれの WG には数十以上の作業項目を有していて積極的に活動している。

・WG 1：Data Structure
 EHR（電子医療健康記録）などの健康，医療に関する電子記録の標準化
・WG 2：Data Interchange
 HL 7（医療情報交換規格）や DICOM（医用画像標準規格）といった医療情報交換の標準化
・WG 3：Semantic Content
 医療情報の表現，用語などの標準化
・WG 4：Security
 医療情報を安全に管理，交換するための規格化およびまた医療情報を扱ううえでの患者に関する安全に関する規格
・WG 5：Health Cards
 IC カードを使った医療情報の記述，あるいは外部参照情報などの規格化
・WG 6：Pharmacy and Medication Business
 電子処方，治験など薬に関する標準化
・WG 7：Devices
 危急期で使用される医用機器から家庭で使用される医用機器とコンピュータなどと通信するための規格化
・WG 8：Business Requirements For an EHR
 EHR を実装するための規格化
・WG 9：JWG for SDO Harmonization
 SDO（標準化団体），ISO，CEN，HLT などの標準・規格類のギャップ，オーバラップ，競合規格について検討し調和をはかるための活動

この中で WG 7 は医療機器通信規格および臨床検査や心電図などの医用波形などの通信，メッセージについて規格化を担当している。この WG は ISO パイ

ロットプロジェクトとして IEEE 11073（旧 1073），CEN/TC 251，HL 7 などと共同して規格開発を行っている。医用機器通信は，1980 年中ごろに手術室や集中治療室などで使用される医用機器通信の標準化活動として始まったが，機器の著しい発達や多様性があり，さらに高度に要求される信頼性，患者に危害を与えた場合などの責任分担など解決しなければならない課題もあり，いまだ実装は進んでいない。一方昨今，家庭で使用される医用機器の情報を自己管理したり，医療機関と連携する要求が増え，そのための通信の規格化も進められてきている。さらに，ユビキタスアプリケーションやワイヤレス通信などの要求も増え，これらの規格化も進められてきている。また，医用機器が医療情報システムなどとのネットワークを利用した構成が不可欠になり，これらの患者安全に関するリスクマネジメントなどの規格も進められている。

引用・参考文献

1) 大村昭人：規格と ISO（国際標準化機構），臨床麻酔，**26**，201-205（2002）
2) 小澤秀夫：パルスオキシメータの国際規格改訂版について，LiSA 2005, 12, 815-816（2005）
3) 小澤秀夫：パルスオキシメータの規格化，医科器械学，**75**，863-867（2005）

1.4 IEC

1.4.1 概説

〔1〕 IEC とは

IEC は International Electrotechnical Commission の略称で，日本語では「国際電気標準会議」と訳されている。1906 年に設立された非政府間機構である。日本は設立当初オブザーバであったが，1910 年に正式加盟をした。IEC は「電気及び電子の技術分野における標準化のすべての問題及び関連事項に関する国際協力をうながし，これによって国際的意思疎通を図ること」を目的に運営されている。

〔2〕 IEC の組織

実際の規格を検討するのが標準管理評議会（SMB）の下にある専門委員会（TC）である。

規格作成には専門委員会（TC），分科委員会（SC），作業グループ（WG）などが活動している。IEC 規格などの発行件数は，2005 年 12 月末時点で 5 454 件に上っている。

また，IEC の適合性評価スキームには，以下の三つの認証制度があり，適合性評価協議会（Conformity Assessment Board：CAB）の権限のもとに運営されている。

- IECEE（IEC 電気機器適合性試験認証制度，IEC System for Conformity Testing and Certification of Electrical Equipment）
- IECEx（IEC 防爆電気機器規格適合試験制度，IEC Certification to Standards Relating to Equipment for Use in Explosive Atmosphere）
- IECQ-CECC（IEC 電子部品品質認証制度，IEC Quality Assessment System for Electronic Components）

〔3〕 規格制定までのプロセス

ISO とほとんど同じであるが，ISO/DIS が IEC では CDV と呼ばれている。

〔4〕 医用電気機器の取扱い

医用電気機器は TC 62 で，超音波機器は TC 87 で，補聴器は TC 29 で国際規格の検討が行われている。

1.4.2 IEC/TC 62

医療の現場では，多くの医療電子機器が導入され，診断・治療に使われ，現代の医療を支えている。このようなことから 1970 年代から，医用電気機器の安全性の議論が盛んに行われ，国際規格が作られてきた。

医用電気機器の専門委員会 TC 62 は，**表 A1.2** の四つの分科会（SC）で構成されており，それぞれの活動範囲を分けている。

表 A1.2 TC 62 の分科会構成

SC 62A	医用電気機器の共通事項
SC 62B	医用画像装置
SC 62C	放射線治療装置，核医学および放射線量計
SC 62D	医用電子機器

TC 62 の活動範囲は，医療および，患者，操作者，その環境への影響において使われる医用電気機器の製造，設置および適用にかかわる国際規格，技術文書を作成することとされており，たいへん広いものとなっている。

TC 62 自体は，規格の作成に直接関与しておらず，全体の方向，SC 間の調整，および他の TC との問題解決などにあたっている。

議長は米国の Dr. Rodolfo J. Godinez，幹事はドイツが担当している。

1.4.3 SC 62A

SC 62A はすべての医用電気機器に共通する事項を扱っている SC である。すなわち，全体に関係する親規格とそれだけではカバーできない全体にかかる詳細な要求事項を定義する副通則を作成する委員会である。その活動成果は，さまざまな規格や報告書として刊行されている。近年では，2005 年に発行された

IEC 60601-1「医用電気機器―第1部：安全通則」第3版（以下，安全通則という）」が発行された。この規格は十数年ぶりの改訂であり，規格構成も大幅に変更された。また，IEC 60950「情報技術機器の安全規格」の耐電圧，沿面空間距離などとの整合がなされた。そしてこの規格は，関連する副通則，個別規格にも反映され，規格全体が大きく刷新されることになる。安全通則はすべての医用電気機器の大本となる規格である。以下，SC 62Aで取り扱う各WGの活動内容と扱う規格に関して説明する。

WG 5：図記号　医用電気機器に用いる図記号の規格の作成を行っている。人間工学的にわかりやすく，誤りなく各機能や警告，注意を認識し，医用電気機器を安全に使用できるよう継続してシンボルの改定，制定を行っている。

WG 11：システム　副通則 IEC 60601-1-1「医用システムの安全通則」が安全通則の第3版16項に盛り込まれた。これまで副通則として独立していたが，安全通則の第3版では医用電気機器への要求事項だけでなく医用電気システムへの要求事項も含まれているため，大きな内容変更はせず盛り込まれることになった。

WG 14：IEC 60601-1の試験　各試験機関が使用する試験フォーマットを作成している。安全通則の改訂に伴い，新しい試験フォーマットの作成を行っている。

WG 15：IEC 60601-1のリスクマネジメント　安全通則の第3版では，さまざまな要求事項が複雑にリスクマネジメントとのかかわりをもっている。ISO 14971「リスクマネジメント」との整合をはかりつつ安全通則の中にこの考え方を導入してきた。

WG 16：電撃に対する保護　特に低周波電流による漏れ電流，あるいは人体に流れることによって感電を起こす，心室細動を起こすような電流，あるいはエネルギーの源になる部分の安全性を確保するために，耐電圧，沿面空間距離，絶縁構造などの要求事項を作成する。安全通則第3版ではここに IEC 60950 の考え方との整合を行った。

WG 17：機械的危険の保護　医用電気機器の機械的要因に起因する安全性を確保するための要求事項，規格の策定を行う。安全通則第3版では，トラップゾーンという新しい要求事項も盛り込まれた。

WG 18：加熱その他の保護　熱によるやけど，爆発，火災，光による危険を防ぐための要求事項を作成する。

WG 20：環境保護　環境に対する安全性。これは自然のみならずユーザに対する安全性をかなえるもの

で，当初安全通則第3版の一部として作成する予定であったが，開発日程が間に合わず独立して IEC 60601-1-9「環境を考慮した設計」として副通則として開発され，2007年に発行された。

以下は，ISOとIECのジョイントで，医用電気機器のみならず医療機器全体に関連する規格を扱うJWGの解説を行う。

JWG 1：リスクマネジメント　ISO 14971「リスクマネジメントの開発及びメンテナンス」を行う。成果は現在第2版が2007年に発行された。

JWG 2：アラームシステム　医用電気機器に使用する警報に関する要求事項を制定した規格である。現在安全通則の第3版に項立てを合わせた第2版も発行された。

JWG 3：ソフトウェア　IEC 62304「医療機器のソフトウェアライフサイクルプロセス」が2006年発行された。これは医療機器に使用するソフトウェアあるいはそのものが医療機器であるものの開発からメンテナンスまでの各活動において安全性を確保するための規格であり，現在JIS化も始まっている。

JWG 4：ユーザビリティ　IEC 60601-1-6「医用電気機器のユーザビリティ」が，医用機器全体にも必要であることから新たにISOとのジョイントでIEC 62366「医療機器のユーザビリティ」として開発された。これも2007年に発行された。

JWG 5：生体閉ループ制御，JWG 6：家庭用医療機器，JWG 7：IT　ネットワーク機器のリスクマネジメント。これら三つのJWGが近年新設された。

日々進化する医療機器においてその高い安全性を実現すべく新しい機器に対応した規格も開発が目白押しである。また親規格である安全通則の大幅改訂に伴い規格改訂のラッシュであり，これらが順次各国で批准され効力を発揮してくることになり，日本においてもJIS化のラッシュが始まってくるといえる。

1.4.4　SC 62B

「医用に供する電気機器の中で，画像診断用機器の製造・設置および使用に関する国際規格の作成審議」を担当する国際医用機器技術専門分科会である。

1969年 IEC/TC 62 京都会議において，「400 kV までの医用X線装置，システムおよび付属品を含めた安全と性能，使用環境」に係る国際規格審議を行うために SC 62B が設置された。その後1989年英国，BrightonでのIEC/TC 62 会議において，「磁気共鳴画像診断（MRI）装置と超音波画像診断装置」もSC 62Bで担当することになり現在に至っている。

診断用X線，医用X線CT，MRI，超音波診断装置

分野に分かれ，下記の専門技術作業班 WG，および各規格の見直し更新作業班 MT（Maintenance Team）が活動している．

WG 33：ディジタル X 線受像系の性能　輝尽性蛍光体受像系（イメージングプレート：IP）の応用によるコンピューテッドラジオグラフィ（CR）方式，および光電導型半導体等応用のフラットパネル X 線検出器（FPD）方式による X 線受像系の性能規格化を担当している．

WG 35：磁気共鳴画像診断（MRI）装置の性能　MRI 装置に係る安全・性能の国際規格化審議を担当．

WG 36：医用画像表示装置の性能　CRT モニタ画像表示装置の性能規格を担当（液晶，プラズマ型などの表示装置への対応も期待）．

WG 42：診断用 X 線透視・撮影装置の安全　世界的に普及している消化管 X 線診断用装置の安全性を担当．

WG 43：ディジタル X 線映像システムの入射線量表示　CR，FPD 方式 X 線装置の X 線入射線量表示法の規格化を担当．

WG 45：MRI 装置の立入り管理区域内標識　この規格を担当．

MT 30：医用 X 線 CT 装置の安全　近年世界的に多用されてきた X 線 CT 装置の X 線量に係る安全面などの見直しを担当．

MT 31：乳房撮影用 X 線装置の安全　乳がん X 線検診の重要性が世界的関心事であり，その応用上安全性向上のための規格見直しを担当．

MT 32：X 線源装置への要求事項　X 線管装置の機械的安全面を主体に規格見直し担当．

MT 34：超音波画像診断装置　この規格の見直し担当．

MT 37：診断用 X 線装置の X 線防護　この規格の見直し担当．

MT 38：診断用 X 線透視・撮影装置　この規格の見直し担当．

MT 39：X 線歯科撮影装置　この規格の見直し担当．

MT 40：磁気共鳴画像診断装置　この規格の見直し担当．

MT 41：インターベンショナルラジオグラフィ（IVR）装置　この規格の見直し担当．

1.4.5　SC 62C

「医用に供する電気機器の中で，放射線治療機器および診断用核医学機器・線量計など測定器類の製造・設置および使用に関する国際規格の審議」を担当する国際医用機器技術専門分科会である．

1969 年 IEC/TC 62 京都会議において，「高エネルギー放射線機器および核医学機器・関連付属品類の安全と性能，使用環境」に係る国際規格審議を行うため SC 62C が設置された．

SC 62C では下記の専門技術作業班 WG が活動している．

WG 1：遠隔照射放射線治療装置および関連機器　医用電子加速装置，アフターローディング放射線治療システムおよび放射線治療マネジメントシステム関係を含む規格化を担当．

WG 2：核医学診断装置　シンチレーションスキャナ，シングルフォトンエミッションコンピューテッドトモグラフィ，ポジトロンエミッショントモグラフィ装置関係の規格化を担当．

WG 3：治療放射線測定　線量計およびその他関連測定器類の規格化を担当．

今後，強度変調放射線治療（IMRT）方式電子線加速装置，医用 X 線 CT 装置との複合放射線治療システムへの対応や，ポジトロン CT 装置への国際規格化対応が課題となる．

なお，62B & 62C 関係の国際規格審議は，日本国内では「日本画像医療システム工業会（JIRA）」が受け持ち，適宜，IEC 規格の翻訳 JIS 化を推進している．

1.4.6　SC 62D

SC 62D は，さまざまな"医用電子機器"の個別の安全にかかわる規格を検討している．心電計，脳波計，内視鏡装置，電気メス，除細動機器，生体情報モニタ，輸液ポンプ，人工呼吸器，誘発電位測定装置など幅広い機器を扱っている．これらの機器は，患者に接続され，エネルギーを供給するとか，バイタルサインの計測を行うことなどから，機器の基本安全および基本性能の明確化が求められている．

ここで検討されている規格では，一般の医用電気機器の安全規格 IEC 60601-1 に対して個別機器として，さらにどのような安全が求められるかということを規定している．

この SC には 45 か国が参加している．メンバーは議長のシェーファー氏（ドイツ），幹事のシュミット氏（米国）をはじめ，長い経験をもった専門家が加わっており，特に行政のメンバーが多いことも特徴である．

現在 27 の WG，MT があるが，日本はこのうち 13 に国際メンバー（エキスパート）を登録している．その内訳は次ページのとおりである．

- MT 16：内視鏡
- MT 17：電気メス
- MT 18：治療機器
- MT 19：デフィブリレータ
- MT 22：医用電子診断および生体情報モニタ
- MT 24：結石破砕装置
- MT 26：筋電および誘発反応装置
- MT 27：手術および診断用無影灯
- MT 30：心臓ペースメーカに関する装置
- JWG 4：医療用ベッド
- JWG 7：非観血血圧計
- JWG 8：臨床用体温計
- WG 31：コンピュータ支援心電図に関するコミュニケーションプロトコル

国内では，SC 62D 国内委員会（委員長：東京電機大学 小山教授）を構成し，全体の問題に対応している．

いままで，このSCではすでに50近い医用電子機器の個別安全規格を発行しており，最近はISO TC 121 などとのジョイントでパルスオキシメータ，人工呼吸器などの新たな規格の作成を行っている．

2005年11月に大幅改訂発行された医用電気機器の共通規格 IEC 60601-1 により，個別安全規格の改正（メンテナンス）が求められており，2009年のタイムリミットに向けて作業が進められている．

1.5 QMS

1.5.1 GMP と QMS

医療機器の品質管理は以前 GMP（Good Manufacturing Practice，優良製造規範）と呼ばれ，旧GMP省令（旧厚生労働省令40号）で代表されるように，製品の安全性および有効性の保証に関して，規定した製造工程管理，検査の実施とその承認基準への適合性の確認などに重きがおかれていた．しかしながら，昨今の製品の問題より，製品の安全性および有効性の保証に対して製造工程管理，出荷検査での保証に限界があり，よりトップマネジメントの関与，ソフトウェアを含む設計管理の強化，リスクマネジメントなどプロセスでの保証に重点がおかれるようになり，品質管理の手法として，品質マネジメントシステムの考え方が広く用いられるようになりISO 9001 をもとにした，医療機器の品質マネジメントシステム（QMS）規格として ISO 13485：1996 が開発され，2003 年に ISO 13485：2003 に改訂されている．

1.5.2 医療機器の QMS 規格の概要
〔1〕 医療機器の QMS 規格

医療機器の ISO 13485：2003（以下，ISO 13485 と表記する）は，製品品質確保のための世界的な品質マネジメントシステム規格である ISO 9001：2000（以下，ISO 9001 と表記する）をもとに作成された医療機器の品質確保のための規格であり，また，この規格の表題「医療機器―品質マネジメントシステム―規制目的のための要求事項」が示すように，この規格は，各国の規制に取り込むことを目的として，担当のISO技術委員会作業班（ISO/TC 210/WG 1）と医療機器規制の国際整合を検討しているグローバル整合会議（GHTF）の第3作業班（SG 3）によって共同で検討され，作成された．

GHTF は，この ISO 13485 を各国の規制に導入することを奨励し，その結果として，この規格は，欧州，カナダ，オーストラリアなどにより国際的に採用され，日本でも，国際整合の観点からこの ISO 13485 を医療機器および体外診断薬の QMS 省令に採用することとしたのである．アジア諸国でも，導入が進んでいる．

ISO 13485：2003 のガイダンスとして ISO 14969：2004 が ISO/TC 210/WG 1 によって開発されており GHTF/SG 3 によってリスクマネジメントなどのガイダンスが作成されている．なお，GHTF/SG 4 が，QMS の監査に関する内容を担当としており，法的監査に関する指針文書を作成している．

〔2〕 QMS 規格（ISO 13485：2003）の構成

ここでは，医療機器の ISO 13485 をもとにして QMS 規格の解説をする．表 A1.3 に ISO 13485 の構成を示す．

構成と節番号は，ISO 9001 と同じで，4節から8節が要求事項である．また，用語の定義は，ISO 9001 を参照し，ISO 13485 では，医療機器固有の用語のみを追加している．ISO 13485 で規定されている内容の80％程度は，ISO 9001 と同じである．この規格を用いるユーザが，ISO 9001 と整合して構築できるよう

表 A1.3 ISO 13485：2003 の構成

節	目　次
1	適用範囲
2	引用規格
3	定義
4	品質マネジメントシステム
5	経営者の責任
6	資源の運用管理
7	製品実現
8	測定，分析および改善

にとの観点からそのように構築されている。

すべての医療機器に対する要求事項は，ISO 13485の本文中に取り込んでおり，その上で，能動埋込み医療機器および埋込み医療機器と滅菌医療機器に関する内容は，別の追加要求項目として特別に記載されている。

ISO 13485およびQMS省令では，顧客・規制当局の要求を満たすこと，また満たすような医療機器の提供を目的として，品質マネジメントシステムを構築し，実施し，その品質マネジメントシステムの有効性を改善する際にプロセスアプローチを採用することを奨励している。この要求事項が，3項の品質マネジメントシステム，QMS省令では第2章の第2節に規定されている。

製造業者の組織が効果的に機能するためには，数多くの関連し合う活動を明確にし，運営管理する必要がある。組織内において，必要なプロセスを明確にし，その相互関係を把握し，運営管理することと合わせて，一連のプロセスをシステムとして適用することを，"プロセスアプローチ"と呼んでいる。

図A1.1のプロセスを基礎とした品質マネジメントシステムのモデルは，表A1.3のISO 13485の要求事項である4～8節に記述した要求事項のプロセスのつながりを表したものである。4～8節に規定される個々の要求事項のポイントは以下の内容である。

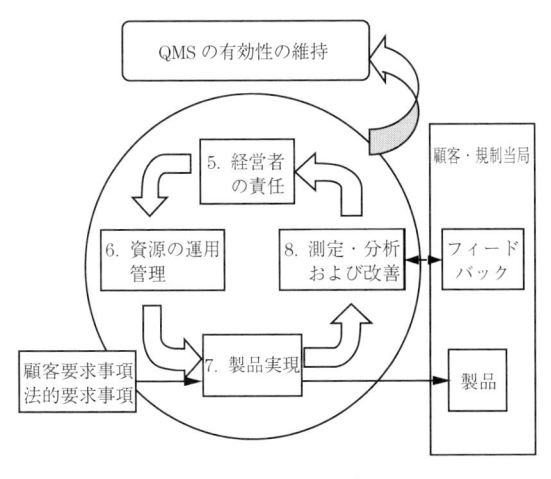

図A1.1　QMSのモデル

・4節　品質マネジメントシステム

ここでは，プロセスアプローチを用いたQMS全体の確立を要求しており，合わせてQMS全体としての文書および記録の管理に関する要求事項がまとめられている。

・5節　経営者の責任

ここでは，経営者によって品質に関する組織のポリシーとして品質方針が定められて，その組織での品質に関する目標を定めて実行すること，改正薬事法での製造業の責任技術者となる品質マネジメントシステムの運用管理責任者および組織における責任と権限を明確化すること，経営者による品質マネジメントシステムのレビューの実施と必要なアクションを実行することなどが定められている。

このISO 13485：2003の特徴として，トップである経営者の関与とその意図の組織全体への徹底が強く求められている。

・6節　資源の運用管理

この節では，品質マネジメントシステムの運用にかかわる必要な人的資源，インフラストラクチャ，作業環境を明確にして提供することを求めている。また，QMS省令では特に，構造設備に関する要求事項が追加されている。

・7節　製品実現

この節では，医療機器の具体的な製品実現にかかわる必要な計画，要求事項の明確化とレビュー，設計開発の管理，製品実現に必要な部品およびサービスなどの購買管理，医療機器の製造，測定機器の管理などに関する要求事項が定義されている。特に医療機器では，安全性が重要であり，この節全体に医療機器の安全性にかかわるリスクマネジメントの要求事項が掲げられている。

・8節　測定，分析および改善

この節では，製品およびプロセスが要求事項に適合しているかどうかを測定し，分析して，必要な場合には是正処置や予防処置をとることを要求している。

具体的な内容として，製品の不具合などに対する苦情などの顧客からの情報，品質マネジメントシステムに関する内部監査の実施，個々のプロセスに対して定められた測定の実施，製品が要求事項を満たしていることの検証などを求めている。当然，適合していない製品は，出荷してはならないし，必要な場合には，顧客への情報提供も義務付けている。

1.5.3　日本および各国のQMS規制の状況

〔1〕日　　本

1)　QMS要求事項　　日本では，2005（平成17）年の薬事法改正において，これまでの厚生労働省令40号（許可要件GMP）に代わり，国際整合の観点から医療機器製造業者の品質管理規則に，このISO 13485：2003を導入し，厚生労働省令169号を制定した。

なお，以下が関連の法令，通知である．
① 厚生労働省令第169号
医療機器及び体外診断用医薬品の製造管理及び品質管理の基準に関する省令（QMS省令）
（平成16年12月17日）
② 厚生労働省医薬食品局監視指導・麻薬対策課長通知
薬食監麻発第1130002号
　GMP/QMS調査要領について
（平成17年11月30日）
③ 厚生労働省医薬食品局審査管理課長
厚生労働省医薬食品局監視指導・麻薬対策課長通知
薬食審査発第0330006号，
薬食監麻発第0330005号
　GMP適合性調査申請の取扱いについて
（平成17年3月30日）

QMS省令は，完全にISO 13485と同一ではなく，文書・記録の保管期間などで若干の相違がある．生物由来医療機器の製造業者に関しては追加の要求事項が規定されている．

なお，体外診断用医薬品に関しても規制上では医薬品扱いではあるが，同じQMS省令が適用されている．

QMS適用機器の範囲については，平成17年厚生労働省告示第440号および平成17年厚生労働省告示第85号で公示されている．

2）QMS適合性調査　　以前のGMP規則では，製造業者の業許可の用件であったが，法改正により，日本でのQMS省令の適合性調査は，品目の承認要件となり，基本的に承認（認証）申請時，承認（認証）一部変更申請時，5年ごとの更新時に調査が行われることになった．また，輸出用医療機器については，製造しようとする際および製造開始後5年ごと適合性調査を受けなければならないとされている．平成17年11月30日付，薬食監麻発第1130002号で，調査分類ごとに調査対象のあり方が示されている．

QMS調査は，法改正により，認証基準がある管理医療機器（クラス2機器）に限り登録認証機関で実施される．なお，高度管理医療機器（クラス3，4機器）は，行政（医薬品医療機器機構および都道府県）によりQMS調査が実施される．

〔2〕米　　国
1）品質システム規則および対象範囲　　米国では，医療機器の品質保証に関する規制として1997年に発効したQSR（Quality System Regulation，品質システム規則）が適用されている．QSRは1994年版のISO 9001およびEN 46001をベースとして策定されており，現行のISO 13485：2003とは若干の相違が認められる．

米国において体外診断用医薬品も医療機器に分類され本QSRが適用されている．

2）査察の対象と方法　　査察（inspection）は海外を含めFDAの地方局の査察官が実施している．査察の対象は，品質システムQSRだけでなく，不具合・回収報告，トラッキングなどの医療機器規制も対象となっている．

査察の実施に関するプログラムはFDAコンプライアンスプログラム7382.845（Inspection of Medical Device Manufacturers）により実行される．また，具体的な査察方法は，QSIT（Quality System Inspection Technique：品質システム査察テクニック）と呼ばれる手法により行われる．サブシステムについて主要な部分をトップダウン手法で査察するプロセス監査方法である．この考え方はGHTFガイダンスにも取り入れられている．

3）査察のタイミング
a）市販前査察　　PMA申請を行った場合，原則的にはその承認前にPMA査察と呼ばれる実地の査察が行われる．510（k）による市販前届出を行った場合では基本的に市販前の査察が行われることはなく，定期査察で確認される．日本での製造販売承認（認証）事項一部変更承認（認証）申請にあたるPMAサプルメントでは，査察前歴，MDR，回収の状況を勘案して査察の実施を決定するが，一般的には前歴などで要注意とされない限り承認前の査察を行うことはない．

b）定期査察　　2年に一度を目途として実施する．査察は医療機器のリスクの高さ，査察経験の有無，前回査察の結果，公的な是正要求の有無，MDRや回収の傾向などを考慮してその優先度を決定する．

〔3〕欧　　州
1）QMS要求事項　　ISO 9000シリーズの品質システム規格は，EUにおけるグローバルアプローチを満足するためEN 29000シリーズとして採用され，その後，医療機器の特殊性からEN 29000に医療機器として必要な事項は付け加えるべきであるとの考え方により，EN 29001に対しEN 46001，EN 29002に対しEN 46002として1993年10月に採択されこの規格がEC指令に基づき，医療機器の適合性評価に用いられた．その後，ISO 13485：1996，ISO 13488：1996を欧州規格に取り入れた，EN ISO 13485：2000およびEN ISO 13488：2000が採用された．現在では，ISO 13485：2003を欧州規格として登録した際の，欧州規格EN ISO 13485：2003が適用されている．国際規格と欧州整合規格の内容はまったく同一である．ただ

し、EN ISO 13485 の使用は、強い推奨であり、法的に強制されているわけではない。

2) QMS調査方法　欧州における医療機器製造業者に対する法的な QMS 調査は、欧州医療機器指令（MDD）の第 11 条に定められた「適合性評価方法」の中に組み込まれて市販前に実施される。なお、欧州では体外診断用医薬品は医療機器に分類されているが、検体検査機器とともに、体外診断用医療機器指令（IVDD）の第 9 条に定められた「適合性評価方法」により適合性が評価される。

EU の加盟国の行政当局から指定された認証機関である、ノーティファイドボディが監査を行う。ノーティファイドボディによる QMS の監査（QMS 適合性調査）が基本的に必要な機器は、クラス III、クラス II、滅菌などの一部クラス I 機器、および、附属書 2 に記載の IVD 機器である。

また、QMS 適合性の継続的な評価として定期監査が年 1 回実施される。また、EC 指令の認証書の期限は 5 年間で、5 年ごとに更新する。

〔4〕カ ナ ダ

1) QMS要求事項　カナダでは、医療機器の QMS 規制として ISO 13485：2003 に完全に合致した、CAN/CSA-ISO 13485：03 を QMS 規格として採用している。

2) 適合性評価のためのQMS調査　カナダ政府が認証した第三者認証機関による監査が行われる。有効期間は ISO 認証と同じ。3 年であり 1 年ごとのサーベイランス監査が実施される。

〔5〕オーストラリア

1) QMS要求事項　オーストラリアでは、医療機器の QMS 規制として ISO 13485：2003 に完全に合致した、オーストラリア規格 AS/NZS ISO 13485：2003 を採用している。

2) QMS調査機関　TGA の一部門である、Manufacturer Assessment Branch（MAB）が医療機器の QMS 監査を実施している。認証期限は、5 年間である。オーストラリア自体では、第三者認証機関の認証を実施していないが、欧州との MRA、カナダとの MoU により、欧州またはカナダが認証している第三者認証機関による監査を受け入れている。

1.6　環 境 問 題

1.6.1　概　　説

1990 年代の EU 域内では、電気・電子機器の廃棄物が一般の都市ゴミに比べて 3 倍のスピードで増え続けた。その多くが前処理を経ることなく埋め立てられ、または焼却処理されたため、環境汚染や健康被害につながる鉛などの有害物質の大気や水中、土壌への流出が問題となった。

EU は増え続ける電気・電子製品の廃棄物に対応するため、2002 年に廃家電の回収、リサイクルにかかる費用負担をメーカに義務づけることを柱とする「廃電気電子機器指令」（WEEE 指令）、および電気・電子製品に鉛、水銀、カドミウムなど有害物質の使用を禁止する「有害物質の使用禁止に関する指令」（RoHS 指令）を採択した。

1.6.2　廃電気電子機器（WEEE）指令

WEEE（Waste Electrical and Electronic Equipment）指令は廃電気・電子機器のリユース・リサイクルなどを推進することで、埋立てによる環境負荷を減らすことを目的として、2003 年 3 月に公布され、2005 年 8 月 13 日から施行されている。

〔1〕対 象 製 品

対象製品は 10 製品群に大別されている。
① 大型家庭用電気製品（冷蔵庫など）
② 小型家庭用電気製品（アイロンなど）
③ IT および遠隔通信機器（パソコンなど）
④ 民生用機器（テレビなど）
⑤ 照明装置（家庭用以外の蛍光灯など）
⑥ 電動工具（旋盤など）
⑦ 玩具、レジャーおよびスポーツ機器（ビデオゲーム機など）
⑧ 医療電気機器（心電図測定機など）
⑨ 監視および制御機器（測定器など）
⑩ 自動販売機類（飲用缶販売機など）

大型据付け型産業用工具は除外するなどの条件もあるが、ほとんどすべての電気・電子製品が対象で、医療機器も含まれている。

〔2〕指 令 の 内 容

① 製品ごとに平均重量比で 70〜80％の再生率や 50〜80％の再使用率・リサイクル率が定められている。
② EU 加盟国の販売業者には、対象製品へのマーク表示が求められている。
③ 電気・電子機器廃棄物を一般の廃棄物とは分別して、製品中の有害物質を含む部品を分別回収し、他の部品と分けて処理、リサイクルするための費用負担が求められている。
④ 一方、一般家庭に対しては、国民 1 人当り年平均で最低 4 kg の電気・電子機器廃棄物の回収が義務づけられている。

〔3〕 影　　響

WEEE 指令は EU で制定されたものであるが，日本においても，EU 向けの電子機器・電子部品はすべて，WEEE 指令の規制に対応する必要がある。

1.6.3　電気・電子機器における特定有害物質使用制限（RoHS）指令

RoHS（Restriction of the Use of Certain Hazardous Substances in Electrical and Electronic Equipment）指令は，WEEE 指令によるリサイクルが容易になるように，また，電気・電子製品が使用後に埋立てや焼却されるときに，環境負荷の低減と，再生材への有害物質の混入防止を目的として，2003 年 3 月に公布され，2006 年 7 月から施行されている。

〔1〕 対 象 製 品

対象となる製品は，原則として WEEE 指令の製品と同じであるが，カテゴリー 8（医療電気機器）とカテゴリー 9（監視および制御機器）は，他のカテゴリーの製品とは性格が異なるなどの理由で現在は適用を除外されている。

その他のカテゴリー製品群では，2006 年 7 月以降に EU 域内で上市（販売）される製品が対象になっている。

〔2〕 対象有害物質

2006 年 7 月以降は，下記の 6 物質群を含有する製品は原則として上市ができない。

① 鉛
② 水銀
③ カドミウム
④ 六価クロム
⑤ ポリ臭化ビフェニル（PBB）
⑥ ポリ臭化ジフェニルエーテル（PBDE）

〔3〕 影　　響

RoHS 指令も EU で制定されたものであるが，EU 向けの電子機器・電子部品はすべて，RoHS 指令の規制に対応する必要があり，日本の製造業者は，対象物質を含まない材料や部品に切り換えるなどの対応を実施している。

現在，カテゴリー 8（医療電気機器）については適用を除外されているが，2010 年には適用時期が明確になり，2012 年から適用開始になる見込みなので，対応が必要になる。

1.6.4　中国版 RoHS 法（管理規則）

中国版 RoHS（管理規則）は，2006 年 2 月 28 日に公布され，2007 年 3 月 1 日に第一段階の施行が開始された。

〔1〕 対 象 製 品

適用範囲は，つぎの電子情報製品群である。

① 電子レーダ製品
② 電子通信製品
③ ラジオ・テレビ製品
④ コンピュータ製品
⑤ 家庭用電子製品
⑥ 電子測量器具製品
⑦ 電子専用製品
⑧ 電子部品
⑨ 電子応用製品
⑩ 電子部品，材料を使用した製品

上記製品群の詳細品目リストが公開されており，医療機器も対象製品となっている。

また，対象となる品目を一律に規制するのではなく，重点管理品目を特定する方式を採用している。

〔2〕 対象有害物質

特定有毒有害化学物質はつぎのとおりであるが，⑦項の指定物質はまだ公表されていない。

① 鉛
② 水銀
③ カドミウム
④ 六価クロム
⑤ ポリ臭化ビフェニル（PBB）
⑥ ポリ臭化ジフェニルエーテル（PBDE）
⑦ 国家が指定するその他の有毒有害物質

〔3〕 影　　響

① 管理規則の対象有害物質とその最大許容濃度は RoHS 指令と同じであるが，除外項目はないので，注意が必要である。
② 管理規則では，RoHS 指令で適用が除外されているカテゴリー 8 とカテゴリー 9 の製品群も対象としているので，中国へ輸出する医療機器製品は対応が必要になる。
③ ただし，2007 年 3 月 1 日に施行した第一段階では，対象有害物質の最大許容濃度を超えていても自己宣言で製品にラベル表示し，情報を公開すれば販売は可能である。
④ 時期は公表されていないが，第二段階では重点管理目録が制定される。この目録に登録された製品については特定有害物質の使用が制限される予定であるので，重点管理目録に医療機器が含まれるか否かを注視していく必要がある。

1.6.5　その他の国の動向

EU の RoHS 指令は，米国のカリフォルニア RoHS 州法，中国の RoHS 管理規則とつぎつぎと影

響を与えている。

韓国ではEUのRoHS指令とWEEE指令とELV指令を合わせた韓国版RoHSと呼ばれる「電気電子製品および自動車の資源循環に関する法律」が2008年1月1日から施行されている。

韓国に続いて，アルゼンチンやオーストラリアでもEUのRoHS（WEEE）指令に類似した法規制が行われようとしている。

各国の法規制を詳細に把握することは困難であるが，EUのRoHS指令が全世界の標準になっているので，EUのRoHS指令に対応していれば，特定有害物質の製品含有制限には対応できると思われる。

1.7　米国における規制

1.7.1　医療機器行政の概要

医療機器はその品質，有効性，安全性が直接に生体に影響を与えるために，各国当局はおのおのの規制を実施しており，グローバルハーモナイゼーションによりわが国をはじめ，アジア各国でもドミノ倒しのように，薬事法の改正が実施されている。しかし，その改正の内容は米国型あるいは欧州型のいずれかに集約されるといっても過言ではない。米国でも，2002年10月1日よりMDUFMA（Medical Device User Fee and Modernization Act）という医療機器へのユーザフィーおよび近代化法が施行された。

本稿では世界の医療機器行政の一翼を担う，米国における医療機器行政の概要について述べたい。

1.7.2　法令と要求事項

〔1〕　連邦食品医薬品化粧品法（Federal Food, Drug and Cosmetic Acts：FFDCA）

しばしば誤解されているようだが，米国における，わが国の薬事法に相当する法令はFDA（医薬品食品局）ではなく，FFDCAである。FDA（U.S. Food and Drug Administration）とは監督官庁の名称である。FFDCAは安全かつ有効な医療機器を保証し，その意図する使用に対して適切な表示を行うために必要な規制を行うことを目的とした法令である。

〔2〕　CFR 21（Code of Federal Regulation Part 21）

前述の法の下には，多数の規則が定められている。医療機器の規則についてはCode of Federal Regulation（連邦規則）のタイトル21パート800番台に記載されている。さらに，その下には詳しいガイダンスやガイドラインが定められている。

〔3〕　QSR（quality system regulation）

FDAが定めている品質管理システムの要求事項は21 CFR 820にQSR（品質システム規則）が定められている。この中はさらに，サブパートA（一般規定）からサブパートO（統計的手法）に分けられている。QSRは医療機器品質マネジメントシステムの国際規格ISO 13485とは共通点は多いが，若干の相違点もある。

QSRはFDAが品質システムの査察を実施する際，要求される事項でもある。

1.7.3　医療機器のクラス分類

〔1〕　クラス分類

FFDCA第513条に基づき，医療機器は健康に対するリスクに応じ，クラス1から3に分類されるが，このクラス分類は製造業者によってなされる。

なお，クラス分類はFDAのDB（下記アドレス参照）でも調べることができる。

http://www.accessdata.fda.gov/scripts/cdrh/cfdocs/cfPCD/classification.cfm

〔2〕　クラス1

最もリスクの低いクラスである。市販前通知（Pre-market Notification（510（k））も市販前承認（Pre-market Approval：PMA）も原則的に免除される。

なお，510（k）は医療機器の市販前，FDAに通知することにより審査がなされる制度であり，PMAは医療機器の市販前，FDAに承認を受ける制度である。

〔3〕　クラス2

510（k）の対象となる。

〔4〕　クラス3

最もリスクの高いクラスである。通常，PMAに該当する場合が多い。

1.7.4　薬事申請の方法

〔1〕　FDAの組織

FDAの中で医療機器を取り扱う部門はCDRH（医療機器・放射線保健センター，Center for Devices and Radiological Health）であり，通知や申請はこの部門宛に行う。

〔2〕　登録

米国で医療機器を販売するためには，業者の登録と製品の登録を行う必要がある。

1）　**Establishment Registration**　製造業者および米国における輸入業者は，Establishment Registrationと呼ばれる登録を行う必要がある。FDAのホームページから，Form 2891という所定のフォーマットをダウンロードし，FDAへ送付することで登録

ができる。なお，登録をする必要があるのは，下記に該当するものである。米国以外に所在している業者については，必ず，米国代理人（U.S. agent）を指定し，記載する必要がある。業者は登録をする必要のある活動を開始してから，30日以内には必ず登録する必要がある。

- 委託製造業者（contract manufacturer）
- 委託滅菌業者（contract sterilizer）
- 外国輸出業者（foreign exporter）
- 米国内への輸入業者（initial distributor）
- 製造業者（manufacturer）
- 再生業者（remanufacturer）
- 再梱包/再ラベリング業者（repackager/relabeler）
- シングルユース機器再加工業者（preprocessor of single use devices）
- 仕様開発者（specification developer）
- 米国での輸出業者（U.S. manufacturer of export only devices）

2) Device Listing　登録を行った業者はDevice Listingと呼ばれる登録をする必要がある。Form 2892のフォームを使用し，扱う機器のカテゴリーごとに登録すればよい。

〔3〕 申請のための戦略と申請方法

医療機器の申請時に大切なのは該当機器の特性を十分理解するとともに，適用される規格，ガイダンスおよび類似機器の調査をしっかりと行うことである。適正な申請を行うことにより，迅速な審査が進行され，早期の承認を得ることが可能となる。

そして，医療機器を米国市場に上市するには，つぎのいずれかの申請を行う必要がある。

1) Pre-market Notification（510（k））　Pre-market Notification（市販前通知）を通称510（k）と呼ぶ。これは，連邦食品医薬品化粧品法（FFDCA）の510条k項に定められていることによる。市販前通知として，すでに上市している機器と同等であることを証明する申請である。通知とあるが，実際にはFDAが実質的な審査を行い，レターを発行して初めて通知を実施したことになる。審査後，SE（substantial equivalent：SE）レターが発行され，機器にはkナンバーと呼ばれる番号が付与される。基本的には，既存機種（自社でも他社でもよい）と実質的な同等性を示すことにより市販前の申請を実施する。既存機種はPredicate Deviceと呼ばれ，その対象となる機器と相違点がどの程度あるかで，510（k）の申請方法も変わってくる。つまり，対象機器が自社で開発されたもので，軽微な変更の場合には，通常より短い期間での申請をすればよい。また，機器自体に関係のない変更，例えば色の変更などは申請を行う必要もなく，自社で安全性・有効性・品質の書類を保管しておくことで上市することができる。

申請の方法はつぎの3通りある。

（1）Traditional　すでに販売されている機器との実質的同一性審査にはおよそ90日要する。それぞれのガイダンスなどに従い，要求されている安全性・有効性の証明となる書類を提出する。

（2）Special　機器の機能などに影響を及ぼさない，軽微な変更の場合に適用される申請である。通常受理されてからFDAは約30日で審査を終える。

（3）Abbreviated　FDAのガイダンスに基づいての申請である。審査期間はTraditionalでの申請より若干短いとされている。

2) Pre-market Approval（PMA）　市販前承認の対象としてはリスクの高い，クラス3の機器や，それまで市場に存在しなかった新しい機器などが該当する。審査期間は約180日間とされている。ただし，クラス3でもすでに市場に存在し，既存の医療機器と本質的同等性を証明できるものについては，PMAの対象外となる場合もなくはない。

3) その他　比較対象機種との変更や修正が軽微であった場合，例えば色の変更などは510（k）申請は不要である。そのような場合には社内での文書・記録を保管する必要がある。また，クラス1に分類される機器も一部申請が不要となり，社内でのエビデンス保管の対応でよい。

〔4〕 510（k）要否判定のポイント

適用規格やガイダンスに基づき，基本的にはメーカの判断により必要かどうかの判定がなされる。機器の機能や使用目的にかかわる変更には，必ず申請が必要である。

〔5〕 IDE（治験用医療機器免除：investigational device exemptions）

治験データが必要とされる医療機器の申請手順が示されている。

1.7.5 市場クレームと市販後安全管理

〔1〕 MDR（Medical Device Reporting）

市場で死亡や重篤な健康被害が発生する可能性のある不具合が発生した場合に，FDAへの報告が義務付けられている。この報告は米国外の製造業者の場合，米国代理人から報告することが定められている。詳しくはMEDWATCH（有害事象報告制度）で規定されている。例えば，医療機器が死亡事故を引き起こした場合などには10日以内に報告することとされている。

〔2〕 リコール

安全管理または品質上の問題により，法的措置または自主的な判断に基づいて，製品が市場から排除される事態がリコールである。製品によっては取扱い現場で製品の修正がなされる場合もある。

〔3〕 そ の 他

ラベリング：FFDCA 201（k）で定義されているが，基本的には文書，印刷物などすべてが対象になる。

・該当する規則
　一般医療機器　　21 CFR Part 801
　体外診断製品　　21 CFR 809
　治験医療機器　　21 CFR 812
　QSR　　　　　　 21 CFR 820
　一般電気製品　　21 CFR 1010

1.7.6　FDA Inspection（FDA 査察）

FDA 査察は FDA が米国国民の健康と安全と守るという目的で実施される。基本的に不定期に行われ，QSR の要求事項に対する適合や MDR の報告されているものなどについて，確認をされることになる。査察は QSIT（quality system inspection technique）と呼ばれるガイダンス文書でその方法が定められているため，準備として QSIT と QSR の確認が必要である。監査後，Form 38 で不適合や指摘が書かれ，クロージングミーティングで受け取る。それに対し，是正措置，予防措置を含む回答を行い，特になにも FDA から連絡がなければ問題がなかったといえる。回答が不十分だったり，その他適切な対応をしていない場合については，Warning Letter が送付される。このアクションは迅速に対応する必要がある。最終対応も不十分な場合は，最悪米国での業務ができなくなる可能性もある。

1.7.7　FDA　情　報

以下の FDA 情報は大半がインターネットを通じて入手できる。情報入手のためのアドレスを以下に紹介する。
・FDA
http://www.fda.gov/
・CDRH
http://www.fda.gov/cdrh/
・登録
http://www.fda.gov/cdrh/reglistpage.html
・510（k）データベース
http://www.accessdata.fda.gov/scripts/cdrh/cfdocs/cfPMN/pmn.cfm
・510（k）説明
http://www.fda.gov/cdrh/devadvice/314 a.html
・PMA
http://www.fda.gov/cdrh/devadvice/pma/
・その他　Device Advice
http://www.fda.gov/cdrh/devadvice/
・MDR
http://www.fda.gov/cdrh/mdr/index.html
・QSR
http://www.fda.gov/cdrh/devadvice/32.html

引用・参考文献

1) 医療機器センター：米国及び EU の最近の医療機器規制の動向と国際整合化について（平成 17 年度）
2) テュフジャパン株式会社テュフインフォサービス：FDA/米国の医療機器法規制　概要・QSR・FDA 査察
3) 日本医療機器産業連合会：第 24 回国際医療機器セミナー（平成 18 年度）
4) 石居昭夫：知っておきたい FDA の知識，薬事日報社

1.8　欧州における規制

1.8.1　ニューアプローチ指令

現在 27 か国（2007 年 1 月現在）からなる，EU（European Union）では，物の自由な流通と各国の法整合のため，EC 条約第 95 条に基づきニューアプローチ指令が定められている。また EU 加盟国以外においても，これを採用している国がある。適用される対象は医療機器をはじめ，玩具，機械など多岐にわたり，それぞれに指令が定められている。つまり，EU 圏内および指令を適用する一部の国では，製品を上市するために，該当する指令に適合しなければならない。そして，その適合の証明として，製品に"CE マーク"を表示し，EU 圏内での上市および流通が妨げられることがないよう，各指令で定められている。

医療機器に該当する指令は，以下の三つがあげられる。
・医療機器指令：93/42/EEC
・体外診断医療機器指令：98/79/EC
・埋込み型能動医療機器指令：90/385/EEC

1.8.2　CE　マ　ー　ク

CE は欧州適合を意味するフランス語 Conformité Européenne からの頭文字をとったものである。対象となる製品の安全性などについての要求事項があり，それに適合しているという証明の印である。製造業者

が適合を証明する方法として，モジュール方式の適合性評価手順が用いられる．モジュール方式の適合性評価手順では，製造業者が適合証明の方法を選択，実行する．CEマークは製品に対して指令への適合を確認したうえで，初めて表示することができる．これは市販前承認制度ではなく，製造業者が主体的に行うべき手続きである．つまり，CEマークを表示するためには，それぞれに適用される指令に基づき，製造業者が適切な適合性評価を行い，適合を確認することが必要である．なお，リスクの高い機器についてはNotified Bodyの関与があり，図A1.2のように，Notified BodyのID表示として，Notified Bodyの番号を示す番号を記すことになっている．

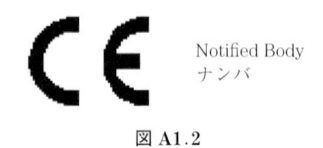

図A1.2

1.8.3 関連機関

ここで関連機関について説明する（図A1.3）．

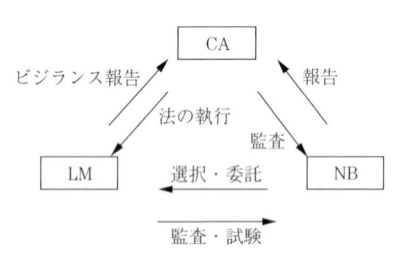

図A1.3 関連機関

- Notified Body：NB
 Notified Bodyとは第三者機関であり，各国の通知などはそれぞれが選んだ第三者機関より通知される．また，適合性評価において，品質マネジメントシステムや各機器の技術評価を行う機関でもある．
- Competent Authority：CA
 各加盟国には行政当局がある．これは医療機器の管轄官庁であるとともに，NBを任命，監査する役割もある．また，指令を国内で法令化する責任と自国で販売されている医療機器が指令を遵守しているかなどの監視をする責任もある．
- 製造業者（legal manufacturer：LM）
 製造業者は上市する製品の製造および設計に対して責任をとるべきであり，製品の適合の証明として，各指令への適応が必要とされる．EU圏内に製品を上市させようとする製造業者がEU域外にある場合，欧州指定代理人（EU representative）を指定することが義務づけられている．欧州指定代理人はEU圏内における各国行政当局との窓口の役割を担い，製造業者との間に覚書を取り交わす必要がある．EU圏内にある自社の現地法人などが代理人となる場合が多い．

1.8.4 欧州医療機器指令

93/42/EEC Medical Device Directive（MDD）
 MDD第1条では，医療機器は下記のような目的で使用される医療機器と定義づけられている．
- 疾病の診断・予防・モニタ・治療または緩和
- 負傷または障害の診断・予防・モニタ・治療もしくは緩和
- 解剖学または生理学での検査・代替または修正
- 受胎調節

〔1〕クラス分類

該当する医療機器については，リスクに応じ四つのクラスに分類されている．分類は，MDD付属書（Annex）IXを参照し，それぞれ検討する（図A1.4，表A1.4）．

Class I	Class IIa	Class IIb	Class III
低		リスク	高

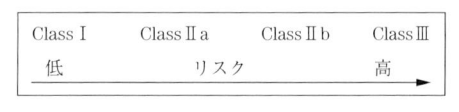

図A1.4 クラス分類

表A1.4 上市のための必要要件

基本要件への適合	Classにかかわらず必須
技術文書作成	
EC適合宣言	
適合性評価手順	Classにより方法を選択

〔2〕基本要件への適合

MDD第3条において，Annex Iで定められている基本要件の適合が定められている．基本要件は，製品の安全性を確保するために必要な要求事項が記載されている．適合の証明として，整合規格を使用することが強く推奨されている．

〔3〕整合規格（European Harmonized Standard）

欧州では，CEN（（欧州標準化委員会），およびCENELIC（欧州電気標準化委員会）を中心にEN規格と呼ばれる欧州規格が制定される．これはEU加盟国での技術的な整合をはかることで，貿易障壁を除去することが目的とされている．EN規格が制定され，それが法的に有効なものとなると，EU官報で公表され，整合規格となる．MDD第5条においても，機器が整合規格に適合している場合，基本要件に適合しているとみなされることが記載されている．なお，規格

についてはMDDのウェブサイトにも一覧が掲載されている。

〔4〕 技術文書作成

Annex Ⅶで定められているが，製造業者は製品の適合性を証明するための技術資料を作成する必要がある。また，当局およびノーティファイドボディから要請された場合に提示できるよう，つねに最新版管理を行う必要がある。品質マネジメントシステムの要求事項でもあり，文書管理は必要である。

技術文書についてのガイダンス：
NB-MED/2.5.1/Rec 5（Technical Documentation）
http://ec.europa.eu/enterprise/medical-devices/meddev/index.htm

〔5〕 EC適合宣言

製造業者は基本要件への適合と，モジュール方式の適合性評価手順を実施し，適合のエビデンスをすべて確認したうえで，適合宣言書を作成する必要がある。これは，製造業者の責任の下，自己宣言となる。

〔6〕 適合性評価手順（図A1.5）

機器のクラスにより，モジュール方式で適合性評価方法は定められている。どの方法を選ぶかは各メーカの判断による。クラスⅡ以上の機器はなんらかの形でNotified Bodyの関与がある。

【MDD付属書】

MDDにはクラス分類やその他についての条項が定められたうえに，付属書が添付されている。

・Annex Ⅰ：基本要件への適合
・Annex Ⅱ：EC適合宣言（総合品質保証）
  設計・製造・最終検査の品質システムの適用の保証。Notified Bodyにより認証
  EN ISO 13485：2003などが品質保証システムへの適合として用いられる場合が多い。
・Annex Ⅲ：EC型式試験
  サンプルでのNBによる型式試験
・Annex Ⅳ：EC検証
・Annex Ⅴ：EC適合宣言（生産品質保証）
  製造の品質システムの適用
・Annex Ⅵ：EC適合宣言（製品品質保証）
  製品検査および試験の品質システムの適用保証
・Annex Ⅶ：EC適合宣言
  技術文書（(PTF)の作成）

EUでは機器のクラスによってはNotified Bodyの関与があるが，基本的に製造業者の責任の下，つまりは，適合への自己宣言によって，上市することができる。

〔7〕 市販後の責任

市販後の責任として，post-market surveillance（PMS）という，市販後市場を監視することが義務づけられている。また，事故や不具合が発生した場合には，ビジランスシステムとして定められているガイドラインに基づき，当局へ事故の報告をする必要がある。

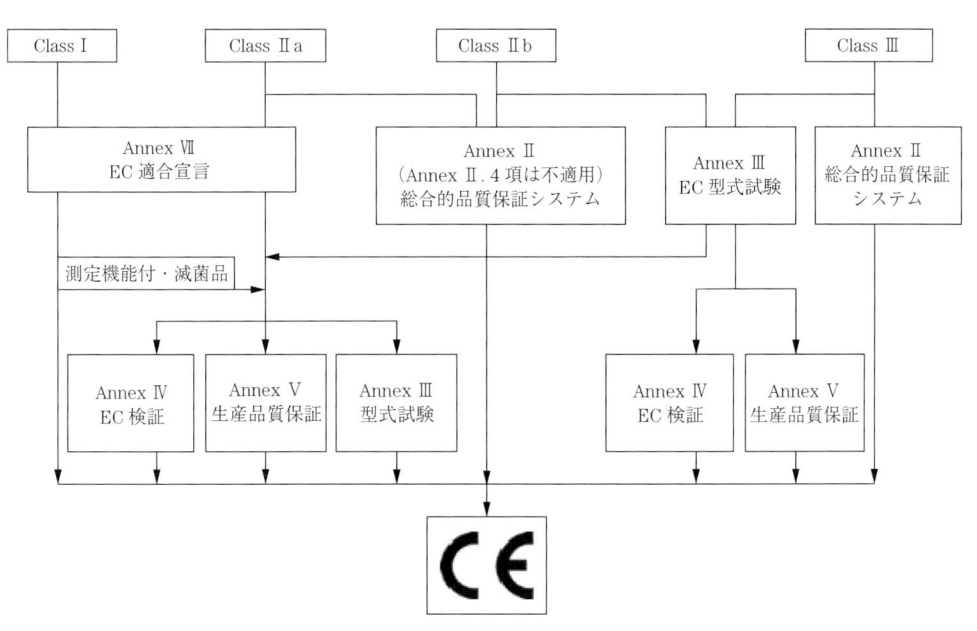

図A1.5 適合性評価手順

1.8.5 体外診断医療機器指令（98/79/EC）

98/79/EC In Vitro Diagnostic Medical Device (IVD)

対象は体外診断用の試薬などの体外診断機器である．MDD・IVD 同様，基本要件の適用，技術文書の作成，モジュール方式の適合性評価手順によって，適合を確認し，適合宣言を行う．ほとんどの一般的な体外診断医療機器は性能評価と整合性宣言で，適合性評価手順の方法が選択される．

1.8.6 埋込み型能動医療機器指令（90/385/EEC）

90/385/EEC/Active Implantable Medical Device (AIMD)

対象はペースメーカなどの埋込み型能動医療機器である．埋込み型能動医療機器については，Class III に該当するクラスのみであり，基本的には MDD と同様，基本要件の適用，技術文書の作成，モジュール方式の適合性評価手順によって，適合を確認し，適合宣言を行う．MDD で定められている Class III の適合性評価手順が適用される．

1.8.7 関連 WEBSITE の情報

・ニューアプローチ指令
http://ec.europa.eu/enterprise/newapproach/index-en.htm
・指令一覧（MDD/AIMD/IVC 含む）
http://ec.europa.eu/enterprise/newapproach/legislation/directives/table1.htm
・整合規格
http://ec.europa.eu/enterprise/newapproach/standardization/harmstds/reflist.html

引用・参考文献

1) European Commission：Guide to the implementation of directives based on the New Approach and the Global Approach
2) 医療機器センター：米国及び EU の最近の医療機器規制の動向と国際整合化について（平成 17 年度）
3) テュフジャパン株式会社テュフインフォサービス：医療機器指令（MDD）解説
4) 日経 BP 出版センター：医療機器の CE マーキング
5) 日経 BP 社：CE マーキングの全て

2. 国内の動向

2.1 概　説

医用電子機器は薬事法によって規制されている．薬事法は医薬品，医薬部外品，化粧品，医療機器を規制する法律であり，有効性，安全性，品質確保のために制定されている．

医用電子機器は薬事法で定める「医療機器」の一種とされており，薬事法の規制の範囲内で製造販売，製造，販売，修理などが行われている．

医療機器は植込み型心臓ペースメーカなどの患者に対するリスクの高いものから心電計用の四肢電極や胸部電極のように患者に対するリスクがほとんどないものまであり，リスクの程度に伴って規制のメリハリをつけるために**表 A1.5** のようにクラス分類が行われている．

薬事法は 2005（平成 17）年に大幅改正が行われた．この改正薬事法においてのおもな変更点として，〔1〕と〔2〕の二つがあげられる．

表 A1.5　クラス分類表

分類	定義	承認/認証	臨床試験
クラスIV（高度管理医療機器）	適正な使用目的に従って適正に使用したにもかかわらず，副作用または機能障害が生じた場合に，人の生命および健康に重大な影響を与えるおそれがあるもの	承認	原則要
クラスIII（高度管理医療機器）		承認	一部要
クラスII（管理医療機器）	適正な使用目的に従って適正に使用したにもかかわらず，副作用または機能障害が生じた場合に，人の生命および健康に影響を与えるおそれがあるもの	基準適合品は認証他は承認	不要
クラスI（一般医療機器）	適正な使用目的に従って適正に使用したにもかかわらず副作用または機能障害が生じた場合に，人の生命および健康に影響を与えるおそれがほとんどないもの	不要	不要

〔1〕 製造販売業の導入

製造販売業制度が導入された。製造販売業とは当該医療機器を医療機関等に対し販売するにあたり，製造をはじめ，設計，適正使用責任などの一切の責任を負う業者をいい，製造販売業者を通して販売することを求めている。そのため，製造業者が直接，販売業者や医療機関に，医療機器を販売することは，薬事法で禁止されている（製造業者が製造販売業と販売業の許可も取得し，医療機関に販売することは問題ない）（図A1.6）。

```
製造業者
   ↓
製造販売業者
   ↓
販売業者
   ↓
医療機関等
```

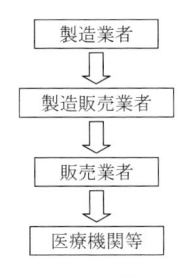

図A1.6 医療機器の流通フロー

〔2〕 基本要件規準の導入

EU地域でCEマークを貼付するにあたり，守るべき規準として基本要件規準があるが，これと同等の規準が日本でも導入された。基本要件規準は当該医療機器の安全性を検討するにあたり，多角的に系統的に検討するための規準といえる。

日本での基本要件規準は16条で構成されており，①設計，②リスクマネジメント，③医療機器の性能および機能，④製品の寿命，⑤輸送および保管など，⑥医療機器の有効性，⑦医療機器の化学的特性，⑧微生物汚染などの防止，⑨製造または使用環境に対する配慮，⑩測定または診断機能に対する配慮，⑪放射線に対する防御，⑫能動型医療機器に対する配慮，⑬機械的危険性に対する配慮，⑭エネルギーを供給する医療機器に対する配慮，⑮自己検査医療機器などに対する配慮，⑯性能評価，といった項目があげられている。これらの項目から，有効性や安全性についてそれぞれの観点から検討を行い，確保できていることを証明できるよう求められている。

2.2 薬　事　法

2.2.1 薬事規制の経緯

薬事法は医薬品，医薬部外品，化粧品および医療機器の品質，有効性および安全性の確保のために必要な規制を行うとともに，医療上特に必要性が高い医薬品および医療機器の研究開発の促進のために必要な措置を講ずることにより，保健衛生の向上をはかることを目的としている（図A1.7）。

> ・薬事法は，「有効」で「安全」な「高品質」の医薬品・医療機器などを「正しく」使っていただくため，企業が行う製造・販売や医療機関における業務等に関して必要な安全対策を行うための法律です。
>
> 医療機関の業務との関連では，例えば
> ①医薬品等の取扱い
> ②添付文書の記載内容
> ③治験の実施
> などが薬事法には定められています。

図A1.7 薬事法と医療機関

「薬事法」としては1943（昭和18）年に初めて制定公布され，その後1948（昭和23）年と1960（昭和35）年（法律第145号）の全面改正を経て，現行の薬事法の制定をみている。1979（昭和54）年には新医薬品の再審査終了医薬品の再評価，治験計画の届出，治験依頼の遵守基準など，1983（昭和58）年には外国製造業者の直接製造承認申請，製造（輸入）承認の承継など，1993（平成5）年には希少疾病医薬品などの研究開発の促進およびそれらについての優先審査にかかわる改正が行われている。

さらに，近年におけるバイオ・ゲノムなどの科学技術の進展，国際的な規制の整合性確保への動き，企業行動の多様化など，社会経済情勢の変化を踏まえ，2002（平成14）年7月に成立した「薬事法及び採血及び供血あつせん業取締法の一部を改正する法律」により，薬事制度の大幅な改正が行われた。

この薬事制度の改正のうち生物由来製品に係る安全確保措置等については，2003（平成15）年7月から施行しており，医療機器のリスクに応じたクラス分類制度の導入などの医療機器の安全対策の抜本的な見直しや，企業の安全対策に係る責任を明確にする市販後安全対策の充実と，国際整合性を踏まえた承認・許可制度の見直しなどについては，2005（平成17）年4月1日に施行された。

2.2.2 規制の概要

医薬品，医療機器などの開発，製造，輸入，販売およびその適正使用にあたっては，薬事法や政・省令などにより種々の規制を受けているが，以下，医療機器を中心に規制のおもなものについてその概略を述べる。

〔1〕 医療機器の定義（法第2条第4項関係）

この法律で「医療機器」とは，人もしくは動物の疾

病の診断，治療もしくは予防に使用されること，または人もしくは動物の身体の構造もしくは機能に影響を及ぼすことが目的とされている機械器具などであって，政令で定めるものをいう．

なお，薬事法制定当時において医療用具として規制の対象となっていたものは，おもに構造の簡単な器械，ガーゼなどであったが，現在の医療現場においては，高度な電気医療機器などその製造，取扱いに特段の注意を要するものが増加してきていることもあり，医療用具という名称が「医療機器」と変更された．

〔2〕 **医療機器の分類**（法第2条第5項～第7項関係）

多種多様な医療機器につき，国際分類等を踏まえ，人体に与えるリスクに応じて以下の3類型に分類し，リスクに応じた安全対策を講じている（図 **A1.8**）．

1) 高度管理医療機器 適正な使用目的に従って適正に使用したにもかかわらず，副作用または機能障害が生じた場合に，人の生命および健康に重大な影響を与えるおそれがあるもの．

2) 管理医療機器 適正な使用目的に従って適正に使用したにもかかわらず，副作用または機能障害が生じた場合に，人の生命および健康に影響を与えるおそれがあるもの．

3) 一般医療機器 適正な使用目的に従って適正に使用したにもかかわらず副作用または機能障害が生じた場合に，人の生命および健康に影響を与えるおそれがほとんどないもの．

〔3〕 **特定保守管理医療機器**（法第2条第8項関係）

医療機器のクラス分類とは別に，保守点検，修理その他の管理に専門的な知識および技能を必要とすることからその適正な管理が行われなければ疾病の診断，治療または予防に重大な影響を与えるおそれがある医療機器を「特定保守管理医療機器」として各種の安全対策を講じている．

〔4〕 **製造販売業および製造業の許可**

1) 医療機器製造販売業の許可（法第12条関係）

医療機器の製造販売を業として行うには，それらの種類に応じた製造販売業の許可の取得が必要である．

医療機器の製造販売業は，総括製造販売責任者を設置し，製造管理および品質管理の基準（GQP基準）ならびに製造販売後安全管理の基準（GVP基準）を遵守することが許可要件である．

総括製造販売責任者，GQP担当である品質保証部門の責任者である品質保証責任者およびGVP担当である安全管理統括部門の責任者である安全管理責任者の三者は「製造販売業三役」と呼ばれ，製造販売業体制の中心を担うこととなる（図 **A1.9**）．

2) 製造販売の定義（法第2条第12項関係） 製造販売とは，製造等（他に委託して製造する場合を含み，他から委託を受けて製造する場合を含まない．以下同じ）をし，または輸入をした医療機器などを，それぞれ販売し，賃貸し，または授与することをいう．

医療機器の製造販売業の許可にはつぎの3種類がある．

① 第一種医療機器製造販売業許可：高度管理医療機器の製造販売

② 第二種医療機器製造販売業許可：管理医療機器の製造販売

③ 第三種医療機器製造販売業許可：一般医療機器

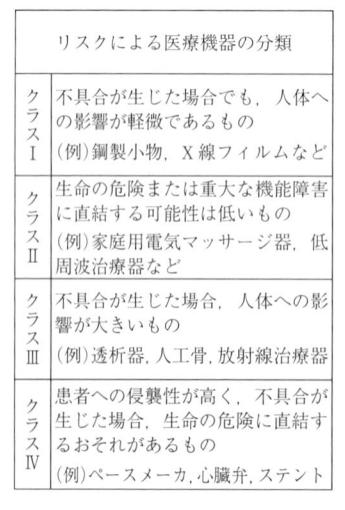

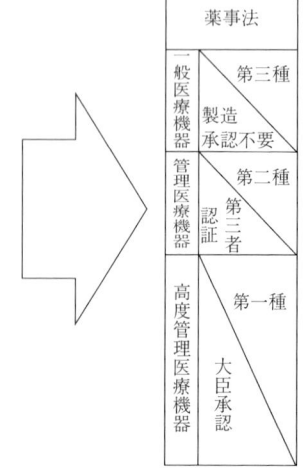

リスクによる医療機器の分類		薬事法	
クラスI	不具合が生じた場合でも，人体への影響が軽微であるもの (例)鋼製小物，X線フィルムなど	一般医療機器	第三種 製造承認不要
クラスII	生命の危険または重大な機能障害に直結する可能性は低いもの (例)家庭用電気マッサージ器，低周波治療器など	管理医療機器	第二種 第三者認証
クラスIII	不具合が生じた場合，人体への影響が大きいもの (例)透析器，人工骨，放射線治療器	高度管理医療機器	第一種 大臣承認
クラスIV	患者への侵襲性が高く，不具合が生じた場合，生命の危険に直結するおそれがあるもの (例)ペースメーカ，心臓弁，ステント		

図 **A1.8** リスクに応じた医療機器の規則

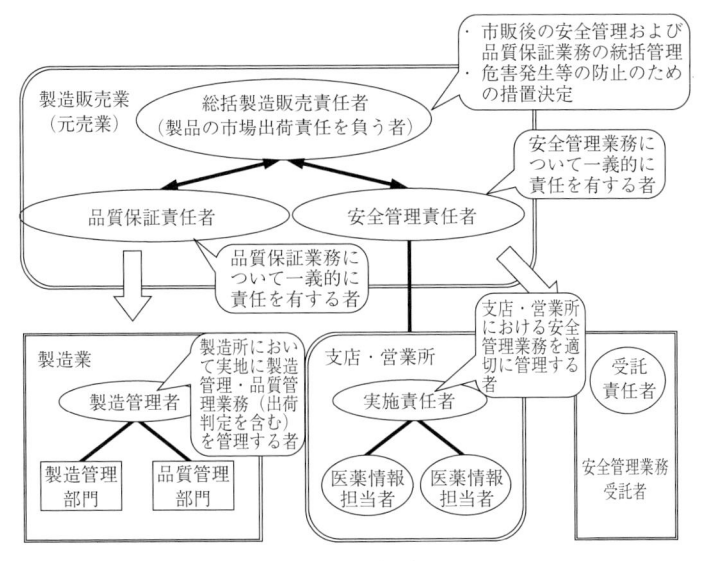

図A1.9 製造販売業三役について

の製造販売

3) **医療機器製造業の許可**(法第13条関係) 医療機器の製造業許可については、製造行為のみを行う業態の許可である。具体的には、医療機器などの製造業者は、自らが製造した製品を直接卸売一般販売業者等販売業者に販売などを行うことはできない。

さらに、品目に着目した基準として従来製造業の許可要件とされていた製造所の製造管理または品質管理の方法の厚生労働省令で定める基準(以下「GMP」という)への適合については、承認要件とした。

[5] **医療機器製造販売承認**(法第14条関係)

医療機器(一般医療機器および法第23条の2第1項の規定により指定する管理医療機器を除く)の製造販売をしようとする者は、品目ごとにその製造販売について厚生労働大臣の承認を受けなければならない。

製造販売承認は、当該品目の種類に応じた製造販売業許可を受けた者に対して、製造販売しようとする品目が医薬品として適切か否かの審査が行われ、その品目を製造する製造所においてGMP適合が確認されたうえで与えられる(図A1.10)。

[6] **外国製造業者の認定**(法第13条の3関係)

外国において本邦に輸出される医療機器等を製造しようとする外国製造業者は、厚生労働大臣の認定を受けることができることとするとともに、当該者が認定を受けていることを、製造販売業者の製造販売の承認の要件とした。

また、外国製造業者の認定の基準は、国内製造業者に対する製造業許可の基準と同様である。

[7] **医療機器の販売業・賃貸業**(法第39条関係)

販売業・賃貸業とは「業として、医療機器を販売し、授与し、若しくは賃貸し、又は販売、授与若しくは賃貸の目的で陳列すること」である。

医療機器の販売業および賃貸業のうち、高度管理医療機器および特定保守管理医療機器(以下、「高度管理医療機器等」という)に係るものについては都道府県知事の許可制となっている。管理医療機器(特定保守管理医療機器を除く。以下同じ)については、届出制としている。一般医療機器については、許可も届出も不要であるが、管理医療機器と同程度の業務管理が義務づけられている(図A1.11)。

[8] **医療機器の修理業について**(法第40条の2)

医療機器の修理業の許可を受けた者でなければ、業として、医療機器の修理をしてはならないこととし、医療機器修理業許可は修理する物およびその修理の方法に応じた区分に従い、修理をしようとする事業所ごとに許可が必要である。

[9] **表示と添付文書**(法第63条、法第63条の2)

医療機器には、医療機器または直接の容器もしくは直接の被包などに、一定の事項を表示することが義務づけられている。

さらに、添付文書等には、品目仕様などの記載、使用方法その他使用および取扱い上の必要な注意、厚生労働大臣の指定する医療機器にあっては、その保守点検に関する事項の記載が義務づけられている。

さらに、具体的に添付文書の記載項目、記載順序および記載要領ならびに使用上の注意の記載要領については厚生労働省から行政通知として示されている。ま

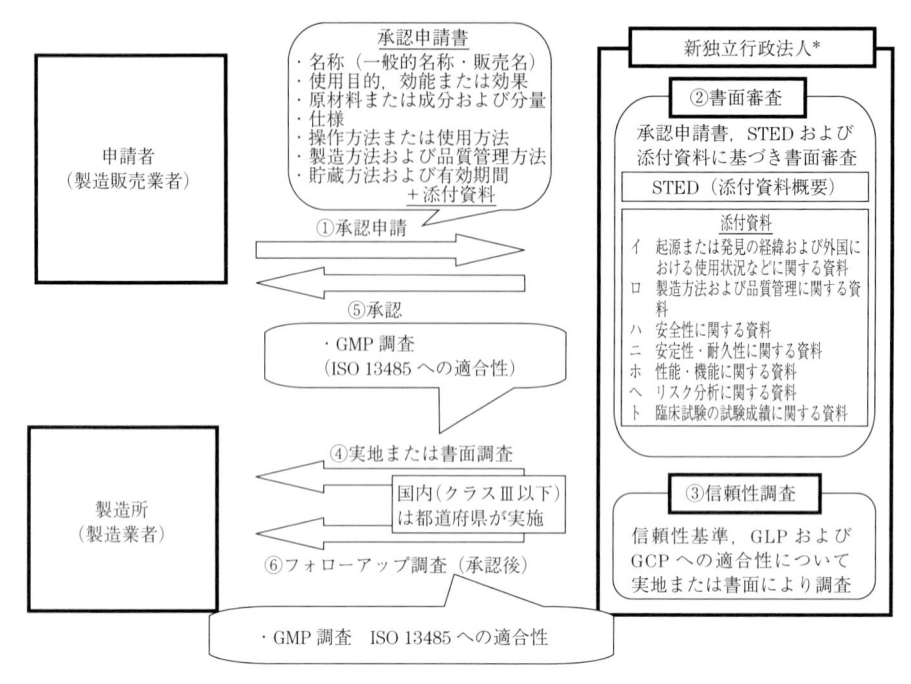

図A1.10 医療機器の新承認審査フロー

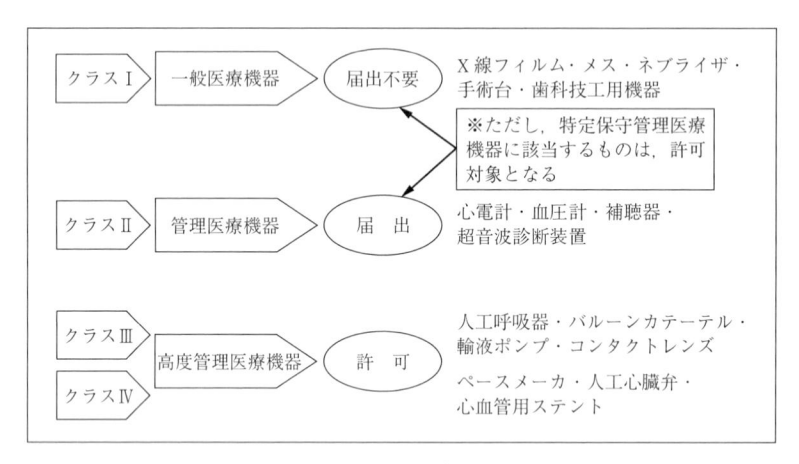

〔注〕＊新独立行政法人とは，医薬品医療機器総合機構をいう

図A1.11 クラス分類と販売業届出，許可の関係

た，製造販売後安全確保業務により副作用情報などを収集し，評価の後，重要な内容については添付文書に逐次反映される。なお，添付文書は紙面および情報の量に限度があることから，これを補完するため製造販売業者等においていくつかの情報媒体（取扱説明書など）が作成されている。

〔10〕 **広告の制限と禁止**（法第66条・誇大広告等）
医療機器等の適正な使用を確保するため，医師，歯科医師，はり師など医療関係者が自ら使用することを目的として供給される医療機器については，一般向け広告，承認前の医療機器の名称，製造方法，効能・効果についての広告，虚偽・誇大広告などの禁止を含めた広告制限がある。

〔11〕 **情報の提供等**（法77条の3）
医療機器の製造販売業者，卸売一般販売業者，医療機器の販売業者もしくは賃貸業者または外国特例承認取得者は，医薬品または医療機器の有効性および安全性，適正な使用のために必要な情報を収集し，検討す

るとともに，医師・薬剤師等の医療関係者に提供することが求められている。

2.3 市販前規制

2.3.1 医療機器の製造販売承認

医療機器の製造販売承認とは，あるものが医療機器として品質，有効性および安全性を有し，製造管理および品質管理の基準に適合した方法で製造されたうえで，適切な品質管理および安全管理体制のもと製造販売され，一般に流通し，国民の医療・保健に使用されることについて適切であると国が認めることをいう。

申請に係る医療機器が保健衛生上適切か否かについて，その時点における医学・薬学の学問水準に照らし客観的に判断される。具体的には，法14条（医薬品等の製造販売の承認）などに基づき厚生労働大臣が製造販売業許可を有する者からの申請に対し，品目ごとに，その名称，使用目的，効能または効果，品目仕様などを審査することとなるが，同14条の二（機構による審査等の実施）により厚生労働大臣は適宜独立行政法人医薬品医療機器総合機構（以下，「機構」）に調査を代行させることができる。

一方，当該品目を製造している製造所において，製造管理および品質管理の基準に適合していることがGMP適合性調査により確認が行われる。製造販売承認は，これらを満たした品目に対して与えるものである。この承認制度は薬事法の目的である医療機器の品質，有効性，安全性の確保のための根幹をなす制度である（図A1.10）。

〔1〕 医療機器の製造販売手順について

わが国で医療機器を市場へ業（営利目的）として出荷（製造販売）することは，薬事法で規制されており，規制当局（厚生労働省および各都道府県）の許可・承認取得前に行うことはできない。

医療機器を製造販売するためには，大きく3点について規制当局の審査を受ける必要がある。

1) **企業としての責任体制の審査**　医療機器を製造販売するにあたって，製品の市場に対する最終責任，品質保証業務責任，安全管理業務責任を担う能力をもっていること。

2) **製品の有効性・安全性等の審査**　医療機器そのものに対して性能，安全性等の面で問題がないことを厚生労働省へ申請し，承認を受ける必要がある。

3) **製品の生産方法・管理体制の審査**　国内の製造業者が医療機器を製造する能力があることを地方厚生局または都道府県へ申請し，許可を受ける必要がある。または，外国の業者が医療機器を製造する能力があることを厚生労働省へ申請し，認定を受ける必要がある。

4) **GMP適合性調査申請**　申請した業者が「医療機器の製造管理，品質管理の基準」に適合していることを機構または都道府県へ申請し，調査を受ける必要がある。

〔2〕 製造販売業の許可要件

1) **GQP基準**　医療機器製造販売の許可を受けるための要件として，薬事法第12条の2第1号により，「品質管理の基準（Good Quality Practice：GQP）」が省令により定められている。製造販売業者が，製造販売するにあたり，必要な製品の品質を確保するために行う業務の基準として，品質管理の体制が適切であることを判定するための基準である。

GQPでは，おもに「製品の市場への出荷の管理」，「適正な製造管理および品質管理の確保（製造業者等の管理監督）」，「品質等に関する情報および品質不良等の処理」など，品質管理業務を適切に実施するために必要なシステム（仕組み・ルール）の構築を要求している。

なお，GQPでの要求事項は，製造販売業の許可の種類（第一種・第二種・第三種）によらず，すべて共通となっている。

2) **GVP基準**　薬事法第77条の3「必要な安全情報の提供」および法第77条の4の2「不具合等があった場合の報告」について，確実に実施するための省令として，「医療機器の製造販売後安全管理の基準（Good Vigilance Practice：GVP）」として定められている。

この基準もGQP基準と同様に，医療機器製造販売業の許可を受けるための要件である。

〔3〕 その他の基準

1) **GLP基準**（医療機器の安全性に関する非臨床試験の実施の基準に関する省令に示された基準（Good Laboratory Practice：GLP）省令第37号）非臨床試験の動物における安全性試験データの質の信頼性を確保するため，動物実験などの作業の標準化，記録，監査体制，機械，施設などを規定したものである。

2) **GCP基準**（医療機器の臨床試験の実施の基準に関する省令に示された基準（Good Clinical Practice：GCP）省令第36号）　GCPは，被験者の人権と安全性の確保，臨床試験のデータの信頼性の確保をはかり，適正な臨床試験が実施されること。すなわち，臨床試験が，「倫理的」な配慮のもとに，「科学的」に実施されることを目的として定められた基準である。

3）**GPSP 基準**（製造販売後の調査と試験の実施の基準に関する省令に示された基準（Good Post-Marketing Study Practice：GPSP）省令第 38 号）GPSP は法第 14 条第 1 項に規定する医療機器について行う製造販売後の調査および試験の業務に関して遵守すべき事項を定めているものである。

これら GLP, GCP および GPSP の基準は，承認申請書等に添付する資料（承認申請資料または再審査・再評価申請資料）が，厚生労働大臣の定める基準である医療機器 GLP，医療機器 GCP，医療機器 GPSP および「申請資料の信頼性の基準（薬事法施行規則第 43 条）」に従って収集され，かつ，作成されたものであることを確保するために定められている。申請資料が GLP, GCP および GPSP に従って倫理的，科学的に適切に実施された試験の成績に基づいているかどうか，また，「申請資料の信頼性の基準」に従って，試験結果に基づいて適切かつ正確に作成されているかどうかを書面および実地で調査される。

2.3.2 第三者認証制度
〔1〕登録認証機関による認証制度

国における承認審査の重点化の一環として，管理医療機器および体外診断用医薬品のうち厚生労働大臣が適合性基準を定めた品目「指定管理医療機器」（法第 23 条の 2 第 1 項）については，厚生労働大臣による承認制度に代えて，公正・中立な第三者認証機関（「公益法人に対する行政の関与のあり方の改革実施計画（平成 14 年 3 月 29 日閣議決定）」に基づき，法令等に明示された一定の要件を備え，かつ，行政の裁量の余地のない形で国により登録された公正・中立な登録認証機関）による基準適合性認証を受ける制度としている。

つまり，医療機器は，原則として厚生労働大臣の承認が必要（一部を除く）であるが，低リスク医療機器のうち，「指定管理医療機器」については，厚生労働大臣の承認を不要とし，第三者認証機関（登録認証機関）が基準への適合性を審査，評価し，許可を迅速に行うための制度である。

〔2〕認証審査

第三者認証機関ではその指定管理医療機器の適合性の確認として，①医療機器基本要件基準（すべての医療機器にあてはまる基準）への適合性，②適合性認証基準（登録認証機関の認証に係る基準）への適合性，③品質保証基準への適合性，この三つの適合性評価基準について審査・評価する。

1）**基本要件基準**　すべての医療機器にあてはまる基本要件として，薬事法第 41 条に基づく基準，医療機器の性状，品質および性能について定めた基準として告示している。

2）**適合性認証基準**　薬事法第 23 条の 2 第 1 項の規定により厚生労働大臣が基準を定めて指定する医療機器の一般的名称の該当性，医療機器の一般的名称ごとに定める基準であり，その対象となる医療機器とその基準として，日本工業規格（JIS）に使用目的，効能または効果を加えたものを適合性認証基準，いわゆる技術基準として規定している。

3）**品質保証基準**　医療機器および体外診断用医薬品の製造管理および品質管理の基準に関する省令（GMP/QMS 省令）省令第 169 号として発出されている。

このほかに，製造所等の構造設備などの重要な要求事項として，薬局等構造設備規則（厚生省令第 2 号）として定められている。

引用・参考文献

- 薬事法（法律第 145 号）
- 薬事法施行令（政令第 11 号）
- 薬事法施行規則（厚生省令第 1 号）
- 医薬品，医薬部外品，化粧品及び医療機器の製造販売後安全管理の基準に関する省令（GVP 省令）（厚生労働省令第 135 号）（平成 16 年 9 月 22 日発簡）
- 医薬品，医薬部外品，化粧品及び医療機器の品質管理の基準に関する省令（GQP 省令）（厚生労働省令第 136 号）（平成 16 年 9 月 22 日発簡）
- 医療機器及び体外診断用医薬品の製造管理及び品質管理の基準に関する省令（GMP/QMS 省令）（厚生労働省令第 169 号）（平成 16 年 12 月 17 日発簡）
- 医療機器の臨床試験の実施の基準に関する省令（GCP 省令）（厚生労働省令第 36 号）（平成 17 年 3 月 23 日発簡）
- 医療機器の安全性に関する非臨床試験の実施の基準に関する省令（GLP 省令）（厚生労働省令第 37 号）（平成 17 年 3 月 23 日発簡）
- 医療機器の製造販売後の調査及び試験の実施の基準に関する省令（GPSP 省令）（厚生労働省令第 38 号）（平成 17 年 3 月 23 日発簡）
- 薬食発第 0709004 号（平成 16 年 7 月 9 日発簡）薬事法及び採血及び供血あつせん業取締法の一部を改正する法律等の施行について
- 日本の薬事行政 2006（日本製薬工業協会編）
- 薬事法改正に伴う製造販売承認・認証申請等に関する説明会（2005/2/2-3，主催：日本医療機器関係団体協議会）の資料等
- 改正薬事法のポイント～承認・認証制度及び販売規制～（厚生労働省医薬食品局審査管理課医療機器審査管理室提供）

2.4　市販後規制

医療機器の市販後規制については，これまで平成

13年3月30日付け医薬局長通知「医療用具安全性情報の収集等の徹底について」(平成13年3月30日 医薬発第296号)が，医療機器の市販後調査の基準として運用されてきたが，平成17年4月1日の改正薬事法の施行に伴い，医薬品と同様に，GVP省令「医薬品，医薬部外品，化粧品及び医療機器の製造販売後安全管理の基準に関する省令」(平成16年9月22日 厚生労働省令第135号)に基づく製造販売後安全管理とGPSP省令「医療機器の製造販売後の調査及び試験の実施の基準に関する省令」(平成17年3月23日 厚生労働省令第38号)に基づく製造販売後の調査および試験の実施が適用されることになった。

2.4.1 GVP

GVPは，製造販売業の許可要件で，製造販売業者が取り扱う医療機器のリスクに応じたクラスによって，高度管理医療機器を取り扱う第一種医療機器製造販売業，管理医療機器を取り扱う第二種医療機器製造販売業，一般医療機器を取り扱う第三種医療機器製造販売業の三つに分けられ，複数のクラスの医療機器を取り扱う場合にはクラスの高い医療機器の業許可を取得しなければならない。

製造販売業者は，業許可の取得にあたって，GVP省令(平成16年9月22日 厚生労働省令第135号)に基づき，取得する業許可に応じた製造販売後安全管理の体制を整備し，実施することが求められている。

2.4.2 GPSP

GPSPは，製造販売業者および外国特例承認取得者(以下，製造販売業者等)が行う医療機器の製造販売後調査等(使用成績調査，製造販売後臨床試験)に関する業務に適用される遵守事項で，製造販売業者等は，医療機器の製造販売後調査等の実施にあたって，GPSP省令(平成17年3月23日 厚生労働省令第38号)を遵守することが求められている。

2.4.3 不具合報告制度

製造販売業者等は，その製造販売し，または承認を受けた医療機器について，当該医療機器の不具合が原因で，またはその不具合が原因と疑われる死亡事故や重篤な障害が発生した場合，またはそれらの事故や障害が発生するおそれがある場合には，それを知った時点で薬事法第77条の4の2第1項に基づき，その旨を厚生労働大臣に報告しなければならない。報告の対象，期限は，薬事法施行規則第253条第2項に定められている。

海外において死亡または重篤な障害が発生した場合やそのおそれがあると判断された「不具合情報」は，当該国の法規に従うことは当然として，日本の厚生労働大臣へも指定された期間内に報告することが製造販売業者等には義務づけられている。

なお，製造販売業者等からの不具合等の報告は，独立行政法人医薬品医療機器総合機構(以下，総合機構)へ行わなければならない。

平成17年4月1日の改正薬事法の施行にあたり，平成17年3月17日付け厚生労働省令「薬事法施行規則の一部を改正する省令」(平成17年3月17日 厚生労働省令第30号)によって不具合等報告の取扱いが一部変更となった(改正薬事法第77条の4の2第1項の規定を根拠として，薬事法施行規則第253条(副作用等報告)第1項(医薬品)および第2項(医療機器)が変更された)。

この変更は，改正薬事法の施行によって企業が行う市販後安全対策が強化されることを契機に，製造販売業者等からの副作用，不具合等の報告基準を以下の観点から改正することにより，医薬品・医療機器の市販後安全対策のいっそうの充実をはかることを目的に行われた。
① より緊急性の高い症例を重点的に監視することによる安全対策の強化
② 国際調和による安全対策の強化
③ 医薬品と医療機器の報告基準の整合性の確保

2.4.4 安全性情報

医療機器の安全性情報の把握への取組みは，昭和59年11月に「医療用具モニター制度」を発足させ，大学病院，国立病院などの特定施設のモニタ指定医療機関から医療機器の使用によって発生した有害事象の収集を開始したことに始まる。

平成9年7月のすべての医療機関，薬局を対象とした「医薬品・医療用具等安全性情報報告制度」(任意報告制度)への改正を経て，平成15年7月30日から薬事法第77条の4の2第2項として「医療機関等の医療関係者は医療機器の副作用その他の事由によるものと疑われる疾病，障害若しくは死亡の発生又は当該品目の使用によるものと疑われる感染症の発生に関する事項を知った場合において，保健衛生上の危害の発生又は拡大を防止するため必要があると認めるときは，その旨を厚生労働大臣に報告しなければならない」と医療機関等からの報告が義務化され，医療機器安全性情報報告書による厚生労働省医薬食品局安全対策課への報告が行われるようになった。

以下の事象(症例)が報告の対象としてあげられている。なお，医療機器との因果関係が必ずしも明確で

ない場合であっても報告の対象となっている。
① 死亡
② 障害
③ 死亡または障害につながるおそれのある症例
④ 治療のために病院または診療所への入院，または入院期間の延長が必要とされる症例（③に掲げる症例を除く）
⑤ ①から④までに掲げる症例に準じて重篤である症例
⑥ 後世代における先天性の疾病または異常
⑦ 当該医療機器の使用によるものと疑われる感染症による①から⑥までに掲げる症例等の発生
⑧ 当該医療機器の不具合の発生のうち，①から⑥までに掲げる症例等の発生のおそれのあるもの
⑨ ①から⑦に示す症例以外で，軽微ではなく，かつ，添付文書等から予測できない未知の症例等の発生
⑩ 当該医療機器の不具合の発生のうち，⑨に掲げる症例の発生のおそれのあるもの

2.4.5 添付文書

医家向け医療機器添付文書（以下，添付文書）は，薬事法第63条の2に基づき医療機器の適用を受ける患者および使用者（医療従事者）の安全を確保し，医療機器の適正使用をはかるために，医師，歯科医師および薬剤師等の医療従事者に対して必要な情報を提供する目的で製造販売業者等が作成するもので，すべての医療機器に付けることが平成14年1月から義務づけられている。

様式はA4判，最大4枚（8ページ）で，添付文書の記載要領に定める事項に従い，医療機器を安全に使用するための最新の情報が記載されている。

特に，「警告」，「禁忌・禁止」，「使用上の注意」，「貯蔵・保管方法及び使用期間等」および「保守・点検に係る事項」は重要な事項であるため，医療従事者は医療機器の使用にあたって，これらの記載内容に十分注意を払わなければならない。

引用・参考文献

1) 日本医療機器産業連合会：医療機器安全管理情報不具合報告書等の手引書（第4版）
2) 日本医療機器産業連合会：医療機器添付文書の手引書（第2版）

2.5 販売・保守

2.5.1 販売業・賃貸業の許可と要件

薬事法については，付録1の2.2節に述べられているが，高度管理医療機器，特定保守管理医療機器を販売し，授与し，賃貸する場合は営業所ごとに許可が必要であり，管理者を設置しなければならない（法第39条，第39条の2，規則第162条）。また，特定保守管理医療機器を除く管理医療機器を販売し，授与し，賃貸する場合は営業所ごとに届出が必要であり，管理者を設置しなければならない（法第39条の3，規則第163条，第175条）。

それぞれの管理者の要件としては
① 当該医療機器の販売・賃貸に関する業務に3年以上従事した後，別に厚生労働省令で定めるところによる基礎講習を修了した者。
② 厚生労働大臣が①と同等以上の知識および経験を有すると認めた者。

であり，許可に関しては6年ごとの更新が必要である。また，管理者は取り扱う医療機器の適正管理や営業所の従業者の監督の義務があり，医療機器の品質，有効性および安全性の確保のために，厚生労働大臣に届出を行った者が実施する継続的研修を毎年度受講し，修了証は6年間保存する。

さらに，営業所はつぎの構造設備基準を満たす必要がある。
① 採光，照明および換気が適切であり，かつ，清潔であること。
② 常時居住する場所および不潔な場所から明確に区別されていること。
③ 取扱い品目を衛生的に，かつ，安全に貯蔵するために必要な設備を有すること。

また，平成18年4月1日以降，医療機器販売業・賃貸業の営業所の管理者は，従来の1種類より5種類に分類され，よりきめ細かい制度として見直しが行われ，指定視力補正用レンズ・補聴器・家庭用電気治療器を販売する営業所の管理者については，要件の従事年数が1年以上に変更された。

2.5.2 販売業・賃貸業の遵守事項

販売業者または賃貸業者の遵守事項は，つぎのようなものがある。
① 管理者の設置，管理者の要件
② 管理者の義務，管理者の意見の尊重
③ 許可証の掲示
④ 営業所の管理に関する帳簿

営業所の管理に関する事項を記録するための帳簿を備え，6年間保存しなければならない。帳簿に記録すべき内容は，継続的研修の受講状況，品質確保の実施の状況，苦情処理，回収処理その他不良品の処理の状況，営業所の従業者の教育訓練の実施の状況，その他営業所の管理に関する事項などである。

⑤ 品質の確保
⑥ 苦情処理
⑦ 回収処理
⑧ 管理者の継続的研修
⑨ 教育訓練
⑩ 譲受・譲渡に関する記録

医療機器の譲受および譲渡に関する記録を作成しなければならない。特定保守管理医療機器については記載の日から15年間保存しなければならない。

⑪ 製造販売業者の不具合等の報告への協力
⑫ 許可申請事項等の変更の届出
⑬ 休廃止等の届出
⑭ 設置管理医療機器の販売，賃貸
⑮ 情報の提供と収集
⑯ 中古医療機器の販売等に係る通知

中古医療機器を販売，授与するときは，品質，有効性および安全性の確保を確認するための点検，修理またはオーバホールなどの整備が必要である。中古医療機器の販売，授与，賃貸には，当該医療機器の製造販売業者に「中古医療機器の事前通知書」により通知する義務がある。当該製造販売業者から中古医療機器の品質確保および販売，授与，賃貸に関する指示事項を受けた場合は，それを遵守する義務がある。製造販売業者の指示事項を遵守しなければ，販売，授与，賃貸することはできない。家庭用の中古医療機器においても同じである。また，中古医療機器を売買する行為は，古物営業法にかかわる事項も遵守する必要がある。

2.5.3 修理業と保守管理
〔1〕 修理業の許可と資格要件

医療機器の修理とは，故障，破損，劣化などの箇所を本来の状態・機能に復帰させること（当該箇所の交換を含む）をいう。故障などの有無にかかわらず，解体のうえ点検し，必要に応じて劣化部品の交換などを行うオーバホールも修理に含まれるが，清掃，校正（キャリブレーション），消耗部品の交換などの保守点検は修理に含まれない。

この修理を業として行う場合は，事業所ごとに許可が必要であり，責任技術者を設置しなければならない。事業所ごとに設置する責任技術者の資格要件は，つぎの特定保守管理医療機器を修理する修理業者と特定保守管理医療機器以外の医療機器を修理する修理業者がある。

（1） 当該医療機器の修理に関する業務に3年以上従事した後，別に厚生労働省令で定めるところによる基礎講習を修了した者。

特定保守管理医療機器を修理する修理業者の責任技術者の資格要件においては

（2） 当該医療機器の修理に関する業務に3年以上従事した後，別に厚生労働省令で定めるところによる基礎講習および専門講習を修了した者。

（3） 厚生労働大臣が，（1）および（2）とそれぞれ同等以上の知識および経験を有すると認めた者。

であり，許可に関しては5年ごとの更新が必要である。また，責任技術者には医療機器の適正な修理の管理，事業所の管理の義務や，前述の販売管理者と同様に，継続的研修を毎年度受講する義務がある。

事業所はつぎの構造設備基準を満たす必要がある。
① 採光，照明および換気が適切で清潔
② 常時居住場所と不潔な場所の明確区別
③ 作業に支障ない面積
④ 防じん，防湿，防虫の設備
⑤ 床は板張り，コンクリートまたは準ずるもの
⑥ 排水および廃棄物処理設備または器具
⑦ 作業を円滑に行うに支障ない作業台
⑧ 修理品・構成部品などを衛生的・安全に保管できる設備
⑨ 修理品・構成部品などの試験検査に必要な設備・器具

修理業者を紹介する行為のみを行うにあっては修理業の許可を必要としないが，医療機器の修理業務の全部を他の修理業者に委託することにより実際の修理を行わない場合であっても，医療機関等から当該医療機器の修理の契約を行う場合は，その修理契約を行う者は修理された医療機器の安全性などについて責任を有するものであり，修理業の許可が必要である。

医療機器の仕様の変更のような改造は，修理の範囲を超えるものであり，別途，医療機器製造業の許可が必要となる。

修理業の特例として，医療機器の製造業者（包装・表示・保管のみを行う製造業者を除く）は，自ら製造をする当該医療機器の修理をする場合は，修理業の許可を必要としない。ただし，製造所以外の事業所で修理の業を行うときには，新規に当該医療機器の修理業の許可が必要となる。

修理業の許可は，厚生労働省令で定める区分（以下「修理区分」という）に従い，営業所ごとに許可が必

要である。

修理業の許可には，区分ごとに「特定保守管理医療機器の修理業許可」と，「特定保守管理医療機器以外の医療機器の修理業許可」の二つに分かれ，合わせると18区分である（表A1.6）。

表A1.6 修理区分の概要

特定保守管理医療機器の修理
特管第一区分：画像診断システム関連
特管第二区分：生体現象計測・監視システム関連
特管第三区分：治療用・施設用機器関連
特管第四区分：人工臓器関連
特管第五区分：光学機器関連
特管第六区分：理学療法用機器関連
特管第七区分：歯科用機器関連
特管第八区分：検体検査用機器関連
特管第九区分：鋼製器具・家庭用医療機器関連
特定保守管理医療機器以外の医療機器の修理
非特管第一区分：画像診断システム関連
非特管第二区分：生体現象計測・監視システム関連
非特管第三区分：治療用・施設用機器関連
非特管第四区分：人工臓器関連
非特管第五区分：光学機器関連
非特管第六区分：理学療法用機器関連
非特管第七区分：歯科用機器関連
非特管第八区分：検体検査用機器関連
非特管第九区分：鋼製器具・家庭用医療機器関連

修理業者は，修理する物およびその修理する方法に応じた区分に従った修理業の許可が必要であり，例えば，特管第一区分の修理業許可を取得している場合であっても，非特管第一区分の医療機器の修理は，非特管第一区分の許可をもたなければ修理ができない。

〔2〕保守点検

医療機器の保守点検は，薬事法および医療法に定められているが，保守点検とは，その性能を維持し，安全性を確保することによって，疾病の診断，治療などが適切に行われることを期待し，使用時の不具合を予防することを目的として，下記のように計画的に行う作業である。

① 安全確保のために，医療機器の性能維持や，動作が正常範囲にあるか確認するための点検。
② 不具合やその兆候を発見するための，予防保全のための点検。
③ 実施時期の決め方によって日常点検と定期点検に分かれる。

医療法において，医療機器の保守点検の実施主体である医療機関で，医療機器安全管理責任者を配置し，適切な実施が必要である。

医療機器の保守点検は，薬事法の修理業の許可を必要としないが，医療機関から受託する場合は，医療法における医療機器の保守点検の業務を行う者の基準があり，該当する医療機器の保守点検業者の基準を満たす必要がある。

医療機器の保守点検業務委託については，医療法第15条の2に，「病院，診療所又は助産所の管理者は，病院，診療所又は助産所の業務のうち，医師若しくは，歯科医師の診療若しくは助産師の業務又は患者，妊婦，産婦若しくはじょく婦の収容に著しい影響を与えるものとして政令で定めるものを委託しようとするときは，当該病院，診療所又は助産所の業務の種類に応じ，当該業務を適正に行う能力のある者として厚生労働省令で定める基準に適合するものに委託しなければならない」と規定されている。

委託業者として，特定保守管理医療機器の修理区分許可の修理業者は，当該医療機器の保守点検を医療機関内において行う場合に限り，業務を適正に行う能力のある者として取り扱って差し支えないとされている（医政発第1222001号「医療法施行規則の一部を改正する省令の施行について」厚労省医政局長通知 平成17年12月22日）。

また，財団法人医療関連サービス振興会が，良質な医療関連サービスを行える業者に，「認定基準」を与えており，この「医療関連サービスマーク」を取得した認定業者にも外部委託が可能である。

〔3〕修理・保守とPL法

平成7年7月1日に「製造物責任法」（以下，PL法という）が施行された。「製造業者等は，その製造，加工，輸入した製造物であって，その引き渡したものの欠陥により他人の生命，身体又は財産を侵害したときは，それによって生じた損害を賠償する責めに任ず る」となった。

PL法は，民法上の基本制度である不法行為による損害賠償責任についての特則と位置づけられるもので，民法の不法行為の規定に対する特別法である。

医療事故が発生した場合に，製造業者等の賠償責任を問うための責任要件を，従来の製造業者等の過失責任から，製品の欠陥に変更したことにある。このように，製品の欠陥を責任要件とすることを，日本では欠陥責任と呼んでいる。

PL法の第2条の定義により，保守点検や修理を行う修理業者等には，修理等は製造物が引き渡された後の問題であり，「製造又は加工」には当たらないとされている。しかし，作業者が下記のようなミスをした場合には，第6条 民法の適用により，民法第709条などの適用を受けて，損害賠償責任を負うこともありうる。したがって，作業者は，このことを念頭に業務を遂行する必要がある。

つまり，保守点検や修理業務の不法行為とは

① 保守点検や修理のマニュアルの指示と異なる点検，調整または修理により，対象医療機器，医療従事者，患者，建屋などに被害を与えた場合。
② 点検の項目の見過ごしにより，対象の医療機器，医療従事者，患者，建屋などに被害を与えた場合。
③ 保守点検や修理の測定機器類の整備不良により，対象医療機器，医療従事者，患者，建屋などに被害を与えた場合。

などがある。

〔4〕 医療機器の耐用期間

長期間使用された医療機器を，医療機関より修理依頼された場合，修理業者は，その修理品を納品時の品質（機能や性能）を保持しつつ有効性および安全性を確保するのはたいへんなことである。また，修理のために保守部品などを確保することにも期間的に限界がある。

厚生労働省は，平成13年12月14日「医家向け医療用具添付文書の記載要領について」に基づき，医療機器の添付文書に「有効期間・使用の期限」の記載を義務づけ，「当該医療用具の使用に係る最終期限（年月（日））又は使用できる期間（年数）を記載すること」との通知を発出し，その後大半の医療機器は「耐用期間」を記載しなければならなくなった。さらに，「有効期間・使用の期限とは，適切な保守点検がなされることを前提にした標準的な使用により想定される期間であり，それを超えた使用は避けるべきものとして使用主に注意喚起を行ってください」の旨，厚生労働省の公式見解として示されている。

なお，耐用期間の記載には「科学的な裏付けのあるもので信憑性の高いと判断される文献に基づく正確な記載」を求めている。

この「医療機器の耐用期間」について，厚生労働省の要請を受け，2003（平成15）年に医療機器の耐用期間について，当時の日本医療機器関係団体協議会（日医機協）（現日本医療機器産業連合会（医機連））から「医療機器の耐用期間に対する工業会自主基準について」を発行した。

また，耐用期間の客観的証拠による設定評価を行う手法（プロセス）について，「医療機器の耐用期間設定評価手法」ガイドライン（厚生労働科学研究）も作成された。このガイドラインでは，用語の定義に始まり，評価の方法・手順を詳しく述べている。また，詳細なQ&Aや，具体的な事例として検討事例も付属書としてまとめられている。

平成17年3月10日付の厚生労働省医薬食品局長通知 薬食安発第0310003号，厚生労働省医薬食品局長通知 薬食安発第0310001号「医療機器の添付文書の記載要領について」に記載されたが，このガイドラインと矛盾しないことが確認された。

添付文書に記載された医療機器の耐用期間に関し，適切な保守点検を行うには，各医療機関の保守管理体制が問題になる。この体制を確保するためには，「医療機器管理室」の設置，臨床工学技士の確保などが必要になる。さらに，医療機器の保守点検については，医療法に定められてはいるが，適正に運用されている医療機関が少ないのが実情である。これらを推進するためにも，メーカとユーザの相互理解と協力体制が必要であり，医療機関への「耐用期間」や「保守点検」に関する啓発活動が重要である。

2.5.4 修理業の遵守事項

医療機器の修理は，医療機器製造業のQMS省令の品質確保義務に準じて，該当する医療機器の修理管理および品質管理を行うことが望ましいが，つぎの修理業の遵守事項が定められている。

① 責任技術者の設置，責任技術者の要件
② 責任技術者の義務，および意見の尊重
③ 許可証の掲示
④ 業務案内書，修理手順書

実際にどのような医療機器の修理区分を取得しているかを，「業務案内書」を作成して，当該事業所の名称および所在地，責任技術者の氏名，修理業許可番号，修理区分を記載したものを，医療機関等の顧客に対して提出する。

また，取り扱う医療機器の種類ごとに実際に修理を行うための「修理手順書」を作成する必要がある。なお，製造販売業者等から提供を受けた修理の手順に関する文書を備え付けることでもかまわない。

⑤ 修理，試験等に関する記録
⑥ 適正な修理の実施
⑦ 修理品への記載事項
⑧ 修理内容の文書通知
⑨ 製造販売業者への通知（事前通知書）
⑩ 製造販売業者からの指示事項の遵守
⑪ 苦情処理
⑫ 回収処理
⑬ 責任技術者の継続的研修
⑭ 教育訓練
⑮ 設置管理医療機器の修理業者の義務
⑯ 製造販売業者の不具合等の報告への協力
⑰ 許可申請事項等の変更の届出
⑱ 休廃止等の届出
⑲ 添付文書等の確認，情報の提供と収集

⑳ 中古医療機器への対応

中古医療機器を流通するには，当該医療機器を事前に修理またはオーバホールなどの整備をする必要がある。修理業者がこれらの整備を行うが，当該医療機器の製造販売業者へ，事前に「修理実施前の通知書」の通知義務があり，当該製造販売業者の修理に関する指示事項を遵守しなければならない。

修理を行う修理業者は，本来もつ品質，有効性および安全性の確保に欠落があるものを修復できない場合には，対応してはならず，当該中古医療機器の流通を断念することも考慮する必要がある。修理が不適切であれば，不具合が発生する可能性もあり，当該修理に関する不具合が発生した場合は，当該医療機器を修理した修理業者が責任を負うこととなる。また，家庭用の医療機器においても同様の措置が必要となる。

引用・参考文献

1) 日本医療機器産業連合会：医療機器の販売業等に関する手引書（第2版）
2) 日本医療機器産業連合会：医療機器の修理業に関する手引書（第2版）
3) 日本医療機器産業連合会：中古医療機器の取扱い手引書（第2版）
4) 日本医療機器産業連合会：医療機器の「耐用期間」に対する工業会自主基準（改訂版）
5) 厚生労働科学研究：「医療機器の耐用期間設定評価手法」ガイドライン，H 16-医薬-037
6) 日本医用機器工業会：使用者ガイダンス

2.6 公正競争規約

「医療機器業公正競争規約」（規約）は医療機器の取引に際し医療機関に対して医療機器の事業者が取引を不当に誘引する手段として景品類を提供することを制限する業界の自主規制ルールであり，これを制定して管理・運用するために医療機器業公正取引協議会（公取協）が設立された。

公取協は，医療機器業界が公的保険制度のもとで事業が行われているという特殊性を踏まえて，公正で自由な競争秩序の確保と正常な商慣習の確立のために，規約をはじめ同施行規則，具体的な運用基準を策定し，管理，運用をはじめ規約説明会やセミナーの開催・規約研修会の実施を通じて規約の周知徹底をはかるとともに，医療機関や事業者からの相談への対応や指導などのさまざまな活動を実施している。現在，公取協には，医療機器の製造・輸入・販売にかかわる国内2 600社を超える事業者が13の加盟団体を通じての会員と直接加盟する個別会員という形で参画している。

〔1〕 景品類の提供に関する事項の制限

医療機器業公正競争規約は，業界の自主規制ルールであるが，独占禁止法の特別法である「不当景品類及び不当表示防止法」に基づいて，平成10年11月16日に公正取引委員会に認定され，翌4月1日に施された景品類提供の制限に関する法的な根拠のあるルールである。

ひとくちに「医療機器」といっても多岐にわたっており，医療全般の多様なニーズに対応するため，その用途に応じて数十万点にも及ぶ製品があり，それぞれ流通の仕組みも多種多様である。また，医療の安全を確保し，患者が安心して医療を受けられるために，医療機関に対して製品の取扱説明や臨床使用に先立つ試用のための機器の貸出し，購入後の保守・点検などのさまざまな付帯的サービスが，医療機器を製造・輸入するメーカと販売する卸売業者によって行われているという実態もある。

医療機器が医療機関で適正かつ安全に使用されるために必要な「事業者が行うべき行為」と，取引を誘引するための不当な景品類の提供にあたる「事業者が行ってはならない行為」とを景品類提供の観点から明確に区別することを目的に制定され，幾度かの改正を経て今日に至っている。規約そのものは，業界の自主規制ルールではあるが，景品表示法に基づいて制定されており，法的背景と拘束力を有する点が，同じく業界の自主規制ルールである医療機器産業連合会の倫理綱領，企業行動憲章，医療機器業プロモーションコードと性質が異なっている。

〔2〕 医療機器の貸出しについて

医療機器の無償貸出しについては，下記のような問題がある。
① 医療機器の無償提供と同様に不当な取引誘引の有力な手段となりうる。
② 現行医療保険制度の枠組みの下では価格に反映されないので，償還価格の算定をゆがめる。
③ 取引内容が不透明である。

ということで，規約制定当時から「不当に取引を誘引する行為」の一類型として総論的には規制の対象となっていたが，その具体的基準をまとめあげる形で「医療機器の貸出しに関する基準」を制定し，平成13年8月1日から実施している。ちなみに規約でいう貸出しとは，「無償での貸出し（使用貸借）」のことをさし，賃貸借（レンタル），リースなどの費用が発生して履行される有償の場合は含まれていない。

〔3〕 医療機関等における立会いについて

医療機器業では，これまで，特有の商慣習として「いわゆる立会い」と称し，医療現場においてさまざ

まな情報提供や便益労務が行われてきた。しかしながら，このような行為が公正な取引や適正な医療行為の観点から不透明な流通慣行とみなされ，行政当局から強くその改善を求められてきた背景もあり，医療関連法規や労働者派遣法の見地も含め，従前からの「いわゆる立会い」と称して行ってきたことについて全面的な見直しが必要となった。公取協では平成15年7月に「立会い基準策定委員会」を発足させて，事業者からのアンケート，ヒアリングや欧米での現地視察などをもとに「医療機関等における医療機器の立会いに関する基準」を策定し，平成18年9月29日に公正取引委員会に届け出て，平成20年4月1日より実施されることとなった。

引用・参考文献

1) 医療機器業公正取引協議会：医療機器業公正取引協議会ガイド
2) 医療機器業公正取引協議会：医療機器の貸出しについて
3) 「医療機関等における医療機器の立会いに関する基準」について（依頼）医政経発第1110001号
4) 医療機器業公正取引協議会：医療機関等における医療機器の立会いに関する基準

3. 医用電子機器の安全性

3.1 概　　説

　医用電気機器（医用電子機器を含む）の安全を確保するために国際規格IEC 60601-1が世界中で採用されている。一方，世の中の電子機器に搭載されているマイクロコンピュータとメモリの小型化，高機能・高性能化そして低価格化へとその急速な進歩には目を見張るものがある。それと平行して，マイクロコンピュータを搭載した医用電子機器も，同様に小型化し高機能化と多機能化を果たしてきた。

　このような時代になると，もはやIEC 60601-1「医用電気機器の安全通則」だけでは，安全の確保が困難となってきた。その結果，つぎのような観点からの安全確保が重要視されるようになってきた。

　（1）　医用電子機器が放出する電磁波が他の機器の安全を脅かし，また環境から受ける電磁波によってその機器の安全が脅かされる。そこで電磁波のエミッションとイミュニティの制限が必要となった（EMC）。

　（2）　多機能化することによって，操作者が機器の機能と操作を容易に理解することが困難になってきた。その結果，正しい使い方がわからず，安全な診療が確保できないという危険も存在する。使いやすく理解しやすい機器の開発とその評価方法が重要となってきた（ユーザビリティ）。

　（3）　多機能・高機能化を担うソフトウェアは，目で見ることができない。目に見えず検証できないソフトウェアに起因する事故は，未然に防止しなければならない。そのソフトウェアがいかなる環境においても，暴走した場合でも，操作者が意外な操作をした場合でも，安全の確保ができる開発手順および検証と評価を行うシステムが必要となってきた（ソフトウェア）。

　（4）　機器に異常が発生した場合や患者に異常が発生した場合，それらに気づかないことによって危害が発生するかもしれない。それらの異常を告知する警報（アラーム）に関して，その発生，中断，停止などを標準化することによって，警報の安全レベルを確保し，使う側の警報に対する認識・認知度を向上させ，患者の安全確保することが重要になってきた（アラーム）。

　（5）　機器の表示や操作機能が正しく理解できないために，患者の安全が確保されない危険性がある。そのためには，機器の表示や操作機能の説明を共通言語でわかりやすく示すことが重要である。輸出入の多い現代では，それらは国際的に共通する表示であることが求められている。このような観点から国際規格で規定した図記号が重要な位置づけをもってくる（図記号）。

　（6）　以上に述べた問題に対応した国際規格が作られてきたが，それらの規格は世の中のすべての機器に共通する安全の事項を規定したにすぎない。さらに高い安全を確保するためには，開発するその機器に的を絞って，危害を発生させる源（ハザード）を特定し，そこから発生する危害とリスクを割り出して，受容できないリスクを一つ一つつぶしてゆくというリスクマネジメントが不可欠な時代となってきた（リスクマネジメント）。

前記（1）〜（6）の国際規格は，すでに発行されて世界中で用いられ，一部は採用されるようになってきた．わが国においてもそれらをもとにした JIS を制定し，または現在作成中である．これらの規格を積極的に採用し，安全な機器を市場に提供することの重要さが叫ばれる時代となってきた．

3.2 一般要求事項

3.2.1 はじめに

医用電気機器の基礎安全を確保するために，IEC 60601-1「医用電気機器—第1部：安全に関する一般的要求事項」第1版が1977年に発行された．これは，医用電気機器を使用するにあたっての感電，発熱，機械的な事故を防ぐための，あくまで基礎的な安全を確保することに目的があった．さらに，さまざまな医療機器には個々の特性があり，それぞれに特異の安全に必要な条件があるために，これは共通事項であり，一般要求事項である．それぞれの装置に特有の要求事項は，副通則，個別規格としてさまざまなものが開発されてきている．第2版は，11年後の1988年に発行された．さらに2回の追補が発行され，現在使用されている JIS T 0601-1 : 1999「医用電気機器—第1部：安全に関する一般的要求事項」となった．さらに2005年12月に IEC 60601-1 第3版が発行され，現在「JIS T 60601-1 第3版（案）」として JIS の原案作成作業が進んでいる．時代とともに医療技術，電子技術なども格段の進歩を遂げ，医療を取り巻く環境の変化に合わせ，規格も進化をしているのである．

3.2.2 第2版から第3版となにが大きく変わったのか

第2版は，10章59項から構成されていたが，より使いやすく，さらに読みやすくするために，第3版では，17項という項立てになり，シンプルな構成に変更された．さらに IEC 60601-1-4「プログラマブル医用電気システム（PEMS）」および，IEC 60601-1-1「医用電気システム」をそれぞれ14項プログラマブル医用電気システム（PEMS）と，16項 ME システムとして第3版に取り込み，使いやすくしたことである．また，IEC 60950-1「IT機器の安全性」の沿面，空間距離，耐電圧に対する考え方がハーモナイズされた．また，リスクマネジメントが要求事項の随所で必要となっている．そして，この第3版に適合すると宣言するためには，副通則および個別規格にも適合しなければならないということが要求されている．さらに大型機器の個別規格，特にX線診断装置の有効な要求事項（トラッピングゾーンなど）を一般の ME 機器にも取り入れて高い安全性を達成することをねらっている．当初環境保護に対する要求事項も第3版に導入する予定であったが，作業が遅れ，これ以上第3版の発行を遅らせることはできないと判断し，独立した，IEC 60601-1-9「環境を考慮したデザイン」という副通則として発行されることとなった．

3.2.3 おもな変更内容の概要

〔1〕 用語の定義

用語の定義は，規格を理解するうえで非常に重要であるが，第3版では139個の用語が定義されている．基礎安全，基本性能，予測耐用期間，高信頼性特性部品，製造業者，MOP，MOOP，MOPP，高酸素濃度環境，責任団体，サービス要員，接触電流など新しい用語が加えられたほか，重要な装着部の定義なども変更されている．

〔2〕 5 ME 機器を試験するための一般要求事項，6 分類，7 ME 機器の標識表示及び文書

リスクマネジメントにより同時故障を規定したり，装着部として扱う部分を決定したり，警告，禁止，強制の標識に対する要求事項が追加されたが，大きくは第2版とは変更がないと考えられる．

〔3〕 8 電気的ハザードに対する保護

IEC 60950-1「IT機器の安全性」という規格との整合から，沿面，空間，耐電圧に対する要求事項が変更になった．まず大きな変更は，MOP（保護手段），MOOP（操作者保護手段），MOPP（患者保護手段），接触電流（第2版の外装漏れ電流）という聞きなれない用語がある．さらに，沿面，空間距離や試験電圧を決定するにあたり，基準電圧（動作電圧）を決め，汚損度，電源過渡電圧，絶縁材の材料のCTI値や，使用する高度条件により算出しなければならない．例えば，CTI値がわからない場合には最悪のⅢaまたはⅢbを選択しなければならなくなる．ここは要求事項をじっくり理解する必要がある．

〔4〕 9 機械的ハザードに対する保護

X線機器などの大型機器からの要求事項で有効なものを取り入れている．例えば，トラッピングゾーンといった聞きなれない用語が出てくる．これは，動く部分に対する保護のためのもので，体の一部が入っても挟まれないようにそれ以上狭くならないように，また内部の動く部分に接触できないようにすき間を十分狭くするための要求である．また，不安定性のハザードに対して，乗り越え試験，ぶつかりが追加された．この試験を実施するためには新しい試験機器が必要となる．

〔5〕 14 プログラマブル電気医用システム（PEMS）
　これまでのIEC 60601-1-4「PEMS」の内容と大きな差はないが，用語等がISO 14971「リスクマネジメント」への整合がなされた。さらに，プロセスはISO 14971に従う形になり，規格の要求事項がすっきりとした。ただし，注意しなければならないのが，IEC 62304「医療機器ソフトウェア—ソフトウェアライフサイクルプロセス」という規格が2006年5月に発行されたが，14は，この内容を要約した要求事項であると考えられる。適合のために重複した作業を防ぐためにも，このIEC 62304も熟読する必要がある。

〔6〕 16 MEシステム
　要求事項の中身はIEC 60601-1-1「医用電気システム」の要求事項を素直に取り入れている。ただし一部の漏れ電流などの閾値が変更されたり，部分的に変更されている部分があるため注意したい。

3.2.4　その他規格を理解するうえでの注意点
〔1〕 医用電気機器と医用電気システム
　規格を読み込む場合に注意が必要なのが，医用電気機器と医用電気システムである。各要求事項には，その要求事項が医用電気機器に特定したものか，医用電気システムにも適用するのかが記載されている。これを見逃すと要求事項を誤って解釈する場合がある。16項に医用電気システムという独立した項目があるからといって，そこだけではない。システムに対する要求事項は，各項の随所に現れている。

〔2〕 リスクマネジメント
　IEC 60601-1第3版では「4.2 ME機器またはMEシステムのためのリスクマネジメントプロセス」において，ISO 14971「リスクマネジメント」のプロセスの適用が規定されている。さらにさまざまな要求事項の中でリスクマネジメントプロセスにより，適合性の判断基準を規定することを要求されたり，基本性能とはなにかを規定したりと，リスクマネジメントを要求される。よく出てくる言葉が，「適合性はリスクマネジメントファイルの調査によって確認する」という言葉が出てくる。単純に解釈すれば，膨大なリスクマネジメント報告書などが必要になると考えてしまいそうであるが，じつはIEC 60601-1の各要求事項によって作成したドキュメント，チェックリストなどもリスクマネジメントファイルの一部をなすと考えることができる。しかし，リスクマネジメントと，より密接になったことには変わりはない。
　さらに受取り方を変えれば，判断基準が，例えば漏れ電流のように明確に数値が決められているもの，決められるものはいいが，決められないあいまいな判断基準を製造業者がリスクマネジメントプロセスを活用して決めなければならないということであり，製造業者の自由裁量が増えたとも考えられるが，逆にみれば，責任が大きくなったともいえる。

〔3〕 個別規格，副通則への適合
　最初にも記載したが，IEC 60601-1第3版に適合するには，該当するさまざまな副通則，個別規格にも適合しない限り適合したとはいえなくなった。その中には，IEC 60601-1-6「医用電気機器のユーザビリティ」，このユーザビリティは民生機器のユーザビリティとは若干異なり，安全性の観点からのユーザビリティである。IEC 60601-1-8「警報」，この警報規格は，リスクマネジメントプロセスを適用して優先順位をつけたり，警報の一時中断など複雑な要求がされている。また，IEC 60601-1-9「環境を考慮したデザイン」，といった副通則や，IEC 60601-2-2「電気メス」，IEC 60601-2-18「医用光学機器」，IEC 60601-37「超音波」など，さまざまな個別規格があり，なかには非常に抽象的で難しい規格もある。これらを漏れることなく適合させなければならないという非常に大きな作業を実施しなければならない。2005年12月にIEC 60601-1第3版が発行され，それに合わせて副通則，個別規格の改訂，制定ラッシュになっているが，エキスパート不足もありなかなか作業は進んでいない。これら規格が出そろうのは早くとも2009年以降になるとみられている。

〔4〕 終 わ り に
　IECの規格にはIEC 60601-1のように一般的要求事項を規定するものから，ある製品分野特有の要求事項を規定する副通則，製品特有の要求事項を規定する個別規格があり，さらに製品規格とプロセス規格という大きな分類も存在し，それぞれ特有の特徴がある。しかし，世の中には，さまざまな医療機器が存在し，それぞれの特性，特に安全にかかわる特性の違いも幅広い。中には，危害を発生するエネルギーを使用するものもある。例えば，X線や高周波エネルギー，レーザなどもそれにあたる。このように幅広い装置の特性の違いから，規格は全般的に抽象的な要求事項にせざるをえない場合もあり，規格を読み，理解することは非常に難しい。よって解釈の違いも生まれるのは避けられないことである。しかし，最終的な規格への適合は，ユーザである，医療技術者，患者およびその周辺の財産の保護，安全性の確保にあることは間違いない。安全規格への適合性も企業，国により微妙な差はあるだろうが，企業のコンプライアンスという観点からも高い適合性による安全の実現を目指すことは共通の目標である。第3版で定義された責任団体には，製

造業者のみならず，使用者，使用の責任者，病院の設備管理者，修理業者などさまざまな者を指し示す。これは，安全規格は製造業者が使用するだけではなく，広く使用されなくてはいけないということを意味すると理解している。第2版から17年という長い年月を経て発行された第3版は，さまざまな技術，環境の変化に対応し改訂というよりは，新規発行ともいえる大幅な改訂であり，非常に難しい一面もあるが，強い意思，信念をもって読破理解して有効に使用されることを期待して発行されたと信じている。

引用・引用文献

1) IEC 60601-1 第3版セミナーテキスト，(社)電子情報技術産業協会，医用電子機器標準化委員会，IEC/SC 62 A 国内委員会（2005）

3.3 電磁両立性（EMC）

3.3.1 はじめに

医用電気機器のEMCに関する国際規格は，1993年4月にIEC 60601-1の副通則IEC 60601-1-2（発行当時は，IEC 601-1-2）として発行した。2001年には第2版（Edition 2）を，2004年には第2版の修正1（Edition 2 Amendment 1）を発行するに至っている。

国内では，2002年にIEC 60601-1-2第1版と同内容のJIS T 0601-1-2を発行し，さらに第2版（Edition 2）＋第2版の修正1（Edition 2 Amendment 1）と同内容のJISを発行する予定である。

EUでも，IECに合わせて2001年に第2版（EN 60601-1-2 Edition 2）を，2004年には第2版の修正1（Edition 2 Amendment 1）を発行し，MDDの調和規格としている。

米国ではIEC 60601-1-2をRecognized Consensus Standardsとしていて，さらに中国など他の国でも採用しており，医用電気機器のEMCに関する世界標準規格となっている。

3.3.2 電磁放射に関する許容値

〔1〕 低周波妨害

1) **高調波ひずみの要求** IEC 61000-3-2に適合することを要求している。IEC 61000-3-2の規定より，定格電源入力電流が1相当り16 A以下で定格電源電圧が220 V以上の機器に適用する。したがって，現状は国内向けの電源入力が単相100 Vの医用電気機器には適用しない。

2) **電圧変動およびフリッカの要求** IEC 61000-3-3に適合することを要求している。IEC 61000-3-3の規定より，定格電源入力電流が1相当り16 A以下で定格電源電圧が220～250 Vの機器に適用する。したがって，現状は国内向けの電源入力が単相100 Vの医用電気機器には適用しない。

〔2〕 無線周波妨害

1) **エミッションの要求** 基本的にはCISPR 11に適合することを要求している。

また，医用電気機器の仕様によってCISPR 14-1（電気回路をもたない簡単な医用電気機器），CISPR 15（医用の照明機器），CISPR 22（IT機器）の適用が認められる。

2) **CISPR 11のグループ分け** 機器の仕様によってグループ1とグループ2に分類する。

a) **グループ1の機器** 装置自身の内部動作のために必要な無線周波エネルギーを意図的に発生し，利用する機器。

b) **グループ2の機器** 材料の処理のために電磁放射の形で無線周波エネルギーを意図的に発生し，利用する機器。

3) **CISPR 11のクラス分け** 機器の意図した使用環境によってクラスAとクラスBに分類する。

a) **クラスAの機器** 家庭環境以外で使用する機器。

b) **クラスBの機器** 家庭環境で使用する機器。

4) **150 kHz～30 MHzの雑音端子電圧の許容値** 準尖頭値の測定値が平均値の許容値より低い場合，平均値の測定は実施しなくてもよい。

a) グループ1クラスAの機器
- 0.15～0.5 MHz：79 dB μV（準尖頭値）
   66 dB μV（平均値）
- 0.5～5 MHz ：73 dB μV（準尖頭値）
   60 dB μV（平均値）
- 5～30 MHz ：73 dB μV（準尖頭値）
   60 dB μV（平均値）

b) グループ1およびグループ2クラスBの機器
- 0.15～0.5 MHz：
  周波数を対数で表し66 dB μVから56 dB μVへ直線的に減衰（準尖頭値）。
  周波数を対数で表し56 dB μVから46 dB μVへ直線的に減衰（平均値）。
- 0.5～5 MHz：56 dB μV（準尖頭値）
   46 dB μV（平均値）
- 5～30 MHz ：60 dB μV（準尖頭値）
   50 dB μV（平均値）

c) グループ2クラスAの機器
- 0.15～0.5 MHz：100 dB μV（準尖頭値）

90 dB μV（平均値）
・0.5～5 MHz　：86 dB μV（準尖頭値）
　　　　　　　　76 dB μV（平均値）
・5～30 MHz：
　周波数を対数で表し 90 dB μV から 70 dB μV へ直線的に減衰（準尖頭値）。
　周波数を対数で表し 80 dB μV から 60 dB μV へ直線的に減衰（平均値）。

5) **0.15 MHz～1 GHz のエミッションの許容値**
グループ 1 では，0.15～30 MHz は検討中となっている。

a) **グループ 1 クラス A の機器**（測定距離 10 m）
・30～230 MHz　　：40 dB μV/m
・230 MHz～1 GHz：47 dB μV/m

b) **グループ 1 クラス B の機器**（測定距離 10 m）
・30～230 MHz　　：30 dB μV/m
・230 MHz～1 GHz：37 dB μV/m

c) **グループ 2 クラス A の機器**（測定距離 10 m）
・0.15～0.49 MHz　　：95 dB μV/m
・0.49～1.705 MHz　：85 dB μV/m
・1.705～2.194 MHz　：90 dB μV/m
・2.194～3.95 MHz　　：85 dB μV/m
・3.95～20 MHz　　　：70 dB μV/m
・20～30 MHz　　　　：60 dB μV/m
・30～47 MHz　　　　：68 dB μV/m
・47～53.91 MHz　　：50 dB μV/m
・53.91～54.56 MHZ　：50（60）dB μV/m
・54.56～68 MHz　　　：50 dB μV/m
・68～80.872 MHz　　：63 dB μV/m
・80.872～81.848 MHz：78 dB μV/m
・81.848～87 MHz　　：63 dB μV/m
・87～134.786 MHz　 ：60 dB μV/m
・134.786～136.414 MHz：70 dB μV/m
・136.414～156 MHz　：60 dB μV/m
・156～174 MHz　　　：74 dB μV/m
・174～188.7 MHz　　：50 dB μV/m
・188.7～190.979 MHz：60 dB μV/m
・190.979～230 MHz　：50 dB μV/m
・230～400 MHz　　　：60 dB μV/m
・400～470 MHz　　　：63 dB μV/m
・470 MHz～1 GHz　　：60 dB μV/m

〔注〕 53.91～54.56 MHz の許容値は国によって 10 dB 緩和される場合がある。

d) **グループ 2 クラス B の機器**
① 磁界測定（測定距離 3 m）
・0.15～30 MHz：周波数を対数で表し 39 dB μA/m から 30 dB μA/m へ直線的に減衰。

② 電界測定（測定距離 10 m）
・30～80.872 MHz　　：30 dB μV/m
・80.872～81.848 MHz　：50 dB μV/m
・81.848～134.786 MHz：30 dB μV/m
・134.786～136.414 MHz：50 dB μV/m
・136.414～230 MHz　　：30 dB μV/m
・230 MHz～1 GHz　　　：37 dB μV/m

3.3.3 イミュニティ

〔1〕 **判　定　基　準**

医用電気機器または医用電気システムは基本性能を保ち，かつ，安全を維持することを要求している。

医用電気機器または医用電気システムは，イミュニティ試験によって基本性能または安全に影響を与えない性能の低下があってもよい。

基本性能：受容できないリスクがないことを達成するために必要な性能。現時点では，各製造業者が決めることになる。患者，操作者に対する医用電気機器の安全を確保することが目的となっている。

〔2〕 **静電気イミュニティ試験**

試験は IEC 61000-4-2 を適用することを要求している。
① 接触放電：±2 kV, ±4 kV, ±6 kV
② 気中放電：±2 kV, ±4 kV, ±8 kV

〔3〕 **放射 RF 電磁界イミュニティの要求**

試験は IEC 61000-4-3 を適用することを要求している。
① 非生命維持機器
　周波数範囲：80 MHz～2.5 GHz
　試験レベル：3 V/m
　変調：1 kHz または 2 Hz で 80% AM 変調
② 生命維持機器
　周波数範囲：80 MHz～2.5 GHz
　試験レベル：10 V/m
　変調：1 kHz または 2 Hz で 80% AM 変調

〔4〕 **電気的ファストトランジェント/バーストイミュニティ試験**

試験は IEC 61000-4-4 を適用することを要求している。
　交流および直流の電源ライン：±2 kV
　3 m 以上の長さの信号および相互接続ケーブル：±1 kV

ただし，3 m 以上でも患者結合ケーブルの直接試験はしない。

〔5〕 **サージイミュニティ試験**

試験は IEC 61000-4-5 を適用することを要求している。

交流電源ライン間：±0.5 kV，±1 kV

交流電源ライン-接地間：±0.5 kV，±1 kV，±2 kV

ただし，1次電源回路にサージ保護回路をもたない場合は，ラインと接地間±2 kVおよびライン間±1 kVだけで試験してよい．

〔6〕 **RF電磁界によって誘発する伝導妨害イミュニティ試験**

試験はIEC 61000-4-6を適用することを要求している．

① 非生命維持機器

周波数範囲：150 kHz～80 MHz

試験レベル：3 V_{rms}

変調：1 kHzまたは2 Hzで80% AM変調

② 生命維持機器

周波数範囲：150 kHz～80 MHz

試験レベル：3 V_{rms}

ただし，ISM周波数に関しては10 V_{rms}

変調：1 kHzまたは2 Hzで80% AM変調

〔7〕 **電力供給入力ラインにおける電圧ディップ，短時間停電および電圧変化イミュニティ試験**

試験はIEC 61000-4-11を適用することを要求している．

（1） 1 kVA以下の定格入力電力をもつ機器およびシステムならびにすべての生命維持機器およびシステム．

つぎに指定したイミュニティ試験レベルにおいて，要求事項に適合すること．

・電圧ディップ＞95%：0.5周期

・電圧ディップ60%：5周期

・電圧ディップ30%：25周期

1 kVAより大きい定格入力電力で，かつ，各相当り16 A以下の定格入力電流である非生命維持機器およびシステムは，安全を維持し，部品故障がなく，操作者の介在によって試験前の状態に回復することができるという条件で要求事項からの逸脱を認める．

各相当り16 Aを超える定格入力電流の非生命維持機器およびシステムは，指定した試験から除外する．

（2） 機器またはシステムの安全を維持し，部品故障がなく，操作者の介在によって試験前の状態に回復することができるという条件で機器およびシステムは，つぎに指定したイミュニティ試験レベルにおいて要求事項からの逸脱を認める．

・電圧ディップ＞95%：5秒間

〔8〕 **電源周波数磁界イミュニティ試験**

試験はIEC 61000-4-8を適用することを要求している．

50 Hzおよび60 Hzの磁界周波数で3 A/mの試験レベルで行う．

電源定格周波数が50 Hzまたは60 Hzのどちらか一つの場合は，その周波数の磁界だけを試験すればよい．

内部電源または外部から直接直流電源を供給する医用電気機器（交流電源入力をもたない医用電気機器）の場合は50 Hzおよび60 Hzの磁界周波数で試験実施する．

3.3.4 今後の動向

2007年3月に発行された医用電気機器の国際EMC規格IEC 60601-1-2第3版は，親規格であるIEC 60601-1第3版（2005年発行）が大幅に項番号を修正したことに合わせるために，試験要求の技術的内容は変更せずに項番号を修正した形となっている．

また，IEC 60601-1-2第4版の審議が2010年発行を目標として開始されている．IEC 60601-1-2第4版の現状の案では，医用電気機器に電磁環境に対するマージンをもたせるためにイミュニティ試験レベルの大幅なアップを検討している．さらに，IEC 60601-1-2第4版の案では使用環境による試験レベルの差別化を検討している．現状，具体的にあげられている使用環境は，"hospital［病院］"，"other location［その他の場所］"，"X location (levels from risk analysis)［特別な環境］"の3環境になっている．

第4版の審議と同時に，新たに医用電気機器の性能に関するEMC規格を作成することが決定している．この規格案はまだ提示されていない．

3.4 ソフトウェア

近年，ソフトウェアは，医用電子機器（以下，機器という）に不可欠な技術となり，ソフトウェアをプログラマブルな論理の集合体ととらえれば，ほとんどすべての機器に組み込まれている．特に機器への汎用コンピュータの活用は，機器の機能・性能の向上に貢献すると同時に，機器の制御のみならず，計測，診断・治療支援などの臨床分野へとさまざまにソフトウェアの適用範囲を広げることになり，機器の医療現場における活躍の場を拡大し続けてきた．一方で，ソフトウェア製品の開発規模と複雑性は増大し，自製と市販（off-the-shelf）ソフトウェアを結合して一つのソフトウェア製品とすることも多くなった．

これにより，ソフトウェアに対する品質マネジメントに不可欠なリスクマネジメントがいっそう重要となり，医療用ソフトウェアの安全性に関してFDAの指

針，IEC/ISO 国際規格，医療機器に関する品質システム規則などが数多く発行され，施行されている。

上記市販ソフトウェアを含む開発過程が不明確なソフトウェアは SOUP (software of unknown provenance) と呼ばれ，リスクマネジメントの対象とすることが求められるようになった。

また，最重要な個人情報の一つである医療情報が，IT（ネットワーク）インフラの普及により，施設内外で共有され，地域医療連携の枠組みの中で有効活用されるようになりつつある。その結果，医療用として開発された機器と汎用目的で開発された機器が結合され，連携したシステムとして動作することが求められるようになった。

この流れは安全性の一つの要素としてネットワーク（サイバー）セキュリティを考慮する必要性を高め，新たな法規制や国際規格作りが始まっている。

これらソフトウェアに関する法規制，国際規格，指針は，ソフトウェアの内容や開発に関する方法・ツールを規定するものではなく，「ソフトウェアの安全性を高めるために必要なマネジメント」のあり方を規定するものである。すなわち，ソフトウェア製品の製造業者は，顧客の要求事項を満たす，安全なソフトウェア製品を継続的に提供していくために，ISO 9000 ファミリーおよびこれを機器に応用する ISO 13485 などの確立された品質マネジメントシステム，リスクマネジメントシステムである ISO 14971 に従い，体制を構築し，図 A1.12 のような開発から保守までのすべてのプロセス（ライフサイクル）において，表 A1.7 に示すようなインプット・アウトプットおよびその変換をするアクティビティを規定，実施，管理（是正・予防処置を含む）しなければならない。

また，機器製品規格である IEC 60601-1 (14.)，IEC 61010-1，ソフトウェアプロセス規格である IEC 62304，FDA 510 (k) およびその他の法律，規格などへの適合は重要である。

3.4.1 安全性管理

システムには，人命（身体および健康），経済，あるいは環境に悪影響を及ぼさないことが求められている。これらに悪影響を及ぼす原因として，ハードウェア/ソフトウェアの不具合，電子干渉による不具合，人とシステムとのインタフェースにおける不具合などが考えられる。

医療機器用ソフトウェアの開発にあたっては，設計上の欠陥，ソフトウェアに潜在する不具合，ハードウェアの故障などによって患者あるいは操作者へ与えるリスクを想定する必要がある。

まず，これら安全性に関するシステム全体の懸念の程度を決める（例えば，FDA Guidance for the Content of Premarket Submissions for Software Contained in Medical Devices (2005/5 発行) の評価基準による）。

これにより開発，保守における最小限のプロセスおよびアクティビティは規定できるが，100%の安全性を保障する既知の開発方法はない。また試験の網羅性を向上することは重要であるが，試験で不具合を100%検出できるわけではない。

したがって，製造業者は，品質マネジメント，リスクマネジメントおよびソフトウェア開発管理を確立し，規定したプロセスにおいて，リスク分析，レビューおよびリスクベースの検証を確実に実施し，必要あれば是正を行って潜在的に危険な障害を未然に防がな

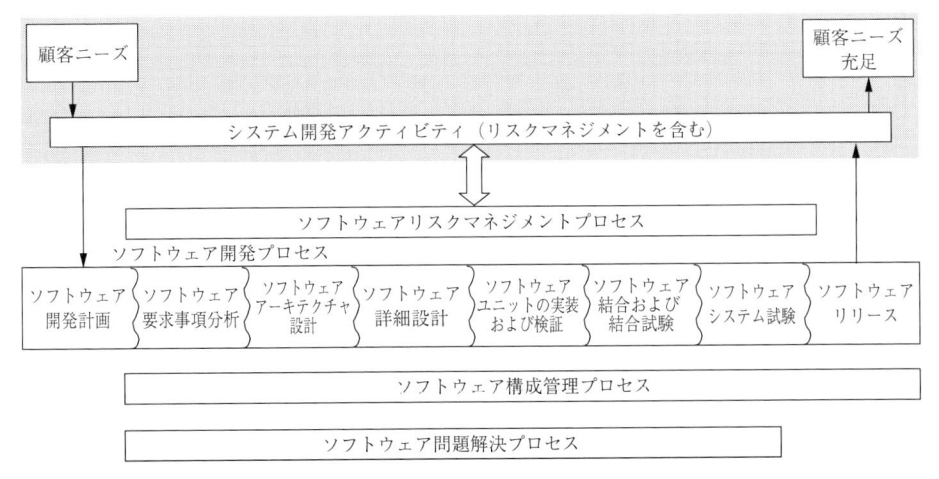

図 A1.12　IEC 62304　ソフトウェア開発プロセスとアクティビティの概念図

表 A1.7 ソフトウェア開発プロセスとインプット・アウトプット例

工程	インプット文書	アウトプット文書	概要	開発作業標準
ソフトウェア開発計画	システム要求仕様書 システム設計仕様書 リスク分析報告書	ソフトウェア開発計画書 同レビュー報告書	以下の計画を明確化 1) ライフサイクルモデル 2) 使用する開発プロセス 3) 各プロセスの成果物 4) 成果物の検証計画 5) 構成管理/変更管理計画 6) 試験計画 7) リスクマネジメント計画 8) 適用規格，開発方法，開発ツール 9) 検証計画 10) 文書化計画	ソフトウェアライフサイクル 開発プロセス 品質マネジメント リスクマネジメント 設計文書作成 構成管理 変更管理 レビュー
ソフトウェア要求分析	システム要求仕様書 システム設計仕様書 ソフトウェア開発計画書 リスク分析報告書	ソフトウェア要求仕様書 ソフトウェアシステム試験仕様書 各レビュー報告書	ソフトウェア（システム）の要求事項を明確化 1) 機能および性能 2) インプットおよびアウトプット 3) インタフェース 4) セキュリティ要求 5) ユーザビリティ 6) リスクコントロール手段 7) 保守・据付計画および基準 8) 適合法規，規格	要求管理 変更管理 構成管理 リスクマネジメント レビュー
ソフトウェアアーキテクチャの設計	ソフトウェア要求仕様書 ソフトウェアシステム試験仕様書 リスク分析報告書	ソフトウェアアーキテクチャ設計書 結合試験仕様書 各レビュー報告書	以下の設計項目を明確化 1) ソフトウェアアーキテクチャ 2) ソフトウェア間インタフェース 3) SOUPの特定と機能および性能要求など	ソフト設計 変更管理 構成管理 リスクマネジメント SOUP管理 レビュー
ソフトウェア詳細設計	ソフトウェアアーキテクチャ設計書 結合試験仕様書 リスク分析報告書	ソフトウェア詳細設計書 単体試験仕様書 各レビュー報告書	以下の設計項目を明確化 1) ソフトウェアユニットへの分割 2) 各ソフトウェアユニットの機能および性能 3) ユニット間インタフェース	ソフト詳細設計 変更管理 構成管理 リスクマネジメント レビュー
ソフトウェアユニットの実装および検証	ソフトウェア詳細設計書 単体試験仕様書 リスク分析報告書	ソースコード 単体試験成績書 各レビュー報告書	以下の検証方法を明確化 1) 検証プロセス 2) 合否判定基準	コーディング規約 変更管理 開発ツール管理 レビュー
ソフトウェア結合および結合試験	ソフトウェアアーキテクチャ設計書 結合試験仕様書 リスク分析報告書	結合試験成績書 同レビュー報告書	以下の検証方法などを明確化 1) 検証プロセス 2) 合否判定基準 3) レグレッション試験の実施基準 4) 問題解決プロセス	試験 変更管理 構成管理 開発ツール管理 問題解決 レビュー
ソフトウェアシステム試験	ソフトウェア要求仕様書 ソフトウェアシステム試験仕様書 リスク分析報告書	ソフトウェアシステム試験成績書 同レビュー報告書	以下の検証方法などを明確化 1) 検証プロセス 2) 合否判定基準 3) 再試験の実施基準 4) 問題解決プロセス	試験 変更管理 構成管理 開発ツール管理 問題解決 レビュー
ソフトウェアリリース	ソフトウェアシステム試験済みのソフトウェア一式	ソフトウェア製品リリース報告書 ソフトウェア製造手順書	以下の項目を明確化 1) 検証の完了確認 2) 既知の残留不具合と評価 3) ソフトウェア製造手順 4) リリースの反復性	構成管理 リスクマネジメント レビュー

ければならない．IEC 62304が規定する安全クラスという概念を導入することにより，システム開発の上流プロセスでシステム全体に対するリスク分析結果を継承し，ソフトウェア開発の上流プロセスでソフトウェアシステム全体またはソフトウェアアーキテクチャに従って分割できる個々のソフトウェアのリスク分析結果に基づいて安全クラスを割り付け，必要なプロセスとアクティビティを確実に実行するフレームワークを構築することはソフトウェアの安全性を促進する．

3.4.2 問題解決

前述のリスク分析，レビューおよび検証で検出した問題を解決するプロセスは安全性を推進するうえで非常に重要である．問題の影響範囲と変更規模を特定し，必要ならば該当するソフトウェアを変更・修正し，適切なレグレッション試験により問題の再発を防がなければならない．これには，変更管理と構成管理を確実に実施する必要がある．文書化を伴う正式な問題解決プロセスは，開発プロセスでは規定されたプロセス以降（例えば，ベースライン確定後）で通常実施するが，保守プロセスでは，要求事項を決定する初期の段階から適用する必要がある．

3.4.3 SOUP管理

汎用オペレーティングシステム（OS）をはじめ，多くのSOUPが利用されるようになってきた．製造業者は，SOUPがセキュリティ問題を含む潜在的不具合をもっていることを考慮しなければならない．製造業者が自社ソフトウェア製品にSOUPを組み込んだ場合，その責任は組み込んだ製造業者がもつことになる．製造業者は，少なくともSOUPの製造元，公開されている不具合情報などを管理し，保守計画を確立する必要がある．

3.4.4 構成管理

ソフトウェア開発に使用するコンパイラ/アセンブラ，設計/コーディング/試験ツールなどのソフトウェア製品以外のソフトウェアも構成管理の対象である．これらのバージョンアップなどの変更を管理し，製造するソフトウェア製品への影響を把握する必要がある．

そのほか，設計検証，妥当性確認，文書管理および変更管理・構成管理の詳細などについてはすべてISO 9000ファミリーを参照されたい．

引用・参考文献

1) Guidance for the Content of Premarket Submissions for Software Contained in Medical Devices (FDA：2005)
2) IEC 62304 Medical device software — Software life cycle processes (2006)

3.5 ユーザビリティ

3.5.1 はじめに

IECではさまざまな医用電気機器の安全性を確保するために，IEC 60601-1「安全通則」を母体とし，製品群固有の安全性を要求する副通則である1シリーズ（例えばIEC 60601-1-2「EMC」）と個別の製品特有の安全性を要求する2シリーズ（例えば，IEC 60601-2-18「医用光学機器」）といった安全規格をそろえている．しかしこのような規格で要求する項目をすべて満たしても危険というリスクは存在する．それは人間が操作という活動で深くかかわるからであり，これを防ぐ最強のツールがISO 14971「リスクマネジメント」である．また，人間工学を考えるうえで欠かせないのがユーザインタフェースとのかかわりであり，これに関して安全性を要求するのがユーザビリティという新しい規格である．

2004年6月にIEC 60601-1-6「医用電気機器のユーザビリティ」という副通則が制定された．しかしISO側からユーザビリティは，医用電気機器のみならず医療機器全体に関連する重要な規格であるため，新しくISOとIECのジョイントでJWG 4が設置され新たにIEC 62366「医療機器のユーザビリティ」という規格の作成が開始された．この規格は2007年には制定された．

3.5.2 IEC 62366「医療機器のユーザビリティ」の要求はなにか

規格の構成は**表A1.8**を参照のこと．この規格の適用範囲は，医療機器の安全にかかわるユーザビリティに対して解析し，定義し，設計し，検証し，妥当性確認を行う製造業者のユーザビリティエンジニアリングプロセスを定義し，正しい使用および誤使用におけるユーザビリティ上の問題を評価し軽減することにある．ただし，異常使用はその適用から除かれている．ここで重要なのが，誤使用と異常使用の違いとはなにか．規格の附属書にも書かれているが，これにはユーザが意図して行う動作あるいは意図して行わない動作に深く関連し，この意図が良い意味での意図が誤使用で，悪い意味での意図が異常使用になるという前提がある．とはいえ，これらはリスクマネジメントを行う中で十分に吟味する必要がある．

表 A1.8　IEC 62366　医療機器のユーザビリティの構成

1. 適用範囲
2. 引用規格
3. 用語及び定義
4. 一般要求事項
5. ユーザビリティエンジニアリングプロセス
   5.1　ユーザビリティエンジニアリングプロセスの入力
   5.2　主要操作機能
   5.3　ユーザビリティ仕様
   5.4　ユーザインタフェースの設計と実装
   5.5　ユーザビリティ検証
   5.6　ユーザビリティ妥当性確認計画
   5.7　ユーザビリティ妥当性確認
6. 附属文書とマーキング
7. 教育と教育資料

3.5.3　重要な用語の定義

- 誤使用：製造業者が行ったリスク制御手段をはるかに超えた，医療機器のユーザによる意図する行動や意図する行動の省略。
- 正しい使用：正常使用であって誤使用を含まないもの。
- 正常使用：ユーザによる毎日の点検，調整，大気状態を含む取扱説明に従った使用。
- 主要操作機能：ユーザとの相互関係がある機能で，よく使う機能と安全にかかわる機能。

重要事項を解説すると，主要操作機能をまず定義しなければならない。これは，ユーザインタフェースにおいて安全にかかわる機能とよく使う機能ゆえ，人間の精神状態（緊急時，疲労時）など誤った使い方をすると危険を起こす可能性のある機能を特定し，それに対してリスクマネジメントを行うためである。

例えば，高周波焼灼装置（電気メス）の出力設定や出力波形が視認しにくく，緊急時に間違った波形や出力設定にしてしまうと，穿孔や出血を起こすリスクがある。

よって間違わないように見やすいシンボルや色，見やすい表示にすることが要求される。

3.5.4　規格の要求事項の概要

プロセスに沿って解説する。

- ユーザビリティエンジニアリングプロセス：製造業者はユーザビリティエンジニアリングプロセスを規定して文書化しなければならない。さらに，その各活動の中にはこの規格で要求される事項を含めなければならない。この規格への適合は，この規格で要求される該当する確認と試験に合格することである。
- 残存リスク：この規格に適合するプロセスでは，妥当性確認計画の中で規定した受容基準を満たさなければならない。これは ISO 14971 に適合した残存リスクは受容可能であると判断される。適合性の確認はユーザビリティエンジニアリングファイルの確認で行う。
- 安全にかかわる情報：取扱説明およびマーキングにおけるリスク制御手段として用いる使用の制限，警告などはユーザビリティエンジニアリングプロセスを適用しなければならない。妥当なリスク制御手段をはるかに超えるようなものはこの範囲ではない。適合性の確認はユーザビリティエンジニアリングファイルの確認で行う。
- プロセスの文書化：ユーザビリティエンジニアリングプロセスの結果はユーザビリティエンジニアリングファイルに文書化して記録しなければならない。記録や文書は他の文書の一部としてもよい。適合性の確認はユーザビリティエンジニアリングファイルの確認で行う。
- ユーザビリティエンジニアリング活動の範囲の調整：医療機器の特性や意図するユーザ，意図する使用あるいは改良の程度によってその活動範囲（適用範囲）は拡大しても縮小してもよい。適合性の確認はユーザビリティエンジニアリングファイルの確認で行う。
- 機器適用仕様：製造業者は医療機器の機器適用仕様を明確にし文書化しなくてはいけない。それには，意図する医療行為，対象とする患者，意図するユーザ，意図する使用環境，操作原理などを含めなければならない。適合性の確認はユーザビリティエンジニアリングファイルの確認と取扱説明の確認で行う。
- よく使用する機能：どの機能をよく使うかを明確にし文書化しなければならない。適合性の確認はユーザビリティエンジニアリングファイルの確認で行う。
- 安全にかかわる特性の特定：機器適用仕様やよく使う機能を含めユーザインタフェースの各関連する機能において，なにが安全にかかわる機能なのかを明確にし文書化しなければならない。適合性の確認はユーザビリティエンジニアリングファイルの確認で行う。
- 既知または予見できるハザードの特定：ISO 14971「リスクマネジメント」に従って，既知または予見できるハザードの特定を行う。これはリスクマネジメントの一部でもある。ただし，ユーザビリティに特化したものだけを行う。このハザードは，患者，ユーザ，その他の人に対するハザードである。適合性の確認はユーザビリティエンジニアリングファイ

ルの確認で行う。
- 主要操作機能：これまでの活動の結果が安全にかかわる機能およびよく使う機能を特定し，これが主要操作機能になる。そしてこの機能をユーザビリティエンジニアリングファイルに記録しなければならない。
- ユーザビリティ仕様：製造業者はユーザビリティにかかわる仕様を規定しなければならない。この仕様にはユーザビリティ検証およびユーザビリティ妥当性確認において試験可能な要求事項を規定しなければならない。この仕様には，主要操作機能を使用するシナリオ，合理的に予見できる最悪の使用シナリオ，主要操作機能にかかわるユーザの行動やリスクを軽減する手段や，主要操作機能がユーザに認識できるかどうかの判定に関する要求事項も含めなければならない。さらに文書として保存しなければならない。適合性の確認はユーザビリティエンジニアリングファイルの確認で行う。
- ユーザインタフェースの設計と実装：製造業者は，妥当なユーザビリティエンジニアリングのツールを使い，ユーザビリティ仕様に従ってユーザインタフェースを設計し実装しなければならない。適合性の確認はユーザビリティエンジニアリングファイルの確認で行う。
- ユーザビリティ検証：医療機器の設計検証プロセスの一部として，製造業者はユーザインタフェースが仕様に合致しているかを検証しなければならない。検証後，結果を文書化し保存しなければならない。適合性の確認はユーザビリティエンジニアリングファイルの確認と取扱説明の確認で行う。
- ユーザビリティ妥当性確認計画：製造業者は妥当性確認計画を作成し維持しなければならない。その計画には，主要操作機能の妥当性確認方法やツール，判定基準，意図するユーザ妥当性確認へのかかわりを明確にしなければならない。適合性の確認はユーザビリティエンジニアリングファイルの確認と取扱説明の確認で行う。
- ユーザビリティバリデーション：製造業者は妥当性確認計画に従ってユーザビリティの妥当性確認を行い，結果をユーザビリティエンジニアリングファイルに記録しなければならない。判定基準に満たない場合には，再度ユーザインタフェースの設計変更か，リスクよりも医学的効能が上回るかの判断を行い判定することになる。適合性の確認はユーザビリティエンジニアリングファイルの確認で行う。
- 附属文書とマーキング：附属文書がある場合には，操作原理，重要な物理特性と性能を含めなければならない。また，附属文書が電子データで存在する場合には，ユーザビリティエンジニアリングプロセスにおいて，どの情報がハードコピーで必要かを判定しなければならない。かつ附属文書には意図するユーザ条件を明確にしなくてはいけない。さらに附属文書は意図するユーザのレベルと矛盾しない表記をしなければならない（教育レベル，トレーニングレベル，あるいは特に配慮する必要のある場合など）。適合性の確認はユーザビリティエンジニアリングファイルの確認と取扱説明の確認で行う。
- 教育および教育資料：医療機器が教育を必要とする場合には，製造業者は必要な教育資料を用意するか，教育資料を配布可能にしておくか，教育を実施しなければならない。適合性の確認はユーザビリティエンジニアリングファイルの確認と取扱説明の確認で行う。

3.5.5 最　後　に

ユーザビリティ判定基準は非常に難しくなると考えられる。なぜならそこには人間の操作という活動が関与する。すなわち感覚，感性という一定しないかつ画一でない判断基準が加わることになり，複雑になるからである。

よって製造業者はリスクマネジメントを駆使しかつ，判定基準を例えば90％のユーザが容易に認識できるといった判定基準を作らざるをえない。さらに，この規格の多くの部分はリスクマネジメントが重要な役割を果たすことになる。

また，安全性を考慮するがゆえにわざと使いにくくするといった，ユーザビリティに反する現象も起こる。例えば，高周波焼灼装置で手術中に使い捨ての対極板が患者の水分などで接触部のゲルが軟化し接着力が弱くなりはがれ始めた場合患者が熱傷を起こすために装置が警告して出力を強制的に禁止してしまう。しかし，処置部位で出血が同時に発生し，対極板を交換している時間がない。そこで警告を停止し出力を許容する緊急ボタンを設けたとすると，このボタンが簡単に押せては事故を起こす（対極板には異常がないとユーザが判断し継続使用していたら患者が火傷してしまったなど）。よっていくつかの操作を行ったうえでボタンが使用でき，また警告を停止している場合にはそれを定期的に告知するなどの機能が必要になる。

この規格は使い方しだいでは装置が複雑になる可能性もある。規格をよく理解して正しく適用していただきたい。

3.6 警報システム

3.6.1 はじめに

医用電気機器に関する安全通則IEC 60601-1の副通則として，"IEC 60601-1-8：2006第2版"が2006年10月に発行された。一方，国内では，アラームに関して，"平成13年～14年度厚生労働科学研究「医療用具の警報装置の現状と問題点の調査研究」に関する調査・研究班"が編纂した医療機器使用者のための『警報装置（アラーム）ガイドライン』が2003年7月発行された。また，JIS T 1031：1991「医療電気機器の警報通則」が定められていたが，2006年に廃止となった。IEC 60601-1-8は，アラームに関しての新たな考え方が取り込まれており，国内での適用，運用に関しては注意が必要である。

国際整合の観点から，このアラーム規格を翻訳したJIS制定も予定されている。医療機器アラームの仕様とその運用は，国内外ともにこの副通則に基づいたものに統一されていくと思われる。ここでは，IEC 60601-1-8の概要と留意点について述べ，今後の国内で適用される際の参考としたい。

3.6.2 制定経緯

IEC 60601-1-8は，既存のアラームに関する規格ISO 9703シリーズを発展的に改訂したものである。ISO 9703シリーズは，麻酔・呼吸器関連に限定されたものであったが，IEC 60601-1-8は，安全通則IEC 60601-1の副通則として，医用電気機器およびシステム全般に対して適用される。

IEC 60601-1-8は，2000年ごろより制定準備作業が開始され，2003年8月に第1版が発行された。制定の過程では，米国とドイツ・日本との間でアラーム設定に関する大きな意見の隔たりがあった。米国の考えは，リスクマネジメントを課したうえでアラーム設定を幅広く容認しようとし，ドイツ・日本は，比較的画一的なアラーム設定を規定してアラームに対する対応を誤らないようにしようとした。第1版は，米国の考えを色濃く反映したものになった。しかし，発行後にドイツよりアラーム不活性化の規定に不備があり，事故が発生する危険性があるとの指摘があった。このため，2006年3月に，アラームリマインダ（アラーム不活性化中に注意を促す）に関する規定が補追（Amendment）として加えられた。

2005年12月に，医用電気機器安全通則IEC 60601-1第3版が大幅改訂されて発行され，関連する副通則，個別規格はすべてこれに対応した改訂をすることになった。アラーム規格は，すでに安全通則第3版に対応した内容になっていたため，大きな内容の修正はなく，補追の内容を取り込んで編集上の修正をしたうえで，2006年10月に第2版が発行された。

最近の医療機器国際規格は，IECとISOの共同作業で制定・改訂されることが多い。IEC 60601-1-8も，つぎの二つの専門委員会のJoint Working Group，JWG 2で一連の制定・改訂作業が進められた。

・IEC/SC 62 A　電気医用機器に関する規格を扱う専門委員会/共通規格を扱う分科会
・ISO/TC 121/SC 3　麻酔関連機器に関する規格を扱う専門委員会/人工呼吸器関連機器を扱う分科会

3.6.3 背景にある考え方
〔1〕 新しいアラーム規格が必要になった背景

アラームは，患者（安全通則の定義用語）や操作者（安全通則の定義用語）に対する潜在的危険を，操作者に警告するためのものである。しかし，最近の医療機器の使用現場では，つぎのような問題が指摘されてきた。

① アラームの識別が困難である。
② アラームが騒がしく，かつ紛らわしい。
③ 偽陽性や偽陰性のアラームが多く，本当の患者の危険状態を識別しにくい。

このような背景をもとにして，アラームに対する明確な概念とその運用を明らかにし，医療従事者の混乱を最小限にする必要があった。

〔2〕 リスクマネジメント

安全通則IEC 60601-1第3版をはじめ，最近の医療機器規格は，ISO 14971で規定されているリスクマネジメントの考えを基本に取り入れるようになっている。ME機器の製造業者（安全通則の定義用語）・医療従事者が，機器の使用状況を想定したリスクマネジメントを検討し，リスクを減少させるための対策を立案し，状況に適合した管理，運用を求めるものになっている。また検討したリスクマネジメントの結果を開示して関係者に周知させなくてはならないという考え方になってきている。その結果，医療施設での規格の弾力的な運用が容認されることになるが，他方，管理を徹底しておかないと，思わぬ事故を引き起こすことが想定される。このアラーム規格も，リスクマネジメントの考えが根底にある。

〔3〕 アラームに関する概念と用語の明確化

この規格では，つぎのような概念，用語が明確に規定された。

1） **アラーム状態**（alarm condition），**アラーム信**

3. 医用電子機器の安全性

表 A1.9　アラーム状態の優先度

警報状態の原因に応答し損じた潜在的結果	潜在的損傷の発生		
	即時（immediate）	至急（prompt）	遅発（delayed）
死亡、または不可逆的損傷	高優先度	高優先度	中優先度
可逆的損傷	高優先度	中優先度	低優先度
軽傷、または不快感	中優先度	低優先度	低優先度またはアラームなし

号（alarm signal），**アラームシステム**（alarm system）　この規格では，単なる"アラーム"という用語は定義されていない。アラーム状態を，"ハザードが生じる可能性または実際に生じていることを判断したときのアラームシステムの状態"と定義し，"アラーム信号は，アラーム状態を示すためにアラームシステムが発生する"と規定されている。

2）**生体アラーム**（physiological alarm）**と機器アラーム**（technical alarm）**の区別**　患者の様態を知らせる生体アラームと，医療機器の不具合などを知らせる機器アラームが区別される。機器アラームはできるだけ発生しないのが望ましく，生体アラームは患者の様態を的確に操作者に知らせる必要がある。

3）**偽陰性アラーム**（false negative alarm）**と偽陽性アラーム**（false positive alarm）　偽陰性アラームは，患者の様態に問題が生じているのにアラームが発生しないので大問題になる。また，偽陽性アラームが多すぎると，操作者はアラームに注意を払わなくなりがちである（いわゆるオオカミ少年症候群）。

4）**アラームの優先度**　次項で述べるように，危険性と対処に応じて3段階に分けられた。

5）**アラームの不活性化**（inactivation）　この規格の最も重要な考え方で，アラームの停止（off）と中断（paused）が明確に区別された。また，この不活性化状態での危険性を回避する手段として，リマインダ信号が定義された。次項で詳述する。

3.6.4　概　　要

規格の箇条6で，アラームに関する要求事項が規定されている。おもな規定事項はつぎのようなものである。

① アラーム状態とその優先度
② アラーム信号の発生と視覚アラーム，聴覚アラームなどの規定
③ アラームの遅延
④ アラームの初期設定
⑤ アラームリミット
⑥ アラームの不活性化
⑦ 保持する（latching）アラーム信号，保持しない（non-latching）アラーム信号
⑧ 分散型アラームシステム
⑨ アラーム記録

この中で留意すべき規定について，つぎに詳述する。

〔1〕 **アラーム状態の優先度**（alarm condition priority）

アラーム状態は，高・中・低優先度（high, medium, low priority）に分類される。どの優先度とするかは，**表 A1.9**をもとにして，リスクマネジメントによって決定する。各アラーム状態の優先度は，取扱説明に開示する。

〔2〕 **アラーム信号の発生**（generation of alarm signals）

アラーム信号には，視覚（visual），聴覚（auditory），音声（verbal），振動（vibratory）などがある。視覚アラームと聴覚アラームについては，細かく規定された。アラーム状態になったら，このアラーム規格の規定に従って，視覚アラームを必ず発生しなくてはならない。その他のアラーム信号は，リスク評価に応じて付加的に使用する。

1）**視覚アラーム**（visual alarm signals）　視覚アラームは，優先度とアラーム状態がどのようなものであるかを知らせなくてならない。操作者の対応または確認が必要となり，そのためにアラーム表示が必要な場合は，視覚アラームにより一番優先度の高いアラームを表示し，操作者が4m離れていても認識できるものでなくてはならない。この場合のアラーム表示光は，**表 A1.10**に示すような特性をもつものとする。

表 A1.10　アラーム表示光の特性

アラーム分類	表示光の色	点滅周波数	動作周期
高優先度	赤	1.4～2.8 Hz	20～60%が点灯状態
中優先度	黄	0.4～0.8 Hz	20～60%が点灯状態
低優先度	シアンまたは黄	一定（点灯状態）	100%が点灯状態

2）**聴覚アラーム**（auditory alarm signals）　聴覚アラームについては，**表 A1.11**，**表 A1.12**，**図 A1.13**に示すようなパルス音，バースト（リズムまたはパターンのあるパルスの集合）が規定されてい

表 A1.11 聴覚アラーム信号のバースト特性

特　　性	高優先度アラーム信号	中優先度アラーム信号	低優先度アラーム信号
バースト間のパルス音の数	10	3	1 または 2
パルス間の間隔（t_s）（図 A 1.13 参照）			
1 番目と 2 番目のパルス音の間	x	y	y
2 番目と 3 番目のパルス音の間	x	y	適用なし
3 番目と 4 番目のパルス音の間	$2x+t_d$	適用なし	適用なし
4 番目と 5 番目のパルス音の間	x	適用なし	適用なし
5 番目と 6 番目のパルス音の間	0.35〜1.30 s	適用なし	適用なし
6 番目と 7 番目のパルス音の間	x	適用なし	適用なし
7 番目と 8 番目のパルス音の間	x	適用なし	適用なし
8 番目と 9 番目のパルス音の間	$2x+t_d$	適用なし	適用なし
9 番目と 10 番目のパルス音の間	x	適用なし	適用なし
バースト間隔（t_b）	2.5〜15.0 s	2.5〜30.0 s	>15 s または繰返しなし
二つのパルス音の間の振幅の差	最大 10 dB	最大 10 dB	最大 10 dB

〔注〕 x は，50 ms と 125 ms との間の値とする。
　　　y は，125 ms と 250 ms との間の値とする。
　　　一つのバーストの中での x と y の変化は，±5% とする。
　　　中優先度 t_d+y は，高優先度 t_d+x 以上でなければならない。

表 A1.12 聴覚アラーム信号のパルス音の特性

特　　性	値
パルス音周波数（f_0）	150〜1 000 Hz
300〜4 000 Hz の範囲内の高調波成分	最小 4
有効パルス音持続時間（t_d） 　高優先度 　中および低優先度	75 ms〜200 ms 125 ms〜250 ms
立上り時間（t_r）	t_d の 10〜20%
降下時間（t_f）（パルス音のオーバラップを防止）	$t_f \leq t_s - t_r$

〔注〕 高調波成分の相対音圧レベルは，パルス音周波数での振幅の ±15 dB 以下とすることが望ましい。

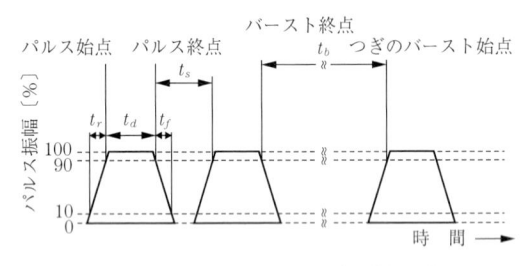

図 A1.13 聴覚アラーム信号の時間特性の表示

て，優先度を符号化する必要がある。あるいは，音声合成などの技術を用いるものであってもよいが，臨床試験などでその妥当性確認をする必要がある。聴覚アラームで，上記規定以外のものを付加的に使用する場合には，細かな条件が規定されている。また，メロディを使用する場合についても，臨床での状況と優先度を考慮して，音名（一般のドレミ音）の組合せが規定されている。

〔3〕 **アラームの不活性化**（alarm inactivation）

IEC 60601-1-8 が従来規格と異なる重要な留意点は，アラーム不活性化である。規定の骨子はつぎの 3 点である。

① 操作者が聴覚アラームの発生，または，視覚アラームおよび聴覚アラームの発生を，不活性化する手段を備えなければならない。

② アラーム発生の不活性化は，無期限（アラーム停止もしくはアラーム音停止，off）または限定された時間（アラーム中断もしくはアラーム音中断，pause）でもよい。

③ （アラーム信号の不活性化中に）リマインダ信号を発生することができる。ただし，アラームをすべて停止する場合，またはアラーム音をすべて停止する場合は，リマインダ信号は必須とする。

規格はこのように定まったが，この規定を日本で適用・運用していくためには，この規格の考え方が，製造業者だけでなく医療従事者にも徹底される必要がある。時間無制限のアラーム停止（off）は，医師または看護師が患者の近くに必ずいる場合などを除けば，その使用は実際的ではない。また，中断（pause）時間の調整や，リマインダ信号の基本設定は，施設管理者が決定できることになっている。しかし，この決定内容が操作者に徹底されなければ，むしろ危険な状態を引き起こすことにもなりかねない。

この規定の制定に際しては，JWG 2 の国際会議ではかなり時間をかけて討議された。その討議内容が附属書に掲載されている。以下の引用文を，この規定制定の背景理解に役立ててほしい。

"聴覚（audio）" と "アラーム" を区別して用語

を使用することにより，"聴覚（audio）"が聴覚アラーム信号のみをさし，"アラーム"が聴覚アラーム信号と視覚アラーム信号の両方を指すことを，操作者に対して明確にされるべきである。同様に，"停止（off）"と"中断（paused）"という用語は，直観的にわかりやすく使用するべきものである。直観的に，なにかが"停止（off）"していれば，再びonになるまではoffのままであると予想するであろう。なにかが"中断（paused）"していれば，後で再開することが予想される。"聴覚/アラーム"と"停止/中断"を簡単な2×2の行列によって，アラーム信号のすべての不活性化状態をわかりやすく説明できる（**表A1.13**）。

表A1.13 アラーム不活性時の表示

アラーム不活性化時間	時間制限あり	無制限
聴覚アラーム（音）	アラーム音中断	アラーム音停止
アラーム（音と表示）	アラーム中断	アラーム停止

3.6.5 まとめと今後の対応

最初に述べたように，このアラーム規格IEC 60601-1-8は，安全通則の副通則となっているため，安全通則第3版とともに適用される。安全通則の個別規格も第3版に対応して改訂されることになっており，特別に規定されない限りは，アラームについてはこの副通則を適用することが原則となる。

ほとんどの医療機器にアラームは不可欠である。海外では新規格に適合した製品の販売が始まっている。国内での今後の適用にあたっては，この副通則の考えが，製造業者だけでなく医療従事者にも適切に理解される必要がある。特に，アラーム不活性化については，日本の医療に関する文化・環境なども考慮に入れる必要があると思われ，このような観点からこの国際規格のJIS化と国内での適用・運用を進めていく必要がある。

3.7 図記号，ラベリング

使用者が医用機器を安全に使用し，機器の機能性能を十分に発揮するために操作説明，注意情報などを使用者へ提供することが必要となる。

3.7.1 図記号

種々の言語を使用する操作者へ操作方法や注意事項などをわかりやすく伝えるために，図記号の使用を求められる。

図記号には，以下に分類されるものがIEC（IEC 60878，IEC 60417など）やISO（ISO 7000，ISO 7010など）などより決められている。

① 制御に関する一般図記号
② 動作に関する一般図記号
③ 電気に関する一般図記号
④ 光に関する一般図記号
⑤ その他の一般図記号
⑥ 運搬に関する図記号
⑦ 安全に関する図記号
⑧ 安全指示
⑨ 装置クラス分類
⑩ 画像に関する図記号
⑪ 音声に関する図記号
⑫ 情報に関する図記号
⑬ 患者に関する図記号
⑭ 患者位置に関する図記号
⑮ 医用器具に関する図記号
⑯ 歯科器具に関する図記号
⑰ 患者監視に関する図記号
⑱ 超音波画像診断装置に関する図記号
⑲ 結石破砕装置に関する図記号
⑳ 電気外科機器に関する図記号
㉑ 核医学画像診断装置に関する図記号
㉒ X線診断装置・X線CT装置・MR画像診断装置と動作に関する図記号
㉓ X線診断装置・X線CT装置・MR画像診断装置の機能に関する図記号

使用する色を規定している図記号については，指定色を正しく使用する。

図A1.14に一例を示す。

これらの図記号を使用するときには，関連する図記号があるので，十分に注意する。

図A1.15に一例を示す。

いくつかの図記号を組み合わせて新しい図記号として定義されているものもある。

図A1.16に一例を示す。

3.7.2 ラベリング

使用者が安全にかつ，機器の性能を十分に使用できるように機器の標識と表示を求められている。

表示には，以下の内容が決められている。

（1） 方法として，表示の見やすさ，表示の耐久性

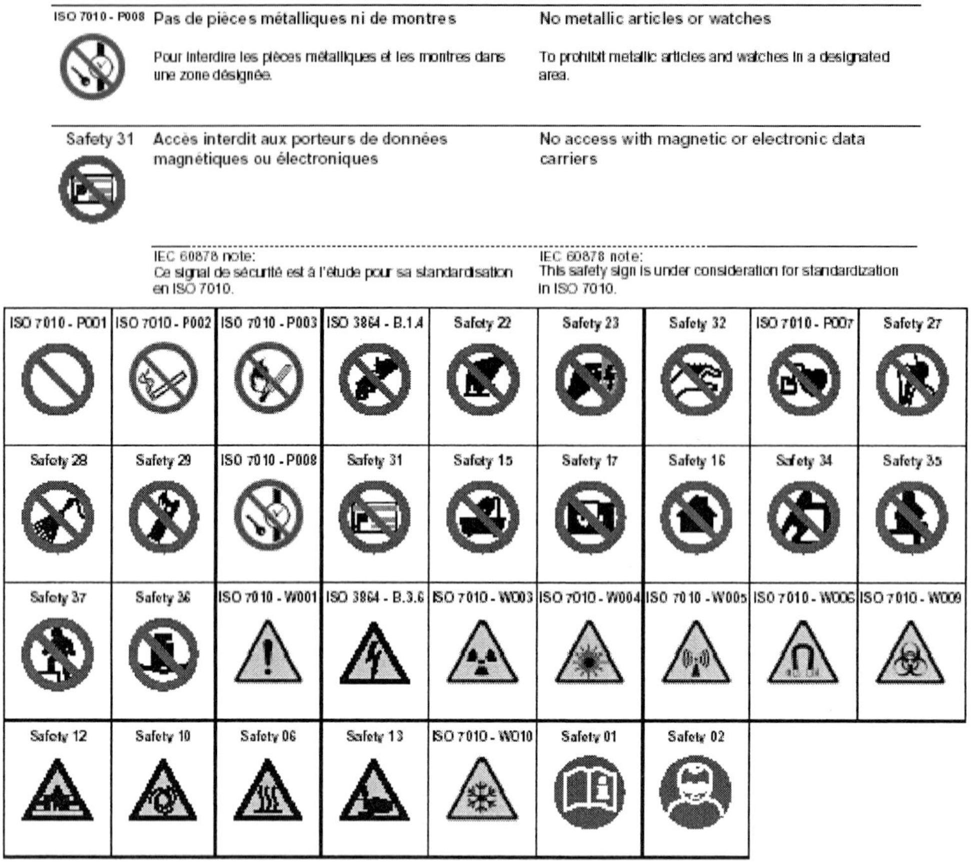

図 A1.14　IEC 60878　医用電子機器用図記号

などの試験方法が定義されている．
（2）表示内容として，外形寸法，製造業者の名称，商標，形式，IP 分類，ヒューズ，生理学的影響，電源（商用）への接続，電源（商用）からの入力，冷却条件，機械的安定性，保護包装などが求められている．規格で定義されている一例（IEC 60601-1「医用電気機器」（**表 A1.14**～**表 A1.19**））を示す．

3. 医用電子機器の安全性

5065	Amplitude du balayage horizontal	Horizontal picture amplitude
	Pour marquer la commande de l'amplitude du balayage horizontal (largeur d'image), par exemple d'un récepteur de télévision, d'un dispositif de contrôle visuel.	To identify the control for the horizontal picture amplitude (picture width) for example of a television receiver, a monitor.
5066	Amplitude du balayage vertical	Vertical picture amplitude
	Pour marquer la commande de l'amplitude du balayage vertical (hauteur d'image), par exemple d'un récepteur de télévision, d'un dispositif de contrôle visuel.	To identify the control for the vertical picture amplitude (picture height) for example of a television receiver, a monitor.
5067	Réglage dimensionnel de l'image	Picture size adjustment
	Pour marquer la commande du réglage dimensionnel de l'image.	To identify the picture size control.

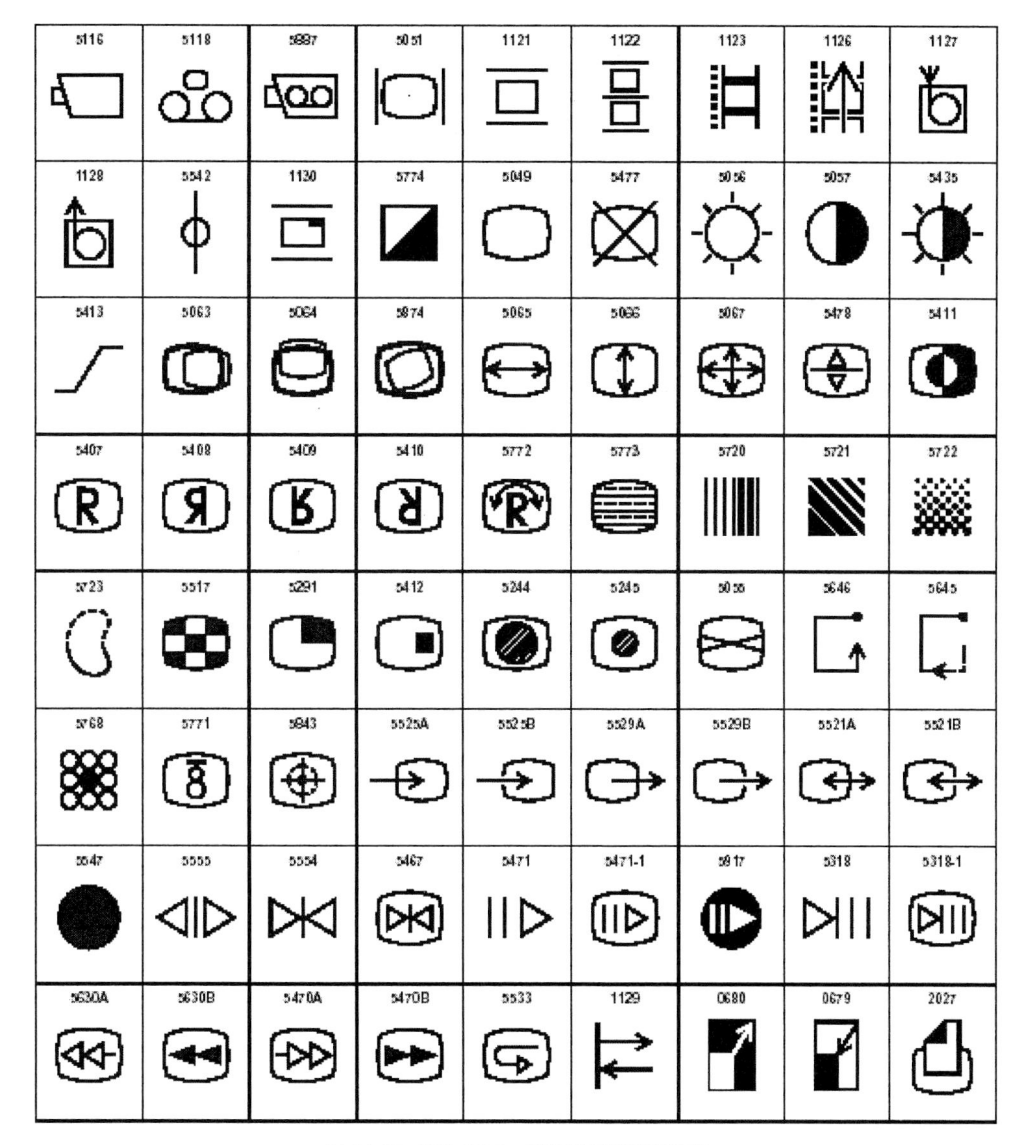

図 A1.15 IEC 60878 医用電子機器用図記号

440　　　　　付録1　医用電子機器関連の標準化と規制

5338	Ensemble radiogène à rayonnement X	X-ray source assembly
	Pour indiquer une référence à un ensemble radiogène à rayonnement X.	To indicate a reference to an X-ray source assembly.
5367	Équipement radiologique plafonnier	Ceiling suspended radiological equipment
	Pour indiquer une référence à un support plafonnier. Note - Ce symbole est présenté ici avec un ensemble radiogène à rayonnement X.	To indicate a reference to a support suspending devices from the ceiling. Note - This symbol is shown here with an X-ray source assembly.
5366	Statif radiologique tout au sol	Floor mounted radiological equipment
	Pour indiquer une référence à un statif avec appui exclusif sur le sol. Note - Ce symbole est présenté ici avec un ensemble radiogène à rayonnement X.	To indicate a reference to a stand supporting devices from the floor. Note - This symbol is shown here with an X-ray source assembly.

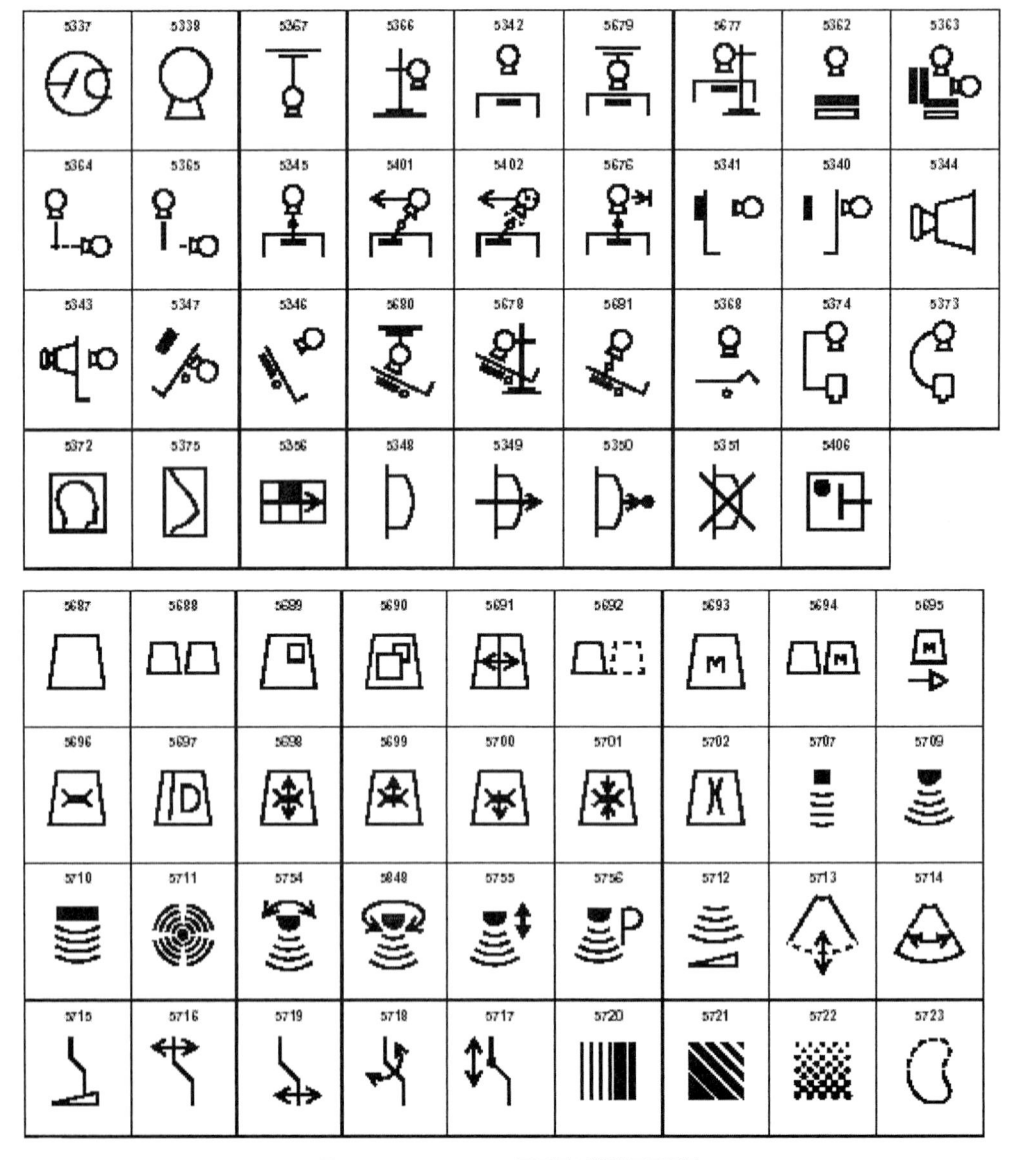

図 A1.16　IEC 60878　医用電子機器用図記号

3. 医用電子機器の安全性

表 A1.14　ME 機器，ME システムおよびその部品の外部のマーキング

マーキングの記述	項
APG 類 ME 機器のマーキング	G.3.1
AP 類 ME 機器のマーキング	G.3.2
AP 類および PAG 類の主要部分のマーキング	G.3.3
AP 類および APG 類 ME 機器の部分のマーキング	G.3.5
圧力系要素の減圧の警告	9.7.2
緊急停止装置アクチュエータのマーキング	9.2.4
危険電圧の警告	8.11.1 i)
135 kg 未満で設計された患者の質量のマーキング	9.8.3.1
可動部の警告	9.2.1
マルチタップのマーキング	16.9.2.1 b)
輸送中の不平衡の警告	9.4.2.2
等電位化導線端子のマーキング	8.6.7
押し，傾けし，載せることの禁止の警告	9.4.2.3
容器または液体貯蔵室のあふれのハザードのマーキング	11.6.2
使い捨て機械的保護装置のマーキング	9.8.4.3
分離変圧器組立のマーキング	16.9.2.1 d)
力を加えると不平衡のリスクを生じる表面のマーキング	9.4.2.3
輸送条件の警告	9.4.2.2

表 A1.15　ME 機器，ME システムおよびその部分内部のマーキング

マーキングの記述	項
危険なエネルギー：コンデンサまたは接続している回路部分のマーキング	8.4.4
危険電圧部分のマーキング	8.11.1 i)
電源端子装置：端子ブロック以外の端子のマーキング	8.11.4.1
分離変圧器組立のマーキング	16.9.2.1 d)

表 A1.16　制御器および計器のマーキング

マーキングの記述	項
制御の目盛のマーキング	15.4.6.1 b)
サーモスタットの温度設定を変えることの明瞭な表示	15.4.2.2 a)

表 A1.17　附属文書，一般的

要求の記述	項
AP 類および APG 類 ME 機器および部分	G.3.4
細動除去電圧，必要な回復時間	8.5.5.1 b)
床，壁，天井などへの構造物の固定	9.8.1
輸送以外の不安定：扉，引出しおよび棚の配置および荷重	9.4.2.2 e)
持ち上げる点の表示	9.4.4 a)
体重 135 kg 未満で設計された支持システムの場合の患者の質量	9.8.3.1
135 kg を超える体重で設計された支持システムの場合の患者の質量	9.8.3.1
ME システム：追加要求事項	16.2
ME 機器：安全動作荷重の配置	9.4.2.4 c)
騒音：保護手段	9.6.2 b)
使い捨て安全装置：サービス要員に電話するための指示	9.8.4.3

表 A1.18　附属文書，取扱説明

要求の記述	項
接触可能部分：それらと患者とに同時に触れないための指示	8.4.2 c)
接触可能部分：開閉カバーを開く操作者への指示	8.4.2.c)
装着部（温度が高いか低いか）の温度および臨床効果	11.1.2.1
熱を伝えることを意図していない装着部：41℃ を超過する温度	11.1.2.2
清掃または消毒プロセスの明細	11.6.6
足で操作される制御器：液体がある場所での使用を意図した制御器	15.4.7.3 b)
附属品の質量	9.8.3.2
ME システム：ME 機器への給電を意図する他の機器	16.3
移動形 ME 機器：移動させるために 2 人以上の人が必要な場合の要求事項	9.4.2.4 a)
可動部の警告	9.2.1
等電位化導線の端子の機能および使用についての情報	8.6.7
容器または液体貯蔵室のあふれのハザードのマーキング	11.6.2
輸送条件の警告	9.4.2.2

表 A1.19　附属文書，技術説明書

要求の記述	項
内部に絶縁されたシールドをもつクラス II ME 機器の説明	8.6.9
外部の絶縁手段の記述	8.11.1.b)
内部コンデンサの非自動的放電装置の明細	8.4.4
外部のネットワークへの接続を意図する PEMS に関するネットワーク要求事項	14.13

3.7.3　関連する規格

図記号とラベリングは以下に示す規格において，定義されている。

IEC 60417	装置用図記号
IEC 60601-1	医用電気機器—第 1 部：基礎安全及び基本性能に関する一般要求事項
IEC 60601-1-1	医用電気機器—第 1 部：基礎安全及び基本性能に関する一般要求事項—第 1 節：副通則—医用電気システムの安全要求事項
IEC 60601-1-2	医用電気機器—第 1 部：基礎安全及び基本性能に関する一般要求事項—第 2 節：副通則—電磁両立性—要求事項及び試験
IEC 60601-1-3	医用電気機器—第 1 部：基礎安全及び基本性能に関する一般要求事項—第 3 節：副通則

		―診断用X線装置における放射線防護に関する一般的要求事項
IEC 60601-1-4		医用電気機器―第1部：基礎安全及び基本性能に関する一般要求事項―第4節：副通則―プロマグラマブル電気医療システム
IEC 60601-1-6		医用電気機器―第1部：基礎安全及び基本性能に関する一般要求事項―第6節：副通則―ユーザビリティ
IEC 60601-1-8		医用電気機器―第1部：基礎安全及び基本性能に関する一般要求事項―第8節：副通則―アラームシステムの一般的要求事項，試験及び指針
IEC 60950-1		情報技術機器の安全性
IEC 61010-1		測定，制御および研究室用電気機器の安全性
ISO 780		包装
ISO 1000		SI単位並びにその整数倍および他の幾つかの単位の使い方
ISO 3864-1：2002		図記号―安全色と安全標識
ISO 7000		機器に用いる図記号
ISO 15223		医療用具―医療用具ラベルに用いる記号，ラベル表示及び提供情報

3.8 リスクマネジメント

3.8.1 リスクマネジメント導入の背景

医療機器の安全使用に関するリスクを管理するという考えかたは，IEC 513：1994「医用電気機器の安全規格に関する要求事項」の中でリスク管理という手法で紹介された。ISO/IEC Guide 51（第2版1999年）では，リスクを低減したあとに残る残留リスクという言葉が定義され，許容可能なリスク，相対的な安全という考えのもとに，許容可能なリスクはリスク分析およびリスクの評価によるリスク低減のプロセスを繰り返すことで達成されるとの安全の概念を規定している。

製品規格に規定される範囲にとどまらず，正常状態・故障状態，さらに誤った方法での使用などにおける安全リスクを許容可能なリスクまでに低減し相対的な安全を確保するには，設計/開発時に関連するリスクを分析し，評価して対策を事前に盛りこんでおくプロセスを構築しておくことが必要となる。

3.8.2 ISO 14971「医療機器―リスクマネジメントの医療機器への適用」発行の経緯

医療機器に関する国際規格を制定するための専門委員会（ISO/TC 210）の第1回会議が1994年10月米国で開催され，WG 4で医療機器の使用に対するリスクマネジメントの標準化を進めることが決まった。まず，pr EN 1441（欧州規格）をたたき台として，リスクマネジメントの最初のプロセスであるリスク分析を主体とした規格を作成することとなり，1998年10月にISO 14971-1「医療機器―リスクマネジメント―第1部：リスク分析の適用」が発行された。なお，この作業は，IEC 60601-1の第3版改正でリスクマネジメントの概念の導入を検討していたIEC/SC 62 A/WG 15との合同作業分科会（ISO/TC 210/JWG 1）とすることが，1996年2月のドイツ会議で決まった。

その後リスクマネジメントプロセス全体をカバーし，かつ医療機器のライフサイクル全体を視野に入れた規格の審議が1996年10月の米国会議で始まり，2000年12月にISO 14971：2000「医療機器―リスクマネジメントの医療機器への適用」として発行された。規格の本文1項「適用範囲」に，「この規格は，製造業者がインビトロ診断機器を含む医療機器及びその附属品…（中略）医療機器のライフサイクルのどの段階にも適用することができる」とある。あらゆる医療機器に適用可能なリスクの管理のシステムを効果的に構築する仕組み作りを目指した規格である。この翻訳JISはJIS T 14971として2003年8月に制定された。

3.8.3 ISO 14971規格の構成

図A1.17にISO 14971の構成を示す。大きく四つの機能に分類できる。

（1）左側のボックスで囲んだ3項「リスクマネジメントの一般的要求事項」は，リスクマネジメントプロセスを組織（製造業者）が体系的に適用し継続していくうえで必要な体制作りに関する要求事項をまとめている。

（2）文書管理に関する要求事項として，3.6項「リスクマネジメントファイル」と，8項「リスクマネジメント報告」を右下のボックスにまとめた。

（3）中央のボックスはリスクマネジメントの核をなす五つのプロセスの部分であり，4～7および9項で構成されている。

（4）最後の分類は附属書であり，リスク分析の手

3. 医用電子機器の安全性   443

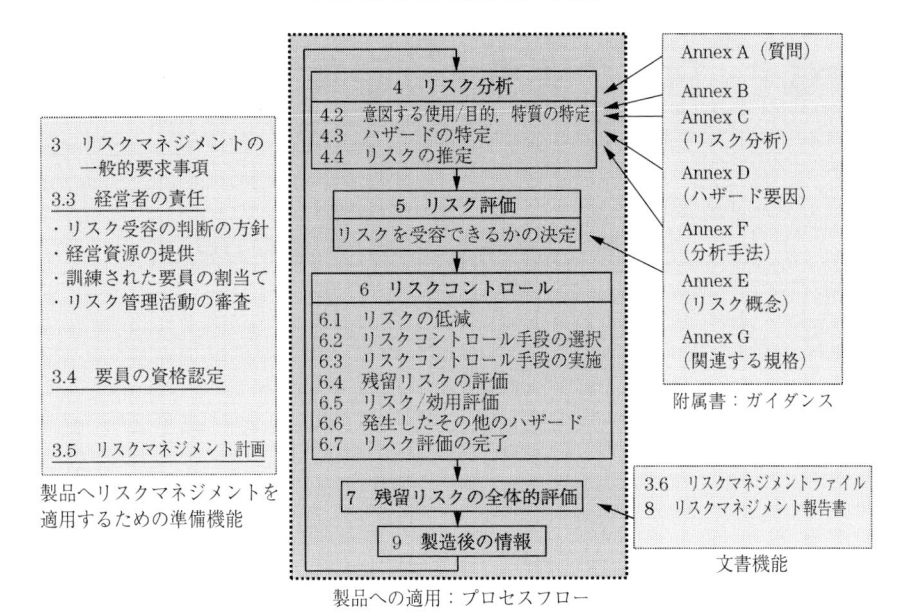

図 A1.17 ISO 14971：2000 の構成図

法，ハザードの要因の例，リスク概念などリスクマネジメントの各プロセスを実際の製品に適用する際に役立つガイダンスとしての位置づけである．

3.8.4 ISO 14971 規格の特徴

（1） リスクマネジメントのシステム構築を強く志向した規格である．1 項「適用範囲」では，「この規格は，製造業者に正式な品質システムをもつことを要求しない．しかし，リスクマネジメントは，品質システムの不可欠な一部となる」と言及している．一方医療機器に適用される品質システム規格 ISO 13485 の 7 項「製品実現」では，「製品実現全体を通して，リスクマネジメントのための文書化された要求事項を確立すること」とあり，ISO 14971 を参照としている．ISO 14971 の本文 3 項での要求事項は，リスクマネジメントシステムの土台を作るための要求事項，さらに ISO 13485 など品質システムと融合するためにも役立つ要求事項といえる．

（2） 従来から広く認知されているリスク分析，リスク評価，リスクコントロールの 3 要素に，7 項「残留リスクの全体的評価」および 9 項「製造後の情報」の二つのプロセスを追加している．

① 残留リスクの全体的評価：リスク分析といえば故障モード影響解析（FMEA）の手法に代表されるように，正常状態および故障状態の両方における医療機器に関連した既知または予見できるハザードを漏れなくかつ細分化してすべてリストアップすることが要求されるが，個々のハザードに対するリスクコントロールの後に，防護手段を講じた後にも残るリスク（残留リスク）の全体的評価をせよ，と要求している．

② 製造後の情報：安全に関する情報を体系的に入手し，リスクマネジメントプロセスの各段階を適切に見直す手順の確立を要求している．製造後の情報をリスクマネジメントプロセスへのフィードバックする仕組みを作ることで，リスクマネジメントが継続的に改善されることを意図したものである．

（3） すべての医療機器に適用できるよう要求事項を練っている．一例をあげると，4.4 項「各ハザードに関するリスクの推定」では，「危害発生の確率が推定できないハザードについては，そのハザードが及ぼす影響のリストを作成する」とある．リスクの定義に従えば，危害（ハーム，例えば患者に及ぼす身体的な障害）を引き起こす源であるハザードに関するリスクの推定は，危害に至った場合の危害の程度と，危害までに至る可能性の組合せで決まるもので，この二つの要素が本来不可欠なはずある．再生医療などの最先端の分野では過去の類似製品の市場データ，関連する規格，科学データなどの蓄積がなく，確かに危害の発生確率が推定できない場合がある．

付録2　日本の医療機器産業の現状と将来

1. 日本の医療機器産業の現状

1.1　概　　説

世界の医療機器市場の規模は約28兆円といわれており，生産額は各国の製造業全体の0.5～2.0%であるが，図A2.1のようにその付加価値は全製造業の中でも最も高いといえる。これまで日本の医療機器産業は診断機器については強いが治療機器については弱いといわれてきた。その傾向は現在も変わってはいない。その背景には日本の医療体制，産業風土，法的規制などがあると考えられる。2005年6月に欧州委員会（EU Commission）が発表した報告書「Medical Devices Competitiveness and Impact on Public Health Expenditure」によれば，2002年の米欧日の医療機器の実生産額は，米国 EU 52 100 million，欧州 EU 33 803 million，日本 EU 13 118 millionであり，世界の医療機器市場の比率は，米国38%，欧州34%，日本13%，その他15%であった。

1.2　薬事工業生産動態統計

薬事工業生産動態統計は各医療機器企業からの報告を厚生労働省が毎月ごとにまとめている統計で，製品単位の細分化されたレベルで生産高，出荷高などがわかる，世界でも類を見ないものである。

表A2.1は日本の医療機器産業の全生産高の1999（平成11）～2004（平成16）年までの推移を示しており，2004年度は1兆5344億円の生産高であった。GDPが1999年に496兆6058億円，2004年に496兆2291億円と5年間の伸びがマイナスであったことを考えれば，医療機器産業の5年間での生産高の伸長率3%はよく健闘しているといえる。分野別に見ると，「処置用機器」が5年間で約20%，「生体機能補助・代行機器」が約16%と大きな伸びを示している一方，「治療用または手術用機器」が約35%，「眼科用品および関連製品」が約11%のマイナス成長となっている。

しかし表A2.2から見てわかるように輸出入は5251億円の輸入超過となっており，国内出荷額は5年間で5.5%の伸びを示したものの，国内出荷に占める輸入比率は5年間で3.6ポイント増加した。「処置用機器」，「生体機能補助・代行機器」，「眼科用品および関連製品」はいずれも国内出荷に占める輸入比率が50%を大きく超えており，これら三つでの輸入額の合

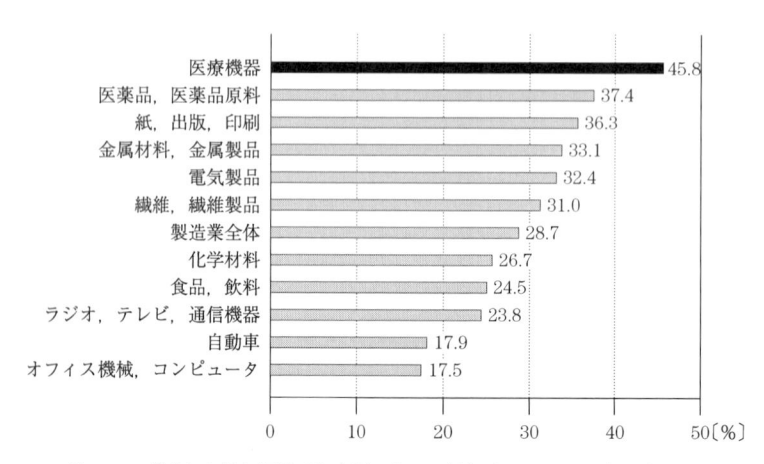

図A2.1　発生した付加価値が生産額に占める割合（EUCOMED報告書より）

分野	%
医療機器	45.8
医薬品，医薬品原料	37.4
紙，出版，印刷	36.3
金属材料，金属製品	33.1
電気製品	32.4
繊維，繊維製品	31.0
製造業全体	28.7
化学材料	26.7
食品，飲料	24.5
ラジオ，テレビ，通信機器	23.8
自動車	17.9
オフィス機械，コンピュータ	17.5

1. 日本の医療機器産業の現状

表 A2.1 医療機器産業の生産額推移

〔単位：百万円〕

医療機器名	1999年	2000年	2001年	2002年	2003年	2004年
画像診断システム	298 356	277 638	309 552	264 178	324 875	305 045
画像診断用X線関連装置および用具	103 074	111 031	115 267	118 700	100 080	110 475
生体現象計測・監視システム	172 116	161 276	156 709	147 976	154 704	167 458
医用検体検査機器	85 066	88 410	78 484	92 564	81 089	89 067
処置用機器	194 395	207 547	226 684	235 724	227 121	233 323
施設用機器	29 095	28 383	28 731	26 569	29 234	28 736
生体機能補助・代行機器	163 445	183 717	184 656	182 572	177 569	189 979
治療用または手術用機器	61 843	59 297	51 319	60 302	49 422	40 335
歯科用機器	35 767	33 648	34 476	34 667	33 949	37 843
歯科材料	90 752	92 739	98 585	96 117	86 026	87 900
鋼製器具	8 080	8 371	8 469	8 728	8 003	8 979
眼科用品および関連製品	87 647	90 263	79 188	76 937	74 885	78 411
衛生材料および衛生用品	6 575	4 240	4 328	4 722	4 152	4 740
家庭用医療機器	151 692	139 707	140 541	153 752	147 809	152 074
総額	1 487 903	1 486 267	1 516 989	1 503 507	1 498 918	1 534 365

表 A2.2 主要医療機器の国内出荷額と輸出入額

〔単位：百万円〕

		1999年	2000年	2001年	2002年	2003年	2004年
医療機器全体	国内出荷	2 000 625	1 911 426	1 893 210	1 975 476	1 940 688	2 110 209
	輸出	365 042	363 144	397 453	376 880	420 281	430 147
	輸入	834 345	821 115	836 266	840 030	883 594	955 296
	国内出荷に占める輸入比率〔％〕	41.7	43.0	44.2	42.5	45.5	45.3
	輸出−輸入	−469 303	−457 971	−438 813	−463 150	−463 313	−525 149
画像診断システム	国内出荷	287 780	252 470	271 255	254 878	273 446	272 939
	輸出	127 215	110 426	128 475	108 432	147 507	144 762
	輸入	82 872	78 870	78 031	69 621	77 474	98 040
	国内出荷に占める輸入比率〔％〕	28.8	31.2	28.8	27.3	28.3	35.9
	輸出−輸入	44 343	31 556	50 444	38 811	70 033	46 722
生体現象計測・監視システム	国内出荷	138 761	118 175	109 168	112 404	106 032	114 492
	輸出	95 011	71 921	73 427	65 388	72 724	75 555
	輸入	46 393	32 807	31 998	41 644	28 702	27 040
	国内出荷に占める輸入比率〔％〕	33.4	27.8	29.3	37.0	27.1	23.6
	輸出−輸入	48 618	39 114	41 429	23 744	44 022	48 515
医用検体検査機器	国内出荷	84 212	85 812	73 645	94 063	66 069	67 948
	輸出	19 797	20 267	22 451	27 462	28 447	32 873
	輸入	22 329	19 986	17 201	25 262	23 676	15 168
	国内出荷に占める輸入比率〔％〕	26.5	23.3	23.4	26.9	35.8	22.3
	輸出−輸入	−2 532	281	5 250	2 200	4 771	17 705
処置用機器	国内出荷	345 847	332 951	358 902	384 499	398 191	423 029
	輸出	46 408	66 317	72 549	74 226	69 710	69 465
	輸入	196 049	200 305	242 651	219 888	234 394	240 519
	国内出荷に占める輸入比率〔％〕	56.7	60.2	67.6	57.2	58.9	56.9
	輸出−輸入	−149 641	−133 988	−170 102	−145 662	−164 684	−171 054

表 A2.2 （つづき） 〔単位：百万円〕

		1999年	2000年	2001年	2002年	2003年	2004年
生体機能補助・代行機器	国内出荷	395 749	390 856	384 303	391 998	406 707	445 667
	輸　出	28 332	31 836	33 529	33 718	35 453	37 816
	輸　入	267 879	261 455	256 598	255 710	295 765	305 668
	国内出荷に占める輸入比率〔％〕	67.7	66.9	66.8	65.2	72.7	68.6
	輸出－輸入	－239 547	－229 619	－223 069	－221 992	－260 312	－267 852
眼科用品および関連製品	国内出荷	140 562	154 273	140 379	174 383	173 822	200 381
	輸　出	2 897	3 411	3 398	4 709	4 234	4 805
	輸　入	49 129	59 829	72 685	94 983	101 365	132 119
	国内出荷に占める輸入比率〔％〕	35.0	38.8	51.8	54.5	58.3	65.9
	輸出－輸入	－46 232	－56 418	－69 287	－90 274	－97 131	－127 314

計は6 783億円で全輸入額の約71％を占める。「処置用機器」の中ではチューブおよびカテーテルが，「生体機能補助・代行機器」の中では心臓ペースメーカ，ステント，人工関節が，「眼科用品および関連製品」の中ではコンタクトレンズが大きく輸入に依存している。特に「眼科用品および関連製品」の輸入は5年間で3倍に近い伸びを示している。

2. 国際競争力強化へ向けての取組み

　高齢化社会を迎え，医療機器の果たす役割に対する期待は高まりを見せているが，総医療費抑制政策が続いており，医療機関・研究機関の経営はますます厳しさを増している。

　その結果，日本の医療機器市場も伸び悩んでいる。世界市場に占める日本市場の割合はここ10年以上減少を続けているし，医療機器の輸入依存率は増加し続けている。市場の伸びが認められる治療機器の分野での輸入依存率が特に大きく，問題は深刻である。

　医療機器産業は，健全な市場と研究開発力，特に臨床研究の高い水準に支えられてこそ成長が可能であるが，いまのわが国は市場だけでなく，研究開発力にも問題をかかえている。

　医療機関・研究機関の経営が厳しいため，医師をはじめ医療従事者は診療に追われ，研究を行う余力が失われつつある。

　そのうえ臨床研究の場に企業が薬事未承認品を提供する途が非常に限られているため，わが国における医療機器の研究開発をとりまく環境はいっそう厳しさを増しているといわざるをえない。

　以上のような状況をふまえ，ここ数年，わが国医療機器産業の国際競争力強化に向けての産・官・学による取組みが始まっているので，代表的な二つの動きについて紹介する。

2.1 医療機器産業ビジョン

　グローバル競争が激化する中にあって，わが国の医療機器の輸入依存度が上昇（1989（平成元）年23％→2000（平成12）年42％）しているだけでなく，不十分な研究開発環境や医療費の抑制圧力も手伝って，このままではわが国の医療機器産業の国際競争力がさらに弱体化することが懸念されている。

　一方，わが国の医療の基盤整備のためには医療機器産業の国際競争力の強化が必要であるとの認識がある。

　このような背景のもと，2003（平成15）年3月にビジョン（医療機器産業ビジョン）が厚生労働省により，策定・公表された。

　ビジョンでは，2003～2007年をイノベーション促進のための集中期間と位置づけ，具体策のポイントとして以下の項目を記している。

　Ⅰ．政府における取組みの強化・推進
　　A．政府全体としての総合的な対応

B．関係省庁における積極的な取組み
　　1．知的財産の保護
　　2．企業の研究開発を促進するための環境整備（注「医療技術産業戦略コンソーシアム（METIS）」にかかわりあり）
　　3．教育の充実と人材育成
　　4．ベンチャー企業支援のための環境整備
Ⅱ．特定分野に限定した重点的支援のあり方
　　A．重点的支援の必要性
　　B．重点分野選定の考え方
Ⅲ．国際競争力強化のためのアクションプラン
　　A．研究開発に対する支援
　　B．治験などの臨床研究の推進
　　C．薬事制度の改善
　　D．医療保険における適正評価
　　E．市販後における適切な情報提供およびサービスの提供
　　F．医療の情報化

　特にⅢ.のアクションプランは，研究・開発・生産・販売・使用・情報化・その他にかかわる国の支援策を網羅的に記しており，ビジョンの力点が国際競争力強化にあることを物語っている。

　一般的には，産業の発展は市場原理に基づく自由競争を行っていく中で進むことが基本ではあるが，医療機器産業には研究段階から使用段階に至るまで必要不可欠なハードル（規制）が課せられており，市場原理が働きにくい環境にあることから，国と産業界が十分連携してハードルを越えつつ，国民のニーズに応える努力を行う必要があるとの考えから，国の支援策をビジョンの中でアクションプランとして提示している。

　ビジョンは，医療機器産業の現状と課題について分析し，産・官で認識を共有したうえで，企業自らの努力と，国の支援（アクションプランとしてビジョンの中で提示）により，魅力ある医療機器開発環境を実現し，国際競争力の強化をはかることを目指している。

　ビジョンが策定されて以来，毎年1回厚生労働省より，「国際競争力強化のためのアクションプラン」の進捗状況が示され，それを受けて日本医療機器産業連合会（医機連）では，ビジョンに関する取組みの評価と残された課題および要望と提言の取りまとめを行い，厚生労働省との対話の場である「医療機器産業政策の推進に係わる懇談会」で明らかにしてきている。

　以下に，2006（平成18）年の懇談会に向けて，まとめが行われた「医療機器産業ビジョンに関する意見集約の要点」を記す。

【医療機器産業ビジョンに関する意見集約（要点）】
1．新しい医療機器の開発・実用化の加速のために，研究開発から治験・承認審査，保険収載まで，総合的かつ重点的な支援を願う。特にMETIS重点テーマへの支援を求む。
2．事前相談制度の充実や円滑な運用，医療機器の特性を考慮した治験の進め方の検討など医療機器治験への環境整備。医師主導治験の推進体制整備による医師負担軽減や研究促進の観点での企業関与のあり方の見直しを願う。
3．審査業務に携わる人材の継続的採用や専門性の向上による体制強化と円滑運用による承認審査の迅速化を願う。
4．ハイリスク医療機器開発支援や優れた技術をもつ異業種の参入を促進するために，米国BAA法に順じて医療機器に係るPLを見直すなど法整備を願う。
5．アクションプランの進捗状況の報告は，医薬品に関するものまで含めず，医療機器にフォーカスした内容としていただきたい。

2.2　METIS（医療技術産業戦略コンソーシアム）

　英語でMedical Engineering Technology Industrial Strategy Consortiumと表記する。産側 金井務（（株）日立製作所会長），学側 桜井靖久（東京女子医科大学名誉教授）を共同議長として，平成13年3月30日に第1回の会合を開催し，METIS第1期（平成13年3月～平成16年3月）のスタートを切った。事務局は日本医療機器関係団体協議会（現：日本医療機器産業連合会）がつとめることになった。

　その経緯は，平成12年4月の「国家産業技術戦略」において医療機器産業は21世紀の医療および国民の健康に貢献する重要な分野として国際競争力を強化する必要があり，そのための第一の施策として，技術戦略の司令塔ともいうべき組織の必要性がとりあげられたことによる。

使命：医療の進歩・国民の健康に貢献する医療機器・用具の産業技術力向上および国際競争力強化を目指し，研究開発から市場化までのすべてのプロセスにおけるマクロな戦略の検討と，医療機器の重要性について社会的認知の向上を実現するための仕組み，および個別プロジェクトの形成をはかるための戦略運営委員会（Steering Committee）としての使命をもつ。

対象：狭い意味での医療機器のみならずバイオテクノロジー，情報技術などをも含めた幅広い科学・理工学分野全般と医学との融合分野を包含する。また，既存の医療機器・用具業界はもとより将来の参入が見込める異種産業も含めた産業界（産），政策実行の責にあ

る行政（官），産業基盤を人材と知的財の両面から支える大学・研究所（学），および基礎研究から臨床までを含めた幅広い医療界（医）の連携を重視する。

また，グローバル時代にあって，海外のユーザ・医学界・開発機関・企業などとの関連も重視する。

具体的な活動項目：
① 医療機器産業の役割についての社会的認知向上
② 技術戦略の深化
③ プロジェクト提案

組織：
・戦略会議

2名の共同議長，17名の委員（産・学・医側委員のほか，評論家，ジャーナリストほか）および文部科学省，厚生労働省，経済産業省，（独）新エネルギー・産業技術総合開発機構ほかからのオブザーバにより構成。

・戦略企画委員会

戦略会議の下で戦略の提言案を取りまとめる。

　以上，設立趣意書より抜粋。

　METIS第2期（平成16年4月～平成19年3月）は産側 和地孝（日本医療機器産業連合会会長）および学側 梶谷文彦（川崎医療福祉大学教授）を共同議長として現在活動中である。

　革新的な医療機器の開発には，より具体性，戦略性が必要との認識から，重点的に取り組むべきテーマを選定し，それぞれのテーマについての戦略を策定し，実用化までの課題抽出と解決策の検討を行うことで，実用化までのスピードアップをはかっていくことにしている。また，医療機器に対する国民的な理解を醸成するために，広報活動にも積極的に取り組んでいるところである。

　戦略会議に代わって，「医療テクノロジー推進会議」と改め，2名の共同議長，20名の委員（一部の委員は第1期から継続）および，オブザーバとして（独）産業技術総合研究所ほかを新たに加えて構成された。

具体的な活動内容の概要：
初年度
・重点的に取り組むべきテーマ，そして開発環境の課題について議論し，重点7テーマを選定。
・それぞれテーマごとに，七つの重点テーマ別委員会（産・学の委員より構成）を発足。

重点7テーマ
Ⅰ．ゲノム科学・タンパク質科学やIT分野技術などを活用した遺伝子チップなどの簡易診断機器
Ⅱ．画像診断機器の高度化やDDS分野の技術を活用した分子イメージングによる診断・治療
Ⅲ．超音波関連装置やカテーテルなどの医療機器を用いるDDS・標的治療
Ⅳ．内視鏡手術ロボットなどの高機能手術ロボットや画像技術を活用した低侵襲治療機器
Ⅴ．次世代除細動器などのバイオニック医療機器
Ⅵ．完全埋込み型人工心臓などの臓器機能補助機器
Ⅶ．骨・軟骨，血管，心筋などの再生医療

2年目
・七つの重点テーマ別委員会で，現状認識，開発の方向性，具体的な戦略を議論するとともに，当該テーマの研究・開発，産業振興にかかわる阻害要因など問題の抽出と議論も合わせて行い，報告書にまとめる。
・第1回医療機器市民フォーラム（平成18年1月）を開催，1,000名以上が応募。
テーマ『見つかる，治る！最新の医療』

3年目
・七つの重点テーマ別委員会から報告を受けた阻害要因のうち，薬事行政にかかわる問題が最も多く，かつ共通していたことをふまえ，METIS共通課題検討委員会（産・学の委員で構成）を発足し議論。特に臨床研究・評価にかかわる問題に力点をおいて活動中。
・重点テーマ関連の研究開発状況（産・学の取組み状況）を整理し，医療テクノロジー推進会議で報告。
・第2回医療機器市民フォーラム（平成19年1月）を開催。
テーマ『小さく治そう！最新の医療』

付録3 医用電子機器関連資料

1. 関連規格一覧

1.1 国内規格

厚：厚生労働大臣、経：経済産業大臣
〔注〕医療機器をおもに抜粋、歯科関係、放射線関係については省略した。

1.1.1 JIS（日本工業標準規格）

(2007年6月現在)

規格番号	名称	主務大臣	制定	改正	確認
〔一般〕					
JIS T 0101	福祉関連機器用語［義肢・装具部門］	経	1980/3/1	1997/7/20	2003/5/20
T 0102	福祉関連機器用語［リハビリテーション機器部門］	経	1991/11/1	1998/6/20	2003/5/20
T 0307	医療機器―医療機器のラベル，ラベリング及び供給される情報に用いる図記号	経 厚	2004/9/25	―	―
T 0601-1	医用電気機器―第1部：安全に関する一般的要求事項	経 厚	1999/12/27		
T 0601-1-1	医用電気機器―第1部：安全に関する一般的要求事項―第1節：副通則―医用電気システムの安全要求事項	経 厚	1999/12/27	2005/3/25	―
T 0601-1-2	医用電気機器―第1部：安全に関する一般的要求事項―第2節：副通則―電磁両立性―要求事項及び試験	経 厚	2002/7/25		
T 0601-2-2	医用電気機器―第2-2部：電気手術器（電気メス）の安全に関する個別要求事項	経 厚	2005/3/25		
T 0601-2-3	医用電気機器―第2-3部：超短波療法機器の安全に関する個別要求事項	経 厚	2005/3/25		
T 0601-2-5	医用電気機器―第2-5部：超音波物理療法機器の安全に関する個別要求事項	経 厚	2005/3/25		
T 0601-2-6	医用電気機器―第2-6部：マイクロ波治療器の安全に関する個別要求事項	経 厚	2005/3/25		
T 0601-2-10	医用電気機器―第2-10部：神経及び筋刺激装置の安全に関する個別要求事項	経 厚	2005/3/25		
T 0601-2-18	医用電気機器―第2-18部：内視鏡機器の安全に関する個別要求事項	経 厚	2005/3/25		
T 0601-2-21	医用電気機器―第2-21部：乳幼児用放射式加温器の安全に関する個別要求事項	経 厚	2005/3/25		
T 0601-2-24	医用電気機器―第2-24部：輸液ポンプ及び輸液コントローラの安全に関する個別要求事項	経 厚	2005/3/25		
T 0601-2-25	医用電気機器―第2-25部：心電計の安全に関する個別要求事項	経 厚	2006/11/25		
T 0601-2-31	医用電気機器―第2-31部：内部電源形体外式心臓ペースメーカの安全に関する個別要求事項	経 厚	2005/3/25		
T 0601-2-34	医用電気機器―第2-34部：観血式血圧監視用機器の安全と基本性能に関する個別要求事項	経 厚	2005/3/25		
T 0601-2-35	医用電気機器―第2-35部：医療用ブランケット，パッド及びマットレス加温装置の安全に関する個別要求事項	経 厚	2005/3/25		
T 0601-2-37	医用電気機器―第2-37部：医用超音波診断装置及びモニタ機器の安全に関する個別要求事項	経 厚	2005/3/25		
T 0601-2-39	医用電気機器―第2-39部：自動腹膜かん（灌）流用装置の安全に関する個別要求事項	経 厚	2006/11/25		
T 0601-2-40	医用電気機器―第2-40部：筋電計及び誘発反応機器の安全に関する個別要求事項	経 厚	2005/3/25		
T 0601-2-201	医用電気機器―第2-201部：水治療法用圧注装置及び温浴療法用装置の安全に関する個別要求事項	経 厚	2005/3/25	―	―

規格番号	名　　　称	主務大臣	制　定	改　正	確　認
T 0601-2-202	医用電気機器—第2-202部：紫外線治療器の安全に関する個別要求事項	経　厚	2005/3/25	——	——
T 0601-2-203	医用電気機器—第2-203部：赤外線治療器の安全に関する個別要求事項	経　厚	2005/3/25	——	——
T 0601-2-204	医用電気機器—第2-204部：空気圧式マッサージ器の安全に関する個別要求事項	経　厚	2005/3/25	——	——
T 0601-2-205	医用電気機器—第2-205部：医療用マッサージ器の安全に関する個別要求事項	経　厚	2005/3/25	——	——
T 0601-2-206	医用電気機器—第2-206部：乾式ホットパック装置の安全に関する個別要求事項	経　厚	2005/3/25	——	——
T 0601-2-207	医用電気機器—第2-207部：キセノン光線治療器の安全に関する個別要求事項	経　厚	2005/3/25	——	——
T 0993-1	医療機器の生物学的評価—第1部：評価及び試験	厚	2005/3/25	——	——
〔医療用電気機械類〕					
T 1011	医用電気機器用語（共通編）	経	1988/11/1	——	1994/2/1
T 1021	医用差込接続器	経	1982/2/1	1997/6/20	2002/6/20
T 1022	病院電気設備の安全基準	経	1982/11/1	2006/2/20	2001/2/20
T 1115	非観血式電子血圧計	経　厚	2005/3/25	2005/3/25	1997/12/25
T 1117	長時間心電図携帯形記録装置（ホルタ心電計）	経　厚	1988/11/15	——	1994/9/15
T 1140	電子体温計	経　厚	1989/5/15	2005/3/25	——
T 1190	重心動揺計	経　厚	1986/2/15	——	1997/12/25
T 1201-1	オージオメーター—第1部：純音オージオメータ	経　厚	2000/08/01		
T 1201-2	オージオメーター—第2部：語音聴覚検査に用いる機器	経　厚	2000/08/01		
T 1203	脳波計	厚	1958/2/1	1998/3/30	1991/3/5
T 1204	レーザ光凝固装置	経　厚	1988/6/15	——	1994/2/15
T 1205	超音波眼軸長測定装置	経　厚	1988/6/15	2005/3/25	1994/2/15
T 1206	自動視野計	経　厚	1992/9/15	——	1997/12/25
T 1301	患者監視装置通則	経　厚	1991/5/15	——	1997/12/25
T 1303	分べん（娩）監視装置	経　厚	1984/3/15	2005/3/25	1988/12/15
T 1304	心電図監視装置	経　厚	1985/3/15	1997/12/25	1990/5/15
T 1501	パルス反射法超音波診断装置の性能測定方法通則	経　厚	1984/7/1	2005/3/25	1995/5/15
T 1506	超音波ドプラ胎児診断装置	経　厚	1984/7/1	2005/3/25	1995/5/15
T 1553	医用内視鏡装置	経　厚	1984/11/15	——	1990/3/15
T 1603	人工心肺用電動式血液ポンプ	経　厚	1989/5/15	1995/6/15	——
〔一般医療器機〕					
T 2001	家庭用紫外線及び赤外線治療器	経　厚	2005/3/25	——	——
T 2003	家庭用電気治療器	経　厚	2005/3/25	2006/12/15	
T 2005	家庭用治療浴装置	経　厚	2005/3/25		
T 2006	家庭用電気磁気治療器	経　厚	2005/3/25		
T 2008	家庭用熱療法治療器	経　厚	2005/3/25		
T 2009	組合せ家庭用医療機器	経　厚	2005/3/25		
T 2010	家庭用吸入器	経　厚	2005/3/25		
T 2107	単回使用外科用ブレード	厚	2005/3/25		
T 3101	注射針	厚	1950/4/28	1979/1/10	1990/12/4
T 3102	医療用縫合針	厚	1950/4/28	2005/3/25	1990/12/4
T 3209	滅菌済み注射針	厚	2005/3/25		
T 3211	滅菌済み輸液セット	厚	2005/3/25		
T 3215	体内留置廃液用チューブ及びカテーテル	厚	2005/3/25		
T 3218	中心静脈用カテーテル	厚	2005/3/25		
T 3226-1	医療用ペン形注入器—第1部：ペン形注入器—要求事項及びその試験方法	厚	2005/3/25		
T 3226-2	医療用ペン形注入器—第2部：注射針—要求事項及びその試験方法	厚	2005/3/25		
T 3228	生体組織採取用生検針	厚	2005/3/25		
T 3229	腹くう（腔）及び臓器用せん（穿）刺針	厚	2005/3/25		
T 3231	人工心肺回路用貯血槽	厚	2005/3/25		
T 3232	人工心肺回路用血液フィルタ	厚	2005/3/25		
T 3234	内視鏡固定用バルーン	厚	2005/3/25		
T 3235	内視鏡用せん（穿）刺針	厚	2005/3/25		
T 3242	非血管用ガイドワイヤ	厚	2005/3/25		
T 3246	造影用カテーテル（非血管用）	厚	2005/3/25		

1. 関連規格一覧

規格番号	名称	主務大臣	制定	改正	確認
T 3247	尿管用カテーテル及びイントロデューサキット並びに尿道拡張用バルーンカテーテル	厚	2005/3/25	—	—
T 3248	透析用血液回路	厚	2005/3/25	—	—
T 3249	血液透析用留置針	厚	2005/3/25	—	—
T 3250	血液透析器，血液透析ろ（濾）過器，血液ろ（濾）過器及び血液濃縮器	厚	2005/3/25	—	—
T 3257	単回使用自動ランセット	厚	2007/1/25	—	—
T 3260	カテーテル拡張器	厚	2007/1/25	—	—
T 3262	イントロデューサ針	厚	2007/1/25	—	—
T 3267	血管用ガイドワイヤ	厚	2007/2/25	—	—
T 3270	長期使用尿管用チューブステント	厚	2007/1/25	—	—
T 3306	神経ブロック針	厚	2006/11/1	—	—
T 3307	滅菌済み胆管造影用針	厚	2007/1/25	—	—
T 3308	せき（脊）椎くも膜下麻酔針	厚	2006/11/1	—	—
T 3351	圧力モニタリング用チューブセット	厚	2007/1/25	—	—
T 4202	標準計測板	厚	1950/4/28	1953/4/13	1995/5/15
T 4203	血圧計	厚	1950/8/31	1990/2/20	1995/8/31
T 4206	ガラス製体温計	経 厚	1989/6/15	2005/3/25	1995/5/15
T 4207	耳用赤外線体温計	経 厚	2005/3/25	—	—

〔医療用設備・器械など〕

規格番号	名称	主務大臣	制定	改正	確認
T 7101	医療ガス配管設備	通 厚	1993/3/15	2006/11/25	—
T 7201-1	吸入麻酔システム―第1部　麻酔器（本体）	厚	1999/4/30	—	—
T 7201-4	吸入麻酔システム―第4部　麻酔器用及び人工呼吸器用の呼吸管	厚	1999/4/30	—	2005/3/25
T 7201-5	吸入麻酔システム―第5部　麻酔用循環式呼吸回路	厚	1999/4/30	—	—
T 7203	医療用酸素濃度計	厚	1989/6/1	—	1995/5/15
T 7204	医療用人工呼吸器	厚	1989/6/1	—	1995/5/15
T 7205	用手そ（蘇）生器	厚	1989/10/25	—	1995/5/15
T 7206	ガス動力そ（蘇）生器	厚	1989/10/25	—	1995/5/15
T 7207	医用加湿器―加湿システムの一般的要求事項	厚	2005/3/25	—	—
T 7208-2	医療用呼吸器―第2部：手動式吸引器	厚	2005/3/25	—	—
T 7209	医療酸素濃縮器―安全条件	厚	2007/1/25	—	—
T 7211	麻酔及び呼吸に使用する呼吸回路フィルター第1部：ろ過性能を試験するための食塩試験方法	厚	2005/3/25	—	—
T 7212	麻酔及び呼吸に使用する呼吸回路フィルター第2部：ろ過性能以外の要求事項	厚	2005/3/25	—	—
T 7221	気管チューブ―第1部　一般的必要事項	厚	1993/7/13	2005/3/25	—
T 7303	保育器	厚	1968/3/28	—	1994/2/17
T 7306	検眼鏡	厚	1988/8/25	—	1994/2/17
T 7307	大形弱視鏡	厚	1988/8/25	2005/3/25	1994/2/17
T 7308	レフラクターヘッド	厚	1988/8/25	2002/8/1	1994/2/17
T 7309	視力検査装置	厚	1988/8/25	2002/8/1	1994/2/17
T 7311	検影器	厚	1988/8/25	2005/3/25	1994/2/17
T 7312	眼圧計	厚	1988/8/25	2005/3/25	1994/2/17
T 7316	細げき（隙）灯顕微鏡	厚	1988/11/4	—	1995/2/7
T 7317	手術用顕微鏡	厚	1988/11/4	—	1995/2/7
T 7318	オフサルモメータ	厚	1988/11/4	2002/8/1	1995/2/7
T 7319	レフラクトメータ	厚	1988/11/4	—	1995/2/7
T 7320	眼底カメラ	厚	1988/11/4	—	1995/2/7
T 7321	高気圧酸素治療装置	厚	1989/6/1	—	1995/5/15
T 7322	医療用高圧蒸気滅菌装置	厚	1989/6/1	2005/3/25	1995/5/15
T 7323	医療用酸化エチレンガス滅菌装置	厚	1989/6/1	2005/3/25	1995/5/15
T 7324	医療用小形高圧蒸気滅菌器	厚	1989/6/1	2005/3/25	1995/5/15
T 7325	医療用小形酸化エチレンガス滅菌器	厚	1989/6/1	—	1995/5/15
T 7327	医療用電動式吸引器	厚	1989/6/1	—	1995/5/15
T 7332	眼光学機器―基本的要求事項及びその試験方法	厚	2005/3/25	—	—
T 7333	屈折補正用眼鏡レンズの透過率の仕様及び試験方法	厚	2005/3/25	—	—
T 7334	屈折補正用眼鏡レンズの反射防止膜の仕様及び試験方法	厚	2005/3/25	—	—
T 7335	眼鏡レンズ製造システム間の情報交換	経 厚	2005/3/25	—	—

規格番号	名　　　称	主務大臣	制　定	改　正	確　認
〔その他〕					
C 1010-1	測定，制御及び研究室用電気機器の安全性　第1部：一般要求事項	経	1998/7/20	2005/3/20	2003/5/20
C 1806-1	計測・制御及び試験室使用の電気装置―電磁両立性（EMC）要求	経	2001/8/20	――	2006/8/20
C 2808	医用接地センタボディー及び医用接地端子	経	2003/9/20	2006/3/25	2003/9/20
C 5512	補聴器	経 厚	1966/11/1	2000/3/27	1997/12/20
C 6310	低周波治療器	経	1969/6/1	1986/2/1	1997/12/20
C 9335-2-209	家庭用及びこれに類する電気機器の安全性―第2-209部：家庭用電気治療器の個別要求事項	経	2004/9/20	2006/2/20	――
C 9335-2-210	家庭用及びこれに類する電気機器の安全性―第2-210部：家庭用磁気治療器の個別要求事項	経	2004/9/20	2006/2/20	――
C 9335-2-211	家庭用及びこれに類する電気機器の安全性―第2-211部：家庭用熱療法治療器の個別要求事項	経	2004/9/20	2006/2/20	――
C 9335-2-212	家庭用及びこれに類する電気機器の安全性―第2-212部：家庭用吸入器の個別要求事項	経	2004/9/20	2006/2/20	――
T 14971	医療機器―リスクマネジメントの医療機器への適用	経 厚	2003/8/25		
〔医療機器の品質マネジメント〕					
Q 13485	医療機器―品質マネジメントシステム―規制目的のための要求事項	経 厚	1998/3/25	2005/10/1	
Q 14971-1	医療用具―リスクマネジメント―第1部：リスク分析の適用	経 厚	2001/2/25	――	――

1.1.2　JEITA規格（電子情報技術産業協会規格）

（2007年7月現在）

規格番号	名　　　称	制　定	改　正	確　認
〔医用電子機器関係〕				
AE-5007	医用タッチプルーフ形電極リードコネクタ	1994/08		
AE-5008	医用電気機器の個別規格の様式	1995/03		
AE-5201 A	小電力医用テレメータの運用規定	1989/12	2002/12	
〔超音波応用機器関係〕				
AE-6008	リアルタイムパルス反射法超音波診断装置の性能試験方法	1997/06		
AEX-6001	天秤法による超音波出力測定方法	1993/06		
AER-6002	超音波画像診断装置のEMC試験方法	1998/08		
AER-6009	超音波振動子表面温度測定法	2005/10		

1.2　国際規格

1.2.1　IEC規格

（2007年6月現在）

	規格番号	規格名（英文）	規格名称	担当 TC SC/WG
IEC通則／一般規格／技術報告書	IEC/TR 60513 Ed. 2.0：1994	Fundamental aspect of safety standards for medical electrical equipment	医用電気機器の安全に関する基本事項	62 A WG 10
	IEC/TR 60878 Ed. 2.0：2003	Graphical symbols for electrical equipment in medical practice	医療に用いる電気機器用図記号	62 A WG 5
	IEC/TR 60930 Ed. 1.0：1988	Guidelines for administrative, medical and nursing staff concerned with the safe use of medical electrical equipment	医用電気機器の安全使用の管理，医用及び看護スタッフに対する指針	62 A WG 6
	IEC/TR 61288-1 Ed. 1.0：1993	Cardiac defibrillators—Cardiac defibrillator-monitors—Part 1：Operation	細動除去器―モニター第1部：操作	62 A WG 6
	IEC/TR 61288-2 Ed. 1.0：1993	Cardiac defibrillators—Cardiac defibrillator-monitors—Part 2：Maintenance	細動除去器―モニター第2部：保守	62 A WG 6
	IEC/TR 61289-1 Ed. 1.0：1994	High frequency surgical equipment—Part 1：Operation	高周波外科手術機器―第1部：操作	62 A WG 6
	IEC/TR 61289-2 Ed. 1.0：1994	High frequency surgical equipment—Part 2：Maintenance	高周波外科手術機器―第2部：保守	62 A WG 6

1. 関連規格一覧

	規格番号	規格名（英文）	規格名称	担当 TC SC/WG
IEC通則／一般規格／技術報告書	IEC 60601-1 Ed. 3.0：2005	Medical electrical equipment—Part 1：General requirements for basic safety and essential performance	医用電気機器—第1部：基礎安全及び基本性能に関する一般要求事項	62 A WG 12
	IEC 60601-1 Ed. 3.0 Cor.1：2006	Corrigendum 1	正誤票1	62 A
	IEC 60601-1-1 Ed. 2.0：2000	Medical electrical equipment—Part 1-1：General requirements for safety—Collateral standard：Safety requirements for medical electrical systems	医用電気機器—第1-1部：安全性の一般要求事項—付帯規格：医用電気システムの安全要求事項	62 A WG 11
	IEC 60601-1-2 Ed. 3.0：2007	Medical electrical equipment—Part 1-2：General requirements for safety—Collateral standard：Electromagnetic compatibility—Requirements and tests	医用電気機器—第1-2部：安全に関する一般要求事項—付帯規格：電磁両立性—要求事項及び試験	62 A WG 13
	IEC 60601-1-3 Ed. 1.0：1994	Medical electrical equipment—Part 1-3：General requirements for safety—Collateral standard：General requirements for radiation protection in diagnostic X-ray equipment	医用電気機器—第1-3部：安全性の一般要求事項—付帯規格：診断用X線機器の放射線防護の一般要求事項	62 A WG 11
	IEC 60601-1-4 Ed. 1.1：2000	Medical electrical equipment—Part 1-4：General requirements for safety—Collateral Standard：Programmable electrical medical systems	医用電気機器—第1-4部：安全性の一般要求事項—付帯規格：プログラマブル電気医用システム	62 A
	IEC 60601-1-6 Ed. 2.0：2006	Medical electrical equipment—Part 1-6：General requirements for basic safety and essential performance—Collateral standard：Usability	医用電気機器—第1-6部：基礎安全及び基本性能に関する一般要求事項—付帯規格：有用性	62 A
	IEC 60601-1-8 Ed. 2.0：2006	Medical electrical equipment—Part 1-8：General requirements for basic safety and essential performance—Collateral Standard：General requirements, tests and guidance for alarm systems in medical electrical equipment and medical electrical systems	医用電気機器—第1-8部：基本安全及び必須性能に関する一般要求事項—副通則：医用電気機器及び医用電気システムの警報システムの一般要求事項, 試験及び指針	62 A
	IEC 60601-1-SER Ed. 1.0：2007	Medical electrical equipment—ALL PARTS	医用電気機器—すべての部	62 A
	IEC 61010-1 Ed. 2.0：2001	Safety requirements for electrical equipment for measurement, control, and laboratory use—Part 1：General requirements	計測，制御及び試験所使用電気機器の安全要求事項—第1部：一般要求事項	
	IEC 61010-1 Ed. 2.0 Cor.1：2002	Corrigendum 1	正誤票1	
	IEC 61010-1 Ed. 2.0 Cor.2：2003	Corrigendum 2	正誤票2	
	IEC 61326-1 Ed. 1.0：2005	Electrical equipment for measurement, control and laboratory use—EMC requirements—Part 1：General requirements	計測，制御及び試験所用の電気機器—EMC要求事項—第1部：一般要求事項	

IEC 個別規格（抜粋）

	規格番号	規格名（英文）	規格名称	担当 TC SC/WG
ICE／個別規格	IEC 60601-2-2 Ed. 4.0：2006	Medical electrical equipment—Part 2-2：Particular requirements for the safety of high frequency surgical equipment	医用電気機器—第2-2部：高周波外科用器具の安全性の特定要求事項	62 D WG 2
	IEC 60601-2-3 Ed. 2.0：1991	Medical electrical equipment—Part 2-3：Particular requirements for the safety of short-wave therapy equipment	医用電気機器—第2-3部：短波治療機器の安全性の特定要求事項	62 D WG 2
	IEC 60601-2-3 Amd.1 Ed. 2.0：1998	Amendment 1	修正票1	62 D

	規格番号	規格名（英文）	規格名称	担当 TC SC/WG
IEC／個別規格	IEC 60601-2-4 Ed. 2.0：2005	Medical electrical equipment—Part 2-4：Particular requirements for the safety of cardiac defibrillators	医用電気機器—第2-4部：細動除去器の安全性に関する特定要求事項	62 D WG 2
	IEC 60601-2-5 Ed. 2.0：2005	Medical electrical equipment—Part 2-5：Particular requirements for the safety of ultrasonic physiotherapy equipment	医用電気機器—第2-5部：超音波物理療法機器の安全性の特定要求事項	62 D WG 2
	IEC 60601-2-6 Ed. 1.0：1984	Medical electrical equipment. Part 2-6：Particular requirements for the safety of microwave therapy equipment	医用電気機器—第2-6部：マイクロ波治療機器の安全性の特定要求事項	62 D WG 2
	IEC 60601-2-7 Ed. 2.0：1998	Medical electrical equipment—Part 2-7：Particular requirements for the safety of high-voltage generators of diagnostic X-ray generators	医用電気機器—第2-7部：診断用X線発生器の高電圧発生器の安全性の特定要求事項	62 B
	IEC 60601-2-10 Ed. 1.0：1987	Medical electrical equipment—Part 2-10：Particular requirements for the safety of nerve and muscle stimulators	医用電気機器—第2-10部：神経及び筋刺激装置の安全性の特定要求事項	62 D WG 2
	IEC 60601-2-10 Amd.1 Ed. 1.0：2001	Amendment 1	修正票 1	62 D WG 2
	IEC 60601-2-12 Ed. 2.0：2001	Medical electrical equipment—Part 2-12：Particular requirements for the safety of lung ventilators—Critical care ventilators	医用電気機器—第2-12部：肺ベンチレータの安全性に関する特定要求事項—臨床看護ベンチレータ	62 D WG 3
	IEC 60601-2-13 Ed. 3.0：2003	Medical electrical equipment—Part 2-13：Particular requirements for the safety and essential performance of anaesthetic systems	医用電気機器—第2-13部：麻酔システムの安全性及び基本性能の特定要求事項	62 D WG 3
	IEC 60601-2-13 Amd.1 Ed. 3.0：2006	Amendment 1	修正票 1	62 D WG 3
	IEC 60601-2-16 Ed. 2.0：1998	Medical electrical equipment—Part 2-16：Particular requirements for the safety of haemodialysis, haemodiafiltration and haemofiltration equipment	医用電気機器—第2-16部：血液透析，濾過透析及び血液ろ過機器の安全性の特定要求事項	62 D WG 7
	IEC 60601-2-18 Ed. 2.0：1996	Medical electrical equipment—Part 2-18：Particular requirements for the safety of endoscopic equipment	医用電気機器—第2-18部：内視鏡機器の安全性の特定要求事項	62 D WG 4
	IEC 60601-2-18 Amd.1 Ed. 2.0：2000	Amendment 1	修正票 1	62 D WG 4
	IEC 60601-2-19 Ed. 1.0：1990	Medical electrical equipment—Part 2-19：Particular requirements for the safety of baby incubators	医用電気機器—第2-19部：早産児保育器の安全性の特定要求事項	62 D WG 9
	IEC 60601-2-19 Amd.1 Ed. 1.0：1996	Amendment 1	修正票 1	62 D WG 9
	IEC 60601-2-20 Ed. 1.0：1990	Medical electrical equipment—Part 2-20：Particular requirements for the safety of transport incubators	医用電気機器—第2-20部：搬送保育器の安全性の特定要求事項	62 D WG 9
	IEC 60601-2-20 Amd.1 Ed. 1.0：1996	Amendment 1	修正票 1	62 D WG 9
	IEC 60601-2-21 Ed. 1.0：1994	Medical electrical equipment—Part 2-21：Particular requirements for the safety of infant radiant warmers	医用電気機器—第2-21部：乳幼児放射ウォーマーの安全性の特定要求事項	62 D WG 9
	IEC 60601-2-21 Amd.1 Ed. 1.0：1996	Amendment 1	修正票 1	62 D WG 9

1. 関連規格一覧

	規格番号	規格名（英文）	規格名称	担当 TC SC/WG
ICE／個別規格	IEC 60601-2-22 Ed. 3.0：2007	Medical electrical equipment－Part 2-22: Particular requirements for basic safety and essential performance of surgical, cosmetic, therapeutic and diagnostic laser equipment	医用電気機器－第 2-22 部：外科，美容用治療，及び診断用レーザ機器の基本安全に関する特定要求事項	TC 76 WG 4
	IEC 60601-2-23 Ed. 2.0：1999	Medical electrical equipment－Part 2-23: Particular requirements for the safety, including essential performance, of transcutaneous partial pressure monitoring equipment	医用電気機器－第 2-23 部：経皮分圧監視機器の重要性能を含む安全性の特定要求事項	62 D WG 1
	IEC 60601-2-24 Ed. 1.0：1998	Medical electrical equipment－Part 2-24: Particular requirements for the safety of infusion pumps and controllers	医用電気機器－第 2-24 部：薬物注入ポンプ及びコントローラの安全性の特定要求事項	62 D WG 8
	IEC 60601-2-25 Ed. 1.0：1993	Medical electrical equipment－Part 2-25: Particular requirements for the safety of electrocardiographs	医用電気機器－第 2-25 部：心電計の安全性の特定要求事項	62 D WG 1
	IEC 60601-2-25 Amd.1 Ed. 1.0：1999	Amendment 1	修正票 1	62 D WG 1
	IEC 60601-2-26 Ed. 2.0：2003	Medical electrical equipment－Part 2-26: Particular requirements for the safety of electroencephalographs	医用電気機器－第 2-26 部：脳波計の安全性の特定要求事項	62 D WG 1
	IEC 60601-2-27 Ed. 2.0：2005	Medical electrical equipment－Part 2-27: Particular requirements for the safety, including essential performance of electrocardiographic monitoring equipment	医用電気機器－第 2-27 部：心電計監視装置の必須性能を含む安全性に関する特定要求事項	62 D WG 1
	IEC 60601-2-28 Ed. 1.0：1993	Medical electrical equipment－Part 2-28: Particular requirements for the safety of X-ray source assemblies and X-ray tube assemblies for medical diagnosis	医用電気機器－第 2-28 部：医用診断のための X 線源アセンブリ及び X 線管装置の安全性の特定要求事項	62 B
	IEC 60601-2-30 Ed. 2.0：1999	Medical electrical equipment－Part 2-30: Particular requirements for the safety, including essential performance of automatic cycling non-invasive blood pressure monitoring equipment	医用電気機器－第 2-30 部：自動サイクル式非侵襲性血圧監視機器の重要性能を含む安全性の特定要求事項	62 D WG 1
	IEC 60601-2-31 Ed. 1.0：1994	Medical electrical equipment－Part 2-31: Particular requirements for the safety of external cardiac pacemakers with internal power source	医用電気機器－第 2-31 部：内部電源を持つ外部心臓ペースメーカの安全性の特定要求事項	62 D WG 6
	IEC 60601-2-31 Amd.1 Ed. 1.0：1998	Amendment 1	修正票 1	62 D WG 6
	IEC 60601-2-32 Ed. 1.0：1994	Medical electrical equipment－Part 2-32: Particular requirements for the safety of associated equipment of X-ray equipment	医用電気機器－第 2-32 部：X 線機器附属機器の安全性の特定要求事項	62 B
	IEC 60601-2-33 Ed. 2.1：2006	Medical electrical equipment－Part 2-33: Particular requirements for the safety of magnetic resonance equipment for medical diagnosis	医用電気機器－第 2-33 部：医療診断用の MR 装置の安全性に関する特定要求事項	62 B WG 27
	IEC 60601-2-33 Amd.1 Ed. 2.1：2006	Amendment 1	修正票 1	62 B WG 27
	IEC 60601-2-34 Ed. 2.0：2005	Medical electrical equipment－Part 2-34: Particular requirements for the safety, including essential performance of invasive blood pressure monitoring equipment	医用電気機器－第 2-34 部：侵襲性血圧監視機器の重要性能を含む安全性の特定要求事項	62 D WG 1
	IEC 60601-2-35 Ed. 1.0：1996	Medical electrical equipment－Part 2-35: Particular requirements for the safety of blankets, pads and mattresses intended for heating in medical use	医用電気機器－第 2-35 部：医用用途の暖房で使用する毛布，パッド及びマットレスの安全性の特定要求事項	62 D WG 10

	規格番号	規格名（英文）	規格名称	担当 TC SC/WG
IEC／個別規格	IEC 60601-2-36 Ed. 1.0：1997	Medical electrical equipment—Part 2-36: Particular requirements for the safety of equipment for extracorporeally induced lithotripsy	医用電気機器—第2-36部：体外誘導砕石術のための機器の安全性の特定要求事項	62 D WG 11
	IEC 60601-2-37 Ed. 1.1：2004	Medical electrical equipment—Part 2-37: Particular requirements for the safety of ultrasonic medical diagnostic and monitoring equipment	医用電気機器—第2-37部：超音波医用診断及び監視機器の安全性の特定要求事項	62 B WG 27
	IEC 60601-2-37 Amd.1 Ed. 1.0：2004	Amendment 1	修正票1	62 B WG 27
	IEC 60601-2-37 Amd.2 Ed. 1.0：2005	Amendment 2	修正票2	62 B WG 27
	IEC 60601-2-38 Ed. 1.0：1996	Medical electrical equipment—Part 2-38: Particular requirements for the safety of electrically operated hospital beds	医用電気機器—第2-38部：電動式病院用ベッドの安全性の特定要求事項	62 D WG 10
	IEC 60601-2-38 Amd.1 Ed. 1.0：1999	Amendment 1	修正票1	62 D WG 10
	IEC 60601-2-39 Ed. 1.0：2003	Medical electrical equipment—Part 2-39: Particular requirements for the safety of peritoneal dialysis equipment	医用電気機器—第2-39部：腹膜透析機器の安全性の特定要求事項	62 D WG 7
	IEC 60601-2-40 Ed. 1.0：1998	Medical electrical equipment—Part 2-40: Particular requirements for the safety of electromyographs and evoked response equipment	医用電気機器—第2-40部：筋電計及び誘発反応機器の安全性の特定要求事項	62 D WG 1
	IEC 60601-2-41 Ed. 1.0：2000	Medical electrical equipment—Part 2-41: Particular requirements for the safety of surgical luminaires and luminaires for diagnosis	医用電気機器—第2-41部：無影照明器具及び診断のための照明器具の安全性の特定要求事項	62 D
	IEC 60601-2-43 Ed. 1.0：2000	Medical electrical equipment—Part 2-43: Particular requirements for the safety of X-ray equipment for interventional procedures	医用電気機器—第2-43部：インタベンショナル処置のためのX線装置の安全性の特定要求事項	62 B
	IEC 60601-2-44 Ed. 2.1：2002	Medical electrical equipment—Part 2-44: Particular requirements for the safety of X-ray equipment for computed tomography	医用電気機器—第2-44部：コンピュータ断層撮影用X線機器の安全性の特定特定要求事項	62 B
	IEC 60601-2-44 Amd.1 Ed. 2.0：2002	Amendment 1	修正票1	62 B
	IEC 60601-2-44 Amd.1 Ed. 2.0 Cor.1：2006	Corrigendum 1—Amendment 1	正誤票1—修正票1	62 B
	IEC 60601-2-45 Ed. 2.0：2006	Medical electrical equipment—Part 2-45: Particular requirements for the safety of mammographic X-ray equipment and mammographic stereotactic devices	医用電気機器—第2-45部：乳房用X線機器及び定位乳房撮影装置の安全性の特定要求事項	62 B
	IEC 60601-2-46 Ed. 1.0：1998	Medical electrical equipment—Part 2-46: Particular requirements for the safety of operating tables	医用電気機器—第2-46部：手術台の安全性の特定要求事項	62 D
	IEC 60601-2-47 Ed. 1.0：2006	Medical electrical equipment—Part 2-47: Particular requirements for the safety, including essential performance of ambulatory electrocardiographic systems	医用電気機器—第2-47部：移動式心電計システムの重要性能を含む安全性の特定要求事項	62 D WG 1
	IEC 60601-2-49 Ed. 1.0：2006	Medical electrical equipment—Part 2-49: Particular requirements for the safety of multifunction patient monitoring equipment	医用電気機器—第2-49部：多機能患者監視機器の安全性の特定要求事項	62 D
	IEC 60601-2-50 Ed. 1.0：2005	Medical electrical equipment—Part 2-50: Particular requirements for the safety of infant phototherapy equipment	医用電気機器—第2-50部：乳幼児の光線療法機器の安全性の特定要求事項	62 D

1. 関 連 規 格 一 覧

	規格番号	規格名（英文）	規格名称	担当TC SC/WG
IEC／個別規格	IEC 60601-2-51 Ed. 1.0：2005	Medical electrical equipment—Part 2-51：Particular requirements for safety, including essential performance of recording and analysing single channel and multichannel electrocardiographs	医用電気機器—第2-51部：単チャネル及び多チャネル心電計の記録並びに分析の必須能力を含む安全性の特定要求事項	62 D
	IEC 60601-3-1 Ed. 1.0：1996	Medical electrical equipment—Part 3-1：Essential performance requirement for transcutaneous oxygen and carbon dioxide partial pressure monitoring equipment	医用電気機器—第3-1部：経皮的酸素及び二酸化炭素分圧監視機器の重要性能要求事項	62 D WG 1
	IEC 61010-2-101 Ed. 1.0：2002	Safety requirements for electrical equipment for measurement, control and laboratory use—Part 2-101：Particular requirements for in vitro diagnostic (IVD) medical equipment	計測，制御及び試験所用電気機器の安全要求事項—第2-101部：インビトロ診断（IVD）医用機器の特定要求事項	66
	IEC 61326-2-6 Ed. 1.0：2005	Electrical equipment for measurement, control and laboratory use—EMC requirements—Part 2-6：Particular requirements—In vitro diagnostic (IVD) medical equipment	計測，制御及び試験所用の電気機器—EMC要求事項—第2-6部：特定要求事項—インビトロ診断（IVD）医用機器	65 A
	IEC 62304 Ed. 1.0：2006	Medical device software—Software life cycle processes	医療機器ソフトウェア—ソフトウェアライフサイクルプロセス	62 A

1.2.2 ISO規格（抜粋）

(2007年6月現在)

	規格番号	規格名（英文）	規格名称	担当TC SC/WG
ISO規格	ISO 5358：1992	Anaesthetic machines for use with humans	人間用麻酔機械	TC 121 SC 1
	ISO 8185：1997	Humidifiers for medical use—General requirements for humidification systems	医用加湿器—加湿システムの一般要求事項	TC 121 SC 3
	ISO 8359：1996	Oxygen concentrators for medical use—Safety requirements	医用酸素コンセントレーター安全要求事項	TC 121 SC 3
	ISO 8835-2：1999	Inhalational anaesthesia systems—Part 2：Anaesthetic breathing systems for adults	吸入麻酔装置—第2部：成人用の麻酔呼吸回路	TC 121 SC 1
	ISO 9919：2005	Medical electrical equipment—Particular requirements for the basic safety and essential performance of pulse oximeter equipment for medical use	医用電気機器—医用パルスオキシメータの基本安全及び必須性能に関する特定要求事項	TC 121 SC 1
	ISO 10079-1：1999	Medical suction equipment—Part 1：Electrically powered suction equipment—Safety requirements	医用吸入機器—第1部：電動吸入機器—安全要求事項	TC 121 SC 8
	ISO 10083：2006	Oxygen concentrator supply systems for use with medical gas pipeline systems	医用ガス配管系統に使用する酸素濃縮供給装置	TC 121 SC 6
	ISO 10651-2：2004	Lung ventilators for medical use—Particular requirements for basic safety and essential performance—Part 2：Home care ventilators for ventilator-dependent patients	医用肺換気装置—基本安全及び必須性能に関する特定要求事項—第2部：人工呼吸器に依存する患者の在宅療養用呼吸器	TC 121 SC 3
	ISO 10651-5：2006	Lung ventilators for medical use—Particular requirements for basic safety and essential performance—Part 5：Gas-powered emergency resuscitators	医用肺換気装置—基本安全及び必須性能に関する特定要求事項—第2部：ガス動力緊急蘇生器	TC 121 SC 3
	ISO 18778：2005	Respiratory equipment—Infant monitors—Particular requirements	呼吸機器—幼児モニタ特定要求事項	TC 121 SC 3
	ISO 21647：2004	Medical electrical equipment—Particular requirements for the basic safety and essential performance of respiratory gas monitors	医用電気機器—呼吸ガスモニタの基本的安全性及び必須性能に関する特殊要求事項	TC 121 SC 1
	ISO 21647：2004/ Cor. 1：2005	ISO 21647：2004/Cor. 1：2005	ISO 21647：2004/正誤票1：2005	TC 121 SC 1

	規格番号	規格名（英文）	規格名称	担当TC SC/WG
I S O 規 格	ISO 11318：2002	Cardiac defibrillators—Connector assembly DF-1 for implantable defibrillators—Dimensions and test requirements	心臓細動除去器—インプラント型除細動器用コネクタアセンブリ DF-1—寸法及び試験要求事項	TC 150 SC 6
	ISO 14708-2：2005	Implants for surgery—Active implantable medical devices—Part 2：Cardiac pacemakers	外科用インプラント—移植可能な活性医療用具—第2部：心臓ペースメーカ	TC 150 SC 6
	ISO 15004-1：2006	Ophthalmic instruments—Fundamental requirements and test methods—Part 1：General requirements applicable to all ophthalmic instruments	眼光学機器—基本要求事項及び試験方法—第1部：すべての眼光学機器に適用される一般要求事項	TC 172 SC 7
	ISO 15004-2：2007	Ophthalmic instruments—Fundamental requirements and test methods—Part 2：Light hazard protection	眼光学機器—基本要求事項及び試験方法—第2部：ライトハザード防護	TC 172 SC 7
	ISO 8600-1：2005	Optics and photonics—Medical endoscopes and endotherapy devices—Part 1：General requirements	光学及びフォトニクス—医用内視鏡及び内視鏡治療装置—第1部：一般要求事項	TC 172 SC 5
	ISO 14155-1：2003	Clinical investigation of medical devices for human subjects—Part 1：General requirements	人間対象の医療用具の臨床試験—第1部：一般要求事項	TC 194
	ISO/TR 18112：2006	Clinical laboratory testing and in vitro diagnostic test systems—In vitro diagnostic medical devices for professional use—Summary of regulatory requirements for information supplied by the manufacturer	臨床検査試験及びインビトロ診断試験システム—専門家向けのインビトロ診断医療用具—製造者が提供する情報に対する法的要求事項の要約	TC 212
	ISO 15197：2003	In vitro diagnostic test systems—Requirements for blood-glucose monitoring systems for self-testing in managing diabetes mellitus	体外検査システム—糖尿病管理における自己測定のための血糖モニタシステムに対する要求事項	TC 212

ISO規格（品質保証関連）

	規格番号	規格名（英文）	規格名称	担当TC SC/WG
I S O 規 格 （ 品 質 保 証 関 連 ）	ISO 13485：2003	Medical devices—Quality management systems—Requirements for regulatory purposes	医療用具—品質マネジメントシステム—規制目的のための要求事項	TC 210 WG 1
	ISO 14971：2007	Medical devices—Application of risk management to medical devices	医療機器—医療機器へのリスクマネジメントの適用	TC 210
	ISO 15223：2000	Medical devices—Symbols to be used with medical device labels, labelling and information to be supplied	医療用具—医療用具ラベルと併用する記号，表示及び提供される情報	TC 210
	ISO 15223-1：2007	Medical devices—Symbols to be used with medical device labels, labelling and information to be supplied—Part 1：General requirements	医療用具—医療用具ラベルと併用する記号，表示及び提供される情報—第1部：一般要求事項	TC 210
	ISO 15225：2000	Nomenclature—Specification for a nomenclature system for medical devices for the purpose of regulatory data exchange	名称集—規定データ交換のための医療用具の名称方式の仕様	TC 210
	ISO 15225：2000/ Amd. 1：2004	ISO 15225：2000/Amd. 1：2004	ISO 15225：2000/修正票1：2004	TC 210
	ISO/TR 14969：2004	Medical devices—Quality management systems—Guidance on the application of ISO 13485：2003	医療機器—品質マネジメントシステム—ISO 13485：2003の適用のための指針	TC 210
	ISO/TR 16142：2006	Medical devices—Guidance on the selection of standards in support of recognized essential principles of safety and performance of medical devices	医療用具—医療用具の安全性及び性能の認識された基本原則を支えるための規格の選択の指針	TC 210
	ISO/TS 19218：2005	Medical devices—Coding structure for adverse event type and cause	医療用具—不都合な事象のタイプ及び原因のための符号化構造	TC 210

1. 関連規格一覧

	規格番号	規格名（英文）	規格名称	担当 TC SC/WG
ISO規格（品質保証関連）	ISO/TS 20225：2001	Global medical device nomenclature for the purpose of regulatory data exchange	規則データ交換のための医療用具の総合名称集	TC 210
	ISO 9000：2005	Quality management systems—Fundamentals and vocabulary	品質マネジメントシステム―基本及び用語	TC 176 SC 1
	ISO 9001：2000	Quality management systems—Requirements	品質マネジメントシステム―要求事項	TC 176 SC 2
	ISO 9004：2000	Quality management systems—Guidelines for performance improvements	品質マネジメントシステム―パフォーマンス改善の指針	TC 176 SC 2
	ISO/CD 9004：2007	Managing for sustainability—A quality management approach	持続可能性を目指す運営管理―品質マネジメントアプローチ（原案）	――
	ISO 10002：2004	Quality management—Customer satisfaction—Guidelines for complaints handling in organizations	品質マネジメント―顧客満足―組織における苦情処理の指針	TC 176 SC 3
	ISO 10005：2005	Quality management systems—Guidelines for quality plans	品質マネジメントシステム―品質計画書の指針	TC 176 SC 2
	ISO 10006：2003	Quality management systems—Guidelines for quality management in projects	品質マネジメントシステム―プロジェクトにおける品質マネジメントの指針	TC 176 SC 2
	ISO 10007：2003	Quality management systems—Guidelines for configuration management	品質マネジメントシステム―構成管理の指針	TC 176 SC 2
	ISO 10012：2003	Measurement management systems—Requirements for measurement processes and measuring equipment	計測マネジメントシステム―測定プロセス及び測定機器の要求事項	TC 176 SC 3
	ISO 10014：2006	Quality management—Guidelines for realizing financial and economic benefits	品質マネジメント―財務的及び経済的便益を実現するための指針	TC 176 SC 3
	ISO 10014：2006/Cor. 1：2007	ISO 10014：2006/Cor 1：2007	ISO 10014：2006/正誤票1：2007	TC 176 SC 3
	ISO 10015：1999	Quality management—Guidelines for training	品質マネジメント―教育訓練の指針	TC 176 SC 3
	ISO 10019：2005	Guidelines for the selection of quality management system consultants and use of their services	品質マネジメントシステムコンサルタントの選定及びそのサービスの利用のための指針	TC 176 SC 3
	ISO 19011：2002	Guidelines for quality and/or environmental management systems auditing	品質及び/又は環境マネジメントシステム監査のための指針	TC 176 SC 3
	ISO/TR 10013：2001	Guidelines for quality management system documentation	品質マネジメントシステムの文書類に関する指針	TC 176 SC 3
	ISO/TR 10017：2003	Guidance on statistical techniques for ISO 9001：2000	ISO 9001：2000のための統計的手法に関する指針	TC 176 SC 3
	ISO/TS 16949：2002	Quality management systems—Particular requirements for the application of ISO 9001：2000 for automotive production and relevant service part organizations	品質マネジメントシステム―自動車供給業者及び関連業務部門組織へのISO 9001：2000の適用のための特定要求事項	TC 176

1.2.3 OIML個別規格

(2007年6月現在)

	規格番号	規格名（英文）	規格名称	担当 TC SC/WG
OIML個別規格	OIML R 16-1 (2002)	International Recommendation Mechanical non-invasive sphygmomanometers	国際勧告 機械式非浸襲血圧計	TC 18 SC 1
	OIML R 16-2 (2002)	International Recommendation Non-invasive automated sphygmomanometers	国際勧告 非浸襲式自動血圧計	TC 18 SC 1
	OIML R 7 (1979)	International Recommendation Clinical thermometers, mercury-in-glass with maximum device	国際勧告 最高温度保持機能付ガラス製水銀体温計	TC 18 SC 2

	規格番号	規格名（英文）	規格名称	担当 TC SC/WG
OIML 個別規格	OIML R 114 (1995)	International Recommendation Clinical electrical thermometers for continuous measurement	国際勧告 連続測定用体温計	TC 18 SC 2
	OIML R 115 (1995)	International Recommendation Clinical electrical thermometers with maximum device	国際勧告 最高温度表示式体温計	TC 18 SC 2

1.2.4 EMC 国際規格

(2007年6月現在)

	規格番号	規格名（英文）	規格名称	担当 TC SC/WG
EMC関連規格	CISPR 11 Ed. 4.1：2004	Industrial, scientific and medical (ISM) radio-frequency equipment—Electromagnetic disturbance characteristics—Limits and methods of measurement	産業，科学及び医療（ISM）用無線周波機器―電磁妨害特性―限度値及び測定方法	CIS/B
	CISPR 11 Amd.2 Ed. 4.0：2006	Amendment 2	修正票2	CIS/B
	CISPR 14-1 Ed. 5.0：2005	Electromagnetic compatibility—Requirements for household appliances, electric tools and similar apparatus—Part 1：Emission	電磁両立性―家庭用電気機器，電動工具及び類似装置の要求事項―第1部：エミッション	CIS/F
	CISPR 14-2 Ed. 1.1：2001	Electromagnetic compatibility—Requirements for household appliances, electric tools and similar apparatus—Part 2：Immunity—Product family standard	電磁両立性―家庭用電気機器，電動工具及び類似装置の要求事項―第2部：イミュニティ―製品群規格	CIS/F
	CISPR 15 Ed. 7.1：2007	Limits and methods of measurement of radio disturbance characteristics of electrical lighting and similar equipment	電気照明及び類似機器の無線妨害特性の限度値及び測定方法	CIS/F
	CISPR 16-1-1 Ed. 2.1：2006	Specification for radio disturbance and immunity measuring apparatus and methods—Part 1-1：Radio disturbance and immunity measuring apparatus—Measuring apparatus	無線妨害及びイミュニティ測定装置並びに測定方法の仕様書―第1-1部：無線妨害及びイミュニティ測定装置―測定装置	CIS/A
	CISPR 16-1-2 Ed. 1.2：2006	Specification for radio disturbance and immunity measuring apparatus and methods—Part 1-2：Radio disturbance and immunity measuring apparatus—Ancillary equipment—Conducted disturbances	無線妨害及びイミュニティ測定装置並びに測定方法の仕様書―第1-2部：無線妨害及びイミュニティ測定装置―補助機器―伝導妨害	CIS/A
	CISPR 16-1-3 Ed. 2.0：2004	Specification for radio disturbance and immunity measuring apparatus and methods—Part 1-3：Radio disturbance and immunity measuring apparatus—Ancillary equipment—Disturbance power	無線妨害及びイミュニティ測定装置並びに測定方法の仕様書―第1-3部：無線妨害及びイミュニティ測定装置―補助機器―妨害電力	CIS/A
	CISPR 16-1-3 Ed. 2.0 b Cor.1：2006	Corrigendum 1	正誤票1	CIS/A
	CISPR 16-1-4 Ed. 2.0：2007	Specification for radio disturbance and immunity measuring apparatus and methods—Part 1-4：Radio disturbance and immunity measuring apparatus—Ancillary equipment—Radiated disturbances	無線妨害及びイミュニティ測定装置並びに測定方法の仕様書―第1-4部：無線妨害及びイミュニティ測定装置―補助機器―放射妨害	CIS/A
	CISPR 16-1-5 Ed. 1.0：2003	Specification for radio disturbance and immunity measuring apparatus and methods—Part 1-5：Radio disturbance and immunity measuring apparatus—Antenna calibration test sites for 30 MHz to 1 000 MHz	無線妨害及びイミュニティ測定装置並びに測定方法の仕様書―第1-5部：無線妨害及びイミュニティ測定装置―30 MHz～1 000 MHzのアンテナ校正試験サイト	CIS/A
	CISPR 16-2-1 Ed. 1.1：2005	Specification for radio disturbance and immunity measuring apparatus and methods—Part 2-1：Methods of measurement of disturbances and immunity—Conducted disturbance measurements	無線妨害並びにイミュニティ測定装置及び測定方法の仕様書―第2-1部：妨害及びイミュニティの測定方法―伝導妨害の測定	CIS/A

1. 関 連 規 格 一 覧

規格番号	規格名（英文）	規格名称	担当TC SC/WG
CISPR 16-2-2 Ed. 1.2：2005	Specification for radio disturbance and immunity measuring apparatus and methods—Part 2-2：Methods of measurement of disturbances and immunity—Measurement of disturbance power	無線妨害並びにイミュニティ測定装置及び測定方法の仕様書―第2-2部：妨害及びイミュニティの測定方法―妨害電力の測定	CIS/A
CISPR 16-2-3 Ed. 2.0：2006	Specification for radio disturbance and immunity measuring apparatus and methods—Part 2-3：Methods of measurement of disturbances and immunity—Radiated disturbance measurements	無線妨害並びにイミュニティ測定装置及び測定方法の仕様書―第2-3部：妨害及びイミュニティの測定方法―放射妨害の測定	CIS/A
CISPR 16-2-4 Ed. 1.0：2003	Specification for radio disturbance and immunity measuring apparatus and methods—Part 2-4：Methods of measurement of disturbances and immunity—Immunity measurements	無線妨害並びにイミュニティ測定装置及び測定方法の仕様書―第2-4部：妨害及びイミュニティの測定方法―イミュニティの測定	CIS/A
CISPR 16-4-2 Ed. 1.0：2003	Specification for radio disturbance and immunity measuring apparatus and methods—Part 4-2：Uncertainties, statistics and limit modelling—Uncertainty in EMC measurements	無線妨害及びイミュニティ測定装置並びに測定方法の仕様書―第4-2部：不確かさ，統計値及び限度値モデリング―EMC測定の不確かさ	CIS/A
CISPR 22 Ed. 5.2：2006	Information technology equipment—Radio disturbance characteristics—Limits and methods of measurement	情報技術機器―無線妨害特性―限度値及び測定方法	CIS/I
CISPR 23 Ed. 1.0：1987	Determination of limits for industrial, scientific and medical equipment	工業，科学及び医用機器に対する限度値の決定	CIS/B
CISPR 24 Ed. 1.0：1997	Information technology equipment—Immunity characteristics—Limits and methods of measurement	情報技術機器―イミュニティ特性―限度値及び測定法	CIS/I
CISPR 24 Amd.1 Ed. 1.0：2001	Amendment 1	修正票1	CIS/I
CISPR 24 Amd.2 Ed. 1.0：2002	Amendment 2	修正票2	CIS/I
IEC 61000-3-2 Ed. 3.0：2005	Electromagnetic compatibility (EMC)—Part 3-2：Limits—Limits for harmonic current emissions (equipment input current <= 16 A per phase)	電磁両立性（EMC）―第3-2部：限度値―高調波電流エミッションの限度値（機器入力電流≦16A/相）	SC 77 A
IEC 61000-3-3 Ed. 1.2：2005	Electromagnetic compatibility (EMC)—Part 3-3：Limits—Limitation of voltage changes, voltage fluctuations and flicker in public low-voltage supply systems, for equipment with rated current <= 16 A per phase and not subject to conditional connection	電磁両立性（EMC）―第3-3部：限度値―1相当り16A以下の定格電流を持ち，かつ，条件付接続に左右されない装置用の公共低電圧電源系統における電圧変化，電圧変動及びフリッカの限度量	SC 77 A
IEC 61000-4-1 Ed. 3.0：2006	Electromagnetic compatibility (EMC)—Part 4-1：Testing and measurement techniques—Overview of IEC 61000-4 series	電磁両立性（EMC）―第4-1部：試験及び測定技術―IEC 61000-4シリーズの概観	TC 77
IEC 61000-4-2 Ed. 1.2：2001	Electromagnetic compatibility (EMC)—Part 4-2：Testing and measurement techniques—Electrostatic discharge immunity test	電磁両立性（EMC）―第4-2部：試験及び測定技術―静電放電イミュニティ試験	SC 77 B
IEC 61000-4-3 Ed. 3.0：2006	Electromagnetic compatibility (EMC)—Part 4-3：Testing and measurement techniques—Radiated, radio-frequency, electromagnetic field immunity test	電磁両立性（EMC）―第4-3部：試験及び測定技術―放射，無線周波数，電磁界イミュニティ試験	SC 77 B
IEC 61000-4-4 Ed. 2.0：2004	Electromagnetic compatibility (EMC)—Part 4-4：Testing and measurement techniques—Electrical fast transient/burst immunity test	電磁両立性（EMC）―第4-4部：試験及び測定技術―電気的ファストトランジェント（高速過渡現象）/バーストイミュニティ試験	SC 77 B
IEC 61000-4-4 Ed. 2.0 b Cor.1：2006	Corrigendum 1	正誤票1	SC 77 B

規格番号	規格名（英文）	規格名称	担当TC SC/WG
IEC 61000-4-5 Ed. 2.0：2005	Electromagnetic compatibility (EMC)—Part 4-5：Testing and measurement techniques—Surge immunity test	電磁両立性（EMC）—第4-5部：試験技術及び測定技術—サージイミュニティ試験	SC 77 B
IEC 61000-4-6 Ed. 2.2：2006	Electromagnetic compatibility (EMC)—Part 4-6：Testing and measurement techniques—Immunity to conducted disturbances, induced by radio-frequency fields	電磁両立性（EMC）—第4-6部：試験及び測定技術—無線周波数界で誘導された伝導妨害に対するイミュニティ	SC 77 B
IEC 61000-4-7 Ed.2.0：2002	Electromagnetic compatibility (EMC)—Part 4-7：Testing and measurement techniques—General guide on harmonics and interharmonics measurements and instrumentation, for power supply systems and equipment connected thereto	電磁両立性（EMC）—第4-7部：試験及び測定技術—電力供給システム及びこれに接続される装置のための高調波及び中間高調波測定並びに計装に関する一般指針	TC 77 A
IEC 61000-4-7 Ed. 2.0 Cor.1：2004	Corrigendum 1	正誤票1	TC 77 A
IEC 61000-4-8 Ed. 1.1：2001	Electromagnetic compatibility (EMC)—Part 4-8：Testing and measurement techniques—Power frequency magnetic field immunity test	電磁両立性（EMC）—第4-8部：試験及び測定技術—電源周波数磁界イミュニティ試験	SC 77 B
IEC 61000-4-9 Ed. 1.1：2001	Electromagnetic compatibility (EMC)—Part 4-9：Testing and measurement techniques—Pulse magnetic field immunity test	電磁両立性（EMC）—第4-9部：試験及び測定技術—パルス磁界イミュニティ試験	SC 77 B
IEC 61000-4-10 Ed. 1.1：2001	Electromagnetic compatibility (EMC)—Part 4-10：Testing and measurement techniques—Damped oscillatory magnetic field immunity test	電磁両立性（EMC）—第4-10部：試験及び測定技術—減衰振動磁界イミュニティ試験	SC 77 B
IEC 61000-4-11 Ed. 2.0：2004	Electromagnetic compatibility (EMC)—Part 4-11：Testing and measurement techniques—Voltage dips, short interruptions and voltage variations immunity tests	電磁両立性（EMC）—第4-11部：試験及び測定技術—電圧ディップ，停電及び電圧変動イミュニティ試験	SC 77 A
IEC 61000-4-12 Ed. 2.0：2006	Electromagnetic compatibility (EMC)—Part 4-12：Testing and measurement techniques—Ring wave immunity test	電磁両立性（EMC）—第4-12部：試験及び測定技術—振動波イミュニティ試験	SC 77 B
IEC 61000-4-13 Ed. 1.0：2002	Electromagnetic compatibility (EMC)—Part 4-13：Testing and measurement techniques—Harmonics and interharmonics including mains signalling at a.c. power port, low frequency immunity tests	電磁両立性（EMC）—第4-13部：試験及び測定技術—交流電源ポートの電源線信号を含む高調波及び相互高調波の低周波イミュニティ試験	SC 77 A
IEC 61000-4-16 Ed. 1.1：2002	Electromagnetic compatibility (EMC)—Part 4-16：Testing and measurement techniques—Test for immunity to conducted, common mode disturbances in the frequency range 0 Hz to 150 kHz	電磁両立性（EMC）—第4-16部：試験及び測定技術—0 Hz〜150 kHzの周波数範囲の伝導，コモンモード妨害のイミュニティ試験	SC 77 A
IEC 61000-4-17 Ed. 1.1：2002	Electromagnetic compatibility (EMC)—Part 4-17：Testing and measurement techniques—Ripple on d.c. input power port immunity test	電磁両立性（EMC）—第4-17部：試験及び測定技術—直流入力ポートのリプルイミュニティ試験	SC 77 A
IEC 61000-4-27 Ed. 1.0：2000	Electromagnetic compatibility (EMC)—Part 4-27：Testing and measurement techniques—Unbalance immunity test	電磁両立性（EMC）—第4-27部：試験及び測定技術—不平衡イミュニティ試験	SC 77 A
IEC 61000-4-28 Ed. 1.1：2002	Electromagnetic compatibility (EMC)—Part 4-28：Testing and measurement techniques—Variation of power frequency immunity test	電磁両立性（EMC）—第4-28部：試験及び測定技術—電力周波数のばらつきのイミュニティ試験	SC 77 A
IEC 61326-1 Ed. 1.0：2005	Electrical equipment for measurement, control and laboratory use—EMC requirements—Part 1：General requirements	計測，制御及び試験所用の電気機器—EMC要求事項—第1部：一般要求事項	SC 65 A

1. 関連規格一覧

	規格番号	規格名（英文）	規格名称	担当 TC SC/WG
EMC関連規格	IEC 61326-2-6 Ed. 1.0：2005	Electrical equipment for measurement, control and laboratory use—EMC requirements—Part 2-6：Particular requirements—In vitro diagnostic (IVD) medical equipment	計測，制御及び試験所用の電気機器—EMC 要求事項—第 2-6 部：特定要求事項—インビトロ診断（IVD）医用機器	SC 65 A
	IEC 60118-13 Ed. 2.0：2004	Electroacoustics—Hearing aids—Part 13：Electromagnetic compatibility (EMC)	電気音響学—補聴器—第 13 部：電磁両立性（EMC）	TC 29

1.2.5　EN 規格（抜粋：IEC, ISO 一致規格は除く）

(2007 年 6 月現在)

	規格番号	規格名（英文）	参　考　和　訳
EN規格	EN 285：2006	Sterilization—Steam sterilizers—Large sterilizers	滅菌—蒸気滅菌器—大型滅菌器
	EN 550：1994	Sterilization of medical devices—Validation and routine control of ethylene oxide sterilization	医用機器の滅菌—酸化エチレンによる滅菌の検証（妥当検証）及び定常的管理
	EN 556-1：2001/ AC：2006	Sterilization of medical devices—Requirements for medical devices to be designated "STERILE"—Part 1：Requirements for terminally sterilized medical devices	医療用具の滅菌—医療用具に"滅菌済み"とラベル表示するための要求事項—第 1 部：最終的に滅菌された医療用具の要求事項
	EN 556-2：2003	Sterilization of medical devices—Requirements for medical devices to be designated "STERILE"—Part 2：Requirements for aseptically processed medical devices	医療用具の滅菌—医療用具に"滅菌済み"とラベル表示するための要求事項—第 2 部：無菌処理された医療用具の要求事項
	EN 591：2001	Instructions for use for in vitro diagnostic instruments for professional use	専門的に使用される体外診断用器具の取扱説明書
	EN 737-2：1998/ A 1：1999	Medical gas pipeline systems—Part 2：Anaesthetic gas scavenging disposal systems—Basic requirements	医療ガス配管設備—第 2 部：麻酔ガス掃気及び処理システム—基本要求事項
	EN 737-3：1998/ A 1：1999	Medical gas pipeline systems—Part 3：Pipelines for compressed medical gases and vacuum	医療ガス配管設備—第 3 部：圧縮医用ガス及び真空用パイプライン
	EN 740：1998/ A 1：2004	Anaesthetic workstations and their modules—Particular requirements	麻酔ワークステーション及び付属モジュール—特定要求事項
	EN 794-1：1997/ A 1：2000	Lung ventilators—Part 1：Particular requirements for critical care ventilators	肺ベンチレーター第 1 部：救命集中治療用ベンチレータに関する特定要求事項
	EN 794-3：1998/ A 1：2005	Lung ventilators—Part 3：Particular requirements for emergency and transport ventilators	肺ベンチレーター第 3 部：緊急及び輸送ベンチレータに関する特定要求事項
	EN 867-3：1997	Non-biological systems for use in sterilizers—Part 3：Specification for Class B indicators for use in the Bowie and Dick test	滅菌器用非生物学的システム—第 3 部：ボウィー・ディック試験で使用するクラス B インジケータの仕様
	EN 980：2003	Graphical symbols for use in the labelling of medical devices	医療用具のラベリングに用いる図記号
	EN 1041：1998	Information supplied by the manufacturer with medical devices	医療用具とともに製造業者より供給される情報
	EN 1060-1：1995/ A 1：2002	Non-invasive sphygmomanometers—Part 1：General requirements	手動式血圧計—第 1 部：一般要求事項
	EN 1060-3：1997/ A 1：2005	Non-invasive sphygmomanometers—Part 3：Supplementary requirements for electromechanical blood pressure measuring systems	手動式血圧計—第 3 部：電子血圧測定システムの補足要求事項
	EN 1089-3：2004	Transportable gas cylinders—Gas cylinder identification (excluding LPG)—Part 3：Colour coding	可搬式高圧ガス容器—ガス容器の識別（LPG を除く）—第 3 部：カラーコード
	EN 1280-1：1997/ A 1：2000	Agent specific filling systems for anaesthetic vaporizers—Part 1：Rectangular keyed filling systems	麻酔薬気化器の作用薬専用充てん装置—第 1 部：矩形キードフィリングシステム

規格番号	規格名（英文）	参考和訳
EN 1282-2：2005	Tracheostomy tubes—Part 2：Paediatric tubes (ISO 5366-3：2001, modified)	気管切開チューブ—第2部：小児用チューブ (ISO 5366-3：2001の応用規格)
EN 1422：1997	Sterilizers for medical purposes—Ethylene oxide sterilizers—Requirements and test methods	医療目的の滅菌装置—エチレンオキサイド滅菌装置—要求事項及び試験方法
EN 1618：1997	Catheters other than intravascular catheters—Test methods for common properties	血管カテーテル以外のカテーテル—一般特性試験方法
EN 1782：1998	Tracheal tubes and connectors	気管チューブ及びコネクタ
EN 12011：1998	Instrumentation to be used in association with non-active surgical implants—General requirements	動力源のない外科用インプラントとともに使用される機器—一般要求事項
EN 12286：1998/A1：2000	In vitro diagnostic medical devices — Measurement of quantities in samples of biological origin—Presentation of reference measurement procedures	体外診断医療機器—生物起源試料の量の計測—基準計測手順の提示
EN 12287：1999	In vitro diagnostic medical devices—Measurement of quantities in samples of biological origin—Description of reference materials	体外診断医療用具—生物起源試料の量の計測—標準物質の記述
EN 12342：1998	Breathing tubes intended for use with anaesthetic apparatus and ventilators	麻酔器用及びベンチレータの呼吸管
EN 12470-1：2000	Clinical thermometers—Part 1：Metallic liquid-in-glass thermometers with maximum device	体温計—第1部：最高温度保持機能付ガラス製体温計
EN 12470-4：2000	Clinical thermometers—Part 4：Performance of electrical thermometers for continuous measurement	体温計—第4部：連続測定用電子体温計の性能
EN 12523：1999	External limb prostheses and external orthoses—Requirements and test methods	外部四肢補綴及び外部矯正—要求事項及び試験方法
EN 13060：2004	Small steam sterilizers	小型蒸気滅菌器
EN 13544-1：2001/A1：2004	Respiratory therapy equipment—Part 1：Nebulizing systems and their components	治療用呼吸装置—第1部：噴霧システムおよび構成部品
EN 13544-3：2001	Respiratory therapy equipment—Part 3：Air entrainment devices	治療用呼吸装置—第3部：空気エントレインメント装置
EN 13612：2002	Performance evaluation of in vitro diagnostic medical devices	体外診断機器の性能評価
EN 13976-2：2003	Rescue systems—Transportation of incubators—Part 2：System requirements	救助システム—保育器の運搬—第2部：システムに関する要求事項
EN 14136：2004	Use of external quality assessment schemes in the assessment of the performance of in vitro diagnostic examination procedures	体外検査手順の性能評価における外部品質評価機関の利用
EN 14180：2003	Sterilizers for medical purposes—Low temperature steam and formaldehyde sterilizers—Requirements and testing	医療用滅菌器—低温蒸気・ホルムアルデヒド滅菌装置—要求事項及び試験
EN 14299：2004	Non active surgical implants—Particular requirements for cardiac and vascular implants—Specific requirements for arterial stents	非能動型外科インプラント—心臓・血管用インプラントの特定要求事項—動脈ステントの特定要求事項
EN 14931：2006	Pressure vessels for human occupancy (PVHO)—Multi-place pressure chamber systems for hyperbaric therapy—Performance, safety requirements and testing	ヒト用高気圧室（PVHO）—他人数用高気圧酸素治療装置システム—性能，安全性要求事項及び試験
EN 20594-1：1993/A1：1997	Conical fittings with a 6％ (Luer) taper for syringes, needles and certain other medical equipment—Part 1：General requirements (ISO 594-1：1986)	注射器，注射針及び他の医用機器の6％（Luer）テーパ付き円すいフィッティング—第1部：一般要求事項（ISO 594-1：1986）

1. 関連規格一覧

	規格番号	規格名（英文）	参考和訳
EN規格	EN 27740：1992/A1：1997	Instruments for surgery, scalpels with detachable blades, fitting dimensions (ISO 7740：1985)	外科器具，取外し可能ブレード付き外科用メス（ISO 7740：1985）
	EN 45502-1：1997	Active implantable medical devices—Part 1：General requirements for safety, marking and information to be provided by the manufacturer	能動型埋込み医療機器—第1部：安全性，表示及び製造業者によって提供される情報に関する一般要求事項
	EN 45502-2-1：2004	Active implantable medical devices—Part 2-1：Particular requirements for active implantable medical devices intended to treat bradyarrhythmia (cardiac pacemakers)	能動型埋込み医療機器—第2-1部：徐脈治療を目的とする能動型埋込み医療機器（心臓ペースメーカ）の特定要求事項
	EN 61010-2-101：2002	Safety requirements for electrical equipment for measurement, control, and laboratory use—Part 2-101：Particular requirements for in vitro diagnostic (IVD) medical equipment. Reference document：IEC 61010-2-101：2002 (Modified)	計測，制御及び試験所用電気機器の安全要求事項—第2-101部：体外診断装置に関する一般要求事項 参照文献：IEC 601010-2-101：2002（修正）

1.2.6 AAMI規格・ANSI規格

(2007年7月現在)

	規格番号	規格名（英文）	（参考和訳）
AAMI規格・ANSI規格	AAMI HE 48：1993	Human factors engineering guidelines and preferred practices for the design of medical devices	医療機器設計の人間工学ガイドライン及び推奨実施基準
	AAMI TIR 32：2004	Medical device software risk management	医療機器ソフトウェアのリスクマネジメント
	AAMI TIR 4：1989	Apnea monitoring by means of thoracic impedance pneumography	インピーダンス方式呼吸記録法による無呼吸モニタ
	AAMI/WD-1 NS 4	Transcutaneous electrical stimulators (TES)—General requirements for the safety of TES equipment	経皮電流刺激装置（TES）—TES装置の安全性に関する一般要求事項
	ANSI/AAMI/ISO 13485：2003	Medical devices—Quality management systems—Requirements for regulatory purposes	医療用具—品質マネジメントシステム—規制目的のための要求事項
	ANSI/AAMI/ISO 14971：2000	Medical devices—Application of risk management to medical devices	医療機器—医療機器へのリスクマネジメントの適用
	ANSI/AAMI/ISO TIR 14969：2004	Medical devices—Quality management systems—Guidance on the application of ISO 13485：2003	医療機器—品質マネジメントシステム—ISO 13485：2003の適用のための指針
	ANSI/AAMI EC 11：1991/(R)2001	Diagnostic electrocardiographic devices	診断用心電計
	ANSI/AAMI HE 74：2001	Human factors design process for medical devices	医療機器の人間工学設計プロセス
	ANSI/AAMI ID 26：2004	Medical electrical equipment—Part 2：Particular requirements for the safety of infusion pumps and controllers	医用電気機器—第2部：輸液ポンプ及びコントローラの安全性に関する特定要求事項
	ANSI/AAMI II 36：2004	Medical electrical equipment—Part 2：Particular requirements for safety of baby incubators	医用電気機器—第2部：保育器の安全性に関する特定要求事項
	ANSI/AAMI RD 16：2007	Cardiovascular implants and artificial organs—Hemodialyzers, hemodiafilters, hemofilters and hemoconcentrators	心血管インプラント及び人工臓器—血液透析器，ダイアフィルタ，血液濾過器及び血液濃縮器
	ANSI/AAMI RD 5：2003	Hemodialysis systems	血液透析システム
	ANSI/AAMI SP 10：2002	Manual, electronic or automated sphygmomanometers	手動式血圧計，電子血圧計及び自動血圧計
	ANSI/AAMI/ISO 10993-1：2003	Biological evaluation of medical devices—Part 1：Evaluation and testing	医療機器の生物学的評価—第1部：評価と試験

2. 関連法規一覧

2.1 国内法規（代表例）

(2007年6月現在)

薬事法（昭和35年　法律第145号）	統計法（昭和22年　法律第18号）
薬事法施行令（昭和36年　政令第11号）	エネルギーの使用の合理化に関する法律
中央薬事審議会令（昭和36年　政令第12号）	（昭和54年　法律第49号）
薬事法関係手数料令（平成17年　政令第91号）	労働安全衛生法（昭和47年　法律第57号）
薬事法施行規則（昭和36年　厚生省令第1号）	放射性同位元素等による放射線障害の防止に関する法律
薬局等構造設備規則（昭和36年　厚生省令第2号）	（昭和32年　法律第167号）
薬局及び一般販売業の薬剤師の員数を定める省令	公害健康被害補償法（昭和48年　法律第111号）
（昭和39年　厚生省令第3号）	環境基本法の施行に伴う関係法律の整備等に関する法律　抄
医療法（昭和23年　法律第205号）	（平成5年　法律第92号）
医療法施行規則（昭和23年　厚生省令第50号）	公害紛争処理法（昭和45年　法律第108号）
医師法（昭和23年　法律第201号）	不正競争防止法（平成5年　法律第47号）
歯科医師法（昭和23年　法律第202号）	不当景品類及び不当表示防止法（昭和37年　法律第134号）
薬剤師法（昭和35年　法律第146号）	私的独占の禁止及び公正取引の確保に関する法律
診療放射線技師法（昭和26年　法律第226号）	（昭和22年　法律第54号）
臨床検査技師等に関する法律（昭和33年　法律第76号）	関税法（昭和29年　法律第61号）
保健婦助産婦看護婦法（昭和23年　法律第203号）	外国為替及び外国貿易管理法（昭和24年　法律第228号）
理学療法士及び作業療法士法（昭和40年　法律第137号）	外国為替管理令（昭和25年　法律第203号）
視能訓練士法（昭和46年　法律第64号）	輸出貿易管理令（昭和24年　法律第378号）
毒物及び劇物取締法（昭和25年　法律第303号）	輸入貿易管理令（昭和24年　法律第414号）
工業標準化法（昭和24年　法律第185号）	輸出入取引法（昭和27年　法律第299号）
計量法（平成4年　法律第51号）	輸出検査法（昭和32年　法律第97号）
特許法（昭和34年　法律第121号）	外資に関する法律（昭和25年　法律第163号）
実用新案法（昭和34年　法律第123号）	関税定率法（明治43年　法律第54号）
意匠法（昭和34年　法律第125号）	悪臭防止法（昭和46年　法律第91号）
商標法（昭和34年　法律第127号）	大気汚染防止法（昭和43年　法律第97号）
物品税法（昭和37年　法律第48号）	水質汚濁防止法（昭和45年　法律第138号）
電波法（昭和25年　法律第131号）	騒音規制法（昭和43年　法律第98号）
電気用品安全法（昭和36年　法律第234号）	廃棄物の処理及び清掃に関する法律（昭和45年　法律第137号）
高圧ガス保安法（昭和26年　法律第204号）	

2.2 海外法規

国　名	法　　　　　規
中　国	医療器械監督管理条例（中華人民共和国国務院令 第276号）（2000年4月1日）
	医療器械新製品審査規定（試行）（国家薬品監督管理局令 第17号）（2000年4月1日）
	医療機械分類規則（国家薬品監督管理局令 第15号）（2000年4月10日）
	医療器械登録管理弁法（国家食品薬品監督管理局令 第16号）（2004年8月9日）
	医療器械経営企業許可証管理弁法（国家食品薬品監督管理局令 第15号）（2004年8月9日）
	輸入医療器械登録試験規定（国家薬品監督管理局文書 国薬監〔2001〕130号）
	強制的製品認証管理規定（国家品質監督試験検査検疫総局令 第5号）（CCC）
	医療機械臨床試験規定（国家薬品監督管理局令 第5号）（2004年1月17日）
韓　国	医療機器法（2004年5月）
	医療機器法施行令
	医療機器法施行規則
	医療機器再審査に関する規定
	医療機器再評価に関する規定
	医療機器生産及び輸出・輸入・修理に関する規定
	医療機器臨床試験計画承認指針

2. 関連法規一覧

国　名	法　　　　　規
米　国	Federal Food, Drug and Cosmetic Act（1938） Medical Device Amendments（1976） Safe Medical Device Act（1990） Radiation Control for Health and Safety Act（1968） Tariff Act（1930） Fair Packaging and Labeling Act（1967） CFR Title 21（21 CFR）―Food and Drugs　　※CFR＝連邦規則集（Code of Federal Regulation） 　パート　800　総論　　　　　　　　　　　814　PMA 　　　　　801　ラベリング　　　　　　　　820　GMP 　　　　　803　MDR　　　　　　　　　　　821　トラッキング 　　　　　806　Medical devices；reports of　860　医療機器分類手順 　　　　　　　　corrections and removals　861　性能規格開発の手順 　　　　　807　製造者登録とリスティング　　862〜892　機器分類基準 　　　　　809　体外診断用機器　　　　　　　900　マンモグラフィ 　　　　　812　治験医療機器　　　　　　　　1010〜1050　機器性能規格 　　　　　813　治験（眼内レンズ） CDRH ガイダンス（FDA） 　※米国食品医薬品局（FDA）のホームページ内にCDRHガイダンスを検索できるデータベースがある。 　　データベースのアドレス： 　　　　　http://www.accessdata.fda.gov/scripts/cdrh/cfdocs/cfGGP/Search.cfm
EU	Active Implantable Medical Devices Directive（AIMD）90/385/EEC（1990年6月20日） Medical Devices Directive（MDD）93/42/EEC（1993年6月14日） In Vitro Diagnostic Device Directive（IVDD）98/79/EC（1998年10月27日） Electromagnetic Compatiblity（EMC）Directive 89/336/EEC, 91/263/EEC, 92/31/EEC, 93/68/EEC CE Marking Decision 93/465/EEC（1993年7月22日） Product Liability（PL）Directive 85/374/EEC（1985年7月25日） 　※EU加盟国の法規制は，基本的にAIMD，MDDおよびIVDDに基づいている。 　　ただし，加盟国独自の法規制を有する場合もあるため注意を要する。 　　加盟国：　アイルランド　　　スペイン　　　　ブルガリア 　　　　　　イギリス（UK）　　スロヴァキア　　ベルギー 　　　　　　イタリア　　　　　スロベニア　　　ポーランド 　　　　　　エストニア　　　　チェコ　　　　　ポルトガル 　　　　　　オーストリア　　　デンマーク　　　マルタ 　　　　　　オランダ　　　　　ドイツ　　　　　ラトビア 　　　　　　キプロス　　　　　ハンガリー　　　リトアニア 　　　　　　ギリシャ　　　　　フィンランド　　ルーマニア 　　　　　　スウェーデン　　　フランス　　　　ルクセンブルグ
欧　州	アイスランド　Act on Medical Devices No.16/2001 　　　　　　　Medicinal Products Act No.93/1994 　　　　　　　Regulation on clinical trials of medicinal products in humans No.443/2004
	スイス　　　　Swiss Federal Law on Medicinal Products and Medical Devices（Law on Therapeutic Products） 　　　　　　　（2002年1月1日） 　　　　　　　Medical Devices Ordinance（MepV, SR 812.213）（2004年9月1日） 　　　　　　　Ordinance on Clinical Trials of Therapeutic Products（VKlin, SR 812.214.2）（2004年9月1日）
	ノルウェー　　Act No.6 of 12 January 1995 relating to Medical Devices 　　　　　　　（Lov om Medisinsk Utstyr av 12 Januar 1995―Nr.6） 　　　　　　　Regulations No.25 of 12 January 1995 relating to Medical Devices 　　　　　　　（Forskrift om Medisinsk Utstyr av 12 Januar 1995―Nr.25）
カナダ	Food and Drug Act Medical Devices Regulations
オースト ラリア	Therapeutic Goods Act 1989 Therapeutic Goods Amendment（Medical Devices）Bill 2002 Therapeutic Goods（Medical Devices）Regulations 2002

3. 関連団体一覧 (順不同)

(2007年6月現在)

団体名	連絡先住所	TEL	FAX
厚生労働省	〒100-8916 東京都千代田区霞が関1-2-2	03-5253-1111	
医政局			
・総務課			
・薬事課			
・指導課			
・研究開発振興課			
医薬食品局			
・審査管理課			
医療機器審査管理室			
・安全対策課			
(独) 医薬品医療機器総合機構	〒100-0013 東京都千代田区霞が関3-3-2　新霞が関ビル6階		
審査管理部		03-3506-9437	03-3506-9442
安全部		03-3506-9434	03-3506-9543
(独) 医薬基盤研究所 研究振興部	〒567-0085 大阪府茨木市彩都あさぎ7-6-8	072-641-9811	072-641-9812
国立医薬品食品衛生研究所	〒158-8501 東京都世田谷区上用賀1-18-1	03-3700-1141	
農林水産省	〒100-8950 東京都千代田区霞が関1-2-1		
消費・安全局		03-3591-4963	03-3597-0329
消費・安全政策課			
動物医薬品検査所	〒185-8511 東京都国分寺市戸倉1-15-1	042-321-1841	042-321-1769
経済産業省	〒100-8901 東京都千代田区霞が関1-3-1	03-3501-1511	
商務情報政策局			
・サービス産業課		03-3501-1790	
医療・福祉機器産業室			
・情報通信機器課		03-3501-6944	
・消費経済部 消費経済政策課		03-3501-1905	
・消費経済部 消費経済対策課		03-3501-1228	
製造産業局			
・産業機械課		03-3501-1691	
産業技術環境局			
・基準認証政策課		03-3501-9232	
・認証課		03-3501-9473	
・知的基盤課		03-3501-9279	
・環境政策課		03-3501-1679	
・リサイクル推進課		03-3501-4978	
(独) 産業技術総合研究所　計量標準総合センター	〒305-8563 茨城県つくば市梅園1-1-1　中央第3	029-861-4120	029-861-4099
特許庁	〒100-8915 東京都千代田区霞が関3-4-3	03-3581-1101	
総務省	〒100-8926 東京都千代田区霞が関2-1-2	03-5253-5111	
情報通信政策局 放送技術課	〒100-8926 東京都千代田区霞が関2-1-2	03-5253-5783	
(独) 放射線医学総合研究所	〒263-8555 千葉市稲毛区穴川4-9-1	043-251-2111	
日本放送協会	〒150-8001 東京都渋谷区神南2-2-1　NHK放送センター	03-3465-1111	
放送技術研究所	〒157-8510 東京都世田谷区砧1-10-11	03-5494-1125	03-5494-3125
(独) 東京都立産業技術研究センター	〒115-8586 東京都北区西が丘3-13-10	03-3909-2151	03-3909-2590
(財) 日本品質保証機構 (JQA)	〒100-8308 東京都千代田区丸の内2-5-2　三菱ビル12階	03-6212-9001	03-6212-9002
安全電磁センター	〒157-8573 東京都世田谷区砧1-21-25	03-3416-5551	03-3416-5561
都留電磁環境試験所	〒402-0045 山梨県都留市大幡丹保沢2096	0554-43-5517	0554-43-6316
地球環境事業部	〒100-8308 東京都千代田区丸の内2-5-2　三菱ビル12階	03-6212-9333	03-6212-9334
(財) 電気安全環境研究所	〒151-8545 東京都渋谷区代々木5-14-12	03-3466-5234	03-3466-9219
医療機器認証センター	〒151-0062 東京都渋谷区元代々木町33-8　元代々木サンサンビル	03-3466-9741 (品質認証部)	03-3466-8388 (品質認証部)

3. 関連団体一覧

団体名	連絡先住所	ＴＥＬ	ＦＡＸ
ISO 登録センター	〒151-0062 東京都渋谷区元代々木町 33-8　元代々木サンサンビル	03-346-6660	03-3466-6622
（財）日本規格協会	〒107-8440 東京都港区赤坂 4-1-24		
国際標準化支援センター			
国際標準化支援部	〒107-0052 東京都港区赤坂 4-9-22　虎屋ビル	03-5770-1596	03-5770-1592
IEC 活動推進会議事務局	〒107-0052 東京都港区赤坂 4-1-27　赤坂豊産ビル	03-3583-8022	03-3583-8576
規格開発部	〒107-0052 東京都港区赤坂 4-9-22　虎屋ビル	03-5770-1571 （標準課）	03-5770-5541
審査登録事業部	〒100-0014 東京都千代田区永田町 2-13-5　赤坂エイトワンビル	03-3592-1401 （審査業務課）	03-5532-1256
（社）日本機械工業連合会	〒105-0011 東京都港区芝公園 3-5-8　機械振興会館	03-3434-5381	03-3434-6698
（社）電子情報技術産業協会	〒101-0065 東京都千代田区西神田 3-2-1　千代田ファーストビル南館	03-5275-7261	03-5212-8122
（社）日本電機工業会	〒102-0082 東京都千代田区一番町 17-4	03-3556-5881	03-3556-5889
情報通信ネットワーク産業協会	〒100-0004 東京都千代田区大手町 1-7-2　東京サンケイビル 17 階	03-3231-3001	03-3231-3110
（社）日本電気制御機器工業会	〒105-0013 東京都港区浜松町 2-1-17　松永ビル 6 階	03-3437-5727	03-3437-5904
（社）日本電気計測器工業会	〒105-0012 東京都港区芝大門 1-2-18　野依ビル 2 階	03-5408-8111	03-5408-0575
情報処理装置等電波障害自主規制協議会（VCCI）	〒106-0041 東京都港区麻布台 2-3-5　NOA ビル 7 階	03-5575-3138	03-5575-3137
電波環境協議会	〒100-0013 東京都千代田区霞が関 1-4-1　日土地ビル 11 階 （社）電波産業会内	03-5510-8596	03-3592-1103
超音波工業会	〒166-0003 東京都杉並区高円寺南 3-56-1　藤和高円寺コープ 211 号	03-3314-5966	03-3314-6365
（社）日本画像医療システム工業会	〒113-0033 東京都文京区本郷 3-22-5　住友不動産本郷ビル 9 階	03-3816-3450	03-3818-8920
日本医師会	〒133-8621 東京都文京区本駒込 2-28-16　日本医師会館内	03-3946-2121	03-3946-6295
日本医学会	〒133-8621 東京都文京区本駒込 2-28-16　日本医師会館内	03-3946-2121	03-3946-6295
日本歯科医師会	〒102-0073 東京都千代田区九段北 4-1-20	03-3262-9321	03-3262-9885
（社）日本病院会	〒102-8414 東京都千代田一番町 13-3	03-3265-0077	03-3230-2898
日本医療福祉設備協会	〒113-0033 東京都文京区本郷 1-30-16　本郷春日マンション 403	03-3812-0257	03-3812-0257
（財）医療情報システム開発センター	〒113-0024 東京都文京区西片 1-17-8　KS ビル 3 階	03-5805-8201	
（財）医療機器センター	〒113-0033 東京都文京区本郷 3-42-6　NKD ビル	03-3813-8156	03-3813-8733
日本医療機器産業連合会	〒162-0822 東京都新宿区下宮比町 3-2　飯田橋スクエアビル 8 階 B	03-5225-6234	03-3260-9092
日本医療機器同友会	〒113-0033 東京都文京区本郷 3-39-15　医科器械会館 3 階	03-3814-4301	03-3814-4302
日本医用機器工業会	〒113-0033 東京都文京区本郷 3-39-15　医科器械会館 5 階	03-3816-5575	03-3816-5576
日本医療器材工業会	〒102-0083 東京都千代田区麹町 3-10-3　神浦麹町ビル 3 階	03-5212-3721	03-5212-3724
（社）日本分析機器工業会	〒101-0054 東京都千代田区神田錦町 1-10-1　サクラビル 3 階	03-3292-0642	03-3292-7157
（社）日本ホームヘルス機器協会	〒113-0034 東京都文京区湯島 4-1-11　南山堂ビル 5 階	03-5805-6131	03-5805-6135
日本医用光学機器工業会	〒103-0027 東京都中央区日本橋 2-2-3　リッシュビル 3 階	03-6225-5474	03-3274-2811
日本コンタクトレンズ協会	〒113-0034 東京都文京区湯島 2-31-24	03-5802-5361	03-5802-5590
日本歯科材料工業協同組合	〒111-0056 東京都台東区小島 2-16-14　日本歯科器械会館	03-3851-7217	03-3851-7218
日本歯科機械工業共同組合	〒111-0056 東京都台東区小島 2-16-14　日本歯科器械会館	03-3851-6123	03-3851-6124
日本理学療法器材工業会	〒113-0033 東京都文京区本郷 2-18-13　イシダビル 3 階	03-3811-8200	03-3813-7011
（社）日本衛生材料工業連合会	〒105-0012 東京都港区芝大門 2-10-1　第一大門ビル 7 階	03-6403-5351	03-6403-5350
日本在宅医療福祉協会	〒113-8570 東京都文京区湯島 2-31-20　フクダ電子春木町ビル	03-3818-6047	03-3818-2728
保健医療福祉情報システム工業会	〒105-0001 東京都港区虎ノ門 1-19-9　虎の門 TBL ビル 6 階	03-3506-8010	03-3506-8070
（財）日本腎臓財団	〒112-0004 東京都文京区後楽 2-1-11　飯田橋デルタビル 2 階	03-3815-2989	03-3815-4988
（財）レーザー技術総合研究所	〒550-0004 大阪市西区靱本町 1-8-4　大阪科学技術センタービル 4 F	06-6443-6311	06-6443-6313
（社）日本アイソトープ協会	〒113-8941 東京都文京区本駒込 2-28-45	03-5395-8021 （総務課）	
医薬安全性研究会	〒101-0063 東京都千代田区神田淡路町 2-21-11　（株）サイエンティスト社内	03-3253-8992	03-3255-684

団体名	連絡先住所	TEL	FAX
光化学協会	〒152-8551 東京都目黒区大岡山2-12-1, W 4-23 東京工業大学大学院理工学研究科物質科学専攻市村研究室内	03-5734-2225	03-5734-2655
(社) 全国病院理学療法協会	〒141-0032 東京都品川区大崎3-6-21-318	03-3494-1948	03-3494-1950
日本リハビリテーション工学協会	〒222-0035 横浜市港北区鳥山町1770 社会福祉法人横浜市リハビリテーション事業団横浜市総合リハビリテーションセンター企画研究課内		

4. 関連学会一覧 (順不同)

(2007年7月現在)

学会名	住所	電話
(社) 日本生体医工学会	〒162-0802 東京都新宿区改代町26-1 三田村ビル 有限責任中間法人 学会支援機構内	03-5206-6066
日本応用医学会	〒606-0802 京都市左京区下鴨宮崎町108	075-781-0225
日本医科器械学会	〒113-0033 東京都文京区本郷3-39-15	03-3813-1062
日本医用画像工学会	〒113-0033 東京都文京区本郷7-2-11 パークアクシス本郷の杜1201 (有) クアンタム内	03-5684-1636
(社) 日本音響学会	〒101-0021 東京都千代田区外神田2-18-20 ナカウラ第5ビル2階	03-5256-1020
日本画像医学会	〒107-0052 東京都港区赤坂9-1-7 赤坂レジデンシャル483号	03-3405-0529
日本画像学会	〒164-8678 東京都中野区本町2-9-5 東京工芸大学内	03-3373-9576
(社) 日本超音波医学会	〒101-0063 東京都千代田区神田淡路町2-23-1 お茶の水センタービル6階	03-6380-3711
日本超音波検査学会	〒169-0075 東京都新宿区高田馬場4-4-19	03-5348-8628
日本電気泳動学会	〒229-8501 神奈川県相模原市淵野辺1-17-71 麻布大学内	042-769-2293
(社) 電気学会	〒102-0076 東京都千代田区五番町6-2 HOMAT HORIZONビル8階	03-3221-7312 (総務課)
(社) 電子情報通信学会	〒105-0011 東京都港区芝公園3-5-8 機械振興会館内101号室	03-3433-6691
(社) 照明学会	〒101-0048 東京都千代田区神田司町2-8-4 吹田屋ビル3階	03-5294-0101
(社) 人工知能学会	〒162-0821 東京都新宿区津久戸町4-7 OSビル402号室	03-5261-3401
(社) 映像情報メディア学会	〒105-0011 東京都港区芝公園3-5-8 機械振興会館内	03-3432-4677
日本医用マススペクトル学会	〒920-0293 石川県河北郡内灘町大学1-1 金沢医科大学総合医学研究所 人類遺伝学研究部門生化学内	076-286-2464
日本宇宙航空環境医学会	〒105-8461 東京都港区西新橋3-25-8 東京慈恵会医科大学宇宙医学研究室内	03-3433-1111 (内2295)
(社) 日本航空宇宙学会	〒105-0004 東京都港区新橋1-18-2 明宏ビル別館3階	03-3501-0463
有限責任中間法人 日本臨床神経生理学会	〒113-0033 東京都文京区本郷3-20-6 本郷平野ビル2階	03-3815-0843
有限責任中間法人 日本核医学会	〒113-0021 東京都文京区本駒込2-28-45 日本アイソトープ協会内	03-3947-0976
日本核医学技術学会	〒530-0043 大阪市北区天満1-18-19 アスペック天満橋403	06-6357-0978
日本放射線腫瘍学会	〒113-0034 東京都文京区湯島2-18-6 夏目ビル4階 (株) メディカルサプライジャパン内	03-3818-2176
日本義肢装具学会	〒113-0033 東京都文京区本郷5-32-7 義肢会館201	03-3812-9066
(社) 日本消化器内視鏡学会	〒101-0052 東京都千代田区神田小川町3-22	03-3291-4111
日本内視鏡外科学会	〒162-0802 東京都新宿区改代町26-1-B 03 有限責任中間法人 学会支援機構内	03-5206-6007
日本産科婦人科内視鏡学会	〒113-0034 東京都文京区湯島2-18-6 夏目ビル4階 (株) メディカルサプライジャパン内	03-3818-2177
日本関節鏡学会	〒260-8670 千葉市中央区亥鼻1-8-1 千葉大学大学院医学研究院整形外科学内	043-222-7171 (内5303, 5304)
日本歯科理工学会	〒170-0003 東京都豊島区駒込1-43-9 (財) 口腔保健協会内	03-3947-8891
日本循環制御医学会	〒228-8555 神奈川県相模原市北里1-15-1 北里大学医学部麻酔学講座内	042-778-8606
日本呼吸療法医学会	〒154-0002 東京都世田谷区下馬6-3-17-111 (株) エスエスオー内	03-5343-6055

4. 関連学会一覧

学 会 名	住　　　　所	電　話
日本人工臓器学会	〒162-0802　東京都新宿区改代町26-1　三田村ビル　有限責任中間法人 学会支援機構内	03-5206-6007
日本不整脈学会	〒102-0083　東京都千代田区麹町1-7　相互半蔵門ビル1階	03-5216-2681
日本心電学会	〒160-0022　東京都新宿区新宿2-1-15　古鷹ビル5階	03-5379-5333
日本人間工学会	〒107-0052　東京都港区赤坂2-10-14　第2信和ビル5階	03-3587-0278
日本バイオマテリアル学会	〒170-0003　東京都豊島区駒込1-43-9　4階　（財）口腔保健協会内	03-3947-8891
日本バイオメカニクス学会	〒305-8574　茨城県つくば市天王台1-1-1　筑波大学体育科学系内	029-853-2677
日本ハイパーサーミア学会	〒633-0091　奈良県桜井市桜井52-1	0744-43-2927
（社）日本放射線技術学会	〒600-8107　京都市下京区五条通町東入東錺屋町167　ビューフォート五条烏丸	075-354-8989
（社）日本医学放射線学会	〒113-0033　東京都文京区本郷5-1-16　NP-Ⅱビル3階	03-3814-3077
日本臨床分子形態学会	〒606-8305　京都市左京区吉田河原町14　（財）近畿地方発明センタービルB13	075-771-1373
（社）日本電子顕微鏡学会	〒112-0012　東京都文京区大塚3-11-6　大塚3丁目ビル7F　リアライズAT（株）内	03-5940-7640
（社）日本ロボット学会	〒113-0033　東京都文京区本郷2-19-7　ブルービルディング2階	03-3812-7594
（社）日本耳鼻咽喉科学会	〒108-0074　東京都港区高輪3-25-22	03-3443-3085
日本聴覚医学会	〒105-0012　東京都港区芝大門1-4-4　ノア芝大門405	03-5777-6310
日本めまい平衡医学会	〒606-8395　京都市左京区丸太町通川端東39	075-751-0068
日本耳科学会	〒108-0074　東京都港区高輪2-14-14　高輪グランドハイツ707	03-3443-3537
日本鼻科学会	〒108-0074　東京都港区高輪2-14-14　高輪グランドハイツ707	03-3443-4150
日本気管食道科学会	〒112-0004　東京都文京区後楽2-3-10　白王ビル5階	03-3818-3030
日本音声言語医学会	〒112-0004　東京都文京区後楽2-3-10　白王ビル5階	03-5684-5958
耳鼻咽喉科臨床学会	〒606-8395　京都市左京区丸太町通川端東39	075-771-2301
日本眼科学会	〒101-8346　東京都千代田区猿楽町2-4-11-402	03-3295-2360
（社）日本物理学会	〒105-0004　東京都港区新橋5-34-3　栄進開発ビル5階	03-3434-2671
（社）情報処理学会	〒101-0062　東京都千代田区神田駿河台1-5　化学会館4階	03-3518-8374
日本磁気共鳴医学会	〒141-0022　東京都品川区東五反田5-24-9　五反田パークサイドビル4階	03-3443-8622
日本脳神経CI学会	〒768-0013　香川県観音寺市村黒町739　松井病院内	0875-23-2111
有限責任中間法人 日本生理学会	〒113-0033　東京都文京区本郷3-30-10　布施ビル	03-3815-1624
（社）日本生化学会	〒113-0033　東京都文京区本郷5-25-16　石川ビル内	03-3815-1913
（社）日本循環器学会	〒604-8172　京都市中京区烏丸通姉小路下ル場之町599　CUBE OIKE 8階	075-257-5830
有限責任中間法人日本消化器外科学会	〒103-0025　東京都中央区日本橋茅場町2-9-8　友泉茅場町ビル7階	03-5641-3500
（社）高分子学会	〒104-0042　東京都中央区入船3-10-9　新富ビル6階	03-5540-3770
（社）日本麻酔学会	〒113-0033　東京都文京区本郷3-18-11　TYビル6階	03-3815-0590
日本サーモロジー学会	〒113-0033　東京都文京区本郷7-2-11　パークアクシス本郷の杜1201　（有）クアンタム内	03-5684-1636
（社）日本透析医学会	〒113-0033　東京都文京区本郷2-38-21　アラミドビル2階	03-5800-0786
（社）日本泌尿器科学会	〒113-0034　東京都文京区湯島2-17-15　斎藤ビル5階	03-3814-7921
画像電子学会	〒105-0012　東京都港区芝大門1-10-1　全国たばこビル6階	03-5403-7571
（社）計測自動制御学会	〒113-0033　東京都文京区本郷1-35-28-303	03-3814-4121
日本生物物理学会	〒464-8603　名古屋市千種区不老町　名古屋大学大学院光学研究科応用物理内（学会会長室）	052-789-3720
日本神経学会	〒113-0034　東京都文京区湯島2-31-21　一丸ビル2階	03-3815-1080
（社）日本産科婦人科学会	〒113-0033　東京都文京区本郷2-3-9　ツインビュー御茶の水3階	03-5842-5452
（財）日本消化器病学会	〒104-0061　東京都中央区銀座8-9-13　銀座オリエントビル8階	03-3573-4297
有限責任中間法人 日本救急医学会	〒113-0033　東京都文京区本郷3-3-12　ケイズビルディング3階	03-5840-9870
日本臨床検査医学会有限責任中間法人	〒101-0064　東京都千代田区猿楽町1-7-1　高橋ビル5階	03-3295-0351
日本移植学会	〒162-0802　東京都新宿区改代町26-1-B03　有限責任中間法人 学会支援機構内	03-5206-6007
（社）日本機械学会	〒160-0016　東京都新宿区信濃町35　信濃町煉瓦館5階	03-5360-3500
（社）可視化情報学会	〒114-0034　東京都北区上十条3-29-20　アルボル上十条103	03-5993-5020
（社）応用物理学会	〒102-0073　東京都千代田区九段北1-12-3　井門九段ビル5階	03-3238-1041
（社）日本獣医学会	〒113-0033　東京都文京区本郷6-26-12　東京RSビル7階	03-5803-7761
（社）日本脳神経外科学会	〒113-0033　東京都文京区本郷5-25-16　石川ビル4階	03-3812-6226
有限責任中間法人 日本周産期・新生児医学会	〒162-0845　東京都新宿区本村町2-30　（株）メジカルビュー社内	03-5228-2074

学　会　名	住　　　所	電　話
特定非営利活動法人　日本胸部外科学会	〒112-0004　東京都文京区後楽 2-3-27　テラル後楽ビル 1 階	03-3812-4253
特定非営利活動法人　日本心臓血管外科学会	〒113-0033　東京都文京区本郷 2-26-9　鈴木ビル 6 階	03-5842-2301
特定非営利活動法人　日本血管外科学会	〒102-0084　東京都千代田区二番町 2-1　（株）メディカルトリビューン内	03-3239-7264
有限責任中間法人　日本集中治療医学会	〒113-0033　東京都文京区本郷 3-32-6　ハイヴ本郷 3 階	03-3815-0589
日本手術医学会	〒154-8568　東京都世田谷区世田谷 3-11-3　東京医療保健大学内	03-3706-1856
特定非営利活動法人　日本レーザー医学会	〒101-8449　東京都千代田区神田錦町 3-24　住友商事神保町ビル　（株）ICS コンベンションデザイン内	03-3219-3571
（社）日本産業衛生学会	〒160-0022　東京都新宿区新宿 1-29-8　公衛ビル 4 階	03-3356-1536
有限責任中間法人　日本病院管理学会	〒102-0085　東京都千代田区六番町 13-4　浅松ビル 4 C	03-3515-6475
〈関連研究会〉		
未来医学研究会	〒162-8666　東京都新宿区河田町 8-1　東京女子医科大学医用工学研究施設内	03-3353-8111
日本臨床バイオメカニクス学会	〒565-0871　大阪府吹田市山田丘 2-2　大阪大学大学院医学系研究科器官制御外科学（整形外科）教室内	06-6879-3552
（社）日本整形外科学会	〒113-8418　東京都文京区本郷 2-40-8　TH ビル 2・3・4 階	03-3816-3671
高速信号処理応用技術学会	〒158-8557　東京都世田谷区玉堤 1-28-1　武蔵工業大学工学部電気電子情報工学科内	03-3703-3111
クロマトグラフィー科学会	〒501-1193　岐阜県岐阜市柳戸 1-1　岐阜大学工学部応用化学科内	058-293-2806
日本医学物理学会	〒263-8555　千葉市稲毛区穴川 4-9-1　放射線医学総合研究所重粒子医科学センター物理工学部内	043-206-3177
獣医麻酔外科学会	〒113-8657　東京都文京区弥生 1-1-1　東京大学大学院農学生命科学研究科獣医学専攻獣医外科学研究室	03-5841-5473
（社）日本応用磁気学会	〒101-0062　東京都千代田区神田駿河台 3-11　三井住友海上駿河台別館ビル 6 階	03-5281-0106
日本眼光学学会	〒567-0046　大阪府茨木市南春日丘 7-5-10　第 2 山本ビル 203	072-631-3737
日本眼内レンズ屈折手術学会	〒113-0033　東京都文京区本郷 7-2-4　浅井ビル 501 号室	03-3811-0309
（社）日本小児科学会	〒112-0004　東京都文京区後楽 1-1-5　第一馬上ビル 4 階	03-3818-0091
特定非営利活動法人日本小児循環器学会	〒102-0084　東京都千代田区二番町 2-1　（株）メディカルトリビューン内	03-3239-7264
日本小児呼吸器疾患学会	〒206-8512　東京都多摩市永山 1-7-1　日本医科大学付属多摩永山病院小児科内	042-353-8295
日本炎症・再生医学会	〒261-8512　川崎市宮前区菅生 2-16-1　聖マリアンナ医科大学難病治療研究センター内	044-975-7443

5．関　係　資　格

〔1〕　公的資格（医療関係）

(2007 年 7 月現在)

資格の名称	問　合　せ　先	電　話
医師	厚生労働省医政局医事課試験免許室	03-5253-1111
歯科医師	厚生労働省医政局医事課試験免許室	03-5253-1111
獣医師	農林水産省消費・安全局畜水産安全管理課獣医事班獣医療係	03-3501-4094
看護師	厚生労働省医政局医事課試験免許室	03-5253-1111
准看護師	試験は各都道府県が実施する	
	（東京都）：東京都福祉保健局医療政策部医療人材課免許係）	03-5320-4434
看護教員	厚生労働省看護研修研究センター教務科，他	03-3410-8721
陸上自衛隊看護学生	防衛省陸上幕僚監部人事部募集・援護課　自衛隊各地方協力本部	03-3268-3111
歯科衛生士	（財）歯科医療研修振興財団	03-3262-3381
歯科技工士	試験は各都道府県が実施する	
	（東京都）：東京都福祉保健局医療政策部医療人材課免許係）	03-5320-4434

5. 関 係 資 格

資 格 の 名 称	問 合 せ 先	電 話
保健師	厚生労働省医政局医事課試験免許室	03-5253-1111
助産師	厚生労働省医政局医事課試験免許室	03-5253-1111
臨床検査技師	厚生労働省医政局医事課試験免許室	03-5253-1111
臨床工学技士	(財) 医療機器センター	03-3813-8531
理学療法士	厚生労働省医政局医事課試験免許室	03-5253-1111
作業療法士	厚生労働省医政局医事課試験免許室	03-5253-1111
視能訓練士	厚生労働省医政局医事課試験免許室	03-5253-1111
言語聴覚士	(財) 医療研修推進財団	03-3501-6515
診療放射線技師	厚生労働省医政局医事課試験免許室	03-5253-1111
薬剤師	厚生労働省医薬食品局総務課分室	03-5253-1111
柔道整復師	(財) 柔道整復師研修試験財団	03-5652-3323
きゅう師	(財) 東洋療法研修試験財団	03-3847-9887
はり師	(財) 東洋療法研修試験財団	03-3847-9887
あん摩マッサージ指圧師	(財) 東洋療法研修試験財団	03-3847-9887
精神保健福祉士	(財) 社会福祉振興・試験センター	03-3486-7521
臨床心理士	(財) 日本臨床心理士資格認定協会	03-3817-0020
医療事務	(財) 日本医療教育財団	03-3294-6624
医療秘書	医療秘書教育全国協議会第2分室	03-3557-3775
社会福祉士	(財) 社会福祉振興・試験センター	03-3486-7521
介護福祉士	(財) 社会福祉振興・試験センター	03-3486-7521
義肢装具士	(財) テクノエイド協会	03-3266-6882
手話通訳士	(福) 聴力障害者情報文化センター	03-3356-1609
救急法救急員	日本赤十字社各都道府県支部	03-5273-6741 (東京都支部)
水上安全法救助員	日本赤十字社各都道府県支部	03-5273-6741 (東京都支部)
救急救命士	(財) 日本救急医療財団	03-3835-0099

〔2〕 公的資格（医療機器関連）

資 格 の 名 称	問 合 せ 先	電 話
医療機器修理業責任技術者	(財) 医療機器センター	03-3813-8156
情報処理技術者	(独) 情報処理推進機構情報処理技術者試験センター	03-5978-7600
電気主任技術者	(財) 電気技術者試験センター本部事務局	03-3552-7691
第二種電気工事士	(財) 電気技術者試験センター本部事務局	03-3552-7691
家電製品エンジニア	(財) 家電製品協会認定センター	03-3433-0561
家電製品アドバイザー	(財) 家電製品協会認定センター	03-3433-0561
エックス線作業主任者	(財) 安全衛生技術試験協会	03-5275-1088
放射線取扱主任者	(財) 原子力安全技術センター	03-3814-7480
	(財) 原子力安全技術センター主任者試験グループ	03-3814-7480
技術士・技術士補	(社) 日本技術士会技術士試験センター	03-3459-1333

〔3〕 学会，業界認定資格（医療関係）

資 格 の 名 称	問 合 せ 先	電 話
第一種 ME 技術実力検定	(社) 日本生体医工学会 ME 技術教育委員 ME 技術実力検定試験事務局	03-3813-5521
第二種 ME 技術実力検定	(社) 日本生体医工学会 ME 技術教育委員 ME 技術実力検定試験事務局	03-3813-5521
X 線診断装置点検技術者	(社) 日本画像医療システム工業会医用放射線機器安全管理センター	03-3816-3450
X 線 CT 装置点検技術者	(社) 日本画像医療システム工業会医用放射線機器安全管理センター	03-3816-3450
MR 装置点検技術者	(社) 日本画像医療システム工業会医用放射線機器安全管理センター	03-3816-3450
循環器用線診断装置点検技術者	(社) 日本画像医療システム工業会医用放射線機器安全管理センター	03-3816-3450
核医学装置点検技術者	(社) 日本画像医療システム工業会医用放射線機器安全管理センター	03-3816-3450
超音波検査士	(社) 日本超音波医学会超音波検査士係	03-3813-5540
消化器内視鏡技師	日本消化器内視鏡学会技師試験請求係	03-3291-4111
補聴器技能者	(財) テクノエイド協会	03-3266-6880

6. 耐用年数表

「減価償却資産の耐用年数等に関する省令」で定められた耐用年数表から，関係の深い部分を抜粋した（2007年10月31日現在）。

表1 （別表第1 機械及び装置以外の有形減価償却資産の耐用年数表） 抜粋

種類	構造又は用途	細目	耐用年数	種類	構造又は用途	細目	耐用年数
建物附属設備	電気設備（照明設備を含む。）	蓄電池電源設備 その他のもの	6 15	車両及び運搬具		レッカーその他特殊車体を架装したもの 　小型車（じんかい車及びし尿車にあつては積載量が2トン以下，その他のものにあつては総排気量が2リットル以下のものをいう。） 　その他のもの	 3 4
	給排水又は衛生設備及びガス設備		15	器具及び備品	1 家具，電気機器，ガス機器及び家庭用品（他の項に掲げるものを除く。）	事務机，事務いす及びキャビネット 　主として金属製のもの 　その他のもの 応接セット 　接客業用のもの 　その他のもの ベッド 児童用机及びいす 陳列だな及び陳列ケース 　冷凍機付又は冷蔵機付のもの 　その他のもの その他の家具 　接客業用のもの 　その他のもの 　　主として金属製のもの 　　その他のもの ラジオ，テレビジョン，テープレコーダーその他の音響機器 冷房用又は暖房用機器 電気冷蔵庫，電気洗濯機その他これらに類する電気又はガス機器 氷冷蔵庫及び冷蔵ストッカー（電気式のものを除く。） カーテン，座ぶとん，寝具，丹前その他これらに類する繊維製品 じゆうたんその他の床用敷物 　小売業用，接客業用，放送用，レコード吹込用又は劇場用のもの 　その他のもの 室内装飾品 　主として金属製のもの 　その他のもの 食事又はちゆう房用品 　陶磁器製又はガラス製のもの 　その他のもの その他のもの 　主として金属製のもの 　その他のもの	 15 8 5 8 8 5 6 8 5 15 8 5 6 6 4 3 3 6 15 8 2 5 15 8
	冷房，暖房，通風又はボイラー設備	冷暖房設備（冷凍機の出力が22キロワット以下のもの） その他のもの	13 15				
	昇降機設備	エレベーター エスカレーター	17 15				
	消火，排煙又は災害報知設備及び格納式避難設備		8				
	エヤーカーテン又はドアー自動開閉設備		12				
	アーケード又は日よけ設備	主として金属製のもの その他のもの	15 8				
	店用簡易装備		3				
	可動間仕切り	簡易なもの その他のもの	3 15				
	前掲のもの以外のもの及び前掲の区分によらないもの	主として金属製のもの その他のもの	18 10				
構築物	電気通信事業用のもの	通信ケーブル 　光ファイバー製のもの 　その他のもの 地中電線路 その他の線路設備	 10 13 27 21				
	放送用又は無線通信用のもの	鉄塔及び鉄柱 　円筒空中線式のもの 　その他のもの 鉄筋コンクリート柱 木塔及び木柱 アンテナ 接地線及び放送用配線	 30 40 42 10 10 10				
車両及び運搬具	特殊自動車（この項には，別表第2第334号の自走式作業用機械を含まない。）	消防車，救急車，レントゲン車，散水車，放送宣伝車，移動無線車及びチップ製造車 モータースィーパー及び除雪車，タンク車，じんかい車，し尿車，寝台車，霊きゆう車，トラックミキサー，	5 4				

6. 耐用年数表

表1 （つづき）

種類	構造又は用途	細目	耐用年数
器具及び備品	2 事務機器及び通信機器	謄写機器及びタイプライター	
		孔版印刷又は印書業用のもの	3
		その他のもの	5
		電子計算機	6
		パーソナルコンピューター（サーバー用のものを除く。）	4
		その他のもの	5
		複写機，計算機（電子計算機を除く。），金銭登録機，タイムレコーダーその他これらに類するもの	5
		その他の事務機器	5
		テレタイプライター及びファクシミリ	5
		インターホーン及び放送用設備	6
		電話設備その他の通信機器	
		デジタル構内交換設備及びデジタルボタン電話設備	6
		その他のもの	10
	3 時計，試験機器及び測定機器	時計	10
		度量衡器	5
		試験又は測定機器	5
	4 光学機器及び写真製作機器	オペラグラス	2
		カメラ，映画撮影機，映写機及び望遠鏡	5
		引伸機，焼付機，乾燥機，顕微鏡その他の機器	8
	6 容器及び金庫	ボンベ	
		溶接製のもの	6
		鍛造製のもの	
		塩素用のもの	8
		その他のもの	10
		ドラムかん，コンテナーその他の容器	
		大型コンテナー（長さが6メートル以上のものに限る。）	7
		その他のもの	
		金属のもの	3

種類	構造又は用途	細目	耐用年数
		その他のもの	2
		金庫	
		手さげ金庫	5
		その他のもの	20
	8 医療機器	消毒殺菌用機器	4
		手術機器	5
		血液透析又は血しょう交換用機器	7
		ハバードタンクその他の作動部分を有する機能回復訓練機器	6
		調剤機器	6
		歯科診療用ユニット	7
		光学検査機器	
		ファイバースコープ	6
		その他のもの	8
		その他のもの	
		レントゲンその他の電子装置を使用する機器	
		移動式のもの，救急医療用のもの及び自動血液分析器	4
		その他のもの	6
		その他のもの	
		陶磁器製又はガラス製のもの	3
		主として金属製のもの	10
		その他のもの	5
	12 前掲する資産のうち，当該資産について定められている前掲の耐用年数によるもの以外のもの及び前掲の区分によらないもの	主として金属のもの	15
		その他のもの	8

表2 （別表第2　機械及び装置の耐用年数表）抜粋

番号	設備の種類	細目	耐用年数
263の2	産業用ロボット製造設備		11
264	その他の産業用機器又は部分品若しくは附属品製造設備		13
265	事務用機器製造設備		11
266	食品用，暖ちゅう房用，家庭用又はサービス用機器（電気機器を除く。）製造設備		13
267	産業用又は民生用電気機器製造設備		11
268	電気計測器，電気通信機器，電子応用機器又は同部分品（他の号に掲げるものを除く。）製造設備		10
268の2	光ディスク（追記型又は書換え型のものに限る。）製造設備		6
269	交通信号保安機器製造設備		12
270	電球，電子管又は放電灯製造設備		8

番号	設備の種類	細目	耐用年数
271	半導体集積回路（素子数が500以上のものに限る。）製造設備		5
271の2	その他の半導体素子製造設備		7
272	抵抗器又は蓄電器製造設備		9
272の2	プリント配線基板製造設備		6
272の3	フェライト製品製造設備		9
273	電気機器部分品製造設備		12
287	試験機，測定機又は計量機製造設備		11
288	医療用機器製造設備		12
288の2	理化学用機器製造設備		11
289	レンズ又は光学機器若しくは同部分品製造設備		10
290	ウオッチ若しくは同部分品又は写真機用シャッター製造設備		10
291	クロック若しくは同部分品，オルゴールムーブメント又は写真フィルム用スプール製造設備		12

表2 （つづき）

番号	設備の種類	細目	耐用年数	番号	設備の種類	細目	耐用年数
310	歯科材料製造設備		12	344	ラジオ又はテレビジョン放送設備	その他の設備	7
343	国内電気通信事業用設備	デジタル交換設備及び電気通信処理設備	6				6
		アナログ交換設備	16	345	その他の通信設備（給電用指令設備を含む。）		9
		その他の設備	9	349	内燃力又はガスタービン発電設備		15
343の2	国際電気通信事業用設備	デジタル交換設備及び電気通信処理設備	6	350	送電又は電気事業用変電若しくは配電設備	需要者用計器	15
		アナログ交換設備	16			柱上変圧器	18
						その他の設備	22
				352	蓄電池電源設備		6

表3 （別表第8 開発研究用減価償却資産の耐用年数表）

種類	細目	耐用年数
建物及び建物附属設備	建物の全部又は一部を低温室，恒温室，無響室，電磁しゃへい室，放射性同位元素取扱室その他の特殊室にするために特に施設した内部造作又は建物附属設備	5
構築物	風どう，試験水そう及び防壁	5
	ガス又は工業薬品貯そう，アンテナ，鉄塔及び物殊用途に使用するもの	7
工具器具及び備品	試験又は測定機器，計算機器，撮影機及び顕微鏡	4
機械及び装置	汎用ポンプ，汎用モーター，汎用金属工作機械，汎用金属加工機械その他にこれらに類するもの	7
	その他のもの	4
ソフトウエア		3

表4 （別表第9 2007年3月31日以前に取得をされた減価償却資産の償却率表）抜粋

耐用年数〔年〕	定額法の償却率	定率法の償却率
2	0.500	0.684
3	0.333	0.536
4	0.250	0.438
5	0.200	0.369
6	0.166	0.319
7	0.142	0.280
8	0.125	0.250
9	0.111	0.226
10	0.100	0.206
11	0.090	0.189
12	0.083	0.175
13	0.076	0.162
14	0.071	0.152
15	0.066	0.142
16	0.062	0.134
17	0.058	0.127
18	0.055	0.120
19	0.052	0.114
20	0.050	0.109
21	0.048	0.104
22	0.046	0.099

表5 （別表第10 2007年4月1日以後に取得をされた減価償却資産の償却率，改定償却率及び保証率の表）抜粋

耐用年数〔年〕	定額法の償却率	定率法の償却率	改定償却率	保証率
2	0.500	1.000	—	—
3	0.334	0.833	1.000	0.02789
4	0.250	0.625	1.000	0.05274
5	0.200	0.500	1.000	0.06249
6	0.167	0.417	0.500	0.05776
7	0.143	0.357	0.500	0.05496
8	0.125	0.313	0.334	0.05111
9	0.112	0.278	0.334	0.04731
10	0.100	0.250	0.334	0.04448
11	0.091	0.227	0.250	0.04123
12	0.084	0.208	0.250	0.03870
13	0.077	0.192	0.200	0.03633
14	0.072	0.179	0.200	0.03389
15	0.067	0.167	0.200	0.03217
16	0.063	0.156	0.167	0.03063
17	0.059	0.147	0.167	0.02905
18	0.056	0.139	0.143	0.02757
19	0.053	0.132	0.143	0.02616
20	0.050	0.125	0.143	0.02517
21	0.048	0.119	0.125	0.02408
22	0.046	0.114	0.125	0.02296

表6 （別表第11 2007年3月31日以前に取得をされた減価償却資産の残存割合表）抜粋

種類	細目	残存割合
別表第1，別表第2，及び別表第5から別表第8までに掲げる減価償却資産（同表に掲げるソフトウエアを除く。）		100分の10
別表第3に掲げる無形減価償却資産，別表第8に掲げるソフトウエア並びに鉱業権及び坑道		0

7. 機器の分類，区分（保守点検，修理）

〔1〕 医療機器保守点検対象機器一覧（医療法及び薬事法の特定保守管理医療機器が対象：抜粋）

機器名	おもな機器・用品
診断用X線装置	汎用X線診断装置，X線透視診断装置，X線断層撮影装置，各科専用X線診断装置，集団検診用X線装置，ポータブルX線診断装置，移動型X線診断装置
歯科用X線装置	汎用歯科X線診断装置，歯科用パノラマX線診断装置
医用X線CT装置	全身用X線CT装置，部位限定X線CT診断装置，アーム型X線CT診断装置
診断用核医学装置	核医学診断用ポジトロンCT装置，核医学データ処理装置，骨密度測定装置，RI動態機能検査装置，放射性医薬品合成設備，核医学診断用ガンマカメラ
超音波画像診断装置	汎用超音波画像診断装置，専用超音波画像診断装置，超音波ドプラ血流測定装置，超音波血流計
磁気共鳴画像診断装置	常電導磁石式全身用MR装置，常電導磁石式部位用MR装置，超電導磁石式全身用MR装置，超電導磁石式部位用MR装置，永久磁石式全身用MR装置，永久磁石式部位用MR装置，磁気共鳴血流計
診断用X線画像処理装置	コンピューテットラジオグラフ
診断用X線関連装置	X線フィルムチェンジャ，造影剤注入装置，X線被曝低減装置，X線自動露出制御器，X線用テレビ装置
生体物理現象検査用機器	心拍出量計，電磁血流計，生体信号測定装置，生体信号調整装置，多用途測定記録装置及び関連機器
生体電気現象検査用機器	汎用心電計，脳波計，筋電計，リアルタイム解析型心電図記録計，心電図解析用コンピュータ，生体現象データ処理装置及び関連機器
生体現象監視用機器	集中患者監視装置，一人用患者監視装置，患者モニタシステム，セントラルモニタ，医用テレメータ
生体検査用機器	呼吸機能測定装置
医用内視鏡	軟性内視鏡，硬性内視鏡，超音波内視鏡観測システム，内視鏡ビデオ画像システム
採血・輸血用，輸液用器具及び医薬品注入器	各種輸液ポンプ，医薬品注入コントローラ
麻酔器	閉鎖循環式麻酔システム，混合ガス麻酔器
施設用機器	保育器（開放式保育器，運搬用保育器，定置型保育器）
血液体外循環機器	人工腎臓装置，人工心肺装置，血液浄化用装置
生体機能制御装置	人工呼吸器，酸素患者治療装置及び酸素供給装置，除細動器及び関連機器，人工膵臓
その他の生体機能補助・代行機器	腹水濾過濃縮用装置
放射性同位元素治療装置	遠隔照射治療用放射性核種システム，定位放射線治療用放射性核種システム
治療用粒子加速装置	粒子線治療装置
放射線治療関連装置	放射線治療計画用X線CT装置，放射線治療シミュレータ
理学療法用器械器具	光線治療器，低周波治療器，超音波治療器，温熱治療器，運動訓練装置
レーザ治療器及び手術用機器	ヘリウム・ネオンレーザ治療器，半導体レーザ治療器，レーザ手術装置及び内視鏡用コアグレータ
手術用電気機器及び関連装置	電気手術器，焼灼器，超音波手術器，冷凍手術器
ハイパサーミア装置	マイクロ波ハイパサーミアシステム，レーザハイパサーミアシステム，高周波式ハイパサーミアシステム，超音波式ハイパサーミアシステム，液体加温ハイパサーミアシステム
結石破砕装置	衝撃波結石破砕装置，超音波式結石破砕装置，微小火薬挿入式結石破砕装置

〔2〕 修理区分と修理対象機器一覧（薬事法施行規則第181条別表第2）

区分	区分名称	例示明細	区分	区分名称	例示明細
1	画像診断システム関連	手術台及び治療台のうち，放射線治療台	3	治療用・施設用機器関連	④ 超音波手術器
		医療用エックス線装置及び医療用エックス線装置用エックス線管			聴診器
		医療用エックス線写真観察装置			打診器
		医療用エックス線装置用透視台			知覚検査又は運動機能検査用器具のうち，次に掲げるもの ① 歩行分析計 ② 握力計 ③ 圧痛覚計 ④ 角度計 ⑤ 背筋力計
		放射性物質診療用器具（シンチレーションカウンタ及びラジオイムノアッセイ用装置を除く。）			
		放射線障害防護用器具			
		理学診療用器具のうち，次に掲げるもの ① ハイパーサーミア装置 ② 結石破砕装置			
					医療用定温器（微生物培養装置を除く。）
					電気手術器
		内臓機能検査用器具のうち，磁気共鳴画像診断装置			結紮器及び縫合器
		医薬品注入器のうち，造影剤注入装置			医療用焼灼器（レーザ手術装置及びレーザコアグレータを除く。）
		医療用物質生成器のうち，陽子線治療装置			医療用吸引器（歯科用吸引装置を除く。）
2	生体現象計測・監視システム関連	理学診療用器具のうち，次に掲げるもの ① 超音波画像診断装置 ② 医用サーモグラフィ装置 ③ 除細動器 ④ 機能的電気刺激装置			気胸器及び気腹器
					医療用嘴管及び体液誘導管
					医療用洗浄器（歯科用根管洗浄器及び家庭用腟洗浄器を除く。）
		体温計			採血又は輸血用器具
		血液検査用器具のうち，オキシメータ			医薬品注入器（歯科用貼薬針及び造影剤注入装置を除く。）
		血圧検査又は脈波検査用器具			
		内臓機能検査用器具。ただし，次に掲げるものを除く。 ① 磁気共鳴画像診断装置 ② 眼圧計 ③ 血液ガス分析装置 ④ 自動細胞診装置			医療用吸入器（家庭用吸入器を除く。）
			4	人工臓器関連	内臓機能代用器（心臓ペースメーカを除く。）
			5	光学機器関連	理学診療用器具のうち，次に掲げるもの ① ヘリウム・ネオンレーザ治療器 ② 半導体レーザ治療器
		聴力検査用器具			内臓機能検査用器具のうち，眼圧計
		知覚検査又は運動機能検査用器具。ただし，次に掲げるものを除く。 ① 歩行分析計 ② 握力計 ③ 圧痛覚計 ④ 角度計 ⑤ 背筋力計 ⑥ 治療点検索測定器 ⑦ 歯科用電気診断用機器			検眼用器具
					医療用鏡（歯鏡及び歯鏡柄を除く。）
					医療用焼灼器のうち，レーザ手術装置及びレーザコアグレータ
			6	理学療法用機器関連	理学診療用器具のうち，次に掲げるもの ① 光線治療器 ② 低周波治療器 ③ 高周波治療器 ④ 超音波治療器 ⑤ 熱療法用装置 ⑥ マッサージ器 ⑦ 針電極低周波治療器 ⑧ 電位治療器 ⑨ 骨電気刺激癒合促進装置
		補聴器			
3	治療用・施設用機器関連	手術台及び治療台（放射線治療台及び歯科用治療台を除く。）			
		医療用照明器（歯科用手術灯を除く。）			
		医療用消毒器			
		医療用殺菌水装置			
		麻酔器並びに麻酔器用呼吸嚢及びガス吸収かん			知覚検査又は運動機能検査用器具のうち，治療点検索測定器
					整形用器具器械のうち，運動療法用器具器械
		呼吸補助器	7	歯科用機器関連	手術台及び治療台のうち，歯科用治療台
		内臓機能代用器のうち，心臓ペースメーカ			医療用照明器のうち，歯科用手術灯
		保育器			理学診療用器具のうち，次に掲げるもの ① 歯科用イオン導入装置 ② 歯科用両側性筋電気刺激装置
		理学診療用器具のうち，次に掲げるもの ① 心マッサージ器 ② 脳・脊髄電気刺激装置 ③ 卵管疎通診断装置			

7. 機器の分類，区分（保守点検，修理）

区分	区分名称	例示明細	区分	区分名称	例示明細
7	歯科用機器関連	知覚検査又は運動機能検査用具のうち，歯科用電気診断用機器	9	鋼製器具・家庭用医療機器関連	舌圧子
		医療用鏡のうち，歯鏡及び歯鏡柄			医療用刀
		医療用吸引器のうち，歯科用吸引装置			医療用はさみ
		医療用剝離子のうち，歯科用起子及び剝離子			医療用ピンセット
					医療用匙
		医療用てこのうち，次に掲げるもの ① 歯科用てこ ② 歯科用エレベータ			医療用鈎
					医療用鉗子
					医療用のこぎり
		医療用穿刺器，穿削器及び穿孔器のうち，次に掲げるもの ① 歯科用バー ② 歯科用リーマ ③ 歯科用ファイル ④ 歯科用ドリル ⑤ 歯科用根管スプレッダ及び根管プラガ ⑥ 歯科用マンドレル ⑦ 歯科用根管拡大装置 ⑧ 歯科技工用バー ⑨ 歯科技工用マンドレル			医療用のみ
					医療用剝離子（歯科用起子及び剝離子を除く。）
					医療用つち
					医療用やすり
					医療用てこ（歯科用てこ及び歯科用エレベータを除く。）
					医療用絞断器
					医療用穿刺器，穿削器及び穿孔器。ただし，次に掲げるものを除く。 ① 歯科用バー ② 歯科用リーマ ③ 歯科用ファイル ④ 歯科用ドリル ⑤ 歯科用根管スプレッダ及び根管プラガ ⑥ 歯科用マンドレル ⑦ 歯科用根管拡大装置 ⑧ 歯科技工用バー ⑨ 歯科技工用マンドレル
		医療用洗浄器のうち，歯科用根管洗浄器			
		整形用器具器械のうち，歯科矯正用機器			
		歯科用ユニット			
		歯科用エンジン			
		歯科用ハンドピース			
		歯科用切削器			
		歯科用ブローチ			開創又は開孔用器具
		歯科用探針			医療用拡張器
		歯科用充填器			医療用消息子
		歯科用練成器			医療用捲綿子
		歯科用防湿器			医療用洗浄器のうち，家庭用腟洗浄器
		印象採得又は咬合採得用器具			整形用器具器械のうち，次に掲げるもの ① 骨接合用器械 ② 電動式骨手術器械 ③ エアー式骨手術器械 ④ 骨接合用又は骨手術用器具 ⑤ 靱帯再建用手術器械
		歯科用蒸和器及び重合器			
		歯科用鋳造器			
		医薬品注入器のうち，歯科用貼薬針			
8	検体検査用機器関連	放射性物質診療器具のうち，次に掲げるもの ① シンチレーションカウンタ ② ラジオイムノアッセイ用装置			
					医療用吸引器のうち，家庭用吸入器
					バイブレータ
		血液検査用器具（オキシメータを除く。）			家庭用電気治療器
		尿検査又は糞便検査用器具			指圧代用器
		内臓機能検査用器具のうち，次に掲げるもの ① 血液ガス分析装置 ② 自動細胞診装置			はり又はきゅう用器具のうち，温きゅう器
					磁気治療器
		医療用遠心ちんでん器			医療用物質生成器
		医療用ミクロトーム			
		医療用定温器のうち，微生物培養装置			

付録4　執筆関係企業情報

〔会社名（和文・英文），ロゴ，住所，電話番号，URL，
取扱い主要医用電子機器名・主要製品分野の順に記載
（2008年9月現在）〕

アニマ（株）
ANIMA Corporation
　本社　〒182-0034　東京都調布市下石原 3-65-1
　☎(042) 487-6111
　URL　http://www.anima.jp

重心動揺計シリーズ（ポータブルタイプ・コンピュータ解析タイプ），下肢加重計シリーズ，3次元動作分析システムシリーズ，3次元フォースプレートシリーズ，歩行分析計シリーズ，筋力計シリーズ，酸素消費量計シリーズ，運動機能評価システム

（株）アムコ
Amco, Inc.
　本社　〒102-0072　東京都千代田区飯田橋 4-8-7
　☎(03) 3265-4261
　URL　http://www.amco.co.jp

高周波手術装置，無影灯，手術台，超音波手術器，超音波画像診断装置，ヘッドライトシステム，各種鉗子，開創器，気腹装置，IPPB装置，MDI用スペーサ，パルスオキシメータ，集尿バッグ，排尿機能検査装置，尿流測定装置，内視鏡用トロカール，プレッシャーケア製品，シャープスセイフティ製品，血圧計，PEG，バルーンダイレータ，内視鏡用スネア，止血鉗子，浸透圧計，血液成分分離装置，自己血回収装置，プログラムフリーザ，液体窒素保存容器，滅菌インジケータ，ヘモグロビン測定器，グルコース測定器

アロカ（株）
ALOKA CO., LTD
　本社　〒181-8622　東京都三鷹市牟礼 6-22-1
　☎(0422) 45-5111
　URL　http://www.aloka.co.jp

各種超音波診断装置，骨粗鬆症診断装置，治療・診断装置，関連システム

エドワーズライフサイエンス（株）
Edwards Lifesciences Ltd.
　本社　〒102-0085　東京都千代田区六番町 2-8
　☎(03) 5213-5700
　URL　http://www.edwards.com/jp

人工心臓弁，人工弁輪，体外循環カニューレ，サーモダイリューションカテーテル，低侵襲血行動態モニタリング製品，観血的動静脈圧測定セット，血栓除去用カテーテル

オムロンヘルスケア（株）
OMRON HEALTHCARE Co., Ltd.
　本社　〒615-0084　京都府京都市右京区山ノ内山ノ下町 24 番地
　☎(075) 322-9300
　URL　http://www.healthcare.omron.co.jp

電子血圧計，電子体温計，血圧脈波検査装置，生体情報モニタ，ネブライザ，低周波治療器，体重体組成計，歩数計等

キヤノン（株）
CANON INC.

本社　〒146-8501　東京都大田区下丸子 3-30-2

☎ (03) 3758-2111

医療機器事業部（住所・電話：本社に同じ）

URL　http://canon.jp/

デジタルラジオグラフィ，眼科用各種診断機器（眼底カメラ・オートレフラクトメータ・眼圧計）

GE 横河メディカルシステム（株）
GE YOKOGAWA MEDICAL SYSTEMS, LTD.

〒191-8503　東京都日野市旭が丘 4-7-127

☎ (042) 585-5111

URL　http://gehealthcare.co.jp

CT，MR，超音波診断装置，X 線撮影装置，核医学診断装置，医療用画像ネットワーク，生体モニターほか

シスメックス（株）
Sysmex Corporation

本社　〒651-0073　兵庫県神戸市中央区脇浜海岸通 1-5-1

☎ (078) 265-0500

URL　http://www.sysmex.co.jp/

血球計数装置，血液像自動分析装置，血液塗抹標本作製装置，血液凝固分析装置，尿沈渣分析装置，尿化学分析装置，尿比重計，酵素免疫測定装置，粒子計測免疫測定装置，遺伝子解析装置，汎用分光光度分析装置，汎用血液ガス分析装置

テルモ（株）
TERUMO CORPORATION

本社　〒151-0072　東京都渋谷区幡ヶ谷 2-44-1

☎ (03) 3374-8111

URL　http://www.terumo.co.jp/

輸液ポンプ，シリンジポンプ，採血装置，無菌接合装置，電子血圧計，電子体温計，深部温モニター，体温モニター，血糖測定システム，無菌接合腹膜透析システム，自動腹膜透析システム，人工心肺関連装置，血管内超音波診断システム，卵管鏡下卵管形成システム，逐次型空気圧式マッサージ器

トーイツ（株）
TOITU CO., LTD

本社　〒150-0021　東京都渋谷区恵比寿西 1-5-10

☎ (03) 3496-1121

URL　http://www.toitu.co.jp/

分娩監視装置，周産期情報システム，医用テレメータ，ドプラ胎児診断装置，妊娠暦計算機，産婦人科用吸引器，新生児ウォーマ，光線治療器，黄疸計，その他の医用電子装置

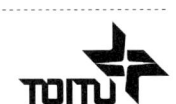

（株）トーメーコーポレーション
TOMEY CORPORATION

本社　〒451-0051　愛知県名古屋市西区則武新町 2-11-33
☎ (052) 581-5321
URL　http://www.tomey.co.jp/

超音波計測・診断装置：超音波画像診断装置 UD-6000，眼軸長・角膜厚測定装置 AL-3000，角膜厚測定装置 SP-100
電気生理検査装置：ポータブル ERG & VEP LE-3000
角膜形状測定・屈折検査装置：角膜形状測定装置 TMS-4, オートレフトポグラファー RT-7000
角膜内皮観察解析装置：スペキュラーマイクロスコープ EM-3000
視機能検査装置：フラットパネルチャート FC-1000，コンパクト視力計 CA-1000
眼圧計・レンズメーター：ノンコンタクトトノメーター FT-1000，オートレンズメーター TL-5000
パンクタルプラグ：涙液分泌減少症治療用涙点栓子パンクタルプラグ

日本光電工業（株）
NIHON KOHDEN CORPORATION

本社　〒161-8560　東京都新宿区西落合 1-31-4
☎ (03) 5996-8000（代表）
URL　http://www.nihonkohden.co.jp　　http://www.nihonkohden.com（英語版）

脳波計，誘発電位・筋電図検査装置，心電計，心肺機能検査装置，呼吸検査装置，サーモグラフィ装置，画像診断機器，診断情報システム，臨床情報システム，ポリグラフ，各種カテーテル，ペースメーカ，ベッドサイドモニタ，SpO_2/CO_2 モニタ，医用テレメータ，除細動器，AED，人工呼吸器，血球計数器，研究用機器，開業支援ほか

（株）日本コクレア
Nihon Cochlear Co., Ltd.

本社　〒113-0033　東京都文京区本郷 2-3-7
　　　　　　　　　お茶の水元町ビル
☎ (03) 3817-0241
URL　http://www.cochlear.co.jp

人工内耳システムの輸入・販売およびサービス業務
（人工内耳とは補聴器装用効果が十分に得られない両側性の高度感音難聴患者に，電気刺激により音知覚を取り戻す装置です）

日本ビニールコード（株）
NIHON VINYL CORD CORP.

本社　〒193-0826　東京都八王子市元八王子町 2-1141
☎ (042) 661-2211

医療用各種特殊ケーブル，コネクタ・センサ類各種組立，心電・脳波・筋電等各種電極

（株）バリアン メディカル システムズ
VARIAN MEDICAL SYSTEMS K.K.

本社　〒103-0006　東京都中央区日本橋富沢町 10-16　MY ARK 日本橋ビル 4 階
☎ (03) 3639-9700
URL　http://www.varian.com

放射線治療システム，放射線治療シミュレータ，呼吸ゲーティングシステム，治療計画システム

（株）日立メディコ
Hitachi Medical Corporation
　　本社　〒101-0021　東京都千代田区外神田 4-14-1 秋葉原 UDX
　　☎ (03) 3526-8880
　　URL　http://www.hitachi-medical.co.jp/
　X 線 CT 装置，MR イメージング装置，診断用 X 線装置，診断用超音波断層装置，核医学装置，治療用加速器装置，医用画像管理システム，検体検査装置，その他関連機器

フクダ電子（株）
Fukuda Denshi Co., Ltd.
　　本社　〒113-8483　東京都文京区本郷 3-39-4
　　☎ (03) 3815-2121
　　URL　http://www.fukuda.co.jp/
　多機能心電計，ホルタ心電計，ホルタ解析装置，負荷心電図装置，心電図データマネジメントシステム，ホルタ血圧計，トレッドミル，エルゴメータ，超音波診断装置，学童検診用心音心電計，デジタル心音計，血圧脈波検査装置，睡眠評価装置，電子スパイロメータ，呼吸代謝測定装置，無散瞳眼底カメラ，自動血球計数装置，自動血球計数 CRP 測定装置，免疫発光測定装置，心臓カテーテル検査装置，総合診断支援ネットワークシステム，医用テレメータ，生体情報モニタ，手術用モニタ，パルスオキシメータ，ICU／手術室統合型患者情報システム，人工呼吸器，在宅用人工呼吸器，自動体外式除細動装置（AED），手動式除細動装置，植込型心臓ペースメーカ，植込型除細動装置，血管内超音波画像診断装置，補助循環装置，酸素濃縮装置，持続的自動気道陽圧ユニット，血管造影用カテーテル，PTCA カテーテル

ミナト医科学（株）
MINATO MEDICAL SCIENCE CO., LTD.
　　本社　〒532-0025　大阪府大阪市淀川区新北野 3-13-11
　　☎ (06) 6303-7161
　　URL　http://www.minato-med.co.jp/
　電子式診断用スパイロメータ，呼吸機能測定装置，肺運動負荷モニタリングシステム，全身プレティスモグラフ，手動式オージオメータ，医用電子血圧計，筋電計，電気誘発反応刺激装置，発声機能検査装置，低周波治療器，干渉電流型低周波治療器，能動型自動間欠牽引装置，ベッド型マッサージ器，マイクロ波治療器，赤外線治療器，下肢向け温浴療法用装置，電位治療器，乾式ホットパック装置，湿式ホットパック装置，物理療法用マッサージ器，測定機能付自力運動訓練装置，家庭用低周波治療器，家庭用電位治療器，トレッドミル，リハビリ訓練装置

リオン（株）
RION CO., LTD.
　　本社　〒185-8533　東京都国分寺市東元町 3-20-41
　　☎ (042) 359-7880
　　URL　http://www.rion.co.jp/
　オージオメータ（JIS 診断用タイプ 1・3，新生児用），インピーダンスオージオメータ，電子カルテ関連システム，聴性誘発反応検査装置，耳音響放射検査装置，眼振計，耳管機能検査装置，電気味覚計，幼児聴力検査装置，検診用オージオメータ（JIS 検診用タイプ 4・5），学校保健用オージオメータ，振動感覚計，聴力検査室，赤外線補聴システム，集団補聴システム，フラットループ，補聴器特性試験装置，騒音計，周波数分析器，レベルレコーダ，個人用補聴器（ポケット型，耳かけ型，骨導メガネ型，既製耳あな型，オーダーメイド耳あな型）

索　　引

【あ】

アイソレーションアンプ　51
アスパラギン酸アミノトランス
　フェラーゼ　180
アーチファクト　58
圧較差　59
圧脈波　30, 34
アテレクトミー　312
アドバンストコンビネーション
　エンコーダ　361
アニュラアレイ振動子　262
アプリケータ　325
アブレーション　310
アブレーション作用　332
アミラーゼ　180
アラニンアミノトランスフェラーゼ
　　180
アルカリ性ホスファターゼ　180
アルブミン　180
アンチトロンビン　202

【い】

イオン選択分析装置　189
イオン電極方式　197
医事会計システム　378
1秒量　78
1回拍出量　30, 43
遺伝学的検査　217
遺伝子検査　217
遺伝子診断装置　217
医用画像管理システム　288
医用システム　370
医用テレメータ　163
医用電子機器委員会　2
医用電子機器技術委員会　2
医用電子機器業務委員会　2
医用電子機器研究会　1
医用電子機器標準化委員会　2
医用電子システム事業委員会　1
医用ビデオシステム　290
依頼システム　222
医療技術産業戦略コンソーシアム　4
医療テクノロジー推進会議　4
インシュリン　200
インタレース走査　291
インドシアニングリーン　103
インパルスオシレーション法　79

【う】

植込み型除細動器　60
植込み型除細動装置　308
植込み型ペースメーカ　356
ウォータージェットメス　336
右室駆出率　43
運動負荷試験　16
運動負荷心電図　9
運動療法　16

【え】

エアロゾル化　328
腋窩温　82
腋下温　82
エコー法　258
エリアシング　46
遠隔医療システム　383
遠隔モニタリングシステム　164
炎光分光光度計　189
遠心機　221
遠心分離　341
遠心方式分析装置　182
遠心ボウル　340
遠心ポンプ　354
円すい角膜　104
円　柱　213
エンドポイント法　182

【お】

オキシメータ　217
オージオグラム　88
押し子　320
オシロメトリック法　32, 34
オーダエントリシステム　168
オーダシステム　375
オーダリングシステム　113, 116
オフセット電圧　50
音響インピーダンス　303
音響法　127
温度眼振検査　95
温熱感受性　326
温熱効果　325
温熱治療　320

【か】

加圧・減圧法　127
回収式自己血輸血システム　339
開始忘れ警報　320
回転刺激検査　95

　

回復室/集中治療室監視カメラ　298
カウンタパルセーション法　358
カウンティングイムノアッセイ　191
核酸検査　217
核酸増幅・検出装置　219
核酸抽出装置　218
拡大ビデオ内視鏡　275
拡張期血圧　30
角膜厚み　103
角膜曲率半径　104
角膜屈折力　105
角膜網膜電位　96
加算平均　119
加算平均心電図　10
画像解析方式　214
加速管　301
加速空洞　301
加速度脈波　35, 36
活性化部分トロンボプラスチン時間
　　202
括約筋筋電図測定　126
カテーテル　57
カテーテルアブレーション　58, 64
カテーテル血圧計　155
ガードリング法　152
加熱原理　335
カプセル内視鏡　281
カラーコードマップ　104
カラードプラ法　260
カリウム　181
眼圧測定値　103
眼位検査　106
換気障害区分　75, 77
間欠記録心電計　24
間欠法　341
冠血流予備能　155
がん細胞　326
観察システム　222
乾式尿分析機　211
乾式臨床化学分析装置　196
眼軸長　104
患者監視システム　378
患者属性　147
眼　振　93
感染症　181
感染防止　222
眼内レンズ度数計算式　104
ガンマカメラ　247
ガンマ線　305
ガンマナイフ装置　305

【き】

気管支喘息	78
気道抵抗	80
機能的電気刺激装置	359
気泡検出	319
キャビテーション現象	329
救急伝送システム	164
給食管理システム	380
吸着器	318
吸着工程	342
吸入療法	328
救急医療システム	382
胸腔内気量	80
凝固作用	330
凝固法	206
強制オシレーション法	79
虚血性心疾患	8
気流型スパイロメータ	76
気流遮断法	79
気量型スパイロメータ	76
近赤外分光法	131

【く】

空気電池	369
屈折矯正手術	103, 105
屈折値	100
区分点認識	14
グルコース	181
グルコース分析装置	199
クレアチニン	180
クレアチンキナーゼ	180
クレストファクタ	330

【け】

経営管理システム	380
経過表	169
蛍光偏光免疫測定法	191
経皮的FES装置	360
経皮的カテーテル心筋焼灼術	60, 310
経皮的冠動脈形成術	57
経皮的冠動脈血管形成術装置	311
経皮的心肺補助	355
血圧	30
血圧日内変動	33
血液ガス分析装置	215
血液凝固反応	206
血液凝固分析装置	206
血液検査装置	201
血液酸素飽和度	57
血液製剤	340
血液透析装置	347
血液透析法	349
血液バッグ	340
血液濾過透析法	349
血液濾過法	349

血管内内視鏡	284
血管年齢	36
血球計数装置	202
結合空洞	301
血行動態	147
血行動態諸量	57
血行動態データ	144
血漿吸着療法	317
血漿交換療法	317
血漿浄化装置	317
血小板数	201
血漿分離器	317
血漿ポンプ	317
血清タンパク分画	193
結石	303
血糖	181
血糖計	200
血糖値	201
血流予備量比	155
ゲートコントロール理論	313, 323
健康日本21	4
原子吸光分光光度計	188
検体検査システム	221
検体搬送システム	220
原発性角膜菲薄化疾患	103
顕微鏡用カメラシステム	294

【こ】

好塩基球数	202
好塩基球数比率	202
抗凝固剤	340
好酸球数	202
好酸球数比率	202
高周波カテーテルアブレーション	60
高周波式誘電加温	327
高周波電磁界加温	328
高周波電流	310, 330
合成基質法	207
光線治療器	320
光線力学的治療器	322
高速液体クロマトグラフィ分析装置	194
酵素電極法	201
酵素比色法	201
酵素免疫測定法	191
好中球数	202
好中球数比率	202
口中舌下温	82
光電式容積脈波	34
光電脈波	30
高頻度振動呼吸法	352
興奮作用	323
呼気ガス代謝モニタ装置	81
呼吸機能	215
呼吸抵抗	79
呼吸モニタ	162

個人情報保護法	385
個人用透析装置	348
固体撮像素子	270
骨塩量測定装置	232
固定オリフィスの差圧式	163
コバルト60線源	305
コリメータヘルメット	305
ゴールドマン眼圧計	100
コロトコフ音	31
コンプレッサ	329
コンベックス走査	259

【さ】

細菌	213
採血装置	340
最大酸素摂取量	17
最大尿流率	126
在宅医療システム	383
在宅運動療法	21
在宅酸素療法	162
サイフォニング現象	320
財務管理システム	380
差動増幅器	72
サーマルドットアレイ	54
サーモグラフィ検査法	268
サーモグラフィ装置	268
サーモダイリューションカテーテル	41, 42
サーモパイル	86
酸塩基平衡	144
酸素濃縮器	341
酸素飽和度	215
酸素療法	341
サンプリング周波数	46
サンプリングの定理	46
残余角膜実質ベッド	103

【し】

シェッツ眼圧計	100
ジェット流	337
紫外可視分光光度計	186
視覚誘発電位	71
耳管鼓室気流動態法	127
磁気共鳴画像診断装置	235
磁気センサ	107
色素希釈法	41
刺激装置	63
自己血回収システム	339
自己血輸血	339
自己抗体	181
事象関連電位	71
シースフロー検出器	203
自然放出	332
実測法	83
自転車エルゴメータ	17
自動体外式除細動器	308

自動腹膜透析装置	349	浸透圧測定機	212	【そ】	
収縮期血圧	30	振動子	261	騒音抑制処理（ノイズリダクション）	
修正12誘導法	9	振動法	32		366
12誘導心電図	8	心肺持久力	17	双極誘導	23
周波数解析	119	塵肺法	75	総合健診システム	371
終夜睡眠ポリグラフ検査	162	心拍出量	30, 41	相互変調	166
手術顕微鏡用テレビカメラ	295	心拍数	31	総コレステロール	180
手術支援システム	299	心拍変動解析	10, 119	走査電子顕微鏡	208
手術室監視カメラ	298	深部温	85	総タンパク	180
手術ロボット	338	診療/検査予約システム	378	速度脈波	35
術中看護記録	171	【す】		【た】	
術中看護計画	171	水晶体厚	104		
術中迅速診断	223	睡眠呼吸障害	121, 123	ダイアライザ	348
術野用カメラ装置	297	睡眠時無呼吸症候群	7, 121, 123	体液バランス	144
腫瘍マーカー	181	睡眠障害	121	体外式除細動器	306
循環器機能	215	睡眠評価装置	123	体外式除細動装置	306
衝撃エネルギー	337	頭蓋内圧	52	体外式ペースメーカ	356
衝撃波	303	図形刺激	69	体外衝撃波結石破砕装置	303
小電力医用テレメータ	164	スチュアート-ハミルトンの式	41	胎児心音マイクロホン法	152
上皮細胞	213	ステファン-ボルツマンの法則	87	胎児心磁図	108
省力化	222	ステント	57	体性感覚誘発電位	71
食道内圧	52	ストレインゲージ	45	大動脈 PWV	37
ショックパルス波形	309	スパイログラム	77	大動脈内バルーンパンピング	358
視力検査	106	スパイロメータ	76	体表面マッピング	108
シリンジポンプ	319	スパイロメトリ	75	ダイヤフラム型全置換型	
心音マイク	27	スペクトルピークコード化法	361	人工心臓	346
腎機能	215	スペースダイバシティ方式	167	多機能心電計	12
心腔内心電図	60	スレーブモニタ	144	脱着工程	342
新健康フロンティア戦略	5	スロンベクトミー	312	多人数用透析液供給装置	349
人工呼吸器	351	【せ】		ダブルスーパーヘテロダイン方式	165
人工心臓	344			タラポルフィンナトリウム	322
人工腎臓	347	生化学検査	179	単球数	202
人工心肺	353	正常細胞	326	単球数比率	202
人工内耳	361	生体磁気計測	107	タンパク分画電気泳動分析装置	193
人工肺	354	生体情報マネジメントシステム	168	【ち】	
心磁図	107, 109	生物顕微鏡用カメラ	294		
心室細動	306, 307	生理的ペーシング	357	地域医療情報システム	381
心収縮期時相	158	生理変位	53	中間潜時反応	71
振戦	313	ゼオライト系吸着剤	341	中性脂肪	180
心臓運動負荷モニタリングシステム		赤外線	320	超音波	303
	16	赤外線画像診断装置	267	超音波加温	328
心臓カテーテルアブレーション装置		セクタ走査	259	超音波画像診断装置	254
	310	石灰化	312	超音波技術委員会	2
心臓再同期心不全治療器	309	切開作用	330	超音波式ネブライザ	329
心臓磁気計測システム	108	赤血球数	201	超音波手術装置	334
心臓刺激装置	60	穿孔作用	337	超音波振動子	103, 334
心臓磁場	107	全置換型人工心臓	344	超音波ドプラ法	152
心臓ペースメーカ	355	前置増幅器	44, 45	超音波内視鏡	282
心臓リハビリテーション	21	蠕動式フィンガポンプ	319	超音波メス	334
人体機能補助装置	343	蠕動式ローラポンプ	319	長時間圧縮波形	144
陣痛曲線計測	152	セントラルモニタ	142	長時間血圧記録用データレコーダ	33
心電・血圧ホルタ記録器	34	前房深度	104	長時間心電用データレコーダ	6, 21
心電図解析機能	307	専門ドック	374	聴診法	31, 34
心電図自動解析	15	前立腺治療装置	314	聴性感覚誘発電位	71
心電図伝送システム	26			聴性定常反応	90
心電図モニタ	133				

聴性脳幹反応	71, 90	
聴性誘発反応	90	
張　力	53	
直腸温	82	
鎮痛作用	323	
チンパノグラム	92	

【て】

ディジタルシグナルプロセッサ	73
ディジタルスキャンコンバータ	264
ディジタルビームフォーマ	265
ディジタル方式記録器	22
低周波治療器	323
滴下制御方式	319
データマネジメントシステム	6, 12
テープ方式記録器	22
テレパソロジーシステム	222
テレメータ	164
テレメータ・テレコントロール	167
電解質分析装置	190
てんかん	69
電気泳動法	193
電気抵抗検出方式	202
電気メス	330
電　極	309
電子カルテ	12
電子カルテシステム	113, 377
電子情報技術産業協会	1
電動埋込み型左心補助人工心臓	346
電流アロー図	109
電話伝送	25

【と】

透過電子顕微鏡	208
等時図	65
透析用監視装置	349
頭頂部緩反応	71
疼　痛	313
等電位図	65
特定健康指導	374
特定健診	374
特定小電力無線	164
特許出願技術動向調査	5
トノメトリ法	157
ドプラ効果	260
ドプラ法	260
ドライケミストリー	183
トランスデューサ	44, 261
トリグリセリド	180
努力肺活量	75
トレーサビリティ体系	190
トレッドミル	17
トレンド表示	143

【な】

ナイキスト周波数	46

内視鏡下外科手術	272
内視鏡診断装置	270
内視鏡装置	274
内視鏡的粘膜下層はく離術	272
内視鏡的粘膜切除法	271
ナトリウム	181

【に】

二重濾過血漿交換療法	317
日本サーモロジー学会	267
日本電子機械工業会	1
日本電子工業振興協会	1
乳酸脱水素酵素	180
乳房用X線診断装置	230
尿化学分析装置	211
尿検査装置	210
尿　酸	180
尿試験紙	210
尿素窒素	180
尿沈渣自動測定装置	212
尿沈渣分析装置	213

【ね】

熱希釈法	41
熱作用	332
熱流補償	84
ネフェロメトリ	191

【の】

脳機能診断	111
脳機能マッピング法	131
脳深部刺激療法	313
脳・脊髄刺激療法	313
脳・脊髄電気刺激装置	313
脳電図	65
脳内血管障害	305
脳　波	66
脳波マッピング	68
脳波用電極	68
ノンリニア増幅処理	366

【は】

肺活量	75
肺気量分画図	77
肺血管透過性係数	44
ハイパサーミア装置	326
ハウリング抑制処理	367
白内障・眼内レンズ挿入術	104
白内障手術	105
バーコードラベルによる検体管理	221
破砕・粉砕作用	337
バーチャルスライドシステム	224
パック方式分析装置	183
白血球数	201
バッフル	329
ハーモニックイメージング	265

針筋電図検査	70
パルスオキシメータ	160
パルスドプラ法	260
パルス反射法	258
バルーン	57
バルーンカテーテル	358
パワーベクトル検査	98
半自動除細動器	307
反射測光方式	197
反転分布	332
ハンドピース	334, 337

【ひ】

光感受性物質	322
光コヒーレンストモグラフィ	285
光散乱検出方式	202
鼻腔通気度	79
鼻腔抵抗	79
ピークフローメータ	78
微弱無線	167
非侵襲的陽圧換気	352
ヒス束	62
ヒストグラム	120
ビデオカメラ	292
ビデオプリンタ	293
ビデオモニタ	293
ビデオレコーダ	293
非変調方式	27
ピボット運動	338
病院情報システム	113, 375
病診連携システム	382
病棟システム	378
病病連携システム	382
表面筋電図	70
病理標本画像	222
病歴管理システム	380
ビリルビン	180
頻脈性不整脈	310

【ふ】

フィブリノゲン量	202
フェージング現象	166
賦活吸着システム	318
負荷プロトコル	16
腹腔圧測定	126
腹壁誘導胎児心電図法	152
腹膜透析装置	349
不整脈	8, 306
不整脈リコール	144
物品管理システム	380
フラッシュ刺激	69
フランク（Frank）誘導	9
フーリエ変換	138
フリーフロー	319
フルオレスチン	103
フルクトサミン	181

ブレスバイブレス方式	81	ポルフィリン	322	【ゆ】	
プレッシャーフロー測定	126	ホルモン	181	有線LAN/無線テレメータ混合方式	
フレンツェル眼鏡	94	ホーン	335		145
フローサイトメトリ	213	ホーン振動子	330	誘導コード	10
プロトロンビン時間	202	【ま】		誘導電極	10
フローボリューム曲線	77			誘導放出	332
分極電圧	50	マイクロ波	335	誘発筋電図	70
分光蛍光光度計	187	マイクロ波源	301	輸液ポンプ	318
分離ボウル	341	マイクロ波手術装置	335	輸血システム	339
【へ】		マイクロ波治療器	325	【よ】	
		マイクロ波放射電界加温	327		
平均血圧	30	膜型人工肺	354	容積式ポンプ	319
平均赤血球ヘモグロビン濃度	202	マグネトロン	325, 336	容積制御方式	319
平均赤血球ヘモグロビン量	202	麻酔記録	169, 171	容積補償法	158
平均赤血球容積	202	麻酔計画	171	容積脈波	30, 34
平均尿流率	126	麻酔用人工呼吸器	352	予測式	83
平衡温	83	マスタ2段階	16	【ら】	
平衡機能	93	マッサージ効果	323		
平衡機能検査	93	マッピング	362	ラジアル走査	259
米国胸部疾患学会	78	マッピング法	64	ラジオイムノアッセイ	191
米国睡眠医学会	124	マニピュレータ	338	ラテックス比濁	191
米国電気機器工業会	150	マルチコネクタ方式	141, 142	ラテックス免疫比濁法	207
米国放射線学会	150	マルチチャネル信号処理	365	乱視検査	106
閉塞警報	319, 320	慢性閉塞性肺疾患	75	【り】	
ベクトル心電図	8	【み】			
ヘッドアンプ	45			立体視検査	106
ベッドサイドモニタ	133	ミキシングチャンバ方式	81	リニアック	301
ヘパリン加生理食塩液	339	ミネソタコード	15	リバロッチ-コロトコフ音法	34
ペーパレス心電計	12	脈圧	30	リバロッチ-コロトコフ法	31
ヘマトクリット	201	脈波	30	粒度分布解析	203
ヘモグロビン	131	脈拍数	31	リン脂質	180
ヘモグロビン A$_1$c	181	脈波伝搬速度	37, 158	臨床化学検査装置	179
ヘモグロビン量	201	【む】		臨床検査部門システム	378
ペンオシログラフ	54			リンパ球数	202
弁口面積	59	無線テレメータ式モニタ	135	リンパ球数比率	202
ヘンダーソンの方程式	159	無線LAN	168	【れ】	
変調方式	27	【め】			
【ほ】				励起状態	332
		免疫学的検査	179	レーザ手術装置	332
膀胱内圧	53	免疫血清	181	レーザ発振器	332
膀胱内圧測定	126	免疫反応測定装置	191	レートアッセイ法	182
放射線治療装置	301	免疫比濁	191	レート応答ペーシング	358
放射線部門システム	377	面積・軌跡長検査	98	レフレックス検査	92
放射ノイズ	332	【も】		連続流れ方式	182
放電波形	306			連続波ドプラ法	260
補助人工心臓	344	網赤血球数	202	連続法	341
補聴器	362	網赤血球数比率	202	【ろ】	
発作時心臓活動記録装置	24	モジュール方式	141		
ホットスポット	325	モンタージュ	66	ロータブレータ	57, 312
ポテンショメータ	53	【や】		ローラポンプ	340, 353
ポリグラフ	6, 44				
ホルタ解析装置	21	薬剤部門システム	378		

索引

【A】

Aモード	258
AaDO₂	216
AASM	124
ABI	31, 36
ABLB 検査	88
ABPI	31
ABPM	33
ABR	71
ACR	150
A-D 変換	13, 45
A-D 変換器	72
AED	308
AI	31, 158
Alb	180
ALP	180
ALT	180
ambulatory blood pressure monitor	33
AMY	180
ankle brachial index	31, 36
ankle brachial pressure index	31
APD	349
APTT	202
AST	180
ATS	78
augmentation index	31, 158
average	119

【B】

Bモード	258
baPWV	38
BASO #	202
BASO %	202
Bil	180
BIS	138
BIS インデックス	139
BIS トレンド	139
BIS モニタ	138
bispectral index	138
BPH	314
breath by breath	81

【C】

C-反応性タンパク	180
CAPD	349
cardiac output	42
cardio-ankle vascular index	31
CAVI	31, 38
CC5 誘導	23
CCD	270
CCO	42

CCU	142
CCU 用モニタ	140
CFR	155
charge coupled device	270
CIS	148
CIS コード化法	361
CK	180
clinical information system	148
CM5 誘導	23
CMG 検査	126
CO	42
computed radiography 装置	229
computed tomography	233
continuous cardiac output	42
contrast harmonic imaging	265
COPD	75, 76
CR 装置	229
CRE	180
CRP	180
CRT	308
CRTD	309
CT	233
CT アンギオグラフィ	235

【D】

DA 装置	228
D-Dimer	202
DF 装置	227
diastolic augmentation	358
DICOM	113, 150
DICOM 規格	266
digital angiography 装置	228
digital fluorography 装置	227
Digital Imaging and Communications in Medicine	113, 150
digital radiography 装置	227
digital subtraction angiography 装置	228
DL 検査	88
DNA 塩基配列決定装置	220
DNA シーケンサ	220
DNA チップ	218
DNA チップ解析装置	219
DR 装置	227
DSA 装置	228
DSC	264
DSP	73
dual energy X-ray absorptiometry	232
DXA	232

【E】

ECG	66

ECT	251
EDF	122
EEG	65
electroencephalogram	65
electronystagmography	96
electrophysiology studies	60
EMG	66, 126
emission computed tomography	251
EMR	271
ENG	96
EOG	66
EOSINO #	202
EOSINO %	202
EPS	60, 311
ERP	71
ESD	272
ESWL	303
European data format	122
EVLW	43
extravascular lung water	43

【F】

FAST	154
fast Fourier transform	119
FDP	202
fetal acoustic stimulation test	154
FFR	155
FFT	119
Fick 法	41
FM 変調	164
FPD	226
FRC	181
FSK 変調	164

【G】

GEDV	43
GHTF	2
global end diastolic volume	43
Gluc	181
GMDN	2
GOD 酵素	199

【H】

HbA₁c	181
HCT	201
HCU	142
HD	349
HDF	349
HDTV	291
Health Level Seven	118
Henderson-Hasselbalch 方程式	159
HF	349

HFO	352	MRI	244	【Q】	
HGB	201	MR imaging	244	quantitative ultrasound	130
HIFU	316	【N】		QUS	130
high care unit	142	Na	181	【R】	
HIS	151	narrow band imaging	278	RBC	201
histogram	120	NASA 誘導	23	RCU	142
HL 7	118, 150	NBI	278	respiratory inductance plethysmo-	
HoLEP	316	NCU	142	graphy	123
hospital information system	151	NEMA	150	RET #	202
【I】		NEUT #	202	RET %	202
IABP	358	NEUT %	202	RF 誘電腔内加温	328
IBP	31	NIBP	31	right ventricular end diastolic	
ICD	60, 308	NICU	142	volume	43
ICU	142	non-invasive blood pressure	31	RIP	123
ICU 用モニタ	140	NPPV	352	RVEDV	43
IHE-J	118	NTSC	291	RVEF	43
ILCP	316	【O】		【S】	
Integrating the Healthcare Enterprise-Japan	118	OCRG	155	SAS	7
intravascular ultrasound	267	oxy-cardio-respiro-gram	155	SDPTG	36
invasive blood pressure	31	【P】		second derivative of plethysmo-gram	36
ISM バンド	335	P300	71	SEF	139
IT 新改革戦略	381	PACS	289	SEP	71
IVUS	267	PAD	31	signal quality index	139
【K】		PAL	291	single energy X-ray absor-ptiometry	232
K	181	pCO_2	215	single photon emission computed tomography	251
【L】		PCPS	355	SISI 検査	88
laser in situ keratomileusis	103	PCR 法	218	sleep apnea syndrome	7
LASIK	103	PDT	322	SPECT	251
LD	180	peak expiratory flow	78	spectral edge frequency	139
LYMPH #	202	PEF	78	SQI	139
LYMPH %	202	peripheral artery disease	31	SQL	151
【M】		PET	252	SQUID	107, 111
M モード	258	pH	215	SR	139
magnetocardiograph	108	photorefractive keratectomy	103	ST レベル	17
magnetoencephalograph	111	picture archiving and communication systems	289	stroke volume	43
Mason-Likar 誘導	9	PL	180	structured query language	151
MCG	108	plethysmogram	30, 34	superconducting quantum interference device	107
MCH	202	PLT	201	suppression ratio	139
MCHC	202	pO_2	215	SV	43
MCV	202	polysomnography	7, 121, 162	SVR	71
medical information bus	150	positron emission tomography	252	SXA	232
Medical Waveform Format Encoding Rules	118	PPC	142	systolic time intervals	158
MEG	111	pressure pulse wave	30, 34	systolic unloading	358
METIS	4	PRK	103	【T】	
MFER	118	progressive patient care	142	TBI	36
MIB	150	PSA	342	TC	180
mixing chamber	81	PSG	7, 121, 162	TCO	156
MLR	71	PT	202	TCP/IP	151
MONO #	202	PTCA	57		
MONO %	202	pulse wave velocity	30, 34, 37		
		PVPI	44		
		PWV	30, 34, 37		

TCS	156	TURF	315	VLAP	316
TDI	260	TURP	314	volume displacement	358
temperature characteristic of offset	156	TUVP	317	【W】	
		TWA	10		
temperature coefficient of span output	156	T-wave alternans	10	WBC	201
		【U】		【X】	
TG	180				
TGV	80	UA	180	X線診断装置	226
tissue Doppler imaging	260	UN	180	【Y】	
tissue harmonic imaging	265	【V】			
toe brachial index	36			YAM	130
TP	180	VAS	154	young adult mean	130
transmission control protocol/ internet protocol	151	VAST	154	γ-GT	180
		VEP	71	γ-グルタミルトランスペプチダーゼ	
TUMT	315	vibro-acoustic stimulation test	154		
TUNA	316	visual suppression test	96		180

新 ME 機器ハンドブック
Handbook of Medical and Biological Engineering Equipments
Ⓒ 社団法人 電子情報技術産業協会　1988，1996，2008

1988 年 6 月 10 日	初　版第 1 刷発行
1996 年 4 月 5 日	改訂版第 1 刷発行
2005 年 1 月 30 日	改訂版第 6 刷発行
2008 年 11 月 25 日	新　版第 1 刷発行

検印省略

編　者　社団法人　電子情報技術産業協会
東京都千代田区西神田 3-2-1
千代田ファーストビル南館

発 行 者　株式会社　コ ロ ナ 社
代 表 者　牛 来 辰 巳

印 刷 所　新日本印刷株式会社

112-0011　東京都文京区千石 4-46-10
発行所　株式会社　コ ロ ナ 社
CORONA PUBLISHING CO., LTD.
Tokyo Japan
振替 00140-8-14844・電話 (03) 3941-3131 (代)

ホームページ http://www.coronasha.co.jp

ISBN 978-4-339-07220-4　　(横尾)　　(製本：愛千製本所)
Printed in Japan

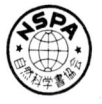

無断複写・転載を禁ずる
落丁・乱丁本はお取替えいたします

臨床工学シリーズ

（各巻A5判，欠番は品切です）

- ■監　　　　修　（社）日本生体医工学会
- ■編集委員代表　金井　寛
- ■編 集 委 員　伊藤寛志・太田和夫・小野哲章・斎藤正男・都築正和

	配本順			頁	定価
1.	(10回)	医 学 概 論（改訂版）	江部　充他著	220	2940円
5.	(1回)	応 用 数 学	西村千秋著	238	2835円
6.	(14回)	医 用 工 学 概 論	嶋津秀昭他著	240	3150円
7.	(6回)	情 報 工 学	鈴木良次他著	268	3360円
8.	(2回)	医 用 電 気 工 学	金井　寛他著	254	2940円
9.	(11回)	改訂 医 用 電 子 工 学	松尾正之他著	288	3465円
11.	(13回)	医 用 機 械 工 学	馬渕清資著	152	2310円
12.	(12回)	医 用 材 料 工 学	堀内　孝／村林　俊 共著	192	2625円
19.	(8回)	臨 床 医 学 総 論 II	鎌田武信他著	200	2520円
20.	(9回)	電気・電子工学実習	南谷晴之著	180	2520円

以 下 続 刊

- 4. 基 礎 医 学 III　玉置憲一他著
- 10. 生 体 物 性　多氣昌生他著
- 13. 生 体 計 測 学　小野哲章他著
- 14. 医 用 機 器 学 概 論　小野哲章他著
- 15. 生体機能代行装置学 I　都築正和他著
- 16. 生体機能代行装置学 II　太田和夫他著
- 17. 医 用 治 療 機 器 学　斎藤正男他著
- 18. 臨 床 医 学 総 論 I　岡島光治他著
- 21. システム・情報処理実習　佐藤俊輔他著
- 22. 医用機器安全管理学　小野哲章他著

定価は本体価格＋税5％です。
定価は変更されることがありますのでご了承下さい。

図書目録進呈◆

ＭＥ教科書シリーズ

(各巻Ｂ５判)

■(社)日本生体医工学会編
■編纂委員長　佐藤俊輔
■編纂委員　稲田　紘・金井　寛・神谷　瞭・北畠　顕・楠岡英雄
　　　　　　戸川達男・鳥脇純一郎・野瀬善明・半田康延

	配本順			頁	定価
A-1	(2回)	生体用センサと計測装置	山越・戸川共著	256	4200円
A-2	(16回)	生体信号処理の基礎	佐藤・吉川・木竜共著	216	3570円
B-1	(3回)	心臓力学とエナジェティクス	菅・高木・後藤・砂川編著	216	3675円
B-2	(4回)	呼吸と代謝	小野功一著	134	2415円
B-3	(10回)	冠循環のバイオメカニクス	梶谷文彦編著	222	3780円
B-4	(11回)	身体運動のバイオメカニクス	石田・廣川・宮崎・阿江・林共著	218	3570円
B-5	(12回)	心不全のバイオメカニクス	北畠・堀編著	184	3045円
B-6	(13回)	生体細胞・組織のリモデリングのバイオメカニクス	林・安達・宮崎共著	210	3675円
B-7	(14回)	血液のレオロジーと血流	菅原・前田共著	150	2625円
B-8	(20回)	循環系のバイオメカニクス	神谷　瞭編著	204	3675円
C-1	(7回)	生体リズムの動的モデルとその解析 ―ＭＥと非線形力学系―	川上　博編著	170	2835円
C-2	(17回)	感覚情報処理	安井湘三編著	144	2520円
C-3	(18回)	生体リズムとゆらぎ ―モデルが明らかにするもの―	中尾・山本共著	180	3150円
D-1	(6回)	核医学イメージング	楠岡・西村監修 藤林・田口・天野共著	182	2940円
D-2	(8回)	Ｘ線イメージング	飯沼・舘野編著	244	3990円
D-3	(9回)	超音波	千原國宏著	174	2835円
D-4	(19回)	画像情報処理（Ⅰ） ―解析・認識編―	鳥脇純一郎編著 長谷川・清水・平野共著	150	2730円
D-5	(22回)	画像情報処理（Ⅱ） ―表示・グラフィックス編―	鳥脇純一郎編著 平野・森共著	160	3150円
E-1	(1回)	バイオマテリアル	中林・石原・岩崎共著	192	3045円

E-3	(15回)	人工臓器（Ⅱ） ―代謝系人工臓器―	酒井清孝編著	200	3360円
F-1	（5回）	生体計測の機器とシステム	岡田正彦編著	238	3990円
F-2	(21回)	臨床工学(CE)と ME機器・システムの安全	渡辺　敏編著	240	4095円

以下続刊

A	生体電気計測	山本尚武編著
A	生体光計測	清水孝一著
C-4	脳磁気とME	上野照剛編著
E	電子的神経・筋制御と治療	半田康延編著
E	治療工学（Ⅱ）	菊地眞編著
E	生体物性	金井寛著
F	地域保険・医療・福祉情報システム	稲田紘編著
F	福祉工学	土肥健純編著
A	生体用マイクロセンサ	江刺正喜編著
B-9	肺のバイオメカニクス ―特に呼吸調節の視点から―	川上・西村編著
D-6	MRI・MRS	松田・楠岡編著
E	治療工学（Ⅰ）	橋本・篠原編著
E-2	人工臓器（Ⅰ） ―呼吸・循環系の人工臓器―	井街・仁田編著
E	細胞・組織工学と遺伝子	松田武久著
F	医学・医療における情報処理とその技術	田中博著
F	病院情報システム	石原謙著

ヘルスプロフェッショナルのための
テクニカルサポートシリーズ

（各巻B5判）

■編集委員長　星宮　望
■編集委員　髙橋　誠・德永恵子

配本順				頁	定価
1.		ナチュラルサイエンス （CD-ROM付）	髙橋　誠 但野　茂 和田龍彦 有田清三郎 共著		
2.		情報機器学	髙橋　誠 永田　啓 共著		
3.	（3回）	在宅療養のQOLとサポートシステム	德永恵子編著	164	2730円
4.	（1回）	医用機器Ⅰ	田村俊世 山越憲一 村上肇 共著	176	2835円
5.	（2回）	医用機器Ⅱ	山形仁編著	176	2835円

定価は本体価格+税5％です。
定価は変更されることがありますのでご了承下さい。

図書目録進呈◆

再生医療の基礎シリーズ
―生医学と工学の接点―

(各巻B5判)

コロナ社創立80周年記念出版
〔創立1927年〕

■編集幹事　赤池敏宏・浅島　誠
■編集委員　関口清俊・田畑泰彦・仲野　徹

配本順			頁	定価
1.（2回）	再生医療のための**発生生物学**	浅島　誠編著	280	**4515円**
2.（4回）	再生医療のための**細胞生物学**	関口清俊編著	228	**3780円**
3.（1回）	再生医療のための**分子生物学**	仲野　徹編	270	**4200円**
4.（5回）	再生医療のためのバイオエンジニアリング	赤池敏宏編著	244	**4095円**
5.（3回）	再生医療のためのバイオマテリアル	田畑泰彦編著	272	**4410円**

バイオマテリアルシリーズ

(各巻A5判)

			頁	定価
1.	**金属バイオマテリアル**	塙　隆夫／米山隆之 共著	168	**2520円**
	ポリマーバイオマテリアル ―医療のための分子設計―	石原一彦著		
	セラミックスバイオマテリアル	大槻主税／尾坂明義／山下仁大／岡崎正之 編著 奥井　洪 共著		

定価は本体価格＋税5％です。
定価は変更されることがありますのでご了承下さい。

図書目録進呈◆

技術英語・学術論文書き方関連書籍

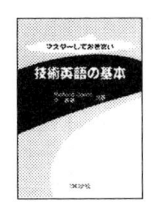

マスターしておきたい 技術英語の基本
Richard Cowell・佘 錦華 共著
A5／190頁／定価2,520円／並製

本書は，従来の技術英語作文技法の成書とは違い，日本人が特に間違いやすい用語の使い方や構文，そして句読法の使い方を重要度の高い順に対比的に説明している。また理解度が確認できるように随所に練習問題を用意した。

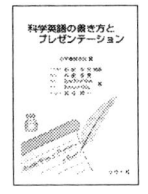

科学英語の書き方とプレゼンテーション
日本機械学会 編／石田幸男 編著
A5／184頁／定価2,310円／並製

本書は情報化，国際化が進む現在，グローバルな技術競争の中で，研究者や技術者が科学英語を用いて行うプレゼンテーションや論文等の書類作成の方法を，基礎から実践まで具体的な例を用いてわかりやすく解説している。

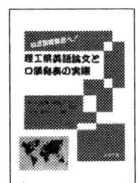

いざ国際舞台へ！
理工系英語論文と口頭発表の実際
富山真知子・富山 健 共著
A5／176頁／定価2,310円／並製

ルールを知れば英語で研究論文を国際舞台に送り出してやることは，そう困難なことではない。本書は英語という言語文化にのっとった書き方，発表の仕方をまず紹介し，その具体的方法やスキル習得の方策を解説した。

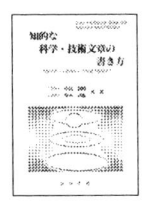

知的な科学・技術文章の書き方
－実験リポート作成から学術論文構築まで－
中島利勝・塚本真也 共著　日本工学教育協会賞（著作賞）受賞
A5／244頁／定価1,995円／並製

理工系学生と若手の研究者・技術者を対象に，実験リポートと卒業論文のまとめ方，図表の描き方，プレゼンテーション原稿の作成法，校閲者への回答文の執筆要領，学術論文の構築手順などすべての科学・技術文章の書き方を知的に解説。

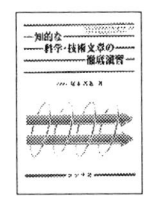

知的な科学・技術文章の徹底演習
塚本真也 著　工学教育賞（日本工学教育協会）受賞
A5／206頁／定価1,890円／並製

本書は「知的な科学・技術文章の書き方」に準拠した演習問題集である。実験リポート，卒業論文，学術論文，技術報告書を書くための文章と図表作成に関して徹底的に演習できる。文部科学省特色GP採択，日本工学教育協会賞を受賞。

定価は本体価格+税5%です。
定価は変更されることがありますのでご了承下さい。

図書目録進呈◆

辞典・ハンドブック一覧

編集委員会編
電気鉄道ハンドブック B5 1002頁 定価 31500円

編集委員会編
新版 電気用語辞典 B6 1100頁 定価 6300円

文部科学省編
学術用語集 電気工学編(増訂2版) B6 1120頁 定価 4536円

電子情報通信学会編
改訂 電子情報通信用語辞典 B6 1306頁 定価14700円

光産業技術振興協会編
光通信・光メモリ用語辞典 B6 208頁 定価 2415円

映像情報メディア学会編
映像情報メディア用語辞典 B6 524頁 定価 6720円

編集委員会編
新版 放射線医療用語辞典(増補) B6 692頁 定価 7350円

日本エム・イー学会編
ME 用 語 辞 典 A5 842頁 定価23100円

編集委員会編
機 械 用 語 辞 典 B6 1016頁 定価 7140円

日本ロボット学会編
新版 ロボット工学ハンドブック
─CD-ROM付─ B5 1154頁 定価33600円

日本生物工学会編
生物工学ハンドブック B5 866頁 定価29400円

編集委員会編
モード解析ハンドブック B5 488頁 定価14700円

日本エネルギー学会編
エネルギー便覧 ─資源編─ B5 334頁 定価 9450円

日本エネルギー学会編
エネルギー便覧 ─プロセス編─ B5 850頁 定価24150円

安全工学会編
新 安 全 工 学 便 覧 B5 1042頁 定価31500円

日本機械学会編
新版 気液二相流技術ハンドブック A5 604頁 定価10500円

日本塑性加工学会編
塑 性 加 工 便 覧 ─CD-ROM付─ B5 1194頁 定価37800円

制振工学ハンドブック編集委員会編
制振工学ハンドブック B5 1272頁 定価36750円

──── 定価は本体価格+税5%です。
定価は変更されることがありますのでご了承下さい。 ────